Heinz Böker (Hrsg.)

Psychoanalyse und Psychiatrie

Geschichte, Krankheitsmodelle und Therapiepraxis

Heinz Böker (Hrsg.)

Psychoanalyse und Psychiatrie

Geschichte, Krankheitsmodelle und
Therapiepraxis

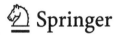

Priv.-Doz. Dr. med. Heinz Böker

Psychiatrische Universitätsklinik Zürich

Sektor Ost und Spezialangebote

Lenggstraße 31, Postfach 68

8029 Zürich, Schweiz

ISBN-10   3-540-23743-7 Springer Medizin Verlag Heidelberg
ISBN-13   978-3-540-23743-7 Springer Medizin Verlag Heidelberg

Bibliografische Information der Deutschen Bibliothek
Die Deutsche Bibliothek verzeichnet diese Publikation in der Deutschen Nationalbibliografie;
detaillierte bibliografische Daten sind im Internet über http://dnb.ddb.de abrufbar.

Springer Medizin Verlag.
Ein Unternehmen von Springer Science+Business Media

springer.de

© Springer Medizin Verlag Heidelberg 2006

Printed in Germany

Planung: Renate Scheddin
Projektmanagement: Renate Schulz
Lektorat: Petra Rand, Münster
SPIN 10998991
Satz: medionet AG, Berlin
Druck: Strauss, Mörlenbach
Gedruckt auf säurefreiem Papier   2126 – 5 4 3 2 1 0

Geleitwort

Die originelle und mutige Konzeption dieses Bandes hat mich so sehr überzeugt, dass ich gern bereit war, mich mit einem Kapitel über die Entwicklung des Hysteriebegriffes zu beteiligen und auch, auf Wunsch des Herausgebers, das Geleitwort zu schreiben. Meine Motivation dabei stammte nicht nur aus dem wissenschaftlichen Interesse für diese heute noch weiterhin brisante Thematik, sondern auch aus persönlichen Gründen, denn ich habe fast ein halbes Jahrhundert lang selbst in diesem Spannungsfeld – Psychiatrie – Psychoanalyse – gelebt und beruflich gehandelt. Dies lässt sich z. B. durch folgende zwei Begebenheiten aus den 70er-Jahren des 20. Jh. belegen:

Der sehr bekannte Psychoanalytiker, Alexander Mitscherlich, der zu jener Zeit im Vordergrund der psychoanalytischen Szene stand, kannte mich als einen ebenfalls in Frankfurt lebenden Psychiater und Psychoanalytiker gut. Obwohl er mich offensichtlich schätzte und mochte, soll er gelegentlich in meiner Abwesenheit bei anderen psychoanalytischen Kollegen einen gewissen Unmut über meine – wie er meinte – angebliche Unentschiedenheit geäußert haben. »Mentzos«, meinte er, »soll sich endlich entscheiden, wozu er gehört, gehört er zu uns oder zur Psychiatrie?«

Das zweite, entgegengesetzte Beispiel:

Joachim Bochnik, mein Doktorvater, ein erklärter Antipsychoanalytiker und damaliger Direktor der Psychiatrischen Universitätsklinik in Frankfurt, der mich ebenfalls schätzte und mochte, sagte mir eines Tages: »Lieber Herr Mentzos, ich kenne Sie lange und habe Sie immer für Ihre treffsicheren und präzisen psychiatrischen Diagnosen geschätzt. Seitdem Sie sich aber zunehmend mit der Psychoanalyse beschäftigen, sind Ihre Diagnosen unscharf, unpräzise und unklar geworden!«

Solche Begebenheiten sind, so glaube ich, im Laufe des vergangenen Jahrhunderts weder atypisch noch selten gewesen und charakterisieren die Art der Beziehungen zwischen Psychiatrie und Psychoanalyse zumindest im Hinblick auf den »mainstream« bzw. die auf beiden Seiten herrschenden Stereotypen. Es gab freilich auch ganz anders Denkende – und zwar auf beiden Seiten –, und es gab auch zu verschiedenen Zeiten und in verschiedenen Ländern erhebliche Schwankungen sowohl in der Intensität als auch in der Qualität des Dissenses und des Konsenses. In Nordamerika überwog bis zu den 70er-Jahren der Konsens; in Europa konnte erst nach Überwindung der einseitig biologistischen Sichtweise und der Ausbreitung des biopsychosozialen Modells eine hier und da fruchtbare Kommunikation begonnen werden. Letzteres wurde bezeichnenderweise erst dann möglich, als auch die Psychoanalyse in eine Krise geriet (bzw. heute noch durchläuft), innerhalb derer sie ihre vorherige dogmatische Einstellung und Isolierung von den Nachbarwissenschaften zu verlassen begann.

Insgesamt betrachtet, herrschte jedoch während des gesamten 20. Jh. in der Beziehung zwischen Psychiatrie und Psychoanalyse eine mehr oder weniger gespannte Gegensätzlichkeit, eine wenig tolerante Betrachtung und Einschätzung des Anderen oder allenfalls eine oberflächliche höfliche Akzeptanz der Koexistenz. Es ist auch nicht zufällig, dass das psychoanalytisch inspirierte psychodynamische Denken in der Medizin nicht an erster Stelle über die einflussreiche und mächtige Institution sowie die wissenschaftliche Disziplin der Psychiatrie, wie man es hätte erwarten können, sondern bemerkenswerterweise über die innere Medizin gefördert wurde. Überhaupt war es die psychodynamisch orientierte Psychosomatik, die das Überleben psychoanalytischer Konzepte und Begrifflichkeiten in der Medizin, eine psychodynamisch orientierte Pädagogik und Soziologie und die psychoanalytisches Denken auch im universitären Bereich gefördert, wenn nicht sogar gerettet hat. Wahrscheinlich war es unvermeidbar und auch notwendig, dass diese zwei – von ihrem Gegenstand aus gesehen – so eng miteinander verbundenen Disziplinen zunächst vorwiegend antithetisch zueinander standen, um erst nach langer Zeit – im Rahmen einer jetzt entscheidenden Wende – mit der dialektischen Überwindung und der Eröffnung neuer schöpferischer Synthesen beginnen zu können. Dabei scheint mir, dass gerade diese, vor einigen Jahren noch nicht

vorstellbaren bahnbrechenden Fortschritte der Ge-
hirnforschung es waren und sind, die diesem neu-
en Beginn Pate gestanden haben. Dies kommt auf
den ersten Blick einem Paradoxon gleich. Man hat
es schon in den 90er-Jahren, die man das Jahrzehnt
des Gehirns genannt hatte, geahnt. Heute spricht
man kaum mehr von einem Jahrzehnt des Gehirns,
weil es deutlich wurde, dass dies nur die Einleitung
zu dem begonnenen Jahrhundert des Gehirns war.
Die neue Entdeckung der Plastizität des Gehirns
– also der Beeinflussung nicht nur von Funktion,
sondern auch von Struktur der neuronalen Systeme
durch Erfahrungen – und die Tatsache, dass in der
Zwischenzeit die Psychoanalyse – insbesondere in
der Form einer psychoanalytisch orientierten Psychodynamik – offener, flexibler und weniger dogmatisch geworden ist, hat sie endlich auch bei der
Psychiatrie sozusagen salonfähig gemacht. Man
sollte zwar nicht überoptimistisch sein und sich der
Illusion hingeben, die Gegensätze seien endgültig überwunden. Im Gegenteil, es bestehen wahrscheinlich noch mehrheitlich schwer zu überbrü-
ckende Meinungsverschiedenheiten, z. B. zwischen
einseitig biologisch denkenden und nur mit Psychopharmaka behandelnden Psychiatern einerseits
und den auf der »reinen Lehre« bestehenden Psychoanalytikern andererseits. Auch die enge Allianz
der Psychiatrie mit den verhaltenstherapeutischen
bzw. kognitiven Behandlungsverfahren, die traditionell großenteils im Gegensatz zur Psychoanalyse stehen, spricht ebenfalls für das Überwiegen
der Differenzen zwischen Psychiatrie und Psychoanalyse. Und trotzdem ist die Situation heute eine
ganz andere als z. B. vor 15 oder 20 Jahren. Denn
auch dieser traditionelle Gegensatz der Psychoanalyse zur Verhaltenstherapie beginnt abzubröckeln,
nachdem die Psychoanalytiker einsehen mussten,
wie groß der Anteil an Lerntheorie in ihrer Theorie ist, und wie oft es auch in ihrer Therapie erforderlich ist, übende Verfahren zu integrieren. Hinzu
kommt, dass auf der anderen Seite die Verhaltenstherapie in den 70er-Jahren die kognitive und in
den 90er-Jahren die emotionelle »Wende« durch-
lief und jetzt auch die therapeutische Beziehung in
den Vordergrund stellt. Übrigens, die schon oben
erwähnten Ergebnisse der Hirnforschung waren eine Bestätigung und »Rehabilitierung« sowohl für
die Psychoanalyse als auch für die Verhaltensthera-

pie und ein Pluspunkt zu ihren Gunsten im Disput
mit den ehemaligen gemeinsamen Gegnern, den
einseitigen Biologisten und Somatikern. Auf der
anderen Seite waren Fortschritte der Genetik dazu
geeignet, sowohl Psychoanalytiker als auch Verhal-
tenstherapeuten etwas bescheidener zu machen.

Alles in allem spricht vieles für ein zunehmendes gegenseitiges Verständnis sowie für eine
in Theorie und Praxis sich anbahnende Integration. Auch von daher erscheint mir, dass der Herausgeber des vorliegenden Bandes Heinz Böker – bezeichnenderweise im Burghölzli, also im früheren
Mekka der Psychiatrie und zum Teil auch der psychoanalytisch orientierten Psychodynamik, behei-
matet – nicht nur die richtige Zusammensetzung
der Beiträge, sondern auch das richtige Timing getroffen hat. Ich bin sicher, dass dieses Buch zur Förderung dieser offensichtlich jetzt unter neuen günstigen Voraussetzungen erneut begonnenen Integration von Psychiatrie und Psychoanalyse Wert-
volles und Nützliches beitragen wird.

S. Mentzos

Vorwort

Ziel dieses Buch ist es, einen umfassenden Überblick über die Geschichte der spannungsvollen Beziehung zwischen Psychoanalyse und Psychiatrie zu vermitteln. Dazu werden in einem historischen Rückblick die frühen psychodynamischen Konzepte und deren Rezeption innerhalb der klinischen Psychiatrie betrachtet. Die unterschiedlichen Zugangswege zum Phänomen seelischer Krankheit werden auch im Zusammenhang mit der Weiterentwicklung der klassischen Krankheitsmodelle (Hysterie, Depression, Schizophrenie, Zwangsstörung und Borderlinepersönlichkeitsstörung) erörtert. Ein zentrales Anliegen des Buches besteht ferner darin, die Frage zu beantworten, welchen Beitrag die Psychoanalyse und ihre Anwendungen im Rahmen der modernen Psychiatrie, der psychiatrischen Klinik und Forschung leisten können. Aktuelle Fragestellungen, wie die geplante Weiterentwicklung der internationalen diagnostischen Klassifikationssysteme, werden ebenso berührt wie therapeutisch-praktische Probleme, die sich aus dem Wandel psychiatrischer Institutionen ergeben. Neuere Entwicklungen innerhalb der Psychoanalyse, der psychiatrischen Grundlagenforschung und der benachbarten Disziplinen (Neurobiologie, »cognitive neuroscience«, Psychotraumatologie) werden daraufhin untersucht, inwieweit sie zu einer Vergrößerung der Schnittflächen beider Fächer beitragen bzw. grundsätzliche Unterschiede der Erklärungsmodelle und des Verstehens psychischen Leidens deutlich werden.

Ein Beweggrund für dieses Buch resultierte u. a. aus der Wahrnehmung einer Diskrepanz, nämlich der Diskrepanz zwischen dem weitgehend akzeptierten biopsychosozialen Krankheitsmodell und einer – gerade auch bei den sich in Weiterbildung befindlichen Kolleginnen und Kollegen – festzustellenden Unsicherheit, wie dieses Modell im konkreten Einzelfall zu handhaben und umzusetzen ist. Die zustimmend und wohlwollend aufgenommene Aussage, dass psychiatrische Interventionen biopsychosozial sind (Gabbard 2000), lässt ggf. außer Acht, dass neben einer fundierten biologisch-psychiatrischen Ausbildung und einer Ausrichtung psychiatrischen Handelns innerhalb gemeindenaher, sozialpsychiatrischer Versorgungsstrukturen eben auch eine intensive psychotherapeutische Weiterbildung erforderlich ist, die den Besonderheiten des Verlaufes des gesamten Spektrums psychiatrischer Erkrankungen gerecht wird. Allgemein lässt sich ein rückgehendes Interesse an intensiven, längeren psychotherapeutischen und insbesondere psychoanalytischen Weiterbildungen konstatieren. Dabei ist auch ein kultureller und normativer Wandel zu berücksichtigen, der vielfach mit dem Verlust einer als bedeutungsvoll erlebten selbstreflexiven Haltung verknüpft ist. In diesem Zusammenhang lassen sich die Beiträge des Buches als eine aktuelle Bestandsaufnahme und Überprüfung des wissenschaftsgeschichtlichen Paradigmas der Psychoanalyse lesen, das Freud mit den folgenden Worten formuliert hatte:

Wir wollen die Erscheinungen nicht bloss beschreiben und klassifizieren, sondern sie als Anzeichen eines Kräftespiels in der Seele begreifen (Freud 1916/17, S. 62).

In dieser Sichtweise eröffnet sich der unmittelbare Zugang zur Person des psychisch Leidenden (die Erste-Person-Perspektive). Dies schließt nun keineswegs die vertiefende Auseinandersetzung mit den biologischen, neurobiologischen und psychosozialen Bedingungen psychiatrischer Erkrankungen (mithilfe eines operationalisierenden, objektivierenden Vorgehens in der Dritte-Person-Perspektive) aus. Eine besondere Herausforderung besteht allerdings darin, diese unterschiedlichen erkenntnistheoretischen Voraussetzungen und Referenzsysteme, in die die jeweiligen therapeutischen Interventionen eingebunden sind, transparent zu halten. Auf diese Weise können sich Psychoanalyse und Psychiatrie abseits ihrer herkömmlichen Pfade begegnen. Diese Begegnung kann zu einem vertieften Verständnis komplexer Wechselwirkungsprozesse und der biographisch-historischen Dimension psychiatrischer Krankheit im jeweiligen Einzelfall, zur schrittweisen Überwindung herkömmlicher Nosologie und der traditionellen Fachgren-

zen beitragen. In diesem Prozess wird die angewandte und modifizierte Psychoanalyse voraus-
sichtlich nicht die Grundlagenwissenschaft, wohl
aber ein integrierendes und unverzichtbares Prinzip der Selbstreflexion in der Psychiatrie sein.

Die Beiträge des vorliegenden Buches stammen
von international renommierten Klinikern und
Forschern aus dem Bereich der Psychiatrie, Psychoanalyse und angrenzender Wissenschaften. Nur
dank dieser Mithilfe konnte die breite Spanne psy-
chiatriehistorischer, psychoanalytischer und neurobiologischer Gesichtspunkte angemessen behandelt werden. In einem gewissen Sinn ist das Buch
das Resultat zahlreicher Diskussionen mit Kolleginnen und Kollegen in psychiatrischen Kliniken
und psychoanalytischen Institutionen. Stellvertretend für alle diejenigen, die sich an diesem Diskus-
sionsprozess engagiert beteiligt haben, gilt mein
Dank den Kolleginnen und Kollegen an der Psychiatrischen Universitätsklinik Zürich, der Psychiatrischen Universitätsklinik Frankfurt/Main, der Abteilung für Psychotherapie und Psychosomatik der
Psychiatrischen Universitätsklinik Frankfurt/Main,
der Psychiatrischen Universitätsklinik Gießen, der
psychoanalytischen Institute in Zürich, Frankfurt
und Gießen und den Dozentinnen und Dozenten
der »Überregionalen Weiterbildung in analytischer
Psychosentherapie« an der Akademie für Psychoanalyse und Psychotherapie in München.

Ferner möchte ich dem Springer-Verlag und
insbesondere Frau Dr. Renate Scheddin, Frau Gi-
sela Zech, Frau Renate Schulz und Frau Petra Rand
für die sorgfältige Edition sowie den Firmen Orga-
non, Servier und GlaxoSmithKline für ihre finanzielle Unterstützung danken. Mein besonderer Dank
gilt nicht zuletzt Frau Dawn Eckelhart, die in sehr
zuverlässiger und konstruktiver Weise die Schreib-
arbeiten übernommen hat sowie stilistische und
formale Gesichtspunkte stets im Auge behielt.

Zürich, im August 2005
Heinz Böker

Gabbard GO (2000) A neurobiologically informed perspective on psychotherapy. Br J Psychiatry 177: 117–122

Literatur

Freud S (1916/17) Die wissenschaftliche Literatur der
Traumprobleme. GW III, S 62

Inhaltsverzeichnis

III   Diagnostische Probleme

Autorenverzeichnis

Bänninger-Huber, E., Univ.-Prof. Dr. phil.
Institut für Psychologie, Universität, Innrain 52,
6020 Innsbruck, Österreich

Baur, N., Dr. lic. phil.
Psychiatrische Universitätsklinik, Lenggstr. 31,
8032 Zürich, Schweiz

Böker, H., Priv.-Doz. Dr. med.
Psychiatrische Universitätsklinik, Lenggstr. 31,
8032 Zürich, Schweiz

Deserno, H., Dr. med.
Sigmund-Freud-Institut, Myliusstr. 20,
60323 Frankfurt aM, Deutschland

Dümpelmann, M., Dr. med.
Klinik für Psychiatrie und psychosomatische Medizin,
Landeskrankenhaus Tiefenbrunn,
7124 Rosdorf, Deutschland

Hartwich, P., Prof. Dr. med.
Klinik für Psychiatrie und Psychotherapie,
Städtische Kliniken, Gotenstraße 6/8,
65907 Frankfurt, Deutschland

Hau, S., Priv.-Doz. Dr. phil.
Sigmund-Freud-Institut, Myliusstr. 20,
60323 Frankfurt aM, Deutschland

Hell, D., Prof. Dr. med.
Psychiatrische Universitätsklinik, Lenggstr. 31,
8032 Zürich, Schweiz

Heltzel, R., Dr. med.
Außer der Schleifmühle 56, Bremen, Deutschland

Hering, W., Dipl.-Psych.
Ysenburgstr.1, 80634 München, Deutschland

Hoff, P., Prof. Dr. med. Dr. phil.
Psychiatrische Universitätsklinik, Lenggstr. 31,
8032 Zürich, Schweiz

Koukkou, M., Prof. Dr. med.
Universitätsspital für klinische Psychiatrie, Waldau,
3000 Bern 60, Schweiz

Küchenhoff, B., Dr. med.
Psychiatrische Universitätsklinik, Lenggstr. 31,
8032 Zürich, Schweiz

Küchenhoff, J., Prof. Dr. med.
Abteilung Psychotherapie und Psychohygiene,
Psychiatrische Universitätsklinik, Socinstr. 55,
4051 Basel, Schweiz

Lang, H., Prof. Dr. med. Dr. phil.
Institut für Psychotherapie und medizinische
Psychologie der Universität, Klinikstraße 3,
97070 Würzburg, Deutschland

Langegger, F., Dr. med.
Dufourstr. 165, 8008 Zürich, Schweiz

Lehmann, D., Prof. Dr. phil.
KEY-Institut, Universität, Lenggstr. 31,
8032 Zürich, Schweiz

Leuzinger-Bohleber, M., Prof. Dr. med.
Sigmund-Freud-Institut, Myliusstr. 20,
60323 Frankfurt aM, Deutschland

Meißel, T., Dr. med.
Donauklinikum, Hauptstr. 2,
3400 Maria Gugging, Österreich

Mentzos, S., Prof. Dr. med.
Beethovenstr. 15, 60325 Frankfurt aM, Deutschland

Moser, A., Dr. med.
Froschaugasse 3, 8001 Zürich, Schweiz

Northoff, G., Prof. Dr. med. Dr. phil.
Klinik für Psychiatrie, Psychotherapie und
psychosomatische Medizin, Otto-von-Guericke-Universi-
tät, Leipziger- Str. 44, 39120 Magdeburg, Deutschland

Rohde-Dachser, C., Prof. Dr.
Institut für Psychoanalyse, Mendelssohnstr. 49,
60325 Frankfurt aM, Deutschland

Scharfetter, C., Prof. Dr. med.
Abteilung psychiatrische Forschung, Psychiatrische Universitätsklinik, Lenggstrasse 31, 8032 Zürich, Schweiz

Schneider, P., Priv.-Doz. Dr. phil.
Postfach 162, 8030 Zürich, Schweiz

Streeck, U., Prof. Dr. med.
Klinik für Psychiatrie und psychosomatische Medizin,
Landeskrankenhaus Tiefenbrunn,
37124 Rosdorf, Deutschland

Einleitung

H. Böker

Das Verhältnis von Psychoanalyse und Psychiatrie war stets ein spannungsvolles. Nach der anfänglich heftigen Ablehnung der jungen Wissenschaft Psychoanalyse durch die Schulpsychiatrie gelang es vielen Psychoanalytikerinnen und Psychoanalytikern in den folgenden Jahrzehnten (von den 20er- bis etwa den 60er-Jahren des vergangenen Jahrhunderts), sich in einer Vielzahl psychiatrischer Kliniken zu etablieren. Es gibt zahlreiche Gründe dafür, dass die Geschichte der Auseinandersetzung von Psychoanalyse und Psychiatrie sehr wechselhaft verlaufen ist. Die Hoffnungen, die in die Psychoanalyse gesetzt wurden, trugen teilweise auch zu ihrer Idealisierung bei. Im historischen Rückblick überrascht es deshalb nicht unbedingt, dass diese idealisierenden Tendenzen im Umgang mit der Psychoanalyse einer relativierenden Einschätzung Platz gemacht haben. Angesichts der Vielfalt biologischer Erkenntnisse in der psychiatrischen Forschung und ferner auch vor dem Hintergrund gesellschaftspolitischer Veränderungen wurde die Psychoanalyse in den beiden vergangenen Jahrzehnten schließlich zunehmend kritisiert und infrage gestellt (hier wird das Stichwort »Freud bashing« erwähnt).

In jüngster Zeit ist es bemerkenswert, dass gerade auch durch die Entwicklung in den Neurowissenschaften psychoanalytisch inspirierte Fragestellungen innerhalb der Psychiatrie auf ein zunehmendes Interesse stoßen. Nachdem im »Jahrzehnt des Gehirns« am Ende des vergangenen Jahrhunderts psychoanalytische Themata in den international renommierten psychiatrischen Fachzeitschriften keinerlei Bedeutung hatten und wie ausgegrenzt waren, konnten Gabbard, Gunderson und Fonagy in den US-Amerikanischen »Archives of General Psychiatry« im Jahr 2002 erstmalig wieder über den »Platz psychoanalytischer Behandlungen innerhalb der Psychiatrie« schreiben. Für diese gegenläufige Tendenz eines wiedererwachten Interesses an der Psychoanalyse innerhalb der Psychiatrie und insbesondere auch der Neurowissenschaften gibt es zahlreiche Belege. So werden psychoanalytische Hypothesen, die sich bisher einer operationalisierenden Überprüfung weit gehend entzogen, bei der Entwicklung moderner Untersuchungsparadigma – zumindestens in ersten partiellen Annäherungen – aufgegriffen. Umgekehrt sind auch

die Ergebnisse der »cognitive neuroscience« für die Weiterentwicklung psychoanalytischer Konzepte von zunehmender Bedeutung.

Das vorliegende Buch soll einen Überblick über die Entwicklung der spannungsvollen Auseinandersetzung von Psychoanalyse und Psychiatrie vermitteln. Ein wesentliches Ziel besteht darin, die historische Entwicklung dieser Beziehung, die wissenschaftstheoretischen Voraussetzungen des unterschiedlichen Zugangs zum Phänomen psychischer Krankheit und ferner klinisch-therapeutische Aspekte auf der Grundlage neuerer Entwicklungen in der Psychoanalyse, der klinischen Psychiatrie und den Neurowissenschaften zu beleuchten. Dementsprechend gliedert sich das Buch in fünf hauptsächliche Abschnitte:

- historische Aspekte,
- Modelle seelischer Krankheit,
- diagnostische Probleme,
- therapeutische Praxis und psychiatrische Institution,
- neuere Entwicklungen.

Der historische Rückblick auf das Spannungsfeld von Psychoanalyse und Psychiatrie wird mit dem Beitrag von Christian Scharfetter (Zürich) eröffnet. Scharfetter unterstreicht, dass das Unbewusste bereits vor Freud Gegenstand zahlreicher Werke war. Auch hat Freud für sich selbst nicht in Anspruch genommen, der Entdecker des Unbewussten zu sein. Scharfetter zeigt in seinem Beitrag auf, inwieweit die Konzepte der Psychoanalyse zum Unbewussten und zum intrapsychischen Konflikt zeitgeschichtlich vorbereitet waren. Dabei würdigt Scharfetter das Verdienst von Freud, mit seiner analytischen Kur des Aufdeckens von verborgenen Konflikten erstmalig die Grundlage eines systematischen, methodisch strukturierten Psychotherapieverfahrens entwickelt zu haben. Hervorzuheben ist, dass insbesondere bei Ideler (1795–1860) und Carus (1789–1869) der psychische Konflikt und das Unbewusste im Zentrum seelischen Erlebens und psychopathologischer Phänomene beschrieben wurden. Ideler (1838) sprach vom Trieb und der »Dialektik der Leidenschaften«. Carus sah im Unbewussten den Schlüssel zur Erkenntnis des bewussten Seelenlebens. In diesen und anderen der Psychoanalyse vorausgegangenen psychodynamischen Modellen seelischer Phänomene kristallisieren sich bereits die wesentlichen Grundlinien psychodynamischen Denkens heraus:

- Psychodynamik als Theorie intrapsychischer Vorgänge ist verbunden mit der Annahme eines unbewussten Geschehens.
- Die unvermeidliche und ubiquitäre Konfliktdynamik ist verknüpft mit den Potenzialitäten menschlicher Entwicklung und ihren Gefahren, im Falle der Überfordung zu dekompensieren.
- Konflikte und deren Bewältigung lassen sich nicht ohne deren Einbettung in die Persönlichkeit des jeweiligen Individuums verstehen.
- Konflikte können ätiologisch-pathogenetische Bedeutung erlangen.

Psychotherapie müsse sich, so fordert Scharfetter abschließend, auch ohne endgültige Entscheidung über die ätiopathogenetische Bedeutung der (unbewussten) Konflikte zu entfalten versuchen.

Der zweite Beitrag des Buches (Nicole Baur, Daniel Hell, Zürich) beschäftigt sich mit dem »Burghölzli« (heute: Psychiatrische Universitätsklinik Zürich), der ersten psychiatrischen Institution, die sich dem psychodynamischen Denken Sigmund Freuds öffnete. Über mehrere Jahrzehnte galt das Burghölzli in der deutschsprachigen Psychiatrie als Zentrum und Fixpunkt psychodynamischen Denkens in der Psychiatrie. Es werden die historischen Rahmenbedingungen geschildert und die Persönlichkeiten von August Forel und Eugen Bleuler gewürdigt, die zu dieser Entwicklung beigetragen haben. Führende Vertreter der Psychoanalyse bzw. tiefenpsychologischer Schulen arbeiteten zeitweilig am Burghölzli und wurden zu Beginn des 20. Jh. direkt von Eugen Bleuler beeinflusst (Jung, Binswanger, Abraham, Jones, Brill, Eitingon, Spielrein, Minkowski, Minkowska). Weitere Analytiker arbeiteten später mit Eugen Bleulers Sohn Manfred eng zusammen (Boss, Benedetti, Müller). Es wäre gewiss von Interesse, genauer zu untersuchen, wie dieser große Einfluss, den das psychoanalytische Denken innerhalb des Burghölzlis hatte, in den letzten Jahrzehnten des vergangenen Jahrhunderts nach und nach geschwunden ist. Die große Ausstrahlung des Burghölzlis innerhalb der Welt der Psychoanalyse stand schließlich in einem deutlichen Widerspruch

zu der fehlenden Repräsentanz psychoanalytischen Denkens im klinischen Alltag sowie in Forschung und Lehre.

Bernhard Küchenhoff (Zürich) beschreibt die Beziehung zwischen Sigmund Freud und Eugen Bleuler, der sich als erster Ordinarius der Psychiatrie eingehend mit der Psychoanalyse auseinander setzte und ihr einen Gestaltungsraum am »Burghölzli« ermöglichte. Der gemeinsame Ausgangspunkt der Überlegungen von Freud und Bleuler waren ihre praktisch-klinischen Erfahrungen in der Behandlung von Patientinnen und Patienten. Dabei war es Bleuler ein Anliegen zu überprüfen, inwieweit sich die Konzepte der Freud-Analyse auch auf die psychotischen Patienten übertragen ließen, mit denen sich Bleuler überwiegend auseinander setzte. Bereits in der 1906 erschienenen Arbeit Bleulers »Freudsche Mechanismen in der Symptomatologie von Psychosen« zeigte er auch unterschiedliche Sichtweisen auf; so unterschied Bleuler bei den Psychosen die organische Genese der Erkrankung von den psychotischen Symptomen, von denen auch Bleuler annahm, dass sie mit den Freud-Mechanismen verständlich gemacht werden könnten.

Während Bleuler zu Beginn seiner intensiven Auseinandersetzung mit der Psychoanalyse durchaus auch bereit war, Verantwortung für die sich entwickelnden organisatorischen Strukturen der Psychoanalyse zu übernehmen, entwickelte er jedoch im weiteren Verlauf gegenüber der organisierten Psychoanalyse einen zunehmenden Vorbehalt. Dieser gründete insbesondere in seinem Wissenschaftsverständnis und der Einschätzung, eine notwendigerweise offene Diskussion nicht innerhalb einer geschlossenen Gesellschaft führen zu können. Doch auch nach seinem Austritt aus der Internationalen Psychoanalytischen Vereinigung setzte sich Bleuler weiterhin differenziert mit den Arbeiten Freuds auseinander. So nannte er beispielsweise Freud neben Kraepelin in seinem bedeutendsten Werk »Dementia praecox oder Gruppe der Schizophrenien« (1911) als seine zentralen Bezugsgrößen gleichberechtigt nebeneinander. In diesem Zusammenhang merkt Bernhard Küchenhoff an, dass Freud dem zentralen Aufgabengebiet der Psychiatrie, den Psychosen, nur relativ wenig Aufmerksamkeit schenkte. Auch spricht vieles dafür, dass mehrfache Aufforderungen Bleulers zu einer gemeinsamen inhaltlichen Auseinandersetzung von Freud nicht aufgenommen wurden, so dass durchaus von einer verpassten Chance der Auseinandersetzung zwischen den beiden Sichtweisen gesprochen werden muss. Zusammenfassend vertritt Bernhard Küchenhoff die These, dass es auch nach der wechselseitigen Distanzierung von Bleuler und Freud (1913) nicht zu einem Bruch zwischen beiden gekommen ist, sondern wesentliche Prinzipien im psychoanalytischen Denken Freuds (z. B. die Rolle des Unbewussten, die prinzipielle Forderung der psychologischen Verstehbarkeit psychischer Symptome) auch von Bleuler weiterhin akzeptiert wurden.

Mit dem Verhältnis Freuds und der zeitgenössischen österreichischen Psychiatrie setzt sich Theodor Meißel auseinander. Freud, der sich ursprünglich mit neuropathologischer Forschung beschäftigt hatte, war als junger Arzt nur kurze Zeit in der von Meynert geleiteten psychiatrischen Klinik tätig. Die Fragen der psychiatrischen Versorgung und die Spannungen, die sich zwischen Vertretern der »Anstaltspsychiatrie« und der »Universitätspsychiatrie« entwickelten, beschäftigten ihn auch in seiner Tätigkeit als niedergelassener Psychiater in seiner Privatpraxis nur am Rande. Im Anschluss an seine Assistentenzeit arbeitete Freud weiterhin bei Meynert in dessen gehirnanatomischem Laboratorium. Nachdem Freud lange Zeit dem Forscher Meynert akzeptierend – teilweise auch bewundernd – gegenübergestanden hatte, brach nach Freuds Rückkehr von seinem Studienaufenthalt bei Charcot der Konflikt zwischen beiden offen aus. Im Zentrum dieses Konfliktes stand zum einen die Verwendung der Hypnose in der Behandlung hysterischer Störungen und ferner die von Freud am klinischen Beispiel der Aphasie grundsätzlich infrage gestellte Lokalisationstheorie Meynerts. Meißel nimmt einen – trotz dieser Divergenzen – vorhandenen grundsätzlich prägenden Einfluss Meynerts auf Freuds Denken an; erst mit der Aufgabe seiner Arbeiten zum »Entwurf einer Psychologie« habe Freud Meynerts Denken hinter sich gelassen.

Krafft-Ebing (1840–1902), der Nachfolger Meynerts, vertrat – im Gegensatz zu Meynert und dessen primär anatomischem und physiologischem Zugang – eine klinisch-nosographische Psychiatrie. Er wurde u. a. berühmt durch sein Buch »Psychopathia sexualis mit besonderer Berücksichtigung der conträren Sexualempfindung« (1879). Freud bezog sich in seinen Arbeiten – insbesondere im Zusammenhang mit der Sexualtheorie – auf Einzelbefunde Krafft-Ebings. Dieser kommentierte einen Vortrag Freuds zur spezifischen sexuell bedingten Ätiologie der Hysterie als »wissenschaftliches Märchen«, überließ aber im weiteren Verlauf seinen Mitarbeitern die Auseinandersetzung mit Freud und der psychoanalytischen Bewegung. Immerhin schlug er vor, Freud zum Professor zu ernennen und beschrieb in seinem Gutachten (1897) die wissenschaftlichen Qualitäten der Ideen und Arbeiten Freuds, lobte ihn als genialen, innovativen Forscher, bemängelte aber zugleich dessen »Neigung zur Übertreibung« (vgl. Gicklhorn 1957).

Nach der Jahrhundertwende war Wagner-Jauregg (1857–1940) die einflussreichste Persönlichkeit der Psychiatrie in Wien. Er trug zur Einführung der Kropfprophylaxe mit jodiertem Salz bei und forschte systematisch über die Möglichkeiten der »Organtherapie bei Neurosen und Psychosen«. Für die Einführung der Malariatherapie bei der progressiven Paralyse erhielt er 1927 den Nobelpreis für Medizin. Die Frage der Kriegsneurosen führte zu einer Wiederbegegnung von Freud und Wagner-Jauregg, die beide einander seit ihren Studienjahren kannten. Freud wurde als Gutachter in einer Kommission hinzugezogen, die den an Wagner-Jauregg gerichteten Vorwurf behandelte, an seiner Klinik seien kriegsneurotische Patienten sadistisch behandelt und an die Front zurückgeschickt worden. Freud bemühte sich, Wagner-Jauregg als Person zu schützen und stellte bei dieser Gelegenheit die psychoanalytische Sicht der Kriegsneurosen dar. Meißel arbeitet heraus, wie diese wissenschaftliche Kontroverse auch politische Differenzen verdeutlicht bzw. verhüllt. Bei dieser Kontroverse sei es letztlich auch um die ethisch-soziale Legitimation psychiatrischer Theorie und Praxis gegangen. Freud vertrat deutlich die Perspektive der betroffenen Patienten und sprach von einem »Widerspruch der Zweckdienlichkeit mit der ärztlichen Humanität« (Eissler 1979, S. 60), Wagner-Jauregg habe sich demgegenüber als »Hilfsorgan der Militärverwaltung« (Eissler 1979, S. 44) verstanden.

Anhand der beiden Forscherpersönlichkeiten von Wagner-Jauregg und Freud zeigt Meißel, dass in beiden nicht nur konträre Aspekte psychiatrischer Identität, sondern auch konträre Aspekte österreichischer Identität zum Ausdruck kamen.

Paul Hoff (Zürich) setzt sich mit Emil Kraepelin als einer weiteren psychiatriehistorisch außerordentlich bedeutsamen Persönlichkeit auseinander und bezieht diese historische Perspektive zugleich auf die Gegenwart. Ein zentrales Anliegen dieses Beitrages besteht darin, auf die Gefahren eines unreflektierten und/oder dogmatischen Umgangs mit den theoretischen Grundlagen der Psychiatrie aufmerksam zu machen. Vor diesem Hintergrund wird ein psychopathologisch orientierter Ansatz skizziert, der zukünftig dieses Risiko einer Dogmatisierung theoretischer Modelle vermindern helfen soll. In exemplarischer Weise setzt sich Hoff mit der Frage auseinander, warum es zwischen Emil Kraepelin und Freud bzw. der Psychoanalyse keinen Dialog gab.

Im Zentrum von Kraepelins psychiatrischem Krankheits- und Wissenschaftsmodell stand die Annahme, dass es in der Psychiatrie – ebenso wie in anderen medizinischen Disziplinen – natürliche Krankheitseinheiten gäbe. Diese seien von der Natur, d. h. biologisch vorgegebene Entitäten, die von den Wissenschaftlern nicht etwa konstruiert, sondern entdeckt würden. Kraepelins Ziel bestand darin, die Psychiatrie als eigenständiges medizinisch-akademisches Fach naturwissenschaftlicher Prägung zu etablieren und von den philosophischen Spekulationen insbesondere der »romantischen Psychiatrie«, aber auch der bloßen Unterordnung unter andere Fächer (z. B. der inneren Medizin) befreien. Die von Kraepelin – ausgehend von einem enormen Forschungsoptimismus – entwickelte klinische Nosologie war außerordentlich pragmatisch und prognoseorientiert. Als Eckpunkte des Kraepelin-Krankheitsmodells sind aufzufassen:

- der »Realismus« (d. h. psychiatrische Krankheiten entsprechen »natürlichen Krankheitseinheiten«);
- eine ausgeprägte Naturalisierung seelischer und sozialer Phänomene;
- ein parallelistischer Standpunkt (gleichzeitige Existenz des körperlichen und des seelischen Bereiches; das Seelische ist ein Erkenntnisob-

jekt wie jedes andere auch und dem naturwissenschaftlich-quantifizierenden Zugriff prinzipiell in vollem Umfang zugänglich);
- ein experimentalpsychologischer Ansatz (das Experiment als »via regia« der psychiatrischen Forschung).

Hoff hält es für bemerkenswert, dass Kraepelin seine eigenen Vorannahmen und Schlussfolgerungen, die an spekulativem Gehalt denjenigen der Psychoanalyse »mitunter kaum nachstanden«, nicht in gleicher Weise kritisch hinterfragte bzw. ihre problematische Theoriegebundenheit schlicht gar nicht bemerkte. Die methodischen Grundlagen der Psychoanalyse (heuristisches Vorgehen, freie Assoziation, Traumdeutung) kollidierten so sehr mit Kraepelins eigenem Wissenschaftsverständnis, dass ihm – wie Hoff feststellt – eine substanzielle inhaltliche Auseinandersetzung nachgerade überflüssig erschien. In Kraepelins Perspektive entstand ein grobes, verzerrtes Bild der Psychoanalyse; in seinen Kommentaren zur Psychoanalyse überwog ein ironischer Tenor.

Angesichts von Kraepelins enggeführter Methodik ist es zunächst erstaunlich, dass diese im weiteren Verlauf inhaltlich zu einer deutlichen Ausweitung des psychiatrischen Zuständigkeitsbereiches beitrug. So diskutierte Kraepelin beispielsweise die Konsequenzen des eigenen Psychiatrieverständnisses für den juristischen Bereich, für gesellschaftliche, ethische und religiöse Aspekte. Die Psychiatrie Kraepelins als eine »Einheitswissenschaft naturwissenschaftlicher Prägung« und die damit verknüpfte Einengung der methodischen Möglichkeiten ging mit einer postulierten Ausweitung der inhaltlichen Aussagekraft einher. Hoff konstatiert eine deutliche Renaissance der Ideen Kraepelins in der Entwicklung der Psychiatrie der vergangenen Jahrzehnte (»Neokraepelinianer«); nicht zuletzt seien sein Pragmatismus und enormer Forschungsoptimismus bis in die aktuelle Debatte über den Stellenwert der Neuroscience wirksam.

Abschließend erweitert Hoff den Blickwinkel auf die psychiatrische Grundfrage, was denn seelische Krankheit überhaupt sei und mit welchem prinzipiellen methodischen Rüstzeug man sich ihr nähern könne. Das Risiko, die Erkenntnisgrenzen zu übersehen, wird für die naturalistische, die personalistische, die systemische und die nominalistische Perspektive diskutiert. In dem »naturalistischen Fehlschluss« werden vorschnell Schlüsse von einem korrelativen Zusammenhang von Hirnfunktionen und seelischen Ereignissen auf kausale oder Identitätszusammenhänge bezogen. Das Risiko eines »heuristischen Reduktionismus« in der personalistischen, subjektorientierten Perspektive liegt darin, sich von der verblüffenden Plausibilität bestimmter Annahmen zur psychogenen Entstehung seelischer Störungen über den gesamten Lebenslauf einer Person dazu verleiten zu lassen, Hypothesen lediglich aufgrund ihrer »face validity« für zutreffend zu halten (z. B. in strafrechtlichen Gutachten). In ähnlicher Weise besteht das Risiko eines »sozialen Reduktionismus« darin, den sozialen Faktoren einem im engeren Sinne determinierenden Charakter in einer systemischen Perspektive zuzuweisen (z. B. das Konzept der »schizophrenogenen Mutter«). Das Risiko eines »formalen Reduktionismus« ergibt sich im Zusammenhang mit einer nominalistischen Konzeption seelischer Krankheit [z. B. im Zusammenhang mit den operationalen Diagnosemanualen der »International Classification of Diseases (ICD-)10« und des »Diagnostic and Statistical Manual of Mental Disorders (DSM-)IV«], wenn die operationale Vorgehensweise, seelische Sachverhalte zu klassifizieren, mit der Psyche und ihren Störungen schlechthin verwechselt werden.

Hoff gelangt zu einem deutlich erweiterten Verständnis der Psychopathologie, das sich auf die ideengeschichtliche Entwicklung abstützen kann, ein kritisches Methodenbewusstsein aufweist und – so seine Annahme – als eine inhaltliche Klammer für die zukünftige psychiatrische Forschung herangezogen werden kann. In diesem Zusammenhang wird nun umso deutlicher, warum es zwischen Kraepelin und Freud nicht einmal in Ansätzen zu einem wissenschaftlichen Dialog gekommen ist. Dieser Dialog sei insbesondere durch die feste Verankerung Kraepelins in seinem naturalistischen, »experimentalistischen« Weltbild verhindert worden, das zu einer Ablehnung heuristischer Ansätze und gleichzeitigen Verkennung der eigenen spekulativen, teilweise auch dogmatischen Anteile beitrug.

Im zweiten Abschnitt des Buches wird die Entwicklung psychoanalytischer Krankheitskonzepte beschrieben. Es wird insbesondere der Frage nachgegangen, ob und inwieweit eine wechselseitige Beeinflussung psychoanalytischen Denkens und der klinischen Psychiatrie stattgefunden hat. Stavros Mentzos zeigt eingangs auf, dass der Untergang des Hysteriebegriffes in der Psychiatrie zeitlich fast parallel zu der Krise des Hysteriebegriffes in der Psychoanalyse verlief, Letztere aber selbstverständlich einen unterschiedlichen wissenschaftstheoretischen Hintergrund hatte. Mentzos zieht eine sozialpsychologische Sichtweise heran, um den »Aufstieg« des Hysteriebegriffes im 19. und beginnenden 20. Jh. zu erläutern. In dieser Sichtweise kam dem Konstrukt der Hysterie die Funktion eines »Auffangbeckens« zu: So wurde die Hysterie einerseits zu einem Ausdrucksmittel subjektiven Leidens, insbesondere von Frauen, an der Gesellschaft, andererseits wurde die durch den Verlust vertrauter Weiblichkeitsbilder ausgelöste Verstörung kodifiziert. In diesem Zusammenhang ist ebenfalls an die von Israël (1983) beschriebene »unerhörte Botschaft« der Hysterie zu denken. Auch bei den massenhaft auftretenden psychogenen Störungen der Teilnehmer des ersten Weltkrieges wurde deutlich, dass die Grenzen zwischen Krankheit und unerwünschtem Verhalten zunehmend verwischt wurden. Die von Psychiatern, wie Hoche, Nonne und anderen, empfohlenen Interventionen zielten bei der »Kriegshysterie« nicht auf Heilung, sondern eher auf die Herstellung der Kriegstüchtigkeit.

Mentzos gelangt zu der Auffassung, dass die hysterischen Symptome durch »diskretere« Ausdrucksformen ersetzt wurden und innerhalb der Psychiatrie in anderen diagnostischen Kategorien (z. B. als psychogene und abnorme Reaktionen) beschrieben wurden. Die Auflösung der Hysterie als einer nosologischen Kategorie erfolgte etwa ab 1970, beginnend in den USA. Als Ursachen vermutet Mentzos nicht so sehr den pejorativen Gehalt des Begriffes, auch nicht die mangelnde Reliabilität und die deskriptive Inhomogenität der unterschiedlichen hysterisch genannten Phänomene. Er sieht die Aufgabe der Hysterie in der klinischen Psychiatrie vielmehr in einem Zusammenhang mit einer Ablehnung der psychoanalytischen Konzeptualisierung des Begriffes und der in dem Hysteriekonzept erhaltenen hypothetisch erscheinenden metapsychologischen Theorien. Bereits Bally (1963) hatte darauf hingewiesen, dass die Psychiatrie weder den Befunden der Psychoanalyse ausweichen, noch diese assimilieren konnte, da sie sich in einem anderen kommunikativen Bereich bewegt als die naturwissenschaftlich fundierte Medizin. Der Verzicht auf psychogenetische Annahmen bedeutsamer intrapsychischer Konflikte und der Versuch der Operationalisierung der Hysterie auf rein deskriptiver Ebene in den modernen Klassifikationsinstrumenten (DSM-IV und ICD-10) trug allerdings zu einer Abnahme der Validität bei. Die Vernachlässigung der Psychodynamik verursachte einen erheblichen Mangel hinsichtlich der Weitergabe wichtiger und auch gerade im Rahmen psychotherapeutischer Behandlungen unverzichtbarer Informationen über das betreffende Individuum. Geradezu amüsant mutet es aus psychoanalytischer Sicht an, dass die gewählte – den Begriff der Hysterie ersetzende – Begrifflichkeit der »histrionischen Persönlichkeitsstörung« wiederum unbeabsichtigt bei der Sexualität der Frau »angelangt ist, gerade das, was man mit der Abschaffung des Terminus Hysterie und hysterisch vermeiden wollte«, wie Mentzos betont (das lateinische Wort Histrione leitet sich aus dem Griechischen oistros/ die Brunst her). Mentzos plädiert nun nicht für die Wiederherstellung der Krankheitseinheit Hysterie, sondern empfiehlt vielmehr die Anwendung des psychodynamischen Begriffes des hysterischen Modus der Konflikt- und Traumaverarbeitung. Auf diese Weise könnte die deskriptive Einteilung der Symptomatik beibehalten werden, mit der psychodynamischen und psychogenetischen Erweiterung der Diagnose könnte diese zu größerer Validität gelangen und zur Vermittlung therapeutisch bedeutsamer Informationen herangezogen werden. Auf diese Weise ließe sich schließlich auch die von Mentzos konstatierte Krise des psychoanalytischen Hysteriebegriffes überwinden. Der hysterische Modus basiert – als spezifischer Abwehr- und Kompensationsmechanismus – auf einer unbewussten Inszenierung, die auf eine Veränderung der Selbstwahrnehmung und Umdeutung der psychosozialen Realität zielt. Es handelt sich um eine defensive Ich-Leistung, die – im Gegensatz zu den klassischen Hysteriekonzepten – konfliktunspezifisch ist. Men-

tzos hofft darauf, dass die bisherige Operationalisierung durch eine adäquate »Psychodynamisierung« komplettiert werden kann, die von einer »unnötig komplizierten und zu stark hypothetischen Metapsychologie« losgelöst ist. Die Aufhebung der »engen dogmatischen psychoanalytischen Theorie der Hysterie« könne nicht zuletzt auch einen neuen Anfang des Austausches von Erfahrungen und Diskussionen zwischen Psychoanalytikern und »konsensbereiten Psychiatern« ermöglichen.

In seinem Beitrag über die Zwangsneurose hebt Hermann Lang (Würzburg) hervor, dass die Psychoanalyse ihre Entstehung nicht nur dem Studium der Hysterie, sondern gerade auch der Erforschung der Zwangsneurose verdankt. In einem historischen Rückblick wird die Entwicklung des Konzeptes der Zwangsneurose und der zwanghaften Charakterneurose aufgezeigt. In dem klassischen Konzept Freuds besteht der »Sinn« des Zwanges darin, dass den Zwangsvorwürfen und den Zwangsbefürchtungen ein massives Schuldbewusstsein zugrunde liegt, das Folge tabuisierter, verdrängter Sexualität sei. Der Schuldaffekt hefte sich durch »falsche Verknüpfung« an Vorstellungen, die dem Bewusstsein erträglicher einscheinen als die sexuellen. Das zwangsneurotische Syndrom – als ein Abwehrsystem verstanden – richte sich somit gegen unerlaubte sexuelle Triebregungen. Mit der Einführung der Todes- (Destruktions-)hypothese wird dieses klassische Konzept erweitert; Zwangssymptome sind nun vor allem Phänomene der Abwehr gegenüber destruktiven Impulsen.

Lang beschreibt das Janus-Gesicht des häufig in seinen Autonomiebestrebungen blockierten Zwangskranken zwischen äußerer Fügsamkeit und latenter Aggressivität (»gehemmter Rebell«). Die Aktualisierung der extremen Ambivalenz und inneren Konflikthaftigkeit zwischen Über-Ich und Es-Ansprüchen, Autonomiebestreben und Unterwerfung (und die daraus resultierenden Angst- und Schuldgefühle) würden schließlich zur manifesten Symptomneurose führen.

Lang unterstreicht, dass der klassisch-psychoanalytische Ansatz der Interpretation der Zwangsneurose bei Zwängen in strukturellen Ich-Störungen, insbesondere Psychosen, nicht weit genug greift. Er wendet eine struktural-analytische Betrachtungsweise an, die von phasenspezifischen, spekulativen Ableitungen zu unterscheiden sei. Das Verhältnis von Zwangsphänomenen und Psychose sei nicht durch eine einfache Komorbidität zu beschreiben, vielmehr bestehe ein innerer Zusammenhang, der sich aus dem autoprotektiven Versuch ableiten lasse, eine existenzbedrohende Ich-Fragilität zu stabilisieren, einer psychotischen Entgrenzung und freiflottierenden Verlustangst entgegenzuwirken. Diese defensive »Funktionalität« sei innerhalb eines modifizierten psychodynamischen Settings in jedem Fall zu berücksichtigen.

Der nächste Beitrag beschreibt die Entwicklung der psychoanalytischen Depressionsmodelle und deren Rezeption in der klinischen Psychiatrie (Böker, Zürich). Die psychoanalytischen Depressionsmodelle (triebtheoretisches Modell, Ich-psychologisches, objektbeziehungstheoretisches, selbstpsychologisches Modell der Depression) sind Abbilder des jeweiligen Entwicklungsstandes der psychoanalytischen Theorie und Praxis. Moderne psychoanalytische Depressionsmodelle sind wesentlich durch die Bindungstheorie und die empirischen Beiträge der Säuglingsforschung einerseits und die Affektforschung andererseits beeinflusst. Es werden psychodynamische Klassifikationsversuche affektiver Störungen (u. a. mithilfe der »Operationalisierten Psychodynamischen Diagnostik«, OPD) vorgestellt, die unter Berücksichtigung des persönlichkeitsstrukturellen Niveaus der einzelnen Patienten wesentliche Informationen für die Indikationsstellung zu psychotherapeutischen Interventionen bei depressiv Erkrankten zur Verfügung stellen. Die dargestellten Depressionstheorien werden ferner daraufhin untersucht, ob und inwieweit sie sich mit zentralen klinischen Fragen und aktuellen Entwicklungen in der Depressionsforschung auseinander setzen.

Der wesentliche wissenschaftsgeschichtliche Beitrag der Psychoanalyse zum Problem der Depression besteht in der Darlegung ihrer entwicklungspsychologischen Aspekte und deren pathogenetischer Rolle. Die psychodynamische Betrachtungsweise der depressiven Symptombildung eröffnete insbesondere auch einen Zugang zum konflikthaften Hintergrund des subjektiv Erlebten und dessen biographischer Verankerung. Nur ansatzweise (z. B. in der Forderung von Jacobson, einen »multiple psychosomatic approach« zu entwickeln

oder in der Beschreibung der schwereren depressiven Symptome als »dead end« im Sinne von Gut) wird das Grenzproblem einer geschlossenen psychoanalytischen Theorie der Depression problematisiert: Bereits Freud hatte auf das Symptom der depressiven Hemmung hingewiesen, dessen biologisches Substrat er als »toxische Verarmung der Ich-Libido« metaphorisch umschrieb. Trotz einiger früher Versuche einer fruchtbaren Integration von psychoanalytischen Konzepten in die Psychiatrie (z. B. Gross, Schilder, Kant) wurde diese im weiteren Verlauf verfehlt. Die starre Antinomik somatogener und psychogener Faktoren und die Vernachlässigung z. B. des Vorschlages einer Ergänzungsreihe biologischer und psychologischer Faktoren kennzeichnete schließlich über Jahrzehnte die Wahrnehmung bzw. Nichtrezeption psychoanalytischer Depressionstheorien seitens der Vertreter der klinischen Psychiatrie. Bemerkenswert ist, dass neben der weit gehenden Nichtbeachtung der Psychoanalyse im Rahmen der Universitätspsychiatrie (insbesondere in Deutschland) kontinuierlich ein größerer Teil der niedergelassenen Psychiater einerseits und der Psychotherapieabteilungen, z. B. an den großen deutschen Versorgungskliniken, sich in ihrer konkreten therapeutischen Arbeit vielfach auf die psychoanalytischen Depressionskonzepte bezogen. Letztere wurden auch für die Universitätspsychiatrie insbesondere im Zusammenhang mit der Klärung der Frage der prämorbiden Persönlichkeit bei affektiven Psychosen wieder von Bedeutung. Insbesondere auch in der empirischen Persönlichkeitsforschung bei Depressionen wurden die Ich-psychologischen und objektbeziehungstheoretischen Modelle wieder aufgegriffen und partiell validiert. Hierzu wurden zunächst insbesondere standardisierte psychodiagnostische Instrumente, später auch vereinzelt ideographische Verfahren, herangezogen (vgl. Böker 1999). Eine Fülle von funktionellen Befunden zum entwicklungspsychologischen und entwicklungspsychopathologischen Vorfeld manifester affektiver Erkrankungen lieferte ein zunehmend anschauliches Bild von möglichen Risikokonstellationen und protektiven Faktoren. Erst im Zusammenhang mit den moderneren entwicklungspsychologischen, kognitiv-psychologischen und neurobiologischen Ansätzen wird die frühzeitig eingetretene Dichotomisierung biologischer und psychologischer Depressionsmodelle ansatzweise aufgehoben. Diese aktuelle Entwicklung stellt auch eine Herausforderung an die Psychoanalyse dar, die bisher vielfach weder auf der Ebene ihrer Terminologie noch in Bezug auf die entwicklungs- und persönlichkeitspsychologischen Vorannahmen sich um eine Kompatibilität mit klinisch-psychiatrischen Depressionsmodellen und empirischen Befunden bemüht hatte. Der große Stellenwert der Psychoanalyse in der heutigen Depressionsbehandlung besteht u. a. darin, dass sie zu einer adäquaten Behandlung einer größeren Untergruppe depressiv Erkrankter beiträgt, bei denen eine persönlichkeitsstrukturell verankerte Dynamik intrapsychischer und/oder interpersoneller Konflikte einen wesentlichen Anteil an der Auslösung depressiver Episoden und der Chronifizierung des Krankheitsgeschehens hat. Generell lässt sie sich als ein integrierendes Prinzip der Selbstreflexion in der Depressionsbehandlung auffassen. Dieses zielt nicht zuletzt auch auf ein vertieftes Verstehen des individuellen Erlebens des in komplexe somatopsychisch-psychosomatische Wechselwirkungsprozesse einbezogenen depressiv erkrankten Menschen.

Im folgenden Kapitel beschäftigt sich Peter Hartwich (Frankfurt) mit einem weiteren Kerngebiet der Psychiatrie, der Schizophrenie. Bei seinen Überlegungen zur Defekt- und Konfliktinteraktion in der Schizophrenie berücksichtigt Hartwich die beiden erkenntnistheoretischen Pole, die objektive Beschreibung der somatischen Vorgänge wie auch die Einfühlung in das subjektive Erleben. Dieser Zugang ist nicht zuletzt auch deshalb bedeutsam, da sich die Polarität der theoretischen Modelle auch im »Innenraum mancher Psychiater und in ihrer fachlichen Entwicklung« widerspiegelt. Es werden die klassischen psychoanalytischen Modelle der Schizophrenie, die Ich-psychologischen, objektbeziehungspsychologischen, die selbstpsychologischen Modelle und die familiendynamischen Modelle in ihrer Entwicklung und wechselseitigen Beeinflussung vorgestellt.

Die von Hartwich u. Grube entwickelte psychodynamische Betrachtung fokussiert auf schwer wiegende Labilisierungen und die Desorganisation des Körperschemaselbst bei Schizophrenen. Die einzelnen Fragmente des Körperschemaselbst erlangen eine Überbesetzung; diese »Parakonstruktionen« lassen sich als kompensatorischer Versuch einer Kohäsionsbemühung auffassen, die schließlich misslingt. Hieraus lässt sich die Persistenz koäesthetischer Symptome plausibel ableiten. Katatone Symptome werden in dieser Sichtweise als Bewältigungsversuch verständlich, den weiteren Zerfall des psychomotorischen Selbst aufzuhalten.

Interessanterweise ist dieser theoretische Zugang kohärent mit empirischen Befunden eigener, zusammen mit Northoff durchgeführter Studien (Northoff et al. 2003), bei denen die Selbstmodelle ehemals katatoner Patienten und ferner Hirnaktivierungsmuster im orbitofrontalen Kortex während emotionaler Stimulation mithilfe funktioneller Magnetresonanztomographie untersucht wurden. Es fanden sich dysfunktionale Aktivierungsmuster im orbitofrontalen Kortex sowie Veränderungen im medialen präfrontalen und im prämotorischen Kortex während negativer emotionaler Stimulation, die signifikant mit affektiven, behavioralen und motorischen Veränderungen ebenso wie mit dem – mithilfe des ideographischen Untersuchungsverfahrens der Repertory-grid-Technik operationalisierten – negativen Selbstbild, emotionalen Arousal und sozialer Isolation korrelierten. Die festgestellten präfrontalen kortikalen Dysfunktionen können als Korrelate fehlender emotionaler Kontrolle (insbesondere bei der Stimulation mithilfe negativer visueller Stimuli) und der dadurch induzierten sensomotorischen Regression im Sinne einer angstbedingten Immobilisierung in der Katatonie interpretiert werden. Weiterhin lässt sich die orbitofrontale Dysfunktion auf regressive Prozesse beziehen, die in paradigmatischer Weise bei der Katatonie zu beobachten sind.

Das von Hartwich beschriebene Prinzip der Antikohäsion bei Schizophrenen bezieht sich nicht nur auf den Bereich der Erlebensrepräsentanten des Körperschemas, sondern auch auf andere Bereiche, z. B. die des Assoziierens, Denkens und Fühlens. Hartwichs Beitrag zielt insbesondere auf die Zusammenführung von biologisch-somatischen Grundlagen und psychodynamischen Zusammenhängen, somit auf eine Überwindung einseitig konflikttheoretischer und deterministischer Interpretationen der Schizophrenieentstehung und deren Behandlung. Unter Berücksichtigung der Arbeiten von Benedetti, Mentzos, Grotstein, Fleck, Volkan und Robbins wird eine systemisch-zirkuläre Sichtweise der Schizophrenie entfaltet. Komponenten des zirkulären Prozesses der Schizophrenie sind eine genetisch bedingte konstitutionelle Hypersensitivität und eine Schwäche der neuromodularen Organisation in Wechselwirkung mit frühen Objektbeziehungen und traumatisierenden Umweltbedingungen, die einen gestaltenden Einfluss auf die von der Disposition mitgeformten Strukturen haben. Dieses Modell ist kongruent mit den von Tienari et al. (1994) vorgelegten empirischen Befunden, nach denen die sensitiven Genotypen eine größere Labilität gegenüber Umwelteinflüssen aufweisen als die nichtsensitiven Genotypen. Hieraus ergibt sich umgekehrt die Bedeutung protektiver Faktoren; so unterstreichen die Ergebnisse der klinischen Adoptionsstudien, dass in Bezug auf Schizophrenie genetisch prädisponierte Kinder in einem günstigen psychosozialen Umfeld einen besseren Schutz vor einer späteren Psychose haben. Hinsichtlich der psychotischen Symptombildung unterstreicht Hartwich, dass psychoanalytische Interpretationen sich überwiegend auf die Wahnsymptomatik (als Heilungs- oder Rekonstruktionsversuch) beziehen, die Symptome ersten Ranges (im Sinne Schneiders) bzw. die Grundsymptomatik im Sinne Bleulers und die kognitiven Defizite dabei ausgespart werden. Demgegenüber spricht Hartwich von einer Übergangsreihe unterschiedlicher Gewichtungskonstellationen und der Notwendigkeit, Konflikt- und Defektaspekte beim einzelnen Schizophrenen in Bezug auf die Ausprägung seiner persönlichen gegenwärtigen Psychopathologie zu bewerten. In diesem Zusammenhang stellt Hartwich das Konzept der Parakonstruktion vor, das die somatisch-genetische Disposition mit dem psychodynamischen Zugangsweg zu den Psychosen verbindet. Dementsprechend lassen sich die Symptome der schizophrenen und schizoaffektiven Psychose als Reaktionsformen auf eine Desintegration im Zusammenhang mit einer psychotischen Ich-Störung interpretieren. Das »somatopsychodynamische« Konzept der Parakonstruktion bezieht die kognitiven Störungen in die psychodynamischen Ansätze mit ein und berücksichtigt insbesondere die somatopsychischen Wechselwirkungen innerhalb der ätiologisch wirksamen

Komponenten bei Psychosen. Die beispielhaft dargestellten therapeutischen Interventionen sollten dementsprechend der subjektiven wie der objektiven Seite der Schizophrenie angemessen sein.

Wolfgang Hering setzt sich mit den psychodynamischen Aspekten schizoaffektiver Psychosen auseinander. Die auf langjährigen klinischen Beobachtungen beruhenden Hypothesen berücksichtigen sowohl die deskriptiven Charakteristika und den Krankheitsverlauf der schizoaffektiven Störungen wie auch die psychodynamischen Hintergründe der »schizoaffektiven Symptomoszillation«. Die »lauernde Fragmentierung des Selbst« und die »schizoaffektive Symptomoszillation« versteht Hering als Ausdruck des »schizoaffektiven Dilemmas«: Dieses besteht – in Anlehnung an Mentzos – in einem doppelten dilemmatischen Widerspruch, nämlich dem zwischen der Sehnsucht nach Verschmelzung und der Angst vor der Vernichtung durch Fusion, wie auch im Zwiespalt zwischen der Sehnsucht nach bestätigender Liebe und dem Verlangen nach autonomer Selbstwertigkeit. In diesem dilemmatischen Gefüge sind – so Hering weiter – zwei Affekte – Scham und Neid – von besonderer Bedeutung. Der Beitrag öffnet insbesondere den Blick für die beziehungsregulierende Funktion der Affekte und die Schutzfunktionen affektiver und schizophrener Symptome bei Patientinnen und Patienten mit schizoaffektiven Störungen. Diese Betrachtungsweise, die vor allem die Abwehr- und Kompensationsleistungen im jeweiligen Einzelfall verständlich macht, darf jedoch nicht als ein – die komplexe Eigendynamik schizoaffektiver Störungen erklärendes – pathogenetisches Modell missverstanden werden (vgl. Marneros 1999).

Ein weiteres Grenzphänomen, nicht zu verwechseln mit den Mischzuständen bzw. den depressiv-manischen Mischbildern, stellt die »Borderlinesymptomatik« dar. Christa Rohde-Dachser zeichnet die Entwicklung der Borderlinediagnose vom unklaren »Grenzfall« hin zu einer Persönlichkeitsstörung mit klar definierten Kriterien. Diese ist insbesondere auch an das Konzept der »borderline personality organisation« von Kernberg angelehnt. Er beschrieb die Borderlinestörung als Ausdruck einer spezifischen Ich-Pathologie, die auf den Einsatz primitiver Abwehrmechanismen zurückzuführen ist. Damit ist eine entsprechende Pathologie der Objektbeziehungen und des Überich verknüpft.

Die Frage der ursächlichen Zusammenhänge der Borderlinepersönlichkeitsstörung ist weiterhin umstritten. Während Kernberg noch von einer konstitutionell gesteigerten Aggression ausgegangen war, häuften sich in den beiden folgenden Jahrzehnten die Hinweise auf eine traumatische Vorgeschichte dieser Patientinnen und Patienten. Letztere ist jedoch keineswegs zu verallgemeinern.

Die Herausarbeitung klarer therapeutischer Strategien auf psychodynamischer Grundlage (übertragungsfokussierte Borderlinetherapie nach Kernberg, mentalisierungsbasierte Borderlinetherapie nach Fonagy) und auf behavioralen Grundlagen basierend (dialektisch behaviorale Therapie nach Linehan) haben sicher zu einer günstigeren Einschätzung der Prognose beigetragen. Dennoch erscheint die Annahme, dass gerade die Entwicklung der Borderlinetherapie von einer fruchtbaren Beziehung zwischen Psychoanalyse und Psychiatrie zeuge, eher euphemistisch zu sein. Vermutlich bestehen in kaum einem anderen therapeutischen Feld so viele Widersprüche (und teilweise auch kontratherapeutische Haltungen) wie bei der Behandlung von Borderlinepatienten im Rahmen psychiatrischer Kliniken. Hierbei ist u. a. an die mögliche Induktion maligner-regressiver Entwicklungen durch bestimmte institutionelle Rahmenbedingungen (z. B. bei der Behandlung von Borderlinepatienten auf psychiatrischen Akutstationen) zu denken. Während es noch in den 70er-Jahren des vergangenen Jahrhunderts in vielen psychiatrischen Kliniken verpönt war, die Diagnose eines »Borderlinesyndroms« zu stellen, bestehen inzwischen deutliche Tendenzen einer diagnostischen Verwässerung der Diagnose Borderlinepersönlichkeitsstörung (vgl. Mentzos 2000).

In dem folgenden Buchteil/Kapitel des Buches werden die diagnostischen Probleme bei der Erfassung psychiatrischer Erkrankungen umrissen. Joachim Küchenhoff (Basel) setzt sich mit der Entwicklung der internationalen Klassifikationssysteme auseinander. Besonderes Augenmerk gilt dem Fehlen der psychodynamischen Dimension in den – zumindest vom Anspruch her – ätiologieunspezifischen, lediglich deskriptiv-phänomenologischen Erfassungsinstrumenten. Küchenhoff

deckt im ersten Teil seiner Arbeit die den psychiatrischen Klassifikationssystemen inhärenten Mängel auf und untersucht im zweiten Teil die psychodynamische Diagnostik daraufhin, ob und inwieweit sie geeignet ist, diese Mängel auszugleichen.

Der Störungsbegriff sei den beiden Zielen der nosologischen Abstinenz und der phänomenologischen Reduktion nicht gerecht geworden. So widerlege sich im Begriff der Komorbidität die Krankheitsnegation des Störungsbegriffes selbst. Der Anspruch auf theoriefreie Diagnostik verstelle den Blick auf die stets zu hinterfragenden Theorievoraussetzungen. Ein besonderer Mangel bestehe insbesondere auch in der fehlenden unabhängigen Beschreibung der Vermittlung zwischen Symptom- und Prozessebene. Die »einfältige« Gleichsetzung von deskriptiven Ratingverfahren mit Psychopathologie überhaupt – so Küchenhoff weiter – unterstreiche, wie sehr diese ihren früheren grundlagenwissenschaftlichen Anspruch vernachlässigt habe, z. B. den von Janzarik (1979) formulierten Anspruch, das Erleben in den Mittelpunkt der psychiatrischen Forschung zu stellen, quasi als Flucht- und Einigungspunkte verschiedener wissenschaftlicher Zugänge. Küchenhoffs These lautet, dass die psychodynamische Diagnostik diese frühere Aufgabe der Psychopathologie übernimmt, strukturale und komplexe Modelle des Verstehens und der dynamischen Zusammenhänge zu entwickeln, zugleich aber mit dieser Aufgabe überfordert sei, weil sie nicht das ganze Feld psychiatrischen Wissens überblicken könne. Hieraus schlussfolgert er, dass die symptomatische Krise der Psychodynamik in der Psychiatrie letztendlich auf eine Krise psychiatrischer klinischer Theorie und eben auch der Psychopathologie verweist.

Worin bestehen nun die Potenziale psychodynamischer Psychodiagnostik in der Psychiatrie? Was hat sie anzubieten, das sie wieder zu einem unabdingbaren Bestandteil psychiatrischer Diagnostik machen könnte? Zwei mögliche Antworten bieten sich in diesem Zusammenhang an: Die supplementäre, ergänzende oder die transgressive, überschreitende, kritische Funktion psychodynamischer Diagnostik.

Die Anpassung an die Logik der deskriptiv-phänomenologischen Inventare ist eine notwendige Konsequenz der supplementären Vorgehensweise.

Die Vorzüge der Operationalisierung (z. B. die bessere Handhabbarkeit und Kommunizierbarkeit klinischer Begriffe) werden den möglichen Bedenken (z. B. einer missverständlichen Gleichsetzung der OPD mit der psychoanalytischen Diagnostik insgesamt) gegenübergestellt. Die wesentlichen Ergänzungen, die das Klassifikationssystem der OPD auf den vier diagnostischen Ebenen (Krankheitsverarbeitung und Behandlungsvoraussetzungen, Beziehungsmuster, psychischer Konflikt und Struktur der Persönlichkeit) erfasst, werden eingehend erläutert. Besonderes Augenmerk gilt dabei dem Verhältnis von Konflikt und Struktur und der Weiterentwicklung psychodynamischer Ansätze über die Neurosenpsychologie hinaus. In diesem Zusammenhang ermöglichen psychodynamische Ansätze – ein wichtiger Kritikpunkt der Psychiatrie an den früheren triebpsychologischen Modellen der Psychoanalyse – auch die subtile Erfassung der Dynamik von schweren seelischen Störungen (z. B. Persönlichkeitsstörungen, Psychosen), die nicht nach dem Verdrängungs-, sondern dem Spaltungs- oder Dissoziationsparadigma beschreibbar sind.

Die transgressive Funktion psychodynamischer Diagnostik zeigt die Grenzen eines medizinisch-objektivierenden Zugangs zu psychischer Krankheit auf und stellt diesem eine personale, subjektivierende Sichtweise entgegen. In diesem Zusammenhang wird die zweite leitende These des Beitrags von Küchenhoff, dass die psychodynamische Diagnostik eine personale Diagnostik ist, die zugleich die Personalität in einen Kontext interpersonaler Erfahrung einbettet, hergeleitet und begründet. Psychoanalytische Diagnostik kann die Person (aufgefächert in die drei Dimensionen der Subjektivität, Individualität und Identität) besser erfassen, als dies der psychiatrischen klassifizierenden Diagnostik möglich ist. Die psychodynamische Diagnostik der Person ist dabei in eine interpersonale Erfahrung eingebettet. Der »unausgesprochene« Hintergrund der psychodynamischen Haltung ist die Annahme, dass die Person des anderen nur in der interpersonalen Begegnung erfasst werden kann:

Die Anerkennung von Fremdheit im Leiden und in der Unverwechselbarkeit der Person ist das Gegengewicht, das die psychiatrische Diagnostik von der Psychodynamik erhalten kann, um sich nicht in Globalaussagen, in überdimensionierten Behandlungspaketen, in schematischen Regeln und kulturgebundenen Vorurteilen zu verfangen (▶ Abschn. 12.3.2).

Dieser Satz wird hervorgehoben, da er meines Erachtens nicht nur das Spezifikum psychodynamischer Diagnostik erfasst, sondern den Kerngehalt und wesentlichen Beitrag psychodynamischen Denkens und Handelns in der Psychiatrie überhaupt.

In diesem Zusammenhang wird erwähnt, dass sich die Frage nach der Notwendigkeit, nosographiealternative Klasifikationssysteme zu entwickeln, beispielsweise für Mundt (2004) auch im Rahmen der Auseinandersetzung um Behandlungsziele und Behandlungsstrategien in der Psychotherapie stellt. Mundt weist auf die Probleme des Syndromwandels im Verlauf, der Komorbidität, der therapeutischen Beziehung und der »Fülle der subjektiven und subsyndromalen Dysfunktionen« hin, die in psychotherapeutischen Prozessen von großer Bedeutung sind (wie beispielsweise der zentrale Beziehungskonflikt, soziale Kompetenz und Lebensqualität). Ergebnisse der Psychotherapieforschung legen nahe, dass störungsspezifische Ansätze reliablere Outcomeergebnisse zu bringen scheinen, die fallorientierten hingegen relevantere Aussagen zum subjektiven Befinden und zur Entwicklung der Persönlichkeit. Vor diesem Hintergrund könnte der Beitrag der Psychodynamik nicht zuletzt auch darin bestehen, bei der Entwicklung zukünftiger diagnostischer Klassifikationssysteme zu einer »Funktionalisierung« der Psychopathologie und deren subjektbezogener Anwendung beizutragen. Dabei sei auch an die »funktionale Psychopathologie« von Scharfetter als wesentliche Voraussetzung eines »bedürfnisangepassten Behandlungsangebotes« erinnert:

Deskriptive Psychopathologie gibt noch keine Antwort auf die Fragen, warum ein Mensch ein Symptom hervorbringt, produziert, kreiert, vielleicht sogar braucht, wozu das Symptom ihm dient, was für eine Not er damit zum Ausdruck bringt, was für eine Therapiebedürftigkeit er damit signalisiert und was wir dem Symptom an Hinweisen auf der Ebene der therapeutischen Ansprechbarkeit entnehmen können (1995, S. 69 ff.).

Rollendynamische Aspekte psychiatrisch-psychotherapeutischer Praxis und institutionsdynamische Aspekte der psychiatrischen Klinik werden im folgenden Kapitel des Buches beleuchtet. Eingangs beschreibt Rudolf Heltzel (Bremen) die Probleme, die sich aus der »zusammengesetzten Berufsidentität« von Psychoanalytikerinnen und Psychoanalytikern an psychiatrischen Institutionen ergeben, und zwar aus der Perspektive des externen Supervisors. Im Zentrum seines Beitrags steht die Diskussion der Psychoanalyse und der Psychiatrie als zwei unterschiedliche Kulturen, die jeweils eigene Zugehörigkeiten generieren. Die auf diesem Weg resultierende »zusammengesetzte Berufsidentität« geht mit Herausforderungen an die Integrationsbereitschaft der beteiligten Professionellen einher. Angewandte Psychoanalyse wird in diesem Sinne – mit einem Zitat von Wellendorf (1998) – als »komplexes Grenzmanagement« aufgefasst, das u. a. den Bezug auf mehrdimensionale Modelle des verstehenden Zugangs zum sozialen Feld und spezifische Feldkompetenz voraussetze. Unter Bezugnahme auf den libanesisch-französischen Autor Maalouf unterstreicht Heltzel die Prozessqualität der »zusammengesetzten beruflichen Identität«; sie stehe niemals ein für allemal fest, vielmehr forme und transformiere sie sich lebenslang. Berufliche Identität – als Summe vielfältiger Zugehörigkeiten verstanden – führe zu einem veränderten Verhältnis gegenüber eigenen, wie auch den Positionen der anderen. Dabei wird auch deutlich, dass die Diskurse um psychoanalytische Identität, wie jegliche Identitätsdiskurse, auf dem Hintergrund gesellschaftlicher Verwerfungen und Wandlungsprozesse stattfinden, die die Grundmatrix des Zusammenlebens bestimmen. Die Begegnung zwischen Psychoanalyse und Psychiatrie verlangt den professionellen »Grenzgängern« Spannungs- und Ambivalenztoleranz sowie Integrationsfähigkeit ab. Im Sinne einer »triadischen Kapazität« gehe es darum, Mehrdimensionalität und Widersprüchlichkeit zwischen sich scheinbar ausschließenden Polen wahrzunehmen, zu tolerieren und zu kommunizieren. Paradigmatisch für die Probleme zusammengesetzter Berufsidentität innerhalb psychiatrischer Institutionen beschreibt Heltzel das »Komplexitätsmanagement« in einer gruppenanalytsichen Perspektive.

Am konkreten Beispiel einer renommierten psychotherapeutisch-psychiatrischen Klinik beschreibt Florian Langegger (Zürich) den Wandel einer therapeutischen Institution und den damit verknüpften notwendigen Wandel therapeutischen Handelns. Langegger verknüpft die Entwicklung innerhalb dieser – nach den Prinzipien der jungianischen analytischen Psychologie arbeitenden – Klinik mit zeitgenössischen Strömungen im Allgemeinen wie auch den sich verändernden Konzeptualisierungen innerhalb der Psychiatrie im Besonderen. Besonders aufschlussreich und ernüchternd ist Langeggers Analyse des destruktiv-narzisstischen Prozesses der gesamten Institution in Zusammenhang mit dem zeitweilig vorherrschenden therapeutischen Narzissmus und der ungebrochenen Idealisierung der angewandten therapeutischen Methode. Nach Überwindung eines unkritischen »Panpsychologismus« in den 60er- und 70er-Jahren und der sich abzeichnenden Relativierung eines ausschließlichen Biologismus in den 80er- und 90er-Jahren des vergangenen Jahrhunderts prognostiziert Langegger ein ausgewogeneres und praktikables Verhältnis der drei Komponenten des biopsychosozialen Paradigmas.

Im folgenden Kapitel geben Ulrich Streeck und Michael Dümpelmann (Göttingen) einen Überblick über die Geschichte des Verhältnisses von Psychiatrie und Psychotherapie. Die Autoren schildern die wechselvolle Entwicklung, die schließlich zu der sich allmählich durchsetzenden Erkenntnis führte, dass es bei der Integration von Psychotherapie in die Psychiatrie nicht um therapeutische Alternativen geht, sondern darum, psychiatrische Therapie als mehrdimensionale Therapie zu konzipieren. Trotz dieser Komplementarität stehen sich Psychiatrie und Psychotherapie häufig immer noch als zwei therapeutische Kulturen mit unterschiedlichen Praxeologien gegenüber. Nun tragen gerade auch die inneren Entwicklungen auf beiden Seiten allmählich dazu bei, dass die jeweils exklusiv gehandhabten Hintergrundtheorien und fixierten Leitbilder allmählich überwunden werden können. Zum einen zeichnet sich eine gewisse Ernüchterung auch innerhalb der biologischen Psychiatrie ab, da viele der in sie gesetzten Erwartungen bisher nur unzureichend erfüllt wurden. Dies mag Nancy Andreasen (2002), die Herausgeberin des »American Journal of Psychiatry«, bewogen haben, einen »silent spring« in der Psychiatrie zu konstatieren. Andererseits zeichnen sich gerade auch durch die außerordentlich interessanten Entwicklungen der neurobiologischen Grundlagenforschung bemerkenswerte Parallelen und Konvergenzen zwischen Psychiatrie, Psychotherapie und Psychoanalyse ab. Hierzu tragen auf psychotherapeutischer Seite nicht zuletzt auch die empirischen Ergebnisse bei, die in solch unterschiedlichen Forschungsfeldern wie der Säuglingsforschung, der Affektpsychologie, der Bindungsforschung, der Geprächs- und Interaktionsforschung und nicht zuletzt der Traumaforschung gewonnen wurden. Dennoch fällt die Einschätzung der beiden Autoren hinsichtlich der Integration von Psychotherapie in die Psychiatrie eher zurückhaltend aus; sie betonen, dass die bloße Addition psychotherapeutischer Behandlungsverfahren zu den vorhandenen biologischen und soziotherapeutischen Aktivitäten die Integration von Psychotherapie im Sinne einer das psychiatrische Handeln prägenden therapeutischen Haltung eher verhindere, gelegentlich sogar Alibifunktionen erfülle. Trotz dieser nüchternen Einschätzung zeigen Streeck u. Dümpelmann vielfältige Entwicklungen innerhalb der Psychotherapie auf (z. B. das Konzept der Behandlungsorganisation, die therapeutischen Modifikationen psychodynamischer Psychotherapien, Psychosenpsychotherapie, Supervision), die sich dazu anbieten, auf dem Weg einer das psychiatrische Handeln prägenden Haltung voranzuschreiten. Die auf der Grundlage einer therapeutischen Haltung gestalteten therapeutischen Beziehungen sind dabei sowohl Matrix des therapeutischen Geschehens, Medium von Kommunikation (z. B. im Rahmen von Handlungsdialogen) wie auch unmittelbar wirksames therapeutisches Mittel. Gleichermaßen von Bedeutung ist die Gestaltung des therapeutischen Rahmens und die Behandlungsorganisation als wesentliche Grundlage für eine gezielt auf einen individuellen Patienten und dessen spezifische Pathologie abgestimmte Behandlung.

Unter Berücksichtigung der institutionellen Rahmenbedingungen setzt sich Rudolf Heltzel mit den psychodynamischen Aspekten in der stationären Behandlung psychotischer Patienten auseinander. Heltzel beschreibt eingangs die strukturellen Gegebenheiten bei Menschen, die an schizophrenen Psychosen erkranken (z. B. dilemmatische Gegensätzlichkeiten, Bewältigungs- und Kompensationsversuche, Symbolisierungsstörung, Handlungssprache). Insbesondere der verstehend-fördernde Handlungsvollzug in den »Handlungsdialogen« zwischen dem Patienten und dem Behandelnden ist in diesem Zusammenhang von besonderer Bedeutung (vgl. Klüwer 2001; Böker 1995). Heltzel skizziert im Folgenden eine Behandlungsgestaltung, die diese strukturellen und beziehungsdynamischen Gesichtspunkte bei schizophren erkrankten Menschen berücksichtigt. Anhand von Fallvignetten und Beispielen aus Supervisionssitzungen werden spezifische Behandlungssituationen und -probleme erörtert, die sich aus dem intensiven Übertragungs- und Gegenübertragungsgeschehen in der Begegnung mit schizophren Erkrankten ergeben. Voraussetzung eines förderlichen therapeutischen Prozesses und der Integration psychotischer Fragmente ist dabei vor allem auch die stabile Verbindlichkeit des therapeutischen Rahmens, dem eine triangulierende Funktion zukommt.

Im nächsten Buchteil nehmen Autorinnen und Autoren aus unterschiedlichen wissenschaftlichen Perspektiven Stellung zu neueren Entwicklungen in der Psychoanalyse und den Neurowissenschaften. Die beiden ersten Beiträge setzen sich mit der Frage auseinander, ob eine Kompatibilität von Psychoanalyse und Neurowissenschaft besteht.

Georg Northoff (Magdeburg) vertritt in seinem Beitrag die Ansicht, dass eine Erste-Person-Neurowissenschaft die Psychoanalyse und die Neurowissenschaften miteinander verknüpfen könne. Northoff setzt sich zunächst mit den – u. a. auch von Schneider in diesem Buch (▶ Kap. 18) artikulierten – Einwänden gegenüber einer gemeinsamen konzeptuellen Basis hinsichtlich der Erforschung psychodynamischer Mechanismen des Unbewussten (wie die Psychoanalyse sie formuliert hat) und neuronaler Prozesse des Gehirns (wie sie die Neurowissenschaften voraussetzt) auseinander. Er entwickelt das Konzept einer »Ersten-Person-Neurowissenschaft«, das sowohl der Komplexität des subjektiven Erlebens in der Ersten-Person-Perspektive wie auch der Unmöglichkeit der Lokalisation desselben in spezifischen Regionen des Gehirns Rechnung trägt. Die zentrale Frage dabei ist, wie eine

Quantifizierung und Objektivierung subjektiven Erlebens ermöglicht werden kann. In diesem Zusammenhang werden Operationalisierungsversuche erwähnt, die beobachtungsnahe, psychodynamisch relevante Zusammenhänge zu erfassen suchen (z. B. die OPD, die Karolinska-Skala und Instrumente zur Quantifizierung und Objektivierung von Abwehrmechanismen). Kritisch ist dabei anzumerken, dass diese Instrumente gewiss in eindrucksvoller Weise ermöglichen, relevante psychodynamische Prozesse im Einzelfall wie auch gruppentypische Muster zu erfassen. Dennoch bleibt das grundsätzliche Problem, dass die aus Reliabilitätserwägungen vereinbarten Charakterisierungen der von Fachleuten als bedeutsam definierten Dimensionen und insbesondere auch deren Quantifizierung hinsichtlich der angestrebten interindividuellen Vergleichbarkeit mit einer erheblichen Reduktion der im jeweiligen Einzelfall erhobenen subjektiv bedeutsamen Daten verknüpft ist.

Georg Northoffs Vorschlag einer »Ersten-Person-Neurowissenschaft« zielt insbesondere darauf, den methodologischen Dualismus zwischen mentalen Zuständen in der Ersten-Person-Perspektive und den neuronalen Zuständen in der Dritten-Person-Pespektive zu überbrücken. Durch die Verknüpfung von mentalen und neuronalen Zuständen und somit von Erster-Person-Perspektive und Dritter-Person-Perspektive könne die Erste-Person-Neurowissenschaft einen indirekten Zugang zu den eigenen neuronalen Zuständen ermöglichen und auf diesem Wege die »autoepistemische Limitation« (d. h. die Unfähigkeit des Erlebens der eigenen neuronalen Zustände als neuronale Zustände) zumindest partiell umgehen. Dieser methodische Ansatz zur Erfassung des Unbewussten geht von der Annahme aus, dass sich die autoepistemische Limitation als das epistemische Korrelat des Unbewussten betrachten lässt.

Als paradigmatisches Beispiel einer sensomotorischen Regression werden die bereits oben erwähnten Untersuchungen an katatonen Patienten herangezogen, bei denen sowohl ein ideosynkratisches Verfahren (die Repertory-grid-Technik) wie auch – in der Dritten-Person-Perspektive – die funktionelle Magnetresonanztomographie herangezogen wurde. Die festgestellte orbitofrontale kortikale Dysfunktion ließ sich dabei als pathophysio-

logisches Substrat einer sensomotorischen Regression auffassen bzw. in anderen Worten als Korrelat der Immobilisation des Körpers angesichts überwältigender Fragmentationsängste und unauflösbarer Ambivalenzkonflikte. Auch für die Psychoanalyse ist von Interesse, dass die bei der untersuchten sensomotorischen Regression festgestellten veränderten Konnektivitäten und Aktivitätsmuster im orbitofrontal-präfrontal-prämotorischen Netzwerk sich in vergleichbarer Weise auch bei Patienten mit einer hysterischen Paralyse fanden.

Northoff unterstreicht die zentrale Bedeutung der »kortikalen Mittellinienstrukturen« hinsichtlich der Modulation dessen, was bewusst und gefühlsmäßig erlebt werden kann und der unbewussten Emotionen. Die Betrachtung der kortikalen Mittellinienstrukturen als »Eingangspforte des Bewusstseins« darf jedoch nicht mit früheren lokalisatorischen Bestrebungen gleichgesetzt werden. Vielmehr entwickelt Northoff anstelle der neuronalen Lokalisation das Funktionsprinzip der neuronalen Integration. Diese besteht in einer reziproken Modulation zwischen medialem und lateralem präfrontalen Kortex bei emotional-kognitiver Interaktion. Northoff vermutet ferner, dass bestimmte Abwehrmechanismen in einen Zusammenhang mit spezifischen funktionellen Einheiten bzw. entsprechenden neuronalen Netzwerken gebracht werden können. Zusammenfassend wirft die »Erste-Person-Neurowlssenschaft« ein neues Licht auf neuronale Zustände, da sie diese – in gewisser Weise im Sinne einer konsensuellen Validierung – durch die Perspektive der »ersten Person« betrachtet.

Im Gegensatz dazu gelangt Peter Schneider (Zürich) zu der Einschätzung einer Inkompatibilität von Psychoanalyse und Neurowissenschaft. Er begründet dies mit einem – im Gegenstand der Psychoanalyse begründeten – »epistemologischen Bruch« zwischen dem »neurologischen« und dem »psychoanalytischen« Freud. Er argumentiert damit, dass die Deutungen der Psychoanalyse nicht auf die Konstitution eines eindeutigen Sinns zielen, sondern auf dessen Dekonstruktion, d. h. »auf die Rekonstruktion der in jeder Sinnkonstruktion unterschlagenen Mehrdeutigkeiten und des ausgeschiedenen Nichtsinns«. Angesichts dieser spezifisch psychoanalytischen Erkenntnisweise sieht

Schneider auch in dem von Northoff vorgeschlagenen Projekt der Verknüpfung einer »Ersten-Person-Neurowissenschaft« mit der Psychoanalyse keine viel versprechende Zukunft. Dieser Ansatz schlage weder eine Brücke über den grundsätzlichen kategorialen Hiatus von Selbst- und Fremderfahrung, noch leiste sie einen Beitrag zum Verständnis von Subjektivität und Objektivität; vielmehr bewege sie sich ganz im Rahmen einer Fremderfahrungsperspektive.

In seiner Stellungnahme zu Schneiders Kritik argumentiert Georg Northoff mit dem Konzept des »eingebetteten Gehirns«: Dieses Konzept der neuronalen Integration sei ein erster Schritt von einer anatomisch-orientierten bzw. vertikalen hin zu einer psychisch-orientierten bzw. horizontalen Form der Lokalisation. Ein wirklicher Brückenschlag zwischen Psychodynamik und Neurowissenschaften stehe – wie Schneider zu Recht kritisiere – weiterhin aus.

Ein wesentliches Bindeglied zwischen der neurobiologischen Dimension und dem subjektiven Erleben stellen die Affekte dar. Der Beitrag von Eva Bänninger-Huber (Innsbruck) setzt sich mit der Bedeutung der Affekte für die Psychotherapie auseinander. Waren Affekte in der klassischen Psychoanalyse früher eher negativ konnotiert (eben als affektiver, impulsiver Ausdruck einer unzureichenden intrapsychischen Verarbeitung), so hat die Affektforschung in den beiden vergangenen Jahrzehnten die zentrale Bedeutung der Affekte für die Regulierung von Beziehungen, die Entstehung und Behandlung psychischer Störungen aufgezeigt. Die klinische Emotions- und Interaktionsforschung hat sich bisher schwerpunktmäßig mit der Untersuchung des mimisch-affektiven Verhaltens bei verschiedenen psychischen Störungen (z. B. Schizophrenie, Depression) und in therapeutischen Interaktionen befasst. Dieser Forschungsansatz zielt auf ein besseres Verständnis der Beziehungsdynamik im Hinblick auf die Entwicklung spezifischer Behandlungsmethoden. Personen mit verschiedenen psychischen Störungen lassen sich demnach durch spezifische Abweichungen nonverbaler kommunikativer Prozesse charakterisieren. Diese insbesondere auch bei schizophrenen Patienten erhobenen Befunde (vgl. Steimer-Krause 1996) sind gerade auch im Hinblick auf die Gestaltung der therapeu-

tischen Interaktion von großer klinischer Bedeutung, da sie auf unterschiedliche Typen der Interaktionsregulierung bei verschiedenen Störungsbildern aufmerksam machen. Die Untersuchung interaktiver Beziehungsmuster im Kontext komplexer Emotionen ist eine wesentliche Grundlage der Psychotherapieprozessforschung, die die Identifikation förderlicher therapeutischer Interaktionsmuster anstrebt. Bänninger-Huber beschreibt zwei Typen interaktiver Beziehungsmuster (»traps« und prototypische affektive Mikrosequenzen) anhand einer Vignette und diskutiert deren Bedeutung im Hinblick auf produktive psychotherapeutische Veränderungen. Es zeigte sich, dass nicht die »gute, harmonische« Arbeitsbeziehung allein den psychotherapeutischen Prozess in günstiger Weise fördert, sondern dass therapeutische Fortschritte nur durch die gleichzeitige Bearbeitung von Konflikten erzielt werden können (vgl. Merten 1996; Krause 1997; Benecke 2002).

Das zentrale psychoanalytische Konzept des dynamischen Unbewussten ist auch Gegenstand des folgenden Kapitels von Marianne Leuzinger-Bohleber (Frankfurt/M.). In diesem Zusammenhang beschreibt sie den produktiven Dialog von Psychoanalyse und cognitive neuroscience. Der Beitrag fokussiert dabei insbesondere auf das Problem der unbewussten Phantasien und Objektbeziehungserfahrungen der ersten Lebensmonate, die also eine Zeit betreffen, in der Erlebnisse weder symbolisiert noch verbalisiert werden können. Es stellt sich somit die Frage: Trägt der psychoanalytische Prozess zu einer Konstruktion vergangener Wirklichkeiten bei oder öffnet sich durch ihn ein Fenster zur »historischen Wahrheit«? Anhand eines klinischen Fallbeispiels werden Aspekte einer integrativen psychoanalytischen Konzeptforschung illustriert. Unter Bezugnahme auf die »embodied cognitive science« werden Gedächtnis und Erinnern als Funktionen des gesamten Organismus, d. h. eines komplexen dynamischen kategorisierenden und interaktiven Prozesses, der auf sensomotorischen Abläufen beruht, dargestellt. »Embodied-Erinnern« basiert auf aktuell ablaufenden sensomotorischen Stimulationen und ist eben nicht einfach »nonverbal« oder »deskriptiv-unbewusst«, sondern stets mit einem komplexen und permanent neu konstruierenden Informationsprozess in einer bestimmten System-Umwelt-Interaktion verknüpft. Im Einklang mit Freud (»Das Ich ist ursprünglich ein körperliches«; Freud 1923, S. 253) und Edelmans Konzeptualisierung führt Leuzinger-Bohleber aus, dass frühe Körpererfahrungen durch spätere Erfahrungen immer wieder neu umgeschrieben werden. Gedächtnis und Erinnern haben somit stets eine »subjektive« und eine »objektive« Seite: In dem unbewussten, körperlich sichtbaren »enactment«, in Spuren früher Objektbeziehungserfahrungen sind damit verbundene unbewusste Phantasien enthalten, die durch Prozesse der introjektiven und projektiven Identifizierung in der therapeutischen Übertragungs-Gegenübertragungs-Beziehung erkennbar werden. Diese Prozesse beruhen – in der Perspektive der Embodied cognitive science – auf sensomotorisch-affektiven Koordinationsprozessen. Therapeutische Veränderungen kommen dementsprechend nicht durch einen reinen kognitiven Einsichtsprozess zustande, sondern werden durch situative und sensorisch-affektive Interaktion in einer analogen Situation wie der früheren evoziert. Vor diesem Hintergrund wird die »Medea-Phantasie« – eine unbewusste Determinante von psychogener Sterilität – als Versuch einer Integration unterschiedlicher psychoanalytischer und interdisziplinär inspirierter Konzepte entfaltet.

Die Entwicklung einer integrativen Traumatheorie und -therapie stellt – angesichts der psychobiologischen Besonderheiten bei traumatischen Erinnerungen und der Vielschichtigkeit der Anpassungsprozesse nach erfolgter Traumatisierung – ebenfalls eine interdisziplinäre Herausforderung dar. Michael Dümpelmann (Göttingen) setzt sich kritisch mit der Rezeption psychotraumatischer Konzepte in der Psychiatrie wie auch innerhalb der Psychoanalyse und der psychoanalytischen Psychotherapie auseinander. Er zeigt die besonderen Schwierigkeiten und die – zunächst überraschenden – Gemeinsamkeiten auf, die sowohl Psychiatrie wie auch Psychoanalyse mit dem Thema »Trauma« haben. Die »Gemeinsamkeiten« basieren darauf, dass das in der Psychiatrie favorisierte biologische Krankheitsmodell und auch das Trieb- und Strukturmodell der Psychoanalyse »endogenistische« Konzepte darstellen. Dem stellt die Psychotraumatologie eine konträre Per-

spektive eines »exogenistischen« Modells gegenüber, dass auf Traumata als bedeutendem ätiogenetischen Faktor schwerer psychischer Störungen beruht. Zu dieser Hypothese gelangt Dümpelmann insbesondere auch aufgrund der Auseinandersetzung mit Gutachten über Opfer des Nazi-Terrors nach dem Zweiten Weltkrieg, in denen neurotisches Syndrom mit Psychopathien gleichgesetzt wurde und Neurosen missbräuchlich ebenso statisch und linear-kausal wie durch biologische Anlagen verursachte Krankheiten behandelt wurden. Basierend auf zahlreichen empirischen Befunden entwickelt Dümpelmann das Konzept einer komplexen traumatogenen Entwicklungsstörung, in deren Verlauf der Erwerb psychischer Fähigkeiten beeinflusst wird, die unter dem Einfluss auslösender Situationen eine Vielzahl von Symptomen mitgestalten können. Die traumatogenen Effekte müssen im jeweiligen Einzelfall identifiziert und abgewogen werden. Hieraus resultiere auch, dass die Komplexität schwerer Störungen sich in den gängigen Klassifikationssystemen oft nicht angemessen abbilden lasse. Hinsichtlich des Angebots adäquater Behandlungsansätze ist die differenzierte Evaluierung traumatogener Effekte auf die psychische Entwicklung eine notwendige Voraussetzung. Dies gelte insbesondere auch für die oftmals unterschätzten traumatischen Anteile psychotischer Störungen.

Mit einem zentralen Gegenstand psychoanalytischer Theorie, der sowohl den Erfahrungsreichtum der psychoanalytischen Situation widerspiegelt wie auch eine Brücke zu den Nachbarwissenschaften ermöglicht, setzt sich Heinrich Deserno (Frankfurt) auseinander: dem Symbol und der Symbolisierung. Er zeigt die Entwicklung der Symboltheorie vom Symbol als Stellvertreter für einen unbewussten Sinn (wie in den Erinnerungs- und Traumsymbolen Freuds) hin zu einer modernen Symboltheorie auf, in der psychische Realität durch Symbolisierung erst erschaffen, aufrechterhalten und transformiert wird. Deserno unterstreicht, dass Symbolisierung beziehungsabhängig ist und von Anfang an der Affektregulierung bzw. der Modulation der Verknüpfung von Kognition und Affekten dient. Das von ihm entwickelte Modell beruht auf vier Symbolsystemen (sensomotorisch-interaktives, prä- oder protosymbolisches System, expressiv-präsentatives Symbolsystem, sprachlich-diskursives Symbolssystem und Diskursformationen). Es wird aufgezeigt, wie sowohl die alltägliche Verständigung und auch der therapeutische Dialog von einem komplexen Ineinandergreifen verschiedener symbolischer Modi abhängig sind. In einer für die Psychoanalyse charakteristischen Sichtweise belegt Psychopathologie die Fähigkeit zu symbolisieren ex negativo: Psychische Störungen sind somit nicht nur Defekte, sondern lassen sich auch als »negative« schöpferische Leistungen auffassen, ebenso wie Symptombildungen als schöpferische Ressourcen innerhalb des psychotherapeutischen Prozesses angesehen werden können.

Neben den Krankheitssymptomen sind insbesondere die Träume Symbolisierungsleistungen und Ausdruck der psychischen Wirklichkeit des Menschen. Bekanntlich fasste Freud auch die Träume als motivisch determinierte psychische Phänomene auf, deren Inhaltsanalyse – die Traumdeutung – er als die »via regia zur Kenntnis des Unbewussten« (Freud 1916/17, S. 613) bezeichnete. Das Spezifische des psychoanalytischen Prozesses besteht darin, dass die Analyse der Inhalte und die Analyse der Übertragung – verstanden als Darstellung der psychischen Wirklichkeit in der aktuellen Beziehung – dauernd aufeinander bezogen werden (vg. Müller-Pozzi 2002). Freuds »Die Traumdeutung« (1900) ist ein epochales Werk der frühen Psychoanalyse. Stefan Hau (Frankfurt) setzt sich mit der Erforschung von Traum und Träumen seit dem Erscheinen dieses Werks auseinander. Er zeigt zwei Hauptforschungslinien auf: die klinische Traumforschung und die experimentelle Traumforschung (unter Einschluss neurophysiologischer und bildgebender Verfahren).

Im Rahmen der klinischen Traumforschung wurde die von Freud entworfene psychoanalytische Traumtheorie weiter entwickelt und modifiziert; hier zeichnet sich ab, dass dem manifesten Trauminhalt im Kontext kognitiver Theorien zum Traum zunehmend größere Bedeutung zukommt.

Der zweite Forschungsansatz, die systematische Untersuchung nächtlicher physiologischer und psychologischer Prozesse, nahm seinen Anfang insbesondere mit der Entdeckung des »Rapid-eye-movement- (REM-)Schlafes« (durch Aserinsky u. Kleitman 1953). Nach über 100-jähriger wissenschaftlicher Erforschung des Träumens kann

Freuds Theorie, nach der der Traum ein vollblutiger psychischer Prozess ist, weiterhin als zutreffend angesehen werden. Es ließ sich empirisch absichern, dass Träume mit Motivationen und Wünschen im Zusammenhang stehen. Von großem theoretischen und klinischen Interesse ist ferner, dass die psychoanalytischen Konzepte des Primär- und Sekundärprozesses auf der Basis neurobiologischer Befunde als unterschiedliche mentale Funktionsweisen beschrieben werden können. Auch für die Traumforschung gilt, dass ihr weiterer Weg nur mithilfe interdisziplinärer Vorgehensweisen möglich ist und zugleich die für die Psychoanalyse charakteristische Handhabung des Traumes im Kontext der therapeutischen Beziehung ihre Bedeutung behält.

In dem diesen Buchteil abschließenden Kapitel von Martha Koukkou und Dietrich Lehmann (Zürich) wird die Notwendigkeit interdisziplinärer Forschungsansätze in der Neuro- und Humanwissenschaft sowie die Entwicklung integrativer Zugänge zum menschlichen Erleben und Verhalten aufgezeigt. Die beiden Autoren schlagen ein integratives Modell der Funktionen des menschlichen Gehirns (das Zustand-Wechsel-Modell) vor. Dieses systemtheoretische Modell basiert auf der Synthese von Daten aus einem breiten Spektrum der Neuro- und Humanwissenschaft. Der Beitrag liest sich auch als eine Synthese der bisher in diesem Buchteil behandelten bedeutenden neurobiologischen und psychischen Dimensionen (z. B. die Organisationsprinzipien des zentralen Nervensystems, der Aspekt des »eingebetteten Gehirns«, das Unbewusste und die Rekonstruktion der Wirklichkeit, Symbolisierungsprozesse, die Funktionen des Affektes und die Folgen von Traumatisierungen). Die Erforschung der Entwicklung des menschlichen Verhaltens und Erlebens, deren Gemeinsamkeiten und individuelle Besonderheiten werden als spannendes interdisziplinäres und kreatives wissenschaftliches Anliegen dargestellt. Als ein heuristisches Modell der Funktionen des menschlichen Gehirns wird das Zustand-Wechsel-Modell vorgestellt, das auf der wesentlichen Beobachtung beruht, nach der die Ausprägung aller Hirnfunktionen vom jeweiligen momentanen funktionellen Zustand des Hirns bestimmt wird. Die Kernaussage dieses Modells hinsichtlich der Ontogenese menschlichen Verhaltens und Erlebens besteht nun darin, dass dieses als das Ergebnis der ständigen dynamischen und parallelen Interaktionen des Individuums mit den physischen und sozialen Realitäten, in die es hineingeboren wurde, und mit seinen internen Realitäten aufzufassen ist. Dieser dynamische Prozess geht mit einer kontinuierlichen Konstruktion von Wissen über das Selbst, seine äußeren und inneren Realitäten einher: Insofern lässt sich dieses Modell auch als ein neurobiologisch fundiertes, konstruktivistisches bezeichnen. Die Ontogenese der Emotionen im Zusammenhang mit der Generierung subjektiver Deutung und auch die Generalisierung und Automatisierung von maladaptivem Wissen (z. B. in einem konflikthaften sozialen Umfeld) werden aus der Sicht des Zustand-Wechsel-Modells erläutert. Konsequenterweise wird in dieser Sichtweise auch die Psychotherapie als dialogisches Geschehen charakterisiert, das mit wissenskreierenden und wissensgesteuerten informationsverarbeitenden Hirnprozessen einhergeht. Der therapeutische Dialog führt zu einer Reorganisation autobiographisch relevanten Wissens und zur Generierung von neuem Wissen über sich selbst und die Möglichkeiten, im Rahmen der aktuellen Realitäten das vorhandene Potenzial für psychobiologisches Wohlbefinden wahrzunehmen.

Lässt sich nach dem Rückblick auf die Entwicklung des Verhältnisses von Psychoanalyse und Psychiatrie in den vergangenen 100 Jahren ein Fazit ziehen?

Alexander Moser (Zürich) skizziert und prognostiziert die zukünftigen Entwicklungen. Er beschreibt kritisch die institutionellen Rahmenbedingungen von Psychiatrie und Psychoanalyse, die nicht von dem Wandel gesellschaftlicher Strukturen, gesundheitspolitischer Entscheidungen und wissenschaftspolitischer Entwicklungen loszulösen sind. Moser setzt sich dabei insbesondere auch mit der organisierten Psychoanalyse und ihren Ausbildungsorganisationen kritisch auseinander. Er konstatiert, dass die Krise der Psychoanalyse und die Krise der Psychiatrie nicht nur Krisen von Fach- und Therapierichtungen seien; vielmehr handele es sich um umfassendere Phänomene. Letztlich gehe es um die Frage nach und die Infragestellung der Bedeutung des Subjekts. Jede Generation müsse erneut die der anthropologischen Situation immanenten Kränkungen bewältigen und ziehe dazu die jeweils aktuellen soziokulturell bereitliegenden Möglichkeiten heran. Unter den heutigen Bedingungen sei dies u. a. die »Mythologie des Gehirns«, der »Kult der immer rascheren (Komplexität unterwandernden) Abkürzung«, neben »irrationalem Esoterismus oder fanatischer Religiosität« auch eine »Verallgemeinerung obsoleter Formen des technischen Fortschrittsglaubens«.

Was bleibt als Essenz im Hinblick auf die Frage, welchen Beitrag die Psychoanalyse zu leisten vermag, erhalten? In seiner Antwort hebt Moser – in Anlehnung an Kernberg – das Erklärungspotenzial der Psychoanalyse hervor und zwar nicht nur im Hinblick auf die individuelle Psychopathologie, sondern auch hinsichtlich des Verstehens des Subjekts innerhalb seines psychosoziokulturellen Kontextes und seiner biologischen Determinanten. Dies gelte für die Rolle der Psychoanalyse in psychiatrischen Institutionen: Ausgehend von der Erfahrung, dass Psychotherapeutinnen und Psychotherapeuten in der Behandlung ihrer PatientInnen nicht weiter kommen können als sie selbst, sei die Psychoanalyse – bzw. die psychoanalytische Ausbildung und die damit verknüpfte intensive Selbsterfahrung – ein Garant für die Respektierung des Subjekts (ganz unabhängig von den jeweiligen spezifischen therapeutischen Rahmenbedingungen).

Die Gliederung des Buches trägt der historischen Entwicklung der Konzepte psychischer Krankheit und der damit zusammenhängenden Fragestellungen Rechnung. Es sei den Lesenden überlassen, ob sie dieser chronologischen Linie folgen oder – gemäß klinischem und wissenschaftlichem Interesse – einen eigenen Zugang suchen. Schließlich lassen sich sämtliche Buchkapitel als methodenkritische Beiträge zu einem pluralistischen Wissenschaftsverständnis in Psychoanalyse und Psychiatrie auffassen, das sich der Besonderheit subjektiven Erlebens – im ideographischen Ansatz – annähert und auch übergeordnete, allgemeine Zusammenhänge – nomothetisches Vergehen, neurowissenschaftliche Grundlagenforschung – berücksichtigt sowie die Aussagemöglichkeiten und -grenzen der jeweiligen Perspektiven aufzeigt. Dies möge nicht zuletzt psychisch leidenden Menschen zugute kommen.

Literatur

Andreasen N (2002) Brave new brain. Springer, Berlin Heidelberg New York

Aserinsky E, Kleitman N (1953) Regularly occurring periods of eye motility and concomitant phenomena during sleep. Science 118: 273–274

Bally G (1963) Grundfragen der Psychoanalyse und verwandter Richtungen. In: Gruhle HW, Jung R, Mayer-Gross W, Möller M (Hrsg) Psychiatrie der Gegenwart, Bd. 1 u. 2. Springer, Berlin Göttingen München, S 274–331

Benecke C (2002) Mimischer Affektausdruck und Sprachinhalt. Interaktive und objektbezogene Affekte im psychotherapeutischen Prozess. Lang, Bern

Böker H (1995) Handlungsdialoge in multiprofessionellen Teams: Der Beitrag der Psychoanalyse zu einer integrierten Therapie psychotischer Patienten. Psychiatr Prax 22: 201–205

Böker H (1999) Selbstbild und Objektbeziehungen bei Depressionen: Untersuchungen mit der Repertory Grid-Technik und dem Giessen-Test an 139 PatientInnen mit depressiven Erkrankungen. Steinkopff, Darmstadt

Carus CG (1890) Psyche. Neudruck 1975. Wissenschaftliche Buchgesellschaft, Darmstadt

Eissler KR (1979) Freud und Wagner-Jauregg vor der Kommission zur Erhebung militärischer Pflichtverletzungen. Löcker, Wien

Freud S (1916/17) Zur Psychologie der Traumvorgänge. GW III, S 613

Freud S (1923) Das Ich und das Es. GW, Bd. XIII, S 237–289

Gabbard GO, Gunderson JG, Fonagy P (2002) The place of psychoanalytic treatments within psychiatry. Arch Gen Psychiatry 59: 505–510

Gicklhorn J (1957) Julius Wagner-Jaureggs Gutachten über Sigmund Freud und seine Studien zu Psychoanalyse. Wien Klin Wochenschr 69/30: 533–537

Ideler KW (1838) Grundriss der Seelenheilkunde, I u. II. Theil. Enslin, Berlin

Israël L (1983) Die unerhörte Botschaft der Hysterie. Aus dem französischen von P. Müller und P. Posch. Reinhardt, München Basel

Janzarik W (Hrsg) (1979) Psychopathologie als Grundlagenwissenschaft. Enke, Stuttgart

Klüwer R (2001) Szene, Handlungsdialog (Enactment) und Verstehen. In: Bohleber W, Drews S (Hrsg) Die Gegenwart der Psychoanalyse – die Psychoanalyse der Gegenwart. Fischer, Frankfurt aM, S 347–357

Krafft-Ebing R (1918) Psychopathia sexualis. Enke, Stuttgart

Krause R (1997) Allgemeine psychoanalytische Krankheitslehre, Bd. 1: Grundlagen. Kohlhammer, Stuttgart Berlin

Marneros A (1999) Die schizoaffektiven Erkrankungen: Ein Konzept im Wandel. In: Marneros A (hrsg) Handbuch der unipolaren und bipolaren Erkrankungen. Thieme, Stuttgart New York, S 16–24

Mentzos S (2000) Die psychotischen Symptome bei Borderline-Störungen. In: Kern OF, Dulz B, Sachsse U (Hrsg) Handbuch der Borderline-Störungen. Schattauer, Stuttgart New York, S 413–426

Merten J (1996) Affekte und die Regulation nonverbalen, interaktiven Verhaltens. Lang, Bern

Müller-Pozzi H (2002) Psychoanalytisches Denken: eine Einführung. Huber, Bern Göttingen Toronto Seattle

Mundt C (2004) Wie bestimmt das Krankheitsbild die Behandlungsziele und Behandlungsstrategien in der Psychotherapie? Vortrag anlässlich des DGPPN-Kongresses, Berlin 2004. Nervenarzt 75 [Suppl 2]: 299

Northoff G, Richter A, Baumgart F et al. (2003) Orbitofrontal cortical dysfunction and »sensorimotor regression«: a combined study of fMRI and personal constructs in catatonia. Neuropsychoanalysis 5: 149–175

Scharfetter C (1995) Schizophrene Menschen. Diagnose, Psychopathologie, Forschungsansätze. Belz, Weinheim

Steimer-Krause E (1996) Übertragung, Affekt und Beziehung. Lang, Bern

Tienari P, Wynne LC, Moring J et al.(1994) The Finnish adoptive family study of schizophrenia. Implications for family research. Br J Psychiatry 164 [Suppl 23]: 20–26

Historische Aspekte

Psychodynamik vor Freud

Konflikt als pathogenetisches Moment
in der Psychiatrie des 19. Jahrhunderts

C. Scharfetter

Das Unbewusste vor Freuds Psychoanalyse ist Gegenstand zahlreicher Werke (Ellenberger 1970; Whyte 1960; Pongratz 1984; Lütkehaus 1989; Scharfetter 1995). Daraus ist klar, dass Freud weder der Entdecker des Unbewussten war, noch dass er als Erster eine Theorie der Psychodynamik entwickelt hat, in der das Thema Konflikt, speziell intrapsychischer Konflikt verschiedener Strebungen sowie der Konflikt zwischen individuellem Streben und der »äußeren« Realität, als pathogenes Moment beforscht wurde. Zur Psychologie menschlichen Verhaltens, auch im Tiefblick auf »verborgene« Vorgänge, gibt es in der Literatur seit der Antike (z. B. die Sophokles-Dramen), bei Shakespeare, bei Goethe u.v.a. eine Fülle von Darstellungen und Kommentaren. Goethe, der große Menschenkenner aus Selbst- und Fremdeinsicht, aus steter lebhafter Auseinandersetzung von Ego und Alter, war in hohem Grad konfliktbewusst: der innere Konflikt unvereinbarer Strebungen, »niederen« Trieben und Gewissen, der Konflikt zwischen Wollen und Sollen, dem Individuellen und Allgemeinen, Privaten und Öffentlichen, Persönlichen und Amtlichen, Egoistischen und Prosozialen, dem Glauben und Unglauben, von Theorie und Erfahrung (der Phänomene). Das Abwägen positiver und negativer Handlungsfolgen ist nur dem reflexiven Bewusstsein, dem Gewissen, zugänglich. Das aber könne eine täuschende Vereinigung schaffen, weil doch allein das Handeln Theorie und Phänomen »vereinigen« könne (Maximen und Reflexionen 1231). Es tönt wie ein Resümee:

Nun aber hat kräftiges unbewusstes Handeln und Sinnen so höchst erfreuliche als unerfreuliche Folgen, und in solchem Konflikt schwindet ein bedeutendes Leben vorüber« (Goethe, Maximen und Reflexionen 260).

Freuds[1] Psychologie und Psychopathologie des Alltagslebens (1901) ist, wie viele Konzepte der Psychoanalyse, zeitgeschichtlich längst vorbereitet. Schopenhauer legte in seinen Parerga et Paralipomena viele treffende Sätze dazu vor (z. B. Zentner 1995). Nietzsche griff diese entlarvende Tiefenschau auf und führte sie weiter (Lickint 2000; Chapman u. Chapman-Santana 1995).

Hier geht es nach dem Wunsch des Herausgebers um das Thema Konflikt in der vorpsychoanalytischen Ära. Konflikte zu haben, ist konstitutiv für den Menschen (Laplanche u. Pontalis 1973, S. 256, 260). »Conflictus« (Participium perfectum von »configere«, zusammenschlagen, -prallen, -stoßen, bei Cicero widerstreiten, -sprechen) meint schon im Lateinischen nicht nur den physischen und den interpersonalen Kampf, Zusammenstoß, Widerstreit. Mit der kulturhistorischen progredienten Psychisierung, Mentalisierung, Interiorisierung wird der intrapsychische, persönliche Konflikt deutlicher: Man kann Unerwünschtes, Abgelehntes, nicht ins Selbstbild Passendes, asoziales Verhalten nicht mehr dem Einfluss externer Mächte, der Probe Gottes, dem Teufel, den Dämonen zuschreiben, sondern muss selbst die Verantwortung übernehmen. Und gerade das schafft Konflikterleben. Da wird Konfliktträchtigkeit bewusst. Der Zwiespalt, die Divergenz, gar der Widerstreit von Wünschen, Strebungen, Trieben, Motiven wird erkannt, erlebt, manchmal leidvoll ausgetragen (Dilemma). Speziell Gewissenskonflikte bedeuten erlebte, sogar reflektierte Ambivalenz.[2]

Aber viel Konflikthaftes wirkt nach plausibler Interpretation unbewusst – und »erzeugt« Symptome im Selbsterleben, im Leib, im (speziell) interpersonellen Verhalten. Konfliktreaktionen sind polymorph und spiegeln das große Spektrum der Psychopathologie (Ausweichen, Flucht, Kampf) und der sog. Psychosomatik (leiblicher Austrag, Verschiebung, Dissoziation in den Körper). Der Stellenwert der »Leidenschaften«, der »passiones«, der Pathemata, der Affekte, Triebe, Gefühle ist dabei immer neu zu bedenken. Schaffen die »Leidenschaften« durch ihre Widersprüchlichkeit mit dem Gewissen, dem personalen Überbau die Konflikte (sind sie konfliktogen und allenfalls patho-

---

1   Eine schöne frühe Zusammenfassung Freuds zur (erschlossenen) Psychodynamik der Hysterie findet sich in seinem Nachruf für Charcot (1893), der selbst an der hereditären und neuropathologischen Grundlage der Hysterie festhielt (Ges. Werke, Fischer, Frankfurt a.M., Bd. 1, S. 31) und – im Gegensatz zu Pierre Janet – keine Theorie der Psychodynamik entwarf.

2   Der Begriff ist von Eugen Bleuler eingeführt worden.

gen), oder sind sie Ausdruck, indirektes Anzeichen (Indikatoren) von konfliktiven Tendenzen, wenn die Persönlichkeit zu uneinheitlich, das Ich zu schwach, das Copingpotenzial unzureichend ist? Dann müsste man annehmen, dass Konflikte ein ungenügendes synthetisch-integratives Potenzial erschließen lassen.

Allerdings ist hier zur Vorsicht vor Idealbildern zu mahnen: Konfliktfreiheit als Haltung eines »aufgeräumten«, lauteren, echten und einheitlichen Charakters ist nahe dem Ideal des Weisen, Heiligen, Bodhisattwa. Das andere Extrem ist die Konfliktfreiheit des Gewissenlosen, unreflektierten, reflex- oder automatenhaft handelnden Kriminellen, dessen Persönlichkeitsdefizit auch in der Unfähigkeit zu Schuld, Scham, Peinlichkeit, Reue (Gewissensbisse) kund wird.

Eine wichtige Unterscheidung am Thema Konflikt ist deutlich:

Konflikt als bewusst erlebte, mitteilbare inter- oder intrapsychische Konstellation (an deren Überwindung gearbeitet werden kann) und Konflikt als interpretativ erschlossener, gedeuteter Vorgang.

In der Literatur zum Konflikt ist diese Trennung von bewusst erlebter, ausgetragener, reflektierter Konfliktträchtigkeit und der interpretativ erschlossenen, gedeuteten Konflikthaftigkeit zwischen verschiedenen »Seelenteilen« oder zwischen Individuum und Mitwelt nicht immer sauber vollzogen. Konflikt als Erlebnis (mit den Reaktionen darauf) und Konfliktdynamik als Interpretationsinstrument sind aber zu unterscheiden. Dann muss noch differenziert werden, ob und wie weit einem Konflikt Pathogenität für Symptome (psychopathologische, z. B. Wahn, Zwang, Phobie, körperliche, z. B. Lähmung) oder Ätiologie hypothetischer Krankheiten zugeschrieben wird. Diese Klärung sollte dann der Ausgangspunkt für eine methodisch transparente Psychotherapie sein.

Meine Aufgabe in diesem Aufsatz ist, das Thema Konflikt vor Freud zumindest skizzenhaft zu beleuchten. Dazu sind rigorose Beschränkungen gefordert. Denn das Thema Konflikt ist ein großes Menschheitsthema: Zwischenmenschliche Konflikte prägen die Sozialerfahrung der Menschen zwischen Dysharmonie von Beziehungen bis zu Kriegen. Konflikte zwischen »innerer« Konstellation und »äußerer« Realität, zwischen Ich und Welt

sind ubiquitär und erfordern Bewältigung, Anpassung, Kompromiss (»coping«).

Die Spur des Themas Konflikt ist allein schon in der Literatur des Abendlandes reich dokumentiert: In der Ilias geht es um äußere Konflikte, nicht nur der Kriegsparteien, sondern auch einzelner Kämpfer. Aber auch der innere Konflikt, das innere Ringen um die rechte Sicht und das rechte (gerechte und zeitgerechte) Handeln in Sprache, Rede, Aktionen ist da bei den Kämpfern, den Anführern, dem Priester, der Seherin.

Die Odyssee ist reich an Darstellungen intrapsychischer Konfliktlagen, die in Zweifeln, Zögern, Erwägen u. Ä. nach einer Lösung riefen. Die großen griechischen Dramen (wie viele spätere Dramatik) lebten von der Darstellung der Konflikte: Ödipus, Antigone u.v.a.

Im Kontext dieses Aufsatzes muss ich mich auf zwei Themen im Bedeutungsfeld Konflikt, ob nun zwischen Individuum und Außenwelt (Ich und Anderen) oder als intrapsychischer Konflikt inkompatibler Strebungen, beschränken:

1. das Gewicht, dass dem Konflikt für die Pathogenese psychischer Störungen vor Freud's Psychoanalyse zugeschrieben wurde und

2. die Frage, wie weit zu dieser Zeit auch psychotherapeutische Folgerungen aus diesen Konzepten zur Pathogenität von Konflikten vorgeschlagen und/oder praktiziert wurden.

Für die erste Frage gibt es bei den Psychodynamikern des 19. Jh. (besonders bei Ideler) viele Belege einer elaborierten Theorie der Pathogenese idiopathischer Geistesstörungen. Die zweite Frage hingegen kann nicht so leicht beantwortet werden: Gewiss ist in der moralischen Krankenbehandlung, in der Realitätssinnstärkung, in den lebensgeschichtlichen Entwicklungsanalysen von Wahnkranken viel Psychotherapeutisches enthalten. Aber Zudecken, Korrigieren, Aufdecken waren noch nicht in einer systematischen Methodik elaboriert. Auch die Hypnotherapie brachte eher eine Perspektivenänderung und damit einen Einstellungswechsel. Ellenberger sagt ausdrücklich: »Wir können uns schwer vorstellen, wie sie [die Psychotherapeuten] in ihrer täglichen Praxis arbeiteten« (1996, S. 228). So bleibt Freud das Verdienst, mit seiner systematischen Kur des Aufdeckens von verborgenen Konflikten den Heilvorgang zu bewirken oder wenigstens zu fördern – Grundlage methodisch strukturierter Psychotherapieverfahren.

1.1   Die Leidenschaften

Pinel (1745–1826) und **Esquirol** (1772–1840) kannten die Pathogenität des Kampfes zwischen den Leidenschaften (der Triebe) und den Grundsätzen der Religion, Moral, Erziehung.

Heinroth (1793–1843) übersetzt und kommentiert Esquirols Kapitel zur Ätiologie der Seelenstörungen (1827). Dabei ist die psychophysische wechselseitige Abhängigkeit bewusst.

Die Leidenschaften setzen immer von Seiten dessen, den sie bewegen, eine Anstrengung, eine Kraftäußerung voraus, je nachdem sie entweder abstoßen oder anziehen, erregen oder niederdrücken, und hiervon hängen nicht nur gewisse physiognomische Bewegungen des von der Leidenschaft Beherrschten ab, sondern sie geben auch den Maßstab des wahren Einflusses der Leidenschaften auf die ganze Ökonomie des Lebens (Esquirol 1827).

Dazu setzt Heinroth die Anmerkung:

Eine, der von Pinel bezeichneten moralischen Ursachen, ist ein Kampf, der sich zwischen den Grundsätzen der Religion, der Moral und der Erziehung und den Leidenschaften erhebt; dieses innere Ringen dauert oft kürzere oder längere Zeit, und endigt sich in Zerrüttung. Wir fügen hinzu, dieser innere Kampf findet bei allen Gestörten längere oder kürzere Zeit vor den Ausbrüchen der Seelenstörung statt, wird oft nur mehr oder weniger bemerklich, und ist die letzte Reaction unserer moralischen Kraft, gegen die Leidenschaften, die, wie oft die Lebenskraft des Körpers durch äußere schädliche Einflüsse bekämpft, und trotz ihren Rückwirkungen zerrüttet und vernichtet wird, von Ausschweifungen, Lastern und Leidenschaften gänzlich erdrückt wird, und ein Beweis ist, dass die moralische Kraft in uns bereits schon ihre Stützen, die Grundlage der Religion, Moral und Erziehung verloren, oder sie gar nie gehabt hat (Esquirol 1827).

Carl Wilhelm Ideler (1795–1860) hat eine sehr differenzierte psychodynamische Psychologie und Psychiatrie ausgearbeitet. Er bekennt sich als Schüler Johann Gottfried Langermanns (1768–1832), der selbst Schüler von Georg Ernst Stahl (1660–1734) war. Sie vertreten einen Vitalismus, d. h. die Annahme einer Lebenskraft, die im einzelnen Individuum unterschiedlich stark ausgeprägt ist. »Die Seele als Archetypus wohnt allen Bildungsprozessen (sc. des Lebendigen) mit einem dunklen Bewusstsein inne« (Ideler 1835, S. 76). Ein »schwaches Gemüt« (Ideler 1835, S. 70) verfällt den Leidenschaften im Sinne von Esquirol (Triebe, Gefühle, Stimmungen) haltlos. In solchen Persönlichkeiten überfordern die Leidenschaften das synthetische Bewältigungspotenzial, daher verrennen sie sich: die Grundlage der Monomanien (Ideler 1835, S. 226). »Die Kleinmütigkeit oder Verzagtheit als allgemeine Gesinnung ist Ausdruck einer reizbaren Schwäche…« (Ideler 1835, S. 478). Diese kann angeboren oder durch zerstörerischen Lebenswandel und/oder Rauschmittel erworben sein (Ideler 1835, S. 479). Die Prädisposition zeigt sich in einem oft erst retrospektiv zu erschließenden »verschrobenen, zwiespältigen, bizarren Seelenleben« (Ideler 1835, S. 642).

Im Hinblick auf das Thema Konflikt sind Idelers Ausführungen zur Widersprüchlichkeit zu zitieren: Er spricht vom »Antagonismus der Gemütstriebe« (1835, S. 534), von »zwiespältigem Gemütszustand« (1835, S. 515), von »logischen Widersprüchen des Bewusstseins« (1835, S. 518). In solchen Inkompatibilitäten wird ein Mensch von den Leidenschaften getrieben (Ideler 1835, S. 539), ein Ausdruck für übertriebene Triebe im weitesten Sinn (auch ethische, religiöse Triebe). Schon Kant hatte die Leidenschaften als »Krebsschaden für die praktische Vernunft« angesehen (Anthropologie, S. 226).

Ideler sagt gar: »Jede Leidenschaft ist eine Gemütskrankheit« (1835, S. 638). Wiederholt betont er die selbstschädigende Wirkung der Leidenschaft, indem sie die Selbstheilungskräfte, die Selbstregulation versagen, ausfallen lässt (S. 639).

Auch im 2. Teil (1838) kommt Ideler wieder auf den »inneren Zwiespalt im Gemüt«, den »Kampf der unterdrückten Triebe gegen den vorherrschenden Trieb« (S. 213), den »Widerstreit der Gefühle« (S. 215) zu sprechen.

Im innerseelischen Kampf divergierender Antriebe (Leidenschaften) wird sich ein »schwacher Verstand« »in den durch jede Leidenschaft bereiteten zahllosen Verlegenheiten nicht zurechtfinden... Die Gefühle sind dann zu ungestüm, zu sehr unter sich im Widerstreit...«. Leidenschaften, »welche durch ihren Kampf mit den widerstrebenden Gemüthsinteressen den Verstand zerrütte(n)«. »... diesen inneren Zwiespalt im Gemüt, den Kampf der unterdrückten Triebe gegen den vorherrschenden...« (Ideler 1838, S. 213).

»... dass wir den Grad der Verstandestäuschung an dem Widerspruch erkennen können, in welchem die Affekte der Freude, Hoffnung, des Zorns, Muths, der Furcht mit den wirklichen Verhältnissen stehen« (Ideler 1838, S. 219). Leidenschaften, Affekte, Triebe können »das Selbstgefühl« verändern, ja vollständig umgestalten (Ideler 1838, S. 219). Dadurch kommt es zu einem »Widerspruch mit den objektiven Bedingungen des Lebens, mit den wirklichen Verhältnissen...« (Ideler 1838, S. 228). Es kommt zu einem »Kampf des Wahns mit der Wirklichkeit« (Ideler 1838, S. 646).

Die Veränderung des Selbstbewusstseins durch den Unterbruch des Zusammenhanges mit dem früheren Leben kann so weit gehen, dass der Kranke »ein Fremder in seinem eigenen Leben geworden« ist (Ideler 1838, S. 242, 243).

So werden die Leidenschaften zu den pathogenetischen Hauptfaktoren (im Zusammenwirken mit prädisponierenden Faktoren) der idiopathischen Geisteskrankheiten (wie sie Langermann unterschied von den sympathischen, d. h. auf der Grundlage von erkennbaren Körper-, speziell Gehirnkrankheiten entstanden). »Der Wahnsinn ist niemals die Wirkung einer einzigen Ursache...« (Ideler 1838, S. 353).

Vieles von den psychischen Vorgängen dabei ist nicht bewusst und kann nur erschlossen werden: »... so treffen wir sogleich auf den wichtigen Erfahrungssatz, dass eine Menge von Seelenregungen gar nicht zu unserem Bewusstsein kommt, und nur durch Schlüsse aufgefunden werden kann« (Ideler 1835, S. 150).

Dies führt uns unmittelbar zu der Lehre von den dunklen Vorstellungen, welche im Gemüth eine so wichtige Rolle spielen. Man hat sie zwar, eben weil sie ihren logischen Prädikaten nach ohne allen Werth sind, nicht als das, was sie sind, als mächtige, nur in den Hintergrund des Bewusstseins zurückgedrängte Triebfedern anerkennen wollen; indess die tägliche Erfahrung zeugt für ihre überaus große Bedeutung. Denn sie sind es eben, welche aller Logik spottend, die zahllosen Widersprüche in das menschliche Leben bringen.Wir würden uns, wenn wir sie blos als logisch verstümmelte Vorstellungen bezeichnen wollten, in der grössten Verlegenheit über die Erklärung ihrer mächtigen Wirkung auf das Bewusstsein befinden, worin sie die deutlichsten Begriffe oft weit übertreffen; aber dies Räthsel löset sich leicht, wenn man sie als Ankündigung der so oft im Verborgenen thätigen Gemüthstriebe betrachtet, die ihnen ihre herrschende Macht leihen. Denn überall mischen sich die Interessen des Gemüths in das Denken ein, und geben ihm eine veränderliche Richtung; daher sich auch, wenn eine folgewidrige Vorstellungsreihe der Beurtheilung vorliegt, meistentheils angeben lässt, welche geheimen Motive den Verstand seinen Gesetzen abtrünnig machten, und ihn dergestalt fesselten, dass er die Widersprüche nicht gewahr ward.

Aus dem Vorgetragenen erhellt folglich, dass in dem dunkeln Grunde der Seele unendlich viel verborgen liegt, und aus der Tiefe an die Oberfläche des Bewusstseins hinaufwirkt, daher nur eine strenge Selbstprüfung der Erscheinungen des inneren Sinnes die Lücken desselben erspähen, und die Reflexion auf die geheimen Triebfedern hinleiten kann. Wie gern überredet sich der Mensch, dass er es aufrichtig mit sich meine, dass eine Gesinnung, deren er sich deutlich bewusst ist, sein ganzes Gemüth erfülle, und dass, wenn es zur That kommt, versteckte Motive ihm nicht unerwartet einen schlimmen Streich spielen werden, welches doch nur zu häufig geschieht. Selbsterkenntniss kann also nur nach vielen Täuschungen und Irrungen zu einiger Reife gedeihen; denn erst, nachdem der Mensch durch mannigfache Schicksale auf die Probe gestellt worden ist, ob er seiner Gesinnung unter allen Anfeindungen treu blieb, erfährt er von dem wahren Gehalt seines Innern das Wesentlichste; vorausgesetzt, dass ihn der tausendgestaltige Egoismus nicht zum absichtlichen Selbstbetruge verleite, der selbst die Möglichkeit der Selbsterkenntnis vernichtet.

Die Entwicklungsspuren aufzudecken, ist Aufgabe der Anamnese, welche alle Einzelheiten bis in die

Kindheit zu erforschen habe (Ideler 1835, S. 230; 1838, S. 276, 642).

Dann gewinnen die kleinsten Charakterzüge einen bedeutenden Werth, weil sich an ihnen der herrschende Trieb, der sich hinter besonnenen Handlungen zu verstecken pflegt, oft am deutlichsten erkennen lässt; wir finden die Einheit unter allen Widersprüchen des Charakters heraus, und lernen einsehen, warum alle Hindernisse den sich vordrängenden Trieb nicht aufhalten konnten, sondern wie er mit der bekannten sophistischen Dialektik der Leidenschaften jeden Umstand zu seinen Gunsten deutete, ja durch jede Schwierigkeit nur erhitzt wurde. Gewöhnlich weisen auch allerlei Spuren einer mangelhaften Besonnenheit auf eine Neigung zur Träumerei und Selbsttäuschung hin, der sich jeder überlässt, welcher seinen sehnsüchtigen Wünschen keine Befriedigung verschaffen kann; und so ergiebt sich aus Allem, wie das frühere Leben des Wahnsinnigen allmählig in ein verschobenes Verhältnis zur Außenwelt verrückt wird. Ist also irgend Einem die Gelegenheit dargeboten, in den Seelen der Menschen zu lesen, und die Schriftzüge ihrer Geheimsprache zu deuten;...

In dem Werk »Der religiöse Wahnsinn« 1847 stellt Ideler seine Grundgedanken nochmals dar. Er betont die Dynamik der Seele in der Produktion von Wahn, getrieben von einer unendlichen Sehnsucht (S. 5), die »keine Befriedigung in der Wirklichkeit mehr finden kann« (S. 8). Daher muss die leidenschaftsgetriebene Seele eine neue Welt gebären (S. 8), in »höchster Spannung« (S. 10).

Gewiss, es eröffnet sich aus diesem Standpunkte der Betrachtung die Aussicht auf ein ganz unermessliches Gebiet der psychologischen Forschung, wo unzählige Probleme von der wichtigsten Bedeutung sich an einander reihen, und weit entfernt, dass der Wahnsinn das trostlose Bild eines sich selbst vernichtenden Geistes gewähren sollte, beurkundet er vielmehr das durch Nichts zu verwüstende schöpferische Vermögen desselben, immer aufs Neue Welten von Vorstellungen aus sich zu erzeugen, nachdem die früheren in sich zerfallen sind. Erwägt man nun noch, dass der Ursprung des Wahns aus dem früheren Leben die innersten Entwickelungsvorgänge, den wesentlich ursächlichen Zusammenhang seiner auf einander folgenden Zustän-

de aufdeckt, und dadurch das geheime Werden und Wachsen der in den tiefsten Grund der Seele gelegten Keime, also ihr innerstes und ursprünglichstes Leben zur unmittelbaren Anschauung bringt, aus welcher sodann auch die Bedingungen der Heilung klar werden müssen; so begreift es sich leicht, dass dem Menschenforscher gerade im Gebiete der Geisteskrankheiten der tiefste Schacht der Erkenntniss eröffnet wird, dessen Reichthum sich noch gar nicht ahnen lässt.

Anhand ausführlicher Krankengeschichten geht er den Entwicklungsspuren irregeleiteter religiöser Sehnsucht nach. So entsteht eine Psychodynamik der Wahnkrankheiten.

Im Werk von 1848 über den »Wahnsinn in seiner psychologischen und sozialen Bedeutung« erörtert Ideler nochmals eingehend seine Anthropologie des Wahnsinns, betont dabei den »hochpoetischen Charakter« (S. 191) mancher Formen des Wahnsinns, den er als Gebilde einer »märchenhaften Poesie eines maßlosen Herzensbedürfnisses« (S. 142) deutet (s. auch S. 146). So kann der Wahn ein Kunstwerk sein (S. 149).

C.G. Carus (1789–1869), Repräsentant der Romantik, der alles Lebendige als Manifestation der göttlichen Idee gilt, verpflichtet der idealistischen Tradition von Plato bis Schelling, eröffnet sein Werk Psyche (1. Auflage 1846, 2. Aufl. 1860) mit dem Satz:

Der Schlüssel zur Erkenntnis vom Wesen des bewussten Seelenlebens liegt in der Region des Unbewusstseins.

Er unterscheidet ein absolut Unbewusstes (allgemeines und partielles) von einem relativen Unbewussten (Carus 1860, S. 71). Damit ist temporär wieder Bewusstseinsfähiges gemeint. Alles bewusste Seelenleben bildet sich aus dem Unbewussten allmählich hervor (Carus 1860, S. 81).

Auf einen Konflikt inkompatibler Kräfte weist Carus hin, wenn er von der Möglichkeit des Krankwerdens spricht:

Krankheit nämlich, in wie fern der Begriff darauf ruht, dass innerhalb eines Organismus neben der das eigenste Wesen dieses Organismus bedingenden Lebensidee noch ein anderes Prinzip, eine andere und zwar fremde Idee, sich geltend mache, und dass dadurch das diesem Organismus insbesondere eigene Leben beeinträchtigt und gestört werde, setzt allemal eine gewisse Freiheit voraus, den ursprünglich vorgezeichneten Lebensgang zu verlassen und von dem nicht mehr mit eiserner Nothwendigkeit verzeichneten Lebensweg auf irgend eine Weise abzuweichen (Carus 1860, S. 95).

Im Abschnitt »von der Seelenkrankheit« schreibt er (Carus 1860, S. 474) vom »Conflict« zwischen den biologischen »Lebensoffenbarungen« (z. B. Atmung) und den beständigen Einwirkungen der Welt (z. B. Atembehinderung). Aber die Gedanken bleiben ganz im Allgemeinen.

Dem Unbewussten wohnt auch der »Instinkt für die Wahl der rechten Mittel zur Selbstheilung« inne, »jene so genannte Naturheilkraft, oder jener Arzt im Menschen« (Carus 1860, S. 99).

Eine pragmatische Konfliktdynamik entwickelt Carus nicht; das liegt nicht in seinem Streben, eine »metaphysisch fundierte Anthropologie« (F. Arnold, im Vorwort zur Ausgabe der »Psyche« von 1975; Carus 1975, S. X) zu schaffen.[3] Von einer solchen Psychologie als »Entwicklungsgeschichte der Seele« dürfen wir keine Darstellung des menschlichen Erlebens und Verhaltens in bewussten und unbewussten Schichten erwarten, wie sie Goethe, viel ausführlicher Schopenhauer (Parerga et Paralipomena) und Nietzsche gaben – Vorläufer zu Freud's Psychopathologie des Alltagslebens.

Friedrich Wilhelm Hagen (1814–1888) deutete »fixe Ideen« (gemeint sind relativ stabile Wahnbildungen) als aus »unbewusstem Act« der Erklärung, Deutung stammend, welcher Akt z. B. unerträgliche Angst erträglicher macht, »eine Lücke füllt« (1870, S. 57), Halt gibt in Unsicherheit und Gefühl der Haltlosigkeit (1870, S. 71). »So geschieht denn auch die erste Bildung der Wahnideen aus dem Gefühl heraus im Unbewussten« (1870, S. 79).

Konflikthafte Strebungen bespricht Hagen in dem Aufsatz »Narrheit«, von der ein Stück in den meisten Menschen stecke (1870, S. 146). Böse, selbst- oder fremdschädigende Gedanken, Impulse, Phantasien werden mit oder ohne Erfolg mit Anstrengung bekämpft (1870, S. 147).

Wohl jeder Mensch, und der gemüthreiche und gewissenhafte manchmal nicht am wenigsten, hat etwas Dämonisches in sich, das ihm zuweilen Gedanken in der Seele erregt, über deren Schlechtigkeit er vor sich selber erröthet; bestialische Wünsche in Bezug auf Andere, Phantasiespiele gemeinen Inhalts umgaukeln den Menschen, der dann mit einem gewaltsamen Ruck sich aus diesem momentanen moralischen Dämmerzustand herausreissen muss. »Abgründe gibt es im Gemüthe, die ärger als die Hölle sind«. Wie oft gerade die grössten Männer am meisten über solche Anfechtungen zu klagen hatten, so werden auch oft die besten und gesittetsten Menschen plötzlich von solchen grauenhaften Gedanken ergriffen; sind dieselben dann überdiess noch jener unglückseligen nervösen Disposition unterworfen, so können sie zu Handlungen hingerissen werden, welche mit ihrem sonstigen Charakter in grellem Widerspruch stehen... Aber es gibt Nervenverstimmungen, welche ein solches Losreissen äusserst erschweren, sondern in welchen im Gegentheil durch das Bestreben selbst, den Antrieb zu bekämpfen und durch die längst vor der That der Kitzel und das Gelüste nach ihr gesteigert wird,...

Bei **William James** (1842–1910) findet sich das Thema des Konfliktes implizit im Kapitel »The consciousness of self« (1890, I, S. 291 f.). James unterscheidet beim »experiential self« (»me«) ein »bodily« (Körper und materieller Besitz), »social« (soziale Bezüge) und »spiritual self« (subjektives, religiös-spirituelles Bewusstsein).

Nur implizit ergibt sich aus der Exposition von James, dass diese drei Arten von Selbst-/Ich-Bewusstsein nicht selbstverständlich konforme Antriebe, Ziele, Strebungen manifestieren müssen – bis hin zur alternierenden, multiplen, dissoziierten oder in Trance, Hypnose u. Ä. sich kundgebenden Bewusstseinsgestalten.[4] James geht aber nicht auf eine mögliche Psychodynamik, gar Pathogenese ein.

---

3   Diese empfinden wir heute als weltfremd-spekulativ, d. h. fremd der unmittelbaren Anschauung menschlichen Verhaltens in gesunden und kranken Tagen, der Motivanalyse (wie sie Ideler entwickelte) und ohne praktische Handlungshinweise für die Therapie.

4   Hier findet sich bei der Besprechung des »body-self« auch der Satz (1890, I, S. 321) »A baby is as some German has said, der vollendeteste Egoist«. Zitat in Deutsch im Original ohne Quellenangabe.

1

Wilhelm Griesinger (1817–1868) schrieb vom »traurigen Zwiespalt im Bewusstsein«, dem »heftigen inneren Kampf«, der »ein(en) Riss in das Ich« entstehen lassen könne (1861, S. 170).

Griesinger handelt diese pathogene Konfliktträchtigkeit unter den »psychischen Ursachen« der Geisteskrankheiten ab, die er »für die häufigsten und ergiebigsten Quellen den Irreseins« hält, »sowohl was die Vorbereitung als namentlich und hauptsächlich die unmittelbare Erregung der Krankheit betrifft« (Griesinger 1861, S. 169). Es sind »vor allem die vorausgegangenen leidenschaftlichen und affectartigen Zustände«, die pathogen sind, nicht die »intellektuelle Überanstrengung«.

Nach Griesingers Auffassung wirken solche Affekte seltener unmittelbar, häufiger »indirect, mittelbar« durch »Abweichungen von den normalen organischen Prozessen,... aus denen dann erst die Gehirnkrankheit als ein sekundäres Resultat hervorgeht« (Griesinger 1861, S. 171, 172).

Pierre Janet (1859–1947) entwickelt unter den Leitworten Psychasthenie und Hysterie, »idées fixes, disociation, automatismes psychologiques« seine Psychodynamik (mit den Anfängen um 1880).[5] Die psychasthenische Persönlichkeit mit ihrer Schwäche der »fonction du réel« war disponiert, unter den Belastungen des Lebens (d. h. auch Konflikthaftigkeit, ohne dass diese explizit gemacht werden) in unbewusste Mechanismen zu verfallen (psychologischer Automatismus). Das Geschehen laufe »subconscient« durch Abspaltung aus dem Bewusstsein ab. Das kann zu Kataplexie, somnambulen Zuständen (Trance) führen oder konsekutiv zu »aufeinander folgenden Existenzen« (multiple Persönlichkeit). Die Therapie müsse in die Tiefe gehen, »unterbewusste fixe Ideen« aufdecken, die Janet sowohl als Ursache wie als Folge von Geistesschwäche deutete, und zu den (hereditär determinierten) Krankheitsgründen gehen. Dann folgt die Synthese mithilfe der Hypnose.

Eugen Bleuler (1857–1939), ein früher Befürworter der Gedanken Freuds, schrieb zum Konflikt verschiedener Strebungen im Zusammenhang mit seinen Überlegungen zum Negativismus, später der Ambivalenz Schizophrener (Einzelheiten s.

Scharfetter 2001). Diese Linie seines Denkens beginnt 1904 mit dem Aufsatz über negative Suggestibilität, wenn er von der »Combination zweier entgegen wirkender Kräfte«, von »contrastierenden Assoziationen«, »Gegenstrebungen«, »Komplexen« spricht (Bleuler 1904, S. 249). »Gerade sie haben am häufigsten die Gewalt von gefühlsbetonten Vorstellungen« (Bleuler 1904, S. 252). Im Aufsatz über den schizophrenen Negativismus formuliert er: »So wird der Kranke zum Spielball seiner verschiedenen Strebungen« (1910/11, S. 195). Das entspreche »der gespaltenen Psyche der Schizophrenen« (Bleuler 1910/11, S. 196). Konflikte bringen hier in Bleulers Auffassung eher die zerspaltene Persönlichkeit und ihre Krankheit symptomatisch zum Ausdruck, als dass ihnen ein ätiologischer Stellenwert zugeschrieben wird.

1.2   Rückblick

Im Rückblick auf diesen Ausflug in die Geschichte psychodynamischen Denkens wird noch einmal deutlich:

1. Psychodynamik als Theorie intrapsychischer Vorgänge ist untrennbar mit der Annahme eines unbewussten Geschehens verbunden.
2. Psychodynamik bedeutet immer auch Konfliktdynamik: das Kräftespiel divergierender, gar inkompatibler Ziele und/oder Strebungen.
3. Konflikte sind eine unvermeidliche Bürde für die Menschen, aber auch Motor menschlicher Aktivität (z. B. in prosozialem Verhalten Konflikte zu überwinden), gar Kreativität, indem sie das synthetisch-integrative Potenzial fordern. Eine solche Forderung kann förderlich sein oder im Fall der Überforderung zur Dekompensation führen.
4. Konflikte können als Ausdruck einer Integrationsschwäche angesehen werden und auf eine psychasthenische, desintegrationsdisponierte (vulnerable) Persönlichkeit schließen lassen.
5. Konflikten kann auch ätiologisch-pathogenetische Bedeutung zugeschrieben werden.
6. Die Psychotherapie muss sich oft auch ohne endgültige Entscheidung darüber, ob Konflikte Symptome sind oder Symptome machen, zu entfalten versuchen.

---

5   Siehe die sorgfältige Exposition des Werkes von P. Janet bei Ellenberger (1996).

1.3 Kulturhistorische Perspektive

Zum Schluss stelle ich noch stichwortartig schematisch die kulturhistorischen Entwicklungsschritte der den Theorien zur Psychodynamik und der Konflikte zugrunde liegenden Anthropologien vor.

Kulturhistorische Entwicklungsschritte
- **Archaische Kulturen:** Polypsychismus. Animismus. Schamanische und religiöse Krankheitsdeutung: Einfluss externer Agenten (Gott, Teufel, Geister, Dämonen). Seelen- und Teilseelenraub und Possession.
  - Ätiologie: Tabubruch, Sünde, Schuld, Konflikte zwischen Wollen und Sollen u. Ä.
  - Geschehen: z. T. bewusst, vielfach unbewusst. Wird vom Heiler, Schamanen, Priester aufgedeckt.
  - Therapie: religiöse, schamanische Heilrituale, Buße, Opfer, Wallfahrt. Exorzismus.
- **Neuzeit vor Freud:** Monopsychistisches Individuum. Progrediente Interiorisierung der Konfliktakteure in das selbstverantwortliche Individuum bzw. Konflikt Individuum und »äußere« Realität.
  - Konflikte: inkompatible Strebungen interior oder zwischen »innerer und äußerer« Realität.
  - Geschehen: zur Hauptsache unbewusst, teilweise bewusst. Unbewusstes dynamisch (Autotherapie, Abwehr). Psychologische Krankheitsdeutung, Psychodynamik: Ringen divergenter Strebungen, Wünsche, Ziele (»passiones«).
  - Abwehrvorgänge: Mechanismen der Dissoziation, Verdrängung, Verschiebung, Somatisierung.
  - Therapie: »moralische« Behandlung, Realitätskonfrontation, -anpassung, Hypnose.

  ▼

- **Psychoanalyse:** Physikalistischer Seelenapparat mit den Instanzen Ich – Überich – Es und einer Libidohydraulik.
  - Konflikt: intrapsychisch zwischen den Instanzen oder zwischen Ich und »äußerer« Realität.
  - Vorgänge: unbewusst (z. T. vorbewusst).
  - Pathogenität: gegeben in Ich-Schwäche, überstrengem, intolerantem, grausamen Überich.
  - Abwehrmechanismen: die Nachfolger der vorpsychoanalytischen funktionell tauglichen oder untauglichen autoreparativen Kräfte.
  - Therapie: psychoanalytische »Kur«.

Literatur

Bleuler E (1904) Die negative Suggestibilität. Psychiatr Neurol Wochenschr 27: 249–253; 28: 261–263

Bleuler E (1910) Vortrag über Ambivalenz. Psychiatr Neurol Wochenschr 43: 405–406

Bleuler E (1910/11) Zur Theorie des schizophrenen Negativismus. Psychiatr Neurol Wochenschr 18: 171–176; 184–187; 189–191; 195–198

Bleuler E (1914) Die Ambivalenz. Universität Zürich, Festgabe zur Einweihung der Neubauten, 18.04.1914. Schulthess, Zürich, S 94–106

Carus CG (1860) Psyche. Neudruck 1975. Wissenschaftliche Buchgesellschaft, Darmstadt

Chapman AH, Chapman-Santana M (1995) The influence of Nietzsche on Freud's ideas. Br J Psychiatry 166: 251–253

Ellenberger HE (1970) The discovery of the unconscious. Basic Books, New York. (dt.: Die Entdeckung des Unbewussten (1973) Huber, Bern; Diogenes, Zürich, 1985, 2. Aufl. 1996

Ellenberger HE (1996) Die Entdeckung des Unbewussten.

Esquirol JE (1827) Allgemeine und spezielle Pathologie und Therapie der Seelenstörungen. Bearbeitet von KC Heinroth. Hartmann, Leipzig

Freud S Gesammelte Werke

Griesinger W (1861) Die Pathologie und Therapie der psychischen Krankheiten, 2. Aufl. Krabbe, Stuttgart

Hagen FW (1870) Studien auf dem Gebiet der ärztlichen Seelenkunde. Besold, Erlangen

Ideler KW (1835) Grundriss der Seelenheilkunde. I. Theil. Enslin, Berlin

Ideler KW (1838) Grundriss der Seelenheilkunde. II. Theil. Enslin, Berlin

Ideler KW (1847) Der religiöse Wahnsinn. Schwetschke, Halle

Ideler KW (1848) Der Wahnsinn in seiner psychologischen und socialen Bedeutung. Schlodtmann, Bremen

James W (1890) The principles of psychology, 2 vol. Holt, New York

Laplanche J, Pontalis JB (1973) Das Vokabular der Psychoanalyse, Bd. I. Suhrkamp, Frankfurt aM

Lickint KG (2000) Nietzsches Kunst des Psychoanalysierens. Königshausen u. Neumann, Würzburg

Lütkehaus L (Hrsg) (1989) »Dieses wahre innere Afrika«. Texte zur Entdeckung des Unbewussten vor Freud. Fischer, Frankfurt aM

Pongratz LJ (1961) Psychologie menschlicher Konflikte. Hogrefe, Göttingen

Pongratz LJ (1984) Problemgeschichte der Psychologie, 2. Aufl. Franke, München

Priebe S, Heinze M, Danzer G (Hrsg) (1995) Die Spur des Unbewussten in der Psychiatrie. Königshausen u. Neumann, Würzburg

Scharfetter C (1995) Das Unbewusste und die Psychiatrie. In: Priebe et al. (1995), S 9–22

Scharfetter C (2001) Eugen Bleuler 1857–1939. Studie zu seiner Psychopathologie, Psychologie und Schizophrenielehre. Juris, Zürich/Dietikon

Whyte LL (1960) The unconscious before Freud. Reprint 1978. Friedmann, London

Zentner M (1995) Die Flucht ins Vergessen. Die Anfänge der Psychoanalyse Freuds bei Schopenhauer. Wissenschaftliche Buchgesellschaft, Darmstadt

Wie das psychodynamische Denken ins Burghölzli Einzug hielt

D. Hell, N. Baur

Das Burghölzli war die erste psychiatrische Institution, die sich dem psychodynamischen Denken Sigmund Freuds öffnete. Dieser Beitrag geht den Umständen nach, die zu diesem geschichtlichen Faktum beigetragen haben. Als Persönlichkeit ist in diesem Zusammenhang neben August Forel vor allem Eugen Bleuler zu würdigen. Im ersten Teil werden deshalb die familiären und beruflichen Hintergründe seines Interesses für die Psychiatrie und an der Psychoanalyse untersucht. Im zweiten Teil wird darauf eingegangen, wie sich die psychodynamischen Ideen auf das Denken im Burghölzli auswirkten. Im dritten Teil kommt der internationale Einfluss der »Zürcher Schule« auf psychodynamische Vertreter zur Sprache.

2.1   Entstehung des Burghölzlis

Das Burghölzli wurde als Heilanstalt für Geisteskranke am 01.07.1870 eröffnet. Im Vorfeld hatten sich bekannte Gelehrte und Schriftsteller für die Errichtung einer psychiatrischen Heilanstalt in Zürich, der heutigen Psychiatrischen Universitätsklinik Zürich, eingesetzt, so der damals in Zürich als Professor für innere Medizin wirkende Wilhelm Griesinger, der bekannte Schriftsteller Gottfried Keller als Stadtschreiber und der Frankfurter Psychiater und Autor des Struwwelpeters Heinrich Hoffmann als zugezogener Experte. Die ersten Direktoren waren die bekannten Psychiater Bernhard von Gudden (1870–1872), Gustav Hugenin (1873–1874) und Eduard Hitzig (1875–1879).

Auguste Forel

Forel übernahm 1879 als junger Arzt die Klinik und blieb bis 1898 Direktor am Burghölzli. Obwohl sich Forel als Ameisenforscher und als neuropathologischer Forscher, der die Neuronen mitentdeckt hatte, einen Namen machte, interessierte er sich auch für die Hypnose und gab damit einen ersten Anstoß für psychotherapeutische Studien am Burghölzli. Forel stand der Schule von Nancy nahe und schrieb 1889 ein eigenes klassisches Lehrbuch über Hypnotismus. Dieses beeindruckte nicht nur Sigmund Freud, sondern war über mehr als 30 Jahre wegweisend im ganzen deutschen Sprachraum (Meier 1986, S. 64).

❶ Zusammen mit der von vielen Seiten bekämpften Schule von Bernheim und Liébauld in Nancy wurde das Burghölzli zu einer der ersten Kliniken, die von 1887 an die Hypnose regelmäßig zur Krankenbehandlung einsetzten.

Forel erkannte, wie bedeutsam unbewusste Prozesse sind. Er hob die therapeutische Funktion der Hypnose hervor, blieb dabei aber immer auf einen biologisch-funktionalen Hintergrund bezogen. Von der Psychoanalyse grenzte er sich stets ab (Meerwein 1970, S. 44).

Forel gab auch Hypnosekurse an der Universität. Der Schriftsteller Gerhard Hauptmann besuchte solche Kurse und berichtete darüber: »Es waren die grössten Wunder auf diesem Gebiet, die er (Forel) in den Kollegs vorführte« (Bleuler 1951, S. 405). Hauptmann war derart vom Burghölzli beeindruckt, dass er ein Irrenhaus in seinem Gedicht »Promethidenlos« das »Haus der grössten Weisheit dieser Welt« nannte.

Eugen Bleuler

Bleuler war ein Schüler von Forel. Im Gegensatz zu diesem interessierte er sich aber früh für die Psychoanalyse Freuds. Bevor im Folgenden kurz auf Bleulers psychodynamische Orientierung und sein Schizophreniewerk eingegangen wird, sollten zunächst die familiären und beruflichen Voraussetzungen seiner historischen Leistung angeführt werden.

Zum familiären Hintergrund Bleulers. Bleuler wuchs in einer aufstrebenden und eher begüterten Familie im damaligen Weinbauerndorf Zollikon nahe der Stadt Zürich auf. Schon im Alter von 17 Jahren wurde er mit der psychotischen Störung seiner Schwester konfrontiert. Die Erkrankung seiner Schwester dürfte den Anstoß gegeben haben, dass

Bleuler Medizin studierte und sich später auf dem Gebiet der Psychiatrie spezialisierte. An der Universität war Bleuler einer der ersten Studierenden, der von der Züricher Landschaft kam. Bis wenige Jahre vor seinem Studienbeginn blieb ein Universitätsstudium in Zürich den Städtern vorbehalten. Auch dieser Umstand dürfte sein Engagement für benachteiligte psychisch Kranke beeinflusst haben.

Bleuler erlebte früh, wie sehr seine Eltern in der Auseinandersetzung mit der Krankheit seiner Schwester auf sich selbst gestellt waren. Insbesondere litten seine Eltern an der sprachlichen Barriere zwischen ihnen und den behandelnden Ärzten. Letztere verstanden kaum Schweizerdialekt. Auf diesem Hintergrund ist es verständlich, dass Bleuler sich zum Ziel machte, mit den psychisch Kranken in der Volkssprache zu reden, um sie möglichst gut zu verstehen. Sein Lebenswerk war nach dem Zeugnis seines Sohnes Manfred darauf ausgerichtet, das Menschliche im Geisteskranken zu sehen, um zu verstehen, was im Kranken um Ausdruck ringt (Hell 2000, S. 44). Eine ähnliche Haltung vertrat später sein Sohn Manfred, der wenige Jahre nach seinem Tod die Leitung des Burghölzlis übernahm. »Bleiben wir bei unseren Kranken« war ein Lieblingswort Manfred Bleulers (Scharfetter u. Stassen 1995, S. 12).

Zum beruflichen Werdegang Bleulers. Nach Studienaufenthalten bei Charcot in Paris, bei Magnan in London und bei van Gudden in München arbeitete Bleuler als Assistenzarzt am Burghölzli unter Forel. Bereits in jungen Jahren übernahm er die Direktion der Rheinau, der zweiten psychiatrischen Klinik des Kantons Zürich. Dort entwickelte er eine eigene Arbeitsweise. Diese bestand darin, dass er vor allem den Kontakt mit den Patienten suchte, das Gemeinschaftsleben förderte und mit den Patienten z. B auf dem Feld arbeitete. Daraus gewann er die Überzeugung, dass Arbeit wichtig als Therapie sei. In den Jahren seines Direktorats an der Rheinau (1886–1898) sammelte Bleuler Aussagen von Patienten und eigene Reflexionen auf Tausenden von Zetteln. Später benützte er diesen Zettelkasten für kasuistische Darstellungen in seinen zahlreichen Schriften. Bleuler arbeitete oft 14–16 Stunden täglich, meist auch an Sonntagen. Von seinen Mitarbeitern wurde dieses Arbeitsethos auf seine bäuer-

lichen Wurzeln zurückgeführt. Obwohl es ihm in der Rheinau ausnehmend gut gefiel und er ein vorzügliches Verhältnis zum Verwalter hatte, wollte er Ende der 1990er-Jahre trotzdem ans Burghölzli wechseln – auch wegen der größeren Nähe dieser Universitätsklinik zu seinem Heimatort Zollikon und zu seinen dort lebenden Eltern.

Als sich Bleuler um den Direktorenposten am Burghölzli bewarb, favorisierte die Medizinische Fakultät einen anderen Kandidaten. Der Regierungsrat wählte jedoch Bleuler, der in der Folge das Burghölzli von 1898–1927 höchst erfolgreich leitete. Insbesondere Forel, sein Lehrer und Vorgänger, soll sich bis zu seinem Tode nicht damit abgefunden haben, dass Bleuler seine Nachfolge angetreten hatte (Graf-Nold 2001, S. 98). Aber auch von anderen Kollegen wurde Bleuler jahrelang angegriffen.

Neben der Arbeit mit den Patienten interessierte sich Bleuler stark für die Forschung. Er förderte auch seine Mitarbeiter in ihren Forschungsvorhaben, so etwa Carl Gustav Jung.

❶ Bleuler selber wurde vor allem durch seinen Namensvorschlag »Schizophrenie« und durch seine Monographie von 1911 über »Dementia praecox« oder die Gruppen der Schizophrenien international bekannt.

Seine im Burghölzli gegründete Schule strahlte weltweit aus. In zahlreichen Aufsätzen und Büchern, aber auch in vielen populären Artikeln berührte er ein breites Spektrum an Themen: von der Bekämpfung des Alkoholismus über forensisch-psychiatrische Fragen bis hin zu einer biologisch-evolutionistischen Psychologie, später auch Ethik. Neben seinem großen Interesse an Forschung und seiner Leidenschaft als Kliniker waren seine emotionale Betroffenheit und seine hohe Einsatzbereitschaft wichtige Ressourcen für sein über das Burghölzli (❏ Abb. 2.1) hinausstrahlendes Werk.

Bleulers Beziehung zur Psychoanalyse. Sein Verhältnis zu Sigmund Freud und zur Psychoanalyse lässt sich schematisch in drei Perioden gliedern:
1. Lob und Begeisterung,
2. Versachlichung und Differenzierung,
3. Abgrenzung und Loyalität.

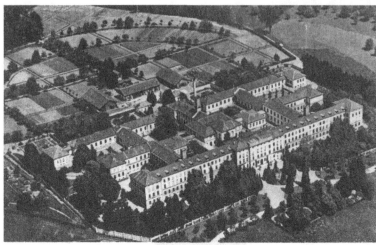

◘ **Abb. 2.1.** Burghölzli zur Zeit Bleulers

Heilanstalt Burghölzli

Lob und Begeisterung. Zunächst war Bleuler von Freud begeistert. Schon in der Rheinau hatte Bleuler Freuds frühere neurologische Arbeiten kennen und schätzen gelernt (▶ Kap. 3) Als Einleitung zu seiner bahnbrechenden Monographie »Dementia praecox oder die Gruppe der Schizophrenien« schrieb er: »Ein wichtiger Teil des Versuchs, die Pathologie weiter auszubauen, ist nichts als die Anwendung der Ideen Freuds auf die Dementia praecox« (Bleuler 1911, zit.nach Hell 2000).

Auch als Hochschullehrer suchte er seinen Studierenden den psychoanalytischen Ansatz näher zu bringen. So ließ er z. B. bereits 1901 Carl Gustav Jung, damals Assistenzarzt, über die Traumdeutung Freuds referieren (Möller et al. 2003, S. 86).

Versachlichung und Differenzierung. In der zweiten Phase fand eine Versachlichung und Differenzierung statt. Bleulers Hauptkritik galt der Dominanz der Sexualität in Freuds Theorie. Nichtsdestotrotz beeindruckten ihn die Ideen Freuds, und er begleitete die Weiterentwicklung der Psychoanalyse wohlwollend. Er benützte sie auch zur Interpretation klinischer Beobachtungen. So berichtete er beispielsweise, dass von den vielen Schizophrenen, er »keinen ohne einen sexuellen Komplex kenne« (Hell et al. 2001). Auch wenn Bleuler die Freud-Theorie bei der Deutung schizophrener Symptome verwendete, akzeptierte er nicht, dass daraus die Entstehung von Schizophrenien abgeleitet werden könne (Möller et al. 2003, S. 85).

Der psychoanalytischen Bewegung gegenüber hatte er größere Bedenken. Es löste bei ihm Unbehagen aus, dass Freud eine streng kontrollierte »politische Maschinerie« aufbaute (Gay 1989, S. 264, zit. in Hell 2000). Hingegen war er bereit, seine Zusammenarbeit nach außen zu demonstrieren. Er gründete die Gesellschaft für Freudsche Forschungen. Außerdem gab er von 1909–1913 zusammen mit Freud das Jahrbuch der psychoanalytischen und psychopathologischen Forschung heraus (▶ Kap. 3; s. auch Küchenhoff 2000, S. 228).

Trotz der Anfeindungen seiner Fachkollegen und trotz des Austritts aus der psychoanalytischen Gesellschaft bekannte er sich vorerst weiter als Freudianer. Hierbei blieb er immer darauf bedacht, autonom und authentisch zu sein. Freud und Jung hatten die Hoffnung gehegt, dass ihre Bewegung durch das Beitreten eines anerkannten Psychiaters an Bedeutung gewänne und die Freud-Theorie in psychiatrische Nosologie und Therapie Eingang fände (Hell et al. 2001). Bleuler ließ sich jedoch nicht so einfach einbinden. Er hatte zunächst selber mit dem Problem der fehlenden Anerkennung zu kämpfen. Im Prinzip musste sich Bleuler gegenüber zwei Seiten behaupten: Einmal gegenüber der »psychoanalytischen Bewegung«, weil er als unabhängiger Denker nur diejenigen Teile der Psychoanalyse übernehmen wollte, die er überprüfen und akzeptieren konnte, und andererseits gegenüber den akademischen Fachkollegen, weil er sich für die Psychoanalyse interessierte und sie gegen außen vertrat. Dass er beides miteinander zu verbinden suchte, zeigt sich z. B. daran, dass er Jung einerseits mit der Psychoanalyse bekannt machte, ihn zu deren Studium anregte und andererseits als psychoanalytisch-orientierter Forscher förderte und dessen Habilitation unterstützte.

Abgrenzung und Loyalität. In der dritten Phase grenzte sich Bleuler deutlicher von Freuds Auffassungen ab. Er zeigte sich je länger je mehr skeptisch, wie viel die Psychotherapie für die Behandlung psychisch Kranker, außer bei den von ihm sog. Psychoneurosen, beitragen kann. Diese Skepsis zeigt sich vor allem in der überarbeiteten Auflage seines Schule machenden Psychiatrielehrbuches von 1937 (Möller u. Scharfetter 2002, S. 203).

Bleuler blieb aber Freud gegenüber loyal. Inhaltliche Gemeinsamkeiten reduzierten sich zwar darauf, der Bedeutung des Unbewussten eine große Gewichtung beizumessen (Möller et al. 2003, S. 90). Auch schrieb Bleuler zum 70sten Geburtstag von Freud in der »Neuen Zürcher Zeitung« eine Würdigung, die von Freud selber wie folgt gelobt wurde: »… die besten Zeitungsartikel waren von Bleuler, Zürich und von Stefan Zweig…« (Küchenhoff 2000, S. 230).

Zu einem Bruch zwischen Freud und Bleuler ist es also im Gegensatz zu Jung nicht gekommen. Bleuler schlug Freud 1937 (also z. Z. des Nationalsozialismus) aufgrund dessen wichtigen Beitrags zur Seelenforschung sogar für den Nobelpreis vor (Hell 2000, S. 41).

Manfred Bleuler fasste die Einstellung seines Vaters gegenüber der Psychoanalyse, wie folgt, zusammen:

Er war der erste Kliniker, der ihre Bedeutung erkannte und die Freudsche Lehre auf die eigentlichen Geisteskrankheiten anwendete. Freilich ging er dabei kritisch vor. Heute zeigt sich, dass er zur Hauptsache mit seiner Kritik die schwachen Stellen der neuen Lehre getroffen hat, und dass er von Anfang an für jene Teile derselben scharf kämpfte, die später allgemein anerkannt wurden (M. Bleuler 1951, S. 418).

2.2 Auswirkungen des psychodynamischen Denkens auf die klinische Tätigkeit und Forschung am Burghölzli

Bleuler berichtete in seiner 1910 veröffentlichten Arbeit »Die Psychoanalyse Freuds« über das psychodynamische Vorgehen am Burghölzli, wie folgt:

Die Ärzte des Burghölzlis haben einander nicht nur die Träume ausgelegt, wir haben jahrelang auf jedes Komplexzeichen aufgepasst, das gegeben wurde: Versprechen, verschreiben, ein Wort über die Linie schreiben, symbolische Handlungen, unbewusste Melodien summen, vergessen etc. Auf diese Weise haben wir einander kennen gelernt, bekamen gegenseitig ein einheitliches Bild von unserem Charakter und unseren bewussten und unbewussten Strebungen und waren ehrlich genug, die richtigen Deutungen als solche anzuerkennen. Da gibt es im Laufe weniger Jahre viele Hunderte von verifizierten Einzelfällen (zit. nach Küchenhoff 2000, S. 221).

Das psychoanalytische Wissen floss aber auch in die Behandlung der Patienten ein. Wahnideen von Schizophreniekranken wurden z. B. als Wunscherfüllung interpretiert und nicht mehr bloß als wirr im Sinne eines pathologischen Hirnprozesses betrachtet.

Allerdings fehlte den Ärzten in den Anfängen mangels Lehranalysen teilweise die Abgrenzung gegenüber ihren Patienten. Bei Jung erhielten die therapeutischen Beziehungen zu Sabina Spielrein und zum »geistigen Zwillingsbruder Otto Gross« eine persönliche Eigendynamik. Insbesondere die »Affaire Spielrein« trug dazu bei, dass Freud die Abstinenzregel und die Bedeutung der Lehranalyse betonte.

❗ **Die intensive Beschäftigung mit psychodynamischen Problemen zeigte sich auch in der Ausrichtung der Forschungsarbeiten am Burghölzli. So erhielten die Assoziationsexperimente einen hohen Stellenwert. Sie sollten auch den Einfluss unbewusster Konflikte auf das Denken der Kranken nachweisen (Möller et al. 2003, S. 87).**

In Zürich fiel also die Saat Freuds auf besonders fruchtbaren Boden. Freud selbst schrieb dazu:

> Ich habe die großen Verdienste der Zürcher Psychiatrischen Schule und die Ausbreitung der Psychoanalyse, des besonderen die von Bleuler und Jung, wiederholt dankend anerkannt… An keiner anderen Stelle fand sich ein so kompaktes Häuflein von Anhängern beisammen, konnte eine öffentliche Klinik in den Dienst der psychoanalytischen Bewegung gestellt werden, oder war ein klinischer Lehrer zu sehen, der die psychoanalytische Lehre als integrierter Bestandteil in den psychiatrischen Unterricht aufnahm… Die meisten meiner heutigen Anhänger und Mitarbeiter sind über Zürich zu mir gekommen (zit. nach Hell 2000).

2.3   Einfluss des Burghölzlis auf bedeutende psychodynamische Forscher und Kliniker

Abschließend werden einige führende Vertreter von tiefenpsychologischen Bewegungen aufgeführt, die am Burghölzli gearbeitet haben. Die meisten wurden zu Beginn des 20. Jh. von Bleuler beeinflusst. Einige waren auch Mitarbeiter seines Sohnes Manfred oder standen während dessen Direktorats mit dem Burghölzli in Kontakt.

Carl Gustav Jung

Jung arbeitete von 1900–1909 am Burghölzli. Er war zuerst Assistenzarzt, später auch Sekundärarzt und Stellvertreter von Bleuler. Zusammen mit Ludwig Binswanger besuchte er 1907 Freud in Wien. Dieser besuchte ihn ein Jahr später im Burghölzli.

Am Schluss gestaltete sich die Beziehung von Jung zu Bleuler offenbar schwierig. In einem Brief an Freud bekannte Bleuler, dass er sehr unter dem Hass von Jung gelitten habe (Scharfetter 2001, S. 108). Trotzdem beantragte Bleuler ein psychopathologisches Laboratorium für Jung, da dieser »von den Fesseln des Anstaltsdienstes« befreit werden wolle und sich vorstellen könne, dass er an der wissenschaftlichen Betätigung allein »genügend Befriedigung hätte« (Möller et al. 2003, S. 87). Als Jung das gewünschte Laboratorium von der Fakultät verweigert wurde, kündigte er seine Stelle und

brach auch die Beziehung zu Bleuler ab. Später schuf er ein großes eigenständiges Werk.

❶ Stichworte sind: Archetypenlehre, kollektives Unbewusstes, Individuation etc. Jung gründete auch eine eigene tiefenpsychologische Bewegung, genannt »analytische Psychologie«.

Ludwig Binswanger

Nach einem Jahr am Burghölzli (1906–1907) verließ der damalige Burghölzli-Assistenzarzt Zürich, beschäftigte sich aber weiterhin mit Forschungen an Schizophreniekranken. Er wandte dazu vor allem phänomenologische Ansätze an. Binswanger war stark philosophisch interessiert und pflegte persönliche Kontakte zu Martin Heidegger. Aber auch zu Freud und Bleuler hielt er stets den Kontakt aufrecht.

❶ Binswanger ist als Begründer der phänomenologischen Ausrichtung der Psychotherapie weltbekannt geworden.

Karl Abraham

Der ehemalige Assistent arbeitete (1904–1907) am Burghölzli und wurde zu einem engen Mitarbeiter Freuds. Er gehörte zum engsten Kreis um Freud und war Mitglied des »geheimen Komitees«. Ursprünglich hatte Freud Jung als seinen Nachfolger ausersehen, auch weil er damit entkräften wollte, dass es sich bei der Psychoanalyse um eine jüdische Wissenschaft handle. Es kam anders: Am 01.10.1912 schrieb Freud: »Was meine Fantasie sofort in Beschlag nahm, war die Idee eines geheimen Konzils, das sich aus den besten und zuverlässigsten unserer Leute zusammensetzen solle, deren Aufgabe sei, für die Weiterentwicklung der Psychoanalyse zu sorgen und Zwischenfälle zu verteidigen«.

❶ Die Beiträge von Abraham zur manisch-depressiven Krankheit waren innerhalb der Psychoanalyse wegweisend und beeinflussten auch Freuds Melancholiekonzept. Abraham war auch maßgeblich an der Verbreitung der Psychoanalyse in Deutschland beteiligt.

Max Eitingon

Eitingon kam 1905 als Unterassistent am Burghölzli in den Kontakt mit der Psychoanalyse und arbeitete dann als Assistent bis 1908. Er stammte aus einer sehr reichen Familie, die im großen Stil mit Pelzen handelte. Neben seinen wissenschaftlichen Beiträgen war vor allem seine materielle Unterstützung für die Psychoanalyse von Bedeutung. Deshalb kursierte unter Psychoanalytikern das Bonmot: »Die besten Fälle für die Psychoanalytiker sind die Felle des alten Eitingon«.

❶ Auch das in den Grundzügen bis heute gültige psychoanalytische Curriculum, bestehend aus Lehranalyse, theoretischem Unterricht und Patientenbehandlung unter Supervision ist weit gehend Eitingon zu verdanken (Schneider 2004).

Eitingon ging bereits 1907 zu Freud nach Wien, folgte dann Abraham nach Berlin und begründete später die psychoanalytische Gesellschaft in Israel (Wieser 2001, S. 84).

Abraham Arden Brill

Brill, der (1907–1908) als Assistenz am Burghölzli arbeitete, war ein Pionier der Psychoanalyse in den Vereinigten Staaten von Amerika (Bleuler 1951, S. 401).

❶ Brill gründete die amerikanische Gesellschaft für Psychoanalyse.

Brill übersetzte Schriften von Freud und Jung (Wieser 2001, S. 80).

Sabina Spielrein

Spielrein wurde 1904 von ihrer Familie wegen hysterischen Verhaltens während eines Züricher Aufenthalts ins Burghölzli eingeliefert und von Jung betreut. Aufgrund ihrer Bildung und ihrer Intelligenz betätigte sie sich auch an den Assoziationsstudien Jungs. Sie wurde von Jung und Bleuler darin unterstützt, in Zürich Medizin zu studieren; hierbei wohnte sie anfangs noch im Burghölzli.

❶ Nach ihrem Studium wurde Sabina Spielrein Analytikerin mit dem Schwerpunkt Kinderpsychoanalyse.

Aufgrund ihres Briefverkehrs mit Jung und Freud wurde das Verhältnis zwischen ihr und Jung nach und nach bekannt und auch Inhalt von Spielfilmen (z. B. »Mein Name war Sabina Spielrein«).

Eugène Minkowski

Minkowski arbeitete von 1914–1915 am Burghölzli. Er und seine im psychoanalytischen Ortsverein engagierte Ehefrau Franziska Minkowska (geborene Brokmann) schlugen eine Brücke zwischen Psychoanalyse und französischer Psychiatrie (Bleuler 1951, S. 401).

❶ Minkowski wurde vor allem durch seine grundlegenden phänomenologischen Studien über Europa hinaus bekannt.

Medard Boss

Auf Initiative Manfred Bleulers wurde der frei praktizierende Psychotherapeut Boss ab 1948 zusammen mit Gustav Bally als Supervisor und Lehranalytiker am Burghölzli tätig.

❶ Aufgrund seines Interesses und seiner Freundschaft mit dem Philosophen Martin Heidegger entwickelte er eine eigene psychologische Schule, die Daseinsanalyse.

Gaetano Benedetti

Benedetti war ein wichtiger Mitarbeiter von Manfred Bleuler in den 1950er-Jahren. Zuerst arbeitete er als Assistenzarzt, dann bis 1956 konsiliarisch als Psychotherapeut. Er führte, ähnlich wie Christian Müller, am Burghölzli psychoanalytisch-orientierte Psychotherapien bei Schizophreniekranken durch.

❶ Als Lehrstuhlinhaber für Psychohygiene in Basel entwickelte er später ein psychoanalytisch-orientiertes Verständnis der psychiatrischen Krankheitslehre unter Berücksichtigung von intersubjektiven und transzendenten Elementen.

Christian Müller

Müller arbeitete ebenfalls zuerst als Assistenzarzt und dann 1957–1960 als Oberarzt. Er wurde Stellvertreter von Manfred Bleuler und engagierte sich am Burghölzli für psychotherapeutische Ansätze bei Schwerkranken.

◘ **Tabelle 2.1.** Wichtigste Eckdaten für die Entwicklung des psychodynamischen Verständnisses am Burghölzli

Jahr	Ereignis
1896	Bleulers Rezension der Hysteriearbeit von Breuer und Freud
1898–1927	Bleuler Direktor Burghölzli
1900–1909	Jung am Burghölzli
1909–1913	Bleuler zusammen mit Freud Herausgeber des Jahrbuches für psychoanalytische und psychopathologische Forschungen
1911	Erscheinen von Bleulers »Dementia praecox oder die Gruppe der Schizophrenien«
1914	Erscheinen von Bleulers »Lehrbuch der Psychiatrie«

❶ Als Direktor der Psychiatrischen Universitätsklinik Lausanne förderte Müller mit seinem Mitarbeiter Luc Ciompi sozialpsychiatrische Behandlungsansätze und führte als Erster in der Schweiz die Sektorisierung ein.

Abschließend werden die wichtigsten Eckdaten für die Entwicklung des psychodynamischen Verständnisses am Burghölzli in ◘ Tabelle 2.1 nochmals zusammengefasst.

Literatur

Anonymous (1970) 100 Jahre Kantonale Psychiatrische Universitätsklinik Burghölzli, 1870–1970. Jubiläumsschrift, Zürich

Bleuler E (1911) Dementia praecox oder die Gruppe der Schizophrenen. In: Aschaffenburg G (Hrsg) Handbuch der Psychiatrie. Deuticke, Leipzig

Bleuler M (1951) Geschichte des Burghölzli und der psychiatrischen Universitätsklinik. In: Regierungsrat des Kantons Zürich (Hrsg) Zürcher Spital-Geschichte, Bd 2. Berichthaus, Zürich, S 377–426

Graf-Nold A (2001) The Zurich School of psychiatry in theory and practice. Sabina Spielrein's treatment at the Burgholzli Clinic in Zurich. J Anal Psychol 46: 73–104

Hell D (2000) Eugen Bleulers Seelenverständnis und die Moderne. In: Sprecher T (Hrsg) Das Unbewusste in Zürich. Literatur und Tiefenpsychologie um 1900. Neue Zürcher Zeitung, Zürich, S 39–52

Hell D, Möller A, Scharfetter C (2001) Eugen Bleulers Seelenverständnis. Schweiz Arch Neurol Psychiatr 5: 232–252

Hell D, Scharfetter C, Möller A (Hrsg) (2001) Eugen Bleuler – Leben und Werk. Huber, Bern

Küchenhoff B (2000) Autismus – Autoerotismus. Das Verhältnis von Psychiatrie und Psychoanalyse am Burghölzli. In: Sprecher T (Hrsg) Das Unbewusste in Zürich. Literatur und Tiefenpsychologie um 1900. Neue Zürcher Zeitung, Zürich, S 217–232

Küchenhoff B (2001) Die Auseinandersetzung Eugen Bleulers mit Sigmund Freud. In: Hell D, Scharfetter C, Möller A (Hrsg), S 57–71

Meerwein F (1970) Psychotherapie. In: Anonymous (Hrsg) 100 Jahre Kantonale Psychiatrische Universitätsklinik Burghölzli. Jubiläumsschrift, S 44–48

Meier R (1986) August Forel 1848–1931: Arzt Naturforscher Sozialreformer. Eine Ausstellung der Universität Zürich. Berichthaus, Zürich

Möller A, Scharfetter C (2002) Die Entwicklung therapeutischer Positionen im Werk Eugen Bleulers. Fortschr Neurol Psychiatr 70: 198–203

Möller A, Scharfetter C, Hell D (2003) Das psychopathologische Laboratorium am Burghölzli. Entwicklung und Abbruch der Arbeitsbeziehung C.G. Jung/Eugen Bleuler. Nervenarzt 74: 85–90

Scharfetter C (2001) Eugen Bleuler 1857–1939. Studie zu seiner Psychpathologie, Psychologie und Schizophrenielehre. Zürcher medizingeschichtliche Abhandlungen, Nr. 290. Juris, Dietikon

Scharfetter C, Stassen HH (1995) Psychopathological concepts. Psychopathology 28 [Suppl 1]: 8–12

Schneider P (2004) Der Mäzen der Psychoanalyse. Buchbesprechung in der Neuen Zürcher Zeitung am Sonntag, 15. August 2004. NZZ, Zürich

Regierungsrat des Kantons Zürich (Hrsg) (1951) Zürcher Spitalgeschichte, Bd 2. Berichthaus, Zürich

Wieser A (2001) Zur frühen Psychoanalyse in Zürich 1900–1914. Universität Zürich. In: Hell D, Scharfetter C, Möller A (Hrsg) Eugen Bleuler- Leben und Werk 2001. Hans Huber, Bern, S. 80–85

Freud und Bleuler

Zur Geschichte der Beziehung zwischen Sigmund Freud und Eugen Bleuler

B. Küchenhoff

Eugen Bleuler hat sich als erster Ordinarius der Psychiatrie sehr eingehend mit Sigmund Freud auseinander gesetzt und der Psychoanalyse im Burghölzli, der Psychiatrischen Universitätsklinik Zürich, Raum gegeben. In sorgfältiger und kritischer Weise hat Bleuler jeweils die Übereinstimmungen und die Differenzen mit Freud aufgrund seiner klinischen Erfahrungen herausgearbeitet. Ablehnend bezog er gegenüber der Organisationsform der Internationalen Psychoanalytischen Vereinigung Stellung, da sie seinem Wissenschaftsverständnis widersprach. Obwohl es ab 1913 zu einer Distanzierung zwischen Bleuler und Freud kam, ist es aber keineswegs gerechtfertigt, von einem Bruch zwischen ihnen zu sprechen.

3.1 Beginn der Rezeption Freuds und der Psychoanalyse durch Eugen Bleuler

Bleuler erwähnte Freud erstmals Anfang der 90er-Jahre des 19. Jh. In seinem 1892 erschienenen Artikel »Zur Auffassung der subcorticalen Aphasien« (Bleuler 1892) bezog er sich positiv auf Freuds Aphasiearbeit (Freud 1891). Bleuler rezipierte also zunächst den Neurologen Freud und entdeckte gemeinsame Ansätze. Im Jahr darauf, 1893, rezensierte Bleuler die poliklinischen Vorträge von Charcot, die Freud übersetzt hatte. Bei aller Kürze hob er doch ausdrücklich den Übersetzer Freud lobend hervor (Bleuler 1893).

Im Jahr 1895 erschienen die für die Entwicklung der Psychoanalyse zentralen »Studien über Hysterie« von Josef Breuer und Sigmund Freud, die ein Jahr später von Eugen Bleuler rezensiert wurden. Diese Besprechung ist im Stil trocken mit kritischen Verweisen darauf, was ihm noch unbewiesen erscheint, endet aber mit einer deutlich positiven Wertung »…eine der wichtigsten Erscheinungen der letzten Jahre auf dem Gebiet der normalen und pathologischen Psychologie« (Bleuler 1896).

Erste psychoanalytische Ansätze im Burghölzli

❶ Bemerkenswert ist die große Anzahl von Mitarbeitern und Assistenten, die Bleuler schon kurz nach seinem Arbeitsbeginn 1898 am Burghölzli einstellte, und die dann in der weiteren Geschichte der Psychoanalyse eine z. T. herausragende Rolle spielten.

An erster Stelle ist sicher Carl Gustav Jung zu nennen, der am 10.12.1900 als Assistent eingestellt wurde. Die enge Zusammenarbeit zwischen Bleuler und Jung am gleichen Wohn- und Arbeitsort und das Bemühen, jeweils eigenständige Kontakte zu Freud aufzubauen, führten in dieser Dreierkonstellation zu einem komplexen und verwickelten Netz von persönlichen und inhaltlichen Spannungen und Auseinandersetzungen (McGuire u. Säuerländer 1974; Wieser 2001).

Weitere Mitarbeiter Bleulers in diesen Jahren waren u. a. Franz Ricklin, Karl Abraham, Ludwig Binswanger, Max Eitingon, Johan van Ophuijsen, Hermann Nunberg, Abraham Brill (► Abschn. 2.3).

Die Alltagsatmosphäre im Burghölzli und die Aufnahme der Gedanken Freuds kann man sich aus den Schilderungen Bleulers vergegenwärtigen. So beschreibt Bleuler am 14.10.1905 in einem der ersten Briefe an Freud, wie am Burghölzli versucht wurde, die psychoanalytischen Gedanken aufzunehmen und mit ihnen zu arbeiten.[1] Er schildert, wie er einen eigenen Traum seinen Assistenzärzten und seiner Frau vortrug, und wie in diesem Kreis versucht wurde, seinen Traum zu deuten. Bemerkenswert ist dabei auch die Schilderung des »Settings«, und wie mit den neuen Gedanken experimentiert wurde. Denn während der Traumanalyse musste Bleuler aus dem Zimmer gehen, und seine Frau übernahm die Leitung der Traumdeutung.

---

1 Der Briefwechsel zwischen Eugen Bleuler und Sigmund Freud ist unveröffentlicht. Für die Briefe Bleulers an Freud, die ich einsehen konnte, habe ich nicht das Copyright erhalten, sodass ich nicht wörtlich aus ihnen zitieren darf. Wörtliche Zitate waren nur möglich aus einzelnen Briefen, die an anderer Stelle veröffentlicht wurden.

Bei seiner Rückkehr habe er dann aber feststellen müssen, dass in der Deutung die Komplexe seiner Frau und nicht etwa seine Eigenen zum Ausdruck gekommen seien. Andere Beispiele schildert Bleuler in seiner 1910 veröffentlichten Arbeit »Die Psychoanalyse Freuds« (▶ Abschn. 2.2)

> ❗ Ein gemeinsamer Ansatz Bleulers und Freuds war ihr Ausgangspunkt von den praktischen Erfahrungen in der Behandlung ihrer Patientinnen und Patienten. Allerdings war dieser Erfahrungshorizont jeweils ganz unterschiedlich. Bleuler sah vornehmlich psychotische Patienten, die stationär behandelt werden mussten, während Freud vor allem neurotische Patienten und Patientinnen ambulant behandelte (Küchenhoff 2000).

Bleuler war es von Anfang an ein Anliegen zu prüfen, inwiefern sich die Vorstellungen Freuds auf die psychotischen Patienten übertragen ließen. Die Gedanken Freuds erwiesen sich für ihn als hilfreich, die Kranken besser verstehen zu können. Davon legt Bleulers Arbeit von 1906 »Die Freud'schen Mechanismen in der Symptomatologie von Psychosen« ein Zeugnis ab (Bleuler 1906). Schon in dieser Arbeit findet sich die bleibende Auffassung Bleulers, die eine deutliche Abgrenzung zu Freud markiert: Bleuler unterscheidet bei den Psychosen die organische Genese der Erkrankung von den Krankheitserscheinungen, den Symptomen. Letztere könnten nach seiner Ansicht mithilfe der Freud-Mechanismen verständlich gemacht werden. Die eigene Leistung Bleulers war es, dass er die gleichen psychischen Prozesse, die Freud bei den verschiedenen neurotischen Störungen fand, auf die Pathologie der Psychosen anwendete. So sah Bleuler beispielsweise im Inhalt vieler Wahnideen einen nur schlecht verhüllten Wunschtraum. In den Verfolgungsideen kamen für ihn die Hindernisse zum Ausdruck, die den Wünschen und ihrer Erfüllung im Weg standen.

Bleuler war anfangs durchaus bereit, Mitverantwortung für die sich entwickelnde Psychoanalyse zu übernehmen und sich auch organisatorisch einbinden zu lassen. So wurde 1907 in Zürich die Gesellschaft für Freud'sche Forschungen mit Bleuler als Vorsitzendem gegründet. Ein anderes Beispiel für die nach außen demonstrierte Zusammenarbeit war die Gründung des »Jahrbuch für psychoanalytische und psychopathologische Forschung« mit Bleuler und Freud als Herausgebern und Jung als Chefredakteur beim 1. Internationalen Psychoanalytischen Kongress in Salzburg im März 1908. Bei diesem Kongress trafen sich Bleuler und Freud erstmals persönlich. Im Oktober des gleichen Jahres waren Bleuler und seine Frau in Wien und besuchten bei dieser Gelegenheit auch Freud. Über diese Zusammenkunft schrieb Freud an Jung (15.10.1908):

Ihr Chef und seine Gemahlin waren vorigen Freitag unsere Abendgäste. Er ist entschieden weit erträglicher als sie. Er war gelöst, liebenswürdig, soweit es bei seiner Steifheit ging. Er hat eine Lanze für die infantile Sexualität gebrochen, der er noch vor 2 Jahren ,verständnislos gegenüberstand'. Dann fielen beide über mich her, ich solle doch den Namen Sexualität durch einen anderen ersetzen (Modell: Autismus), alle Widerstände und Missverständnisse würden dann aufhören. Ich sagte, ich glaubte nicht an diesen Erfolg, übrigens konnten sie mir den anderen besseren Namen auch nicht nennen (McGuire u. Sauerländer 1974).

Von Anfang an prüfte Bleuler genau und kritisch die Ansätze Freuds. Er hielt immer fest, was für ihn als gültig angesehen und durch die Erfahrung bestätigt werden konnte, und was ihm noch ungesichert oder falsch zu sein schien. Ein Beleg dafür ist die schon erwähnte, über 100 Seiten umfassende Schrift aus dem Jahre 1910 »Die Psychoanalyse Freuds«. In so umfassender Weise, sowohl würdigend wie auch kritisch, hatte sich zu dieser Zeit kein anderer Ordinarius der Psychiatrie mit Freud auseinander gesetzt (Bleuler 1910). So griff er z. B. das für die Psychoanalyse zentrale und kontroverse Thema Sexualität auf. In Bezug auf die Psychosen schrieb Bleuler:

Meine persönliche Erfahrung bei der Schizophrenie gibt Freud in einer Weise Recht, die mich selbst höchst überraschte. Von den Hunderten von Patienten, die wir analysieren, war keiner ohne sexuellen Komplex. Bei den meisten war dieser der alleinige Beherrscher der Symptome; … (Bleuler 1910).

Dieses Thema bietet auch ein gutes Beispiel dafür, wie Bleuler Kernstücke der Psychoanalyse persönlich und sachbezogen überprüfte und mit welcher Ironie er die Kritik an seinen Kollegen garnierte. Dies vermittelt zugleich ein anderes Bild von Bleuler, der üblicherweise als trocken und asketisch geschildert wird:

Mit der Konstatierung der infantilen Sexualität hängt zusammen die Entdeckung des Ödipus-Komplexes. Sie ist allerdings der Gipfel des Unverstandes, der Pietätlosigkeit, das ekelhafte Produkt einer ausschweifenden Phantasie, so dass ein unwiderleglicher Gegenbeweis gegen die Existenz sexueller Gefühle zwischen Eltern und Kindern in Ausrufezeichen oder den gleichwertigen Bemerkungen liegt, die man der Erwähnung der Missgeburt jeweilen beifügt. Aber dieser Ödipus-Komplex existiert trotz dieses streng wissenschaftlichen Gegenbeweises und zwar wird er – wenn man danach sucht – so regelmässig gefunden, dass die Annahme, er sei allen Menschen eigen, die von andersgeschlechtlichen Eltern aufgezogen sind, die wahrscheinlichste ist. Als ich zum ersten Mal davon las, hatte ich genau die gleichen Gefühle wie die meisten unserer Kritiker. Schliesslich – im Laufe von zirka 4 Jahren – habe ich ihn bei mir selber in ganz krasser Form nachgewiesen, und zwar aus Zeichen, die aus der Pubertätszeit, also lange vor Freuds Publikation, datieren… Bei meiner Frau habe ich bewusst wichtige Ähnlichkeiten mit meiner Mutter erst lange nach der Verheiratung entdeckt, aber bevor ich meine Ödipus-Komplexe kannte. Solche Ähnlichkeiten sind bei ihr auch von anderen Leuten, die nichts von Freud wissen, ganz zufällig konstatiert worden. Und in den allerdings seltenen Träumen, in denen meine Frau kurz auftritt, ist sie meist mit meiner Mutter verdichtet (sie ist 12 Jahre jünger als ich). An meinem älteren Knaben und meinem Mädchen habe ich den Ödipus-Komplex vom ersten Jahre an (inklusiv) absolut sicher konstatiert (Bleuler 1910, S. 647, 648).

Auseinandersetzungen um die Internationale Psychoanalytische Vereinigung

Beim 2. Psychoanalytischen Kongress Ende März 1910 in Nürnberg, an dem Bleuler wegen einer Blinddarmoperation nicht teilnehmen konnte, wurde die Internationale Psychoanalytische Vereinigung gegründet. Carl Gustav Jung wurde als deren Vorsitzender und Franz Riklin als Sekretär gewählt. Als Konsequenz sollte die Freudsche Vereinigung in Zürich in eine Ortsgruppe der neuen Vereinigung umgewandelt werden. Bleuler, bisher Vorsitzender der Freudschen Vereinigung, weigerte sich dem neuen Verein beizutreten. Eine Rolle mag dabei gespielt haben, dass Jung dann, als Präsident der Internationalen Vereinigung, Bleuler übergeordnet gewesen wäre (Wieser 2001, S. 75). Die weiteren Auseinandersetzungen um die Internationale Vereinigung und über Bleulers Austritt nehmen einen großen Teil des Briefwechsels zwischen Bleuler und Freud in den Jahren 1910–1912 ein. In seinen Briefen vom 28.09.1910 sowie vom 16. und 27.10.1910 an Bleuler schilderte Freud seine Gründe für die neue Organisation, bedrängte und umwarb Bleuler wieder in die Vereinigung einzutreten (Alexander u. Selesnik[2] 1965, S. 2–4). Beispielsweise schrieb Freud am 27.10.1910 an Bleuler:

Ich will also nun die Sache so gut als möglich machen und das scheint mir einige Opfer wert. Den Verein kann ich nicht opfern, er hat sich nun als Notwendigkeit aufgedrängt. Auf Ihre engere Mitarbeiterschaft verzichte ich ungern und nur dann, wenn Sie durch die Weigerung, dem Verein beizutreten, mich dazu nötigen. Ich mache Ihnen also den konkreten Vorschlag: Lassen Sie mich wissen, welche Abänderungen Sie am Verein wünschen, so dass er Ihnen erträglich wird, oder welche Modifikation unserer Taktik gegen die Gegner Sie für die richtige halten. Ich werde mich selbst bemühen und auch auf alle anderen meinen Einfluss geltend machen, um Ihren Wünschen und Gründen das größtmögliche Gewicht zu leihen und Ihnen den Weg zur Ausführung zu bahnen… (1965, S. 3).

❗ **Bleuler setzte sich in seinen Briefen für sein Wissenschaftsverständnis ein, das eine offene Diskussion erfordere, weswegen er sich nicht vorstellen könne in der geschlossenen Gesellschaft der Vereinigung zu bleiben.**

So schrieb er am 13.10.1910 an Freud:

---

2   Die Texte von Alexander u. Selesnik sind in englischer Sprache geschrieben, aber hier im laufenden Text in deutsch wiedergegeben.

Ich persönlich habe aber geradezu ein Bedürfnis nach Opposition, wenn ich diskutieren soll, und ich halte dafür, dass alles, auch das Beste, einseitig wird, wenn die Opposition fehlt. So kann ich eben, ohne mich aufzugeben, nicht mitmachen. Das tut mir sehr leid; denn der verlierende Teil bin ich. Ich habe Anregung aus verschiedenen Gründen sehr nötig. Dass die Sache selbst dadurch viel verliere, kann ich nicht glauben, Das Wahre macht seinen Weg mit oder ohne mich (Alexander u. Selesnik 1965, S. 6–7).

Außer brieflich, versuchten Bleuler und Freud auch im persönlichen Gespräch die Differenzen zu klären. Sie trafen sich am 25.12.1910 in München. Gleich anschließend traf Freud in München auch Jung, wohl ohne dass Bleuler von dieser Verabredung etwas wusste (McGuire u. Sauerländer 1974, S. 421–424). Als Folge des Zusammentreffens von Bleuler und Freud, das Letzterer in seinen Briefen an Ferenczi und Abraham als gut und einvernehmlich schilderte, darf gewertet werden, dass Bleuler im Januar 1911 der Ortsgruppe Zürich des Internationalen Psychoanalytischen Vereins beitrat, wie dies Freud am 04.01.1911 der Wiener Vereinigung mitteilte (McGuire u. Sauerländer 1974, S. 421; Nunberg u. Federn 1979). Aber weitere Querelen, zuletzt insbesondere das Ansinnen, dass Bleulers Sekundararzt Hans Wolfgang Maier nur als Mitglied der Vereinigung an den Treffen teilnehmen dürfe, führten schließlich im November 1911 dann zum endgültigen Austritt Bleulers (Wieser 2001, S. 83–85). Bleuler schrieb an Freud am 04.12.1911:

Das »wer nicht für uns ist, ist wider uns«, das »Alles oder nichts« ist meiner Meinung nach für Religionsgemeinschaften notwendig und für politische Parteien nützlich. Ich kann deshalb das Prinzip als solches verstehen, für die Wissenschaft halte ich es aber für schädlich… Dass das Interesse der Vereinigung in irgend einem Sinne eine solche Ausschließlichkeit verlangt, glaube ich nicht; ich glaube sehr bestimmt das Gegenteil (Alexander u. Selesnik 1965, S. 5).[3]

Offensichtlich konnten dieses Mal Gespräche zwischen Freud und Bleuler den Entschluss nicht abwenden. Möglichkeiten für Gespräche hätte es gegeben, denn Freud war Mitte September 1911 für drei Tage bei Jung in Küsnacht, also in unmittelbarer Nähe Bleulers. Ob sie sich allerdings sahen, bleibt unklar. Aber zumindest waren beide anschließend beim 3. Psychoanalytischen Kongress vom 21.–22.09.1911 in Weimar (◘ Abb. 3.1). Bleuler hielt gegenüber Freud an seiner Auffassung von Wissenschaftlichkeit fest, unabhängig von dem geschilderten Hin und Her. So ist der Tenor seines Briefes an Freud vom 01.01.1912 ganz vergleichbar mit den Äußerungen in den früher genannten Briefen:

Über den Verein werden wir uns schriftlich wohl nicht einigen können. Doch liegt mir daran, dass wenigstens keine Missverständnisse zwischen uns seien. Ich bin gar nicht der Meinung, dass der Zusammenschluss zu einem Verein etwas Schädliches für die PsA war. Im Gegenteil. Der Verein war sehr zu begrüßen, ja er war fast eine Notwendigkeit. Wäre es ein wissenschaftlicher Verein im gleichen Sinne wie ein anderer geworden, so hätte niemand etwas dagegen haben können, und er hätte nur genützt. Aber die **Art** des Vereins ist eine schädliche. Statt danach zu streben möglichst viele Berührungspunkte mit der übrigen Wissenschaft, den Wissenschaftern zu haben, hat er sich mit einer Stachelhaut von der Außenwelt abgeschlossen, und verletzt Freund und Feind. Das schien uns von Anfang an unrichtig. Die Ergebnisse haben leider unseren Befürchtungen Recht gegeben, ja sie übertroffen. Alles lag hier in Zürich für die PsA so günstig wie möglich. Die Ärzte interessierten sich allgemein dafür… Das ist durch die Art des Vereins vernichtet und nicht mehr aufzubauen, z. T. auch ins Gegenteil verkehrt. Das boshafte Wort Hoches von der Secte, das damals unzutreffend war, haben die Psychoanalytiker selbst zur Wahrheit gemacht… (Bleuler 1965/1966, S. 3–4).

Aus den eindrücklichen Briefen, in denen ein offener und argumentativer Austausch zum Ausdruck kommt, wird deutlich, dass es sich hier nicht lediglich um formale Fragen und um einen Nebenschauplatz handelte. Freud ging es darum, durch die Organisationstruktur der Psychoanalyse einen festeren Rahmen zu geben. Damit waren dann al-

---

3   Dieser Brief wurde von Alexander u. Selesnik falsch datiert mit: March 11, 1911. (Den Hinweis, diese Datierung zu überprüfen, verdanke ich Frau Apelt-Riehl.) Offensichtlich hatten die Autoren das X im Datum als I gelesen. (Im Original lautet die Datumsangabe: 4.XII.11.)

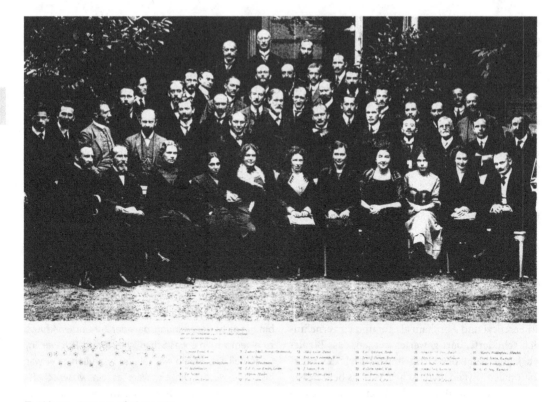

■ **Abb. 3.1.** Gruppenaufnahme 1911

lerdings Prozesse des Einschlusses und der Aus-
grenzung verbunden, die sich ab diesem Zeitpunkt
zeigten, wie z. B. die Trennungen von Carl Gustav
Jung und Alfred Adler. In dem persönlichen Bemühen um Bleuler ging es Freud sicher zusätzlich darum, Bleuler als loyalen Verbindungsmann zur Psychiatrie nicht zu verlieren. Dabei zeigen die Briefe
Freuds in Stil und Diktion ein ernsthaftes und nicht
lediglich taktisches Bemühen, die Verbindung mit
Bleuler aufrechtzuerhalten. Diese Anstrengungen
spielt Freud in anderen Briefwechseln (insbesondere mit Jung und Ferenczi) herunter und entwertet
später, wegen des mangelnden Erfolges, nicht nur
seine Bemühungen, sondern zugleich damit auch
Bleuler.

❶ Vonseiten Bleulers geht es in den Briefen dieses
Zeitraumes – soweit sie sich mit der Internationalen Vereinigung auseinander setzen – um
nichts weniger als seine wissenschaftliche Einstellung. Trotz des Austritts Bleulers aus der Internationalen Vereinigung blieb aber weiterhin

sein Wunsch nach persönlichem und sachbezo-
genem Austausch mit Freud bestehen.

Bleulers Versuche eines wissenschaftlichen Dialogs

Ein weiterer Beleg für die Freud-Rezeption Bleulers, wodurch er sich von seinen Kollegen unterschied und sich deren Kritik aussetzte, ist sein be-
deutsamstes Werk »Dementia praecox oder Gruppe der Schizophrenien« von 1911, in dessen Vorwort er Emil Kraepelin und Sigmund Freud als seine zentralen Bezugsgrößen gleichberechtigt nebeneinander nennt (Bleuler 1911).

Sieht man sich umgekehrt an, wie Freud sich
auf den Bereich der Psychosen und Bleuler als einen bedeutenden Forscher in diesem Gebiet bezieht, so muss man feststellen, dass Freud diesem
zentralen Aufgabenbereich der Psychiatrie wenig
Aufmerksamkeit schenkte.

Freud verfügte über wenig praktische Erfahrungen in der Psychiatrie und mit psychotischen
Patienten. Bleuler oder sonstige Repräsentanten

der damaligen Psychiatrie werden von ihm äußerst selten genannt. Auch wenn es einer detaillierteren Auseinandersetzung mit Freuds Auffassung der Psychosen bedürfte, reicht es doch in diesem Zusammenhang aus, darauf hinzuweisen, dass Freud die psychotischen Patienten für nicht übertragungsfähig und damit für psychoanalytisch nicht behandelbar ansah.

Meines Erachtens hat Freud das Schizophreniebuch Bleulers zwar zur Kenntnis genommen, wie dies aus dem Brief Bleulers an Freud vom 06.10.1911 erschlossen werden kann. Allerdings hat die von Bleuler angenommene oder, vielleicht besser gesagt, gewünschte genaue Lektüre wohl kaum stattgefunden, jedenfalls in den Arbeiten Freuds keine Spuren hinterlassen.

Im gleichen Jahr (1911), wie Bleulers Buch über die Schizophrenien, erschien – unbeeinflusst von Bleulers Werk – die bekannteste Auseinandersetzung Freuds mit einem psychotischen Patienten, den er allerdings nicht selbst in Behandlung hatte: der Fall Schreber (Freud 1911). Bleuler verfasste eine ausführliche Kritik der Schreber-Arbeit Freuds und sandte sie diesem vor der Veröffentlichung zu. In seinem Begleitbrief schreibt Bleuler am 01.01.1912 an Freud, dass er es diesem überlassen wolle, ob seine (Bleulers) Besprechung veröffentlicht werden solle oder nicht. Er bat Freud auch um Verbesserungen, da er befürchtete, dass er, aufgrund ihrer unterschiedlichen psychologischen Auffassungen und aufgrund seiner Unkenntnis, auf welche Erfahrungen sich Freud in seinen Hypothesen stütze, etwas falsch verstanden und falsch dargestellt haben könnte.

❗ **Hinweise dafür, dass Freud auf das Diskussionsangebot Bleulers eingegangen wäre, gibt es nicht, so dass von einer verpassten Chance sowohl für die Psychoanalyse wie auch für die Psychiatrie gesprochen werden muss.**

Die Besprechung Bleulers erschien 1912 im »Zentralblatt für Psychoanalyse«, deren Herausgeber Freud war (Bleuler 1912).

Auch andere Aufforderungen Bleulers zu einer gemeinsamen inhaltlichen Auseinandersetzung wurden von Freud nicht aufgenommen. So informierte Bleuler Freud brieflich am 07.11.1912, dass er sich habe beschwatzen lassen, bei dem Kongress der deutschen Psychiater am 15.05.1913 in Breslau das Referat über die Psychoanalyse zu halten. Hier sollte als 2. Referent zu diesem Thema Hoche sprechen, dessen entschieden ablehnende Haltung gegenüber Freud und der Psychoanalyse bekannt war. Bleuler bat Freud eindringlich um Mithilfe in der Vorbereitung, da ihm noch einige Punkte in der Auffassung Freuds unklar seien. Aus den Briefen Bleulers an Freud ergeben sich keine Hinweise darauf, dass er eine Hilfe von Freud erhalten hätte. Da der genannte Vortrag [es liegen die Leitsätze des Referates Bleulers zum Kongress (Bleuler 1913a) und seine Veröffentlichung als Artikel unter dem Titel »Kritik der Freud'schen Theorien« (Bleuler 1913b) vor] häufig als Beleg für den Bruch in der Beziehung zwischen Bleuler und Freud genommen wird, sollen wenigstens Beginn und Schluss des Artikels zitiert werden, da gerade bei einer sorgfältigen Lektüre deutlich wird, dass sich hier keine Kehrtwendung oder gar ein Abfall Bleulers findet. Zunächst ist zu beachten, dass Bleuler sich bewusst war, dass seine Psychiaterkollegen Freud entschieden ablehnten. Ein Beleg dafür ist das Schreiben von Professor Hoche am 01.12.1913 an seine Psychiaterkollegen:

Ich habe für die Jahresversammlung des Deutschen Vereins für Psychiatrie (im Mai in Breslau) zusammen mit Bleuler das Referat über den Wert der Psychoanalyse übernommen. Es wäre mir u. a. von großer Wichtigkeit, über Art und Umfang der durch psycho-analytische Proceduren veranlassten Schädigungen von Kranken ein sicheres Urteil zu gewinnen und ich bitte Sie um die Freundlichkeit, wenn Sie über derartiges Tatsachenmaterial verfügen, mir davon in irgendeiner Ihnen geeignet erscheinenden Weise Mitteilung zu machen... Die Verwertung durch mich würde ohne Namensnennung und in einer solchen Weise erfolgen, dass sie etwaigen Diskussionsbemerkungen Ihrerseits in keiner Weise vorgriffe. Ich weiß aus eigener Erfahrung, wie wenig angenehm derartige Umfragen empfunden werden, sehe aber zu meinem Bedauern keinen anderen Weg zur Gewinnung gerade dieses wichtigen Materials (Hoche 1913).

Bleuler beginnt seinen publizierten Vortrag mit:

Meine frühere Besprechung (gemeint ist seine Arbeit »Die Psychoanalyse Freuds«) hat mehr das Positive herausgehoben. Diese Arbeit bildet eine Ergänzung dazu, muss also naturgemäß das Negative stärker betonen. Zu der letzteren Taktik veranlasst mich auch der Umstand, dass in der Zwischenzeit keine einzige der Anschauungen, die mir damals als möglich, aber als unbewiesen erschienen sind, besser fundiert worden ist, wobei ich aber ausdrücklich hervorheben muss, dass ich keinen Grund gefunden habe, von dem, was ich damals angenommen, auch nur Kleinigkeiten zu modifizieren; die weiteren Erfahrungen haben mir keine Widersprüche, sondern nur Bestätigungen gebracht; neue Einwendungen von Anderen habe ich nicht gehört (Bleuler 1913b).

Und der Schluss lautet:

Wie Sie sehen, scheint meine Kritik Freuds kompliziertes Gebäude zunächst vollständig zusammenzuschlagen. Aber bei genauerem Zusehen findet man in dem, was übrig bleibt, so viele richtige Beobachtungen als brauchbare Bausteine und so viele geniale architektonische Ideen, dass es leichtfertig wäre, alles miteinander unbesehen abzulehnen. Freud hat uns einen Einblick in denjenigen – bis jetzt ziemlich unbekannten – Teil der Psychologie eröffnet, in dem die Krankheitssymptome gewoben werden, und das ist ein großes Verdienst, wenn man auch bei besserem Zusehen manches ohne seine Methoden hätte finden können und wenn auch – nummerisch gewertet – mehr von seinen Einzelideen abzulehnen ist als Bestand haben wird (Bleuler 1913b).

3.2   Zeit um und nach 1913

Distanzierungen zwischen Bleuler und Freud

Im Verlauf der weiteren Auseinandersetzung wurde in der zweiten Jahreshälfte 1913 die Kritik von Bleulers Seite schärfer. Er blieb seiner Einstellung weiterhin treu, nur das zu akzeptieren, was er für erwiesen hielt und das zu verwerfen, was ihm falsch oder nicht genügend gesichert zu sein schien. Ende 1913 tat Bleuler als Mitherausgeber des Jahrbuchs

für psychoanalytische und psychopathologische Forschungen zurück (Anonymous 1914). Vonseiten Freuds nahm 1913, aufgrund der schmerzlichen Trennungen, vor allem von Jung, Adler und Stekel, seine Bereitschaft ab, sich mit seinen Kritikern auseinander zu setzen. So schrieb Freud am 07.12.1913 an Binswanger: »Ich werde die »Abschüttelung« der Zürcher, die ich dort [gemeint ist der 4. Internationale Psychoanalytische Kongress im September 1913 in München; Anmerkung d. Verfassers] begonnen, als sie sich fälschlich für meine Anhänger und Fortsetzer ausgaben, gewiss bald weiterverfolgen« (Fichtner 1992).

❶ **Trotz weiterer Distanzierung zwischen Bleuler und Freud kam es aber nicht zu einem vollständigen Bruch.**

Im Jahr 1914 schrieb Freud in seiner Arbeit »Zur Geschichte der psychoanalytischen Bewegung«:

Ich habe die großen Verdienste der Zürcher Psychiatrischen Schule um die Ausbreitung der Psychoanalyse, des besonderen die von Bleuler und Jung, wiederholt dankend anerkannt und stehe nicht an, dies heute, unter so veränderten Verhältnissen, von Neuem zu tun... An keiner anderen Stelle fand sich auch ein so kompaktes Häuflein von Anhängern beisammen, konnte eine öffentliche Klinik in den Dienst der psychoanalytischen Forschung gestellt werden, oder war ein klinischer Lehrer zu sehen, der die psychoanalytische Lehre als integrierten Bestandteil in den psychiatrischen Unterricht aufnahm. Die Zürcher wurden so die Kerntruppe der kleinen, für die Würdigung der Analyse kämpfenden Schar. Bei ihnen allein war Gelegenheit, die neue Kunst zu erlernen und Arbeiten in ihr auszuführen. Die meisten meiner heutigen Anhänger und Mitarbeiter sind über Zürich zu mir gekommen... Bedeutsamer noch war eine andere Leistung der Zürcher Schule oder ihrer beiden Führer Bleuler und Jung. Der erstere wies nach, dass bei einer ganzen Anzahl von rein psychiatrischen Fällen die Erklärung durch solche Vorgänge in Betracht käme, wie sie mit Hilfe der Psychoanalyse für den Traum und die Neurosen erkannt worden waren... Von da war es den Psychiatern unmöglich gemacht, die Psychoanalyse noch länger zu ignorieren. Das große Werk von Bleuler über die Schizophrenie (1911), in welchem die psychoanalytische Betrachtungsweise gleichberechtigt neben die klinisch-systematische hingestellt wurde, brachte diesen Erfolg zur Vollendung (Freud 1914).

Im weiteren Text hebt Freud dann aber auch die Dissonanzen und Differenzen seiner Auffassungen von den Zürchern hervor.

Auf diese Arbeit nahm Bleuler Bezug in seinem Brief an Freud vom 04.07.1914. In diesem Brief voller mehrdeutiger Bilder und Metaphern bemerkt Bleuler, dass er sich trotz aller Differenzen über die Arbeit gefreut habe. Er möchte allerdings, dass Freud nicht so global von den Schweizern rede, sondern seine (Bleulers) Auffassung klarer von der Auffassung Jungs unterscheiden müsse, da es ihm wichtig sei, dass auch für den Leser deutlich werde, dass er (Bleuler) Freud näher als Jung stehe.

Es finden sich vielfältige Zeugnisse und Belege, dass sich Bleuler weiterhin mit Freud und der Psychoanalyse auseinander gesetzt hat. Deren Stellenwert hatte sich allerdings für Bleuler in seiner Arbeit mit psychotischen Patientinnen und Patienten erheblich reduziert. Dies lag auch daran, dass die insgesamt spärlichen Ausführungen Freuds über psychotische Patienten sich für Bleuler als wenig ergiebig zeigten.

Ein besonders wichtiges Zeugnis stellt das Lehrbuch Bleulers dar, das 1916 in der ersten Auflage erschien und eine wichtige Rolle in der psychiatrischen Ausbildung spielte (Bleuler 1916).

In diesem Lehrbuch ist Freud nicht mehr eine zentrale Bezugsgröße, wie im Schizophreniebuch von 1911, sondern Kraepelin und seine nosologische Einteilung haben deutlich die Überhand gewonnen. Freud wird im Lehrbuch nur noch an vereinzelten Stellen genannt. Dies hat aber auch den sachlichen Hintergrund, dass Bleuler den Stellenwert der Neurosen gegenüber den Psychosen im Lehrbuch für weniger wichtig ansah. Die ausführlichste Stellungnahme zu Freud findet sich auf S. 392, umfasst knapp eine halbe Seite und ist kleiner gedruckt. Die Stelle lautet:

Trotzdem gewiss manche der Einzelaufstellungen Freuds der weiteren Erfahrung nicht standhalten werden, ist es sehr unrichtig, den Forscher herabzusetzen, wie es Mode wurde, und unwissenschaftlich, das Temperament dabei soviel mitsprechen zu lassen. Wie seinerzeit die fast ebenso temperamentvoll und mit zum Teil den gleichen Argumenten bekämpfte Hypnosen- und Suggestionslehre doch den ersten Teil des Fundamentes zu einer wissenschaftlichen Psychopathologie legte, so hat Freud eine ganze Menge von Grundlagen geschaffen, die jetzt schon der Wissenschaft eine ganz andere Gestalt gegeben haben – und zwar auch bei seinen Gegnern, soweit sie überhaupt auf Psychologisches eingehen. Ohne sie wäre die Psychopathologie nicht weiter gekommen. Manches von dem, was Freud brachte, ist wie bei jeder wissenschaftlichen Erkenntnis nicht absolut neu, aber er erst hat es zu der Klarheit herausgearbeitet, die eine Anschauung als Grundlage für weitere Studien brauchbar macht. Dahin gehört die Rolle des Unbewussten, die prinzipielle Forderung der psychologischen Verstehbarkeit aller psychischen Symptome und die Demonstration, dass diese oft erlangt werden kann durch Beobachtung aller psychischen Zusammenhänge, auch in unbewussten Regungen, im Traum usw.; der klare Begriff der Verdrängung, der Ubiquität und der Bedeutung innerer Konflikte, die unbegrenzte Nachwirkung früherer affektiver Erlebnisse, die Übertragung des Affektes auf ihm ursprünglich fremde Vorstellungen, der intellektuelle Begriff der Verdichtung, die bessere Hervorhebung, wenn auch nicht volle Klarstellung der Begriffe der Konversion (Verwandlung, verdrängter Affekte in körperliche Symptome), des Abreagierens, dann der Bruch mit der Gepflogenheit, auch in wissenschaftlichen Dingen das Geschlechtsleben möglichst zu ignorieren, und die (wenn auch vielleicht übertriebene) Heraushebung der Bedeutung der Sexualität (Bleuler 1916, S. 392).

Neben dieser sehr dichten, knappen Würdigung und Stellungnahme zu Freud finden sich noch kürzere Bemerkungen an einzelnen Stellen im Lehrbuch. Wenn man diese Stellen und den jeweiligen Kontext genau ansieht, wird einem die Ambivalenz Bleulers nochmals deutlicher. So wird z. B. im Zusammenhang der Zwangsneurose an erster Stelle Kraepelin und nicht Freud genannt. Im Zusammenhang der Therapie heißt es: »Ich habe einige wenigstens praktisch vollwertige Heilungen bei Psychoanalyse (nach Frank) gesehen« (Bleuler 1916, S. 417). Bei oberflächlichem Lesen kann einem dies als nochmalige Würdigung erscheinen, aber dieser Satz enthält eine eigentliche Spitze gegen Freud, denn im Zusammenhang der Psychoanalyse wird nicht Freud genannt, sondern Frank, ein Psychiater aus Zürich, der einen eigenen Weg gegangen ist und der nicht als Freud-Schüler bezeichnet werden kann.

Auch im Kapitel über Hysterie ist auffällig, dass bei den Literaturhinweisen Freud fehlt, sich dafür aber Verweise auf Lewandovsky und Binswanger finden. Im Zusammenhang mit dem Thema Sexualität wird kurz auf die »Freud'sche Lehre« hingewiesen, aber insgesamt sehr zurückhaltend.

Interessant ist es auch, die nachfolgenden Auflagen des Lehrbuches einer genaueren Lektüre zu unterziehen (Küchenhoff 2001).

Kritische, aber würdigende Auseinandersetzung Bleulers mit den Arbeiten Freuds

Es lassen sich weitere Belege für meine These anführen, dass es nach 1913 zwar zu einer Distanzierung, aber nicht zu einem Bruch zwischen Bleuler und Freud gekommen ist.

Dass Bleuler die Schriften Freuds weiter zur Kenntnis nahm, davon zeugen nicht nur die im Bleuler-Archiv des Burghölzlis vorliegenden Bücher und Sonderdrucke, die ihm von Freud zugesandt wurden, sondern auch seine Rezension von Freuds Arbeit »Das Ich und das Es« (Bleuler 1923).

Auch in der therapeutischen Praxis war die Psychoanalyse für Bleuler nicht ganz aus dem Blick geraten. So schickte 1924 Oskar Pfister einen Patienten zur Konsultation zu Bleuler. Dieser diagnostizierte eine »milde Schizophrenie« und empfahl, dass Pfister die Behandlung durchführen solle; er wusste natürlich, wie nahe sich Pfister und Freud standen. Aber auch in dieser Empfehlung wird in einem Satz der Zwiespalt Bleulers deutlich, wenn er schreibt: »Er [gemeint ist der Patient]) sei in einem frühen Stadium [der Erkrankung], dass eine Psychoanalyse nützlich sein könnte, wenn sie durchgeführt werde weniger als Analyse, sondern mehr als eine Erziehung« (Lynn 1993).[4] Dieser Patient wurde nach der Behandlung durch Pfister noch durch Freud selbst in psychoanalytische Behandlung genommen (Lynn 1993).

Ein bedeutsames Dokument stellt der dreiseitige Brief Bleulers an Freud vom 17.02.1925 dar. In diesem Brief bedankt sich Bleuler zunächst für die Zusendung der neuesten Arbeit Freuds, der »Selbstdarstellung« (Freud 1925). Hier heißt es u. a.:

Bemerkenswert, wenn auch für mich betrübend, sind die Sätze über die Verschiedenheiten unserer Anschauung. Ihnen erscheinen diese so wesentlich, dass Sie sich nicht mehr denken können, wie ich doch die Psychoanalyse anerkennen mag; von mir aus gesehen handelt es sich um bedeutungslose Nebensachen... Ihre **wesentlichen** Theorien waren für mich selbstverständlich, wenn auch nicht ich sie zuerst klar gedacht hatte... Im übrigen schicke ich aus meiner kleinen Privatkonsultation immer noch Patienten zur Psychoanalyse,... hebe ich in der Klinik gegen alle Anfechtungen der Kollegen die Bedeutung der Psychoanalyse hervor, mache ich aus meinem theoretischen Winterkolleg seit vielen Jahren in der Hauptsache ein Kolleg über Psychoanalyse und halte ich immer noch das, was Sie uns gelehrt haben, für den grössten Fortschritt, den die Psychologie gemacht hat, seit sie wissenschaftlich betrieben wird... In alter Verehrung, ebensowol des Werkes wie seines Schöpfers Ihr dankbarer Bleuler (1965/1966, S. 4).

Im Jahr 1926 schrieb Bleuler zu Freuds 70. Geburtstag (am 06.Mai) einen ausführlichen Artikel für die »Neue Zürcher Zeitung«. In diesem Artikel geht Bleuler dem persönlichen und wissenschaftlichen Werdegang Freuds nach und schildert auch die verschiedenen Kontroversen. Der insgesamt würdigende Artikel endet mit:

Eine Zeit wird kommen, da man von einer Psychologie vor Freud und einer solchen nach Freud wird sprechen müssen. Man hat das Wort »Seele« schon mit »See« zusammengebracht, mit der Vorstellung eines bewegten Wassers. Vor Freud segelten die Schiffe der Psychologen fröhlich darüber hinweg; er aber, der »Tiefseeforscher« tauchte hinab und begehrte zu schauen, was sich da unten verhehle, dem Grauen trotzend, womit es bisher zugedeckt worden war (Bleuler 1926).

Über diesen Artikel Bleulers schreibt Freud an Marie Bonaparte (10.05.1926):

---

4   Das Zitat steht auf S. 65 des Artikels und wurde vom Verfasser aus dem englischen Artikel ins Deutsche übersetzt.

Unter den schriftlichen Äusserungen [gemeint ist zu Freuds Geburtstag] machten mir die von Einstein, Brandes, Romain Roland und von Yvette Guilbert besondere Freude, die besten Zeitungsartikel waren von Bleuler (Zürich) und von Stefan Zweig (Freud 1960).

> **❶ Ein weiterer Beleg der Würdigung Freuds durch Bleuler ist die mehrfache Unterstützung der verschiedenen Bemühungen, vor allem Ende der 1920er- und in den 1930er-Jahren, Freud für den Nobelpreis vorzuschlagen (Gay 1989; Hell 2000).**

In einem Tagebucheintrag Ludwig Binswangers vom 22.04.1932 heißt es: »Von Bleuler, der ihn besucht hatte, sagte er, er sei ‚nicht geistreicher geworden‘« (Fichtner 1992, S. 268). Diese eher negative Beurteilung Bleulers durch Freud zeigt zum einen, dass offensichtlich in den Gesprächen während des Besuches Binswangers bei Freud vom 22.–23.04.1932 auch über Bleuler gesprochen wurde, und zum anderen handelt es sich eben auch um einen Hinweis darauf, dass Bleuler noch zu einem so späten Zeitpunkt Freud aufsuchte. Wann genau dieser Besuch Bleulers bei Freud stattfand, geht aus dem Tagebucheintrag Binswangers allerdings nicht hervor. Der bisher einzige Hinweis, der für diesen Besuch und die Datierung zu finden war, steht im Tagebuch Freuds. Dort heißt es unter dem Datum 21.11.1931: »Bleuler – Martin nach Berlin« (Freud 1996). Vom Kommentator des Tagebuches wird die Nennung von Bleuler als Hinweis auf dessen Besuch bei Freud gewertet.

Von dem weiteren Kontakt zeugt auch der Brief Bleulers an Freud vom 24.12.1932. Darin bedankt er sich für die Zusendung der »Neuen Folge« der Vorlesungen Freuds, die er vom Psychoanalytischen Verlag zugesandt bekommen hatte.

Es sind damit wohl genügend Beweise vorgelegt, dass es nach 1913 trotz aller Distanzierungen und Ambivalenzen einen weiteren Kontakt und eine weitere Auseinandersetzung Bleulers mit Freud gegeben hat, und dass es eben nicht gerechtfertigt ist, von einem Bruch zwischen Bleuler und Freud im Jahre 1913 zu sprechen.

Dieses Kapitel soll mit dem Eintrag des Todestages Eugen Bleulers in Freuds schon erwähntem Tagebuch abgeschlossen werden. Obwohl es sich ja um eine äußerst knappe Chronik handelt und

Freud im Jahr 1939 nur wenige Einträge machte, ist es ihm doch offensichtlich ein Anliegen, den Todestag Bleulers festzuhalten. Inwieweit hier auch vonseiten Freuds eine ambivalente Einstellung gegenüber Bleuler zum Ausdruck kommt, bleibt dahingestellt.

Literatur

Alexander F, Selesnik S (1965) Freud-Bleuler Correspondenz. Arch Gen Psychiatry 12: 1–9

Anonymous (1914) Int Z Ärztl Psychoanal 2: 204

Bleuler E (1892) Zur Auffassung der subcorticalen Aphasien. Neurol Centralbl 11: 562–563

Bleuler E (1893) Charcot: Poliklinische Vorträge. Munch Med Wochenschr 40: 646–647

Bleuler E (1896) Dr. Jos. Breuer und Dr. Sigm. Freud: Studien über Hysterie. Munch Med Wochenschr 43: 524–525

Bleuler E (1906) Freud'sche Mechanismen in der Symptomatologie von Psychosen. Psychiatr Neurol Wochenschr 34:316–318; 35:323–325; 36:338–340

Bleuler E (1910) Die Psychoanalyse Freuds. Verteidigung und kritische Bemerkungen. In: Bleuler E, Freud S (Hrsg) Jahrbuch für psychoanalytische und Psychopathologische Forschungen, Bd II. Deuticke, Leipzig, S 623–730

Bleuler E (1911) Dementia praecox oder Gruppe der Schizophrenien. In: Aschaffenburg G von (Hrsg) Handbuch der Psychiatrie. Spezieller Teil 4. Abteilung 1. Hälfte. Deuticke, Leipzig

Bleuler E (1912) Freud. Psychoanalytische Bemerkungen über einen autobiographisch beschriebenen Fall von Paranoia (Dementia paranoides). Centralbl Psychoanal 2: 343–348

Bleuler E (1913a) Leitsätze zum Referat über die Bedeutung der Psychoanalyse. Allg Z Psychiatr Psych Gerichtl Med 70: 781–784

Bleuler E (1913b) Kritik der Freud'schen Theorien. Allg Z Psychiatr Psych Gerichtl Med 70:665–718

Bleuler E (1916) Lehrbuch der Psychiatrie. Springer, Berlin

Bleuler E (1923) Freud S: Das Ich und das Es. Munch Med Wochenschr 70: 989

Bleuler S (1926) Zu Sigmund Freuds siebzigstem Geburtstag. Neue Zürcher Zeitung, 147, Nr. 722, 06.05.1926

Bleuler E, Freud S (1965/1966) In: Bleuler M (Hrsg) Briefe an die Redaktion. Auszüge aus dem Briefwechsel. Bull Schweiz Ges Psychoanal 2: 2–4

Breuer J, Freud S (1895) Studien über Hysterie. Deuticke, Leipzig

3

FichtnerG (Hrsg) (1992) Sigmund Freud – Ludwig Binswanger, Briefwechsel 1908–1938. Fischer Frankfurt/Main, S 135

Freud S (1891) Zur Auffassung der Aphasien: Eine kritische Studie. Deuticke, Leipzig

Freud S (1911) Psychoanalytische Bemerkungen über einen autobiographisch beschriebenen Fall von Paranoia (Dementia paranoides). GW Bd. VIII

Freud S (1914) Zur Geschichte der psychoanalytischen Bewegung. GW Bd. X

Freud S (1925) Selbstdarstellung. GW Bd. XIV

Freud S (1960) Briefe 1873–1939. Fischer, Frankfurt/Main

Freud S (1996) Tagebuch 1929–1939: kürzeste Chronik. In: Molnar M (Hrsg) . Stroemfeld, Frankfurt/Main

Gay P (1989) Freud. Fischer, Frankfurt/Main, S 512–513

Hell D (2000) Eugen Bleulers Seelenverhältnis und die Moderne. In: Sprecher T (Hrsg) Das Unbewusste in Zürich. Neue Zürcher Zeitung, Zürich, S 41–42

Hoche A (1913) Int Z Arztl Psychoanal 1: 199

Küchenhoff B (2000) Autismus – Autoerotismus. Das Verhältnis von Psychiatrie und Psychoanalyse am Burghölzli. In: Sprecher T (Hrsg) Das Unbewusste in Zürich. NZZ Zürich S. 217–232

Küchenhoff B (2001) Die Auseinandersetzung Eugen Bleulers mit Sigmund Freud. In: Hell D, Scharfetter C, Möller A (Hrsg) Eugen Bleuler Leben und Werk. Huber, Bern, S 57–71

Lynn DJ (1993) Freud's analysis of A.B., a psychotic man, 1925–1930. J Am Acad Psychoanal 21: 63–78

McGuire W, Sauerländer W (Hrsg) (1974) Sigmund Freud/ C.G. Jung: Briefwechsel. Fischer, Frankfurt/Main

Nunberg H, Federn E (Hrsg) (1979) Protokolle der Wiener Psychoanalytischen Vereinigung. Bd III 1910–1911. Fischer, Frankfurt/Main, S 102

Wieser A (2001) Zur frühen Psychoanalyse in Zürich (1900–1914). Med. Dissertation, Zürich

Freud und die österreichische Psychiatrie seiner Zeit

T. Meißel

> Sigmund Freud wurde in der Tradition der sogenannten zweiten Wiener medizinischen Schule ärztlich ausgebildet. Das naturwissenschaftliche Paradigma dieser Schule, Ausdruck der Ideologie des aufstrebenden Bürgertums im 19. Jh., prägte Freuds »wissenschaftliche Weltanschauung« (Freud 1933a, S. 170 ff.).
> Freud entwickelte die Psychoanalyse als konsequente Anwendung dieses Paradigmas auf die Pschologie des Unbewussten in steter Auseinandersetzung mit Theorie, Praxis und gesellschaftlicher Funktion der Psychiatrie seiner Zeit. Anhand der konflikthaften Beziehungen Freuds mit den führenden Repräsentanten der österreichischen Psychiatrie, Theodor Meynert, Richard von Krafft-Ebing und Julius Wagner-Jauregg, lässt sich dies exemplarisch nachvollziehen.

4.1 Geschichte der psychiatrischen Institutionen in Wien

Erste Spezialinstitutionen für psychiatrische Patienten

Im Jahr 1784 wurde in Wien unter dem Reformkaiser Joseph II das zentrale »Allgemeine Krankenhaus« (AKH) eröffnet, zu dem ein eigener »Narrenturm« gehörte, die erste Spezialinstitution für psychiatrische Patienten in Österreich. Auch wenn in einer eigenen Personalinstruktion jede üble Behandlung der Geisteskranken strengstens untersagt wurde, dominierte doch das Anliegen gesundheitspolizeilicher Absonderung. Die medizinischen Behandlungsmöglichkeiten waren beschränkt.

Als 1895 Johann Peter Frank (1745–1821) Direktor des AKH wurde, erlaubte er Frank Joseph Gall (1758–1828) kraniologische Untersuchungen an den psychiatrischen Patienten des AKH und die Anwendung der »Gallischen Ideen… als wichtigste Leitungsbegriffe zur Erkenntnis und Beurteilung mancher Gemüthskrankheiten« (Lesky 1978, S. 19). Damit eröffnete er den Weg für eine Diagnostik und Behandlung psychiatrischer Patienten im Geist neuer wissenschaftlicher, »organologischer« Hypothesen, die im Widerspruch zu den humoralpathologischen Vorstellungen der damaligen Wiener Medizin standen. Frank und Gall wurden jedoch bald als medizinische Jakobiner angefeindet und verließen 1804 bzw. 1805 Wien.

Im Jahr 1817 bekam schließlich der Narrenturm mit Michael Viszanik (1792–1872) einen eigenen Primararzt, der sich bemühte, Anschluss an die Standards psychiatrischer Behandlung in den europäischen Nachbarländern zu finden, die Ketten entfernen ließ (angeblich 30 Tonnen) und energisch für einen Neubau einer Irrenanstalt eintrat. Nahe dem alten AKH wurde 1853 schließlich die »K. K. Irrenheil- und Pflegeanstalt am Brünnlfeld« errichtet; nun hatte die psychiatrische Praxis in Österreich den Anschluss an die internationalen Ansätze einer »Anstaltspsychiatrie« gewonnen, der Anschluss der Psychiatrie an die universitäre Medizin erfolgte aber nur schrittweise und konflikthaft.

Erste Lehrstühle für Psychiatrie

Ernst von Feuchtersleben habilitierte sich 1943 als erster psychiatrischer Dozent der Universität Wien als praktizierender Arzt und vorerst universitärer Außenseiter. Im Jahr 1845 wurde Viszanik als zweiter Psychiater habilitiert und übernahm nach der Schließung des Narrenturms die Leitung der »Beobachtungsstation für des Irreseins Verdächtige Personen« am AKH. Maximilian Leidesdorf (1816–1889), der vorher jahrelang in St. Petersburg eine Privatirrenanstalt geleitet hatte und sich um institutionelle Voraussetzungen für universitäre psychiatrische Lehre und Forschung bemühte, habilitierte sich 1856.

Theodor Meynert wurde 1865 (1833–1892) Dozent für »Psychiatrie, begründet auf Bau, die Leistungen und Erkrankungen des Zentralnervensystems«, bekam 1866 eine eigene Prosektur in der Anstalt am Brünnlfeld und wurde 1870 Professor der dort eingerichteten 1. Psychiatrischen Universitätsklinik. Meynert geriet aber rasch in Konflikte mit den ärztlichen Direktoren der Anstalt, die als Ausdruck der Spannungen zwischen einer »Anstaltspsychiatrie« und einer »Universitätspsychiatrie« (Jaspers 1953, S. 705 ff.) zu verstehen sind.

Deshalb wurden sie auch nicht dadurch gelöst, dass die »Beobachtungsstation« am AKH, deren Leitung inzwischen Leidesdorf übernommen hatte, in eine 2. Psychiatrische Universitätsklinik (am AKH) umgewandelt wurde, deren Leitung Meynert übernahm, während Leidesdorf seinerseits Professor der 1. Psychiatrischen Universitätsklinik (am Brünnlfeld) wurde, dort aber bald in ähnliche Konflikte mit den Anstaltsdirektoren geriet wie Meynert vor ihm.

Von der Geschichte dieser Wiener psychiatrischen Institution findet sich kaum etwas in Freuds Arbeiten. Freud war ja ursprünglich Neuropathologe, nur kurz als junger Arzt in Meynerts Klinik tätig und wurde erst in seiner Privatpraxis zum Psychiater im engeren Sinn. Im Wesentlichen kam Freud von der »Universitätspsychiatrie«. Wichtige Fragen der »Anstaltspsychiatrie« und ihrer Praxis etwa hinsichtlich der Fragen stationärer Behandlung, wichtiger in Anstalten behandelter psychiatrischer Erkrankungen, wie der schweren chronischen Psychosen, organischer Erkrankungen, wie der progressiven Paralyse oder Folgekrankheiten des Alkoholismus, oder Fragen des Irrenrechts und der forensischen Psychiatrie bewegten Freud in der Perspektive seiner Privatpraxis und wissenschaftlichen Interessen nur am Rande.

4.2 Österreichische Psychiatrie im Vormärz und in den Zeiten des Aufstiegs des Bürgertums

Entwicklung der modernen Wiener Psychologie und Psychiatrie

Die politische Reaktion in Österreich auf die französische Revolution erfasste auch die universitäre Medizin und das Gesundheitswesen. Der kaiserliche Leibarzt und Protomedikus des Reiches Joseph Andreas Stifft (1760–1836) restaurierte die Ideen der alten, an hippokratischer Humoralpathologie orientierten Wiener medizinischen Schule des 18. Jh.

Trotzdem ließ sich das Rad der Zeit nicht mehr ganz zurückdrehen.

❗ **Einflüsse der Medizin des Auslands und Erfahrungen von Erneuerern, wie Frank und Gall in Wien, prägten auch die österreichische Medizin der Restaurationszeit. Der unbeschwerte Glaube an kathartisch-hippokratische Mittel wich einer nüchternen therapeutischen Skepsis; hippokratische Empirie orientierte sich an somatischen Befunden und Vorstellungen, wie sie Gall in seiner »Organologie« für die Psychiatrie gesucht hatte.**

Philipp Carl Hartmann (1773–1830) bemühte sich um eine Aussöhnung von romantisch spekulativer Naturphilosophie und empirisch begründeter Medizin. Mit seiner Schrift »Der Geist des Menschen in seinen Verhältnissen zum physischen Leben, oder Grundzüge zu einer Physiologie des Denkens« (1820), in der er, wie Gall im Organisch-Somatischen, Voraussetzung und Instrument des Geistigen sieht, begründet er die moderne Wiener Psychologie und Psychiatrie, die sein Schüler Ernst Freiherr von Feuchtersleben (1806–1849) zu europaweiter Anerkennung bringen sollte.

Feuchtersleben begann als Praktiker in einem Wiener Vorort und konnte sich erst Schritt für Schritt an der Universität als Psychiater etablieren. Die Aufgabe der »ärztlichen Seelenkunde« ist für Feuchtersleben eine rein phänomenologische, beschreibende und induktive, hat nichts mit romantischem Analogisieren und Generalisieren zu tun, entspricht in ihrer Beschränkung auf die beobachtbaren Phänomene dem nüchternen Geist naturwissenschaftlicher Forschung, vollzieht »die Synthese zwischen romantischem Ganzheitsdenken und naturwissenschaftlicher Forschungsmethode in einer induktiv fundierten psychosomatischen Gesamtschau« (Lesky 1978, S. 182, 183).

❗ **Feuchtersleben hebt die Positionen der »Psychiker« und »Somatiker« der romantischen Psychiatrie (Ackerknecht 1985, S. 59 ff.) auf und sucht, Leib und Seele in ihren Wechselwirkungen zu erfassen.**

In diesem Verständnis beschreibt er die verschiedenen psychischen Krankheiten, wie Hypochondrie und Hysterie (nicht zuletzt auch unter explizitem Bezug auf die Sexualität), ebenso erstmals die

»Psychose« als »Verrückung«, als »Verwechslung von Innen- und Außenwelt« (Pappenheim 2004, S. 333).

In diesem Verständnis beschreibt er außerdem Phänomene des gesunden Seelenlebens, nicht zuletzt bereits ausführlich den Traum (Pappenheim 2004, S. 333), sowie die Bedeutung der Arzt-Patient-Beziehung und warnt in der Zeit des naturwissenschaftlichen Aufbruchs in der Medizin vor der Gefahr einseitig spezialistischen »Exzedierens«, fordert eine Philosophie der Medizin, alle ihre verschiedenen »Richtungen beständig ordnend, begränzend, verbindend, berichtigend, sie in der Idee einer höheren Einheit versöhnend, begleitend« (Lesky 1978, S. 180).

Feuchtersleben, kurzzeitig in Österreich und im europäischen Ausland außerordentlich anerkannt, geriet erstaunlich rasch in Vergessenheit. Die Psychiater der nächsten Generation erwähnten ihn bereits nicht mehr. Freud, dessen Gedanken er in vielem vorweggenommen hatte, kannte ihn wohl überhaupt nicht mehr (Pappenheim 2004, S. 339).

Obwohl Feuchtersleben selbst auch ein Mann der Aufklärung und gesellschaftlicher Reformen war, war er mit seinen romantisch-melancholischen Seiten in Konflikt mit den Persönlichkeiten und gesellschaftlichen Kräften geraten, die einen grundsätzlichen Paradigmenwechsel in der Medizin vollzogen, und die sich in Wien seit den 30er- und 40er-Jahren des 19. Jh. als strikt naturwissenschaftlich verstehende »2. Wiener Medizinische Schule« um Rokitansky und Skoda gebildet hatte.

Zweite Wiener medizinische Schule

Der Pathologe Carl von Rokitansky (1804–1878) hatte sich zum Ziel gesetzt, »die deutsche Heilkunde… aus ihrem naturphilosophischen Traum zu wecken, sie auf den Boden unwandelbarer Tatsachen zu stellen«. Er verstand Symptome als Ausdruck eines inneren organischen Geschehens, korrelierte systematisch anatomisches Substrat und klinisches Symptom, verglich verschiedene Entwicklungsstufen pathologischer Produkte einer Krankheit und schaffte so dem Begriff »Krankheitsprozess« erstmals die materielle Grundlage (Lesky 1978, S. 131, 132).

Kongenialer klinischer Partner war ihm der Internist Joseph Skoda (1805–1881). Dieser »machte mit der Physik ernst«, objektivierte die bisherige auskultatorische und perkutorische Praxis, indem er den dabei erhobenen Befunden nur insofern Wert beimaß, »als es auf eine begreifliche, nachweisbare physicalische oder physiologische Weise mit der materiellen Veränderung (der Organe) unmittelbar zusammenhängt« (Lesky 1978, S. 143, 144).

In der Restaurationszeit waren grundsätzlich keine ausländischen Wissenschafter an die Wiener Universität berufen worden. Nach 1848 wurde diese Doktrin einer »medizinischen Autarkie« gebrochen und Ernst Brücke als Physiologe in den Kreis der naturwissenschaftlich revolutionierten Wiener medizinischen Schule berufen.

Ernst Brücke (1819–1892) war in Berlin, wie Rudolf Virchow, Hermann Helmholtz und Emil du Bois-Reymond, Schüler des noch der romantischen Medizin zugerechneten Physiologen Johannes Müller, vertrat aber mit seinen Altersgenossen, die sich seit 1845 als »Berliner Physikalische Gesellschaft« konstituiert hatten, ein »antivitalistisches Programm« einer »mechanischen Analyse der Natur« (Virchow), führte systematisch physiologische Prozesse »auf wäg- und messbare, abstoßende und anziehende physikalisch-chemische Kräfte« zurück (Lesky 1978, S. 259, 260).

Bereits 1846, ein Jahr nach Feuchterslebens »Lehrbuch der ärztlichen Seelenkunde«, erschien die »Anatomische Klinik der Gehirnkrankheiten« des Skoda-Schülers Joseph Dietl (1804–1878), ein Gegenentwurf im Geist der naturwissenschaftlichen Avantgarde seiner Zeit, in der Dietl versuchte, die Symptomatik der Nervenkrankheiten auf ein diesem entsprechendes somatisches Substrat zu beziehen. Dieser nüchtern pathologisch-anatomischen Bestandsaufnahme entsprach in der ärztlichen Praxis ein »therapeutischer Nihilismus«, der besonders von Dietl vertreten wurde, in dem naturwissenschaftlich konsequent auf agierende Behandlung mit nichtbegründbaren Methoden und auf irrationale Heilsversprechen verzichtet wurde:

Indes die alte Schule früher zu heilen als zu forschen begann, hat die neue Schule zu forschen begonnen, um heilen zu können… Im Wissen und nicht im Handeln liegt unsere Kraft (zit. bei Lesky 1978, S. 147).

> ❗ Dietls radikale Reduktion der Psychiatrie auf eine Systematik pathologischer Anatomie des Gehirns, verbunden mit einem methodisch begründeten, strengen »therapeutischen Nihilismus«, verweist bereits auf die kritische Grenze des revolutionären naturwissenschaftlichen Paradigmas in der Medizin und besonders in der Psychiatrie.

Das naturwissenschaftliche Denken, das sich durch »Aufklärung« Fortschritte der Menschheit in der Beherrschung der Natur, nicht zuletzt in der medizinischen Bewältigung von Krankheit, versprach, war die Ideologie eines Bürgertums, das sich in Österreich nach 1848 und insbesondere nach 1866 politisch durchsetzen konnte. Aber bereits Freuds Jugendjahre fielen in eine Zeit ökonomischer, sozialer und politischer Krise dieses Bürgertums und der Vorstellung sicheren Fortschritts, kulminierend im »großen Krach«, der ökonomischen Katastrophe zur Zeit der Wiener Weltausstellung 1873, und der gleich danach aus Galizien eingeschleppten Cholera. Es war die Zeit, in der sich die großen antisemitisch-christlichsozialen, nationalistischen und sozialdemokratischen Massenbewegungen zu konstituieren begannen.

Wie sehr Freud an den damaligen ideologischen und politischen Auseinandersetzungen Anteil nahm, kann man aus seinen Jugendbriefen an Emil Fluß (Freud 1970) und Eduard Silberstein (Freud 1989) ansatzweise nachvollziehen. Seinen Entschluss, »Naturforscher« zu werden, schrieb er Fluß genau am 01.05.1873, an dem die Wiener Weltausstellung eröffnet wurde; wie engagiert er damals war, zeigt die Analyse seines eigenen »revolutionären Traumes«. Hier beschreibt er, wie er in einer Diskussion im deutschen Studentenverein über »das Verhältnis der Philosophie zu den Naturwissenschaften… der materialistischen Lehre voll… einen höchst einseitigen Standpunkt vertreten« hatte und »saugrob« geworden war (Freud 1900a, S. 218).

An der medizinischen Fakultät wurde Freud noch im Geiste der hohen wissenschaftlichen und ethischen Ideale dieser bürgerlichen Emanzipationsbestrebungen ausgebildet, die dabei vertretene methodische Strenge kann man erahnen, wenn Wittels beschreibt, wie die pathologisch-anato-

mische Verifizierung der klinischen Diagnose im Seziersaal für die Ärzte dieser Schule zu einem »Tag des jüngsten Gerichtes« wurde (zit. bei Bernfeld u. Cassirer Bernfeld 1988, S. 162).

> ❗ Dieser strenge Positivismus und der damit verbundene Verzicht auf Kreativität und Hypothesen, die über das mechanistisch-naturwissenschaftliche Modell hinausgehen, ist von erheblicher gesellschaftlicher Relevanz, nicht zuletzt für die medizinische Praxis als soziale Interaktion, wird dabei doch der Mensch aus seiner Geschichtlichkeit und seinen sozialen Bezügen herausabstrahiert, auf eine Maschine mit Anfälligkeit zu Defekten reduziert, die ggf. von naturwissenschaftlich geschulten Experten »exakt« behoben werden sollen (Siegrist 1981).

Der damals tonangebende Psychiater Wiens Theodor Meynert war ein pointierter Vertreter der medizinischen Schule um Rokitansky. Seine »problematische Natur« (Ellenberger 1996, S. 590) und seine Konflikte als Wissenschaftler mit der »Anstaltspsychiatrie« und zuletzt mit seinem Schüler Freud sind im Zusammenhang mit der beschriebenen Krise des Bürgertums und der Grenze des naturwissenschaftlichen Paradigmas in Medizin und Psychiatrie zu verstehen.

4.3 Meynert und Freud

Theodor Meynert

Theodor Meynert (1833–1892) stammte aus wohlsituierter Künstler- und Gelehrtenfamilie, verbrachte eine stürmische Jugend, konzentrierte sich früh auf anatomische Forschungen des Gehirns, ohne sich besonders um eine systematische medizinische Ausbildung zu bemühen (Schönbauer 1944, S. 343). Mit subtiler Seziertechnik, verbesserten Methoden der Abfaserung und Anfertigung neuartiger Schnitte, systematischen Vermessungen und Wägungen einzelner Strukturen, vergleichenden Untersuchungen an Säugetieren sowie onto- und phylogenetisch erschlossenen Befunden trug Meynert zu einer wesentlichen Erweiterung und Vertiefung der Kenntnisse über Anatomie und Physiologie des Nervensystems bei, so über die langen und kurzen Rückenmarkbahnen, die komplizierte Verflechtung der Bahnen des Kleinhirns mit denen von Großhirn und Rückenmark, die Lage der sensiblen und motorischen Bahnen am Hirnstamm, die Unterscheidung der Bahnen für die willkürliche und die reflektorische Motorik, die Sonderung der Fasersysteme als Assoziations- und Projektionsfasern und die Zytoarchitektonik der Hirnrinde mit der Meynert-Schicht der Pyramidenzellen.

Entgegen der Skepsis seines anatomischen Lehrers Joseph Hyrtl (1810–1894) »fuhr [er] mutig ein in den gemiedenen Schacht« bezüglich der Möglichkeiten anatomischer Forschungen am Gehirn, dem Organ der Seele (Anton 1924, S. 132), suchte zwar als Schüler Rokitanskys, wie Dietl, »der Psychiatrie durch anatomischen Grundbau den Charakter einer wissenschaftlichen Disziplin aufzuprägen« (Anton 1924, S. 125), verstand die Psychiatrie aber umfassend »als belebende und ergiebige Vereinigung fernerer Wissenschaften… [die] gewissermaßen als Knotenpunkt die Kraftlinien vieler geistigen Bestrebungen zu neuer Wirkung entfalten lässt« (Anton 1924, S. 131).

Niemals blieb sein Geist jedoch an Einzelheiten gebannt; stets zum Ganzen, zum Überblicken strebend, frug er nach den gegenseitigen Beziehungen, dem Zusammenwirken der Gehirnteile; so stellte er nicht nur den Aufbau des Gehirnes klar wie keiner vor ihm; er brachte auch Übersicht in das Nebeneinander der Teile; er vermochte den Bau und die Leistungen dieses Organs gleichzeitig zu beleuchten (Anton 1924, S. 128)

und:

Nicht befangen durch die Schulbegriffe der Psychologie, ging er daran, aus dem von ihm selbst durchleuchteten Bau des Gehirns sich die Elementaren und zusammengesetzten Leistungen desselben zu rekonstruieren und verständlich zu machen« (Anton 1924, S. 132).

❶ So wurde Meynert nicht nur zum Begründer der sog. Lokalisationstheorie, sondern entwickelte einflussreiche übergeordnete physiologische und anthropologische Vorstellungen, die auch für das Denken Freuds besondere Bedeutung gewonnen haben.

Beispiele hierfür sind Meynerts Verständnis des Kortex als »Ichbildenden Funktionsherd«, seine Annahme des funktionalen Antagonismus zwischen Hirnmantel und Hirnstamm, seine Vorstellung der Konstitution der Persönlichkeit aus einer körperlichen Seele (primäres Ich) und einer erweiterten, sozial vermittelten sekundären Seelentätigkeit (sekundäres Ich) sowie seine Ideen über die Bedeutung der spezifischen Gestaltung der menschlichen Großhirnrinde und der Folgen des damit verbundenen aufrechten Ganges für die Entwicklung des Menschen.

Auch in seinen klinischen Forschungen protokolliert Meynert nicht einfach Sektionsbefunde im Vergleich zu den klinischen Symptomen, sondern sucht systematisch »das erkrankte Organ selbst noch lebend in Funktion sich vorzustellen« (Anton 1924, S. 130). So beschrieb Meynert Zustände akut-halluzinatorischer Psychosen als »Amentia«, als Mangel an Geist (im Gegensatz zur »Dementia«) aufgrund verschiedenster exogener Faktoren, die zu einer Unterernährung der Hirnrinde und kortikalen Assoziationszentren führten, damit zu einer Störung des Zusammenspiels von Hirnrinde und Stammganglien (Pappenheim 1975).

Ähnlich Meynerts Vorstellungen über die Affekte und affektiven Erkrankungen: Ausgehend von dem Grundgedanken, dass jedes kortikale Zentrum eine doppelte Funktion habe, nämlich die der kortikalen Assoziation und Willensimpulse und die der Innervation der entsprechenden Gefäßmuskulatur, und andererseits von einer Parallelität von Funktion und Ernährung der Hirnrinde, postuliert er:

…weil bei der Melancholie die Arterien eng sind, weil die Leistung des Cortex als Gefäßzentrum groß ist, wird die Assoziationsleistung und die der Bewegungsimpulse klein, und weil bei der Manie durch eine vasomotorische Störung die Gefäßinnervation klein ist, wird die Leistung des Assoziationsspieles und der motorischen Rindenimpulse groß durch ein Zerrbild funktioneller Hyperämie (zit. bei Hirschmüller 1991, S. 112, 113).

In seinem Verständnis der Pathogenese von Nervenkrankheiten berücksichtigt Meynert auch besonders psychische ätiologische Faktoren, wie psychische Traumata oder Trauer, die durch eine Änderung lokaler Durchblutungsverhältnisse zu hirn-organischen Veränderungen führen. Meynert denkt also grundsätzlich psychosomatisch.

Ähnlich psychosomatisch versteht Meynert auch psychotherapeutische Wirkungen, wie die von Suggestion bei der Hysterie. Dies beschreibt er mit dem Bild des »Gewinns des großen Loses«: Die psychische Therapie bewirke beim Patienten »eine Summe von Associationen seiner Person und begehrenswerten Lebenslagen… dieser Reichtum von Gedankengängen provocirt funktionelle Hyperämie in reicher Fülle« (Hirschmüller 1991, S. 113).

Meynert war aber im Wesentlichen universitärer Forscher und Lehrer, kein Psychiater der therapeutischen Praxis. Mit seiner theoretischen Position geriet er in heftige Konflikte mit den Vertretern praktizierender Reformpsychiater, vor allem den ärztlichen Direktoren der Anstalt am Brünnlfeld. Meynert sah im menschlichen Körper eine Maschine oder eine chemische Fabrik. Vom Arzt und Psychiater forderte er »die Einsicht des Handwerkers und Künstlers, der alles Einzelne der Maschine kennt, seine Wirksamkeit überlegt und berechnet, verbessernd und nachhelfend einzuwirken imstande ist«. Dies gelang ihm mithilfe exakter anatomischer und pathophysiologischer Kenntnisse, »ihr Maß von Sicherheit fließt allerdings aus dem Maße von Exaktheit, das dem ärztlichen künstlerischen Einblick in die Maschine innewohnte. Das Wesen der Exaktheit beruht aber keineswegs in der Anwendungsfähigkeit, ebenso wenig darf sich unser Interesse für die Exaktheit einzig von letzterer herleiten« (Meynert 1868, S. 573, 574).

Die Bemühungen der Anstaltspsychiater sah Meynert als

Produktionen, in welchen das Bedürfnis der Psychiatrie nach wissenschaftlichem Gehalte nicht im Leisesten empfunden ist, die als angebliche psychiatrische Leistungen auf einem wahrhaft parodistischen Gipfel von Oberflächlichkeit und Inhaltslosigkeit stehen… einige Empirik über die Bauverhältnisse von Irrenanstalten für ein Ding zu halten, das den Namen psychiatrische Wissenschaft verdient (Meynert 1868, S. 575).

Auf der anderen Seite sah der Anstaltspsychiater Ludwig Schlager seine Reformbestrebungen durch diese hirnanatomische Fixierung in der Psychiatrie

gefährdet, wenn man warten müsste, »bis die mühsamen Forschungen im Gebiete der Gehirnanatomie, Forschungen über den Bau und die Leistungen des Gehirns, die der Natur der Sache nach noch vielfach ins Gebiet der subjektiven Deutung fallen, durch eine allseitig bestätigende Kritik als positive Forschungsresultate festgestellt sind« (zit. bei Lesky 1978, S. 380).

Ambivalenz zwischen Meynert und Freud

Auch Freud schätzte seinen Lehrer Meynert als Psychiater nicht besonders hoch, teilte aber die allgemeine Ansicht, dass er der hervorragendste Gehirnanatom seiner Zeit sei, wie er an seine Braut Martha schrieb, als er (von Mai bis September 1883) als Assistent auf Meynerts Klinik im AKH arbeitete (Freud 1988). Begeistert äußert er sich über ihn aber als Lehrer: »Er gibt mehr Anregung als ein Rudel Freunde« (alle zit. bei Jones 1984, S. 89).

Auch nach seiner Assistentenzeit bei Meynert arbeitete er bei diesem an dessen gehirnanatomischen Laboratorium, wurde von Meynert offenbar geschätzt und gefördert. (So unterstützte er Freud bei dessen Habilitation als Dozent für Neuropathologie und bei seinem Ansuchen um das Reisestipendium nach Paris, beides im Sommer 1885.) Aber bereits damals scheint eine ambivalente Beziehung zwischen Meynert und Freud bestanden zu haben.

Meynert und Freud waren wohl in vielem zwei grundverschiedene Persönlichkeiten, auf der einen Seite der großzügig veranlagte, großbürgerliche geniale Wissenschaftler und Künstlerfreund, der führende Psychiater des damaligen Wien, auf der anderen Seite der kleinbürgerliche, aufstrebende, weit veranlagte, aber noch seiner selbst zutiefst unsichere junge Arzt, der angestrengt versuchte, der drohenden Proletarisierung durch den Aufstieg in das gehobene Bürgertum zu entgehen, was ihm nur über wissenschaftliche Erfolge möglich war.

Bei all diesen Unterschieden ist aber wohl auch ein »Narzissmus der kleinen Differenzen« zwischen Lehrer und Schüler anzunehmen; zu nahe waren sie sich vielleicht in ihren persönlichen Ambitionen und vor allem auch Denkweisen. In ihren Meinungsverschiedenheiten über das Verständnis von Hysterie, Hypnose und Aphasie, den Themen, an denen schließlich der Konflikt zwischen beiden ausgetragen wurde, dominieren offensichtlich persönliche Motive auf beiden Seiten.

Nicht zufällig brach der Konflikt offen nach Freuds Rückkehr von seinem Studienaufenthalt bei Charcot aus; Freuds Begegnung mit diesem »Napoleon der Neurosen« (Ellenberger 1996, S. 151) war für ihn von existenzieller Bedeutung geworden. Zurück aus Paris drängte es Freud in Wien von seinen Erfahrungen dort, seinen »Erlebnissen« zu berichten. Er verstand dies als »Kampf mit Wien« (in seinem Brief an Martha am 13.05.1886; Freud 1988), womit natürlich die Wiener medizinische Elite gemeint ist, allen voran sein psychiatrischer Lehrer Meynert.

Freud untertreibt sein affektives Anliegen, wenn er später einfach schreibt, er habe sich verpflichtet gefühlt, »in der ‚Gesellschaft der Ärzte' Bericht zu erstatten, was er bei Charcot gesehen und gelernt hatte« (Freud 1925d, S. 39). Auch die Berichte in den Wiener medizinischen Fachzeitschriften, vor allem auch die des jungen Arthur Schnitzler, der damals Assistenzarzt am AKH war und ab November 1886 bei Meynert arbeitete (Schnitzler 1991, S. 74 ff.), bleiben nüchtern und protokollieren einfach Freuds Darstellungen von Charcots Vorstellungen über die männliche Hysterie und die Diskussionsbemerkungen der Wiener Professoren, u. a. Meynert und Leidesdorf.

Zwar ist zu berücksichtigen, dass Freud damals theoretische Konzepte Charcots über Hysterie und psychisches Trauma vortrug, die in ganz Europa von führenden Nervenärzten kontroversiell diskutiert wurden (Ellenberger 1996, S. 595 ff.), entscheidend für die affektive Bedeutung bei allen Beteiligten bei dieser Diskussion, bei der Freud erlebte, dass er »üble Aufnahme fand« (Freud 1925d, S. 39), war aber, dass Freud in missionarischem Eifer vor seinen Wiener Lehrern als Schüler Charcots auftrat, wohl noch mehr ahnend, als genau wissend, wie sehr er damals mit den Anregungen aus Paris begann, ganz eigene, der bisherigen Nervenheilkunde höchst entgegengesetzte Wege zu gehen.

Meynert reagierte vor allem auf die Verwendung der Hypnose, interpretierte diese vor dem Hintergrund seiner skeptischen Haltung gegenüber rational nicht begründbaren therapeutischen Versuchen und Heilsversprechungen als »widerwärtige Erscheinung hündischer Unterjochung

von Menschen durch andere Menschen« (Meynert 1888, S. 498) und setzte sich mit Charcots (indirekt als spekulativ kritisierter) Hysterietheorie auseinander, dieser seine Annahme gegenüberstellend, die funktionellen Ausfälle der Hysterie beruhten auf lokalen reversiblen Durchblutungsstörungen (Meynert 1889, S. 499 ff.) bei einem konstitutionellen »Mißverhältnis zwischen der Nutrition und Erregbarkeit des corticalen Organes zu den weit günstiger bestellten subcorticalen Massen des Gehirnkernes« (Meynert 1889, S. 523).

Hirschmüller beschreibt diese Kontroverse und die Repliken Freuds (Hirschmüller 1991, S. 214 ff.), verweist aber insbesondere auch darauf, dass in diesen Jahren Meynert und Freud nicht nur theoretisch verschiedene Positionen bezogen bzw. entwickelten, sondern auch in ihrer psychiatrischen Arbeit als Kollegen miteinander zu tun hatten, vor allem bei zwei Patientinnen, die für Freud besondere Bedeutung gewannen, bei Cäcilie M. der »Studien über Hysterie« und bei Mathilde S., wobei der Fall letzterer, die Freud gegenüber eine Übertragungspsychose entwickelt hatte, Meynerts Ablehnung der Hypnose als Heilmittel wohl bestätigt hat (Hirschmüller 1989).

Auch bereits 1886 hatte Freud auf einem dritten Gebiet kontroversielle Position gegenüber Meynert bezogen. In einem Vortrag im Physiologischen Club trug er die Denkansätze seiner 1891 veröffentlichten Arbeit über Aphasie vor, in der er Meynerts Lokalisationstheorie am klinischen Beispiel der Aphasie grundsätzlich infrage stellte. Wie weit Meynert diese nicht selbst dynamischer verstand, als es in einer oberflächlichen Gegenüberstellung mit Freud den Anschein hat, sei dahingestellt, Freud selbst schreibt über seine Arbeit an Fließ am 02.05.1891, dass er daran »mit größerer Wärme beteiligt« sei, er sei »sehr frech«, messe seine Klinge mit Wernicke und anderen führenden Neurologen, »kratze selbst den hochthronenden Götzen Meynert« (Freud 1985).

Zuletzt sind sich Meynert und Freud persönlich wieder näher gekommen, Meynert war nach mehreren Todesfällen in seiner Familie damals ein gebrochener Mann. Freud schreibt in der Traumdeutung, dass er Meynert kurz vor seinem Tod besucht und dieser ihm damals anvertraut habe: »‚Sie wissen, ich war immer einer der schönsten Fälle von männlicher Hysterie'. So hatte er zu meiner Genugtuung und zu meinem Erstaunen zugegeben, wogegen er sich so lange hartnäckig gesträubt« (Freud 1900a, S. 439).

Und nach Meynerts Tod schreibt er Fließ am 12.07.1892: »Die letzte Woche brachte mir einen seltenen menschlichen Genuss – die Gelegenheit, aus Meynerts Bibliothek passendes für mich heraus zu suchen, etwa wie wenn ein Wilder aus dem Schädel des Feindes Met trinkt« (Freud 1985).

Die letzte Bemerkung Freuds klingt nach Vatermord a la »Totem und Tabu« und danach, dass Freud in Meynert eine andauernd tiefambivalent erlebte, mächtige Vatergestalt sah, auf die er seine eigene massive Aggression projizierte.

In Freuds Werk kann man sehen, wie gründlich er sich den »ermordeten« Vater Meynert einverleibt hat, nicht nur, wo er bewusst das Denken Meynerts verwendet (etwa wenn er in seiner Arbeit über Kokain in der Zeit seiner Assistententätigkeit von der »guternährten Hirnrinde« bei normaler Stimmung spricht; Freud 1996, S. 63), sondern mehr noch, wenn er Anregungen Meynerts aufgreift, ohne auf diesen zu verweisen, etwa das Bild des großen Loses, das auch Freud zur Darstellung der Psychodynamik der Manie gebraucht (Freud 1917c, S. 441) oder Meynerts anthropologische Überlegungen über die Bedeutung des aufrechten Ganges, die Freud triebpsychologisch weiterdenkt und in seiner Kulturtheorie unterbringt (v. a. Freud 1930a).

Meynerts »Amentia« war auch Anlass für differenzialdiagnostisch wichtige psychodynamische Überlegungen Freuds über psychotische Abwehr als Verwerfen unerträglicher Realität (Freud 1894a, S 72 ff., 1896b, S. 392 ff.), wobei sich »ihm eine klare Vorstellung vom Mechanismus der Wunscherfüllung vermittelt, die er in seinen späteren Untersuchungen über das Unbewusste so weitgehend verwenden sollte« (Jones 1984, Bd. 1, S. 89).

❶ Aber abgesehen von vielfältig einzelnen, wenn auch oft bedeutsamen Anregungen muss man einen grundsätzlich prägenden Einfluss Meynerts auf Freud annehmen. Dieser Lehrer hat sicher Freud in besonderer Weise angeregt, mit neuen Methoden gewonnene Befunde in eine souveräne Gesamtschau zu bringen.

Bis zu seinem »Entwurf einer Psychologie« (1895) hat er sich im Rahmen des Meynert-Denkens bewegt, das er mit der Aufgabe dieses Entwurfs hinter sich gelassen hat, und dem er mit der Entwicklung der Psychoanalyse sein eigenes entgegensetzte.

4.4 Krafft-Ebing und Freud

Richard Freiherr von Krafft-Ebing

Meynert starb 1892. Sein Nachfolger als Vorstand der 2. Psychiatrischen Universitätsklinik am AKH wurde Richard Freiherr von Krafft-Ebing (1840–1902). Dieser hatte in Heidelberg und Zürich (wo er noch Wilhelm Griesinger hörte) studiert, einige Jahre in Illenau bei Christian Roller gearbeitet, sich in Baden-Baden niedergelassen, wurde 1872 Ordinarius für Psychiatrie in Straßburg und ein Jahr später in Graz, wo er auch die Direktion der neu gegründeten Irrenanstalt Feldhof übernahm. Im Jahr 1889 wurde er Nachfolger von Maximilian Leidesdorf als Vorstand der 1. Psychiatrischen Universitätsklinik in der Anstalt am Brünnlfeld, von wo er 1892 auf die Stelle Meynerts im AKH überwechselte. Professor an der 1. Universitätsklinik wurde Julius Wagner-Jauregg, der zuvor drei Jahre die Stelle Krafft-Ebings in Graz eingenommen hatte.

Krafft-Ebing war ein international renommierter Psychiater. In seiner Grazer Zeit hatte er seine wesentlichen Lehrbücher, das »Lehrbuch der gerichtlichen Psychopathologie« (1875) und sein dreibändiges »Lehrbuch der Psychiatrie« (1879) sowie seine »Psychopathia sexualis mit besonderer Berücksichtigung der conträren Sexualempfindung« (1886) veröffentlicht.

❶ Im Gegensatz zu Meynert und dessen primär anatomischem und physiologischem Zugang zur Psychiatrie vertrat Krafft-Ebing eine klinisch-nosographische Psychiatrie, in der er Anatomie, Physiologie und experimentelle Pathologie nur mehr als Hilfswissenschaften gelten ließ (Lesky 1978, S. 384).

Wagner-Jauregg charakterisierte ihn in Gegenüberstellung zu Meynert (und in dieser Gegenüberstellung kann man sich auch eine zum Meynertschüler Freud mitdenken):

In Erklärungen der Erscheinungen pflegte er sich nicht weiter einzulassen, als sie sich aus den beobachteten Tatsachen ungezwungen ergaben. Hypothesen und Spekulationen war er abhold. Es zeigte sich Krafft-Ebing in dieser seiner wissenschaftlichen Richtung in einem interessanten Gegensatze zu seinem Vorgänger Meynert. Während dem Letzteren die Erscheinung an und für sich kaum, sondern nur nach Maßgabe ihrer Erklärbarkeit interessierte und er in der Erklärung der Erscheinungen und in der Aufstellung kühner Hypothesen sicher oft weitergegangen ist, als er tragfähigen Boden unter den Füßen hatte, blieb sich Krafft-Ebing stets klar, dass die Klinik auch die unerklärten Tatsachen in sich aufnehmen müsse, wenn sie nur sichere Tatsachen sind, ja, daß unerklärte Tatsachen für die Klinik viel weniger gefährlich sind als eine falsche Erklärung der Tatsachen« (Wagner-Jauregg 1908, S. 2309).

Freuds Auseinandersetzung mit Krafft-Ebing

Freud kannte Krafft-Ebings Schriften offenbar gut, wies oft in seinen Arbeiten, vor allem im Bezug auf die Sexualtheorie, auf Einzelbefunde Krafft-Ebings hin. Dessen fehlende Ambition, die von ihm geduldig zusammengetragenen und veröffentlichten Beobachtungen in den Rahmen einer übergeordneten Hypothese zu stellen, die über unausgesprochene Konvention hinausginge, also sich wissenschaftlich produktiv erklären zu suchen, machte ihn für sich aber offenbar uninteressant. In privaten Äußerungen aus dieser Zeit (vor allem den Briefen an Fließ; Freud 1985) kann man unterschwellig eine persönliche Geringschätzung herauslesen.

> ❶ Krafft-Ebing wurde auch für Freud kein affektiv hochbesetzter persönlicher Gegner, obwohl er in der Zeit der ersten öffentlichen Auseinandersetzung um die Frage der spezifischen sexuell bedingten Ätiologie der Psychoneurosen der führende Psychiater Wiens war.

Krafft-Ebing führte den Vorsitz bei jenem Vortrag am 21.04.1896, in dem Freud seine Annahmen über die spezifische ätiologische Bedeutung realer infantiler Sexualerlebnisse für die Genese der Hysterie darstellte. Fließ schreibt er am 26.04.1896 darüber:

Ein Vortrag über Ätiologie der Hysterie im Psychiatrischen Verein fand bei den Eseln eine eisige Aufnahme und von Krafft-Ebing die seltsame Beurteilung: Es klingt wie ein wissenschaftliches Märchen. Und dies, nachdem man ihnen die Lösung eines mehrtausendjährigen Problems, ein caput Nili aufgezeigt hat! Sie können mich alle gernhaben, euphemistisch ausgedrückt (Freud 1985).

In den Monaten nach dem erwähnten Vortrag war Freud noch darauf aus, Belege für seine dort vertretenen Annahmen zu sammeln. Zufrieden konstatiert er so bei einem Fall: »Habemus papam!«, als er wieder einmal einen Vater als Verführer dingfest gemacht zu haben glaubte (in seinem Brief an Fließ vom 03.01.1897; Freud 1985).

Zur Aufgabe seiner »Verführungshypothese« bewegten ihn, wie er in seinem Brief am 21.09.1897 an Fließ zusammenfasste, zum einen das Ausbleiben therapeutischer Erfolge bei Patienten, bei denen es seiner Theorie entsprechend zu erwarten gewesen wäre, zum anderen quantitative Überlegungen, die mit höchstpersönlichen Motiven verknüpft waren:

Dann die Überraschung, dass in sämtlichen Fällen **der Vater** als pervers beschuldigt werden musste, mein eigener nicht ausgeschlossen, die Einsicht in die nicht erwartete Häufigkeit der Hysterie, wo jedes Mal dieselbe Bedingung erhalten bleibt, während doch solche Verbreitung der Perversion gegen Kinder wenig wahrscheinlich ist (Freud 1985).

Swales (1983) weist noch auf ein wichtiges Moment in Freuds Ringen um die Einschätzung der Mitteilungen über sexuelle Missbrauchserlebnisse in früher Kindheit hin, nämlich dass diesem damals auffiel, dass seine »ganze neue Hysterie-Urgeschichte bereits bekannt und hundertfach publiziert ist, allerdings vor mehreren Jahrhunderten«, nämlich in den Berichten über die mittelalterlichen Hexen (an Fließ am 17.01.1897; Freud 1985). Und am 24.01.1897 schreibt er Fließ:

Ich bin einer Idee nahe, als hätte man in den Perversionen, deren Negativ die Hysterie ist, einen Rest eines uralten Sexualkultus vor sich... Die perversen Handlungen sind übrigens stets die nämlichen, sinnvoll und nach irgendeinem Muster gemacht, das sich wird erfassen lassen (Freud 1985).

Swales meint, dass Freud zu diesen Überlegungen durch eine Fußnote in Krafft-Ebings »Psychopathia sexualis« gekommen sei; hier erwähnt dieser unter den »Erscheinungen krankhaften Sexuallebens« bei Hysterikern Koitushalluzinationen und merkt an: »Darauf beruhen die Inkuben in den Hexenprozessen des Mittelalters« (Krafft-Ebing 1918, S. 348).

Das ist plausibel, wenn auch anzunehmen ist, dass Freud solche Anregungen schon von Charcot und dessen Umkreis erhalten hat. Die Charcot-Schule verstand sich als aufklärerisch und antiklerikal genau in dem bei Krafft-Ebing anklingenden Verständnis theologischer Lehre, dass hysterische Symptome und Anfälle das Werk von Dämonen und Teufeln seien, was mit Exorzismen und Hexenverfolgungen beantwortet wurde (Gödde 1994, S. 24, 25).

Freuds neues Verständnis sexueller Phantasien

Woher immer die Anregung für Freud kam, wichtig ist der Hinweis von Swales auf die entscheidende Wende bei Freud:

❶ Mit der Aufgabe der Annahme von außen zugeführten kindlichen Traumata gewannen Freuds Überlegungen zum spontanen kindlichen Sexualleben erst recht brisante und provozierende Bedeutung, hatte etwa Krafft-Ebing noch Äußerungen kindlicher Sexualität als »Paradoxien« der »Neuro- und Psychopathologie des Sexuallebens« klassifiziert (Krafft-Ebing 1918, S. 50, 51).

Freud aber eröffnete sich mit der Aufgabe seiner Verführungshypothese der Weg zu einem Verständnis sexueller Phantasien bereits beim Kleinkind, einer der wesentlichen Schritte bei der Entwicklung der Psychoanalyse als Wissenschaft des Unbewussten, in der Phantasien, wie sich herausgestellt hatte, gleichen Wert haben wie die scheinbar harten Tatsachen der exakten Naturwissenschaften. Und so musste wohl gleich der erste Versuch scheitern, Annahmen dieser neuen Wissenschaft mit konventionell psychiatrischer Methodik zu überprüfen, zu »beweisen«.

Gerade in der Zeit, in der Freud seine ursprüngliche Verführungstheorie aufgab und sein Denken grundsätzlich neu konzipierte, versuchte sein erster Schüler Felix Gattel, ein junger, unerfahrener Arzt, in Krafft-Ebings psychiatrischer Poliklinik bei den verschiedenen Gruppen neurotischer Patienten die Freud-Annahmen über die Bedeutung jeweils spezifischer sexueller Faktoren bei deren Ätiopathogenese zu belegen und fand denn auch, entsprechend Freuds anfänglicher Neurosentheorie, Angstneurose bei »Retention der Libido«, Neurasthenie infolge inadäquater Entlastung sexueller Erregung (z. B. Masturbation) sowie Hysterie als Folge von infantilen sexuellen Traumata bestätigt (Hermanns u. Schröter 1990).

Gattels Monographie fand keine gute Aufnahme, die heftigste Kritik stammte von Krafft-Ebings Assistenten Paul Karplus. Dieser warf Gattel methodologische Unsauberkeit vor, mit der er seine Bestätigung der Annahmen Freuds gewonnen habe. Er habe nämlich »dreist darauf losexaminiert, bis er die gesuchte Ätiologie gefunden« habe. Wolle jemand jedoch »eine selbständige, objektive Meinung sich bilden, so muss er mühsam und unter Berücksichtigung aller möglichen Faktoren und insbesondere auch ohne vorgefasste Überzeugung von sexueller Ätiologie an die Kranken herangehen. Das aber hat Gattel nicht getan« (Hermanns u. Schröter 1990, S. 55).

Hinter der Auseinandersetzung zwischen Gattel und Karplus stand der Konflikt zwischen deren Lehrern Freud und Krafft-Ebing. Krafft-Ebing galt ja selbst international als Experte für die »Psychopathia sexualis« und insbesondere auch für die Neurasthenie, der allerdings der Sexualität dafür nur unspezifische Bedeutung beimaß. Gattel hatte in seiner Monographie auf Krafft-Ebing gar keinen Bezug genommen, wohl um einen zu deutlichen Konflikt zu vermeiden (Hermanns u. Schröter 1990, S. 23 ff.).

Freud und Krafft-Ebing persönlich setzten sich theoretisch nur indirekt und ohne Namen zu nennen auseinander, nach außen wurde die Form gewahrt (Hermanns u. Schröter 1990, S. 24). Kris berichtet, dass Krafft-Ebing Freud »zwar skeptisch, aber wohlwollend gegenüberstand und ihm seine Schriften zuzusenden pflegte« (zit. in Freud 1985, S. 159). Und am 08.02.1897 konnte Freud Fließ schreiben, dass Krafft-Ebing ihn zum Professor vorschlagen würde (Freud 1985).

Krafft-Ebing weist in seinem Gutachten 1897 anlässlich dieses Vorschlags, »ausdrücklich auf die hohen wissenschaftlichen Qualitäten der Ideen und Arbeiten Freuds hin, findet nur Worte des höchsten Lobes für einen genialen Forscher, bemängelte aber Freuds Neigung zur Übertreibung« (Gicklhorn 1957, S. 535).Wörtlich schreibt er:

Die Neuartigkeit dieser Forschungen und die Schwierigkeiten ihrer Nachprüfung gestatten kein sicheres Urteil zurzeit über ihre Tragweite. Es ist möglich, dass Freud diese überschätzt und gefundene Resultate zu sehr verallgemeinert. Unter allen Umständen sind seine Forschungen auf diesem Gebiete Beweise ungewöhnlicher Begabung und Fähigkeit, wissenschaftliche Untersuchungen in neue Bahnen zu lenken (Gicklhorn 1957, S. 535).

Es dauerte schließlich noch fünf Jahre, bis Freud außerordentlicher Professor (ohne Besoldung) wurde. Grund dafür waren hochschuladministrative Hürden, ablehnende Haltungen gegenüber Freud, vielleicht auch antisemitische Motive, fehlende gesellschaftliche »Beziehungen«. Freud konnte schließlich am 11.03.1902 Fließ vom Erfolg berichten:

Die Teilnahme der Bevölkerung ist sehr groß. Es regnet auch jetzt schon Glückwünsche und Blumenspenden, als sei die Rolle der Sexualität plötzlich von Sr. Majestät amtlich anerkannt, die Bedeutung des Traumes vom Ministerrat bestätigt und die Notwendigkeit einer psychoanalytischen Therapie der Hysterie mit 2/3 Majorität im Parlament durchgedrungen (Freud 1985).

4.5   Wagner-Jauregg und Freud

Die Verleihung des Professorentitels blieb aber Ausdruck konventioneller Achtung Freuds in der Wiener Gesellschaft, persönlich genoss er höchsten Respekt, während er in der Wissenschaftlichkeit für sich reklamierenden Schulpsychiatrie in »splendid isolation« blieb. So konstituierte Freud die Psychoanalyse als »Bewegung« und hoffte, sich über die Anerkennung anderswo, vor allem in Zürich und in den USA, durchsetzen zu können. Im Jahr 1906

schrieb er an Eugen Bleuler nach Zürich: »Ich bin zuversichtlich, wir erobern bald die Psychiatrie« (zit. bei Hirschmüller 1991, S. 11).

Julius Wagner-Jauregg

Überragende Persönlichkeit der Psychiatrie in Wien nach der Jahrhundertwende war Julius Wagner-Jauregg (1857–1940), der 1892 Professor an der Universitätsklinik am Brünnlfeld wurde und nach dem Ausscheiden Krafft-Ebings und dem Auflassen der Anstalt am Brünnlfeld alleiniger Inhaber des Lehrstuhls für Psychiatrie und Neurologie an der Medizinischen Fakultät in Wien war.

Wagner-Jauregg studierte und arbeitete bei den gleichen Lehrern wie Freud, dessen Altersgenosse er war, wurde rasch Assistent bei Leidesdorf am Brünnlfeld. Hier habilitierte er sich (gegen den Widerstand Meynerts) 1885 in Neuropathologie und 1888 in Psychiatrie, wurde bereits 1887 nach Leidesdorfs Erkrankung dessen Stellvertreter und 1889 Nachfolger Krafft-Ebings in Graz, von wo er drei Jahre später zurück nach Wien berufen wurde.

❶ **Wagner-Jauregg war sehr stark klinisch orientiert, folgte seinen Vorgängern Leidesdorf und Krafft-Ebing in einer konventionellen Praxis der Psychiatrie, war dabei aber sehr engagiert und vor allem um therapeutische Fortschritte bemüht, in seiner psychiatrischen Haltung sichtlich distanziert vom genialischen und um eine Gesamtschau bemühten Meynert.**

Seine wichtigsten Leistungen waren experimentelle, klinische und epidemiologische Arbeiten über den Kretinismus, sein Beitrag zur Einführung der Kropfprophylaxe mit jodiertem Salz und seine systematischen Forschungen über mögliche »Organotherapie bei Neurosen und Psychosen«. Hierbei machte er insbesondere mit der Einführung der Malariatherapie der progressiven Paralyse Therapiegeschichte, bemühte sich aber auch um andere bakteriologische und endokrinologische Therapieansätze und nahm in einer frühen Arbeit bereits Grundideen der späteren Schocktherapien vorweg. Weitere wichtige Leistungen von ihm waren seine forensisch-psychiatrischen Arbeiten und sein Einsatz um einen zeitgemäßen Rechtsschutz Geisteskranker, der schließlich zur damals vorbildlichen kaiserlichen Entmündigungsordnung von 1916 führte.

Wagner-Jauregg und Freud kannten und duzten sich seit ihrer gemeinsamen Studenten- und Assistentenzeit, waren miteinander vertraut, pflegten allerdings keinen privaten Verkehr. Sie respektierten sich persönlich, sahen sich als Repräsentanten gegensätzlicher Ansätze in der Psychiatrie. Sie verstanden sich beide auf ihre Weise als Wissenschaftler im Geist der Tradition der medizinischen Schule, in der sie ärztlich sozialisiert wurden.

❗ Während sich Wagner-Jauregg mit einem naiven Positivismus begnügte, verwendete Freud gerade das Maschinenparadigma der naturwissenschaftlichen Medizin zum Verständnis eines »psychischen Apparates« und der in diesem wirksamen seelischen Kräfte, das ihm auch erlauben sollte, Äußerungen dieses Apparates in seinen Beziehungen zu anderen als »Übertragung« sowie die Rückwirkung als »Gegenübertragung« zu verstehen, intrapsychische Konflikte externalisiert in interpersonelle kulminierend in der ödipalen Konstellation zu erfassen und damit die Grundlage für eine beziehungsorientierte Psychologie und Medizin zu entwickeln.

Und so hätte Freud gerne selbst den Nobelpreis bekommen, wäre er doch dadurch mit seinem Werk, der Psychoanalyse, als wissenschaftlicher »Naturforscher« gleichsam von höchster Instanz bestätigt worden. Diesen bekam aber als bisher einziger klinisch tätiger Psychiater 1927 Wagner-Jauregg für seine Malariatherapie der progressiven Paralyse, eine ebenfalls sehr umstrittene Methode, die aber die Ära der modernen somatischen Behandlungsverfahren in der Psychiatrie einleitete. Die Anekdote von Wagner-Jauregg, er habe von Freud gesagt, dieser werde auch noch den Nobelpreis bekommen, aber den für Literatur, zeigt, dass er diesen Ehrgeiz von Freud genau verstand, aber auch, mit welcher Schadenfreude er dessen Schwierigkeiten konstatierte, als Wissenschaftler in der Medizin anerkannt zu werden.

Wagner-Jauregg hielt sich mit öffentlichen Angriffen gegen die Psychoanalyse zurück. Umso heftiger wurden diese zum Teil von seinen Schü-

lern vorgetragen. Hier wird auf die »klinische Studie« über hysterische Geistesstörungen seines Assistenten Emil Raimann hingewiesen, die dieser ausdrücklich als gegen die Psychoanalyse gerichtet verstanden wissen wollte:

Von Wien aus ist eine Theorie in die Welt gegangen, die den ausschließlichen sexuellen Ursprung der Hysterie proklamiert, auf dem Umwege über die Sexualität in das Wesen der Erkrankung eindringt... darum schien es angemessen, am selben Orte, an ähnlichem Krankenmateriale nachzuprüfen und zu dieser Theorie Stellung zu nehmen (Raimann 1904, S. IV).

Raimann berücksichtigte in seinem Verständnis der Hysterie durchaus sexuelle Faktoren, aber er behandelte diese theoretisch und klinisch unverbindlich, sein psychodynamisches Verständnis blieb konventionell, während Freud klargestellt hatte:

Ich weiß schon, dass es etwas anderes ist, eine Idee ein oder mehrere Male in Form eines flüchtigen Aperçus auszusprechen – als: ernst mit ihr zu machen, sie wörtlich zu nehmen, durch alle widerstrebenden Details hindurchzuführen und ihr die Stellung unter den anerkannten Wahrheiten zu erobern. Es ist der Unterschied zwischen einem leichten Flirt und einer rechtschaffenen Ehe mit all ihren Rechten und Pflichten (Freud 1914d, S. 52, 53).

Und in diesem Zusammenhang erzählt Freud, wie ihn der Gynäkologieprofessor Chrobak bei einer gemeinsamen Patientin zur Seite nahm und eröffnete: »... die Angst der Patientin rühre daher, dass sie trotz achtzehnjähriger Ehe **virgo intacta** sei.... Dem Arzt bleibe in solchen Fällen nichts übrig, als das häusliche Missgeschick mit seiner Reputation zu decken« (Freud 1914d, S. 52).

Chrobak hatte in seinem Hörsaal den Spruch anbringen lassen »Primum est non nocere«, einen der Leitsätze des therapeutischen Skeptizismus der Wiener medizinischen Schule; im aktuellen Zusammenhang erweist er sich als Leitspruch bequemer Übereinkunft über beliebige Pragmatik und konventionelle Konfliktvermeidung.

In genau dieser wissenschaftlichen Scheinmoral wird Raimann später in einer anderen Polemik dagegen »protestieren, dass pathologische Jugendliche und gar Kinder... sexualpsychoanalytisch misshandelt werden« (zit. in Fuchs 1925, S. 448, 449) und damit schädigende Suggestion unterstellen, wo es um das systematische Bemühen um wissenschaftliche Klärung und Ernsthaftigkeit sowie Wahrhaftigkeit in der therapeutischen Beziehung geht. Dieser fragwürdigen Moral entspricht, dass Raimann selbst in seiner Studie, die er ja als Psychoanalysekritik verstanden wissen wollte, unredlich vorging. Er selbst vertraute Freud später an, dass er mit Wissen seines Chefs, also Wagner-Jaureggs, sein Buch gegen seine Lehre geschrieben habe, ohne sie genauer zu kennen (Freud 1914d, S. 61; Eissler 1979, S. 277 ff.).

Raimann behandelte in seinen psychodynamischen Überlegungen auch Regression und Krankheitsgewinn, äußerte sich ganz wie Wagner-Jauregg, der auch für sorgsame und korrekte Behandlungen, aber gegen regressionsfördernde Maßnahmen eintrat (Whitrow 2001, S. 100).

Gelingt es nicht, den Krankheitswillen einer Hysterica zu besiegen, diese Patientin wieder auf eigene Füße zu stellen, dann dürfte es wohl genügen, ihr das Existenzminimum einzuräumen... die fahnenflüchtigen Elemente des gesellschaftlichen Organismus gehören in die Versorgungsanstalt, als die billigste Verpflegungsmöglichkeit (Raimann 1904, S. 360).

Konflikt zwischen Wagner-Jauregg und Freud

Um Patienten, die ihren »individuellen vorzeitigen Friedensschluss« (Wagner-Jauregg 1950, S. 70) gemacht hatten, denen man konkret Fahnenflucht vorwarf, ging es schließlich in jener Situation, in der Wagner-Jauregg und Freud gezwungen waren, öffentlich zueinander Stellung zu nehmen.

Wagner-Jauregg war nach dem Krieg der Vorwurf gemacht worden, an seiner Klinik seien kriegsneurotische Patienten sadistisch behandelt und zurück an die Front getrieben worden. Er musste sich deshalb 1920 vor der »Kommission zur Erhebung militärischer Pflichtverletzungen« verantworten; als Gutachter wurde Freud zugezogen, der sich bemühte, Wagner-Jauregg als Person zu schützen, aber bei dieser Gelegenheit das Problem der Kriegsneurosen psychoanalytisch darstellte (Freud 1972).

Wagner-Jauregg hatte sich selbst auch theoretisch über »Kriegsneurologisches und Kriegspsychiatrisches« geäußert und in nüchtern medizinischer Methode verschiedene Krankheitszustände als Kriegsfolgen untersucht und interpretiert. Er stellte dabei psychodynamische Überlegungen an, die vor allem Verständnis für die narzisstische Situation der kriegsneurotischen Patienten zeigen, denen er durchaus bemüht war, therapeutisch »goldene Brücken« zu bauen.

In Deutschland hatte Fritz Kauffmann die »elektrosuggestive Intensivbehandlung« eingeführt, die Eissler als eine drastische Methode forcierter Aversionstherapie mit elektrischem Strom unter strengen militärischen Rahmenbedingungen beschrieb, als »sadistischen Angriff auf den Patienten«, für den »Flucht in die scheinbare Gesundheit der einzig mögliche Ausweg war«. Deshalb gab es viele Tote und Selbstmorde unter den verzweifelten Patienten, zudem hielten sich die Erfolge in Grenzen (Eissler 1979, S. 20 ff.).

In Wien praktizierte Wagner-Jauregg eine wesentlich mildere Form solcher Suggestionsbehandlung; auch an seiner Klinik wurde elektrischer Strom verwendet. Allerdings kam es auch in seiner Klinik zu sadistischen Übergriffen, was Wagner-Jauregg als Leiter zu verantworten hatte. Wagner-Jauregg wurde zwar persönlich von der Kommission von den gegen ihn erhobenen Vorwürfen freigesprochen, die Schwierigkeiten der Krankenversorgung unter Kriegsbedingungen anerkannt, allerdings wurden die Übergriffe durch Mitarbeiter Wagner-Jaureggs kritisiert.

Wagner-Jauregg war durch diese gegen ihn erhobene Anklage zutiefst verletzt und nahm es auch Freud übel, dass dieser vor der Kommission ausgesagt hatte, obwohl er ihn dort als Person ausdrücklich verteidigt hatte (wofür auch Vorwürfe aus dem Publikum gegen Freud laut geworden waren; Eissler 1979, S. 298). Aber Freud hatte doch deutlich seine andere, divergente psychoanalytische Position vertreten und die therapeutische Arbeit Wagner-Jaureggs grundsätzlich infrage gestellt, als er die Anklagen gegen diesen damit erklärte, dass dieser sich nicht seiner psychoanalytischen Therapie bedient habe (Eissler 1979, S. 54).

❗ **Die fachliche Divergenz erwies sich dabei als ideologisch-politische insofern, als sich Freud in seinem Gutachten vor allem darin von Wagner-Jaureggs psychologischen Überlegungen unterschied, als er auf die dekompensierte Übertragungsbeziehung in der Behandlung der kriegsneurotischen Patienten hinwies, damit auch explizit auf den äußeren Rahmen der Übertragung, die gesellschaftlichen Verhältnisse im Krieg. Dabei vertrat Freud deutlich die Perspektive der betroffenen Patienten und sprach von einem »Widerspruch der Zweckdienlichkeit mit der ärztlichen Humanität« (Eissler 1979, S. 60), während Wagner-Jauregg bei allem Verständnis für seine Patienten Wert darauf legte, dass er »während des ganzen Krieges mit voller Dampfkraft für militärische Zwecke gearbeitet« habe (Eissler 1979, S. 44).**

An diesem Konflikt vor der Kommission kann man sehen, wie eine wissenschaftliche Kontroverse politische Differenzen verdeutlicht bzw. verhüllt. Die Frage war, welche psychiatrische Theorie legitimiert welches soziale, politische und ethische Handeln.

Der Konflikt vor der Kommission war ein besonderer Höhepunkt in der Beziehung zwischen Wagner-Jauregg und Freud, die sich sonst nach außen hin um persönliche Mäßigung bei ihren sachlichen Differenzen bemühten. Diese sachlichen Differenzen drückten aber wohl auch wesentliche Unterschiede ihrer Charaktere aus. Während Freud in Wagner-Jauregg den prominentesten Vertreter der offiziellen Schulpsychiatrie sah, deren konventionelle Unentschiedenheit in wichtigen theoretischen Fragen er verachtete und bekämpfte, beschreibt Wagner-Jauregg Freud, z. B. in seinen Lebenserinnerungen, als einen der »intolerantesten Menschen«, der das »Kolossalgebäude der Psychoanalyse mit dem bekannten Erfolg« aufgerichtet habe (Wagner-Jauregg 1950, S. 73).

Viele österreichische Analytiker, die Psychiater waren, hatten in Wagner-Jaureggs Klinik ihre Ausbildung gemacht, Anna Freud als Nichtärztin dort hospitiert, Paul Schilder konnte sich 1925 bei Wagner-Jauregg habilitieren, dessen Wunschnachfolger Otto Pötzl stand der Psychoanalyse nahe (Pappenheim 1989, S. 127, 128). Paul Federn arbeitete mit Wagner-Jauregg immer wieder zusammen (Federn

1978, S. 111, 116). Dieser wurde also von Analytikern persönlich als Vorgesetzter und Lehrer durchaus geschätzt, zu seinem 75. Geburtstag im Jahr 1932 gratulierte ihm auch die Wiener psychoanalytische Vereinigung und titulierte ihn als »Weltmeister der Psychiatrie« (Jones 1984, Bd. 3, S. 39).

❗ **Aber wenn Wagner-Jauregg mit einzelnen Analytikern in gutem persönlichen und kollegialen Kontakt stand, nahm er doch psychiatriepolitisch klar gegen die Psychoanalyse Stellung.**

Dies zeigt sich auch in seinem Gutachten zum Habilitationsansuchen Alfred Adlers, indem er dessen Schriften die Naturwissenschaftlichkeit abspricht, so 1921 in seiner Stellungnahme zum Projekt eines psychoanalytischen Ambulatoriums in Wien, indem er sich negativ äußerte und dafür eintrat, dass das Ambulatorium für psychische Behandlung im weitesten Sinn, zur Anwendung verschiedener in der Schulpsychiatrie anerkannten Methoden der psychotherapeutischen Behandlung gewidmet sein sollte (Fallend 1995, S 114).

Auch im Verfahren der Wiener Ärztekammer gegen Theodor Reik wegen nichtärztlicher Ausübung der psychoanalytischen Praxis nahm Wagner-Jauregg 1925 als Gutachter gegen die Laienanalyse Stellung. Hierbei ist anzumerken, dass auch viele Analytiker damals, etwa Jones, ärztliche Standesinteressen aus taktischen, aber auch ökonomischen Gründen vertraten. Dagegen nahm Freud leidenschaftlich Stellung (Freud 1926e), konnte sich aber nicht durchsetzen, blieb ein »Feldherr ohne Armee«, wie er am 03.04.1928 Max Eitington schrieb (Freud u. Eitington 2004, S. 196).

Freud blieb aber Repräsentant einer Bewegung, in der, wie er in dieser Auseinandersetzung um die Laienanalyse hinwies, »von Anfang an ein Junktim zwischen Heilen und Forschen« bestand:

… die Erkenntnis brachte den Erfolg, man konnte nicht behandeln, ohne etwas Neues zu erfahren, man gewann keine Aufklärung, ohne ihre wohltätige Wirkung zu erleben (Freud 1927a, S. 293).

Freud zeigte sich damit in der Tradition bürgerlichen Fortschrittdenkens, das auf Wissenschaft setzte, mit dem moralischen Anspruch auf Aufklärung, auf Emanzipation des Patienten wie des Arztes aus den Abhängigkeiten triebbedingter Menschennatur verbunden.

❗ Für Freud diente das naturwissenschaftliche Maschinenmodell des Menschen nicht nur dem Verständnis der psychosomatischen »Maschine Mensch«, sondern auch deren triebbedingten Beziehungen zu ihrer Umwelt. Dies bedeutete nicht zuletzt eine methodische Praxis von Abstinenz und Verzicht auf irrationales Ausagieren, eine wissenschaftliche und therapeutische Selbstbeschränkung, die man von der Tradition des Wiener »therapeutischen Nihilismus« herleiten kann.

Wagner-Jauregg steht dem gegenüber als Repräsentant einer Psychiatrie, die sich durch die naturwissenschaftliche Exaktheit der Methoden ihres medizinischen Eingreifens legitimiert, allerdings auch in unreflektiertem Positivismus eine patriarchalische therapeutische Praxis betreibt, die Konventionen, bestehende soziale Abhängigkeitsverhältnisse bestätigt. Wie sich herausstellen sollte, konnten so wesentliche Vertreter dieser Psychiatrie mit dem Zusammenbruch der bürgerlichen Demokratie unter pervertierten gesellschaftlichen und politischen Verhältnissen wissenschaftlich und ethisch nicht mehr zwischen lebensfördernder Behandlung und der Vernichtung »lebensunwerten Lebens« unterscheiden.

❗ Der konventionelle Widerstand gegen Freuds Hypothesen über die Bedeutung der Sexualität erwies sich als Widerstand gegen eine systematische Integration des Verständnisses der Triebnatur des Menschen in die wissenschaftliche und therapeutische Praxis der Medizin. Eine solche hätte nicht nur die Triebnatur des Patienten zu berücksichtigen, sondern auch die des Arztes und der gesellschaftlich wirksamen Triebkräfte, die immer die therapeutischen Rahmenbedingungen mitkonstituieren.

Die Beziehung zwischen Psychoanalyse und Schulpsychiatrie kann hier nicht weiter verfolgt werden. Das weitere Schicksal von Wagner-Jauregg und Freud verweist aber darauf, dass in beiden nicht nur konträre Aspekte psychiatrischer Identität zum Ausdruck kamen, sondern auch zwei konträre Aspekte österreichischer Identität, der des Nazis und der des Juden.

Wagner-Jauregg stellte noch ein halbes Jahr vor seinem Tod den Antrag auf Aufnahme in die Nationalsozialistische Deutsche Arbeiterpartei (NSDAP), der ihm »aus rassischen Gründen« (wegen seiner ersten Ehe mit einer ehemaligen Patientin jüdischer Herkunft) abschlägig beschieden wurde. Freud musste ein halbes Jahr vor seinem Tod mit seinen engsten Angehörigen nach England emigrieren, vier seiner Schwestern und andere Verwandte wurde von den Nazis in Konzentrationslagern umgebracht.

Literatur

Ackerknecht EA (1985) Kurze Geschichte der Psychiatrie. Enke, Stuttgart

Anton G (1924) Theodor Meynert. In: Kirchhoff T (Hrsg) Deutsche Irrenärzte. Einzelbilder ihres Lebens und Wirkens, Bd 2. Springer, Berlin, S 121–135

Bernfeld S, Cassirer Bernfeld S (1988) Bausteine der Freud-Biographik. Suhrkamp, Frankfurt/Main

Dietl J (1846) Anatomische Klinik der Gehirnkrankheiten. Kaulfuß & Prandel, Wien

Eissler KR (1979) Freud und Wagner-Jauregg vor der Kommission zur Erhebung militärischer Pflichtverletzungen. Löcker, Wien

Ellenberger HE (1996) Die Entdeckung des Unbewussten. Diogenes, Zürich

Erdheim M (1984) Die gesellschaftliche Produktion von Unbewusstheit. Suhrkamp, Frankfurt

Fallend K (1995) »Ein Rabe soll kein weißes Hemd anziehen« – Das Wiener Psychoanalytische Ambulatorium. In: Fallend K (Hrsg) Sonderlinge, Träumer, Sensitive. Psychoanalyse auf dem Weg zur Institution und Profession. Jugend und Volk, Wien

Federn P (1978) Ichpsychologie und die Psychosen. Suhrkamp, Frankfurt aM

Feuchtersleben E Freiherr von (1845) Lehrbuch der ärztlichen Seelenkunde.

Freud S (1900a) Die Traumdeutung. GW II/III

Freud S (1914d) Zur Geschichte der psychoanalytischen Bewegung. GW X

Freud S (1917c) Trauer und Melancholie. GW X

Freud S (1925d) Selbstdarstellung. GW XIV

Freud S (1927a) Nachwort zur Laienanalyse. GW XIV

Freud S (1930a) Das Unbehagen in der Kultur. GW XIV

Freud S (1933a) Neue Folge der Vorlesungen zur Einführung in die Psychoanalyse. GW XV

Freud S (1970) Jugendbriefe an Emil Fluß. Psyche – Z Psychoanal 24: 768–784

Freud S (1972) Über Kriegsneurosen, Elektrotherapie und Psychoanalyse. Psyche – Z Psychoanal 26: 939–951

Freud S (1985) Briefe an Wilhelm Fließ 1887–1904. Fischer, Frankfurt aM

Freud S (1988) Brautbriefe. Briefe an Martha Bernays 1882–1886. Fischer, Frankfurt aM

Freud S (1989) Jugendbriefe an Eduard Silberstein 1871–1881. Fischer, Frankfurt aM

Freud S (1996) Schriften über Kokain. Herausgegeben und eingeleitet von A. Hirschmüller. Fischer, Frankfurt aM (Fischer Taschenbuch 10458)

Freud S, Eitington M (2004) Briefwechsel 1906–1939, Bd. 2. edition diskord, Tübingen

Fuchs A (1925) Einführung in das Studium der Nervenkrankheiten. Deuticke, Leipzig Wien

Gicklhorn J (1957) Julius Wagner-Jaureggs Gutachten über Sigmund Freud und seine Studien zu Psychoanalyse. Wien Klin Wochenschr 69(30): 533–537

Gödde G (1994) Charcots neurologische Hysterietheorie – Vom Aufstieg und Fall eines wissenschaftlichen Paradigmas. Luzifer Amor 7(14): 7–53

Hartmann PC (1820) Der Geist des Menschen in seinen Verhältnissen zum physischen Leben, oder Grundzüge zu einer Physiologie des Denkens. Für Ärzte, Philosophen und Menschen in höherem Sinne des Wortes. Gerold, Wien

Hermanns LM, Schröter M (1990) Felix Gattel (1870–1904) Der erste Freudschüler. Luzifer Amor 3(6): 42–75

Hirschmüller A (1989) Freuds »Mathilde«. Ein weiterer Tagrest zum Irmatraum. Jahrb Psychoanal 24: 128–159

Hirschmüller A (1991) Freuds Begegnung mit der Psychiatrie. Von der Hirnmythologie zur Neurosenlehre. edition diskord, Tübingen

Jaspers K (1953) Allgemeine Psychopathologie. Springer, Berlin Göttingen Heidelberg

Jones E (1984) Sigmund Freud. Leben und Werk, Bd. 1–3. Deutscher Taschenbuchverlag, München

Krafft-Ebing R (1875) Lehrbuch der gerichtlichen Psychopathologie. Enke, Stuttgart

Krafft-Ebing R (1879) Lehrbuch der Psychiatrie. Enke, Stuttgart

Krafft-Ebing R (1886) Psychopathia sexualis mit besonderer Berücksichtigung der conträren Sexualempfindung. Enke, Stuttgart

Krafft-Ebing R (1918) Psychopathia sexualis. 15., vermehrte Auflage. Enke, Stuttgart

Lesky E (1978) Die Wiener Medizinische Schule im 19. Jahrhundert. Böhlau, Graz Köln

Meynert T (1868) Ueber die Notwendigkeit und Tragweite einer anatomischen Richtung in der Psychiatrie. Wien Med Wochenschr 18(36): 573–576, 589–591

Meynert T (1888) Über hypnotische Erscheinungen. Wien Klin Wochenschr 1: 451–453, 473–476, 495—498

Meynert T (1889) Beitrag zum Verständnis der traumatischen Neurose. Wien Klin Wochenschr 2: 475–476, 498–503, 522–524

Pappenheim E (1975) On Meynert's amentia. Int J Neurol 9(3–4): 311–326

Pappenheim E (1989) Politik und Psychoanalyse in Wien vor 1938. Psyche – Z Psychoanal 43: 120–141

Pappenheim E (2004) Der Psychiater Ernst Freiherr von Feuchtersleben und seine Seelenheilkunde. In: Pappenheim E (Hrsg) Hölderlin, Feuchtersleben, Freud. Beiträge zur Geschichte der Psychoanalyse, der Psychiatrie und Neurologie. Nausner und Nausner, Graz Wien, S 315–346

Raimann E (1904) Die hysterischen Geistesstörungen. Eine klinische Studie. Deuticke, Leipzig Wien

Schnitzler A (1991) Medizinische Schriften. Zusammengestellt und mit einem Vorwort von Horst Thomé. Fischer, Frankfurt/Main

Schönbauer L (1944) Das Medizinische Wien. Urban & Schwarzenberg, Berlin Wien

Schröter M, Hermanns LM (1994) Nachträge zu Felix Gattel: Der erste Freudschüler. Luzifer Amor 7(13): 17–29

Siegrist J (1981) Der Wandel der Medizin und der Wandel der Arzt-Patient-Beziehung. In: Jung H, Schreiber HW (Hrsg) Arzt und Patient zwischen Therapie und Recht. Enke, Stuttgart, S 54–67

Simmel E (1919) Die Psychoanalyse der Kriegsneurosen. In: Freud S, Ferenczi S, Abraham K, Simmel E, Jones E (Hrsg) Zur Psychoanalyse der Kriegsneurosen. Internationale Psychoanalytische Bibliothek Nr 1, S 42–60

Swales PJ (1983) Freud, Krafft-Ebing and the witches. The role of Krafft-Ebing in Freud's flight into fantasy. Privatpublikation des Autors

Wagner-Jauregg J (1908) Richard von Krafft-Ebing. Wien Med Wochenschr 42: 2305–2311

Wagner-Jauregg J (1917) Erfahrungen über Kriegsneurosen. Perles, Wien

Wagner-Jauregg J (1918) Kriegsneurologisches und Kriegspsychiatrisches. Wien Med Wochenschr 43: 1–12

Wagner-Jauregg J (1950) Lebenserinnerungen. In: Schönbauer L, Jantsch M (Hrsg) Springer, Wien

Whitrow M (2001) Julius Wagner-Jauregg (1857–1940). Fakultas, Wien

Wyklicky H (1997) Zur Geschichte der Psychiatrie in Österreich. In: Gröger H, Gabriel E, Kasper S (Hrsg) Zur Geschichte der Psychiatrie in Wien. Brandstätter, Wien, S 9–13

Über die Ideologieanfälligkeit psychiatrischer Theorien oder warum es zwischen Emil Kraepelin und der Psychoanalyse keinen Dialog gab

P. Hoff

In Anbetracht der aktuellen, angefochtenen Situation des Faches Psychiatrie wird dieses Kapitel einerseits den Blick auf eine psychiatriehistorisch wichtige Figur werfen, andererseits aber diese historische Perspektive auf die Gegenwart beziehen und so die Praxisrelevanz vermeintlich »nur« theoretischer Überlegungen aufzeigen. Im Vordergrund werden die Person und vor allem das Werk Emil Kraepelins stehen. Dabei wird in exemplarischer Weise auch seine drastisch ablehnende Position zur Psychoanalyse zur Sprache kommen. Hingegen kann hier nicht detailliert auf die korrespondierende Entwicklung des Wissenschafts- und Krankheitsbegriffs Freuds eingegangen werden und auch nicht auf die persönliche Beziehung zwischen Emil Kraepelin und Sigmund Freud, die sich im Übrigen vermutlich auf den Austausch weniger Briefe beschränkte.[1] Das wesentliche Anliegen dieses Beitrages ist, unter Bezugnahme auf die Ideengeschichte der Psychiatrie das allgegenwärtige Risiko eines unreflektierten oder gar dogmatischen Umgangs mit den theoretischen Grundlagen unseres Faches deutlich zu machen. Des Weiteren wird ein psychopathologisch orientierter Ansatz skizziert, der zukünftig dieses Risiko vermindern helfen soll.

Der Text hat folgenden Aufbau: Nach einem Hinweis auf die besondere Heterogenität der psychiatrischen Therapie und Praxis im Vergleich zu anderen medizinischen Disziplinen (▶ Abschn. 5.1) wird begründet, warum die Beschäftigung mit den wissenschaftstheoretischen Grundlagen für das Fach Psychiatrie so wichtig ist. Hier dient das Krankheits- und Wissenschaftsverständnis Emil Kraepelins als signifikantes Beispiel (▶ Abschn. 5.2). Sodann geht es um die Frage, ob und wie sich die Psychiatrie in Zukunft vor dem erwähnten Risiko einer Dogmatisierung einzelner theoretischer Modelle wirksamer schützen können wird. Der dazu entwickelte Vorschlag sieht ein erweitertes Verständnis von Psychopathologie jenseits der quantifizierbaren Symptomebene vor (▶ Abschn. 5.3). Ein thesenhaftes Resümee bildet den Abschluss (▶ Abschn. 5.4).

5.1 Über die Heterogenität psychiatrischer Theorie und Praxis

Betrachtet man lediglich eine begrenzte Auswahl der zwischen 1800 und heute entwickelten und in der Regel recht offensiv vertretenen Krankheitsmodelle, wie sie in der folgenden Übersicht aufgelistet ist, so wird deren außerordentliche Heterogenität sofort deutlich. Nun handelt es sich bei dieser Heterogenität mitnichten »nur« um ein theoretisches Problem. Viel mehr hatten und haben all diese Ansätze mithilfe der aus ihnen hervorgehenden diagnostischen und therapeutischen Strategien entscheidenden Einfluss auf die konkrete Arzt-Patienten-Beziehung. Erinnert wird beispielhaft an so krass unterschiedliche Ansätze wie denjenigen der anthropologischen Psychiatrie einerseits und der molekularen Psychiatrie andererseits, etwa mit Blick auf den Psychosebegriff.

1   In Anbetracht der Bedeutung Kraepelins für die Entwicklung der Psychiatrie im 20. und vermutlich auch im 21. Jh. erstaunt die bislang zumindest quantitativ dürftige wissenschaftliche Literatur zu seiner Biographie. Eine seit 2000 im Münchner Belleville-Verlag erscheinende Buchreihe über Emil Kraepelin in der Herausgeberschaft von M.M. Weber, F. Holsboer, P. Hoff, D. Ploog und H. Hippius versucht, dem entgegenzuwirken. Bislang wurden 5 Bände veröffentlicht; die Bände 6 und 7 sind in Vorbereitung.

Psychiatrische Krankheitsmodelle
Eine Auswahl von 1800–2005
- Romantische Psychiatrie
- Einheitspsychose
- Natürliche Krankheitseinheiten
- Gruppe der Schizophrenien
- Psychosen als seelische Systemerkrankungen
- Unbewusste Konflikte
- Anthropologische Psychiatrie
- Somatosepostulat
- Strukturdynamik
- Systemische Betrachtung
- Antipsychiatrie
- Kognitiv-behaviorale Betrachtung
- Neurotransmission
- Denosologisierung
- Molekulare Psychiatrie

5.2 Psychiatrische Theorien prägen das psychiatrische Handeln – das Beispiel Emil Kraepelins

Der Werdegang Kraepelins

Theorien entstehen im Rahmen von Biographien. Daher zunächst eine kurze Skizze zu Kraepelins Werdegang: Er wurde am 15. Februar 1856 in Neustrelitz im heutigen deutschen Bundesland Mecklenburg-Vorpommern als zweiter Sohn der Familie geboren. Sein Vater Karl Kraepelin war Musiklehrer und Rezitator; der ältere Bruder Karl wurde ein international bekannter Zoologe. Nach Schulzeit und Militärdienst in Neustrelitz und Leipzig studierte Kraepelin von 1874–1878 Medizin in Leipzig und Würzburg; hier legte er 1878 das Staatsexamen ab. Bereits als Student arbeitete er an der psychiatrischen Klinik in Würzburg, deren Leiter Franz von Rinecker war.

Seine erste Assistenzarztstelle hatte Kraepelin 1878–1882 bei Bernhard von Gudden in München inne; hier konnte er sich neben der klinischen Psychiatrie mit der durch von Gudden mitbegründeten experimentellen Hirnanatomie vertraut machen. Die beiden nächsten Jahre verbrachte er wie-

derum in Leipzig als Assistent der psychiatrischen Klinik bei Paul Flechsig und der neurologischen Poliklinik bei Wilhelm Erb; begleitend arbeitete er in Wilhelm Wundts 1879 neu gegründetem Laboratorium für experimentelle Psychologie, dem Ersten seiner Art. Zwischen Wundt und Kraepelin entstand eine sehr enge und über Jahrzehnte aufrechterhaltene persönliche Beziehung mit regelmäßigem Briefwechsel und zahlreichen gegenseitigen Besuchen.

Nach der Habilitation in Leipzig 1882 ging Kraepelin für einige Monate zurück zu Bernhard von Gudden nach München, um dann als Oberarzt an die psychiatrische Klinik in Leubus (Schlesien) zu wechseln. Im Jahr 1885 arbeitete Kraepelin vorübergehend an der psychiatrischen Abteilung des allgemeinen Krankenhauses in Dresden, um 1886, also im Alter von 30 Jahren, dem Ruf auf den Lehrstuhl für Psychiatrie an der Baltischen Universität in Dorpat als Nachfolger von Hermann Emminghaus zu folgen. Im Jahr 1891 ging er als Ordinarius für Psychiatrie nach Heidelberg; 1903 schließlich übernahm er den Münchner Lehrstuhl für Psychiatrie (in der Nachfolge von Anton Bumm) und war wesentlich am Neubau der damaligen »Königlich Bayerischen Nervenklinik« in der Nussbaumstraße beteiligt, der im November 1904 eröffnet wurde, und der heute noch, architektonisch sorgsam modernisiert und erweitert, die psychiatrische Klinik der Ludwig Maximilians-Universität beherbergt.

Er baute die Münchner Klinik zu einer international bekannten Forschungsinstitution aus, deren Leitung er bis 1922 innehatte. Im Jahr 1917 gründete er – mitten im Ersten Weltkrieg – mit finanzieller Unterstützung der Rockefeller Foundation die von ihm bis zu seinem Tode 1926 geleitete »Deutsche Forschungsanstalt für Psychiatrie«, die später zum Münchner »Max-Planck-Institut für Psychiatrie« wurde (Weber 1991). Nach kurzer Krankheit, vermutlich einer Grippepneumonie, verstarb Emil Kraepelin am 7. Oktober 1926 in München.

Die Entstehung und persönliche Prägung von Kraepelins wissenschaftlichen und – wirklich trennbar sind diese Bereiche nie – weltanschaulichen Grundgedanken ist auf das Engste mit seiner Biographie verwoben, etwa in Gestalt der bereits erwähnten zentralen Figur Wilhelm Wundts.[2] Im Einzelnen kann darauf hier nicht eingegangen werden. Für unseren Kontext entscheidend ist als Ausgangspunkt die psychiatrische Welt des Jahres 1878, als Kraepelin seine praktische psychiatrische Tätigkeit aufnahm. Er fand eine Vielfalt von diagnostischen und ätiologischen Konzepten unterschiedlichster Differenziertheit und Seriosität vor (Berrios u. Hauser 1988). Das 19. Jh. hatte die Kontroverse zwischen den Psychikern und den Somatikern im Rahmen der »romantischen Psychiatrie« erlebt[3] sowie deren Ablösung durch eine mehr oder weniger materialistisch eingestellte Gehirnwissenschaft,[4] der Vorläuferin der heutigen kognitiven Neurowissenschaft. Kraepelins Unzufriedenheit mit der Unübersichtlichkeit psychiatrischer Theorien verband sich mit einem sehr zeittypischen Forschungsoptimismus, der sich deutlich am Methodenideal der Naturwissenschaften orientierte (Hoff 1994). Vergessen darf man dabei aber nicht, dass für Kraepelin seine nahezu fünf Jahrzehnte umfassende konkrete klinische Erfahrung stets eine der entscheidenden Grundlagen blieb.

---

2   Wilhelm Wundt (1832–1920), Psychologe und Philosoph, seit 1875 Ordinarius für Philosophie in Leipzig, gründete dort 1879 das erste Institut für experimentelle Psychologie, in dem auch Kraepelin arbeitete.

3   Diese notorisch viel und falsch zitierte Kontroverse war keineswegs von so simplem Inhalt, wie manche Autoren es darstellen: Keineswegs sahen die Somatiker die Ursache der »Geisteskrankheiten« in rein körperlichen und die Psychiker in rein seelischen Vorgängen. Vielmehr waren beide Gruppen überzeugte Vertreter der »romantischen Psychiatrie« mit ihrer Verankerung in naturphilosophischen Vorstellungen, nur war für die Somatiker klar, dass nur der Körper als Ursache und »Sitz« der Geisteskrankheit infrage komme, weil die Seele unsterblich und göttlichen Ursprungs sei und somit gar nicht erkranken könne. Genau dies bestritten die Psychiker: Für sie war die Seele ein »normaler«, ein weltlicher Teil der Conditio humana, und auch sie konnte erkranken, wenn auch regelhaft aus biographisch verständlichen und nicht nur hirnanatomisch oder -physiologisch beschreibbaren Gründen.

4   Zu betonen ist, dass der Hauptvertreter dieses Paradigmenwechseln in der Psychiatrie, Wilhelm Griesinger (1817–1868), gerade keinen unreflektierten materialistischen Standpunkt einnahm, obwohl ihm dies mit Blick auf sein zumeist verkürzt zitiertes Diktum, nach dem Geisteskrankheiten Gehirnkrankheiten seien, oft nachgesagt wird (Griesinger 1861; Hoff u. Hippius 2001).

Das psychiatrische Krankheits- und Wissenschaftsmodell Kraepelins

Im Folgenden wird das psychiatrische Krankheits- und damit auch Wissenschaftsmodell Emil Kraepelins als besonders aussagekräftige Illustration des Themas dieser Arbeit – Psychiatrie zwischen Theorie und Ideologie – verstanden und erläutert. Im Kern handelt es sich dabei um die These, dass es in der Psychiatrie ebenso wie in anderen medizinischen Disziplinen »natürliche Krankheitseinheiten« gebe. Diese seien von der Natur – wir würden heute sagen biologisch – vorgegebene Entitäten, die insoweit von den Wissenschaftlern nicht etwa konstruiert oder gar erfunden, sondern entdeckt würden, da sie ja – unabhängig davon, ob über sie geforscht wird oder nicht – ein für alle mal biologisch vorgegeben seien.

Bevor wir dieses Krankheitsmodell näher und mit Blick auf seine Bedeutung für Kraepelins Freud-Rezeption beleuchten, soll zunächst untersucht werden, worauf sich Emil Kraepelins enormer Einfluss auf die zeitgenössische, aber auch die spätere Psychiatrie bis zum heutigen Tage stützte. Die folgenden Aspekte sind dabei entscheidend:

- Kraepelin machte – hier nicht unähnlich vielen einflussreichen Zeitgenossen – eine sehr selbstbewusste Zielvorgabe: Die Psychiatrie solle nämlich als eigenständiges medizinisch-akademisches Fach naturwissenschaftlicher Prägung etabliert werden. Sie solle sich sowohl von philosophischen Spekulationen früherer Jahrzehnte – hier hatte Kraepelin insbesondere die romantische Psychiatrie im Auge – als auch von der bloßen Unterordnung unter andere Fächer, wie etwa die innere Medizin, befreien.
- In der klinischen Nosologie war Kraepelin außerordentlich pragmatisch; dies hieß für ihn in erster Linie prognoseorientiert. Die ausgefeilten, hochkomplexen, oft aber an der klinischen Realität scheiternden Systeme anderer Autoren sagten ihm wenig. Sein zentraler Gedanke war die prognoseorientierte Zweiteilung, »Dichotomie«, der großen psychotischen Erkrankungen in die vom Verlauf her ungünstige Dementia praecox (später Schizophrenie genannt) einerseits und in das prognostisch günstigere manisch-depressive Irresein (später bipolare Störung genannt) andererseits. Die Einfachheit

und zugleich große Praxisrelevanz dieser Einteilung war es, die sie bis in die heutigen operationalen Diagnosesysteme hinein so wirkmächtig machte.

━ Kraepelin vertrat – auch hier ganz zeittypisch – einen **enormen Forschungsoptimismus.** Aus seinen und den Texten anderer einflussreicher Psychiater und sonstiger Ärzte gegen Ende des 19. Jh. sprach die Überzeugung, in absehbarer Zeit wesentliche Rätsel der Medizin, unter anderem auch große Teile des Rätsels der sog. Geisteskrankheiten, durch naturwissenschaftliche Forschung lösen zu können.

━ Kraepelins Wissenschaftsmodell war außerordentlich **pragmatisch** und direkt. Er vermied langwierige erkenntnistheoretische Überlegungen, obwohl er sich während der Studienzeit mit philosophischen Themen recht eingehend beschäftigt hatte, wie er in seinen Lebenserinnerungen nicht ohne Stolz mehrfach hervorhebt. Die vermeintliche Theoriearmut der Kraepelinschen Psychiatrie erinnert im Übrigen an die Bestrebung der operationalen Diagnosemanuale, mit möglichst wenigen ätiologischen Vorannahmen psychiatrische Diagnostik reliabel und valide durchführen zu können. Auch im Umfeld der »International Classification of Diseases (ICD-)10« und des »Diagnostic and Statistical Manual of Mental Disorders (DSM-)IV« ist irreführenderweise oft von »Theoriefreiheit« gesprochen worden. Auf diesen Zusammenhang wird noch zurückzukommen sein.

Nun aber zu den wissenschaftstheoretischen Grundlagen des Kraepelinschen Krankheitsmodells. Betont werden muss, dass diese, an anderer Stelle detaillierter herausgearbeiteten theoretischen Facetten der Kraepelinschen Psychiatrie keineswegs explizit aus seinen Texten zu entnehmen sind. Viel mehr ergeben sie sich in der Regel nur implizit, aber dennoch bei genauer Betrachtung sehr deutlich. Vier Begriffe markieren, allerdings in schlagwortartiger Verkürzung, die Eckpunkte:

━ Realismus,
━ Naturalisierung,
━ Parallelismus,
━ der experimentelle Ansatz.

Realismus. Der Begriff ist hier im erkenntnistheoretischen Sinn gemeint. Für Kraepelin existierten psychiatrische Erkrankungen als reale Objekte, die im Idealfall, ebenso wie sonstige medizinische Störungen, messbar und generell naturwissenschaftlich erfassbar seien. Er sprach, wie oben bereits erwähnt, von den »natürlichen Krankheitseinheiten« in der Psychiatrie. Der Forscher wird gegenüber diesen Krankheitseinheiten also zum Entdecker von etwas, das völlig unabhängig von ihm bereits existiert und »nur« gefunden werden muss. Er unterscheidet sich insofern radikal etwa vom Diagnostiker, der nach ICD-10 arbeitet. Dieser nämlich betrachtet die nominalistischen Definitionen der operationalen Diagnostik als dem aktuellen empirischen Wissensstand angepasste vorübergehende Konventionen, ja in einem bestimmten Sinn als Konstrukte, als Vereinbarungen zwischen Expertengremien, die keineswegs unveränderliche Naturgegebenheiten repräsentieren, sondern, ganz im Gegenteil, einen relativen Einschätzungsstand zum gegebenen Zeitpunkt.

Naturalisierung. Kraepelin verfolgte – auch hier wieder ganz im Zeitgeist des ausgehenden 19. Jh. – eine starke Naturalisierung seelischer und sozialer Phänomene. Alles, was ein Mensch erleben, planen und realisieren könne, auch im gesellschaftlichen Zusammenhang, sei letztlich ein natürliches, sprich: biologisches Phänomen. Auf die nicht unerheblichen praktischen Konsequenzen dieses Ansatzes wird später eingegangen. Im Übrigen wird bereits hier erwähnt, wie sehr gerade dieser Aspekt an den Erkenntnisanspruch manch aktueller neurobiologischer Autoren erinnert. So etwa denke man an die Diskussion über den angeblich neurobiologisch verifizierten Illusionscharakter des freien Willens bzw. der personalen Autonomie des Menschen.

Parallelismus. In Anlehnung an seinen akademischen Lehrer Wilhelm Wundt, wenn auch in wesentlich weniger differenzierter Art und Weise vertrat Emil Kraepelin erkenntnistheoretisch und methodisch einen parallelistischen Standpunkt. Dies bedeutete zum einen, dass für ihn die gleichzeitige Existenz zweier verschiedener Bereiche, des körperlichen nämlich und des seelischen, gesi-

chert schien, dass allerdings beide Bereiche gleichsam »parallel«, nämlich mit denselben quantifizierenden Methoden der Naturwissenschaft bearbeitet werden könnten. Für Kraepelin folgte aus der
Anerkennung eines eigenständigen seelischen Bereiches somit gerade nicht, dass dieser Bereich als
empirisch unerforschbar, als »metaphysisch«, zu
gelten habe. Im Gegenteil war für ihn das Seelische
ein Erkenntnisobjekt wie jedes andere auch und insoweit dem naturwissenschaftlich-messenden Zugriff prinzipiell in vollem Umfang zugänglich. Auch
auf die Konsequenzen einer solchen Quantifizierung des Seelischen wird noch einzugehen sein.

Der experimentelle Ansatz. Die unmittelbare Folge der quantifizierenden Vorgehensweise im Bereich des Seelischen war, dass Kraepelin das Experiment in ähnlicher Weise als »via regia« der psychiatrischen Forschung betrachtete, wie dies Freud
mit der Traumdeutung als psychoanalytisches Erkenntnisinstrument getan hatte. Bei Kraepelin verband sich dieser experimentalpsychologische Ansatz, den er in allen Kliniken, die er leitete, auch
praktisch umzusetzen trachtete, mit einem im Laufe der Jahre eher zunehmenden Misstrauen gegen
subjektive Datenquellen. Interpretierende oder gar
spekulierende Auffassungen über die Pathogenese und Ätiologie einer vorliegenden Störung galten
Kraepelin als unwissenschaftlich. Dies spielte natürlich für seine Psychoanalyserezeption und -kri-
tik eine entscheidende Rolle.

Im Ergebnis führten die dargelegten Grund-
strukturen des Kraepelinschen Denkens zu der bereits erwähnten nosologischen Kernaussage über
die Existenz und wissenschaftliche Erkennbarkeit
»natürlicher psychiatrischer Krankheitseinheiten«
(❏ Abb. 5.1).

Ausformuliert heißt das:

**❗ Unabhängig davon, welche wissenschaftliche
Methodik man verwendet – hierbei hat wissenschaftliche Methodik bei Kraepelin immer eine
quantifizierende zu sein –, immer werde man, einen hinreichenden Erkenntnisfortschritt vorausgesetzt, bei denselben natürlichen Krankheitseinheiten landen.**

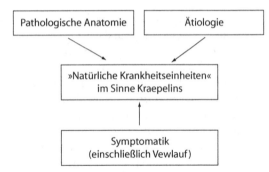

❏ **Abb. 5.1.** Grundstruktur der Kraepelinschen Nosologie

Dies ist insofern logisch zwingend, als die von ihm
postulierten natürlichen Krankheitseinheiten ja gerade von der Erkenntnismethode und überhaupt
von der Aktivität des psychiatrischen Forschers
völlig unabhängig existieren. Insofern kann die Erkenntnismethode selbst auf das »natürliche« Objekt ihrer Erkenntnis keinen maßgeblichen Einfluss
haben. Dieser Krankheitsbegriff Kraepelins ist ohne Frage ein sehr anspruchsvoller, manche zeitgenössischen Autoren meinten gar ein viel zu optimi-
stischer, ja überzogener. Es wird an die Kontroverse zwischen Kraepelin und A. E. Hoche erinnert.
Letzterer warf Kraepelin vor, mit dem Konzept der
natürlichen Krankheitseinheiten ein zwar theoretisch denkbares, methodisch jedoch in absehbarer
Zeit auch nicht näherungsweise zu erreichendes
Forschungsziel formuliert zu haben. Dies führe in
der Forschung nicht weiter, sondern hindere eher,
was man etwa daran ablesen könne, dass in der
Kraepelinschen Nosologie von Auflage zu Auflage
die Krankheiten nur anders gruppiert würden, ohne dass die dahinterstehenden natürlichen Krankheitseinheiten deutlicher erkennbar würden, wenn
es sie denn überhaupt gebe.

Kraepelins weit verbreitetes »Lehrbuch der Psychiatrie« erschien im Zeitraum von 1883–1927 in
neun Auflagen.[5] Dabei ist tatsächlich ein kontinu-

---

5   Die erste Auflage (1883) hatte noch »Compendium der
Psychiatrie« geheißen. Das Volumen des (monogra-
phischen!) Lehrbuchs wuchs kontinuierlich an bis zur vier
große Bände umfassenden achten Auflage (1909–1915).
Die neunte Auflage plante und verfasste Kraepelin schon
in Zusammenarbeit mit Johannes Lange, von ihr erschienen posthum nur zwei Bände (1927).

ierlicher Veränderungsprozess der nosologischen Gruppierung seelischer Störungen zu beobachten, der auf den ersten Blick den Eindruck der Unübersichtlichkeit, ja Beliebigkeit machen kann. Zwei Kernpunkte dürfen aber nicht übersehen werden, denn beide sind ebenso entscheidend für Kraepelins Denken, wie sie während seiner gesamten, jahrzehntelangen Tätigkeit unverändert blieben: Zum einen musste für ihn die Psychiatrie bei aller naturwissenschaftlichen Ausrichtung eine **klinische Perspektive** behalten – er sprach, wie vor ihm Karl Ludwig Kahlbaum, von der »klinischen Methode«. Die psychiatrische Forschung hatte ihre eigene Nutzbarmachung für Fragen der Diagnostik, Therapie, Prognose und Prophylaxe nie aus den Augen zu verlieren. Zum anderen – hier entscheidend – blieb er seinem Postulat der **natürlichen Krankheitseinheiten** immer treu und verteidigte es gegen zahlreiche und durchaus treffende Einwände. Da hier nicht auf die Einzelheiten dieser komplexen Entwicklung eingegangen werden kann, mag das folgende Zitat des späten Kraepelin als Beleg genügen:

Die immer deutlicher zutage tretende Unmöglichkeit, die Abgrenzung der... beiden Krankheiten [Dementia praecox und manisch-depressive Erkrankung; Anmerk. d. Verf.] befriedigend durchzuführen, [muss] den Verdacht nahelegen, dass unsere Fragestellung fehlerhaft sei. Allerdings werden wir, wie ich glaube, unbedingt an der grundsätzlichen Verschiedenheit der Krankheitsvorgänge selbst festhalten müssen (Kraepelin 1920, S. 27).

Kraepelins später noch zu erörternde dauerhafte Gegnerschaft zur Psychoanalyse hatte auch hier ihre Wurzeln: Zu stark war für ihn die Gravitation des Grundpostulates »natürlicher« – sprich: biologischer – Entitäten, die man eben auch »natürlich« – sprich: im besten Fall experimentell, mindestens aber messend – zu erkennen habe, als dass heuristische Verfahren überhaupt als ernsthafte wissenschaftliche Gesprächspartner wahrgenommen werden konnten. Die Tatsache, dass Kraepelin seine eigenen Vorannahmen und Schlussfolgerungen, die an spekulativem Gehalt denjenigen der Psychoanalyse und anderer zeitgenössischer psychiatrischer Richtungen mitunter kaum nachstanden, nicht in gleicher Weise kritisch hinterfragte, ja ihre problematische Theoriegebundenheit in manchen Fällen schlicht gar nicht bemerkte, ist bemerkenswert. Sie hat unmittelbaren Bezug zum Hauptthema dieses Beitrages und wird daher – nicht nur mit Blick auf Kraepelin – noch mehrfach zur Sprache kommen.

Weitere Folgen von Kraepelins Grundorientierung

Vorerst sind aber noch zwei weitere Folgen von Kraepelins wissenschafts-theoretischer Grundorientierung darzustellen, die bis heute von großem Gewicht sind: Zum einen die bereits angedeutete methodische Einengung, zum anderen eine dazu in merkwürdigem Kontrast stehende inhaltliche Ausweitung.

Zunächst zur **methodischen Einengung**. Dies betrifft vor allem das bereits mehrfach erwähnte Primat der Quantifizierbarkeit. Was messbar war, war wissenschaftlich.

❶ **Es musste alles getan werden, um möglichst viele Phänomene des seelischen Bereiches in die Sphäre des Quantifizierbaren zu überführen. Entsprechend verfolgte Kraepelin Zeit seines Lebens das Ziel, experimentell-psychologische Untersuchungen in die Psychiatrie konkret einfließen zu lassen, und er betrieb in den von ihm geleiteten Kliniken psychologische Laboratorien. Von vielen Autoren wird er daher als einer der Begründer der experimentellen Leistungspsychologie angesehen.**

Diese methodische Einengung kommt recht deutlich in einem Aufsatz zur Geltung, den Kraepelin 1918 unter dem Titel »100 Jahre Psychiatrie«[6] verfasste. Hier ging er mit früheren psychiatrischen Konzepten, die sich nicht seinem eigenen Wissenschaftsideal annäherten, hart ins Gericht, insbesondere mit solchen, die philosophischen Spekulationen und subjektiver Deutung Raum geben. Da-

---

6   Der Untertitel der Arbeit gibt einen bemerkenswerten Einblick in Kraepelins zunehmende Neigung, die psychiatrische Perspektive deutlich jenseits ihrer eigentlichen Domäne zur Geltung zu bringen: »Ein Beitrag zur Geschichte menschlicher Gesittung«. Im Text wird darauf noch eingegangen werden.

bei hatte er zwar vor allem die »Romantische Psychiatrie« des frühen 19. Jh. im Auge, die mit ihrer in der Tat spekulativen Ausrichtung an der zeitgenössischen (vor allem Schelling-)Naturphilosophie ziemlich das Gegenteil dessen darstellte, was die Psychiatergenerationen nach Griesinger und eben auch Kraepelin unter »Wissenschaft« verstanden. Aber auch Freuds Psychoanalyse geriet rasch und nachhaltig ins Feld der Kraepelin-Kritik.

Wohl wurden psychoanalytische Auffassungen von Kraepelin im klinischen Zusammenhang mehrfach erwähnt. Doch blieb es in der Regel bei einer scharfen, ja polemischen Kritik, ohne dass eine eingehende argumentative Würdigung erfolgt. Offensichtlich kollidierten die methodischen Grundlagen der Psychoanalyse – heuristisches Vorgehen, freie Assoziation, Traumdeutung – so sehr mit Kraepelins eigenem Wissenschaftsverständnis, dass ihm eine substanzielle inhaltliche Auseinandersetzung nachgerade überflüssig erschien. So entstand in seiner Perspektive natürlich ein sehr grobes Bild. Und stets unterlegte Kraepelin seinen Kommentaren zur Psychoanalyse einen zwar dezenten, aber unüberhörbaren ironischen Tenor:

Ein weiteres eigenartiges Verfahren der psychischen Behandlung ist in neuester Zeit von Breuer und Freud ausgearbeitet worden. Es geht von der Anschauung aus, daß gewisse psychogene Erkrankungen, namentlich die Hysterie, durch die Verdrängung unangenehmer geschlechtlicher Erlebnisse der frühesten Kindheit aus dem Erinnerungsschatze entstehen… War dann die vermeintliche Ursache der vorliegenden Störungen in einem geschlechtlichen Kindheitserlebnisse gefunden und ans Licht gebracht, so war damit die reinigende, »kathartische« Wirkung der Behandlung erreicht und die wühlende Kraft der unbewussten Erinnerung gebrochen (Kraepelin 1909, S. 611/612).

Im gleichen Kontext sprach er bezüglich der psychoanalytischen Behandlungstechnik von »verschlungenen Pfaden«, von »Deutungskunst«, um schließlich das wesentliche Wirkmoment in der Suggestion zu erblicken:

Wenn sie Erfolge hat, was bei der Eindringlichkeit des Verfahrens und der Art der behandelten Zustände nicht zu bezweifeln ist, so dürften sie sicherlich nicht auf dem »Abreagieren« eingeklemmter Affekte, sondern auf der Wirkung der ärztlichen Persönlichkeit und der von ihr ausgehenden Suggestionen beruhen (Kraepelin 1909, S. 612/613).

Ähnlich wie schon im Falle der Hypnosetherapie, wies Kraepelin auf mögliche Nebenwirkungen hin:

Ob jedoch das planmäßig fortgesetzte, unablässige Drängen nach peinlichen geschlechtlichen Enthüllungen wirklich immer so unschädlich ist, wie Freud es darstellt, darf bis auf weiteres billig bezweifelt werden (Kraepelin 1909, S. 613).

Dass die psychoanalytische Theorie, vor allem in der Person ihres Begründers, durchaus gedankliche Verbindungen zur zeitgenössischen Neurologie und Physiologie aufweist (Hirschmüller 1991; Miller u. Katz 1989; Sulloway 1983), hat Kraepelin selbst, im Unterschied übrigens zu manchen heutigen »Neokraepelinianern«, nicht thematisiert. Und trotz mancher gemeinsamer Interessen in der jeweiligen »frühen« Entwicklungsphase – etwa die Neuroanatomie (Sigmund Freud und Theodor Meynert, Emil Kraepelin und Bernhard von Gudden) oder die Hypnosetherapie – beharrte Kraepelin zeitlebens auf seiner umfassenden Ablehnung der Psychoanalyse (Kolle 1957; Wyrsch 1956).

❗ **Zusammenfassend ging es Kraepelin, was psychiatrische Forschungsmethoden und deren Ziele anbetrifft, um ein nomothetisches und nicht um ein idiographisches Vorgehen. Naturgesetze sollten entdeckt, nicht Einzelfälle beschrieben werden.**

Freilich schloss dies – vor allem in den späteren Auflagen seines Lehrbuches – sehr detaillierte Kasuistiken nicht aus – doch waren sie kein Wert an sich, kein idiographisches Erkenntnisinstrument, sondern Mittel zum nomothetischen Zweck. Der Weg vom Einzelfall zum Naturgesetz hatte für Kraepelin im Idealfall über das kontrollierte Vorgehen des Experiments und nicht etwa über das verstehende und deutende Schlussfolgern im Rahmen des Einzelfalls zu führen. Als noch akzeptable Zwischenlösung betrachtete er die quasi-experimentelle Validierung nosologischer Konzepte durch die systematische Erfassung des Langstreckenverlaufs. Kraepelins Psychiatrie war genau aus diesem Grund markant verlaufs- und prognoseorientiert.

Umso erstaunter könnte man sein, dass Kraepelins enggeführte Methodik inhaltlich zu einer **deutlichen Ausweitung** des psychiatrischen Zuständigkeitsbereiches führen sollte und zum Teil auch geführt hat. So etwa diskutierte er im Laufe seiner wissenschaftlichen Entwicklung vermehrt die Konsequenzen des eigenen Psychiatrieverständnisses für den juristischen Bereich, aber auch für gesellschaftliche, ethische und religiöse Aspekte.

Als Beispiel wird seine Stellungnahme zum Begriff der **Moral** angeführt. In der als Positionspapier, besser: als Streitschrift verfassten Studie »Die Abschaffung des Strafmasses« (Kraepelin 1880) trennte er, ganz auf der Linie des zeittypischen Naturalismus, zwei Arten der Moral voneinander ab, die **transzendentale** und die **genetische**, für den heutigen Leser im Übrigen sehr missverständliche Termini. »Genetisch« meinte für Kraepelin so viel wie »aufgrund wissenschaftlicher Argumente ableitbar«, »transzendental« hingegen – in völligem Gegensatz übrigens zur Verwendung des Begriffes durch Kant und Fichte[7] – »von einer höheren Macht unbeeinflussbar festgesetzt«. Die »genetische« Moral hingegen verzichte auf je-

den Absolutheitsanspruch, sie sei relativ, begründet auf den Einstellungen und gesellschaftlichen Erfordernissen der jeweiligen sozialen Umgebung. Und, hier entscheidend: Sie sei ebenso ein »natürliches«, sprich letztlich biologisches Phänomen wie alles andere, was Menschen in ihrer seelischen, sozialen und physischen Existenz hervorbringen. Mit Blick auf das Strafrecht forderte Kraepelin daher konsequent die Umwandlung der – einem absoluten Moralbegriff verpflichteten – »Unsittlichkeit« in die – an der wandelbaren gesellschaftlichen Realität und an der naturwissenschaftlichen Erfassbarkeit, sprich: Messbarkeit orientierte – »Gemeinschädlichkeit«.

Genau dies führte aber zu einer enormen Ausweitung der psychiatrischen Zuständigkeit, vor allem im Bereich der forensischen Psychiatrie. Viele ihrer maßgeblichen Exponenten betrachteten gegen Ende des 19. Jh. den Straftäter als »Degenerierten«, der, so die Schule Cesare Lombrosos (1836–1910), oft schon durch Körperbau und Psychomotorik als minderwertig zu erkennen sei. Verbrechen wurde – so eine auch von Emil Kraepelin und Eugen Bleuler benutzte zeitgenössische Formulierung – zur »sozialen Krankheit«, für die konsequenterweise die Zuständigkeit des Psychiaters konstatiert wurde. Für Kraepelin (1907)[8] stand delinquentes Verhalten vor allem von Rückfalltätern gleichsam zwischen geistiger Gesundheit und »Geisteskrankheit« (Burgmair et al. 2001; Hoff 1998; Hoff u. Weber 2001). Wohl darf das Schlagwort vom »Verbrechen als sozialer Krankheit« gerade nicht im Sinne einer rein gesellschaftlichen Verursachung von Kriminalität missverstanden werden. Ganz im Gegenteil ist diese »Krankheit« in Kraepelins Augen vorwiegend deswegen »sozial«, weil sie sozialen Schaden anrichtet. Ihre Ursache hingegen sieht er – Stichwort »Entartung« – schwerpunktmäßig in einer am ehesten biologisch, nicht aber psychologisch oder sozialwissenschaftlich fassbaren Störung.

Konkret hieß das für die forensische Praxis, dass der Richter zwar weiterhin die Gesetzesübertretung festzustellen habe, bei allen anderen Fragen aber dem psychiatrischen Sachverständigen ein we-

---

7 Zwischen der Transzendentalphilosophie des »Deutschen Idealismus«, namentlich Kantischer und Fichtescher Prägung, und der Psychiatrie bestehen mannigfaltige Verbindungen, und zwar in beide Richtungen. So etwa äußerte sich Kant nicht nur zum Wissenschaftsstatus der Psychologie, sondern auch – allerdings bar jeder persönlichen Erfahrung oder Ausbildung – zu konkreten psychiatrischen Sachverhalten (Spitzer 1990). Umgekehrt orientierten sich vor allem Psychopathologen häufig an den transzendentalen Grundgedanken Kants (Jaspers 1913). Eine eigene Studie beleuchtet den psychiatrischen Krankheitsbegriff aus transzendentalphilosophischer Perspektive (Hoff 1990). In entscheidendem Gegensatz zu Kraepelins (Miss-)Verständnis von »transzendental« war mit diesem Begriff bei Kant und Fichte gerade nicht das Unveränderliche, »Metaphysische« oder Göttliche gemeint, sondern die realitätskonstituierende und damit auch realitätsverantwortende Macht des Denkens – verstanden sowohl als individuelles Denken (»empirisches Ich«) wie auch als allgemeines Konstituens des Menschen (»transzendentales Ich«). Der mögliche Nutzen dieser Sichtweise für Grundfragen der Psychiatrie ist im Übrigen bei weitem noch nicht ausgelotet.

---

8 Bei Eugen Bleuler finden sich sehr ähnliche forensisch-psychiatrische Grundauffassungen (Hoff 2001; Möller u. Hell 2001).

sentliches, wenn nicht das entscheidende Mitspra-
cherecht einzuräumen habe, vor allem hinsichtlich
der Schuldfähigkeit, der Art und Dauer der Strafe (!) sowie der Prognose einschließlich der Festle-
gung von Zeitpunkt und möglichen Bedingungen
der Entlassung.

**❶ Zugespitzt könnte man sagen, dass Kraepe-
lin die Psychiatrie zu einer Einheitswissenschaft naturwissenschaftlicher Prägung aus-
formen wollte. Dies ging mit einer bewussten
Einengung der methodischen Möglichkeiten bei
gleichzeitig – teils explizit, teils implizit – postu-
lierter Ausweitung der inhaltlichen Aussagekraft
einher.**

Der Einfluss Kraepelins auf die weitere Entwicklung der Psychiatrie

Betrachtet man die weitere Entwicklung der Psychiatrie nach Kraepelin bis heute, so fällt auf, dass
insbesondere in den letzten Jahrzehnten eine deutliche Renaissance seiner Ideen zu verzeichnen ist.
Immerhin bezeichneten sich in den 1970er-Jah-
ren forschungsorientierte biologische Psychiater
des englischsprachigen Raumes mit einem gewissen Stolz als »Neokraepelinianer«. Insgesamt kann
man festhalten, dass der Pragmatismus Kraepelins
in wissenschaftstheoretischen Dingen, gepaart mit
enormem Forschungsoptimismus, bis in die aktuelle Debatte über die Aussagekraft der »neuroscience« wirksam ist. Bemerkenswert ist der Umstand,
dass theoretische Fragen, insbesondere solche philosophischer Natur, sowohl bei Kraepelin selbst als
auch bei vielen seiner Nachfolger und auch bei vielen heutigen Neokraepelinianern eher randständig sind und dadurch oft unterschätzt, wenn nicht
gänzlich übersehen werden. Zumindest wird ihnen
sehr häufig keine wissenschaftliche Relevanz zuer-
kannt.

Mit Blick auf Emil Kraepelins nachhaltigen
Einfluss kann man seinem Krankheits- und Wissenschaftsverständnis aus heutiger Sicht zusammenfassend zwei sehr unterschiedliche Seiten ab-
gewinnen: Im **positiven Sinne** förderte er die Entstehung und Stärkung des klinischen Faches Psychiatrie in beträchtlichem Ausmaß. Dem Kernfach
selbst und zahlreichen speziellen Bereichen, wie etwa der transkulturellen Psychiatrie und der psychi-

atrischen Verlaufsforschung, gab er zahlreiche neue
und zum Teil lang anhaltende Forschungsimpulse.
Schließlich ist sein bedeutsamer Einfluss auf die gesamte psychiatrische Diagnostik bis hinein in die
aktuellen Diagnosemanuale zu erwähnen.

Neben diesen positiven, wissenschaftlich wei-
terführenden Aspekten sind aber auch die **negativen** nicht zu verkennen: Vor allem Kraepelins
selbst gewähltes Theoriedefizit und sein daraus re-
sultierender pragmatischer bis streckenweise un-
kritischer Umgang mit psychiatrischer Theorie
führten zu einer Überschätzung der Aussagefähigkeit der eigenen wissenschaftlichen Methodik
und zu einer Unterschätzung der Argumente von
Kritikern. Zwar setzte er sich mit kritischen Argumenten seiner engeren Fachgenossen in der Regel durchaus detailliert auseinander. Doch Stimmen von außerhalb des universitären und des engeren medizinischen Bereiches, wie etwa derjenigen der Psychoanalyse, stand er skeptisch bis ablehnend gegenüber und hielt sie oft noch nicht
einmal einer gründlichen inhaltlichen Diskussion für würdig.

**❶ Kraepelins zeittypischer wissenschaftlicher Op-
timismus bescherte ihm (und anderen einflussreichen Universitätspsychiatern seiner Zeit) das
beträchtliche Risiko, das Fach Psychiatrie zu
überfordern und so ungewollt das Gegenteil
dessen zu erreichen, für das er angetreten war,
nämlich eine bedenkliche spekulative Ausdeh-
nung psychiatrischer Zuständigkeit und wissenschaftlicher Aussagefähigkeit.**

5.3 Psychiatrische Krankheitsmodelle und die zukünftige Rolle der Psychopathologie

Im abschließenden Teil des Kapitels soll nun der
Blickwinkel auf die psychiatrischen Grundfragen erweitert werden, was denn seelische Krankheit überhaupt sei und mit welchem prinzipiellen
methodischen Rüstzeug man sich ihr nähern könne. Hier wird es insbesondere um die aktuelle und
mögliche zukünftige Rolle der Psychopathologie
gehen.

Betrachtet man gesamthaft die Geschichte unseres Faches, so lassen sich vier Herangehensweisen unterscheiden, die einen sowohl wissenschaftlichen wie praktischen Zugang zum Begriff seelische Krankheit erlauben. Es handelt sich dabei um die **naturalistische**, die **personalistische** und die ihr (zumindest was den jetzigen Kontext anbetrifft) verwandte **systemische** sowie die **nominalistische** Perspektive. Der wesentliche Gedanke ist nun, dass jede dieser Perspektiven – und auch jede weitere, die man noch nennen könnte oder die in Zukunft diskutiert werden wird – das Risiko in sich birgt, ihre Erkenntnisgrenzen zu übersehen und unkritisch, im schlimmsten Fall sogar dogmatisch, zu werden.

Im Folgenden werden die vier Ansätze kurz umrissen und auf die ihnen inhärenten wissenschaftstheoretischen Risiken hin untersucht. Selbstverständlich soll diese kritiklastige Sicht aber keineswegs den allgemeinen wissenschaftlichen Nutzen und vor allem konkreten therapeutischen Fortschritt in Abrede stellen, der diesen Ansätze zu verdanken ist. Doch stehen hier mit Blick auf die Ideengeschichte der Psychiatrie eher die problematischen Aspekte im Vordergrund.

Die naturalistische Perspektive

Ein naturalistisches Verständnis von seelischer Krankheit fasst diese in erster Linie oder sogar vollständig als gestörte Hirnfunktion auf. Ein solches medizinisches Krankheitsmodell spielt nicht nur heute im Zeitalter der rasant wachsenden Erkenntnisse auf dem Gebiet der Neurobiologie eine Rolle, sondern es hat sich in der Geschichte des Faches nahezu durchgehend artikuliert, insbesondere in Gestalt von Autoren, die die Psychiatrie möglichst nahe an die übrigen medizinischen Fächer heranführen und sie zu einer quantifizierenden Wissenschaft machen wollten – wie etwa Emil Kraepelin.

❶ Das Risiko eines naturalistischen Herangehens an seelische Störungen ist der naturalistische Fehlschluss. Damit ist der vorschnelle Schluss von einem korrelativen Zusammenhang von Hirnfunktionen und seelischen Ereignissen auf einen kausalen oder gar Identitätszusammenhang gemeint.

Es tut der neurobiologischen Forschung keinerlei Abbruch, wenn sie konzediert, dass aus der zeitlichen Koinzidenz oder Kopplung zweier Phänomene mitnichten deren Identität folgt. Eine derartige, zurückhaltende Interpretation schließt im Übrigen auch weiter gehende neurobiologische Hypothesen, etwa zum Bewusstseins-, Entscheidungs-, ja sogar Personbegriff, nicht aus, warnt aber vor der Grenzüberschreitung, die dann vollzogen wird, wenn ohne Reflexion auf die mögliche kategoriale Verschiedenheit der untersuchten Phänomene deren Identität einfach implizit unterstellt oder explizit bloß postuliert wird. Am stärksten haben sich diejenigen Autoren in diese Richtung exponiert, die den »eliminativen Materialismus« befürworten und deren Vertreter in jüngster Zeit rar geworden sind (Churchland 1986).

Emil Kraepelin – obwohl Vertreter eines parallelistischen Standpunkts – ist ein außerordentlich typischer Vertreter des naturalistischen Zugangs zur seelischen Erkrankung. Sein diesbezüglicher Forschungsoptimismus trug ihn, wie oben erläutert, sehr weit bis zu den »natürlichen Krankheitseinheiten« und der problematischen Ausweitung psychiatrischer Argumente auf gesellschaftliche, politische und weltanschauliche Zusammenhänge.

Die personalistische Perspektive

Die zweite Perspektive ist die personalistische, subjektorientierte. Hier geht es nicht in erster Linie darum, im Individuum die Existenz einer bestimmten Krankheitseinheit festzustellen, das Individuum gleichsam als zufällige(n) Träger(-in) eines objektiven Krankheitszustands zu verstehen. Viel mehr zielt ein solches subjekt- und vor allem biographieorientiertes Vorgehen darauf, auf dem Hintergrund der gesamten Lebensgeschichte und der Persönlichkeit einer Person die Entstehung einer psychischen Erkrankung nachzuvollziehen, im Idealfall sogar zu verstehen.

❶ Das Risiko eines verstehensorientierten und damit immer auch interpretierenden Vorgehens liegt nun darin, dass man sich von der oft verblüffenden Plausibilität bestimmter Annahmen zur psychogenen Entstehung seelischer Störungen über den gesamten Lebenslauf einer Person dazu verleiten lässt, eine Hypothese nur

aufgrund ihrer »face validity« für zutreffend zu halten.

Ein drastisches Beispiel ist die Argumentation – auf die man z. B. in strafrechtlichen Gutachten durchaus treffen kann –, dass eine bestimmte Person bei der von ihr durchlebten Kindheit und Jugend sowie im Kontext der aktuellen Lebenssituation nahezu nicht anders gekonnt habe, als eine bestimmte (inkriminierte) Handlung zu begehen. In Analogie zu der Argumentation im Falle der naturalistischen Perspektive ist hier vom Risiko eines **heuristischen Reduktionismus** zu sprechen.

Die systemische Perspektive

Sehr ähnlich verhält es sich mit der dritten Perspektive, der systemischen, für die seelische Krankheit nicht nur aus der Position des einzelnen Betroffenen hinreichend erfasst werden kann, sondern die Einbeziehung des gesamten sozialen Umfelds erfordert. Die weitestgehende Fassung dieses Arguments ist die ätiologische Hypothese, dass die Wurzel seelischer Störung mehr in den sozialen Lebensbedingungen einer Person und weniger in ihr als Individuum liegt. Diese Sichtweise wächst gleichsam aus der personalistischen heraus durch Erweiterung des Blickwinkels.

❶ Auch in der systemischen Perspektive ist das Risiko erkennbar, den sozialen Faktoren einen im engeren Sinne determinierenden Charakter zuzuweisen und so in einen sozialen Reduktionismus hineinzugeraten.

Ein anschauliches Beispiel für eine derartige Fehlentwicklung, bei der sowohl die personalistische als auch die systemische Perspektive negativ zum Tragen kommen, ist das vor einigen Jahrzehnten vertretene Konzept der »schizophrenogenen Mutter«. Selbstverständlich darf der markante Einfluss prägender Figuren in der Kindheit auch mit Blick auf das spätere psychiatrische Erkrankungsrisiko keineswegs unterschätzt werden. Doch hat die Kernaussage des genannten Konzeptes, wonach nämlich bestimmte Persönlichkeits- und Kommunikationsvariablen der Mutter die wesentliche Ursache schizophrener Störungen darstellen, der empirischen Überprüfung nicht standgehalten. Auch aus dem Umfeld des kommunikationstheoretischen Modells des »double bind« hat es vergleichbar überdehnte Interpretationen zur Ätiologie psychotischer Verfassungen gegeben.

Die nominalistische Perspektive

Schließlich ist als vierte grundsätzliche Variante noch die nominalistische Konzeption zu nennen. Hier geht man nicht davon aus, durch eine wissenschaftliche Definition die Natur der Sache ein für alle Mal definitiv geklärt, »entdeckt« zu haben, wie dies erklärtes Ziel der »natürlichen Krankheitseinheiten« Kraepelins war und ist. Viel mehr geht es hier darum, eine psychiatrische Terminologie zu schaffen, die möglichst klar und eindeutig ist sowie den aktuellen empirischen Wissensstand über seelische Störungen abbildet. Es wird also der Gegenstandsbereich des **Begriffs** Schizophrenie festgelegt und nicht die Schizophrenie als objektive Entität selbst. Die Frage, ob eine so bezeichnete Krankheit überhaupt existiert oder nicht, ist gar nicht Gegenstand einer nominalistischen Diagnostik. Deren Hauptvertreter sind die beiden mittlerweile weltweit eingesetzten operationalen Diagnosemanuale ICD-10 und DSM-IV (WHO 1991; APA 2000).

Auch diese, vom Erkenntnisanspruch her bescheidenere und die psychopathologische Arbeit vorwiegend als Anwendung flexibel einsetzbaren Handwerkszeugs verstehende Herangehensweise hat gleichwohl ihr Risiko:

❶ Verwechselt man die operationale Art, seelische Sachverhalte zu klassifizieren, mit der Psyche und ihren Störungen schlechthin, glaubt man also, subjektives Erleben und sonstige relevante Parameter einer Person in psychischer Gesundheit oder Krankheit durch die Anwendung einer auf Algorithmen basierenden psychiatrischen Sprache ersetzen zu können, so betreibt man, um im Bild zu bleiben, formalen Reduktionismus.

Konkret begegnen Missverständnisse dieser Art etwa im Gerichtssaal, wenn Juristen irrigerweise davon ausgehen, dass allein mit der Stellung einer operationalen Diagnose die persönliche Verantwortlichkeit eines Probanden bereits als aufgehoben oder in relevanter Weise eingeschränkt dargetan wäre. Ähnlich liegt die Situation, wenn im Ausbildungskontext ein operationales diagnostisches Manual als psychopathologisches oder gar psychiatrisches Lehrbuch wahrgenommen wird.

Die Rolle der Psychopathologie

In jüngster Zeit ist die Psychiatrie – im Unterschied zu früheren Jahrzehnten – nicht in erster Linie deswegen eine angefochtene Wissenschaft, weil sie es mit einem besonders heiklen gesellschaftlichen Bereich zu tun hat, nämlich dem abweichenden Erleben und Verhalten von Menschen, und auch nicht so sehr deswegen, weil sie aus so vielen inkompatiblen Meinungen und Schulen besteht, sondern weil ihre Nachbardisziplinen, allen voran die Neurobiologie, den Anspruch erheben, seelische Störungen aus ihrer jeweiligen Perspektive »besser« oder umfassender erklären zu können. Dies führt, zu Ende gedacht, zur Prognose eines zukünftigen Bedeutungsverlustes, ja langfristig gar einer Entbehrlichkeit einer eigenen psychiatrischen Begrifflichkeit. Um Missverständnissen vorzubeugen: Damit ist nicht behauptet, dass radikale Positionen, wie der »eliminative Materialismus«, in der aktuellen neurobiologischen Literatur tonangebend wären – ganz im Gegenteil. Aber dennoch ist unverkennbar, dass in der psychiatrischen Forschung unserer Tage etwa die stille Vorannahme, Schizophrenie sei in erster Linie eine Gehirnkrankheit, oft als so selbstverständlich wahrgenommen wird, dass sie gar keinen Diskussions- oder Begründungsbedarf mehr hervorruft.

Wenn die Psychiatrie nun keine eigenständigen Antworten auf die Herausforderungen durch externe theoretische Modelle erarbeitet oder erarbeiten will, so wird sie sich die kritische Frage nach ihrer Wissenschaftlichkeit, besser: ihrer wissenschaftlichen Selbstständigkeit in Zukunft noch häufiger gefallen lassen müssen – und zwar zu Recht.

❗ Zu klären ist, ob es eine inhaltliche Klammer für die zukünftige psychiatrische Forschung geben kann, die sich sowohl breit auf die ideengeschichtliche Entwicklung unseres Faches abstützen kann als auch offen, sprich: methodenkritisch genug ist, um nicht in bloßen Abwehrkämpfen zu verharren.

Eine solche – große – Aufgabe könnte der Psychopathologie zugewiesen werden, allerdings nur in einem markant erweiterten Verständnis, das im Folgenden dargestellt werden soll.

Janzarik hat (1979) die schon damals mutige – manche meinten und meinen: übermütige – Forderung gestellt, die Psychopathologie müsse »Grundlagenwissenschaft der Psychiatrie« sein. Dieser Gedanke wird hier aufgenommen und auf die heutige Situation bezogen. Eine Psychopathologie, die einem solchen Anspruch gerecht werden könnte, hätte, wie anderenorts näher ausgeführt (Hoff 2005), mindestens die folgenden Bedingungen zu erfüllen:

- Deskription psychopathologischer Phänomene,
- kritisches Methodenbewusstsein,
- Verankerung in der psychiatrischen Ideengeschichte.
- Offenhalten der grundsätzlichen Fragen.

Deskription psychopathologischer Phänomene. Sie umfasst die **operationale** Deskription psychopathologischer Phänomene, aber auch deren **offene** Deskription, die einzelfallorientiert psychopathologische Sachverhalte zwischen den bzw. jenseits der Kriterienkataloge erfasst. Diese beiden Formen deskriptiver Psychopathologie sind ohne Frage notwendige Voraussetzungen für eine reliable und valide psychiatrische Diagnostik und für eine ebensolche Korrelationsforschung, die sich mit den Zusammenhängen zwischen psychischen Phänomenen und neurobiologischen Vorgängen befasst. Auch sind sie unabdingbar für die Durchführung einer angemessen psychopathologisch fundierten psychopharmakologischen Forschung.

Kritisches Methodenbewusstsein. Die Psychopathologie weist – und zwar nicht als nützliches Addendum, sondern als integralen Bestandteil – ein kritisches Methodenbewusstsein auf. Damit ist – durchaus im Sinne von Karl Jaspers (1913) – gemeint, dass die Psychopathologie das notwendig schwierige und interdisziplinäre methodische Umfeld, in dem sie sich bewegt, stets reflektiert und insbesondere nach den Grenzen der Erkenntnismöglichkeiten einzelner wissenschaftlicher Methoden fragt.

**Verankerung in der psychiatrischen Ideenge-
schichte.** Die Psychopathologie ist inhaltlich und
nicht bloß formal in der psychiatrischen Ideengeschichte verankert. Denn nur dann, wenn die konzeptuellen Voraussetzungen sowie die Fragen und
Antworten früherer, für unser Fach entscheidender
Autoren – wie Emil Kraepelin, Eugen Bleuler und
Sigmund Freud – bekannt und verstanden sind,
können sie kompetent mit der heutigen Ausgangslage verglichen und so im Idealfall mühsame Wiederholungen alter Fehler vermieden werden. Ein
besonders aussagekräftiges Beispiel für die Praxisrelevanz dieser Überlegung stellt der Vergleich
der Grundgedanken Emil Kraepelins mit denjenigen der heutigen Neokraepelinianer dar – ein Ansatz übrigens, der in Fortsetzung einer früheren
Untersuchung (Hoff 1994) angesichts der jüngsten
Entwicklungen in der psychiatrischen Forschung
durchaus vertiefungswürdig wäre.

Offenhalten der grundsätzlichen Fragen. Psychopathologie im hier gemeinten umfassenderen
Sinne hätte sich schließlich zum Ziel zu setzen, die
grundsätzlichen Fragen unseres Faches bewusst so
lange wie nötig offen zu halten. Gemeint sind etwa das Leib-Seele- und das Subjekt-Objekt-Pro-
blem sowie der Status von Personalität und hier vor
allem von personaler Verantwortung (verkürzend
und missverständlich oft das Problem des »freien
Willens« genannt). Freilich entspringt ein solches
Offenhalten nicht etwa der Scheu vor einer Entscheidung, sondern ist vielmehr Ausdruck des Re-
spekts vor dem in Anbetracht des aktuellen Wis-
sensstands noch nicht endgültig beurteilbaren Pro-
blemfeld. Mit Blick auf die Geschichte der Psychiatrie mag man der Psychopathologie eine gewisse,
wenn auch sicher nicht unbegrenzte Autorität zu-
erkennen, auf dieses Offenhalten zur Vermeidung
von Dogmenbildungen zu pochen.

Derartige Überlegungen zur zukünftigen Rolle
der Psychopathologie sind ebenso relevant für das
Gesamtfach Psychiatrie. Denn diese muss sich ihrer besonderen gesellschaftlichen Verantwortung
bewusst sein.

❶ **Vor allem muss die Psychiatrie das Spannungsfeld, in dem sie sich nun einmal bewegt und
das von den Polen der klinischen, neurowissen-**
**schaftlichen, sozialwissenschaftlichen und neu-
rophilosophischen Perspektive charakterisiert
wird, nicht nur nolens volens akzeptieren, sondern aktiv mitgestalten (Engstrom et al. 1999;
Rössler u. Hoff 2005).**

In diesem schwierigen und für die Zukunft der
Psychiatrie entscheidenden Prozess kann die Psychopathologie in der hier umrissenen Gestalt die
Funktion einer zuverlässigen Richtschnur übernehmen. Dies freilich ist ein hoher Anspruch, den
es erst noch einzulösen gilt.

Parallelen und Dissonanzen zwischen Kraepelins Wissenschaftsmodell und der Psychoanalyse

Auf dem nun erarbeiteten Hintergrund soll abschließend zu der zweiten Titelfrage dieses Kapitels Stellung genommen werden, warum es zwischen Emil Kraepelin und der Psychoanalyse noch
nicht einmal in Ansätzen zu einem wissenschaftlichen Dialog gekommen ist. Dies kann nicht nur
an der außeruniversitären Position Freuds gelegen haben, war doch Eugen Bleuler am Burghölzli in Zürich als ebenfalls einflussreicher und international anerkannter Universitätspsychiater bereit gewesen, psychoanalytische Konzepte in er-
heblichem Umfang in die klinische Arbeit einfließen zu lassen.

❶ **Entscheidend dafür, dass es zwischen Kraepelin und der Psychoanalyse nie zu einem wissenschaftlichen Dialog gekommen ist, war die feste, wenn auch kaum umfassend explizierte Verankerung Kraepelins in seinem naturalistischen
und, wenn die Wortneubildung erlaubt ist, »experimentalistischen« Weltbild. Dieses ließ ihn
heuristische Ansätze ablehnen und die eigenen
spekulativen, teilweise auch dogmatischen Anteile unterschätzen, ja verkennen.**

Kraepelins umfassende Anwendung der wissenschaftlich auf sehr tönernen Füßen stehenden De-
generationslehre ist dafür ein aussagekräftiges Beispiel (Kraepelin 1908).

Dabei wäre ein kritischer Abgleich mit der Psychoanalyse durchaus auch zu Kraepelins Zeit von
hohem Interesse gewesen. Denn es gibt sehr wohl

Parallelen, wenn auch vorwiegend formale und weniger inhaltliche:

- Freud und Kraepelin ging es um die **Struktur des Seelischen**, Freud vorwiegend unter entwicklungspsychologischer und deutender, Kraepelin vorwiegend unter experimentalpsychologischer und deskriptiver Perspektive. Aber auch Kraepelin betrieb keineswegs nur eine bloße Deskription seelischer Funktionen und ihrer Störungen, sondern postulierte eine komplexe **hierarchische** Ordnung.[9]
- Beide vertraten ein **Krankheitsmodell**: Das eine, psychoanalytische, verstand seelische Krankheit als Ausdruck gravierender und anderweitig nicht gelöster Konflikte (was bekanntlich aus der Sicht Freuds einen signifikanten neurobiologischen oder allgemein somatischen Einfluss keineswegs ausschloß), das andere, das Kraepelinsche, war dem Naturalismus und insoweit einem klassischen medizinischen Modell verpflichtet.
- In Sachen **Therapiemethode** sind keine Gemeinsamkeiten erkennbar: Erkennung und Überwindung alter, aber wirkmächtiger unbewusster Konflikte durch Deutung einerseits, Krankenhausbehandlung einschließlich psychopharmakologischer (»biologischer«) Therapien, Ablenkung und Beschäftigung sowie die Bemühung um Rehabilitation andererseits. Freilich hinkt dieser Vergleich in Anbetracht der offenkundig drastisch unterschiedlichen Patientengruppen einer psychoanalytischen Praxis und einer psychiatrischen Akutklinik.
- Mit Blick auf die **Ausweitung ihres Erkenntnisanspruchs** auf Bereiche deutlich außerhalb des psychiatrisch-psychotherapeutischen Handelns hingegen ergeben sich wiederum Parallelen: Auf die diesbezügliche problematische Tendenz bei Kraepelin wurde oben eingegangen. Aber auch Freud beschrieb und deutete kulturelle, künstlerische und religiöse Phänomene aus psychoanalytischer Sicht, auch er entwarf ein allgemeines – und nicht etwa nur psychiatrisch anzuwendendes – »Menschenbild«.

Festzuhalten bleibt nichtsdestotrotz, dass ein Dialog zwischen Kraepelin und der Psychoanalyse, so viel versprechend er aus der späteren wissenschaftshistorischen Perspektive auch hätte sein mögen, nicht stattfand. Kraepelins Wissenschaftsmodell, von dessen »Modernität« er zutiefst überzeugt war und dessen Begrenztheit er kaum wahrnahm, erlaubte einen solchen Diskurs nicht.[10]

5.4 Resümee

Das zentrale Thema dieser Arbeit, die Ideologieanfälligkeit psychiatrischer Theoriebildung, bildet sich zusammenfassend in den Thesen der folgenden Übersicht ab.

Thesen zur Ideologieanfälligkeit psychiatrischer Theoriebildung

- Deutlich mehr als in jedem anderen medizinischen Fach sind wissenschaftstheoretische Überlegungen für die psychiatrische und psychotherapeutische Arbeit in Klinik, Ambulanz und Forschung nicht nur theoretisch interessant, sondern auch von entscheidender Bedeutung für die Praxis, insbesondere für Diagnostik und Therapieplanung
- Völlig unabhängig von der Frage, welches psychiatrische Krankheitsmodell vertreten wird, gilt, dass ein bewusst herbeigeführtes oder lediglich implizites Theoriedefizit (wie etwa bei Kraepelin) die Wahrscheinlichkeit der Entwicklung von unkritischen Überdehnungen, ja Dogmenbildungen erhöht. Diese wiederum bilden eine fruchtbare Grundlage für Streitschriften und Polemik, nicht aber für den

▼

---

9 Eine detaillierte Darstellung der »Allgemeinen Psychiatrie« Kraepelins findet sich in Hoff (1994; ▶ Kap. V.1.).

10 Dieser Beitrag hat das Problem vorwiegend aus der Perspektive Kraepelins beleuchtet. Die gleichsam umgekehrte (und ebenso interessante) Sichtweise – Freuds Wissenschaftsmodell und seine Auswirkungen – würde eine eigene Darstellung erfordern.

wissenschaftlichen Diskurs. Das Verhältnis Emil Kraepelins zur Psychoanalyse ist dafür ein besonders aussagekräftiges Beispiel, aber beileibe nicht das Einzige

- Selbst wenn dies akzeptiert wird, kann die bloße Übernahme von externen wissenschaftstheoretischen Modellen, etwa aus dem Bereich der Neurobiologie oder der Sozialwissenschaften, für die Psychiatrie zu Beginn des 21. Jh. nicht ausreichend sein. Immerhin ist sie eine von verschiedenen Seiten her angefochtene Wissenschaft und sollte sich daher nicht nur abgrenzen oder anpassen, sondern einen aktiven und kritischen Beitrag zur wissenschaftstheoretischen Debatte um den Status des Psychischen – sei es gesund oder erkrankt – leisten
- Ein solcher aktiver und kritischer Beitrag könnte im Kontext eines erweiterten Psychopathologieverständnisses erarbeitet werden: Versteht man nämlich Psychopathologie nicht als bloße Addition von operationalisiert erfassten Einzelsymptomen und auch nicht als Datenzulieferin für die naturwissenschaftlichen Grundlagenfächer, sondern weist man ihr im Sinne einer mindestens methodenbewussten, besser noch identitätsstiftenden Klammer zentrale Funktionen für die weitere Entwicklung der Psychiatrie in Forschung und Praxis zu, so wird sie schon allein aufgrund ihrer Verankerung in der psychiatrischen Ideengeschichte einiges dazu beitragen können, in Zukunft dogmatische Engführungen psychiatrischer Begriffe zu vermeiden. Dies wird mit hoher Wahrscheinlichkeit für die psychiatrische Forschung, auf jeden Fall aber für die untersuchten und behandelten Patientinnen und Patienten außerordentlich nützlich sein

Literatur

American Psychiatric Association (APA) (2000) Diagnostic and statistical manual of mental disorders, 4th edn, text revision (DSM-IV-TR). APA, Washington/DC; dt.: Saß H, Wittchen H-U, Zaudig M, Houben I (2003) (Deutsche Bearbeitung und Einführung) Diagnostisches und Statistisches Manual Psychischer Störungen – Textrevision – (DSM-IV-TR). Hogrefe, Göttingen Bern Toronto Seattle

Berrios GE, Hauser R (1988) The early development of Kraepelin's ideas on classification: a conceptual history. Psychol Med 18: 813–821

Burgmair W, Engström EJ, Hoff P, Weber MM (Hrsg) (2001) Emil Kraepelin, Bd. II: Kriminologische und forensische Schriften. belleville, München

Churchland PS (1986) Neurophilosophy: towards a unified theory of the mind-brain. MIT, Cambridge

Engstrom EJ, Weber MM, Hoff P (1999) (Hrsg) Knowledge and power: perspectives in the history of psychiatry. VWB, Berlin

Griesinger W (1861) Die Pathologie und Therapie der psychischen Krankheiten, 2., umgearb. und sehr vermehrte Auflage. Krabbe, Stuttgart

Hirschmüller A (1991) Freuds Begegnung mit der Psychiatrie. Von der Hirnmythologie zur Neurosenlehre. Edition Diskord, Tübingen

Hoff P (1990) Transcendental philosophy and its relevance to the foundations of psychopathology. In: Spitzer M, Maher BA (Hrsg) Philosophy and psychopathology. Springer, Berlin Heidelberg New York, S 211–220

Hoff P (1994) Emil Kraepelin und die Psychiatrie als klinische Wissenschaft. Ein Beitrag zum Selbstverständnis psychiatrischer Forschung. Monographien aus dem Gesamtgebiete der Psychiatrie, Bd. 73. Springer, Berlin Heidelberg New York

Hoff P (1998) Emil Kraepelin and forensic psychiatry. Int J Law Psychiatry 21: 343–353

Hoff P (2001) Wissenschaftstheoretische Grundannahmen im Werk Emil Kraepelins – Mit Blick auf Eugen Bleuler. In: Hell D, Scharfetter C, Möller A (Hrsg) Eugen Bleuler, Leben und Werk. Huber, Bern, S 113–131

Hoff P (2005) Warum noch Psychopathologie? In: Schneider F (Hrsg) Entwicklungen der Psychiatrie. Springer, Berlin Heidelberg New York(im Druck)

Hoff P, Hippius H (2001) Wilhelm Griesinger (1817–1868) – Sein Psychiatrieverständnis aus historischer und aktueller Perspektive. Nervenarzt 72: 885–892

Hoff P, Weber MM (2001) Therapie als Strafe? Emil Kraepelin und die forensische Psychiatrie heute. In: Weber MM, Holsboer F, Hoff P, Ploog D, Hippius H (Hrsg)

Emil Kraepelin, Bd. II: Kriminologische und forensische Schriften. belleville, München, S 390–405

Janzarik W (1979) Psychopathologie als Grundlagenwissenschaft. Enke, Stuttgart

Jaspers K (1913) Allgemeine Psychopathologie. Springer, Berlin

Kolle K (1957) Kraepelin und Freud. Thieme, Stuttgart

Kraepelin E (1880) Die Abschaffung des Strafmaßes. Ein Vorschlag zur Reform der heutigen Rechtspflege. Enke, Stuttgart

Kraepelin E (1907) Das Verbrechen als soziale Krankheit. Monatsschr Kriminalpsychol Strafrechtsref 3: 257–279

Kraepelin E (1908) Zur Entartungsfrage. Centralbl Nervenheilkd (Neue Folge) 19: 745–751

Kraepelin E (1909) Psychiatrie. Ein Lehrbuch für Studierende und Ärzte, 8. vollständig umgearb. Auflage, Bd. 1. Barth, Leipzig

Kraepelin E (1918) Hundert Jahre Psychiatrie. Ein Beitrag zur Geschichte menschlicher Gesittung. Springer, Berlin

Kraepelin E (1920) Die Erscheinungsformen des Irreseins. Z Ges Neurol Psychiatr 62: 1–29

Miller NS, Katz JL (1989) The neurological legacy of psychoanalysis: Freud as a neurologist. Compr Psychiatry 30: 128–134

Möller A, Hell D (2001) Eugen Bleuler als forensischer Psychiater. In: Hell D, Scharfetter C, Möller A (Hrsg) Eugen Bleuler – Leben und Werk. Huber, Bern, S 140–148

Rössler W, Hoff P (2005) (Hrsg) Psychiatrie zwischen Autonomie und Zwang. Springer, Berlin Heidelberg New York

Spitzer M (1990) Kant on schizophrenia. In: Spitzer M, Maher BA (Hrsg) Philosophy and psychopathology. Springer, Berlin Heidelberg New York, S 44–58

Sulloway FJ (1983) Freud, biologist of the mind: beyond the psychoanalytic legend. Basic Books, New York

Weber MM (1991) Ein Forschungsinstitut für Psychiatrie. Die Entwicklung der Deutschen Forschungsanstalt für Psychiatrie, München 1917–1945. Sudhoffs Arch 75: 74–89

World Health Organisation (WHO) (1991) Tenth revision of the international classification of diseases, Chapter V (F): mental and behavioural disorders (including disorders of psychological development). Clinical descriptions and diagnostic guidelines. WHO, Geneva; dt.: Dilling H, Mombour W, Schmidt M H (Hrsg) (1991) Internationale Klassifikation psychischer Störungen. ICD-10 Kapitel V (F) Klinisch-Diagnostische Leitlinien. ICD-10. Huber, Bern Göttingen Toronto

Wyrsch J (1956) Über die Bedeutung von Freud und Kraepelin für die Psychiatrie. Nervenarzt 12: 529–535

Modelle seelischer Krankheit

Entwicklung des Hysteriekonzeptes

S. Mentzos

Die Psychoanalyse ist bei dem erfolgreichen Bemühen, die Hysterie zu verstehen und zu behandeln, entstanden; das Umgekehrte trifft aber nicht zu: Die Bezeichnung Hysterie und die Phänomene, die hysterisch genannt werden, hat es nämlich sehr lange vor der Psychoanalyse gegeben. Damit meine ich nicht nur die bekannte Tatsache, dass hysterische Erscheinungen schon 2000 Jahre vor Christi Geburt in altägyptischen Papyren beschrieben wurden, dass sowohl Plato als auch Hippokrates dieselben Phänomene kannten, und dass Letzterer sogar die altägyptische ätiologische Hypothese über eine bei der Hysterie »wandernde Gebärmutter« übernommen hatte. Ich meine auch nicht nur die mittelalterliche Auffassung, hysterische Phänomene seien der Beweis für eine Besessenheit der Frau durch den Teufel und auch nicht nur die gynäkologischen Theorien und Behandlungen der Hysterie im 18. Jh. oder die Konzeptualisierungen der hysterischen Erscheinungen als neurologische Störung im 19. Jh. Was uns hier darüber hinaus beschäftigen wird, ist die Tatsache, dass die Hysterie auch in der naturwissenschaftlich orientierten Psychiatrie des 19. Jh. als eine rein **psychiatrische** Erkrankung lange vor Freud diagnostiziert wurde.

6.1   Hysteriebegriff und -diagnose

Man muss sich also vergegenwärtigen, dass in der Psychiatrie der zweiten Hälfte des 19. Jh., also lange vor der revolutionären Veröffentlichung von Sigmund Freud, die Diagnose »Hysterie« häufig gestellt wurde und zwar offenbar gerade wegen der auffälligen Zunahme von »Erkrankungsfällen«, die man nicht anders einzuordnen wusste. Zwar hat Freud (zunächst zusammen mit Josef Breuer) ab 1893, 1895 und danach diesem Terminus und dieser Diagnose eine ganz andere Bedeutung gegeben und sie erst jetzt als eine rein psychische Erkrankung (wenn auch mit körperlichen Symptomen) konzeptualisiert. Die »Karriere« der Hysterie innerhalb der Psychiatrie hatte jedoch zu diesem Zeitpunkt fast schon ihren Zenit erreicht. Sie war davor und danach freilich weiterhin, als eine im Wesentlichen biologische, konstitutionelle, degenerative Erkrankung verstanden worden. Immerhin wurde zu Beginn des 20. Jh. diese (psychiatrische) Hysterie, offenbar auch unter dem Einfluss der Psychoanalyse, häufiger als »psychogene« Erkrankung bezeichnet und in den Kapiteln psychiatrischer Lehrbücher über die psychischen **abnormen Reaktionen** eingeordnet. Von Verdrängung im Sinne Freuds, vom intrapsychischen Konflikt, von einer Darstellung des Psychischen in einer Körpersprache, geschweige von ödipaler Problematik usw. wurde allerdings in diesen Lehrbüchern wenig und, wenn überhaupt, eben nur Kritisches vermerkt. Auch Eugen Bleuler (▸ Kap. 3), der sich immerhin eine lange Zeit mit der Psychoanalyse solidarisierte und sicher auch die psychoanalytische Theorie kannte, schilderte zwar deskriptiv die Hysterie, indem er die verschiedenen hysterischen Phänomene präzise beschrieb, verlor aber nur relativ selten ein Wort über die Psychodynamik.

Im weiteren Verlauf wurde nun die Hysterie in psychiatrischen Arbeiten und in psychiatrischen Lehrbüchern immer seltener und kürzer erwähnt, um dann schließlich endgültig zu verschwinden! Dies war zwar schon Anfang des 20. Jh. als Forderung zu hören gewesen (»weg mit dem Namen und dem Begriff der Hysterie«; nach Gaupp 1911, zit. nach Kranz 1953, S. 223). Erfüllt wurde diese Forderung aber erst in den 1980er-Jahren im Rahmen des Siegeszugs der neuen klassifikatorischen Systeme [»Diagnostic and Statistical Manual of Mental Disorders (DSM)-IV« und »International Classification of Diseases (ICD)-10«], bei denen bekanntlich die Termini Hysterie und hysterisch fast gänzlich gestrichen sind oder, wenn überhaupt, nur in erläuternden Kommentaren auftauchten. Dieser Untergang des Hysteriebegriffes in der Psychiatrie lief fast zeitlich parallel zu der Krise des Hysteriebegriffes in der Psychoanalyse, eine Krise aber, die freilich bei der Psychoanalyse einen ganz anderen Inhalt und eine andere Bedeutung hatte.

6.2 Hintergründe des Aufstiegs und des Untergangs des Hysteriebegriffes in der Psychiatrie

Hysterie als Symptomenkomplex

Für den Leser der heutigen psychiatrischen Literatur ist es schwer vorstellbar, dass noch vor nur wenig mehr als 100 Jahren, also am Ende des 19. Jh. Diagnostik, Ätiologie und Therapie einer nosologisch, also als Krankheitseinheit konzipierten, »Hysterie« in verschiedenen Zeitschriftenbeiträgen, aber auch in speziellen Kapiteln der damaligen Lehrbücher, sehr häufig und sehr umfangreich dargestellt wurden. Die psychiatrische Welt war zu jener Zeit »noch aufs stärkste beeindruckt von den großartigen Schilderungen, die Charcot, Janet, Bernheim, Babinski u. a. von der »Grande Hystérie« gaben, wie Ersterer sie etwa an der Salpêtrière beobachtete, studierte und, wenn man dies auch nicht beabsichtigte, regelrecht »züchtete« (Kranz 1953, S. 223).

Die Heterogenität der verschiedenen hysterischen Phänomene, die später, also in den 80er-Jahren des 20. Jh. zur endgültigen Auflösung des Hysteriekonzeptes in der Psychiatrie führte, schien damals die Psychiater nicht sonderlich zu stören.

> **❶ Die Symptome, deren Zusammentreffen zu der Diagnose einer »Hysterie« führten, waren tatsächlich recht unterschiedlich und heterogen.**

Die psychischen und die körperlichen, hysterischen Symptome, z. B. eine Kontraktur und ein Dämmerzustand, scheinen zunächst keine direkte Zusammengehörigkeit zu haben. Dennoch kann man einen brauchbaren Begriff nur auf alle die genannten Symptomenkomplexe zusammen aufbauen, denn sie werden durch gleiche Reaktionen bei gleich disponierten Leuten erzeugt… (Bleuler 1949, S. 375).

Die dann im Lehrbuch von Bleuler (1949) folgende Aufzählung von körperlichen und psychischen Symptomen bei der Hysterie unterschei-

det sich nicht wesentlich von den früheren, um die Jahrhundertwende herrschenden Konstruktionen, wie sie z. B. im »Handbuch für Ärzte und Juristen« von Burgl (1912) wiedergegeben wurden. Dies entsprach der alltäglichen und auch der forensischen Praxis. So berichtet Lamott über das Gerichtsgutachten des Nervenarztes Dr. Cohn im Fall der wegen Mordes angeklagten Hedwig Müller, bei der die Diagnose Hysterie gestellt wurde, Folgendes:

Die Angeklagte weist »alle somatischen Zeichen einer hysterischen Erkrankung auf, die auch in den Lehrbüchern der Zeit zu finden sind: Zittern und Ohnmachtsanfälle, sensorische Störungen, wie eine halbseitige Herabsetzung der Empfindung, eine so genannte Hemianästhesie und als altbekanntes, wichtigstes Zeichen die »hysterische Kugel« oder den »Globus hystericus«. Dieses Phänomen gilt als die häufigste Art der Äußerung von Gemütsbewegungen bei den Hysterischen. Ebenso weit verbreitet ist die Vorstellung eines »schwankenden Charakterbildes« des im Gutachten erwähnten »hysterischen Charakters« der Angeklagten. Vor diesem Hintergrund werden die abnormen Bewusstseinszustände – von den Erinnerungslücken über das »eingeengte Bewusstsein« bis zum »hysterischen Dämmerzustand« – als »objektive« Zeichen einer schweren Hysterie gewertet… (Lamott 2001, S. 49).

Solche klinischen Bilder und solche Diagnosen waren offensichtlich am Ende des 19. und zu Beginn des 20. Jh. psychiatrischer Alltag und zwar im Gegensatz zu der Situation vor und nach dieser Periode, also in der ersten Hälfte des 19. und in der zweiten Hälfte des 20. Jh. Womit hing nun dieser damalige »Boom« der Hysterie zusammen?

Bevor wir uns dieser Frage zuwenden, scheint es erforderlich, wenigstens mit einigen kurzen Ausführungen, an die damaligen psychiatrischen Auffassungen zur Ätiologie und Pathogenese der Hysterie zu erinnern.

»Aufkommen« der Hysterie am Ende des 19. Jahrhunderts

Horn meint, die Auffassungen über die Hysterie waren,

… nicht weit von der ursprünglichen, antiken Auffassung entfernt. Noch immer haftete ihr [der Hysterie] der Nimbus des Weiblichen und – pejorativ – des Weibischen an... Der genuine Beitrag des 19. Jh. zu diesem Konzept stand unter dem Einfluss rationalistischer und organmedizinischer Krankheitsauffassungen, in der Tradition Esquirols und Griesingers. Dieser Beitrag wurde durch Charcot in der Theorie zusammengefasst, dass auch die Hysterie ein materielles, wenngleich bis dahin nicht fassbares Substrat im Gehirn habe. Dabei sollten einerseits die Prädisposition im Sinne der Heredität und »degenerescence«, andererseits die traumatische Auslösung mit der hypothetisch vermuteten Einengung des Bewusstseinsfeldes eine Rolle spielen (Horn 1996, S. 211).

Man sollte zwar nicht übersehen, dass trotz dieses herrschenden naturwissenschaftlichen Einflusses man angefangen hatte, die Möglichkeit einer Psychogenität zumindest in Erwägung zu ziehen, d. h. sich vorzustellen, dass körperliche Krankheiten, wenigstens teilweise auch auf rein Seelisches zurückgeführt werden könnten. Und trotzdem wurde dieses »Psychogene« wiederum ebenfalls mehr als biologisch vorgegeben, also als eine konstitutionelle Störung (z. B. Psychasthenie bei Janet) und viel weniger als eine psychische Reaktion eines vorher »Normalen« gesehen. Außerdem haftete der Psychogenität, speziell im Fall der Hysterie, weiterhin etwas von dem schon oben erwähnten »schwachen« Weibischen an. Horn (1996, S. 212) vermutet, dass es deswegen dem elsässischen Patrioten Charcot wichtig war, die Hysterie bei einem preußischen Kürassier diagnostizieren zu können, also den Nachweis von »weibischer Schwäche«, bei einem preußischen Offizier erbracht zu haben.

Erst 30 Jahre später, nach dem Massenexperiment des 1. Weltkriegs, konnte man beginnen, anders zu denken. Erst 1919 schrieb Max Meyer:

Die Kriegserfahrungen haben uns gelehrt, dass auch bei Personen, die wir als in jeder Beziehung völlig gesund vor dem Krieg zu erachten hatten, die Bereitschaft zu einer hysterischen Reaktion unter besonderen Einflüssen vorausgesetzt werden kann (zit. bei Horn 1996, S. 213).

Im gleichen Jahr fasste Embden diese Erfahrungen in einem Satz zusammen:

Jeder Mensch ist hysteriefähig (zit. bei Horn 1996, S. 213).

Obwohl also schon seit dem 17. Jh. bekannt war, dass hysterische Erscheinungen auch bei Männern auftreten können, und obwohl um die Jahrhundertwende gelegentlich Hysterie auch bei Männern diagnostiziert wurde, herrschte trotzdem zum Beginn des 20. Jh. weiterhin unter den Psychiatern die Meinung, dass Hysterie eigentlich eine Erkrankung der Frauen sei. Gerade dieses Stereotyp scheint eine große Rolle bei der Ausbreitung und der engagierten Beschäftigung mit der Hysterie im ausgehenden 19. Jh. gespielt zu haben. Dies muss erläutert werden.

❶ **Psychische Störungen lassen sich auf zwei Dimensionen untersuchen, eine individualpsychologische und eine sozialpsychologische. So auch die Hysterie.**

Unser Wissen über das Individualpsychologische ist eine wichtige Voraussetzung für das Verständnis der inneren Dynamik, die aber immer in Verbindung auch mit dem psychosozialen Feld/zweite Dimension) betrachtet werden muss.

Lamott (2001) stellt nun in ihrem Buch »Die vermessene Frau« – vom Sozialpsychologischen her – die Hypothese auf, dass die europäische Gesellschaft des ausgehenden 19. Jh. auf die drohende Aufhebung der Geschlechtdifferenz nicht nur mit der Sublimierung in der Kunst, mit der Formalisierung im Strafrecht, mit der Ästhetisierung in der Literatur, sondern auch mit der Rationalisierung in der Medizin reagiert hat. Im Rahmen des Letzteren kam dem Konstrukt der Hysterie die Funktion eines Auffangbeckens zu: Die durch den Verlust vertrauter Weiblichkeitsbilder ausgelöste Verstörung wurde kodifiziert und hatte fortan einen Namen, Hysterie.

Diese These ist wahrscheinlich zu stark pointiert und als einzige Erklärung für das »Aufkommen« der Hysterie am Ende des 19. Jh. nicht ausreichend. Sie ist jedoch in der Lage, einen großen Anteil der relevanten »Daten« (s. auch weiter unten) verständlich zu machen. Die Hysterie hat es freilich immer schon, also auch vor diesem Zeitpunkt gegeben. Nur kam offenbar dieses oben erwähnte Stereotyp (die »weibliche« Schwäche bei der Hysterie) dem Bedürfnis der Männer nach Abgrenzung ihres eigenen Selbstbildes von demjenigen der Frauen entgegen. Eine weitere Erläuterung und Ergänzung erscheint mir – auch noch auf der sozialpsychologischen Dimension – erforderlich:

> ❶ Die Hysterie der Frau wurde nicht nur von den Männern konstruiert und »gepflegt«, wie man vielleicht Lamott missinterpretieren könnte. Sie wurde auch von den Frauen selbst als Ausdrucksmittel in einer zu jener Zeit stärker bewusst gewordenen Notlage aufgegriffen.

Zu Beginn des Aufkommens der Emanzipation der Frau erwies sich die (sicher immer schon davor existierende) Hysterie als eine »gelungene«, sowohl versteckte als auch stark dramatische Ausdrucksgebung des Leidens des »noch schwächeren« und noch unterdrückten Geschlechts.

Soweit zu dieser mir notwendig erscheinenden Ergänzung des Konzeptes von Lamott.

»Psychogene« und/oder »abnorme Reaktionen« als Alternativbegriffe

Nun hat es aber während und nach dem 1. Weltkrieg Veränderungen im psychiatrischen Denken über die Hysterie gegeben, die die oben skizzierte Hauptthese von Lamott unterstützen:

Der Erste Weltkrieg und die dabei massenhaft aufgetretenen »Nervenzusammenbrüche« mit hysterischer Symptomatik bei den Kriegsteilnehmern führte zu einer rasch eingetretenen Änderung des Gesamtbildes, zu einer Verkomplizierung und zum Teil auch zu Ratlosigkeit der Vertreter der alten, psychiatrischen Auffassungen. Sowohl Soldaten als auch Angehörige des Offizierskorps wurden von dieser »Erkrankung« erfasst:

Sie konnten sich nicht mehr koordiniert bewegen, sie litten an Lähmungserscheinungen, sie schüttelten und zitterten mit dem Kopf und Extremitäten, sie waren ertaubt, nässten ein, wanden sich in Weinkrämpfen wie kleine Kinder, sie krampften in schweren Anfällen (Roth 1987, zit. bei Lamott 2001, S. 251).

»Ob in diagnostischen Kategorien, wie »Neurasthenie«, »traumatische Neurose«, »Kriegsneuro-

se« oder »Kriegshysterie« gefasst, die Symptome des männlichen Zusammenbruchs nahmen so zu, dass die Militärs eine »gefährliche Destabilisierung von Front und Heimat« befürchteten (Lamott 2001, S. 121).

Nachdem alle möglichen Hypothesen über eine organische, somatische Ätiologie und Pathogenese durch die erhobenen Befunde verworfen werden mussten, wurde es immer deutlicher, dass es sich um psychogene Störungen handelt, die in der Nähe des Hysterischen liegen. Dies war jedoch sehr problematisch: Die Grenzen zwischen Krankheit und unerwünschtem Verhalten wurden zunehmend verwischt. Der dem Hysterischen anhaftende Beigeschmack des schwächlich Weibischen durfte nicht ohne weiteres mit der diagnostischen Etikettierung einer hysterischen Symptomatik versehen werden, gerade bei denjenigen Männern, die als Krieger und Kämpfer besonders männlich und tapfer sein sollten. In Anbetracht dieses Dilemmas, meint Lamott (2001, S. 123 ff.), seien nunmehr keine ärztlichen Anwälte der Tausende von »Zittereren« gebraucht, sondern medizinische Techniker, wie die Psychiater Hoche, Nonne oder Stransky, die versprachen, das alte Männerideal wieder aufzurichten und die nervös gewordenen Soldaten kriegstauglich zu machen (Lamott 2001, S. 123). Zwar galt die Kriegshysterie als hysterisches Leiden, dennoch nicht im Sinne einer tatsächlichen Krankheit, sondern als eine normale beherrschbare, willens- und wunschabhängige Reaktion. Die therapeutischen Konsequenzen waren entsprechend: »Nerven stählende« Maßnahmen, wie Elektroschocks oder Frontbewährung, lagen näher als beruhigende Bäder, die lediglich pathogenen Rückzugswünschen entgegen kamen. Die Therapien waren nicht auf Heilung ausgerichtet, sondern auf die Herstellung der Kriegstüchtigkeit (Lamott 2001, S. 127).

Diese aus »pragmatischen« Gründen erfolgte zusätzliche Diskreditierung der Hysterie hat sicher, zusammen mit einigen anderen Faktoren, dazu beigetragen, dass man den Terminus im Laufe der ersten Hälfte des 20. Jh. in wissenschaftlichen psychiatrischen Beiträgen immer seltener benutzte. Im Gegensatz also zu der zunehmenden Wichtigkeit und Zentralität der Hysterie in der psychoanalytischen Theorie und Praxis (freilich auf einem ganz anderen psychogenetischen und psychodynamischen Hintergrund; ▶ Abschn. 6.4) ist die Entwicklung in der Psychiatrie eine rückläufige gewesen. Kurt Schneider stellt 1950 fest, »die Hysterie werde nur noch da und dort in besonderem Gehege gepflegt!« (zit. nach Kranz, S. 223). »Hysterie« und »hysterisch« gehörten weniger zum psychiatrischen Sprachgebrauch. Dies heißt nicht, dass die darunter früher verstandenen und mit diesem Wort erfassten Phänomene verschwunden wären. Auch wenn die eindrucksvollen hysterischen Bilder der Jahrhundertwende im westeuropäischen und nordamerikanischen Raum seltener oder durch andere »diskretere« Formen ersetzt worden sind – während sie in den Mittelmeerländern, in Russland, Israel und eigentlich sonst auf der ganzen Welt weiterhin keine Seltenheit darstellten – so kann man insgesamt nicht von einem tatsächlichen Schwund der Hysterie sprechen. Die Phänomene existierten also weiterhin, sie wurden jedoch innerhalb der Psychiatrie mit anderem Namen und in anderen Kategorien beschrieben, vorwiegend als »psychogene« und/oder »abnorme Reaktionen«. Eine Ausnahme bildeten psychiatrische Lehrbücher und sonstige Beiträge, die unter einem starken psychoanalytischen Einfluss standen und dies war – so merkwürdig dies uns heute auch erscheinen mag – in den USA der Fall bis in die 1960er-Jahre hinein. Noch 1959 enthält z. B. das »American Handbook of Psychiatry« von Sylvano Arieti ein besonderes Kapitel über »Hysterie«; ein ausgezeichneter Beitrag übrigens von Abse, der sozusagen in die Geschichte der amerikanischen Psychiatrie als ein wertvoller Text eingegangen ist.

Auflösung der Hysterie als nosologische Kategorie

Dann kam aber auch in den USA – und gerade dort – die große »Wende«.

Umso intensiver und schneller erfolgte nämlich hier, nach 1970, die Auflösung der Hysterie als nosologische Kategorie. Der Grund für diesen zunehmenden Abbau des Hysteriekonzeptes innerhalb der Psychiatrie war nicht nur die Tatsache, dass im allgemeinen Sprachgebrauch das Wort »hysterisch« oft gleichsam als Schimpfwort im pejorativen Sinne benutzt wurde, und es lag nicht nur an der sehr schlechten Reliabilität, also Überein-

stimmung der Diagnose bei verschiedenen Untersuchern, und schließlich auch nicht nur in der deskriptiven Inhomogenität der Fülle der früher hysterisch genannten Phänomene (von hysterischen Konversionslähmungen und Pseudoblindheiten bis zu der Theatralik und Demonstration von hysterischen Charakteren). Ich glaube, dass ein wichtiger Grund für diesen Abbau der Position der Hysterie in der Psychiatrie eine abweisende Reaktion der Psychiater gegen die psychoanalytische Konzeptualisierung des Begriffes war, und zwar wegen der in diesem Konzept enthaltenen und den Psychiatern recht hypothetisch erscheinenden metapsychologischen Theorien.

❶ Und gerade, weil das Wort »Hysterie« zunehmend auch von gebildeten Laien mit psychoanalytischen Annahmen und Konstrukten in Zusammenhang gebracht wurde (viele hatten ja inzwischen »ihren Freud gelesen«!), wollten die Psychiater offensichtlich nicht mehr damit in Verbindung stehen. Sie distanzierten sich weit gehend von der psychogenetischen Annahme der Psychoanalyse über die Bedeutung von intrapsychischen Konflikten, insbesondere auch von ödipalen Konflikten bei der Entstehung hysterischer Störungen.

6.3 Problematik der Beziehung zwischen Psychiatrie und Psychoanalyse

Bally (1963) hat in einem sehr differenzierten und detaillierten Beitrag versucht, die Gründe für die problematische (zeitweise auch fast feindliche) Beziehung zwischen Psychiatrie und Psychoanalyse innerhalb des deutschsprachigen Raums im 20. Jh. zu analysieren. Viele seiner Überlegungen und Feststellungen dürften freilich auch mit an erster Stelle für ein besseres Verständnis des Dissens und der gelegentlich eindeutigen beiderseitigen Geringschätzung für die Ansicht der anderen Seite in Bezug auf die Hysterie nützlich sein. Zwar sei die Psychiatrie des 20. Jh., meint Bally, in mannigfacher Weise von der Psychoanalyse und den aus ihr hervor gegangenen Richtungen beeinflusst worden, zu einem anderen Teil aber habe die Psychiatrie mit dem in ihr entwickelten Denken und Anschauungsinhalten die psychoanalytischen Befunde zu entkräften versucht, »aber selbst diese ablehnende Haltung konnte sich dem ‚feindlichen' Einfluss nicht verschließen« (1963, S. 274).

Dass die Psychiatrie weder den Befunden der Psychoanalyse ausweichen, noch ihre Lehren assimilieren konnte, hängt mit der Tatsache zusammen, dass sich die Psychoanalyse in einem anderen kommunikativen Bereich bewegt als die naturwissenschaftlich fundierte Medizin und mit ihr die Psychiatrie (Bally 1963, S. 275).

Als nun Ende der 1970er-Jahre die neuen klassifikatorischen und diagnostischen Systeme mit der von ihnen verlangten Operationalisierung der einzelnen Kategorien vor der Frage standen, ob die Hysterie überhaupt zu operationalisieren sei, und zu dem Ergebnis gelangten, dass dies nicht der Fall sei, war es mit der psychiatrischen Hysterie geschehen.

❗ Dass die Operationalisierung auf einer rein deskriptiven Ebene nicht möglich ist, war übrigens schon vorauszusehen und so kam es mit der Einführung von DSM-III und besonders DM-IV und ICD-10 zu einer offiziellen Abschaffung der diagnostischen Kategorien Hysterie und hysterisch.

Hoffmann hat in verschiedenen, ins Detail gehenden Beiträgen die Art, in der die »Konkursmasse« der »verstorbenen« Hysterie verwaltet wurde, bzw. welche dann ihre Erben wurden, beschrieben (Hoffmann, z. B. 2001).

Die »Verwalter der Konkursmasse« der ehemaligen Hysterie sind so vorgegangen: Die frühere hysterische Symptomneurose wurde innerhalb des ICD-10 in die dissoziativen Phänomene (Fugue, multiple Persönlichkeitsstörung, dissoziative Amnesie usw.) und in die Konversionsstörungen (mit den Subtypen der motorischen Symptome und Defizite bzw. der sensorischen Symptome und Defizite, mit Anfällen oder Krampfanfällen oder mit gemischten Darbietungen) aufgeteilt.

Die frühere hysterische Charakterneurose wurde in »histrionische Persönlichkeitsstörung« umbenannt. Dabei kam es übrigens zu einer »Panne«, die bis jetzt noch nicht von dem Schöpfer des neuen Terminus realisiert wurde: Histrionisch geht auf Histrione zurück (der lebhaft sich auf der Bühne gebärdende Schauspieler im alten Rom). Das lateinische Wort »histrion« aber leitet sich aus dem griechischen »oistros« (die Brunst) her, gerade also aus dem gleichen Wurzelstamm, aus dem die Medizin schon lange zuvor das Wort Östrogen entlehnt hat! Somit war man wiederum unbeabsichtigt bei der Sexualität der Frau angelangt; gerade dies aber hatte man mit der Abschaffung der Termini Hysterie und hysterisch vermeiden wollen.

Jedoch unabhängig davon werden DSM und ICD zunehmend aus vielen anderen Gründen kritisiert.

Viele psychoanalytisch orientierte Autoren haben nämlich in der letzten Zeit auf die Unzulänglichkeit von DSM und ICD, psychische Störungen adäquat zu erfassen, aufmerksam gemacht. Sie haben insbesondere darauf hingewiesen, dass durch die Vernachlässigung der Psychodynamik ein erheblicher Mangel an Weitergabe von wichtigen und relevanten Informationen verursacht wird und – angefangen am Beispiel der neurotischen Depression –, direkt oder indirekt, die Wiedereinführung solcher altbewährten früheren Bezeichnungen angeregt. Ich beabsichtige hier nicht in ähnlicher Weise und in Bezug auf den nosologischen Begriff der Hysterie für die Wiederherstellung »der Krankheitseinheit« Hysterie zu plädieren, weil ich aus ganz anderen Gründen, die ich im nächsten Abschnitt, über die Krise des Hysteriebegriffes in der Psychoanalyse weiter erläutere, dies für sinnvoll halte. Die Durchsetzung aber des psychodynamischen Begriffes des **hysterischen Modus** (▶ Abschn. 6.5) der Konflikt- und Traumaverarbeitung erscheint mir viel wichtiger. Dabei könnte die deskriptive Einteilung, wie sie jetzt nach der Abschaffung der Hysterie praktiziert wird, beibehalten werden, allerdings unter der Voraussetzung, dass die Diagnose jeweils auch psychodynamisch und psychogenetisch »angereichert« sowie ergänzt und eigentlich erst dadurch valide und therapeutisch fruchtbar wird.

6.4 Psychoanalytisches Hysteriekonzept

Entstehung und Entwicklung

Wie schon gezeigt, war die überwiegende Mehrheit der naturwissenschaftlich orientierten Hochschulpsychiater des 19. Jh. überzeugt, dass die Hysterie eine organische Erkrankung sei. Auch einige wenige unter ihnen, die immerhin für jene Zeit erstaunliche Erfahrungen bezüglich der Beeinflussbarkeit der hysterischen Symptome mithilfe der Hypnose gemacht hatten, wie z. B. Charcot, waren ebenfalls von der konstitutionellen bzw. degenerativen Veranlagung bei der Hysterie überzeugt. Umso mehr muss man den Mut und die schöpferische Originalität Breuers und Freuds bewundern, als sie schon 1893 zu behaupten wagten, hysterische Symptome würden auf rein psychischen Prozesse beruhen. Ausführlicher und überzeugender konnte dann 1995 mit den »Studien über Hysterie« die revolutionäre wissenschaftliche Hypothese vorgetragen und mit klinischen Fällen belegt werden, nach der die hysterischen Patienten größtenteils an »Reminiszenzen« leiden würden! Die durch Verdrängung pathogen gewordenen Vorstellungen und insbesondere das Ausbleiben der Abreaktion der mit diesen Vorstellungen verbundenen Affekte, liegen – so Freud – der Entstehung der hysterischen Symptome zugrunde. Es ist vom heutigen Standpunkt aus nicht mit Sicherheit zu entscheiden, ob es glücklicher Zufall oder geschickte taktisch-strategische Überlegungen waren (vgl. Mentzos 1991), die Breuer und Freud dazu veranlasst haben, bei dieser ersten Darstellung ihrer Fälle an den schon vorher in der Psychiatrie akzeptierten Terminus der »traumatischen Hysterie« anzuknüpfen, obwohl sie wohl ein anderes, nämlich ein psychisches, und nicht das bloße körperliche Trauma meinten. Die psychiatrische Bezeichnung »traumatische Hysterie« basierte auf zahlreichen Beobachtungen bei Patienten, die nach einem Unfall oder anderer körperlicher Traumatisierung eine hysterische Symptomatik entwickelten. Dass dabei freilich nicht das somatische Trauma als solches, sondern die damit verbundenen Erlebnisse das Maßgebende gewesen sind, war offenbar den damaligen Psychiatern wenig geläufig.

Der weitere »Siegezug« des psychoanalytischen Hysteriekonzeptes bis etwa zu den 20er-Jahren des 20. Jh. lässt sich in drei Phasen einteilen und, wie folgt, kurz zusammenfassen.

In der ersten Phase wurde der Schritt von der somatotraumatischen zur psychotraumatischen Hysterie vollzogen. Nicht das körperliche Trauma, die somatische Verletzung als solche, sondern die damit verbundenen Erlebnisse, Vorstellungen und insbesondere die dazu gehörenden Affekte und ihre Verdrängung waren für die Entstehung der Symptomatik wichtig.

In der zweiten Phase gelangte Freud zu der Auffassung, dass unbewusste und »vergessene« psychische Ereignisse es waren, die die eigentliche pathogene Wirkung hatten, und nicht die Traumatisierung selbst. In der Analyse des konkreten Falls konnte er zeigen, dass es verdrängte Vorstellungen und Affekte sind, die ein pathogenes Potenzial von intrapsychischen Spannungen erzeugen, aus denen dann mithilfe der »Konversion« (Umwandlung seelischer Energie in körperliche Innervation) die recht unterschiedlichen hysterischen Symptome entstehen. Dennoch schon innerhalb dieser zweiten Phase konnte Freud sich zunehmend davon überzeugen, dass es sich bei dieser »Umwandlung« nicht so sehr um einen rein energetischen Vorgang, sondern viel mehr um eine symbolische Umsetzung in eine Körpersprache handelt.

In der dritten Phase (z. B. schon in Freud 1905) entdeckte Freud, dass es sich eigentlich nicht nur und nicht an erster Stelle um die Wirksamkeit einer zeitlich begrenzten Psychotraumatisierung und dem resultierenden Affektstau handelt, sondern um den durch die neurotische »Verarbeitung« dieser Traumatisierung entstandenen und intrapsychisch installierten Konflikt (und dies nicht nur bei der Hysterie, sondern bei allen neurotischen Störungen). Es ist der Gegensatz zwischen kontradiktorischen seelischen Tendenzen und nicht bloß die Zurückstellung des bei der Traumatisierung einmalig entstandenen Affektes, der den eigentlichen Grund für die dauerhafte intrapsychische Spannung abgibt und dadurch auch die dauerhafte Mobilisierung der Abwehr und die Entstehung der Symptomatik zur Folge hat. Erst in der Analyse und Differenzierung der Psychodynamik und Psychogenese dieses intrapsychischen Konfliktes kam Freud dann auch zu dem Konzept von »Es, Ich und Überich«. Somit hat er aus der ursprünglichen Beschäftigung mit den Folgen der Traumatisierung über die Fokussierung auf den Konflikt dann sein strukturelles Modell entwickelt.

Dieses Konzept hat zwar zum großen Teil seine Gültigkeit innerhalb der Psychoanalyse praktisch noch bis heute behalten. Die Krise der psychoanalytischen Theorie der Hysterie, auf die ich gleich kommen werde, bezog sich aber mehr auf den inhaltlichen Aspekt des Konfliktes.

> ❗ Freud und die meisten Psychoanalytiker gingen und gehen zum großen Teil auch heute davon aus, dass es sich dabei vorwiegend um sexuelle Konflikte, noch spezieller um eine ödipale Problematik handelt, dass also der bei der Hysterie dahinterstehende Konflikt fast immer ein ödipaler Konflikt sei, also einer der mit der ödipalen Konstellation, mit der Rivalität, mit der Kastrationsangst des Jungen und dem Penisneid des Mädchens usw. zusammenhänge.

Krise

Die Krise deutete sich zunächst in den 30er-Jahren an, als z. B. Wittels (1931) auf die Rolle von prägenitalen Fixierungen bei hysterischen Symptomen aufmerksam machte, oder später Marmor (1953) eine radikale Umformulierung wagte und die Behauptung aufstellte, der hysterische Charakter werde vorwiegend durch eine »orale« und erst in zweiter Linie durch eine genitale Fixierung verursacht. In den nächsten Jahren war man gezwungen, Patienten mit einer hysterisch anmutenden Symptomatik, bei denen es sich aber offensichtlich um schwere, frühe und nichtödipale Störungen gehandelt hat, anders – z. B. »hysteroid« (Easer und Lesser, 1965) – zu nennen. Oder man trennte eine besondere Form der »malignen« Hysterie (Zetzel, 1968) ab. Solche »Ausnahmefälle« wurden aber immer häufiger. Ich selbst habe 1980 eine Reihe von Patienten beschrieben, bei denen der ödipale Konflikt nicht im Vordergrund stand (sondern eine oral depressive oder eine narzisstische Selbstwertgefühlproblematik den Kern der Psychopathologie ausmachte), obwohl alle diese Patienten auf der phänomenalen Ebene eine konversionshysterische Symptomatik und/oder eindeutige hyste-

rische Charaktermerkmale und Verhaltensweisen aufwiesen. Einige Analytiker haben versucht, diese Schwierigkeit dadurch zu umgehen, dass sie ihre Patienten als »infantil hysterisch« beschrieben, in der Annahme, dass es sich dabei nicht um die eigentlichen hysterischen Patienten handele. Hoffmann (1979, S. 258) hat aber mit Recht diese Tendenz kritisiert, denn es waren gerade die Patienten mit der am meisten ausgeprägten hysterischen Symptomatik, die nicht hysterisch sein sollen und umgekehrt! Viele andere Analytiker versuchten das Problem dadurch zu lösen, dass sie den Begriff des Ödipalen erheblich »nach hinten« erweiterten: So haben besonders französische, aber auch britische Psychoanalytiker das Ödipale praktisch bis zum ersten Lebensjahr erweitert und somit auch frühere Konflikte als spezifisch hysterisch betrachtet.

> ❗ Diese zum Teil sehr wertvollen Beiträge, z. B. über die Bedeutung des Phallus als Symbol für die Ausfüllung von Lücken in der Selbstintegrität oder über die Relevanz einer forcierten Sexualisierung zur Abwehr und Vorbeugung eines psychotischen Zusammenbruchs, waren aber nicht in der Lage darüber hinwegzutäuschen, dass das eigentliche Problem, die eigentliche Frage nach dem Spezifischen der Hysterie dadurch nicht beantwortet werden konnte.

Denn die hier von diesen Autoren richtig herausgearbeiteten Konflikte werden zwar oft mit Mechanismen, die hysterisch genannt werden müssen, abgewehrt, vielfach werden sie aber auch durch die Mobilisierung ganz anderer Defensivmechanismen oder durch eine regressive Desintegration beantwortet. Dies gilt z. B. auch für den von Andre Green (1976) treffend herausgearbeiteten häufigen Konflikt zwischen dem Wunsch nach Erhalt der elterlichen Liebe einerseits und der innerhalb der sexuellen Erfahrung herzustellenden intensiven Bindung zu einem neuen Objekt. Dass die Sexualität der bevorzugte Bereich für die Artikulation dieses zentralen menschlichen Konfliktes sein kann und zwar deswegen, weil die Erfüllung des sexuellen Wunsches, die Verwirklichung des persönlichen Verlangens nach Vereinigung und gleichzeitig die Überwindung der Fixierung am elterlichen Objekt voraussetzt, steht sicher außer Frage. Dennoch, so meine ich, macht auch dieser, von Andre Green sehr gut geschilderte Konflikt nicht das Spezifikum der Hysterie aus, denn man findet ihn (den Konflikt) keineswegs bei allen oder nicht mal bei der Mehrheit der hysterischen Patienten. Und auf der anderen Seite gibt es viele Patienten, die denselben zentralen Konflikt auf anderem Weg »lösen« oder auch nicht lösen.

Auch die sehr wertvollen Beiträge von Vera King und Ute Rupprecht-Schampera können aus ähnlichen Gründen diese Frage der Spezifizität des Hysterischen nicht beantworten. King (2001) bringt die Hysterie mit einer besonders in der Adoleszenz auftauchenden Notwendigkeit einer Lösung des Grundkonfliktes bzw. der schwierigen Aufgabe der Ausbalancierung des Verhältnisses von Selbst und Objekt – gerade unter den schwierigen Bedingungen der aufkommenden Genitalität – (Gefahr der Verschmelzung zwischen Selbst und Objekt) in Verbindung. Die Hysterie werde also mit der Genitalität zusammenhängen, die von ihr geforderte Abwehrleistung beziehe sich aber nicht auf das Überich-Verbot (der Sexualität), sondern auf eine tiefere Gefährdung der offenbar noch brüchigen Selbstobjektabgrenzung (S. 247 ff.). Für Rupprecht-Schampera wiederum entsteht die Hysterie aus einem missglückten Separationsversuch:

… das Kind, das später eine hysterische Entwicklung nehmen wird [hat] in einer bereits stark konflikthaft gewordenen, frühen Mutter-Kind-Beziehung den Vater in seiner triangulären Hilfsfunktion nicht ausreichend zur Verfügung gehabt, sodass die Separation von der Mutter und damit der ganze Separations-Individuationsvorgang als kaum lösbare Entwicklungsaufgabe erscheint (Rupprecht-Schampera 2001, S. 109).

Beide Konzepte sind überzeugend und hilfreich zum Verständnis der Psychodynamik vieler »hysterischer« Störungen; die sind aber nicht spezifisch, d. h. nicht ausschließlich bei Patienten mit hysterischer Symptomatik, sondern auch bei anderen anzutreffen. Und umgekehrt liegen vielen anderen hysterischen Störungen nicht diese gravierenden Konflikte zugrunde.

Auch diese Ansätze konnten also die schon zu Beginn der zweiten Hälfte des 20. Jh. gestellte Frage nicht beantworten: Wenn kein spezifischer, sozu-

sagen obligatorischer Konflikt für alle hysterischen Erscheinungen existiert, und wenn auf der anderen Seite die Erscheinungsformen dessen, was man hysterisch nennt, so unterschiedlich sind, woran soll man sich dann bei der Definition der Hysterie halten? Die diagnostische Bezeichnung Hysterie für den konkreten Fall wurde dadurch mit einer erheblichen Mehrdeutigkeit behaftet. Man stieß also auch hier, bei der Psychoanalyse, wie früher schon bei der Psychiatrie, wenn auch dort innerhalb einer rein deskriptiven und nicht psychodynamischen Ebene, auf dieses Problem der Inhomogenität.

Einige Psychoanalytiker sind angesichts dieses scheinbar unlösbaren Problems so weit gegangen, den Verzicht auf das Hysteriekonzept in Erwägung zu ziehen. Ich bin schon in meiner Veröffentlichung aus dem Jahr 1980 (s. Mentzos 1980, 2004) der Überzeugung gewesen, dass eine solche totale Abschaffung der Hysterie weder berechtigt, noch sinnvoll sei. Nicht nur, weil es sich um einen traditionsreichen Begriff handelt, sondern weil eine Fülle von wertvollen diagnostischen und therapeutischen Erfahrungen aus Begegnungen mit Patienten mit solchen früher hysterisch genannten Störungen verloren gingen. Die hier erforderliche Revision mithilfe des Konzeptes des hysterischen Modus der Konflikt- und Traumaverarbeitung erlaubt uns m. E. die oben geschilderten Widersprüche zu vermeiden und trotzdem große wesentliche und wertvolle Anteile des Hysteriekonzeptes zu erhalten.

6.5   Konzept des hysterischen Modus

Die bisherige Darstellung hat deutlich gemacht, dass dem Hysterischen recht unterschiedliche Konflikte und Belastungen zugrunde liegen können, also sowohl ödipale als auch »orale« (depressive) und narzisstische, aber auch äußere, auf realen Gegebenheiten beruhende Konflikte und Überforderungen (z. B. extreme Schicksalsschläge).

❗ Was also speziell das Hysterische ausmacht, kann nicht ein spezieller Konflikt, ein spezielles Trauma, eine spezielle äußere Belastung und Überforderung sein, sondern die Art der Reak-

tion darauf, der Modus der »Verarbeitung«, d. h.
die Art und Weise, auf der die hier entstehende
unerträgliche intrapsychische Spannung abge-
fangen, abgemildert, umgedeutet, minimalisiert
bzw. verdrängt wird.

Dieser Modus, diese Art der Abwehr und Kompensation, ist insofern ein spezifischer, weil er auf einer unbewussten charakteristischen Inszenierung
basiert, die auf eine Quasiveränderung der Selbstwahrnehmung und der Wahrnehmung der Situation »abzielt«. Das Wort »quasi« soll andeuten,
dass es sich nicht um echte, endgültige, gravierende Verzerrungen und Veränderungen der Identität oder der Selbstrepräsentanz handelt (wie z. B.
bei der Psychose oder in der Perversion oder bei
echten psychosomatischen Erkrankungen im engeren Sinne), sondern eben nur um »inszenierte«
Umdeutungen, Umformungen, Umgestaltungen
der inneren und psychosozialen Realität. Diese Art
der neurotischen Pseudolösung des Konfliktes und
der Pseudobewältigung der intrapsychischen Spannung kann aber in gewisser Hinsicht auch als eine »Ich-Leistung« betrachtet werden, zumal sie eine »Fantasiebegabung« und eine Fähigkeit des Betreffenden voraussetzt, Unaussprechbares symbolisch auszudrücken, ohne dies direkt zu benennen und ohne dies selbst bewusst wahrzunehmen.
Der hysterische Modus bedient sich dabei verschiedener Abwehrmechanismen, die uns auch aus anderen Störungen bekannt sind, wie z. B. diejenige
der Identifikation, der Verdrängung der Emotio-
nalisierung usw. Es sind aber nicht diese einzelnen
Abwehrmechanismen, die das Spezifische des Hysterischen ausmachen, sondern die oben erwähnte
unbewusste Inszenierung mit den genannten Funktionen. Der hysterische Modus ist übrigens eine defensive »Leistung«, die nicht nur die erwähnte Fantasiebegabung, sondern auch die Fähigkeit, sich in
komplizierte Rollenverhältnisse einzufühlen und
zwar auch über das Dyadische hinausgehend, voraussetzt. Er wird bezeichnenderweise von einem
impressionistischen kognitiven Stil, von einem Gespür für symbolische Bedeutungsmöglichkeiten bei
Personen und Situationen usw., begleitet. Der hysterische Modus der Konfliktverarbeitung kann also im Hinblick auf diese Fähigkeit zur Antizipation
interaktioneller Prozesse als relativ »reif« betrach-

tet werden. Dies dürfte auch der Grund dafür sein,
dass es tatsächlich zu einer statistischen Anhäufung
dieser Art der neurotischen Verarbeitung – nämlich der hysterischen –, gerade bei ödipalen Pro-
blematiken anzutreffen ist, wenn auch, wie schon
oben mehrfach betont, es sich wiederum um einen
konfliktunspezifischen Modus handelt.

6.6 Neuer Integrationsversuch zwischen psychiatrischer und psychoanalytischer Betrachtung der Hysterie

Um es vorweg zu nehmen: Es ist m. E. nicht zu erwarten, dass innerhalb der Psychiatrie der Hyste-
riebegriff seine alte, beachtenswerte Position zu-
rückgewinnen wird. Die »Erben«, also die inzwischen geschaffenen und operational definierten
Bezeichnungen für die deskriptive Erfassung dessen, was früher auch in der Psychiatrie Hysterie genannt wurde, sind zu weit gediehen, sie haben sich
im Bewusstsein, sowohl der Psychiater als auch der
nichtpsychoanalytischen Psychologen eingebür-
gert. Dies braucht aber keinen nicht wieder gut zu
machenden Verlust zu bedeuten, sofern es möglich wäre, die bis jetzt stattgefundene Operationalisierung durch eine adäquate »Psychodynamisierung« zu komplettieren. Dies dürfte etwas schwierig sein, weil der erste Versuch einer solchen Integration zu Beginn und bis Mitte des 20. Jh. letztlich kläglich gescheitert ist und zwar aus Gründen,
die schon oben geschildert wurden. Eines der wichtigsten Hindernisse und Barrieren dabei war die
Tatsache, dass die Psychoanalyse ihre revolutionäre
und bahnbrechende Entdeckung der Rolle von unbewussten Prozessen bei der Entstehung von hysterischen Störungen leider zum großen Teil im Gewand einer unnötig komplizierten und zu stark hypothetischen Metapsychologie angeboten hatte, eine Metapsychologie, die womöglich auch manchen
wohlwollenden und Konsens bereiten Psychiater
abgeschreckt haben mag.

Wenn man einen Weg fände, dieses Hindernis zu beseitigen, so bestünde die berechtigte Hoffnung, dass der erneute beidseitige Annäherungs-
versuch unter – in diesem Fall – stark veränderten
Bedingungen gewisse Chancen auf Erfolg hät-

te. Damit meine ich nicht an erster Stelle die Tatsache, dass sich in der Zwischenzeit viele Psychoanalytiker mit der Notwendigkeit einer empirischen Nachprüfung ihrer Postulate wenigstens auf Gebieten, wo eine empirische Forschung möglich ist, versöhnt haben. Dies ist sicher auch notwendig. Wichtiger erscheint mir aber Folgendes:

> ❗ Die seit langem begonnene Auflösung und Lockerung der engen dogmatischen psychoanalytischen Theorie der Hysterie, eine Sichtänderung, also die jetzt durch ihren erweiterten Blick und die Offenheit für alle real vorkommenden Variationen des Hysterischen einen besseren Realitätsbezug auch für Nichtpsychoanalytiker aufweist, könnte einen neuen Anfang des Austausches von Erfahrungen und Diskussionen ermöglichen.
> Ich wage auch zu behaupten, dass der hysterische Modus der Konflikt- und Traumaverarbeitung gerade durch den Verzicht auf eine komplizierte Metapsychologie, ein Konzept darstellt, das durch seine Flexibilität und Kliniknähe einen gewissen Beitrag bei dieser sicher nicht nur theoretisch wichtigen, sondern auch für das Verständnis der Patienten und die Therapie sehr erwünschten Integration beitragen könnte.

Literatur

Abse DW (1959) Hysterie. In: Arieti S (ed) American Handbook of Psychiatry. Basic Books, New York, pp 272–292

Bally G (1963) Grundfragen der Psychoanalyse und verwandter Richtungen. In: Gruhle HW, Jung R, Mayer-Gross W, Müller M (Hrsg) Psychiatrie der Gegenwart, Bd 1, 2. Springer, Berlin Göttingen Heidelberg, S 274–331

Bleuler E (1949) Lehrbuch der Psychiatrie, 8. Aufl. Springer, Berlin Göttingen Heidelberg

Burgl G (1912) Die Hysterie und die strafrechtliche Verantwortlichkeit der Hysterischen. Ein praktisches Handbuch für Ärzte und Juristen. Enke, Stuttgart

Easer BD, Lesser SR (1965) Hysterical personality – a reevaluation. Psychoanal Q 34: 390–412

Freud S (1905) Bruchstücke einer Hysterie-Analyse. GW. Bd. V. Fischer, Frankfurt aM, S 285–319

Freud S, Breuer J (1893) Über den psychischen Mechanismus hysterischer Phänomene. GW, Bd I. Fischer, Frankfurt aM, S 81–98

Freud S, Breuer J (1895) Studien über Hysterie. GW, Bd I. Fischer, Frankfurt aM, S 75–312

Green A (1976) Die Hysterie. In: Steiner G (Hrsg) Psychologie des XX. Jh., Bd 2. Kindler, Zürich, S 623–651

Hoffmann SO (1979) Charakter und Neurose. Ansätze zu einer psychoanalytischen Charakterologie. Suhrkamp, Frankfurt aM

Hoffmann SO (2001) Die alte Hysterie in den neuen diagnostischen Glossaren. In: Seidler G (Hrsg) Hysterie Heute. Psychosozial, Gießen, S 13–26

Horn J (1996) Aus der Anfangszeit der deutschen Militärpsychiatrie – Soldaten zwischen Hysterie und Hypnotismus. In: Trabert W, Zeigler B (Hrsg) Psychiatrie und Zeitgeist. Profil, München Wien

King V (2001) Halbierte Schöpfungen. Die Hysterie und die Aneignung des genitalen Innenraums. Urszenen phantasia in der Adoleszenz. In: Seidler G (Hrsg) Hysterie Heute. Psychosozial, Gießen, S 247–282

Kranz H (1953) Die Entwicklung des Hysterie-Begriffes. Fortschr Neurol Psychiatr 24: 223–238

Lamott F (2001) Die vemessene Frau. Fink, München

Marmor J (1953) Orality in the hysterical personality. J Am Psychoanal Assoc 1: 656–671

Mentzos S (1980) Hysterie. Zur Psychodynamik unbewusster Inszenierungen, 1. Aufl. Fischer, Frankfurt aM

Mentzos S (1991) Einführung zu »Studien über Hysterie«. In: Breuer J, Freud S (Hrsg) Studien über Hysterie. Fischer, Frankfurt aM

Mentzos S (2004) Hysterie. Zur Psychodynamik unbewusster Inszenierungen, 8. erw. u.aktual. Aufl. Vandenhoeck & Ruprecht, Göttingen

Rupprecht-Schampera U (2001) Hysterie – eine klassische psychoanalytische Theorie. In: Seidler G (Hrsg) Hysterie Heute. Psychosozial, Gießen, S 103–132

Wittels F (1931) Der hysterische Charakter. Psychoanal Beweg 3: 138–165

Zetzel ER (1968) The so called good hysteric. Int J Psychoanal 49: 256–260

Zwangsneurose

H. Lang

7.1   Historische Einführung

Wenn der amerikanische Psychiater und Psychoanalytiker Richard Chessick (2000) – vor allem bekannt durch seine Arbeiten über Persönlichkeitsstörungen – darüber Klage führt, dass sich heute die Psychoanalyse zu wenig um Zwangsstörungen kümmere, trifft dies sicherlich nicht auf deren Begründer zu. Denn die Psychoanalyse verdankt ihre Entstehung nicht nur dem Studium der Hysterie, sondern gerade auch der Erforschung der Zwangsneurose. Freud gibt hier der Zwangsneurose sogar den Vorzug, gehe doch der Zwangsneurose »jener rätselhafte Sprung aus dem Seelischen ins Körperliche« (Freud, GW, Bd. XI, S. 265) ab und sei dadurch durchsichtiger als die Hysterie. So verwunderte es nicht, dass schon in den ersten nicht mehr rein neurologischen oder neuroanatomisch orientierten Arbeiten auf Zwangsstörungen fokussiert wird, so in den »Abwehr-Neuropsychosen« von 1894 (Freud, GW, Bd. I) und 1895 in einem in der »Revue Neurologique« erschienenen Artikel »Obsessions et Phobies« (Freud, GW, Bd. I), der eine Reihe zwangsneurotischer Fälle versammelt. Dass diese Arbeit gerade auf französisch erschien, ist sicherlich nicht zufällig; sie mag noch an den Studienaufenthalt bei Charcot anschließen. Wichtiger ist indessen wohl, dass sie gerade im französischen Sprachraum auf Interesse hoffen konnte, sofern sich zunächst vor allem die französische Psychiatrie mit dem Bereich der »Zwangsvorstellungen« beschäftigt hatte. So berichtet bereits Esquirol (1839) im zweiten Band seiner »Maladies mentales« über eine Kranke mit Zwangsvorstellungen derart, dass sie fürchtete, bei Berührung von irgendwelchen Dingen, sich diese anzueignen, sie zu entwenden. Um die gefürchteten Berührungen zu vermeiden, habe sie dann auf einem Bein so lange gestanden, wie sie es aushalten konnte. Dabei war sich die Patientin, deren Intelligenz völlig intakt war, der Absurdität der sich ihr aufdrängenden Zwangsvorstellung bewusst.

Ein entscheidendes Kriterium, das bis heute die Zwangsneurose bzw. Zwangsstörung kennzeichnet, das **Unsinnigkeitskriterium**, ist hier schon formuliert. Es wird hier an die heute maßgebliche Definition Kurt Schneiders erinnert:

Zwang ist, wenn jemand Bewusstseinsinhalte nicht loswerden kann, obschon er sie gleichzeitig als inhaltlich unsinnig oder wenigstens als ohne angemessenen Grund beherrschend und beharrend beurteilt (1967, S. 105).

Doch zurück zur französischen Psychiatrie. Einen weiteren wichtigen Schritt bildete dann eine Abhandlung Morels aus dem Jahre 1866 (Übersicht bei Loewenfeld 1904). Morel arbeitete eine Reihe zentraler Merkmale heraus, um dann den Schluss zu ziehen, dass es sich hier nicht um eine eigentliche Geisteskrankheit, sondern um eine Neurose handelt. Die von ihm geschilderten Zwangsphänomene beschränken sich jetzt nicht mehr auf die auch von ihm untersuchte Berührungsfurcht:

Die Kranken gestehen dem Arzte, dass sie nach einem langen Kampfe gegen Ideen, deren Grundlosigkeit und Lächerlichkeit sie erkennen, allmälig doch dahin gelangten, dass sie es nicht wagen, gewisse Gegenstände zu berühren, eine Türe oder ein Fenster zu öffnen, in einen Wagen zu steigen, eine Treppe hinaufzugehen, eine Straße oder einen Fluss zu überschreiten, dieses oder jenes Schauspiel zu sehen, ihre Frauen und ihre Kinder zu umarmen, ihnen selbst nur die Hand zu geben, eine Hiebwaffe zu ergreifen (zit. nach Loewenfeld 1904).

Im gleichen Jahr 1866, als Morel diese Beschreibungen lieferte, fand in Paris eine Sitzung der »Société-médico-psychologique« statt, die dem Bereich der Zwangsvorstellungen gewidmet war. Neben Begriffen, wie **Monomanie avec conscience** und **Folie raisonnante**, wurde der heute noch für diese Störung charakteristische Begriff der **Maladie du doute** geprägt (»Zweifelskrankheit«). In seinem psychopathologischen Hauptwerk »Beziehung und Gestalt« schreibt entsprechend Wyss:

Ob die Beziehung des (Zwangs-)Kranken zur Ordnung, seine Genauigkeit (Kontrollzwänge), Skrupelosität, Pedanterie oder die seiner Abwehr gegen Verschmutzung, Staub und Bakterien, ob die Zwangsrituale oder Zwangsimpulse in den Vordergrund gestellt werden – sie alle folgen aus dem Zweifel: ob eine Handlung in bestimmter Weise durchgeführt worden sei, ob eine Verschmutzung vermieden werden konnte, ob sie stattgefunden hat, ob der Eintritt der möglichen Katastrophe, der Bedrohung durch entsprechende Rituale verhindert werden konnte (1973, S. 480).

Die Bezeichnung **Zwangsvorstellung** wurde im deutschen Sprachraum erstmals von dem Wiener Psychiater Krafft-Ebing (1867) gebraucht. Er betonte dabei interessanterweise – dies tat übrigens auch schon Morel –, dass Zwangsvorstellungen nicht selten durch äußere Ereignisse angeregt würden und sich auch bei Gesunden im üblichen Empfinden und Vorstellen ganz fremde, ungeheuerliche Vorstellungen einfinden könnten. Im Falle der Kranken sah er solche Vorstellungen auf dem Boden depressiver Verfassungen entstanden. Griesinger (1868), der heute noch durch sein Schlagwort »Geisteskrankheiten sind Gehirnkrankheiten« bekannt ist, machte ein Jahr später auf diesen eigentümlichen psychopathischen Gemütszustand aufmerksam, der nur bei Kranken außerhalb der »Irrenanstalt« zu beobachten wäre. Er beschrieb dabei drei Patienten, die dem französischen Begriff der Maladie du doute entsprachen.

Innerhalb der deutschsprachigen Psychiatrie wurde zweifellos die in einem Vortrag »Über Zwangsvorstellungen« vor der »Berliner Medizinisch-Psychologischen Gesellschaft« vorgebrachte Definition Westphals (1877) wegweisend:

Unter Zwangsvorstellungen verstehe ich solche, welche bei übrigens intacter Intelligenz und ohne durch einen Gefühls- oder affectartigen Zustand bedingt zu sein, gegen und wider den Willen des betreffenden Menschen in den Vordergrund des Bewusstseins treten, sich nicht verscheuchen lassen, den normalen Ablauf der Vorstellungen hindern und durchkreuzen, welche der Befallene stets als abnorm, ihm fremdartig anerkennt und denen er mit seinem gesunden Bewusstsein gegenübersteht.

Die Definition Schneiders schließt sich hier an, wenn sie auch, wie Bürgy (2005) betont, sprachlich einfacher und von größerer Schärfe sei.

Wie weit reicht ein Zwangssymptom? Hier ist die merkwürdige Beobachtung zu machen, dass dessen Umfang am Ende des 19. und am Anfang des 20. Jh. nicht minder umstritten war als heute. Wenn wir an den Begriff des »obsessive-compulsive spectrum« (Übersicht bei Rasmussen u. Eisen 1997;

Hollander 1993) denken, der beispielsweise Essstörungen, Impulskontrollstörungen, Dysmorphophobie, Hypochondrie etc. einschließt, verwundert es nicht, dass bereits eine Übersicht der »Zwangszustände« bei Friedmann (1920) 26 Einzelformen dieser Zwangszustände enthält; hier sind Phobien aller Schattierungen, Hypochondrien, überwertige Ideen mit eingeschlossen.

»Freud« ist zu dieser Zeit natürlich längst da – es wird daran erinnert, dass wichtige Beiträge zur Zwangserkrankung bereits 1894 und 1895 vorlagen. In seiner umfassenden Übersicht von 1904 geht Loewenfeld »wohlwollend« auf Freud ein, gibt beispielsweise ausführlich im abschließenden Therapiekapitel »Die Psychoanalytische Methode Freuds« wieder. Keine Frage andererseits, dass diese »eigenartige Theorie«, wie Friedmann sich aber auch ausdrückt, sich von allem abhob, was bislang über das Phänomen »Zwang« vorgelegt wurde. Wenn, wie wir angedeutet haben, in der psychiatrischen Tradition auch die Möglichkeit »psychogener« Einflüsse erwägt wurde, auch hier schon Zwangsvorstellungen von Wahnideen unterschieden wurden, blieb man doch weit gehend im Deskriptiven und war sich über eine organische Verursachung, eine **originäre neuropsychopathische Konstitution** einig, sah man hier eine heridtäre **Degeneration** am Werke, wenn auch auf einer höheren Stufe (»Dégénérés superieurs«).

7.2 Klassisches Konzept

Der große Einschnitt der Theorie Freuds (vgl. Lang u. Faller 1998) bestand nun darin, herausgefunden zu haben, dass seelische oder körperliche Symptome einen »Sinn« haben können, sie im Daseinsgang des betroffenen Menschen als ein sinnvolles Geschehen zu verstehen sind, sie in bestimmten psychosozialen Belastungen, »Konflikten«, gründen können, ohne dabei konstitutionelle Mitbedingungen auszuschließen. Das jetzt zu thematisierende Modell seelischer Krankheit ist ein **Konfliktmodell**, während die somatische Medizin vor allem auf dem »Erregermodell«, abgeleitet von den Infektionskrankheiten, basiert (vgl. Lang u. Faller 1998). Das Konfliktmodell beinhaltet eine zentrale Annahme der psychoanalytischen Psychologie:

❶ Menschliches Verhalten – auch Symptome – kann als Resultante eines Spieles von seelischen Kräften gesehen werden.

Insofern thematisiert die psychoanalytische Theorie ein »psychodynamisches« (dynamis, griech.: Kraft) Seelenmodell. Oder, um mit Benedetti zu formulieren:

Wir verstehen unter Psychodynamik die Lehre, wie **Psychisches aus dem Psychischen hervorgeht**, wie also ein psychisches Syndrom aus sich selbst begriffen werden kann, aus der Art, wie im Verlauf der **Lebensgeschichte** ein Symptom aus dem anderen entsteht (1978, S. 1 f.).

Die erste Krankengeschichte, die sich in der genannten Arbeit von 1894 und übrigens auch an erster Stelle im französischen Artikel findet, kann jetzt konkretisieren:

Ein junges Mädchen leidet an Zwangsvorwürfen. Las sie in der Zeitung von Falschmünzern, so kam ihr der Gedanke, sie habe auch falsches Geld gemacht; war irgendwo von einem unbekannten Täter eine Mordtat geschehen, so fragte sie sich ängstlich, ob sie nicht diesen Mord begangen habe. Dabei war sie sich der Ungereimtheit dieser Zwangsvorwürfe klar bewusst. Eine Zeitlang gewann das Schuldbewusstsein solche Macht über sie, dass ihre Kritik erstickt wurde und sie sich vor ihren Verwandten und vor dem Arzt anklagte, sie habe alle diese Untaten wirklich begangen... Ein scharfes Verhör deckte jetzt die Quelle auf, aus der ihr Schuldbewusstsein stammte: Durch eine zufällige wollüstige Empfindung angeregt, hatte sie sich von einer Freundin zur Masturbation verleiten lassen und betrieb diese seit Jahren mit dem vollen Bewusstsein ihres Unrechts und unter den heftigsten, aber wie gewöhnlich nutzlosen Selbstvorwürfen. Ein Exzess nach dem Besuch eines Balles hatte die Steigerung... hervorgerufen. – Das Mädchen heilte nach einigen Monaten Behandlung und strengster Überwachung (Freud, GW, Bd. I, S. 69).

Worin besteht nun der »Sinn« dieses Zwanges? Das Freud-Konzept ist dies, dass den Zwangsvorwürfen und den Zwangsbefürchtungen ein massives Schuldbewusstsein zugrunde liege, dieses Schuldbewusstsein aber aus einem ganz anderen Bereich als dem in der Symptomatik manifesten stamme, dem sexuellen nämlich, den Onanieskrupeln, dieser Bereich aber tabuisiert, »verdrängt« werde und sich deshalb dieser Schuldaffekt durch »falsche Verknüpfung« an Vorstellungen hefte, beispielsweise die Falschmünzerei, die dem Bewusstsein erträglicher erschienen als die sexuellen. Es ist der Mechanismus der psychischen Verschiebung vom Eigentlichen, Bedeutsamen (Onanie) auf ein »ersetzendes Kleines« (Freud, GW, Bd. VII, S. 138), also hier auf die Falschmünzerei, der die seelischen Vorgänge der Zwangsneurose beherrsche. Was der Zwangssymptomatik also zugrunde läge, sei »allemal die Verdrängung einer (sexuellen) Triebregung« (Freud, GW, Bd. VII, S. 136). So Freud 1907. »Die Sexualität fährt«, wie man hier mit v. Weizsäcker (1950, S. 138) formulieren könnte, »wie eine Furie durch Liebe, Ehe, Familie und Gesellschaft« und fordert deshalb entsprechende Abwehrmaßnahmen heraus, wie beispielsweise eine zwangsneurotische Verarbeitung. Halten wir also einen ersten Sinn des Zwanges fest:

❶ Das zwangsneurotische Syndrom ist als ein Abwehrsystem zu begreifen, das sich gegen unerlaubte sexuelle Triebregungen richtet.

Aber bereits 1896, im Abstrakt zu »Weitere Bemerkungen über die Abwehr-Neuropsychosen« hieß es entsprechend:

Wesen und Mechanismus der Zwangsneurose: Zwangsvorstellungen sind jedes Mal verwandelte, aus der Verdrängung wiederkehrende Vorwürfe, die sich immer auf eine sexuelle, mit Lust ausgeführte Aktion der Kinderzeit beziehen (Freud GW, Bd. I, S. 485).

Die Einführung der psychosexuellen Phasen wie auch die jetzt folgende Ausarbeitung des Ödipuskomplexes sollten weiter differenzieren. Zu nennen sind hier vor allem die »Drei Abhandlungen zur Sexualtheorie« von 1905 (Freud GW, Bd. V), »Charakter und Analerotik« von 1908 (Freud GW, Bd. VII), »Bemerkungen über einen Fall von Zwangsneurose (Rattenmann)« von 1909 (Freud GW, Bd. VII), »Zur Disposition der Zwangsneurose« von 1913 (Freud GW VIII) und »Hemmung, Symptom und Angst«

von 1926 (Freud GW, Bd. XIV). Vor allem aber brachte die Einführung der Todes(Destruktions-)Hypothese eine entscheidende Erweiterung. »Wir lernen jetzt verstehen«, notierte Freud 1923 in »Das Ich und das Es«, »dass bei manchen schweren Neurosen, z. B. der Zwangsneurose, das Hervortreten des Todestriebs eine besondere Würdigung verdient« (Freud GW, Bd. XIII, S. 270). Was Freud in praxi schon längst beschrieben hatte – erinnert seien nur die Mordbefürchtungen im zitierten Fall oder die ständig präsenten Todeswünsche des zehn Jahre zuvor behandelten Rattenmannes hinsichtlich seines Vaters –, erfährt jetzt seine theoretische Aufarbeitung. Zwangssymptome erscheinen nun vor allem als Phänomene der Abwehr gegenüber destruktiven Impulsen. Das massive Schuldbewusstsein, das Zwangsneurotiker zeigen, ist Folge dieser latenten Aggressivität. »Der Mensch ist nicht nur einer«, wie v. Weizsäcker (1950, S. 148) sagt, »der Leben empfängt und verliert, er tritt hervor als Mörder... Das heißt, dass ein lebendes Wesen zugleich ein tötendes Wesen ist und dass gemäß der Solidarität dieses Tötens sich nach außen oder nach innen, auf's Andere oder auf's Selbst wendet, dass es aber kein Entrinnen von dieser sich selbst aufhebenden Seite des Lebens geben kann«. Schädigungsbefürchtungen, Handlungen, die die Realisierung solcher anankastischer Ideen ungeschehen machen sollen, sind in der Geschichte der Zwangskrankheit Legion.

Das Schuldbewusstsein, das aus diesem Trieb-Abwehr-Konflikt resultiert, muss natürlich nicht Folge realer Taten sein. Es kann allein auf »psychische Realität« zurückzuführen sein, in nichteingestandenen destruktiven Wünschen und Impulsen bzw. nichtakzeptierten sexuellen Regungen bestehen. In der Terminologie des späten Freud lässt sich dieser Grundkonflikt zwischen Triebregungen und einer rigiden Gewissensinstanz als **Überich-Es-Konflikt** formulieren. Gemäß dem Konzept, dass für jede Neurose der Ödipuskomplex den eigentlichen Kern bilde, sind es auch hier letztlich verpönte ödipale Regungen, die abgewehrt werden müssen, nur mit dem Unterschied, dass dabei eine Regression auf die anale Stufe mit ihrem magischen Weltbild erfolge und insofern die charakteristische anale Dynamik, wie beispielsweise die anale Trias »Ordnungsliebe (inklusive Sauberkeit), Sparsam-

keit und Eigensinn« bei der entsprechenden Strukturierung der Symptome ins Spiel komme. »Eigensinn« wie auch »Sparsamkeit« (z. B. »Ich gebe meinen Kot her, wenn ich und nicht die Mutter will«) und »Sauberkeit« (»Erst recht tret' ich jetzt in diese Pfütze«) weisen auf eine anthropologische Gegebenheit hin, dass nämlich hier Autonomiebestrebungen (Trotzphase!) in Gang kommen. Beim späteren Zwangsneurotiker finden sich diese indessen blockiert, in die Latenz verdrängt.

7.3 »Der gehemmte Rebell«

So zeigt der so strukturierte Zwangskranke ein Janusgesicht zwischen äußerer Fügsamkeit, verbunden mit Überordentlichkeit, Perfektionismus, latenter Aggressivität und Revolte. Strukturell kann man deshalb den Zwangsneurotiker als »gehemmten Rebellen« (Lang 1986) bezeichnen. Neben dem »klassischen« Überich-Es-Konflikt findet sich so die Zwangsneurose vor allem durch den Konflikt **Autonomie versus Fügsamkeit** strukturiert. Bereits beim »Normalen« verrät sich die »anale« Abkunft dieses Konfliktes beispielsweise in der Fäkalsprache, die bekanntlich der Bevormundung und Dressur durch andere »trotzt«. Dementsprechend wurde unter ätiologischem Blickwinkel einer forcierten Erziehung zur Sauberkeit (»Reinlichkeitsdressur«), Ordentlichkeit und Angepasstheit ein pathogener Stellenwert zugesprochen; hierbei komme es über die Internalisierung der elterlichen Normvorstellungen, die selbst wieder überzogene gesellschaftliche Forderungen repräsentieren können, zur Bildung eines rigiden »sadistischen« Überichs. »Spontaneität, Eigenwille, lebhafte Motorik und Aggressivität müssen früh unterdrückt und mit Angst- und Schuldgefühlen abgewehrt werden« (Hoffmann 1986). Vor allem »neoanalytische« Autoren (z. B. Schwidder 1954/1995; Dührssen 1954) in der Tradition von Schultz-Hencke (1951) haben dieses mögliche ätiologische Moment einer Einengung motorischer Expansionsbedürfnisse ausgearbeitet.

❶ Werden nun Ambivalenz, innere Konflikthaftigkeit zwischen Überich und Es-Ansprüchen, Autonomiestreben und Unterwerfung und die daraus resultierenden Angst- und Schuldgefühle in bestimmten (auslösenden) Situationen aktualisiert und akzentuiert, kommt es zur manifesten Symptomneurose.

7.4 Strukturierung durch Abwehrmechanismen

Schuldgefühle und damit verbundene Ängste setzen in der Symptomproduktion **Abwehrmechanismen**, wie »Ungeschehenmachen«, »Verschiebung«, »Rationalisierung«, »Affektisolierung«, »Reaktionsbildung« in Gang. Eine weitere Patientin Freuds aus der Frühzeit der Psychoanalyse, der schon zitierten französischen Arbeit, kann hier veranschaulichen: Unter dem Stichwort »Mysophobie« schildert Freud den Fall einer Frau, die sich hundertmal am Tage die Hände wusch und Türklinken nur noch mit dem Ellbogen berühren konnte. Die biographische Analyse ließ den oberflächlich gesehen »unverständlichen« Zwang psychodynamisch, wie folgt, verstehen:

Die Waschungen waren symbolisch und dazu bestimmt, an die Stelle der moralischen Reinheit, deren Verlust sie bereute, die körperliche Reinheit zu setzen. Sie quälte sich mit Vorwürfen für eine eheliche Untreue, deren Erinnerung sie auszulöschen trachtete. Sie wusch sich auch die Geschlechtsteile (Freud GW, Bd. I, S. 350).

Diese Patientin Freuds suchte in ihrem Waschzwang »verschoben« ihre Schuld »ungeschehen zu machen«; zugleich kann ein häufiges Waschen mit hygienischen Gründen »rationalisiert« und entsprechend die ursprünglich beteiligten Emotionen »isoliert« werden. Latente Feindseligkeit kann im Sinne einer »Reaktionsbildung« auf oberflächlicher Ebene als Überangepasstheit imponieren.

7.5 Zwanghafte Chraarakterneurose

Spitzen sich die genannten **analen** Persönlichkeitszüge zu, sodass ein Leidensdruck für den Betroffenen und auch für Bezugspersonen entsteht, sich

das betroffene Subjekt in seiner Lebensentfaltung behindert findet, es beispielsweise aufgrund seines Festgelegtseins auf Ordentlichkeit, Penibilität und Perfektion plötzlich vermehrt anfallende Aufgaben nicht mehr bewältigen kann und es deshalb mehr und mehr in eine ängstlich depressive Verfassung gerät, ist von **zwanghafter Charakterneurose** (»obsessive-compulsive personality disorder«, OCPD) zu sprechen (vgl. Gabbard 1994; Lang 1996).

7.6 Zwang in strukturellen Ich-Störungen, insbesondere Psychosen

So treffend der klassisch-analytische Ansatz bei der Interpretation der Zwangsneurose auch heute noch ist, greift er indessen nicht weit genug. So lässt sich, wie ich an anderer Stelle (Lang 1981, 1985a, 1997) ausführlich dargestellt habe, bei Zwängen in Schizophrenien diese spezifisch psychodynamische Strukturierung nicht finden. Schizophrene ermangeln weit gehend einer triangulären Struktur (**strukturale Triade**; Lang 2000b), wie sie uns ja in der ödipalen Konstellation par excellence begegnet. Wo sich aber kein ödipaler Konflikt findet, kann er auch nicht regressiv abgewehrt werden. Wie Benedetti (1978) kritisch notierte, zeige gerade auch die analytische Erfahrung, dass es zahlreiche Zwangsneurosen gebe, in deren Vorgeschichte ein pathologisches Primat der analen Zone, sei es infolge einer auffallenden primären Traumatisierung, sei es infolge einer Regression auf eine diskretere Traumatisierung, nicht nachweisbar sei. Es stelle sich die Frage, ob nicht in Psychosen oder Borderlinefällen bereits eine »orale« Entwicklungsstufe relevant wäre, oder es sich weniger um ein Triebproblem als vielmehr um ein Ich-Problem handele. Von einem struktural-analytischen Gesichtspunkt aus, wie ich ihn vertrete, wird jede phasenspezifische Ableitung eine rückwärts gewandte Spekulation bleiben.

❶ Entscheidend ist, dass sich bestimmte Strukturen herausgebildet haben, worin nun das betreffende Subjekt situiert ist, ohne deren Abkunft genau datieren zu wollen. »Anal« verweist weniger auf Herkunft aus der analen Phase als vielmehr auf bestimmte Strukturdynamismen.

Die Betrachtung eines möglichen Zusammenhangs zwischen Zwangsphänomenen und Schizophrenie bzw. Psychose ist in einem Band, der dem Verhältnis von Psychiatrie und Psychoanalyse nachgeht, von besonderer Relevanz. Von Interesse ist beispielsweise die nosologische Einordnung von Freuds berühmtestem Fall, dem Wolfsmann – von Freud selbst als Fall einer (infantilen) Zwangsneurose beschrieben (Freud, GW, Bd. XII). Für Binswanger (1945) hingegen gibt es im Hinblick auf diesen Patienten, der sechs Jahre nach Beendigung seiner zweiten Analyse bei Freud einen hypochondrischen Wahn entwickelte, keinen Zweifel, dass es sich hier um eine »polymorphe Form der Schizophrenia simplex« handelt. Ähnlich urteilt Mayer-Gross (1977). Ehe dieser Patient zu Freud nach Wien kam, war er bereits stationär in München behandelt worden. Kraepelin, der schon den Vater des Patienten wegen »manisch-depressivem Irresein« betreut hatte, stellte beim Sohn die gleiche Diagnose. Das erstaunt vielleicht deshalb nicht, weil Kraepelin (1904), wie später Stöcker (1914) und Lange (1928), dahin tendierte, das »Zwangsirresein« dem manisch-depressiven Formenkreis selbst einzugliedern. Lange sprach beispielsweise von der »Verankerung der Zwangssymptome im Anlageganzen der zyklothymen Depression« (1928, S. 132).

Innerhalb der Psychiatrie war immer wieder eine gewisse wechselseitige Affinität zwischen Zwangsphänomenen und endogenen Psychosen aufgefallen. So schien das »Unverständlichkeitskriterium« der Heidelberger Psychopathologen-Schule nicht weniger für die »Verrücktheit« des Zwangskranken als für den »Wahnsinn« des Schizophrenen zu gelten. Von Gebsattel (1954) sieht in der Zwangskrankheit die gleiche Grundstörung am Werke wie in der Melancholie und Schizophrenie: eine **vitale Hemmung des basalen Lebensgeschehens**. »Für keine der klassischen Neuroseformen«, schreibt Meyer, »bereitet die Abgrenzung gegenüber den endogenen Psychosen so viel Schwierigkeiten wie beim Zwang« (1974, S. 48). Auf diesem Hintergrund wird die Tendenz verständlich, das Zwangssyndrom den endogenen Psychosen selbst zuzurechnen. Das vor allem dann, wenn es als Zwangskrankheit bzw. als »maligne Zwangsneurose« auftritt. Im »Lehrbuch der Psychiatrie« Bleulers von 1943 heißt es entsprechend: »Sie [Zwangsneu-

rose] gehört grundsätzlich in den schizophrenen Kreis« (1943, S. 504). Noch Mayer-Gross (1977) und Weitbrecht (1968) lassen Zwangsneurosen, die zu einer autistischen Haltung führen, ebenfalls an schizophrene Prozesse denken. Süllwold (1977) entdeckte bei ihrer Studie zur Verhaltenstherapie von Zwangskranken, dass zwei Drittel der Patienten Störungen zeigten, die das »Vorhandensein eines schizophrenen Achsensyndroms« vermuten ließen.

Wir können hier von einer Endogenisierung bzw. Psychotisierung des Zwangssyndroms sprechen, sei es, dass es dem schizophrenen, sei es, dass es dem manisch-depressiven Formenkreis angenähert bzw. eingeordnet wird. Doch – im Erleben von Zwang und Psychose können sich prinzipielle Unterschiede auftun; dies klang ja auch schon beim historischen Rückblick an. Für gewöhnlich ist der Melancholiker mit seinen Handlungen oder seinem Grübelzwang beispielsweise identifiziert, seinem Ordentlichkeitsfanatismus folgen keine isolierten Zwangshandlungen, dieser geht vielmehr ganz in den Vollzug alltäglicher Besorgungen ein, und so fehlt ihm für »gewöhnlich jedes subjektive Erleben eines Zwanges« (Kraus 1977, S. 103). Zwanghaftigkeit ist ihm soziale Verpflichtung und damit ohne Frage »sinnvoll«, »ichsynton«. Das »ichdystone Unsinnigkeitskriterium« sticht deshalb nicht. Es ist nützlich, sich an dieser Stelle der schon zitierten Definition des Zwangs durch Schneider (1967) zu erinnern.

Denn auf dieser Basis scheint auch eine Abgrenzung zur schizophrenen Wahnidee möglich. Im Gegensatz zum Zwangskranken, der hier konflikthaft-reflexiv »gespalten« ist, ist der Wahnkranke mit seiner Wahnidee identifiziert, »Darum hat der Anankast«, wie von Gebsattel schreibt, »auch ein Krankheitsgefühl, das dem Paranoiker fehlt« (1954, S. 101).

> ❗ **Es ist Vorsicht geboten, Zwangsphänomene, sei es, dass sie isoliert, sei es, dass sie in endogenen Psychosen auftreten, vorschnell als psychotische Symptome selbst zu werten.**

Keine Frage heute, dass Freud Recht hatte, ein eigenes nichtpsychotisches Krankheitsbild herauszuarbeiten, das er Zwangsneurose nannte und das wir heute als **Zwangsstörung** (»obsessive-compulsive disorder«, OCD) diagnostizieren. Ähnliche Abgrenzungsbemühungen hatten wir bereits beim historischen Rückblick konstatieren können. Es bleibt gleichwohl die Frage nach dem Verhältnis von Zwangsphänomenen und Psychose. Ist es simple Komorbidität, oder lässt sich hier ein innerer Zusammenhang ausmachen? In meiner Nervenarzt-Arbeit von 1981 habe ich diese Frage auf der Basis von drei eigenen Kasuistiken diskutiert. Es zeigte sich, dass es sich bei Zwängen in »frühen Störungen«, wie vor allem Psychosen, weniger um Überich-Es-Konflikte als vielmehr um Ängste vor Desintegration, Persönlichkeitszerfall und Identitätsverlust geht. Das Zwangssyndrom fungiert jetzt nicht mehr als ein konfliktentlastender Kompromiss zwischen Triebregungen und deren Abwehr, sondern als **autoprotektiver Versuch**, eine existenzbedrohende Ich-Fragilität zu stabilisieren, einer psychotischen Entgrenzung und frei flottierenden Verlustangst entgegenzuwirken. So wird verständlich, wenn Müller in seinen katamnestischen Untersuchungen am Burghölzli herausfand, dass »Schizophrenien mit langdauernder vorangegangener Zwangsentwicklung einen relativ gutartigen Verlauf nehmen« (1953). Eindrucksvolle Kasuistiken hinsichtlich dieser »defensiven Funktion des Zwanges« (Mentzos 2000) enthält auch die bereits zitierte Arbeit von Bürgy (2005); ebenso ein Artikel von Dümpelmann u. Böhlke (2003), dessen erstbeschriebener Fall hier noch veranschaulichen soll:

Eine 29-jährige Patientin kam wegen Wasch-, Spuck-, Schnaub- und Expektorationszwängen in unsere Behandlung. Diese traten in Verbindung mit Zwangsgedanken auf, sie sei innerlich schmutzig und verkommen. Sie wirkte zunächst völlig hilflos und weinte viel, was den Therapeuten aktivierte, sich sehr um sie zu bemühen. Die Zwänge nahmen aber dann massiv zu. Je intensiver er sich um die Patientin bemühte, desto mehr hustete, spuckte und schnaubte sie und wusch sich stundenlang ihr Gesicht mit kochend heißem Wasser, was im wahrsten Sinn des Wortes brandgefährlich war. Sie gab dieses Verhalten nicht auf und war ständig von Häufchen gebrauchter Papiertaschentücher umgeben, die den aus Mund und Nase heraus beförderten »Schmutz« enthielten. Man stand vor einem

kleinen Limes. Quälende Hilflosigkeit herrschte auf beiden Seiten. Nach langer Vorbereitung konnte schließlich durch ein Expositionstraining der Waschzwang von vier Stunden auf eine Stunde Dauer reduziert werden. Auch die anderen Zwänge besserten sich moderat. Dies hielt aber nicht lange an. Schon kurz nach der Entlassung nahm die Besessenheit, den von »innen« kommenden »Schmutz« aus dem Körper und dem Gesicht entfernen zu müssen, dramatische Formen an. Sie rieb und kratzte sich ständig ihr Gesicht blutig. Danach entwickelte sie eine schizodepressive Psychose des Inhalts, für ihre Schlechtigkeit und Schmutzigkeit angeklagt und verfolgt zu werden. Deren Inhalt wurde auch inszeniert, einmal dadurch, dass sie eine männliche Zufallsbekanntschaft so weit provozierte, dass er sie zusammenschlug. Danach war ihr Gesicht durch Schwellungen und Hämatome entstellt.

Die Zwänge wirkten in diesem Fall als ein verzweifelter Kampf gegen das Schlechte in ihr, um Abstand vom Therapeuten und darum, die eigene Anstrengung um jeden Preis, auch gegen die Behandlungsziele, durchzuhalten. Die therapeutische Intervention war zu einem Eingriff und zu einem Angriff geworden, der zwar zunächst partiell erfolgreich verlief, bald aber zu einer gravierenden Verschlechterung führte. Die Patientin konnte keinen interpersonellen Abstand mehr halten, sondern lieferte sich in Beziehungen aus und wurde psychotisch, beides ein gravierender Verlust ihres autonomen Selbsterlebens (Dümpelmann u. Böhlke 2003).

Die Autoren kommentieren diesen Verlauf wie auch andere dahingehend, dass zwanghaftes Verhalten, obwohl zunächst als scheinbar sinnlos und grotesk imponierend, die Funktion übernehmen kann, »das Empfinden von Autonomie und Kohärenz der eigenen Person zu stabilisieren (Quint 1984) und vor Fragmentierung und psychotischer Regression zu schützen (Lang 1981).« Deshalb bezeichne Shapiro (1991) Zwänge prägnant als verzerrtes Autonomieerleben: Sich bis zur Selbstqual abzumühen, sich permanent anzutreiben und angestrengt aktiv zu sein, ermöglicht auch eine positive Erfahrung des eigenen Bemühens und Wollens, die dann zumindest ein Gegengewicht zu Ängsten und Befürchtungen bildet. Dass eine vermeintlich störungsspezifische, auf zeitnahe Beseitigung oder Verminderung von Zwängen zielende Behandlung schlimme

Folgen in Form massiver Regression nach sich ziehen kann, wird so verständlich.

❶ **Zwanghaftes Denken und Verhalten scheint letztlich eine allgemeine Reaktionsform (Lang 1985a) zu sein, die angesichts von Verunsicherung, Angst und Entordnung als ordnendes, autoprotektives Gegenregulans imponiert. Zwang erfüllt so ein fundamentales Sicherungs- und Kontrollbedürfnis des Menschen (vgl. auch Salzman 1995) – und dies gilt auch für die anankastischen Phänomene des Neurotikers.**

Die zwangsneurotische Symptombildung stellt einen Kompromiss zwischen Es-Impulsen und Überich-Forderungen dar und entschärft auf diese Weise, wie sich auch der Autonomie-Abhängigkeits-Konflikt in der »gehemmten Rebellion« neutralisiert findet. Sie bindet so generell Angst, die aus diesen Konflikten resultiert, und sichert die weitere Existenz, erlaubt die Kontrolle, Verarbeitung »unversöhnlicher Zwiespältigkeiten« (Thomä u. Kächele 1988) – wenn auch auf pathologische Weise. Der so entstandene Krankheitsgewinn trägt entscheidend zur Aufrechterhaltung der Zwangserkrankung bei. Beim Neurotiker ist dieser Gewinn zweifach zu sehen: Einmal als Kompromiss zwischen Triebregung und Abwehr. Der Waschzwang der Patientin Freuds betraf auch die Genitalien; im »Sichreinwaschen« wird hier Sexualität abgewehrt und durch die Berührung selbst zugleich befriedigt. Zum anderen – und dies generell – erfüllt Zwang eine fundamentale Sicherungsmöglichkeit des Menschen.

Es ist natürlich klar, dass dieser »Gewinn« bzw. diese »Funktionalität« zuallererst zu berücksichtigen ist, wenn es um das therapeutische Konzept geht.

❶ **Bei der Behandlung von Zwangssymptomen im Rahmen »früher« bzw. »struktureller Ich-Störungen« hat es auf jeden Fall zunächst darum zu gehen, in einem modifizierten psychodynamischen Setting den zugrunde liegenden »basic fault« (Balint 1968) zu behandeln, sei er noch auf der Ebene einer Persönlichkeitsstörung oder bereits auf psychotischem Niveau (vgl. Lang 1985b,c, 2000c; Rohde-Dachser 1995).**

Hinsichtlich der Therapie der Zwangsneurose bzw. Zwangsstörung darf ich ebenfalls auf frühere bzw. an anderer Stelle publizierte Arbeiten verweisen; hier habe ich das Konzept einer psychoanalytischen bzw. psychoanalytisch orientierten Behandlung ausführlich dargestellt (Lang 1986, 2003, 2005a,b; Lang u. Weiß 1999; Lang u. Koepsell 2004).

Literatur

Balint M (1968) Therapeutische Aspekte der Regression. Die Theorie der Grundstörung. Rowohlt, Reinbek (1973)

Benedetti E (1978) Psychodynamik der Zwangsneurose. Wissenschaftliche Buchgesellschaft, Darmstadt

Binswanger L (1945) Zur Frage der Häufigkeit der Schizophrenie im Kindesalter. Acta Paedopsychiatr 12: 33–50

Bleuler E (1943) Lehrbuch der Psychiatrie; 7. Aufl. Herausgegeben u. bearbeitet von Bleuler M. Springer, Berlin

Bürgy M (2005) Psychopathologie des Zwangs. Z Klin Psychol Psychiatr Psychother (im Druck)

Chessick R (2000) OCD, OCPD: Acronyms do not make a disease. In: Chessick R (Hrsg) Psychoanalytic Clinical Practice: Selected Papers. Free Association Books, London

Dührssen A (1954) Psychogene Erkrankungen bei Kindern und Jugendlichen. Vandenhoeck & Ruprecht, Göttingen (1971)

Dümpelmann M, Böhlke H (2003) Zwang und Psychose – Verzerrte Autonomie – Klinische Aspekte gemischter Krankheitsbilder. Psychother Dialog 4:282–287

Esquirol E (1839) Des maladies mentales considérées sous les rapports médical, hygiénique et médico-legal. Baillière, Paris

Freud S (1940–1952) Gesammelte Werke. Imago, London

Freud S (1894) Abwehr-Neuropsychosen. GW, Bd. I

Freud S (1895) Obsessions et phobies. In: Revue Neurologique. GW, Bd. I

Freud S (1896) Weitere Bemerkungen über die Abwehr-Neuropsychosen. GW, Bd. I

Freud S (1905) Drei Abhandlungen zur Sexualtheorie. GW, Bd. V

Freud S (1907) Zwangshandlungen und Religionsübungen. GW, Bd. VII

Freud S (1908) Charakter und Analerotik. GW, Bd. VII

Freud S (1909) Bemerkungen über einen Fall von Zwangsneurose (Rattenmann). GW, Bd. VII

Freud S (1913) Zur Disposition der Zwangsneurose. GW, Bd. VIII

Freud S (1918) Aus der Geschichte einer infantilen Neurose. GW, Bd. XII

Freud S (1923) Das Ich und das Es. GW, Bd. XIII

Freud S (1926) Hemmung, Symptom und Angst. GW, Bd. XIV

Freud S (1917) Vorlesungen zur Einführung in die Psychoanalyse. GW, Bd. XI

Friedmann M (1920) Über die Natur der Zwangsvorstellungen und ihre Beziehung zum Willensproblem. Bergmann, Wiesbaden

Gabbard GO (1994) Psychodynamic psychiatry in clinical practice – The DSM IV edition. American Psychiatric Press, Washington London

Gebsattel VE von (1954) Prolegomena einer medizinischen Anthropologie. Springer, Berlin Göttingen Heidelberg

Griesinger W (1868) Über einen wenig bekannten psychopathischen Zustand. Arch Psychiatr Nervenkrankh 1:626–635

Hoffmann SO (1986) Psychoneurosen und Charakterneurosen. In: Kisker KP, Lauter H, Meyer JE, Müller C, Strömgren E (Hrsg) Psychiatrie der Gegenwart, Bd. I. Neurosen, psychosomatische Erkrankungen, Psychotherapie. Springer, Berlin Heidelberg New York

Hollander E (Hrsg 1993) Obsessive-compulsive related disorders. American Psychiatric Press, Washington DC

Kraepelin E (1904) Psychiatrie 7. Aufl. Barth, Leipzig

Krafft-Ebing R v (1867) Beiträge zur Erkennung und richtigen forensischen Beurteilung krankhafter Gemütszustände für Ärzte, Richter und Verteidiger. Enke, Erlangen

Kraus A (1977) Sozialverhalten und Psychose Manisch-Depressiver. Enke, Stuttgart

Lang H (1981) Zur Frage des Zusammenhangs zwischen Zwang und Schizophrenie. Nervenarzt 52:643–648

Lang H (1985a) Zwang in Neurose, Psychose und psychosomatischer Erkrankung. Z Klin Psychol Psychopathol Psychother 33: 65–76; (auch in Lang 2000a)

Lang H (1985b) Struktural-analytische Überlegungen zur Psychotherapie Schizophrener. Nervenarzt 56: 472–478; (auch in Lang 2000b)

Lang H (1985c) Therapeutische Konsequenzen eines struktural-analytischen Ansatzes in der Psychopathologie. In: Janzarik W (Hrsg) Psychopathologie und Praxis. Enke, Stuttgart; (auch in Lang 2000b)

Lang H (1986) Zur Struktur und Therapie der Zwangsneurose. Der Zwangsneurotiker als »gehemmter Rebell«. Psyche – Z Psychoanal 40: 953–970; (auch in Lang 2000b)

Lang H (1996) Zwang. In: Senf W, Broda M (Hrsg) Praxis der Psychotherapie. Thieme, Stuttgart New York

Lang H (1997) Obsessive-compulsive disorders in neurosis and psychosis. J Am Acad Psychoanal 25: 143–150

Lang H (2000a) Zur Therapie des Borderline-Syndroms und der narzisstischen Persönlichkeitsstörung. In: Lang H (Hrsg) Das Gespräch als Therapie. Suhrkamp, Frankfurt/M

Lang H (2000b) Strukturale Psychoanalyse. Suhrkamp, Frankfurt/M

Lang H (2000c) Das Gespräch als Therapie. Suhrkamp, Frankfurt/M

Lang H (2003) Zwang – Psychoanalytische Modellbildung und Behandlungsansätze. Psychother Dialog 4: 250–258

Lang H (2005a) Psychodynamische Therapie bei Zwangsstörungen. In: Ambühl H (Hrsg) Psychotherapie der Zwangsstörungen, 2. Aufl. Thieme, Stuttgart (im Druck)

Lang H (2005b) Psychoanalytische Therapie von Zwangsstörungen. In: Möller HJ (Hrsg) Therapie psychiatrischer Erkrankungen, 3. Aufl. Thieme, Stuttgart

Lang H, Faller H (1998) Medizinische Psychologie und Soziologie. Springer, Berlin Heidelberg New York

Lang H, Koepsell K (2004) Zwangsstörung. In: Leichsenring F (Hrsg) Lehrbuch der Psychotherapie – Bd. II: Psychoanalytische und tiefenpsychologisch fundierte Therapie. CIP-Medien, München

Lang H, Weiß H (1999) Zwangsneurose (Zwangsstörung). In: Studt HH, Petzold SR (Hrsg) Psychotherapeutische Medizin. De Gruyter, Berlin

Lange J (1928) Die endogenen und reaktiven Gemütserkrankungen und die manisch-depressive Konstitution. In: Bumke O (Hrsg) Handbuch der Geisteskrankheiten, Bd. VI. Springer, Berlin, S 1–231

Loewenfeld L (1904) Die psychischen Zwangserscheinungen. Bergmann, Wiesbaden

Mayer-Gross W (1977) Die Schizophrenie. Die Klinik. In: Bumke O (Hrsg) Handbuch der Geisteskrankheiten, Bd. IX, 2. Aufl. Springer, Berlin Heidelberg New York

Mentzos S (2000) Angst, Zwang und Wahn als Modi der Konfliktverarbeitung. In: Faller H, Weiß H (Hrsg) Angst, Zwang und Wahn – Pathologie, Genese und Therapie. Festschrift für Hermann Lang. Königshausen & Neumann, Würzburg

Meyer JE (1974) Die psychologischen Zwangssyndrome und ihre Abgrenzung von den Zwangsneurosen. In: Hahn P, Stolze H (Hrsg) Zwangssyndrome und Zwangskrankheit. Lehmanns, München

Morel (1866) Du délir émotif, névrose du Système ganglionnaire viscéral. Arch General Med: 385, 500, 700

Müller C (1953) Der Übergang von Zwangsneurose in Schizophrenie im Lichte der Katamnese. Arch Neurol Psychiatr 72:218–225

Quint H (1984) Der Zwang im Dienste der Selbsterhaltung. Psyche – Z Psychoanal 52:717–737

Rasmussen SA, Eisen JI (1997) Epidemiologie und Differentialdiagnose von Zwangsstörungen. In: Hohagen F, Ebert D (Hrsg) Neue Perspektiven in Grundlagenforschung und Behandlung der Zwangsstörungen. Solvay Arzneimittel ZNS-Service, Hannover

Rhode-Dachser C (1995) Das Borderline-Syndrom, 5. Aufl. Huber, Bern

Salzman L (1995) Treatment of obsessive and compulsive behaviors. Aronson, Northvale/NJ

Schneider K (1967) Klinische Psychopathologie. Thieme, Stuttgart

Schultz-Hencke H (1951) Lehrbuch der analytischen Psychotherapie. Thieme, Stuttgart (1973)

Schwidder W (1954/1955) Symptombild, Grundstruktur und Therapie der Zwangsneurose. Psyche – Z Psychoanal 8:126–142

Shapiro D (1991) Neurotische Stile. Vandenhoeck & Ruprecht, Göttingen

Stöcker W (1914) Über Genese und klinische Stellung der Zwangsvorstellungen. Z Gesamte Neurol Psychiatr 23:121–289

Süllwold L (1977) Symptome schizophrener Erkrankungen. Springer, Berlin Heidelberg New York

Thomä H, Kächele H (1988) Lehrbuch der psychoanalytischen Therapie II: Praxis. Springer, Berlin Heidelberg New York

Weitbrecht HJ (1968) Psychiatrie im Grundriß. Springer, Berlin Heidelberg New York

Weizsäcker V v (1950) Diesseits und Jenseits der Medizin. Koehler, Stuttgart

Westphal C (1877) Über Zwangsvorstellungen. Berl Klin Wochenschr 46: 669 f.

Wyss D (1973) Beziehung und Gestalt. Vandenhoeck & Ruprecht, Göttingen

Melancholie, Depression und affektive Störungen

Zur Entwicklung der psychoanalytischen Depressionsmodelle und deren Rezeption in der klinischen Psychiatrie

H. Böker

Gerade in der Auseinandersetzung mit der Depression und der Terminologie der affektiven Erkrankungen wird deutlich, wie sehr auch aktuelles psychiatrisches Denken von früheren Problemstellungen beeinflusst wird. Der Melancholiebegriff geht gesichert bis zum Corpus hippocraticum zurück. Ursprünglich wurde die Melancholie oder Schwarzgalligkeit in der Vier-Säfte-Lehre für somatische Störungen (Schlaganfall, Krämpfe) wie auch für seelische Störungen (Furcht, Traurigkeit, Mutlosigkeit) verwendet. Schon früh dehnte sich die Bedeutung des Melancholiebegriffes aus und schloss allgemein das Verrückt- oder Irresein ein. Seit der Renaissance wurde unter Melancholie ein Zustand von Traurigkeit mit »partieller Verrücktheit« verstanden; dies verweist eher in Richtung auf die moderne Bezeichnung der »affektiven Psychose« (Fischer-Homberger 1968). Darüber hinaus wurde der Begriff »Melancholie« auch in der Literatur- und Kunstgeschichte für normale Gefühle der Wehmut, der Schwermut, des Weltschmerzes, der Vergänglichkeit, der Traurigkeit und der Empfindsamkeit verwendet (Völker 1983) und die Verwandtschaft zur Genialität hervorgehoben (Tellenbach 1977). Kraepelin (1913) gab den Melancholiebegriff schließlich zugunsten der Depression auf, nachdem er ihn vorübergehend für die Depressionen des Involutionsalters reserviert hatte. In der psychiatrischen Anthropologie (Tellenbach 1977) und in der deutschen Psychiatrie blieb er bis heute ein entscheidender Grundbegriff und deckt sich mit der »endogenen Depression«.

8.1 Terminologie depressiver Erkrankungen

Kraepelins Definition des manisch-depressiven Irreseins schloss explizit nicht psychotische Manifestationen affektiver Erkrankungen ein. Kraepelin zählte dazu:

... gewisse leichte und leichteste, teils periodische, teils dauernde krankhafte Stimmungsfärbungen, die einerseits als Vorstufe schwererer Störungen anzusehen sind, andererseits ohne scharfe Grenzen in das Gebiet der persönlichen Veranlagungen übergehen (1913, S. 1183)

Angesichts der teilweise verwirrenden Terminologie im Bereich depressiver Erkrankungen könne – wie Angst (1987) betonte – kein Konsens erwartet werden. Die klassische Kategorisierung depressiver Syndrome aufgrund von Annahmen über deren Ätiologie wurde in den vergangenen Jahrzehnten zunehmend angezweifelt und durch ein Zurückweichen auf eine syndromale Diagnostik unter Verzicht auf ätiologische Spekulationen ersetzt. Der operationale Ansatz hat bei der Diagnose depressiver Erkrankungen zu einer deutlichen Verbesse-

rung der Reliabilität psychiatrischer Diagnosen auf deskriptivem Niveau geführt und auf diese Weise die Verständigung unter den Fachleuten gefördert. Diese durchaus positiv zu bewertende Entwicklung ist jedoch mit erheblichen Nachteilen behaftet. So stellt doch eine auf ausschließlich operationalen Kriterien (z. B. Schweregrad) basierende Depressionsdiagnostik [»Diagnostic and Statistical Manual of Mental Disorders (DSM)-IV« und »International Classification of Diseases (ICD)-10«] nur unzureichende Informationen über die depressiv erkrankte Person zur Verfügung. Dies hat sich insbesondere auch im Rahmen psychotherapeutischer Behandlungen depressiv Erkrankter als nachteilig erwiesen. Mentzos (1999) ist zuzustimmen, wenn er in diesem Zusammenhang betont, dass für die Zunahme an Reliabilität ein Verlust an Validität hingenommen wurde.

Im Folgenden geht es nicht um eine problemgeschichtlich orientierte Analyse der Theorien- und Begriffsbildungen zu den Termini »Melancholie«, »Depression« und »affektive Störungen«. (Hierzu wird auf die umfassende Monographie von Schmidt-Degenhard, 1983, verwiesen.) Vielmehr soll die Entwicklung der psychoanalytischen Depressionstheorien dargestellt und die Frage untersucht werden, ob und inwieweit diese von der klinischen Psychiatrie rezipiert wurden. Im gleichen Zug werden auch die psychoanalytischen Depressionstheorien daraufhin überprüft, ob und inwieweit eine Auseinandersetzung mit den jeweiligen aktuellen Entwicklungen in der modernen klinischen Psychiatrie erkennbar wird. Besonderes Augenmerk gilt modernen psychodynamischen Depressionsmodellen, die unter Berücksichtigung der unterschiedlich akzentuierten früheren Konzepte Befunde aus den Nachbarwissenschaften integrieren. Angesichts der von Psychoanalyse und klinischer Psychiatrie repräsentierten unterschiedlichen erkenntnistheoretischen Zugangswege werden Möglichkeiten und Grenzen der Integration der psychodynamischen Dimension der Depression in umfassende, mehrdimensionale Depressionsmodelle aufgezeigt.

8.2 Psychoanalytische Depressionsmodelle

Im Gegensatz zu den psychiatrischen Depressionsmodellen und deren deskriptiv-phänomenologischer Akzentuierung und biologischen Grundannahmen zielen die psychoanalytischen Modelle der Depression auf die unbewusste Determiniertheit und das Konfliktgeschehen depressiver Störungen. Sie sind ein Abbild des jeweiligen Entwicklungsstandes der psychoanalytischen Theorie und Praxis. Die im Mittelpunkt der jeweiligen Theorie stehenden Konzeptualisierungen und Begriffe haben einen steten Inhaltswandel erfahren und stehen in einem dynamischen Bezug zueinander. So stellt auch die im Folgenden vorgenommene Zuordnung der psychoanalytischen Depressionskonzepte zu triebtheoretischen, Ich-psychologischen, objektbeziehungstheoretischen und selbstpsychologischen Modellen den Versuch dar, den theoretischen und praxisrelevanten Schwerpunkt in idealtypischer Weise zu beschreiben.

Ferner wurden in den psychoanalytischen Theorien der Depression in unterschiedlicher Weise Akzente gesetzt, die den dynamischen Übergang von normaler Trauer und Depression wie auch das Spezifische des regressiven Vorgangs in der affektiven Psychose betonten.

8.2.1 Triebtheoretisches Modell der Depression

Die klassische Theorie der Depression (Abraham, Freud, Rado) beschrieb zunächst die Triebschicksale in der Depression. Zur Depression sind demnach Menschen disponiert, die auf der oralen Entwicklungsstufe fixiert geblieben sind. Das ursprünglich geliebte und später gehasste Objekt wird introjiziert. Die Selbstvorwürfe des Depressiven gelten somit eigentlich dem inprojizierten, ambivalenten Objekt. Sein Liebesobjekt hat der Depressive auf narzisstischer Grundlage gewählt. Überich/Ich-Ideal und Ich stehen in einem sadomasochistischen Verhältnis zueinander. Dieses sadistische Überich, das in der präödipalen Entwicklung im Zusammenhang mit wiederholten Enttäuschungen an den primären Bezugspersonen entstanden ist, verhindert Bewältigungsversuche, die dem Ich gerecht sind. Im Folgenden werden die Theorien der wichtigsten Vertreter des triebtheoretischen Modells beschrieben.

Karl Abraham

Die erste psychoanalytische Arbeit über Depression stammt vermutlich von Abraham (1912). Er postulierte eine frühkindliche »Urverstimmung« infolge der Enttäuschung an den primären Bezugspersonen und eine »orale Fixierung« um den abgewehrten aggressiven Konflikt als Kennzeichen der Melancholie:

> Der Neurotiker wird von Angst befallen, wenn sein Trieb einer Befriedigung zustrebt, die zu erreichen seine Verdrängung ihn verbietet. Die Depression setzt ein, wenn er erfolglos, unbefriedigt sein Sexualziel aufgibt. Er fühlt sich liebesunfähig und ungeliebt; darum zweifelt er am Leben und an der Zukunft. Jeder neurotische Depressionszustand enthält die Tendenz zu Lebensverneinung, ganz wie der ihm wesensverwandte Angstzustand (Abraham 1912, S. 146).

Die Schwere des depressiven Affektes und die sich entwickelnden psychotischen Inhalte (insbesondere der Schuldwahn) entsprechen Abraham zufolge dem Ausmaß des verdrängten Sadismus, dem eine schwer wiegende Enttäuschung durch das Liebesobjekt vorangegangen ist. Schuldideen und Selbstvorwürfe entwickeln sich infolge der unbewussten sadistischen Rachsucht, die nach innen gewendet wird. Ferner nahm Abraham an, dass die besondere Aktivität melancholischer Patienten im Berufsleben der Abwehr der unbewussten aggressiven Spannungen diene.

Das Verständnis des depressiven Affektes im Rahmen der Psychosen wird durch die zirkuläre Verlaufsform dieser Erkrankungen kompliziert. Die depressiven und die manischen Phasen stehen gemäß Abraham unter der Herrschaft der gleichen – nicht etwa entgegengesetzten – Komplexe. Die Manie manifestiert sich dann, »wenn die Verdrängung dem Ansturm der verdrängten Triebe nicht mehr standzuhalten vermag« (Abraham 1912, S. 156). Im »Freiheitsrausch« der Manie ist in dieser Sichtweise die sadistische Triebkomponente ihrer Fesseln entledigt.

In einer weiteren Veröffentlichung, die 1916 mit dem Titel »Untersuchungen über die früheste prägenitale Entwicklungsstufe der Libido« erschien, beschrieb Abraham Gemeinsamkeiten zwischen der oralen Phase und der Depression hinsichtlich der Art der libidinösen Entladung und der typischen Form der Objektbeziehungen. Abraham nahm Freuds spätere Äußerungen über die Bedeutung der Introjektion vorweg und meinte, dass der Depressive noch über die bloße Einverleibung des psychischen Objektes hinausgehe: »In der Tiefe seines Unbewussten findet sich die Tendenz, das Objekt zu verschlingen, zu vernichten« (Abraham 1916, S. 109).

> ❗ Dieser unbewusste Wunsch nach der oralen Zerstörung des Objektes macht zwei wesentliche Symptome der Depression verständlich: die Verweigerung der Nahrungsaufnahme und die Angst vor dem Verhungern, die aus der Furcht erwachse, die oral zerstörerischen Wünsche in die Tat umzusetzen.

Abrahams dritter Beitrag zur Depression, der 1924 erschien, kann als ein Versuch verstanden werden, eine Typologie der Depression auf der Grundlage der Fixierung auf bestimmte libidinöse Phasen zu erarbeiten. Er stellte fest, dass der Depressive während seiner gesunden Intervalle von Zwang getrieben sei. Im Gegensatz zum Zwangsneurotiker,

der sich mit der unbewussten Kontrolle über sein Liebesobjekt zufrieden gebe, zerstöre der Depressive das internalisierte psychische Objekt tatsächlich. Um diesen Unterschied zu erklären, postulierte Abraham zwei Subphasen des analen Stadiums: eine spätere Phase, die durch Festhaltung gekennzeichnet ist, und eine durch Ausstoßen des Objektes charakterisierte frühe Phase.

Abraham war überzeugt, dass Liebesenttäuschungen als Anlass zur aktuellen Erkrankung nur darum eine pathogene Wirkung entfalten können, weil sie vom Unbewussten der Melancholiker als eine Wiederholung ursprünglicher dramatischer Erfahrungen in der Kindheit aufgefasst und verwertet werden. So sei die »zwanghafte Tendenz zu Wiederholung des einmal Erlebten« ein besonderes Kennzeichen der manisch-depressiven Erkrankung und unterstreiche die Macht des Wiederholungszwangs gerade bei diesen Formen seelischer Krankheit.

Abraham unterstrich, dass der regressive Vorgang in der Melancholie nicht auf der frühen sadistisch-analen Stufe Halt mache. Nach seiner Überzeugung komme es zu einer weiteren regressiven Verzerrung der Objekte und einer möglichen Auflösung der Objektbeziehungen. Dieser psychotische Prozess werde durch bestimmte Anlässe induziert:

Denn unsere aus der psychoanalytischen Empirie gewonnene Scheidung fällt praktisch zusammen mit der Abgrenzung von Neurosen und Psychosen in der klinischen Medizin. Nur werden wir nicht versuchen, eine starre Unterscheidung nervöser und geistiger Störungen durchzuführen. Vielmehr sind wir gewärtig, dass die Libido eines Menschen in regressiver Entwicklung die Grenze der beiden sadistisch-analen Stufen überschreiten wird, sobald ein entsprechender Krankheitsanlass gegeben sei und wenn bestimmte, in der individuellen Entwicklung seiner Libido entstandene Fixierungspunkte dazu die Möglichkeit bieten (Abraham 1924b, S. 45).

Seine nicht an Krankheitsentitäten orientierte psychoanalytische Betrachtungsweise ermöglichte es Abraham ferner, sich schon frühzeitig mit der auch klinisch bedeutsamen Zusammenhangsfrage von Persönlichkeit und Depressionen auseinander zu setzen. Abraham (1924a,b) verglich die Intervallpersönlichkeit des Melancholikers mit dem »Zwangscharakter«:

Der zu periodischen Depressionen und Exaltationen Neigende ist nämlich im »freien Intervall« nicht wirklich »gesund«. Schon eine gründliche Befragung solcher Individuen ergibt, dass sie während eines lang dauernden Intervalles gelegentlich Depressionen oder hypomanischen Anwandlungen unterworfen sind. Der Psychoanalytiker aber muss besonders Gewicht darauf legen, dass sich bei allen zyklisch Kranken im Intervall eine abnorme Charakterbildung nachweisen lässt. Und diese fällt in unverkennbarer Weise mit derjenigen der Zwangsneurotiker zusammen. Nehmen wir nun eine so weit gehende Übereinstimmung in der charakterologischen Konstitution der zu Melancholie und der zu Zwangsneurosen neigenden Personen an, so wird es uns vollends unverständlich, wenn eine aus der nämlichen Charakterbildung entspringende Erkrankung in einem Fall diesem, im anderen jenem Typus angehört. Wohl hat sich uns die Auffassung ergeben, dass dem Melancholischen die psychosexuelle Beziehung zum Objekt verloren geht, während der Zwangsneurotiker dieser Gefahr letzten Endes auszuweichen vermag (Abraham 1924b, S. 36 f.).

Im letzten Teil seiner Arbeit fasste Abraham einige disponierende Faktoren zusammen. Hierbei betonte er, dass erst ihr Zusammenwirken die spezifischen Erscheinungen in melancholischen Depressionen hervorrufe.

Disponierende Faktoren für melancholische Depressionen. (Nach Abraham 1924b)

1. **Konstitutioneller Faktor:** Dieser besteht in der Akzentuierung des oral-erotischen Elementes (der »konstitutionellen Verstärkung der Munderotik«)
2. **Fixierung der Libido auf der oralen Entwicklungsstufe:** Diese äußere sich in der übertriebenen Reaktion auf Enttäuschungen und Entsagungen und in einem Übermaß an oralen Betätigungen

▼

3. **Schwere Verletzungen des kindlichen Narzissmus durch wiederholte Liebesenttäuschungen:** Depressiogene Konstellationen entwickeln sich auf der Grundlage traumatischer Verlusterfahrungen und sind mit dem »Eindruck des völligen Verlassenseins, der Unwiederbringlichkeit des Verlorenen« und einer »Enttäuschung von zwei Seiten« (z. B. nach vergeblicher Hinwendung zum Vater) verknüpft
4. **Eintritt der ersten großen Liebesenttäuschung vor Bewältigung der ödipalen Wünsche:** Die Identifikation mit beiden Eltern als primären Liebesobjekten wird durch die assoziative Verknüpfung des Ödipus-Komplexes mit der oral-kannibalistischen Stufe der Libidoentwicklung nachhaltig erschwert
5. **Wiederholung der primären Enttäuschung zu einem späteren Zeitpunkt:** Diese Reaktualisierung früherer Enttäuschungen bildet den Anlass zum Ausbruch einer melancholischen Verstimmung

---

Ein wesentlicher heuristischer Wert von Abrahams überwiegend trieborientierter Theorie besteht darin, dass er das Modell der libidinösen Stufen, insbesondere der frühesten prägenitalen Entwicklungsstufen, wesentlich erweitert. Abraham beschreibt nicht einfach nur Formen der libidinösen Befriedigung, sondern er schließt darüber hinaus Formen der Objektbeziehungen ein. Den möglicherweise als spekulativ eingeschätzten Charakter seiner Libidotheorie relativierte Abraham mit dem Hinweis, es gehe ihm um den Wunschgehalt depressiver Wahnvorstellungen und die unbewussten Motive im Verhalten melancholischer Patienten. Er war jedoch nicht der Meinung, die Ursache der Melancholie gefunden zu haben.

Abrahams Beschreibung der Melancholie, insbesondere seine Betonung der libidinösen Phasen, mag aus heutiger Sicht stellenweise mechanistisch erscheinen.

> ❗ Die herausragende Bedeutung von Abrahams Depressionstheorie ist jedoch darin begründet, dass sie die wichtige Rolle der Ambivalenz und den Zusammenhang zwischen narzisstischen Enttäuschungen und späteren Objektbeziehungen depressiver Patienten unterstrich.

Sigmund Freud

Der berühmteste Beitrag der Psychoanalyse zur Theorie der Depression stammt unzweifelhaft von Freud, der in seinem Buch »Trauer und Melancholie« (1917) schon frühzeitig die wesentlichen psychodynamischen Zusammenhänge der Depression zusammenfasste. Darin verglich Freud die innere Arbeit des Trauernden mit der melancholischen Hemmung: »Bei der Trauer ist die Welt arm und leer geworden, bei der Melancholie ist es das Ich selbst« (1917, S. 431). Freud beschrieb die Voraussetzungen der melancholischen Hemmung, die dazu beitragen, dass die zunächst adäquate Reaktion des trauernden Ich unter bestimmten Umständen in einen pathologischen Prozess einmündet, in dessen Verlauf sich das Ich entleert und – vorübergehend – den Bezug zur Realität verliert. Voraussetzungen eines solchen regressiven Prozesses in der Melancholie sind eine **starke Fixierung an das Liebesobjekt** und **die Objektwahl auf narzisstischer Grundlage**. Der melancholische Komplex verhält sich für Freund wie eine »offene Wunde«, die von allen Seiten Besetzungsenergien an sich zieht und das Ich bis zur völligen Verarmung entleert:

> Durch den Einfluss einer realen Kränkung oder Enttäuschung vonseiten der geliebten Person trat eine Erschöpfung dieser Objektbeziehung ein… Die Objektbesetzung erwies sich als wenig resistent, sie wurde aufgehoben, aber die freie Libido nicht auf ein anderes Objekt verschoben, sondern in sich zurückgezogen. Dort fand sie aber nicht eine beliebige Verwendung, sondern diente dazu, eine Identifizierung des Ich mit dem aufgegebenen Objekt herzustellen. Der Schatten des Objekts fiel so auf das Ich, welches nun von einer besonderen Instanz wie ein Objekt, wie das verlassene Objekt, beurteilt werden konnte. Auf diese Weise hatte sich der Objektverlust in einen Ich-Verlust verwandelt, der Konflikt zwischen dem Ich und der geliebten Person in einen Zwiespalt zwischen der Ich-Kritik und dem durch Identifizierung veränderten Ich (1917, S. 435).

Bei der Melancholie wird demnach das Ich von der kritischen Instanz verfolgt. Die Melancholie ist somit als Affektäußerung an die Adresse des introjizierten Objektes aufzufassen und geht mit einer pathognomonischen Regression der Libido in das Ich einher. Demgegenüber demonstriere der Maniker seine »Befreiung vom Objekt, an dem er gelitten hatte, indem er wie ein Heißhungriger auf neue Objektbesetzungen ausgeht«.

Mit weiteren wichtigen Aspekten der Depression setzte sich Freud interessanterweise in einer Arbeit auseinander, die die psychischen Kräfte analysiert, die den Zusammenhalt der Gruppe bewirken (»Massenpsychologie und Ich-Analyse«, 1921). Freud untersuchte die Zusammenhänge zwischen dem Ich und dem idealisierten anderen Menschen bzw. zwischen dem Ich und dem Ich-Ideal. Das Ich, das sich mit dem enttäuschenden Objekt identifiziert hat, ist den Attacken des Ich-Ideals ausgesetzt. Das Ich des Melancholikers ist in zwei Stücke geteilt:

> …, von denen das eine gegen das andere wütet. Dieses andere Stück ist das durch Introjektion veränderte, das das verlorene Objekt einschließt. Aber auch das Stück, das sich so grausam betätigt, ist uns nicht unbekannt. Es schließt das Gewissen ein, eine kritische Instanz im Ich, die sich auch in normalen Zeiten dem Ich kritisch gegenübergestellt hat, nun niemals so unerbittlich und ungerecht (Freud 1921, S. 120).

Selbstvorwürfe und Minderwertigkeitsgefühle schlagen in der Manie, die eine triumphale Verschmelzung des Ich mit dem Ich-Ideal darstellt, in ihr Gegenteil um:

> Somit wären dies die Kranken, für welche unsere Vermutung wohl Geltung haben könnte, dass ihr Ich-Ideal zeitweilig ins Ich aufgelöst wird, nachdem es vorher besonders streng regiert hat (Freud 1921, S. 148).

Freud stellte Überlegungen hinsichtlich möglicher Ursachen der veränderten Beziehungen zwischen Ich und Ich-Ideal, das er auch als »eine Stufe im Ich« bezeichnete, an. Er unterschied die psychogene Melancholie im Anschluss an den Verlust einer geliebten Bezugsperson von einer »anscheinend spontanen« Melancholie. In seiner Veröffentlichung »Das Ich und das Es« (Freud 1923) präzisierte Freud das Ich-Ideal und das Überich und verknüpfte sein Depressionsmodell mit der inzwischen entwickelten Strukturtheorie. Er stellte fest, dass es sich bei der Introjektion, der Ablösung der Objektbeziehung durch eine Identifizierung, um einen sehr viel allgemeineren Vorgang handelt, als er bisher angenommen hatte:

> Wir haben seither verstanden, dass solche Ersetzung einen großen Anteil an der Gestaltung des Ich hat und wesentlich dazu beiträgt, das herzustellen, was man seinen Charakter heisst (Freud 1923, S. 257).

Die Einverleibung bzw. Identifikation wird somit zum wichtigsten Mechanismus im Umgang mit Objekten, die verloren gegangen sind oder das Ich enttäuscht haben. Die Internalisierung stellt eine Möglichkeit dar, den erlittenen Verlust im Unbewussten ungeschehen zu machen. Der Charakter des Ich erweist sich als Niederschlag der aufgegebenen Objektbesetzungen und enthält die Geschichte der Beziehung zu diesen verlorenen, inzwischen internalisierten Objekten. Die Wirkung dieser Identifizierung ist nachhaltig, insbesondere die erste und bedeutsamste Identifizierung des Individuums, die zur Entstehung des Ich-Ideals führt. Mit dem Untergang des Ödipus-Komplexes ist die Einsetzung des Überich, die Identifizierung mit der Elterninstanz, d. h. mit dem Überich und dem Ich-Ideal der Eltern, abgeschlossen. An die Stelle intensiver Objektbesetzungen treten nun verstärkt Identifizierungen mit eben diesen verloren gegangenen Objekten der Kindheit.

Das Überich ist als Vertreter aller moralischen Einschränkungen zugleich der Träger des Ich-Ideals, an dem sich das Ich misst. Je unreifer die Entwicklungsstufe, umso höher ist das Idealniveau. Dementsprechend ist bei prägenitaler Fixierung die Diskrepanz zwischen realen Möglichkeiten des Ich und den Forderungen des Ich-Ideals besonders groß. Diese Überlegungen verknüpfte Freud mit seiner Theorie der Melancholie, die aus einer extremen Nichtübereinstimmung zwischen Überich und Ich herrühre. Die ödipalen Identifikationen gehen bei Depressiven – in einer Zeit der Trauer und erhöhter narzisstischer Verletzbarkeit – nach dem Vorbild der oral-kannibalistischen Einverleibung vor sich. Die Rigidität der Überich-Forderung resultiert demnach aus ihrer frühen, präödipalen Genese.

Bezüglich der Frage, warum der Melancholiker ein so strenges und mächtiges Überich besitzt, zog Freud die kurz zuvor formulierte Hypothese vom Todestrieb heran. Diesen hypothetischen Konstruktionen, die die Begrenzung des triebtheoretischen Modells deutlich machen, wird von vielen Analytikern widersprochen.

> ❗ Gerade auch in den späteren Auffassungen Freuds zur Depression wurden die Zusammenhänge zwischen konfliktuösen intrapsychischen Prozessen und ambivalenten Objektbeziehungserfahrungen im Rahmen der Strukturtheorie konzeptualisiert.

Freud selbst unterstrich in der »Neuen Folge der Vorlesungen zur Einführung in die Psychoanalyse« (1933), wie wichtig ihm seine späteren Ansichten über die Melancholie, insbesondere über die Rolle des Überich, waren:

> Kaum, dass wir uns mit der Idee eines solchen Überich befreundet haben…, drängt sich uns ein Krankheitsbild auf, das die Strenge, ja die Grausamkeit dieser Instanz und die Wandlungen in ihrer Beziehung zum Ich auffällig verdeutlicht. Ich meine den Zustand der Melancholie (Freud 1933, S. 66).

Sandor Rado

Rado (1927) rückte die zentrale Bedeutung des Selbstwertgefühls und der narzisstischen Zufuhr in der Dynamik der Melancholie in den Vordergrund. Er beschrieb die Herabsetzung des Selbstwertgefühls als Kern der Depression:

> Sie fühlen sich nur dann sicher und behaglich, wenn ihnen Liebe, Achtung, Ermutigung zuteil werden. Selbst wenn sie in bezug auf die Befriedigung ihrer Triebe eine mehr oder wenige normale Aktivität zur Schau stellen und es ihnen gelingt, ihre Ziele und Ideale zu verwirklichen, so hängt ihre Selbstachtung doch sehr weitgehend davon ab, ob sie auf Zustimmung und Anerkennung treffen oder nicht (Rado 1927, S. 439).

Gelinge es dem depressiven Menschen nicht, die Liebe des verlorenen Objektes zurückzugewinnen, dann entwickele sich eine psychotische Depression, in der das zwischenmenschliche Drama durch einen innerpsychischen Kampf abgelöst werde. In der psychotischen Depression werden die äußeren Objekte somit aufgegeben, und das Überich tritt an die Stelle des Liebesobjektes. Die Selbstbeschuldigungen des Melancholikers werden in dieser Sichtweise als Versuch verständlich, durch reuiges Verhalten die Liebe des Überich zurückzuerwerben.

Rado verstand die Melancholie als Heilungsversuch, der nur mithilfe des Objektes gelingen kann. Die Grundsituation des depressiven Menschen erklärte Rado mit der Enttäuschung am Liebesobjekt, die zu narzisstischer Regression führe. Bei diesem regressiven Prozess komme es zur projektiven Spaltung des Liebesobjektes in einen guten und einen bösen Teil. Der gute Teil des Objektes wird in das Überich introjiziert, während sich das Ich mit dem bösen Objektteil identifiziert. Das Überich als Agent der elterlichen Moral richte seine strafenden, destruktiven Tendenzen sowohl gegen das Ich als auch gegen das mit diesem identifizierte böse Objekt, das dadurch droht, verloren zu gehen. Hieraus resultieren in der Sichtweise Rados schließlich depressive Leere und Angst, die der Depressive nur durch verzweifelte Anklammerung an das Überich zu überwinden suche.

In einer wesentlich späteren Veröffentlichung beschrieb Rado (1951) das Dilemma des Melancholikers als einen Prozess der missglückten Wiederherstellung. Rados Interesse galt jetzt weniger den klassischen psychodynamischen Zusammenhängen, sondern vielmehr den krankhaften Reaktionen auf Lebensbedingungen: Der Depressive aktiviere nach einem Verlust das überholte Anpassungsmuster – das Eingeständnis der Abhängigkeit – und schränke sich gleichzeitig durch diese regressive Bewegung in seinen Bewältigungsmöglichkeiten ein. Rado gelangte schließlich zu der Schlussfolgerung, dass das auslösende Ereignis nicht spezifisch sei, sondern dass die Depression durch jedes Geschehen herbeigeführt werden könne, das Schuld- und Angstgefühle wachrufe, die regressive Abhängigkeit verstärke und den depressiven Menschen veranlasse, den zum Scheitern verurteilten Reparaturversuch der Depression zu unternehmen.

Im Zusammenhang mit Rados Depressionstheorie stellte Mendelson (1974) die kritische Frage, ob die psychoanalytischen Hypothesen, die auf der Grundlage der Erfahrung mit nur einer kleinen Anzahl von manisch-depressiven Patienten gewonnen worden waren, für alle depressiven Syndrome – z. B. die agitierten, die involutiv-depressiven Psychosen, die leere Depression oder die Erschöpfungsdepressionen – Gültigkeit besitzen.

❗ **Die große Vielfalt depressiver Syndrome erfordert eine differenziertere Beschreibung unterschiedlicher, im jeweiligen Einzelfall im Vordergrund stehender psychodynamischer Zusammenhänge. Hierbei setzte Rado wesentliche Akzente, die vor allem von den späteren Ich-psychologischen Autorinnen und Autoren aufgegriffen wurden.**

Otto Fenichel

Fenichel (1945) fasste die klassische triebdynamische Theorie der Depression, nach der Depressionen durch traumatische orale Fixierungen verursacht werden, zusammen und ergänzte sie durch seine Hinweise auf die Bedeutung der Regulation der Selbstachtung. Er bezog sich auf die von Freud beschriebene orale narzisstische Regression, auf die von Abraham betonte Fixierung und das fortgesetzte Streben nach Liebe, sowie es Rado geschildert hatte. In seinem triebtheoretischen Konzept der Depression versuchte Fenichel, auch die gestörte Regulation der Selbstachtung, die er in das Zentrum rückte, triebökonomisch abzuleiten.

Ein Mensch, der auf einen Zustand fixiert ist, indem seine Selbstachtung von äußeren Quellen reguliert wird, oder dessen Schuldgefühle ihn zu Regression auf einen solchen Zustand hin veranlassen, ist dringend auf diese Art der Versorgung angewiesen. Er geht im Zustand ständiger Gier durch diese Welt. Wenn seine narzisstischen Bedürfnisse nicht befriedigt werden, lässt seine Selbstachtung in gefährlichem Ausmaß nach (Fenichel 1945, S. 387).

Fenichel ging davon aus, dass alle Depressionen den gleichen Mechanismus aufweisen, unterschied jedoch zwischen neurotischen und psychotischen Depressionen. Wie Rado meinte er, dass in der neurotischen Depression die Liebe vonseiten eines äußeren Objektes gesucht wird, während in der psychotischen Depression die äußeren Objekte aufgegeben worden sind und die Liebe von einer inneren Instanz (Überich) erwartet wird. Eine scharfe Trennung zwischen neurotischen und psychotischen Depressionen ist jedoch nach Winnicott (1954/1983) deshalb nicht möglich, weil ungestillte narzisstische Bedürfnisse stets mit einem Konflikt zwischen Überich und Ich verknüpft seien. Auch der neurotisch Depressive versuche, das Überich zu versöhnen. Umgekehrt habe sich auch der schwer melancholisch Kranke nicht völlig aus der Welt der Objekte zurückgezogen, sondern hege immer noch die Hoffnung, Hilfe »von außen« zu erhalten. Angesichts der doppelten Funktion des Überich als schützende und strafende Macht wird die Depression zu einem »großartigen Reparationsversuch« mit dem Ziel, das durch den Liebesverlust zugrunde gegangene Selbstgefühl des Ich wiederherzustellen. Dieser Versuch sei jedoch zum Scheitern verurteilt, da das Liebesobjekt durch seine Introjektion zu einem Teil des Selbst geworden sei. Der regressiv mobilisierte »übermäßige Sadismus« stehe nun dem Überich zur Verfügung, »und die ganze Wut, mit der das Ich unbewusst das Objekt anzugreifen wünschte, wird jetzt gegen das Ich losgelassen« (Fenichel 1945, S. 289).

Fenichel wendete Freuds Vorschlag einer Ergänzungsreihe von äußeren Auslösern und unbewussten Dispositionen auch auf die manisch-depressiven Störungen an. Wer durch eine frühe orale Fixierung des Ich zur Krankheit disponiert sei, könne aufgrund geringfügiger Anlässe erkranken, die nicht leichthin zu beobachten seien. Umgekehrt könnten Personen mit relativ geringer Disposition erkranken, wenn sich schwere narzisstische Verletzungen wiederholen.

❗ Indem Fenichel die zentrale Stellung, die der Regulation des Selbstwertgefühls und dem Zusammenhang von Selbstachtung und Depressionen zukommt, betonte, lenkte er die psychoanalytische Beschäftigung mit affektiven Störungen – wie bereits zuvor Rado – in eine andere Richtung: Das Ich und die Regulation des Selbstwertgefühls mit seinen durch die Diskrepanz zwischen dem tatsächlichen Zustand des Selbst und dem Ich-Ideal bedingten Schwankungen, rückten in das Zentrum psychoanalytischer Depressionstheorien.

8.2.2 Ich-psychologisches Depressionsmodell

Edward Bibring

Die Akzentuierung der Dimension des Ich in den psychoanalytischen Depressionsmodellen wurde insbesondere von Bibring vertieft. Bibring (1953) fasste die Depression als emotionalen Ausdruck eines Zustands von Hilflosigkeit und Machtlosigkeit des Ich auf und zog die Schlussfolgerung, dass die Diskrepanz zwischen hochbesetzten narzisstischen Strebungen und der Wahrnehmung des Ich von seiner eigenen Hilflosigkeit und Unfähigkeit, diesen Zielen nahe zu kommen, zur Depression führt. Nach Bibrings Auffassung stellen Angst und Depression diametral entgegengesetzte Grundreaktionen des Ich dar. Die Prädisposition zur Depression sei daher nicht immer durch eine orale Fixierung bestimmt, sondern auf die »schockartige Erfahrung des Kindes oder Kleinkindes von seiner eigenen Hilflosigkeit und der Fixierung an dieses Gefühl der Hilflosigkeit« (Bibring 1953, S. 37) zurückzuführen. Die Depression sei eine »Grundreaktion auf Situationen narzisstischer Frustrationen…, in ähnlicher Weise, wie die Angst eine Grundreaktion des Ichs in Gefahrensituationen darstellt«. Im Unterschied zur triebtheoretischen Konzeptualisierung meinte Bibring, die Depression sei »im wesentlichen unabhängig von den Schicksalen der Aggression wie auch derjenigen der oralen Triebe« (Bibring 1953, S. 40). Bei dem Erleben von Hilflosigkeit in der Depression handelt es sich Bibring zufolge um eine primäre Erfahrung, die nicht in einen intersystemischen Konflikt (zwischen Ich und Überich) mündet.

❗ Bibrings relativ einfache und pragmatische Sichtweise schreibt sämtlichen Depressionsformen dieselben auslösenden Mechanismen zu. Im Gegensatz zu Rado und anderen Autoren sah Bibring in den Symptomen der Depression selbst keine reparative Funktion. Bibring zufolge stellt der depressive Prozess den direkten Ausdruck einer zusammengebrochenen Selbstachtung dar.

Die Vielfalt der klinischen Bilder beruhe schließlich auf weiteren unterschiedlichen Bewältigungsversuchen.[1]

Edith Jacobson

Die Abwehrmechanismen, die in Gang gesetzt werden, um das Gefühl der Hilflosigkeit zu bekämpfen, gestalten das klinische Bild der Depression des Erwachsenen oft sehr unübersichtlich. Jacobson (1961, 1972, 1976) fasste die Depression des Erwachsenen als Folge von weiteren Abwehr- und Restitutionsprozessen, insbesondere auch von pathologischen Identifizierungen und Introjektionen, auf. Sie entwickelte die umfangreichste psychoanalytische Theorie der Depression auf Ich-psychologischer Grundlage.

❶ Ihre Theorie ist insbesondere auch im Zusammenhang mit dem Vergleich der Entwicklung psychiatrischer und psychoanalytischer Depressionsmodelle von besonderem Interesse, da sie – im Gegensatz zu vielen anderen psychoanalytischen Arbeiten – vor allem auch darauf abzielte, die Psychodynamik der schweren Depressionen, insbesondere der psychotischen Depression, zu erfassen.

Jacobson unterschied auf der einen Seite zwischen neurotischen Depressionen und »einfachen« zyklothymen, akuten oder reaktiven Depressionen auf der anderen Seite, die eine nosologische Einheit bilden. Ferner beschrieb sie Depressionen auf Borderlineniveau und im Rahmen der Schizophrenie. Die qualitativen Unterschiede zwischen neurotischen und psychotischen Depressionen führte

sie auf einen bisher unbekannten konstitutionellen, neurophysiologischen Prozess zurück. Folgerichtig befürwortete sie einen »multiple factor approach« (Jacobson 1971, S. 175), der psychologische, konstitutionelle, hereditäre sowie somatische Faktoren berücksichtigt. Aus der Vielfalt der interagierenden Wirkfaktoren ergab sich für Jacobson die Notwendigkeit, mehrdimensionale therapeutische Konzepte zu entwickeln.

Jacobsons Konzeptualisierung der Depression war in eine Theorie der psychischen Entwicklung des Menschen eingebettet. Voraussetzung für eine optimale Entwicklung ist nach Jacobson die Trennung von Selbst- und Objektrepräsentanzen in der frühen Kindheit, die zu einer libidinösen Besetzung der Selbstrepräsentanzen des Kindes führt, wenn die Zuwendung der Eltern ausreichend war und die Frustrationen für das Kind zu bewältigen waren. Wird diese Entwicklung gestört, so sind die Selbst- und Objektrepräsentanzen nur unzureichend differenziert, die Selbstrepräsentanzen (als internalisiertes Selbstbild) werden aggressiv besetzt mit der Folge, dass das Selbstwertgefühl niedrig ist und die Trennung zwischen Selbst und Objekt unvollkommen und stets von Regression bedroht ist.

In Anlehnung an Mahler (1966) beschrieb Jacobson die Subphasen der Wiederannäherung als besonders kritische Entwicklungsphase im Rahmen des Loslösungs- und Individuationsprozesses. Sie postulierte, dass bei fehlendem Verständnis der Mutter für die ambivalenten Tendenzen des Kindes eine »basic depression« resultiere. Dieser Grundkonflikt ist nach Jacobson der gleiche in allen depressiven Zuständen. Die primäre Kindheitsdepression werde stets reaktualisiert, wenn der erwachsene Mensch eine Enttäuschung erlebe.

Ein wesentlicher Faktor bei der Regulation des Selbstwertgefühls bzw. der Entwicklung von Depressionen besteht im Charakter des Überich. Bei archaisch-strengem Überich ist das Selbstwertgefühl verletzlich, und der Patient bleibt anfällig für Depressionen, in denen es zu intersystemischen Konflikten zwischen Ich und Überich kommt. In der Pathologie des Überich sieht Jacobson einen Restitutionsversuch. Das entwertete Objekt wird durch eine Introjektion seines omnipotenten Bildes ins Überich ersetzt und so der Versuch unternommen, die narzisstische Kränkung zu überwin-

---

1   Bibrings Theorie wurde unter anderen von Jacobson (1971) kritisiert. Sie wies auf die Wiederbelebung prägenitaler Entwicklungsstufen in der Depression hin. Aus diesem Grund könnten Ambivalenzkonflikte und Aggression nicht als zusätzliche Komplikationen relativiert werden; sie seien vielmehr konstitutive Bedingungen einer depressiven Entwicklung.

den (Jacobson 1971, S. 226). Demgegenüber wird das Bild des schlechten, wertlosen Objektes in das Selbst introjiziert.

Eine depressive Entwicklung setzt dadurch ein, dass schwere, zu früh erlebte Enttäuschungen am primären Liebesobjekt das kindliche Selbst entwerten und die Überich- und Ich-Ideal-Entwicklung zu früh in Gang bringen. Auf der Grundlage nur unzureichend differenzierter Selbst- und Objektrepräsentanzen führen narzisstische Kränkungen zur regressiven Wiederbelebung der archaischen und undifferenzierten Repräsentanzen. Bei der psychotischen Depression besteht nach Jacobson ein intrasystemischer Konflikt zwischen dem idealisierten Selbstbild, das sich auf die narzisstische Identifikation mit dem Objektideal stützt, und dem Bild des untauglichen Selbst, das mit der entwerteten Elternfigur verschmolzen ist. Der Depressive versuche nun, auf zweierlei Weise die Schwäche seines Selbst zu kompensieren: Erstens mithilfe von Introjektionen mit der Folge eines falschen Selbst und zweitens durch die ständige Präsenz von idealisierten Objekten. Diese Idealisierung setzt Jacobson zufolge eine Spaltung der Objektrepräsentanz voraus, deren entwerteter Anteil inkorporiert wird. Die Spaltung der Objektrepräsentanz trägt dazu bei, dass der zu Depressionen Neigende sich stets in einem äußerst labilen Gleichgewicht befindet und depressiv reagiert, wenn seine Liebesobjekte sich nicht ideal verhalten (vgl. Eicke-Spengler 1977).

❗ Jacobson, deren praktisch-klinische Erkenntnisse überzeugen, hielt an einer ökonomischen und energetischen Betrachtensweise psychischer Prozesse fest. Danach werden die Selbst- und Objektrepräsentanzen mit psychischer Energie – libidinöser, aggressiver und neutralisierter Art – besetzt.

Die triebtheoretischen Axiome und ihre metapsychologische, spekulativ-hypothetische Theorie energetischer »Besetzungsverhältnisse« der Selbst- und Objektrepräsentanzen blieben jedoch nicht unwidersprochen. So gewann Bemporad (1983) den Eindruck, Jacobson beschreibe zwei Theorien: Eine »Praxistheorie« der Klinik und eine spekulativ-hypothetische Theorie, die im theoretischen Versuchsstadium stecken bleiben musste. Er emp-

fahl eine eher selektive Rezeption von Jacobsons teilweise sehr fruchtbaren theoretischen und klinisch-relevanten Konstrukten.

Josef Sandler und Wally Joffe

Sandler u. Joffe (1965, 1980) kamen bei ihrer Untersuchung der verschiedenen Zusammenhänge depressiver Reaktionen bei Kindern zu dem Ergebnis, dass nicht ein Syndrom oder eine eigenständige Krankheit vorlag, sondern ein ganz spezifischer affektiver Reaktionsmodus, mit dem Kinder auf Entbehrungszustände (letztlich auf Diskrepanzen zwischen dem aktuellen und dem idealen Zustand des Selbst) reagieren:

Die depressive Reaktion, als affektiver Grundzustand gesehen, kann, ähnlich wie die Angst, von langer oder kurzer Dauer, geringer oder hochgradiger Intensität sein und bei ganz verschiedenartigen Persönlichkeitstypen und klinischen Zuständen auftreten. Sie lässt sich auf jeder Entwicklungsstufe beobachten, desgleichen in Verbindung mit Zwangsideen, Phobien, hysterischen Symptomen, Delinquenz sowie vielerlei anderen Symptomen. Wie die Angst ist auch die depressive Reaktion eine normale und adäquate Antwort auf bestimmte Situationen; ihre Intensität und Dauer scheinen weitgehend durch einen quantitativen Faktor bestimmt zu werden. Wie weit der Einzelne diesen Affekt ertragen kann, ohne dass das Ich bei der schrittweisen Anpassung seine Rolle aufgibt, hängt nicht zuletzt von seiner Fähigkeit ab, Depressionen durchzustehen (Sandler u. Joffe 1980).

Beide Autoren sahen die depressive Reaktion des Kindes als Manifestation einer **psychobiologischen affektiven Grundreaktion**, die – der Angst vergleichbar – anormal wird, »sobald sie in inadäquaten Situationen auftritt und verhältnismäßig lange anhält, und sobald dem Kind entwicklungsmäßig keine Anpassung an die Lage gelingt« (Sandler u. Joffe 1980).

❗ Diese Analogie von Depression und Angst überzeugt in dem Moment, in dem sie auf die Angst als affektives Signal konflikthafter Umstände, somit auf die neurotische Angst bzw. die im Zusammenhang mit Individuationsbestrebungen sich entwickelnde Separationsangst, bezogen wird.

Mit dieser von Sandler u. Joffe dargelegten Betrachtungsweise erübrigte sich unter anderem auch die Frage, ob eine Depression, wie sie der Erwachsene erleidet, im Kindesalter überhaupt schon auftreten kann. Diese Frage wurde von manchen Analytikern aus theoretischen und strukturdynamischen Überlegungen heraus verneint (vgl. Rochlin 1959; Beres 1966). Gemäß Bemporad (1983) besteht die wesentliche Fragestellung darin, in welcher Weise Erfahrung und Äußerung von Emotionen durch den sich entwickelnden kognitiven und affektiven Bereich in wechselnden Entwicklungsphasen modifiziert werden.

Sandler u. Joffe schlugen eine Brücke zwischen der klassischen Theorie der Melancholie sowie den von Bibring (1953) und anderen Autoren vertretenen Auffassungen der Depression. Sie maßen dem phantasierten oder realen Objektverlust weniger Bedeutung zu; vielmehr betonten sie den Verlust des Wohlbefindens, den Verlust eines in der Objektbeziehung verkörperten Idealzustands des Selbst. Dabei wiesen sie auf die Möglichkeit hin, dass das Kind umso stärker nach der Erreichung eines Idealzustands von infantiler Befriedigung streben wird, je ausgeprägter seine prägenitale Fixierung ist. Demzufolge muss die depressive Reaktion im Sinne von Sandler u. Joffe in dem umfassenden Rahmen sämtlicher narzisstischer Störungen gesehen werden:

> Wenn ein Liebesobjekt verloren gegangen ist, so ist unserer Meinung nach in Wahrheit jener Zustand des Wohlbefindens verloren gegangen, der im psychologischen wie im biologischen Sinne der Beziehung zu dem Objekt inhärent gewesen ist (Sandler u. Joffe 1980, S. 91).

Die anfängliche fundamentale psychobiologische Reaktion setze weitere Abwehrmechanismen in Gang, ohne dass sich die Feindseligkeit gegen das Selbst richte, und münde nicht in allen Fällen in die klinisch manifeste Depression. Im Gegenteil, sie könne sich als heilsam erweisen und habe eine Funktion, die der Signalangst im Sinne Freuds vergleichbar sei.

Gertrude Blanck und Rubin Blanck

Nach Blanck u. Blanck (1974) disponiere die Struktur der Persönlichkeit zur Depression.

❗ **Äußere Ereignisse verbinden sich mit einer schon bestehenden inneren Bereitschaft.**

So könne z. B. der Objektverlust real sein – z. B. Tod der Mutter – oder Folge der Zerstörung der Objektrepräsentanz durch aggressive Besetzung. Aus der Beschreibung der Depression als Affektivzustand, der im Wesentlichen Folge von Objektverlust und Überich-Pathologie ist, ergeben sich auch Möglichkeiten psychodynamischer Differenzierung unterschiedlicher depressiver Syndrome: Blanck u. Blanck differenzierten zwischen psychotischen Depressionen, »Grenzfallphänomenen« und neurotischen Depressionen. Die psychotische Depression zeichne sich durch die Unfähigkeit des undifferenzierten Selbstobjektes aus, Enttäuschung und Verlassenwerden zu bewältigen. Gegen diese Verlassenheitsgefühle werden Bewältigungsmechanismen in Gang gesetzt, die mit der Entwicklung überidealisierter und überschätzter Objekt- und Selbstrepräsentanzen einhergehen. Daraus resultiere, so Blanck u. Blanck (1974, S. 265) weiter, ein brüchiges, narzisstisches Gleichgewicht, das durch Enttäuschungen, Objektverlust oder Verlust der Selbstachtung der Auflösung anheimfällt.

Leichtere Depressionen könnten – im Gegensatz zu psychotischen Depressionen – das Erringen einer Entwicklungsphase begleiten. Beide Autoren stellten mit Hinweis auf Mahler fest, dass auch die erfolgreiche Meisterung der Trennung und Individuation nur um den Preis eines depressiven Affektes zustande komme, weil das Objekt als Teil des Selbst verloren gegangen sei. Depressionen in der Adoleszenz, in der der Trennungs-Individuations-Prozess neu belebt wird, stellen somit eine normale, vorübergehende Begleiterscheinung dar. Sie begleitet ferner auch erwachsene Entwicklungsphasen (z. B. Heirat, Elternschaft), die eine Neuverteilung der libidinösen Besetzung und die Bewältigung vorübergehender Objektverluste erfordern. Hiervon unterscheiden Blanck u. Blanck Post-partum-Depressionen, die ihren Ursprung in der Pathologie der frühen Strukturierung haben und deren Körper-Ich (unscharfe und veränderliche Körpergrenzen) auf die drohende Auflösung der Selbst- und Objektrepräsentanzen hinweise. In der sog. Involutionsmelancholie gewinnen beiden Autoren zufolge die Enttäuschungen des mittleren Alters einen traumatischen Charakter, da sie sich mit einer bereits vorhandenen Prädisposition zur Depression verbinden.

Charles Brenner

Der Bedeutung präödipaler Traumatisierungen für die Entwicklung einer Depression wurde von Brenner (1974) widersprochen. Er kritisierte die bisherigen psychoanalytischen Konzepte der Depression und stellte fest, dass der Begriff Depression keine sinnvolle diagnostische Einheit sei, sondern eine Symptomgruppe, die psychogenetisch unterschiedlich zustande komme.

❶ **Brenner betrachtete die Depression als einen Affekt, der bestimmte Inhalte hat, die ödipal, phallisch, anal oder oral sein könnten.**

Schwere Depressionen im späteren Leben können Beziehungen zu phallischen, narzisstischen Traumen haben, eher als zu Objektverlust oder Konflikten mit der Mutter im ersten oder zweiten Lebensjahr (Brenner 1974, S. 28).

Er erläuterte seine Kritik mit dem Hinweis, dass orale und anale Wünsche nicht in der ödipalen Phase verschwinden, während umgekehrt ödipale Phantasien oft in oralen oder analen Begriffen formuliert werden. Er folgerte, dass der depressive Affekt letztlich anderen Phantasien, Handlungen oder Symptomen gleichzusetzen sei.

Mit Sicherheit hat die Ich-Psychologie das traditionelle psychoanalytische Denken bezüglich der Depression erweitert, indem sie auf die Bedeutung der Selbstwertgefühlregulation und die Erkenntnis schmerzlicher Diskrepanzen als zentrale Elemente der Depression hinwies. Da die Beeinträchtigung des Selbstwertgefühls jedoch wesentliches Kennzeichen der meisten psychischen Störungen ist, stellt sich die Frage, ob die Beeinträchtigung des Selbstwertgefühls eine zwar notwendige, aber nicht hinreichende Erklärung des spezifischen depressiven Mechanismus ist.

8.2.3 Von der Triebtheorie zur Objektbeziehungstheorie der Depression

Melanie Klein

Klein (1935, 1962) hielt an den von Freud beschriebenen Trieben als motivationalem Faktor der Objektbeziehungen fest. Dabei legte sie besonderes Gewicht auf die unbewussten Phantasien, die das Kind über die Objekte entwickelt.

❶ **Der Charakter der Phantasie, d. h. die Beschaffenheit der durch die unbewusste Phantasie determinierten Beziehungen, ist wesentlicher Gegenstand der kleinianischen Theorie und der Deutungen kleinianischer Analytiker.**

Klein war der Ansicht, dass der Reifungsprozess durch eine Verminderung der Verfolgungsangst und eine erhöhte Fähigkeit, inneren Objekten gegenüber Wiedergutmachung zu leisten, eingeleitet wird. Konflikte in Objektbeziehungen erwachsen für Klein aus den Triebschicksalen, insbesondere dem Schicksal der destruktiven Impulse und letztlich des Todestriebs.

Klein postulierte eine depressive Position, die im Alter von vier bis fünf Monaten eintritt und in jedem Menschen verankert sei. Die depressive Position löst ein erstes Entwicklungsstadium – die paranoid-schizoide Position – ab, die durch die Wahrnehmung von Partialobjekten[2] gekennzeichnet ist. Das Problem der Ambivalenz löst sich für den Säugling in dieser frühesten Phase durch Spaltung des ganzen Objektes in einzelne gute und schlechte Partialobjekte, die nicht der gleichen Person zugehören. Mit zunehmender kognitiver Entwicklung erkennt das Kind, dass die Mutter Quelle von Schmerz und Lust zugleich ist. Es muss nun mit seiner eigenen Ambivalenz fertig werden und kann seine Feindseligkeit nicht länger auf die Um-

---

2 Der kleinianische Terminus Partialobjekt bezeichnet ein Objekt, das vom Säugling so wahrgenommen wird, als existiere es einzig und allein zur Befriedung seiner Bedürfnisse. Darüber hinaus aber kennzeichnet der Begriff auch einen Teil einer Person, z. B. den Penis oder die Brust. Kleinianern zufolge wird dieses Partialobjekt innerlich als etwas Konkretes erlebt (vgl. Hinshelwood 1993).

gebung projizieren. Das Kind fürchtet, dass seine Aggressionen, die es jetzt als ihm zugehörig erkennt, die guten Objekte – seien sie in der Außenwelt oder in seinem Innern vorhanden – zerstören könnten (depressive Angst).

Auf der Grundlage ihres entwicklungspsychologischen Modells unternahm Klein (1940) auch den Versuch, die Symptome der klinischen Depression verständlich zu machen. Klein zufolge entwickelt sich eine Prädisposition hinsichtlich der Melancholie, wenn es dem Kind nicht gelinge, sein geliebtes »gutes Objekt« im Ich zu etablieren. Aus diesem Scheitern resultiere das lebenslang anhaltende Gefühl der »Schlechtigkeit«, das nicht nach außen projiziert, sondern in das Selbstbild hineingenommen wird.

❶ Die Handlungsfurcht des Depressiven ist somit Folge der nicht zur rechten Zeit erfolgten Inkorporation der guten Objekte und beruht auf dem gefürchteten Verlust der für das Selbst dringend benötigten Objekte.

Segal (1974) hat darauf hingewiesen, dass die depressive Position nie ganz durchgearbeitet wird und durch spätere Verlusterlebnisse reaktiviert werden kann. Unerträgliche Schuldgefühle können bei den zu Depressionen Disponierten zur Entwicklung manischer Abwehrmechanismen beitragen. Sie sind mit Gefühlen der Kontrolle, des Triumphes und der Verachtung verbunden, die dazu dienen, das Objekt in seiner Bedeutung zu entwerten, um dem Erleben der depressiven Angst auf diese Weise entgegenzuwirken (vgl. Hinshelwood 1993, S. 370 f.).

Kleins Konzepte verweisen hinsichtlich der Prädisposition zur Depression auf die sich aus der normalen kindlichen Entwicklung ableitende Notwendigkeit, mit Verlust und Trennung fertig zu werden und zu erfahren, dass das gute und das böse Objekt in der Realität eine Person ist (vgl. Blanck u. Blanck 1974). Das Übertragungserleben der Patientinnen und Patienten wird auf die Schicksale unbewusster Triebphantasien zurückgeführt, denen ungelöste Konflikte der paranoid-schizoiden und depressiven Position zugrunde liegen. Der Analytiker wird dementsprechend zum Objekt bzw. »container« persekutorischer oder ambivalenter Impulse,

die seine Internalisierung als gutes Objekt beeinträchtigen.

Klein wurde unter anderem dafür kritisiert, dass sie von den hypothetischen inneren Objekten so sprach, als handele sich um tatsächlich vorhandene konkrete Entitäten (vgl. Bemporad 1983). Die subtilen Fähigkeiten, die Klein dem Säugling hinsichtlich seiner Phantasietätigkeit zuschrieb, wurden insbesondere auf der Grundlage der Ergebnisse der Säuglings- und Kleinkindforschung hinterfragt (vgl. Dornes 1993, 1994). Ein weiterer Einwand zielt darauf, dass Klein sich auf die innere Entfaltung triebgebundener Prozesse konzentriere und die große Bedeutung, die dem Austausch mit wichtigen Bezugspersonen hinsichtlich einer besonderen Prädisposition für die Depression zukommt, vernachlässige. Dieser interpersonale Gesichtspunkt wurde vor allem auch von den späteren Objektbeziehungstheoretikern (Fairbairn, Winnicott u. A.) stärker beachtet. Diese untersuchten die Beziehungen sowohl zu den inneren Objekten wie auch zu den realen Bezugspersonen.

Otto Kernberg

Kernberg (1967, 1983, 1992) hält einerseits an der Terminologie des Struktur- und Triebmodells fest und misst andererseits der Rolle des frühen Objektes zunehmende Bedeutung für die Forschung der inneren Objektbeziehung bei. Seine besondere Aufmerksamkeit gilt der Pathologie innerer Objektbeziehungen, ihrem Einfluss auf die Deformierung des Überich und ihrer Beteiligung an den daraus resultierenden inadäquaten Abwehrmechanismen und gestörten Beziehungen zu äußeren Objekten. Diese pathologischen Objektbeziehungen beruhen Kernberg zufolge auf einer exzessiven, primären oder frustrationsbedingten Aggression. Durch diese werde die Fusion konträrer Selbst- und Objektrepräsentanzen beeinträchtigt; die Psyche sei hasserfüllten Introjekten und einer gehassten Selbstimago ausgeliefert (Kernberg 1967, 1983).

Ein Großteil der manifesten Pathologie ist Kernberg zufolge auf ein sadistisches Überich zurückzuführen, das die gescheiterte Verschmelzung libidinöser und aggressiver Triebe widerspiegele bzw. das Unvermögen der libidinösen Triebe die aggressiven zu neutralisieren. Das Fortbestehen idealisierter, »nur guter« Selbstimagines oder

»nur guter anderer« ist als Abwehrmaßnahme zu verstehen. Diese Idealphantasien vom Selbst und den Objekten können nicht in eine konsistente, tragfähige Überich-Struktur integriert werden, da sie aus unrealistischen Forderungen erwachsen. Durch die ständige Projektion der »nur bösen« Selbst- und Objektimagines entsteht eine Welt gefährlicher, bedrohlicher Objekte, gegen die wiederum »nur gute« Selbstimagines als Abwehr eingesetzt werden. Dementsprechend haben Menschen mit einem pathologischen narzisstischen Charakter das Bedürfnis, Objektbeziehungen zu kontrollieren, und entwickeln ferner ein megalomanes Idealselbst, um das Selbst auf diese Weise zu schützen.

❗ Kernberg, der sich schwerpunktmäßig mit der Psychodynamik der Persönlichkeitsstörungen auseinander setzt, betrachtet die Überich-Pathologie depressiver Patienten in dem übergeordneten Zusammenhang der verinnerlichten Objektbeziehungen und verknüpft sie mit einer strukturdynamischen Analyse. Er unterscheidet drei Stufen von Charakterstörungen mit depressiv-masochistischen Zügen (die depressive Persönlichkeit, den sadomasochistischen Charakter und die »primitive Selbstdestruktivität«).

Nach Kernbergs Erfahrung reagieren viele Patienten mit einer Borderlinepersönlichkeitsorganisation weniger befriedigend auf die psychopharmakologische Behandlung einer schweren Affektstörung; die Abgrenzung zwischen psychotischen Episoden und Latenzperioden der Affektstörung sei weniger deutlich.

Kernbergs triebtheoretischer Fokus blieb nicht unwidersprochen. So kritisierte Dümpelmann (1991), dass in der Fixierung auf die Effekte frühkindlicher Aggression für die Entwicklung von Abwehr und Struktur die »enorme Bandbreite menschlichen Erlebens und Verhaltens dem Primat einer einzigen psychodynamischen Entwicklungslinie unterstellt wird« (S. 44). Das Kernberg-Konzept berge insbesondere die Gefahr der Verwechslung zwischen psychischer Dimension und Krankheitskategorie, weil die einseitige Betonung der aggressiven Pathologie dazu führe, andere Aspekte – wie die adaptive Funktion individueller Syndrome

– und insbesondere Beziehungsaspekte aus den Augen zu verlieren.

8.2.4 Objektbeziehungstheoretische Depressionsmodelle

Margaret Mahler

Während die klassische Psychoanalyse die Entwicklungslinie der Psychosexualität beschrieben hatte und die psychoanalytische Ich-Psychologie die Prozesse der Ich- und Überich-Entwicklung dargestellt hatte, wurde in der Folgezeit insbesondere von Mahler und ihrer Arbeitsgruppe der Versuch unternommen, das Ich-psychologische Paradigma um eine empirisch gestützte Theorie der frühen Objektbeziehungen zu ergänzen (vgl. Mahler 1965, 1966; Mahler et al. 1975/1980, 1980).

❗ Mahlers entwicklungspsychologisches Modell, insbesondere das Konzept der Separation/Individuation, hat eine große Resonanz in der klinischen Praxis gefunden und wurde zum Verständnis prädipaler Störungen im Allgemeinen und der Depression im Besonderen herangezogen.

In Mahlers Entwicklungsmodell wird die Rolle des Objektes über seine Funktion als Objekt der sich entfaltenden Triebe hinaus erheblich erweitert und die entscheidende Bedeutung der frühen Objektbeziehung betont. In der Beziehung zu ihrem Kind wird die Mutter zur Vermittlerin phasenadäquater Reaktionen auf Triebe und Bedürfnisse und trägt somit gleichzeitig zur Modulation und Regulierung von Affekten bei. Die unbewussten Erwartungen der Mutter teilen sich dem Kind mit und beeinflussen seine intersubjektive Erfahrung (vgl. Stern 1985, 1992).

Im Rahmen ihrer Untersuchung über Loslösung und Individuation des Kindes hat sich Mahler (1966) auch zur Herausbildung der jeweiligen allgemeinen Grundstimmungen in dieser Entwicklungsstufe geäußert. Bei kleinen Kindern konnte sie echte depressive Symptome nicht beobachten, wohl aber Verhaltensweisen, in denen sich möglicherweise eine Prädisposition für Depressionen zu einem späteren Zeitpunkt im Leben andeutete. In allen von ihr untersuchten Fällen stellte Mahler eine ungewöhnlich starke Anlehnung an die Mutter fest, obwohl diese Beziehung das Kind nicht wirklich befriedigte und immer wieder Anlass zu Resignation, ohnmächtiger Kapitulation, Unzufriedenheit und Zorn gab. Diese Stimmung des Kindes sah Mahler dadurch verursacht, dass das Kind von seiner Mutter und vom eigenen Selbst enttäuscht sei. Diese Enttäuschung hindere es daran, so lange an die Allmacht der Mutter zu glauben, wie dies zur Ausbildung seines Selbstwertgefühls notwendig wäre.

Im Zentrum von Mahlers Theorie stehen die Wechselwirkungen zwischen den sich aus der Internalisierung des Objektes entwickelnden inneren Objektrepräsentanzen, der sich differenzierenden Selbsterfahrung und den resultierenden Abwehrmechanismen und Charakterstrukturen. Mahlers beziehungs- und konfliktorientierter Fokus erwies sich als entscheidender Zugang zum Verständnis der Dynamik depressiven Selbst- und Objekterlebens. Kritisch eingewandt wurde, dass große Teile von Mahlers entwicklungspsychologischer Theorie, insbesondere die die Entwicklung des Säuglings im ersten Lebensjahr betreffenden Hypothesen, aufgrund der Ergebnisse der Säuglings- und Kleinkindforschung modifiziert werden müssen (vgl. Dornes 1993).

William Fairbairn

Neben Mahler haben auch weitere englische Objektbeziehungstheoretiker einen wesentlichen Einfluss auf das psychodynamische Verständnis psychiatrischer Erkrankungen gehabt. Es war das wesentliche Anliegen von Fairbairn (1952), die zentrale Funktion des Objektes, das nicht als Objekt der Triebe verstanden wurde, neu zu konzeptualisieren. Er vertrat die Auffassung, dass das Hauptcharakteristikum der Libido die Suche nach dem Objekt sei.

❶ Er entwickelte das Konzept der dynamischen Struktur, nach der das Ich nicht passiv den aus einem »Es« hervorgehenden Triebkräften ausgeliefert sei. Vielmehr verfüge das Ich vom Anfang an über eine eigene Energie, die untrennbar mit einer Ich-Struktur verbunden sei. Die Bewältigung der Konflikte ist abhängig von strukturellen Voraussetzungen.

In diesem Zusammenhang unterschied Fairbairn die schizoide und die depressive Organisation als fundamentale psychopathologische Zustände. Das schizoide Individuum muss seine Liebe in seinem Inneren behalten und die Inhalte seiner inneren Welt überbewerten, um sich das Gefühl zu bewahren, gute innere Eigenschaften und Werte zu besitzen.

Demgegenüber ist der Depressive in dem Grundkonflikt zwischen Liebe und Hass gefangen, denn er fürchte, dass der Hass, den die Liebe mobilisiert, vernichtend sein werde. Diese Ambivalenz wie auch die Aggression stellten für Fairbairn – im Gegensatz zu Klein – keinen ursprünglichen Zustand dar, sondern würden sich als Reaktion auf Deprivation und Frustration entwickeln.

Harry Guntrip

Fairbairns Beziehungstheorie wurde von seinem Schüler Guntrip kommentiert und teilweise weiterentwickelt.

❶ Guntrip (1966) hielt das schizoide Problem für grundlegend, da es die Entwicklung eines adäquaten, realen Selbstgefühls blockiere.

Ebenso, wie Fairbairn, war Guntrip der Ansicht,

… dass schizoide Probleme in der klinischen Praxis weit häufiger anzutreffen sind als die klassische Depression, und wenn Patienten sagen, dass sie sich niedergeschlagen fühlen, meinen sie damit für gewöhnlich nicht, dass sie sich schuldbeladen, sondern vielmehr apathisch und devitalisiert fühlen und das Leben als sinnlos empfinden (Guntrip 1966, S. 290 f.).

Das bei Guntrip nicht an psychopathologische Syndrome gebundene Verständnis depressiver Affekte lässt sich aus seiner Psychologie des Selbst ableiten, bei der die Signifikanz der Beziehung für die Entwicklung des Selbstgefühls hervorgehoben wird. Die Störungen der Selbstkohärenz führte Guntrip auf schizoide Prozesse zurück, die komplexe Muster einer gespaltenen inneren Funktionsweise umfassen. Spaltungen des Selbst, die unter anderem mit einem Rückzug von jedem genuinen Kontakt mit der Außenwelt einhergehen, stellen dementsprechend Versuche dar, das »wahre« Selbst angesichts einer enttäuschenden grundlegenden endo-pychischen Situation zu schützen. Im Gegensatz zum Schizoiden, der ständig zwischen Annäherung und Flucht hin- und herschwanke, könne sich der Depressive seine Beziehung zum augenblicklichen Liebesobjekt bewahren, weil er seinen Hass gegen eine andere Person richten könne.

Donald Winnicott

Der englische Psychotherapeut Winnicott (1966/1990, 1971/1974) kam unter dem Einfluss Melanie Kleins von der Pädiatrie zur Psychoanalyse. Er zählte neben Anna Freud, Melanie Klein und den Vertretern der Pariser Schule (Serge Lebovici und René Diatkine) zu den bedeutendsten Kinderanalytikern. Er konzentrierte sich auf die Umweltfaktoren, die die psychische Entwicklung des Säuglings beeinflussen, und beschäftigte sich mit der zentralen Bedeutung der Beziehungen zu den primären Objekten. Die selbststützenden und wachstumsstärkenden Funktionen der frühen mütterlichen Umwelt beschrieb Winnicott in seinen Konzepten **der durchschnittlich hingebungsvollen Mutter** (Winnicott 1966/1990, 1990), **der hinreichend guten Mutter** (Winnicott 1960/1984), **der haltenden Umwelt** (Winnicott 1966/1984) und **der Spiegelfunktionen des mütterlichen Gesichtes** (Winnicott 1971/1974).

Das Depressionskonzept Winnicotts erschließt sich vorwiegend indirekt aus seinen behandlungstechnischen Empfehlungen: Gegenüber dem »Schizoiden« habe der Depressive die grundsätzliche Entwicklungsaufgabe der Integration bewältigt und eine Ich-Stärke entwickelt, die im Rahmen psychotherapeutischer Behandlungen ermöglicht, Schuldgefühle, Ambivalenz und Aggression zu akzeptieren, ohne dass die Persönlichkeit des Depressiven »gesprengt« werde.

Im Hinblick auf das Verständnis depressiver Ängste und Schuldgefühle sind Winnicotts Erläuterungen der »depressiven Position« in der normalen emotionalen Entwicklung hilfreich (Winnicott 1954/1983, 1976). Er schlug vor, die von Klein als »depressive Position« bezeichnete Entwicklungsphase als »Stadium der Besorgnis« aufzufassen. Es setzt eine hinreichende Ich-Integration des Indivi-

duums voraus und bringt die »Fähigkeit zu Schuldgefühlen« mit sich.[3]

❶ **Die »depressive Position« im Sinne Winnicotts ist nicht identisch mit den Depressionen der klinischen Psychiatrie. Letztere gehören nach Winnicott in den Bereich, der in der Entwicklung des Individuums vor der depressiven Position liegt. Winnicott sah die Depression im Wesentlichen als Folge der Entwicklung eines falschen Selbst an.**

Auch die »manische Abwehr« im Sinne Winnicotts muss von der Manie im klinischen Sinne unterschieden werden. In der manischen Abwehr werden die inneren Objekte in omnipotenter Weise manipuliert, beherrscht oder verächtlich entwertet und somit in einem »Schwebezustand zwischen Leben und Tod« gehalten (Winnicott 1976, S. 243). Diese Abwehr bleibe jedoch unbefriedigend, da durch die omnipotente Beherrschung der entwerteten internalisierten Eltern die positiven Objekte und Beziehungen gefährdet werden und sich der Betreffende schließlich in seinem Inneren tot fühle.

❶ **Winnicott betonte, dass das Erreichen der depressiven Position die Voraussetzung dafür sei, dass ein Individuum auf Verlust mit Kummer oder Traurigkeit reagieren kann. Die Fähigkeit, Schuldgefühle zu empfinden und die Verantwortung für Trieberfahrungen und die mit ihnen verbundene Aggression in der Phantasie auf sich zu nehmen, markiere einen entscheidenden Schritt in der emotionalen Entwicklung.**

---

3   Das Schuldgefühl bezieht sich nach Winnicott (1950, 1976) auf den Schaden, den das Kind seiner Meinung nach in der erregten Beziehung dem geliebten Menschen zugefügt hat. Die weitere Entwicklung des Kindes ist nun davon abhängig, ob es die Möglichkeit hat, im Zusammenhang mit seinen Schuldgefühlen zu »geben« und »wieder gut zu machen«. Wird der »wohltätige Kreislauf« in der empathischen Begegnung des Kindes mit seiner Bezugsperson gestört, so stagniert die innere Welt – in der Depression – auf einem niedrigeren Vitalitätsniveau.

René Spitz

Spitz (1946) beschrieb die Reaktionen kleiner Kinder, die zunächst eine normale Bindung an ihre Mutter entwickelt hatten und dann im Alter von sechs Monaten von den Müttern getrennt worden waren. Diese Kinder entwickelten ein Syndrom, das Spitz als **anaklitische Depression** bezeichnete, und das durch Gewichtsverlust, Schlaflosigkeit, mangelnde Reaktionen gegenüber anderen Menschen sowie einen starren und ausdruckslosen Blick gekennzeichnet war. Bestand die Trennung von Mutter und Kind länger als fünf Monate, dann verfestigte sich der beschriebene Zustand des Kindes und war schließlich nicht reversibel. Bei Nachuntersuchungen stellte sich heraus, dass diese Kinder in mehrfacher Hinsicht in ihrer Entwicklung zurückgeblieben waren und zudem eine größere Anfälligkeit für Krankheiten besaßen.

> ❶ Spitz fasste die anaklitische Depression im Säuglingsalter als elementare Form der affektiven Grundreaktion auf.

Nach Spitz ist die »anaklitische Objektwahl« durch die ursprüngliche Abhängigkeit des Säuglings von der Person, die ihn füttert, schützt und bemuttert, bestimmt (1957). In seinen späteren Arbeiten betonte Spitz die Rolle des Affektaustausches zwischen Mutter und Kind. Hospitalismus, anaklitische Depression im Kindesalter und die nach Verlust des »psychotischen Pseudo-Objektes« (nach Abklingen der positiven Symptomatik schizophrener Psychosen) häufiger auftretende postpsychotische Depression (vgl. Behringer u. Böker 1988) werden auf der Grundlage des Spitz-Konzeptes als Folgen einer fehlenden Affektkommunikation und elementarer Formen affektiver Grundreaktionen verständlich.

8.2.5 Selbstpsychologisches Modell der Depression

Heinz Kohut (1971/1976, 1977/1979) konzipierte die Selbstpsychologie als eine von anderen Schulen unabhängige psychoanalytische Entwicklungstheorie und Therapie, die auf objektrelationalen Grundlagen beruht (vgl. Bacal u. Newman 1994). Als entscheidende Determinante der Selbsterfahrung und der Selbstentwicklung sah Kohut die Beziehung des Selbst zu einem Selbstobjekt an: Ein Objekt ist ein Selbstobjekt, wenn es intrapsychisch so erlebt wird, als erfülle es in einer Beziehung Funktionen, die das Selbstgefühl wecken, aufrechterhalten oder positiv beeinflussen.

In einer Selbstobjektbeziehung herrscht ein relativ sicheres Gefühl der Verfügbarkeit des Objekts als Selbstobjekt vor. Die spiegelnden, idealisierenden und Alter-Ego-Selbstobjekt-Beziehungen sind wesentliche Grundlagen für die gesunde Entwicklung des Selbst. Die Erfahrung der Spiegelung beschreibt dabei eine Selbstobjektbeziehung, in der das Subjekt sich in seinen einzigartigen Fähigkeiten, Begabungen und seiner persönlichen Attraktivität von einem wichtigen Anderen anerkannt fühlt. Eine idealisierende Selbstobjektbeziehung kennzeichnet die Erfahrung, sich dem bewunderten Objekt verbunden zu fühlen. In einer Alter-Ego- oder Zwillings-Selbstobjekt-Beziehung wird der Andere dem eigenen Selbst gleich oder ähnlich erlebt.

Die labilisierte narzisstische Regulation Depressiver leitet sich in der selbstpsychologischen Perspektive aus dem fortgesetzten und unbefriedigten Bedürfnis nach Selbstobjektbeziehungen ab. Das verletzte, geschwächte Selbst reagiert auf das Gefühl der Hilflosigkeit angesichts der Erfahrung, dass das Selbstobjekt versagt, mit Scham und Demütigung. Diese unerträglichen Affekte lösen eine narzisstische Wut auf das kränkende Objekt aus (Kohut 1972/1975). Diese narzisstische Wut ist das Resultat einer pathogenen Beziehungserfahrung und trägt als solche nicht – oder nur sehr kurzfristig – zur Wiederherstellung der Selbstkohärenz und Selbststärke bei.

> ❶ In Kohuts Sichtweise trägt der Mangel an freudigen Reaktionen der primären Bezugspersonen auf die Existenz des Kindes und seine Selbstbehauptungsbestrebungen zu einer massiven Entleerung von Selbstwertgefühl und Vitalität und zum klinischen Bild der »leeren« Depression bei.

Entbehre das Kind die Erfahrung, an der Ruhe eines idealisierten Erwachsenen teilzuhaben, d. h. mit einem idealisierten Selbstobjekt verschmolzen zu sein, so resultiere – ebenfalls in Wechselwirkung mit angeborenen biologischen Faktoren – eine »ungebändigte Neigung zur Ausbreitung unrealistisch überhöhter Selbst-Billigung« in der Manie oder zur »Selbstablehnung und Selbst-Beschuldigung in der Schuld-Depression«. Diese Disposition bleibe als zentrale Schwachstelle in der Organisation des Selbst bestehen (Kohut u. Wolf 1980).

Aus der selbstpsychologischen Sicht der Depression ergeben sich Informationen über das Selbst und Antworten auf die Frage, ob und in welchem Ausmaß die erkrankte Person und ihr Selbst sich sicher und kohärent fühlen oder Abwehr- und Bewältigungsformen mobilisieren müssen. Diese dienen dazu, einer Entwicklung von bedrohlicheren Selbstzuständen und Desintegration zu begegnen. Die selbstpsychologische Perspektive in der Psychoanalyse fokussiert auf die affektive Signalwirkung der Gefühle zum Schutz des Selbstsystems mit dem Primat des Selbst und Selbsterlebens (vgl. Kratzsch 2001). In dieser Sichtweise signalisiert das depressive Erleben dem Menschen nach belastenden Lebensereignissen, wie sehr seine Person zu ihrem Halt auf Beziehungen und Bindungen angewiesen ist. Depressives Erleben wirkt als affektives Signal, die das Selbst unterstützenden Bindungen aufzusuchen. Zugleich reaktualisiere es aber auch die Entwicklungsgefährdungen des Selbst mit Wut oder Enttäuschung, die diese Beziehungen zu den geliebten und benötigten Bindungspersonen in der Lebensgeschichte mit sich brachten. Die unter ungünstigen Umständen entwickelten defensiven oder kompensatorischen Selbststrukturen und Abwehrmuster tragen schließlich dazu bei, dass die depressive Person die Selbstobjektfunktion für die Stärkung der Person und Selbstvitalisierung nicht suchen und für sich verwenden kann. Die depressive Kontaktambivalenz ist somit nicht nur eine Reaktion auf die aktuellen, das Selbst erschütternden Lebensereignisse, sondern stelle ferner eine durch die aktuellen Belastungen reaktivierte Selbststörung dar, die auf die biographischen Schicksale verinnerlichter Selbstobjekterfahrungen zurückgehe. Dementsprechend lässt sich in der psychoanalytischen Behandlung der Depression die Bearbeitung der aktuellen depressiven Erkrankungssituation in der ersten Phase von der weiteren psychoanalytischen Therapie der Selbststörung unterscheiden.

❗ Das Ziel der Behandlung depressiver Patienten nach Tod und Verlusten nahe stehender Personen besteht darin, in der krisenhaften Fragilität des depressiv veränderten Selbstzustands neue tragfähige Selbstobjekterfahrungen im Lebensumfeld des Patienten wie auch in der Behandlungssituation selbst zur Verfügung zu stellen.

8.2.6 Neuere integrative psychodynamische Depressionsmodelle

In einigen weiteren im Folgenden beschriebenen psychoanalytischen Depressionsmodellen werden wesentliche Aspekte früherer Theorien integrierend zusammengefasst.

Gaetano Benedetti

Die Bedeutung der psychoanalytischen Theorie der Depression als Grundlage einer Theorie psychotherapeutischer Technik wird vor allem auch bei Benedetti (1987) deutlich. Unterschiedliche therapeutische Akzentsetzungen ergeben sich aus den Abwehrmechanismen, die jeweils im Vordergrund stehen.

❗ Benedetti unterscheidet drei Subtypen der Depression: Die Überich-Depression, die Es-Depression und die Ich-Ideal-Depression.

Bei der **Überich-Depression** beruhen die oftmals quälenden Schuldgefühle auf einer unbewussten Aggression gegenüber dem dominierenden Partner, der im Erleben des Patienten Züge der enttäuschenden, ambivalent-geliebten primären Bezugsperson bekommt. In dem empathischen Klima der Psychotherapie kann der depressiv Erkrankte nun erleben, dass seine unter anderem aggressiven Impulse, die in ihm bisher die Angst auslösten, die Liebe des bedeutsamen Anderen zu verlieren, die Kontinuität der therapeutischen Beziehung und die Akzeptanz durch den Therapeuten nicht gefährden. Hierdurch wird der Patient ermutigt, auch im Alltag neue Lösungen auszuprobieren, die zu einem Anwachsen seines Selbstwertgefühls beitragen.

Bei der **Es-Depression** wird jede Enttäuschung wie ein tief greifender Verlust erlebt, der die anklammernden und fordernden Tendenzen deutlich verstärkt (»fordernde Abhängigkeit«). Im Gegensatz zu den Reaktionen, die der Patient bei seinem Partner und in seiner Familien auslöst, kann er/sie in der Beziehung zum Therapeuten die Erfahrung machen, dass die frühe starre Sequenz von chronischer Entbehrung, gierigem Anklammern, Wiederholung und »Gerinnen« der Enttäuschung veränderbar ist. Er/sie entdeckt, dass die innere Lähmung und der Stillstand das Endergebnis des gescheiterten Versuches waren, die im Zusammenhang mit dem basalen Konflikt auftretenden schmerzlichen Gefühle und Ängste zu vermeiden (vgl. Gut 1989).

Bei der **Ich-Ideal-Depression** steht die Diskrepanz zwischen dem aktuellen Selbst und den Größenphantasien, aus denen der Patient sein Selbstwertgefühl schöpft, im Vordergrund. Auch hier stellt die empathische Begleitung des Patienten die Voraussetzung dafür dar, einen schmerzlichen Trennungsprozess einzuleiten mit dem Ziel, das regressiv mobilisierte Größen-Selbst in einer bezogen auf die Persönlichkeit des Patienten stimmigen Weise zu relativieren.

Stavros Mentzos

Auch Mentzos (1995) gelangt in einem umfassenden Ansatz zur psychodynamischen Beschreibung idealtypischer Depressionsverläufe. Sein Depressionsmodell fokussiert insbesondere auf den Konflikt zwischen Objektbindung und narzisstischer Wertigkeit. Danach ist die Selbstwertgefühlregulation gebunden an das synergistische Zusammenspiel des – aus der Identifikation mit dem Überich der Eltern entstandenen – Überich mit dem – aus der Identifikation mit dem idealisierten Bild der Eltern hervorgegangenen – Selbstideal und dem Ideal-Selbst eines Menschen, das sich in der empathischen, liebevoll Grenzen vermittelnden Begegnung mit den primären Objekten aus dem infantilen, unrealistischen Größen-Selbst entwickelt. Unter ungünstigen, pathogenen Bedingungen entwickele sich ein antagonistischer Gegensatz zwischen Größen-Selbst und Überich, der mit teilweise unauflösbaren Circuli vitiosi verknüpft sei. Immer dann, wenn die notwendige narzisstische Zu-

fuhr ausbleibe, versuche der depressive bzw. manische Patient, ein weiteres Absinken seines Selbstwertgefühls aktiv zu verhindern.

❶ Bei einer Schulddepression wird das archaische Überich und in der Manie das Größenselbst regressiv mobilisiert. Aufgrund der pathologischen Introjektion des Objektes resultiere jedoch eine zunehmend narzisstische Einschränkung des Depressiven bzw. die Pseudounabhängigkeit des Manikers. Die Enttäuschung der Bedürfnisse nach Idealisierung und Identifikation kann unter Umständen zu einer Abhängigkeitsdepression beitragen. Die leere Depression versteht Mentzos als Folge der sich zunehmend erschöpfenden und sich – auch im Zusammenhang mit körperlichen Faktoren – als unzulänglich erweisenden Bewältigungsmechanismen.

Gerd Rudolf

Rudolf (2003) beschrieb die psychodynamische Depressionsbehandlung als einen »störungsbezogenen Therapieansatz«, der aus dem ätiologischen Erklärungsmodell abgeleitet ist. Der depressive Grundkonflikt integriert nach Rudolf Aspekte der Internalisierung von frühen Beziehungskonflikten und Bindungsproblemen, ergänzt durch die Vulnerabilität der strukturellen und speziell emotionalen Entwicklung. Entscheidend für die Entwicklung der später erkrankenden Persönlichkeit seien insbesondere die Muster der Verarbeitung. Der depressive Grundkonflikt und seine Verarbeitung als Disposition einer späteren depressiven Erkrankung sind durch folgende psychodynamische Konstellationen charakterisiert:

- Die zentrale Beziehungserfahrung des Verlassenwerdens und des Verlustes ist aufgrund struktureller Unreife des bedürftigen Selbst emotional unerträglich.
- Implikationen der zentralen Beziehungserfahrung:
  - Mischung von Objektbedürftigkeit und Objektenttäuschung,
  - Mobilisierung starker Bemühungen, das Objekt zurückzugewinnen,
  - Mobilisierung starker Bemühungen, alles zu vermeiden, was erreichte Beziehungen

zum Objekt gefährden könnte (Objektverlustangst),
– Bemühungen, ein ideales Bild des Objektes aufrechtzuerhalten und die Wahrnehmung der Objektenttäuschung zu vermeiden.
– Die genannten Bewältigungsversuche sind mit einem permanenten physiologischen Stress angesichts von ständigen Bindungsbemühungen, Verlustängsten, Anpassungsbereitschaften und andrängender Enttäuschungswut verknüpft.

Die depressionsspezifischen therapeutischen Interventionen bearbeiten dementsprechend die aktuelle Vulnerabilität und die Selbstüberforderungstendenz, die aus der depressiven Persönlichkeitsentwicklung resultieren, und unterstützen beim Aufbau neuartiger Beziehungserfahrungen.

❶ Rudolf unterstreicht die Bedeutung einer spezifischen therapeutischen Haltung, die es erlaubt, speziell den interpersonellen Bereich spiegelnd, stützend und konfrontierend zu bearbeiten. Psychodynamische Depressionsbehandlung ist in diesem Sinne störungsspezifisch, da sie auf spezielle konflikthafte Formen der Beziehungserwartung und Beziehungsproblematik und damit zusammenhängende Selbstwertprobleme zugeschnitten ist.

Weitere integrative Modelle depressiver Erkrankungen

Weitere integrative Modelle depressiver Erkrankungen wurden in jüngster Zeit insbesondere auch innerhalb der englischen psychoanalytischen Bewegung entwickelt. Auf der Grundlage des von der Forschungsgruppe um Taylor (2003) an der Tavistock Clinic in London vorgeschlagenen Modells wurde ein Therapiemanual entwickelt, das als Leitlinie psychodynamischer Behandlungen depressiv Erkrankter dient. Auch Bleichmar (1996, 2003) skizziert einen theoretischen Rahmen, mithilfe dessen der Prozess einer depressiven Erkrankung untersucht werden kann. Statt Depression als einen krankhaften Zustand zu betrachten, postuliert er, Depression als einen Prozess aufzufassen, der abhängig von internalen und externalen Bedingungen abläuft. Blatt (Blatt 1998; Blatt u. Zuroff 1992; Blatt u. Ford 1994) unterschied zwischen zwei

Subtypen von Depressionen, dem introjektiven und dem anaklitischen Typus; hierbei spielte die Dominanz auf den beiden Dimensionen »Selbstdefinition« und »Bezogenheit« eine entscheidende Rolle.

❶ Zusammenfassend zeichnen sich diese neueren integrativen psychoanalytischen Depressionsmodelle dadurch aus, dass in ihnen eine Vielzahl früherer psychoanalytischer Konzepte berücksichtigt, eine Charakterisierung von Subtypen depressiver Erkrankung auf der Grundlage psychodynamischer Konzepte vorgenommen und ein theoretischer Konsens des psychoanalytischen Verständnisses depressiver Erkrankungen und ihrer Behandlungen angestrebt wird.

8.2.7 Beitrag der Bindungstheorie

Gerade auch vor dem Hintergrund der wichtigen Beiträge von René Spitz zur Bedeutung der Affektzufuhr in den frühen Interaktionen ist es umso bemerkenswerter, dass die Arbeiten von John Bowlby in das Kreuzfeuer der klassischen Psychoanalyse gerieten und eine Rezeption der Bindungstheorie erst Jahrzehnte später erfolgte.[4]

Bowlby (1958/1959) untersuchte und dokumentierte detailliert die Bindung des Kleinkinds an die Mutter und seine Trennung von ihr. Er formulierte das Bindungsverhalten des Kindes aus ethologischen Gesichtspunkten als angeborene Reaktion auf gewisse auslösende Stimuli: Die Mutter erweckt das instinktive Bindungs- und Anlehnungsverhalten des Kindes zum Leben, und das Kind setzt seinerseits das angeborene Bindungsverhalten

---

4   In seinem Vortrag zum Thema »Grief and mourning in infancy and early childhood« formulierte Bowlby seine Kritik an der von der Psychoanalyse kanonisierten Sicht der frühen Entwicklung. Namhafte psychoanalytische Autorinnen und Autoren, wie Anna Freud, Ernest Jones und René Spitz, warfen Bowlby vor, einen puren Behaviorismus zu vertreten und die Bedeutung der Phantasie zu verkennen. Erst Jahrzehnte später schlossen sich psychoanalytische Autoren den Folgerungen Bowlbys an, dass »es sich bei der Bindung in der Tat um ein autochthones Bedürfnis handelt, das sich unabhängig von sonstiger Bedürfnisbefriedigung entwickelt« (Rudolf 1977, S. 82).

in der Mutter frei. Bowlby definierte die Bindungs-theorie als Methode:

> … die Neigung des Menschen, intensive affektive Bindungen an bestimmte andere Personen zu entwickeln, zu konzeptualisieren und die durch ungewollte Trennung und Verlust ausgelösten zahlreichen Formen, in denen sich emotionaler Kummer und Persönlichkeitsstörungen einschließlich Angst, Wut, Depression und emotionale Distanziertheit manifestieren, zu erklären (Bowlby 1977, S. 201).

In der Reaktion des Kindes auf die Trennung sah Bowlby nicht – wie z. B. Spitz – die Folge einer nach innen gekehrten Aggression, sondern die Folge des plötzlichen Zerbrechens der instinktmäßigen Bindung an die Mutter. Er lehnte die Triebtheorie ab und ersetzte sie durch ein Kommunikationsmodell, in dem Botschaften, die bestimmte Zustände des Selbst (z. B. verschiedenartige Formen der Verzweiflung) sowie der Umwelt, den Mangel an Nähe zur Mutter widerspiegeln, innere Verhaltenssysteme aktivieren, die Bindungsverhalten auslösen, während es durch andere Botschaften (wenn die mütterliche Nähe die Verzweiflung lindert) inaktiviert wird.

❶ **Die Bindungstheorie geht von der Hypothese aus, dass es ein phylogenetisch erworbenes »Bindungssystem« gibt, das aktiviert wird, sobald sich ein Individuum von einer äußeren oder inneren Gefahr bedroht fühlt, die es aus eigenem Vermögen nicht beheben kann. Es sucht dann Schutz bei einer »Bindungsperson«. Die Bindungstheorie hat die Einwirkung der Persönlichkeit der Mutter auf die Erwartungen, die das Kind ausbildet und aufgrund derer es fühlen und handeln wird, untersucht und dargestellt.**

Die Bindungsforschung hat spezifische Messinstrumente entwickelt, mithilfe derer die Bindungsmuster genauer erfasst werden können (vgl. Ainsworth et al. 1978; Grossmann et al. 1999; Hoffmann 1999, 2000). Es fanden sich Zusammenhänge zwischen den Bindungsrepräsentanzen der Mutter und den beim Kind entstehenden Bindungsmustern. Als wesentliche Einflussfaktoren seitens der Mutter erwiesen sich die Vorhersagbarkeit und Feinfühlig-

keit ihres Verhaltens sowie das Vorliegen eines unverarbeiteten Bindungsstatus. Dementsprechend ließen sich vier unterschiedliche Bindungsmuster unterscheiden:
- »sicheres« Bindungsmuster (Bindungskategorie B),
- »vermeidend-gebundenes« Bindungsmuster (Bindungskategorie A),
- »ambivalentes« Bindungsmuster (Bindungskategorie C),
- »desorientiertes/desorganisiertes« Bindungsmuster (Bindungskategorie D).

Die genannten Bindungsmuster lassen sich als eine vorzügliche Ergänzung zur psychoanalytischen Diagnostik auffassen (vgl. Köhler 2002).

❶ **Die Bindungsmuster stellen Verhaltungs- und Fühlweisen des Kindes und späteren Erwachsenen dar, die eingesetzt werden, wenn sein Bindungssystem aktiviert wird. Darüber hinaus erhebt die Bindungstheorie nicht den Anspruch, den ganzen Menschen zu erklären, beispielsweise physiologische Bedürfnisse oder Sexualität. Sie zielt insbesondere auf wesentliche zwischenmenschliche Aspekte, die auch in der Arzt-PatientIn-Beziehung von Bedeutung sind.**

Die Bindungsforschung hat unter anderem auch Folgeerscheinungen von Traumatisierung beschrieben, die häufig mit einem desorganisierten Bindungsmuster verknüpft sind, eine erhöhte Neigung zu Dissoziationen aufweisen (Liotti 1992, 1999) und mit der späteren Entwicklung depressiver Erkrankungen einhergehen (Dozier et al. 1999).

8.2.8 Empirische Beiträge der Säuglingsforschung und der Affekttheorie

Wesentliche Beiträge zur modernen psychoanalytischen Sichtweise der Depression stammen aus den Nachbarwissenschaften, insbesondere auch aus der Säuglings- und Affektforschung. In engem Bezug zu den Ergebnissen der Säuglingsforschung hat z. B. Stern (1985, 1992) unterstrichen, dass sich das Selbst von Geburt an in einem emotionalen, interaktiven und körperlichen Austausch mit den wichtigsten Bezugspersonen entwickelt. Er beschrieb die Entwicklung vom **auftauchenden Selbst** über das **Kernselbst** zum **subjektiven Selbst, verbalen Selbst** und schließlich zum **narrativen Selbst** (einschließlich der Modalitäten des Empfindens und Erlebens des **Selbst-mit-den-anderen**). Die Depression wird dementsprechend zunehmend im übergeordneten Zusammenhang von Selbstobjektbedürfnissen und Bedürfnissen nach affektiver Resonanz in der Begegnung mit wichtigen Bezugspersonen verstanden:

> Wenn das Selbstobjekt, aus welchen Gründen auch immer – Anlage des Kindes, äußere Umstände, eigenes Unvermögen, das Kind richtig zu »lesen«, fehlende Bereitschaft, die richtig erkannten Bedürfnisse des Kindes zu befriedigen – nicht imstande ist, diese Funktion der Herstellung der Homöostase und Ermöglichung des Wachstums beim Kind zu erfüllen, dann besteht die Gefahr schwerer dysphorischer Zustände… (Köhler 1992, 1998, S. 29 f.).

Diese gefühlsmäßigen Erfahrungen bilden den affektiven Kern des Menschen. Sie haben schon ab der zweiten Hälfte des ersten Lebensjahres unterschiedliche Aktivierungen des Frontalkortex zur Folge (vgl. Bell u. Fox 1994; Dawson 1994). Vor diesem Hintergrund entwickeln sich Vulnerabilitäten für Belastungen und Verluste, die als kritische Lebensereignisse im späteren Erwachsenenleben zu Fragmentierungen und drohenden Zusammenbrüchen des Selbst führen können, in denen die Signalwirkung schmerzlicher Trennungsempfindungen affektiv für intensive Bindungserfahrungen genutzt werden kann (vgl. Kratzsch 2001).

Für die psychoanalytische Theoriebildung sind besonders jene Befunde der Säuglingsforschung bedeutungsvoll, die diese zur visuellen, auditiven und kreuzmodalen Wahrnehmungsfähigkeit des Säuglings und Kleinkinds liefert (Übersicht bei Dornes 1993). Stern (1985, 1992) und Lichtenberg (1991) haben innovative empirische Beiträge geliefert, die die traditionellen Vorstellungen der Psychoanalyse über die ersten Lebensmonate erheblich korrigieren. Vor allem die Konzepte des primären Autismus und der symbiotischen Phase (Mahler et al. 1975/1980) wurden von der Säuglingsforschung in-

frage gestellt. Bereits bei zwei bis drei Wochen alten Säuglingen konnte im Experiment ein unterschiedliches Interaktionsverhalten festgestellt werden, je nachdem, ob den Kindern ein menschliches Objekt oder ein unbelebter Gegenstand präsentiert wurde (Brazilton u. Cramer 1990). Das beobachtete Interaktionsverhalten des »kompetenten Säuglings« (Dornes 1993) ließ sich als Beleg für eine »primäre Intersubjektivität« des Menschen (Trevarthen 1979) heranziehen. Die Beobachtungen zur kreuzmodalen Wahrnehmung des Säuglings (Eindrücke der verschiedenen sensorischen Apparate werden koordiniert und integriert, so dass eine ganzheitliche Objektwahrnehmung entsteht) stellen die Theorie der gespaltenen Selbst- und Objektrepräsentanzen infrage. Dementsprechend sieht Dornes (1993) Fragmentierungserlebnisse eher als Folge von affektiven Überlastungen, nicht als Stadium einer normalen Entwicklung. Diese Annahme stimmt mit Ergebnissen der Gedächtnisforschung überein; nach denen unter hoher Affektspannung die mentale Speicherungsfähigkeit eingeschränkt ist (z. B. unter traumatischen Belastungen) und es zu dissoziierten Wahrnehmungen kommt (vgl. van der Kolk et al. 2000). Untersuchungen zu den neurobiologischen Konsequenzen von Traumatisierungen in der Kindheit haben ergeben, dass diese sowohl zur Pathophysiologie der Depression beitragen als auch den Erfolg der antidepressiven Behandlung bestimmen (Nemeroff 2004; Heim et al. 2004; Nemeroff et al. 2003).

Die Entwicklung der psychoanalytischen und der akademischen Affekttheorie hat einen zunehmenden Einfluss auf das psychoanalytische Verständnis depressiver Symptome erlangt (▶ Kap. 19; vgl. Überblick bei Dornes 1993, Krause 1988, 1994).

❗ Im Zusammenhang mit der Säuglingsforschung rücken die triebtheoretischen Gesichtspunkte der Affekte (Abfuhraspekt) zunehmend in den Hintergrund. In erster Linie werden die adaptiven, kommunikativen und regulierenden Eigenschaften der Affekte beschrieben, nicht jedoch die desorganisierenden.

Dornes (1993) weist auf forschungsimmanente Zusammenhänge hin, die sich daraus ergeben, dass sich die Säuglingsforschung mit der Normalentwicklung und mit alltäglichen Interaktionen in niedrigen Spannungszuständen befasst, während die Psychoanalyse ihre Einsichten an Patienten gewinnt, bei denen Affekte mehr als bei anderen ihren Anpassungswert verloren haben, und darüber hinaus in einem Setting gewonnen werden, das die Regression fördert und deshalb weniger zum Studium von Bewältigungsmechanismen und adaptiven Potenzialen geeignet sei. Im Hinblick auf eine noch zu entwickelnde umfassende Affektpsychologie könnten sich beide Disziplinen wechselseitig ergänzen.

8.2.9 Psychodynamische Klassifikationsversuche affektiver Störungen

Einschätzung des persönlichkeitsstrukturellen Niveaus

Bei der Indikationsstellung zu psychotherapeutischen Interventionen und Psychoanalysen depressiv Erkrankter ist die Einschätzung des persönlichkeitsstrukturellen Niveaus von besonderer Bedeutung (vgl. Mundt 1996). Kernberg (1975/1978) schlug vor, auch die depressiven Störungen nach der Schwere ihrer Charakterpathologie abzustufen. Er grenzte die depressive Persönlichkeit auf »höherem Niveau« von dem sadomasochistischen Charakter »im mittleren Bereich«, und diesen wiederum von einer depressiv-masochistischen Charakterstörung auf »niederem Niveau« mit primitiverer Selbstdestruktivität ab. Kernberg unterstrich, dass das Niveau der Charakterstörung bei Depressiven umso höher zu veranschlagen sei, je besser ihr Überich integriert ist.

Das von der »Arbeitsgemeinschaft zur Operationalisierung psychodynamischer Diagnostik« (Arbeitskreis OPD 1996) verfolgte Ziel, eine operationalisierte psychodynamische Diagnostik zu entwickeln, mit deren Hilfe sich beobachtungsnahe psychodynamische Konstrukte in Ergänzung zur phänomenologischen Diagnostik erfassen lassen, trug schließlich ganz wesentlich zu einer Spezifizierung der psychodynamischen Klassifikation affektiver Störungen bei. Auf der Basis der OPD-Kriterien lassen sich depressive Störungen nach strukturellen

Gesichtspunkten, wie in der folgenden Übersicht zusammengefasst, charakterisieren (Will 1998).

Unterteilung depressiver Störungen nach OPD-Kriterien

1. **Psychotische Depression** oder **Melancholie**: affektive Psychosen mit im psychotischen Zustand desintegrierter Persönlichkeitsstruktur
2. **Borderlinedepression**: Depression bei schweren Persönlichkeitsstörungen mit gering integriertem Strukturniveau (schizoide, Borderline-, passiv-aggressive Persönlichkeitsstörungen)
3. **Neurotische Depressionen** und **depressive Persönlichkeiten auf mittlerem Strukturniveau**: mäßig integrierte Persönlichkeitsstruktur (narzisstische Depression, Essstörungen)
4. **Neurotische Depressionen** und **depressive Persönlichkeiten auf ödipalem Strukturniveau**: gut integrierte Struktur (histrionische und ängstlich-selbstunsichere Züge)
5. **Depressive Reaktion auf belastende Ereignisse**: auf unterschiedlichem Strukturniveau

---

Drei-Säulen-Modell nach Mentzos

Persönlichkeitsstrukturelle Aspekte bei depressiv Erkrankten können auch auf der Grundlage des von Mentzos vorgeschlagenen »Drei-Säulen-Modells« beschrieben werden (Mentzos 1995). Dieses Modell stellt – wie bereits beschrieben – einen engen Zusammenhang zwischen den unterschiedlichen Verlaufsformen depressiver Erkrankungen (Schulddepression, Abhängigkeitsdepression, Manie, leere Depression) und den Störungen der narzisstischen Homöostase her. Mentzos Differenzialpsychodynamik depressiver Zustände und der damit verknüpften Persönlichkeitsstruktur berücksichtigt insbesondere die Qualität der Beziehung zum internalisierten Objekt und fokussiert auf die narzisstische Dysbalance, die als Ergebnis antagonistischer Gegensätze zwischen Größenselbst, Idealselbst und Überich verstanden wird.

Mit dem von Mentzos entwickelten Depressionsmodell lassen sich auch die psychodynamischen Bedingungen der unterschiedlichen Verlaufsformen affektiver Störungen genauer erfassen. Mentzos (1991) ging der Frage nach, warum einige PatientInnen sowohl depressive als auch manische Verstimmungen entwickelten, während andere nur depressiv werden. Anhand von klinischen Beispielen und langjährigen psychotherapeutischen Behandlungen depressiv Erkrankter begründete er seine Vermutung, dass PatientInnen mit unipolaren, majoren Depressionen das »mütterlich-determinierte« Überich internalisiert haben, während bipolare PatientInnen ein aus der Identifikation mit dem »väterlichen Überich« stammendes Überich haben. Das »Positivum« der Manie bestehe nun zunächst darin, dass die rigide Überich-Struktur vorübergehend aufgehoben werde, ohne dass das Selbst von Objektverlustängsten elementar bedroht wird. Diese auf der ausschließlichen Aktualisierung des grandiosen Selbst beruhende Pseudoautonomie bleibe allerdings unstabil. Der forcierte Versuch manischer bzw. bipolarer PatientInnen, die Abhängigkeit vom Überich und idealisierten Objekten zu überwinden, stehe in deutlichem Kontrast zu den erheblichen Kontrollbedürfnissen, der Skrupelhaftigkeit und dem niedrigen Selbstwertgefühl bipolarer PatientInnen im sog. symptomarmen Intervall. Wie auch empirische Studien belegen, bleiben diese Züge oftmals hinter der äußeren Unauffälligkeit und sozialer Angepasstheit verborgen (vgl. Himmighoffen et al. 2003).

Angesichts der komplexen biopsychosozialen Zusammenhänge der Entwicklung depressiver und manischer Symptome wäre es gewiss verfehlt, spezifische Identifikationsmuster bzw. Überich-Strukturen zu postulieren. Allerdings liegt die Vermutung nahe, dass psychodynamische Faktoren einen »nicht unerheblichen modulativen Einfluss z. B. auf die durch einen angenommenen biologischen Faktor bedingte Veränderung der Grundstimmung haben« (Mentzos 1991, S. 101) bzw. unmittelbar mit funktionellen und strukturellen zentralnervösen Prozessen interagieren können. In diesem Zusammenhang wurde eine psychodynamische Klassifikation affektiver Störungen vorgeschlagen (vgl. Böker 1999, 2000), die neben den persönlichkeitsstrukturellen Aspekten insbesondere die Konflikt-

dimension sowie die jeweiligen intrapsychischen und interpersonalen Abwehr- und Bewältigungsmechanismen berücksichtigt (◘ Tabelle 8.1). In dieser idealtypischen Sichtweise basiert die depressive Symptomatik im Rahmen der unipolaren majoren Depression auf einer archaisch-rigiden Abwehr (mit damit verbundener Selbstwertproblematik, überhöhtem Ich-Ideal und rigidem Überich). Der in der psychotischen Depression – nach Verlusten bzw. narzisstischen Kränkungen – mobilisierte depressive Grundkonflikt (Wertproblematik) trägt zur Mobilisierung regressiver, »unreifer« Abwehrmechanismen bei. Eine strukturelle Beeinträchtigung der Ich-Funktionen resultiert aus der anzunehmenden unzureichenden Trennung des ambivalenten Objektes im Bereich Überich vom Selbst und der »In-toto-Introjektion« des ambivalenten Objektes. Die mobilisierte Aggression wird verdrängt bzw. durch Wendung gegen das eigene Ich abgewehrt. Demgegenüber lässt sich annehmen, dass das narzisstische Gleichgewicht bipolarer Patienten auf der alternierenden Mobilisierung von archaischem Überich und grandiosem Selbst basiert. Die Internalisierung schwer vereinbarer Selbstobjekte bzw. Objektrepräsentanzen (Söldner u. Matussek 1990) hat zur Entwicklung eines **gespaltenen Überich** mit unzureichend integrierten mütterlichen und väterlichen Anteilen beigetragen. Nach Herabsetzen des Selbstwertgefühls resultiert in der Manie die regressive Aktualisierung des Größenselbst, bei der gleichzeitig die aus der Identifikation mit dem »väterlichen Überich« resultierenden Überich-Anteile vorübergehend aufgehoben werden. Die in der gereizten Manie zu beobachtende Aggressivierung hat die Funktion einer basalen Sicherung der Selbstexistenz und dient ferner der Abwehr der depressiven Leere.

Bei den schizoaffektiven Psychosen ist die depressive Wertproblematik mit der schizophrenen Identitätsproblematik verknüpft. Es lässt sich vermuten, dass bei schizoaffektiven Patienten eine tiefere Regression eintritt: Die Psychodynamik wird hier nicht nur durch die Angst vor dem Verlust des wertschätzenden und idealisierten Objektes, sondern ferner auch durch die Angst vor dem Verlust der eigenen Identität in der Annäherung an das Objekt (Identitätsdiffusion) bestimmt. Vor dem Hintergrund der unzureichenden bzw. vorüber-

8

◻ **Tabelle 8.1.** Psychodynamik und interpersonelle Dynamik bei affektiven Störungen (vgl. Mentzos 1991, 1995; Böker 1999)

Depressives Syndrom	Rezidivierende depressive Störung (»unipolare Depression«)	Neurotische Depression
Konflikt, Struktur, Abwehr- und Bewältigungsmechanismen	Aktualisierung des Grundkonfliktes (Wertproblematik)	Introjektion des nichtassimilierbaren ambivalenten Objektes mit daraus resultierender Selbstwertproblematik
	Regression zum archaischen Überich/Größenselbst	Keine in-toto-Introjektion des ambivalenten Objektes, das besser abgegrenzt ist als bei endogener Depression
	Verdrängung der Aggression	Überich-Entlastung: masochistischer Ausgleich durch Manipulation der Realität (sadomasochistische Beziehungsmuster, »depressiv-hysterische Kollusion«)
	Unzureichende Trennung des ambivalenten Objektes im Bereich Überich vom Selbst	
	Strukturelle Beeinträchtigung der Ich-Funktionen	
	In-toto-Introjektion des ambivalenten Objektes	
	Bipolare affektive Störung	*Schizoaffektive Störung*
	Relatives narzisstisches Gleichgewicht durch alternierende Mobilisierung von archaischem Überich und grandiosem Selbst	Kombination von schizophrener Identitätsproblematik (Selbstidentität vs. symbiotische Bindung an das Objekt) und depressiver Wertproblematik (Selbstwert vs. Objektwertigkeit)
	Internalisierung schwer vereinbarer Selbstobjekte bzw. Objektrepräsentanzen (Söldner u. Matussek 1990)	Regressive Aktualisierung des archaischen Überich (schizodepressive Störung) und des grandiosen Selbst (schizomanische Störung und gemischte schizoaffektive Störung) in Verbindung mit einer Aktualisierung des primären Autonomie-Abhängigkeits-Konfliktes (Verlust der Selbst-Objekt-Differenzierung, produktivpsychotische Abwehr von Fragmentationsängsten)
	»Gespaltenes Überich« (vgl. »väterliches Überich«, Mentzos 1995)	
	In der Manie: ■ Regression zum Größenselbst bei väterlich bestimmten Überich (nach Herabsetzen des Selbstwertgefühls) ■ Überbordwerfen des »väterlichen« Überich ■ Abwehr der depressiven Leere ■ Aggressivierung im Dienste der Sicherung der Selbstexistenz	

gehend aufgehobenen Selbstobjektdifferenzierung dient die produktiv-psychotische Symptomatik der Abwehr von Fragmentationsängsten.

Bei der neurotischen Depression stehen stabilere Abwehr- und Bewältigungsmechanismen im Vordergrund. Wenn auch hier davon auszugehen ist, dass die Selbstwertproblematik in einem psychodynamischen Zusammenhang mit der Introjektion eines ambivalenten Objektes besteht, so ist dieses jedoch besser vom eigenen Selbst abgegrenzt als bei der psychotischen Depression. Die mobilisierten Abwehr- und Bewältigungsmechanismen erreichen nicht das Ausmaß der psychotischen Selbstdestruktivität.

> **❶ Ein auch klinisch außerordentlich bedeutsamer Aspekt besteht darin, dass neurotisch-depressive Patienten eine Überich-Entlastung mithilfe interpersoneller Bewältigungsmechanismen anstreben.**

Durch Mobilisierung masochistischer »Verarbeitungsmodi« werden unbewusst die Beziehungen zu aktuellen Beziehungspartnern »manipuliert« (sadomasochistisches Beziehungsmuster, »depressiv-hysterische Kollusion«). Im Gegensatz zur neurotischen Depression liegt der reaktiven Depression kein tiefer gehender Konflikt zugrunde; es kommt nicht zur nachhaltigen Mobilisierung regressiver Mechanismen.

8.3 Begegnungen von klinischer Psychiatrie und Psychoanalyse in der Auseinandersetzung mit depressiven Erkrankungen

8.3.1 Frühe Begegnungen zur Frage der Psychologie der Depression

Die Frage, ob und inwieweit eine Auseinandersetzung von Psychiatrie und Psychoanalyse im Zusammenhang mit der Entwicklung der jeweiligen Depressionstheorien stattgefunden hat, soll im Folgenden, insbesondere auch unter Berücksichtigung klinisch-psychiatrischer Beiträge, untersucht werden.

Auseinandersetzung über die Pathogenese der Depression

Wie bereits implizit aus der Darstellung der klassischen psychoanalytischen Depressionstheorie hervorgegangen ist, besteht der wesentliche wissenschaftsgeschichtliche Beitrag der Psychoanalyse zum Problem der Depression im Erkennen ihrer entwicklungspsychologischen Aspekte, deren pathogenetische Rolle erstmals thematisiert wurde (Abraham 1912, 1924a,b; Freud 1917, 1924). Die dargelegte psychodynamische Betrachtungsweise der depressiven Symptombildung eröffnete einen Zugang zum konflikthaften Hintergrund des subjektiv erlebten Geschehens und dessen biographischer Verankerung. Als Grenzproblem einer geschlossenen, lückenlosen psychoanalytischen Theorie der melancholischen Psychose erkannte bereits Freud das vielschichtige Symptom der depressiven Hemmung, das sich rein psychodynamischen Hypothesen entzog. In seinem Selbstverständnis als Naturwissenschaftler postulierte Freud als biologisches Substrat der Hemmung eine nicht nur metaphorisch gemeinte »toxische Verarmung« der Ich-Libido (Freud 1917, S. 440).

Schmidt-Degenhard (1983) betont, dass in diesem Kontext die Integration der Psychoanalyse in die klinische Psychiatrie hätte erfolgen können. Ihr Ausbleiben markiere, so Schmidt-Degenhard weiter, ein »unglückliches« Kapitel deutscher Psychiatriegeschichte, das seine methodologische Legitimation durch jene mitunter überpointierte Ablehnung erhielt, die Karl Jaspers in seiner »Allgemeinen Psychopathologie« der Psychoanalyse entgegenbrachte.[5]

Als einen sehr frühen Versuch einer fruchtbaren Auseinandersetzung von Psychiatrie und Psychoanalyse lässt sich demgegenüber die 1907 erschienene Monographie »Das Freud'sche Ideogenitätsmoment und seine Bedeutung im manisch-depressiven Irresein Kraepelins« von Otto Gross verstehen. Gross plädierte für eine ganzheitliche, monistische Anthropologie, die in glei-

---

5 In ihrer medizin-historischen Untersuchung des Problems »Jaspers und Freud« gelangten Seidler et al. (1978) zu der Auffassung, dass bereits die »Attitüden der Väter« die Chance eines klärenden Dialogs zwischen Psychiatrie und Psychoanalyse verhindert haben.

cher Weise biologische und psychodynamische Faktoren der Pathogenese berücksichtigt. Gross beschrieb die von der Psychoanalyse postulierte Wirksamkeit der psychischen Konflikte unter dem Begriff »Ideogenität« und erkannte eine mögliche produktive Verbindung der Sejunktionslehre Wernickes mit den Entdeckungen Freuds (zur ideengeschichtlichen Nähe von Wernicke und Freud vgl. Schmidt-Degenhard 1983, S. 120 f.). Gross knüpfte an das Kraepelin-Konzept der Krankheitseinheit des manisch-depressiven Irreseins an und sah im »zirkulären Mechanismus« eine »prinzipielle Succession von Hemmung und Beschleunigung«, die als »biologisch präformiertes Grundprinzip« oder »Reaktionstyp« allen Phasen des manisch-depressiven Irreseins zugrunde liege. Die Symptomfülle der affektiven Psychosen rückte Gross in einen Zusammenhang mit der Wechselwirkung psychodynamischer und somatischer Faktoren. Diese Sichtweise ermöglichte ihm auch, eine spezifischere Charakterisierung der Mischzustände des manisch-depressiven Irreseins, die er nicht als »primär gegebene« morbogene Varianten der Grundform hielt. Vielmehr vermutete er neben dem zirkulären Mechanismus die Wirksamkeit einer psychischen Abspaltung, stark libidobesetzte, verdrängte, unbewusste Komplexe, die von der zirkulären psychotischen Abwandlung nicht erreicht werden und durch ihre Eigendynamik »das Zustandekommen einer einheitlichen geschlossenen Gesamteinstellung« verhindern und zur Interferenz mit der reinen bionomen Phase führen (Gross 1907, S. 47). Als Forschungsziel postulierte er eine Strukturanalyse der komplizierten und atypischen Zustandsbilder, die die psychodynamischen Faktoren in der Pathogenese der Psychosen integriert.

Diese wesentliche Intention einer Strukturanalyse von Wechselwirkungsprozessen wurde in der Kritik von Lange (1928) vernachlässigt. Langes Kritik an dem Konzept von Gross, die klassischen schweren Mischzustände könnten schwerlich psychogen entstehen, zeigt nach Einschätzung von Schmidt-Degenhard (1983) in exemplarischer Weise, dass sich die Auseinandersetzung von Psychoanalyse und Psychiatrie »über Jahrzehnte nur in der starken Antinomik von somatogen-psychogen« vollzieht (S. 131).

Diese Antinomik somatogener und psychogener Faktoren, die Vernachlässigung des bereits von Freud aufgezeigten Grenzproblems der Hemmung und seines Vorschlages einer Ergänzungsreihe biologischer und psychologischer Faktoren kennzeichnete beispielsweise auch Weitbrechts Kritik an der Subsumtion der endogenen Psychosen unter die Neurosen seitens der Psychoanalyse: »Die psychoanalytischen Versuche, das manisch-depressive Irresein wie auch die Schizophrenie als endogene Psychose zu leugnen und unter die Neurosen zu subsumieren, widersprechen aller klinischen Erfahrung« (Weitbrecht 1966, S. 114). Weitbrechts Kritik zielte insbesondere auf die »krausen Theorien« (sic) von Schultz-Hencke und hinterfragte die »Psychologisierungstendenzen« angesichts der ubiquitären Verbreitung der »als Ursache späterer endogener Psychosen angeschuldigten frühkindlichen Frustrationen« (Weitbrecht 1966, S. 115). Die daseinsanalytischen Ansätze werden dagegen ausdrücklich von Weitbrechts Kritik ausgespart:

Mit derartigen unverbindlichen Phantasmata, die alle unter dem Motto stehen: **es darf keine endogenen Psychosen geben, weil Endogenität und grundsätzliches grenzenloses tiefenpsychologisches Sinnverstehen aus der Biographie nun einmal Widersprüche sind**, dürfen die **daseinsanalytischen** Interpretationen nicht verwechselt werden (Weitbrecht 1966, S. 115).

Letztere, so Weitbrecht weiter, erheben keinerlei nosologische Ansprüche, dies gelte insbesondere für das Werk von L. Binzwanger, daneben auch für Autoren wie v. Bayer, V. Gebsattel, van der Horst, Hutter, Kunz, Storch, E. Strauss und nicht zuletzt Tellenbach.

Interessanterweise diskutiert Weitbrecht im Anschluss an die Abgrenzung von der Psychoanalyse bzw. einiger ihrer Vertreter das Problem der psychoreaktiven Auslösung endogener Depressionen:

Man könnte sich vorstellen, dass die Symptome bzw. die sie tragenden somatischen zentralnervösen Funktionsstörungen, aufgrund derer wir eine Zyklothymie diagnostizieren, nicht nur von dem hypothetischen Morbus in Gang gesetzt werden können, sondern dass dasselbe beispielsweise zufolge des tiefen Hineinwirkens von schwerem seelischem Leid in das Leibgeschehen auch aus einer anderen Stossrichtung her ausgelöst werden kann. (Hier taucht das Problem »Stress« in der Psychiatrie auf) (Weitbrecht 1966, S. 115).

In diesem Zusammenhang erörterte Weitbrecht die mögliche Bedeutung neurovegetativer Faktoren als Brücke zwischen seelischem Leid und Leibgeschehen und zog Schneiders »sinnblinden Affektschlag« heran, »welcher die Krankheit in Gang brächte«. Weitbrecht hielt dabei an seiner Unterscheidung zwischen psychoreaktiv ausgelösten »echten« endogenen Depressionen und »anderen« Depressionen fest, die für ihn nicht zum manisch-depressiven Krankheitsbild gehören (z. B. »dysthyme Psychosen«). Er räumte dabei ein, dass grundsätzliche Voraussetzungen auf dem Gebiet der manisch-depressiven Psychosen noch zu klären seien.

Die Hemmung als Grenzproblem einer geschlossenen psychoanalytischen Depressionstheorie

Schon vor Erscheinen der ersten Melancholiearbeiten Abrahams und Freuds berichtete Maeder (1910) im »Zentralblatt für Nervenheilkunde und Psychiatrie« über die Psychoanalyse einer melancholischen Depression in der Psychiatrischen Universitätsklinik Zürich (»Burghölzi«). Maeder interpretierte die Symptomatik des Patienten unter Anwendung der Freud-Libido-Theorie. Im Gegensatz zu diesem vereinzelten kasuistischen Beitrag entwickelte der Wiener Psychiater Paul Schilder eine umfassendere, integrative Theorie naturwissenschaftlicher, psychopathologischer und psychoanalytischer Zugänge zum Problem des Seelisch-Abnormen. Er gehörte als Mitarbeiter der Wiener Psychiatrischen Universitätsklinik zu den wenigen Ärzten der frühen psychoanalytischen Bewegung, die vor allem auch mit an Psychosen leidenden Patienten arbeiteten. Die wichtigste Implikation seines Ansatzes ist das »Prinzip des doppelten Weges«, mit dem die physiologische und psychologische Bestimmung seelischer Phänomene bezeichnet wird, die adäquat nur in einem beide Dimensionen berücksichtigenden Bezugsrahmen untersucht werden können (Schilder 1924). In seinem »Entwurf zu einer Psychiatrie auf psychoanaly-

tischer Grundlage« untersuchte Schilder (1925) das manisch-depressive Irresein und berief sich hierbei auf die Vorarbeiten Freuds und Abrahams. Schilder modifizierte den Ich-Ideal-Begriff Freuds und wies darauf hin, dass diese Instanz bei Psychotikern ihr dynamisches Gleichgewicht verliere und zerfalle. Das dissoziierte Ich-Ideal rufe zusammen mit dem durch den Konflikt mit der Außenwelt ebenfalls entdifferenzierten Wahrnehmungs-Ich den psychotischen Realitätsverlust hervor. In einer psychodynamischen Perspektive unterschied Schilder das Weltuntergangserlebnis in der Schizophrenie vom »nihilistischen Wahn« der Melancholiker; die Welt in der Melancholie gerate nicht in Gefahr, völlig zu verschwinden.

Auch für Schilder wurde die depressive Stimmung zum »Grenzproblem« der psychoanalytischen Depressionstheorie. Schilder deutete das zentrale Symptom der psychomotorischen Hemmung in der Depression als Folge eines durch Ambivalenz gekennzeichneten intrapsychischen Konfliktes, der zu einer Wendung der Aggression gegen die eigene Person führe. Die Hemmung sei »gleichzeitig Selbstbestrafung wegen der Aggression und Immobilisierung, welche die Aggression unmöglich macht« (Schilder 1925, S. 147). Schilder übernahm die seit Dreyfus (1907) in der klinischen Psychiatrie akzeptierte Unterscheidung von subjektiver und objektiver Hemmung, deren gemeinsame Grundlage er darin sah, dass eine vollzogene Leistung vom Ich-Ideal nicht anerkannt wird; auf diese Weise werde ein Ambivalenzkonflikt hervorgerufen.

Einige Jahrzehnte später griff der Psychoanalytiker Loch auf Schilders Konzept zurück und entwickelte eine »Bilanzformel der Depression«, die durch die Wahrnehmung und Beurteilung der Spannung zwischen den Forderungen des Ich-Ideals und der vom Subjekt, vom Selbst real erfüllten Norm entstehe (Loch 1967, S. 776). Die instabile Beziehung zwischen Ich und Ich-Ideal (bzw. Selbst und Ideal-Selbst) trage zur Ausbildung prädepressiver zwanghafter Verhaltensmuster bei. Sein Depressionskonzept wies, wie Loch selbst unterstrich, Übereinstimmungen mit dem von Tellenbach beschriebenen »Typus melancholicus« und dessen implizierter Konflikthaftigkeit auf.[6]

Im Gegensatz zur ausschließlich psychodynamischen Deutung des Hemmungsphänomens bei Schilder sah Loch im Symptom der »vitalen Hemmung« das erste Glied der pathogenetischen Kette, den »unmittelbaren Ausdruck der somatischen Störung« (Loch 1967, S. 776).

Schilder war insbesondere auch der interessanten Fragestellung des Übergangs von Melancholie und Manie nachgegangen. Er beschrieb sie als Folge »energetischer Umsetzungen« im psychischen Apparat. Die Manie gehöre in den Bereich einer **Psychologie des Obwohl**; in der gehobenen Stimmung der Manie tauche immer wieder die Erinnerung an das quälende Erleben in der Melancholie auf, die auf diese Weise stets gegenwärtig sei (Schilder 1925, S. 149 f.). In Schilders Sichtweise erschien die Manie nicht als psychopathologischer Gegenpol zur Melancholie, sondern stellt einen Abwehrversuch der unerträglichen depressiven Verstimmung dar und ist als reaktive Ich-Leistung aufzufassen.

Auseinandersetzung um ein ganzheitspsychologisches Modell

Bereits wenige Jahre vor Erscheinen von Schilders Buch versuchte Kant (1928), die Anregungen der Psychoanalyse in ein ganzheitspsychologisches Modell der Pathogenese aller Depressionsformen zu integrieren. Als heuristisches Prinzip führte er den Begriff der »Struktur« ein, der den Aufbau und die Dynamik der Gesamtpersönlichkeit – in Gegenüberstellung von prämorbider und kranker Persönlichkeit – bezeichnet. Kant sah im »zentralen Schulderlebnis« den »Kernpunkt« einer Psychologie der Depression, während die vitale Traurigkeit oder die psychomotorische Hemmung für Freud, Abraham und Schilder zur Grenze einer

geschlossenen psychoanalytischen Theorie wurden. In diesem Zusammenhang wies Schmidt-Degenhard (1983) darauf hin, dass die Psychiatriegeschichte die Sonderstellung der »endogenen« Psychosen aufdecke, »die sich verabsolutierenden Ansätzen entziehen und die Notwendigkeit einer eigenen psychiatrischen Anthropologie vor Augen führen« (Schmidt-Degenhard 1983, S. 134).

Kant stellte das krankmachende Agens der Depression in einen komplexen Bedingungszusammenhang mit dem dynamischen Erlebnisinventar der Persönlichkeit; aus der Verschränkung der beiden Faktoren leitete er die depressive Symptomatik ab. Voraussetzung einer solchen Dynamik der Depression war für Kant die Annahme eines »Gesamtenergiefonds der Tendenzen«, den er aber von der »dogmatisch festgelegten Art der psychoanalytischen Schulen mit ihren verschiedenen Umwandlungsformen der Libido« getrennt wissen wollte (Kant 1928, S. 268). Manifeste Depression und Charakter waren in Kants Sichtweise einander fest zugeordnet. Die durch Ängstlichkeit und Gehemmtheit ausgezeichneten Charaktere weisen Kant zufolge eine Disposition zur Strukturumwandlung der Depression auf. Das Schulderleben wurde von Kant aus der biographischen Kontinuität verstehbar abgeleitet und war im Einklang mit damaligen psychoanalytischen Interpretationen: »Unsere Auffassung dürfte der heutigen analytischen Anschauung von den Straftendenzen des Ideal-Ich weitgehend entsprechen« (Kant 1928, S. 274). Ebenso wie in den psychoanalytischen Konzepten der Melancholie schloss die strukturpsychologisch intendierte dynamische Pathologie Kants die strikte nosologische Trennung zwischen den endogenen und psychologisch verstehbaren reaktiven Depressionen aus: Die »fliessenden Übergänge der Erlebnisform zeigen«, das es »keine Grenze« gibt, »welche es gestattet, das Gebiet vor der Grenze anders zu behandeln als das hinter der Grenze liegende« (Kant 1928, S. 278). Die Außengrenzen des strukturanalytisch verstehbaren Kontinuums der depressiogenen Bedingungen werden durch zwei Pole markiert:

1. Die Erkrankung selbst ist »endogen«, d. h. durch eine biologische Schwankung, eine »phasische Veränderung der Lebensgrundstimmung« bestimmt.

---

6   Tellenbach (1961) hatte darauf hingewiesen, dass aus den für den Melancholiker charakteristischen mitmenschlichen Bezügen eine besondere Abhängigkeit von anderen resultiere. Die strenge Funktion des Gewissens der Melancholiker diene zur Aufrechterhaltung der »Ordnungen personaler und sachlicher Bezüge«. Aus der spezifischen Abhängigkeit von anderen resultiere somit auch eine unerbittlich strenge Haltung gegenüber dem eigenen Selbst.

2. Die Erkrankung entwickelt sich aus einer bestimmten pathogenen Struktur heraus, die durch die Unfähigkeit zur Abreaktion eines bedrohlichen Anstaus psychischer Energie charakterisiert ist.

Kant erkannte in der endogenen Depression das Vorherrschen einer »Disharmonie«, die »vielleicht nur biologisch fassbar ist« und sich auf einer psychologisch nicht mehr fassbaren vitalen Stufe abspielt (Kant 1928, S. 277 f.). Kants Vermutung, dass die »rein endogenen Depressionen« als Persönlichkeitsreaktionen auf das Erleben der »biologischen« Hemmung auffassbar sein könnten, standen den früheren Arbeiten Kurt Schneiders (Schneider 1932a,b) sehr nahe. Die Erkenntnis der biologischen Dimension der depressiven Psychosen leitete schließlich über zu den Melancholiestudien der anthropologischen Psychiatrie (vgl. Schmidt-Degenhard 1983, S. 137 f.). Deren hermeneutische Erarbeitung von biographischen, intentionalen und mnestischen Sinnesstrukturen, die Erleben und Handeln leiten, wurden unter anderem stark von der Psychoanalyse beeinflusst (Schmidt-Degenhard 1997). Im deutlichen Kontrast zu diesen hermeneutischen Elementen der anthropologischen Psychiatrie standen die Äußerungen eines Großteils der Fachvertreter der klinischen Psychiatrie hinsichtlich der Möglichkeiten psychotherapeutischer Interventionen bei endogenen Depressionen. Beispielhaft wird die Einschätzung von Meyer erwähnt,

..., dass der zyklothyme Formenkreis bis heute der Psychotherapie jeder Form hartnäckig Widerstand leistet, und dass hier bemerkenswerte Einbrüche noch nicht gelungen sind und unseres Erachtens auch nicht gelingen werden, weil diese Erkrankung nicht psychogen, sondern somatogen ist (Meyer 1960, S. 138).

Auseinandersetzungen um Persönlichkeits- und Charakterstruktur depressiv Kranker

Psychoanalytische Depressionskonzepte waren im weiteren Verlauf insbesondere für einen Teil derjenigen Psychiater von Bedeutung, die sich mit der Klärung der Zusammenhangsfrage zwischen prämorbider Persönlichkeit und affektiven Psychosen auseinandersetzten. In Übereinstimmung mit

den von Abraham (1924a,b) beschriebenen analen Charakterzügen affektpsychotischer Patienten charakterisierte Tellenbach (1961) den »Typus melancholicus« als »die durch eine gewisse Struktur konstituierte, empirisch vorfindliche Wesensart, welche ihrer Möglichkeit nach zum Schwerefeld der Melancholie inkliniert« (1961, S. 51). In den prägnanten Beschreibungen der Grundzüge des melancholischen Typus wird die Abhängigkeit des labilen narzisstischen Gleichgewichtes der Melancholischen – mit ihrem überdurchschnittlich hohen Anspruch an ihre Leistungsfähigkeit – von den spezifischen mitmenschlichen Bezügen, die sich als ein »Sein für andere in der Form des Leistens für andere« erweisen (Tellenbach 1961, S. 60), hervorgehoben.

Es ist bemerkenswert, dass unabhängig von der Entwicklung psychoanalytischer Theorien innerhalb der japanischen Psychiatrie (Shimoda 1941; Shinfuku u. Ihda 1969) das Konzept der »Immodithymie« formuliert wurde, das auf phänomenologischer Ebene die rigide Charakterstruktur affektpsychotischer Patienten betont.

Auch Kraus (1977, 1991) versuchte, die Persönlichkeits- und Krankheitsmerkmale Depressiver unter strukturellen Gesichtspunkten zu beschreiben und den Hiatus zwischen Persönlichkeit und manifester Symptomatik zu überwinden. Kraus beschrieb die starke »soziale Bezogenheit« affektpsychotischer PatientInnen in einer rollendynamischen Perspektive als **hypernomisches Verhalten** und grenzte es von anankastischen Verhaltensweisen ab. Das Hypernomiekonzept sucht den Sinn und die Bedeutung jener Verhaltensweisen, die Tellenbach als konstitutive Wesenszüge beschrieben hatte, im Kontext ihrer sozialen Bezüge auf. Das hypernomische Verhalten diene nicht nur der Abwehr von Unordnung im Sinne Tellenbachs oder von analen Triebansprüchen im Sinne der triebtheoretischen Auffassungen der Psychoanalyse, sondern insbesondere der Abwehr von Identitätsverlustängsten. Aus dem Mangel an Ich-Identität resultiere die besondere Bedeutung der jeweiligen Rollenidentitäten, mit denen die PatientInnen überidentifiziert seien. Das hypernomische Verhalten unipolar Depressiver einerseits und das partiell antinomische Verhalten bipolarer Patienten unterstreicht Kraus zufolge die Bedeutung eines gemeinsamen Strukturmerkmals des Typus melancholicus und des Typus manicus (von Zerssen 1988a,b), nämlich das der **Ambiguitätsintoleranz**, der Unfähigkeit, gegensätzliche Eigenschaften eines Objektes wahrzunehmen (**kognitive Ambiguität**) und gegensätzliche Gefühle einem anderen gegenüber zu ertragen (**emotionale Ambiguität**).

❶ Mit dieser funktionellen Verknüpfung persönlichkeitsstruktureller Voraussetzungen Depressiver lieferte Kraus einen wichtigen Beitrag zur Frage des Zusammenhangs von Persönlichkeit und Psychose. Die auch außerhalb der Phasen vorhandene, innerhalb der Phasen lediglich gesteigerte Ambiguitätsintoleranz und das hypernomische Verhalten – bzw. dessen Umkehrung in der Manie – haben eine wichtige identitätsstabilisierende Funktion.

Kraus beschrieb in seiner rollendynamischen Perspektive die Auswirkungen der spezifischen Abhängigkeit Depressiver von einem signifikanten anderen bzw. einer »dominanten Bezugsperson« (vgl. Arieti u. Bemporad 1983). Kraus deskriptive Analyse anhand des Parameters der Ambiguitätsintoleranz schließt eine psychodynamische Betrachtungsweise keineswegs aus.

Auseinandersetzungen in der empirischen Persönlichkeitsforschung

Während die psychoanalytischen Depressionskonzepte – mit wenigen Ausnahmen – in der klinischen Psychiatrie nur in sehr begrenztem Umfang rezipiert worden sind, wurden psychoanalytische Konzepte im Rahmen der sich in den vergangenen Jahrzehnten entwickelnden empirischen Persönlichkeitsforschung im Bereich affektiver Störungen wiederholt aufgegriffen und partiell validiert (Übersicht bei Böker 1999). Am deutlichsten bildeten sich Zusammenhänge zwischen Depression und oral-abhängiger Persönlichkeitsstruktur ab. Insbesondere bei neurotisch Depressiven fanden sich Persönlichkeitseigenschaften, die in Verbindung mit einer »oralen-abhängigen« Persönlichkeitsstruktur standen (Paykel et al. 1976; Hirschfeld et al. 1984). Diese Befunde bestätigten wesentliche Aspekte der frühen psychoanalytischen Depressionskonzepte von Freud (1917, 1924) und Ab-

raham (1912, 1924a,b). Der Zusammenhang zwischen rigiden und »asthenischen« Persönlichkeitszügen und unipolarer Depression wurde insbesondere durch die innerhalb der skandinavischen Psychiatrie durchgeführten Studien validiert (vgl. Bech u. Rafaelsen 1980). Die Validierung des von Tellenbach (1961) beschriebenen Typus melancholicus mit objektivierenden Methoden gelang von Zerssen et al. (1994).

Mundt (1989) hob hervor, dass die kognitionspsychologische Beschreibung depressiven Denkens (Beck et al. 1981) zur Ergründung von Stilen der Kausalattributionen psychisch Kranker zu ihren eigenen Handlungen und Erfahrungen hinführt. Die Analyse von Attribuierungsstilen ermöglichte es, in operationalisierter Weise beobachtungsnahe Phänomene als Ausdruck unbewusster Haltungen zu erfassen, und machte die für Beziehungsstrukturen förderlichen und/oder dysfunktionalen Stile deutlich. Als Untersuchungsinstrument wurde hierzu – insbesondere in den 1990er-Jahren – auf ein schon länger bekanntes qualitatives Verfahren, das »personal construct grid« von Kelly (1955), zurückgegriffen. Untersuchungen an depressiv Erkrankten in der Remission zeigten »Objektnähe« und »Idealisierung« als relevante depressionstypische, jedoch nicht spezifische Charakteristika des Selbstkonzeptes und der Objektbeziehungen einer größeren Untergruppe depressiv Erkrankter (Böker 1999; Böker et al. 2000). Diese nomothetisch verwendeten idiographischen Befunde waren kongruent sowohl mit psychoanalytischen Hypothesen wie auch mit weiteren, mithilfe standardisierter Verfahren erhobenen Befunde der empirischen Persönlichkeitsforschung bei Depressiven.

Schließlich lieferte die Fülle von funktionellen Befunden zum entwicklungspsychologischen und entwicklungspsychopathologischen Vorfeld manifester affektiver Erkrankungen ein sehr viel anschaulicheres Bild von möglichen Risikokonstellationen und protektiven Faktoren als die früher üblichen retrospektiv gewonnenen statistisch-deskriptiv aufgebauten Persönlichkeitsmerkmale (Übersicht bei Mundt u. Spitzer 1999).

Im Rahmen der »Pathopsychologie« wurden Befunde generiert, die die Rolle der Aggression und Zusammenhänge zwischen Aggressionsunterdrückung und geringem Selbstwert sowie Mechanismen einer verdeckten Aggressivität bei Depressiven aufzeigen konnten (Schmitt u. Mundt 1991; Blöschl 1994; Hops 1996).

Angesichts der – jenseits der empirischen Persönlichkeitsforschung – weit gehend fehlenden systematisch-kritischen Rezeption psychoanalytischer Depressionstheorien innerhalb der Psychiatrie ist die kritische Stellungnahme von Chodoff (1972) umso bemerkenswerter. Chodoff wandte gegenüber der psychoanalytischen Erforschung der Depression ein, dass in vielen Beiträgen zur Depression das Ausmaß der Krankheit nicht spezifiziert sei, die angestellten Beobachtungen aber dennoch verallgemeinert werden. Während Freud explizit betont hatte, dass seine Formulierungen nur auf schwer gestörte Melancholiker Anwendung finden dürften, sei seine Theorie später vielfach auch auf weniger beeinträchtigte Patienten bezogen worden.

Chodoffs Kritik galt weiterhin dem Umstand, dass die psychoanalytische Literatur zum Thema Depression auf der Analyse nur einer sehr kleinen Zahl von Patienten aufbaute und aus diesem Grund Verallgemeinerungen nicht zulässig seien. Chodoff unterstrich die Beobachtungsgenauigkeit und Intensität psychoanalytischer Erkundungen, die aber häufig – im Gegensatz zu wissenschaftlich kontrollierten empirischen Studien – nicht zwischen Beobachtung und Schlussfolgerung unterschieden. Ein wesentlicher methodischer Einwand Chodoffs bezog sich auf den Mangel an Kontrollgruppen in psychoanalytisch inspirierten Untersuchungen.

Arieti kritisierte in der gemeinsam mit Bemporad (Arieti u. Bemporad 1983) verfassten Monographie die Tendenz vieler psychoanalytischer Autoren:

... die Störung in eine bereits existierende und von ihnen vertretene allgemeine Theorie der Psychopathologie einpassen zu wollen. Die größere Theorie wirkt zu Zeiten wie ein Prokrustes-Bett, das nur diejenigen Züge der Depression aufnimmt, die sich nach dieser Theorie darin unterbringen lassen, während andere Aspekte, die den grundlegenden Formulierungen möglicherweise zuwiderlaufen, verzerrt oder ignoriert werden... (Arieti u. Bemporad 1983, S. 90).

Arieti empfahl, die Aussagen der einzelnen Schulen als das Ergebnis einer von Fall zu Fall unterschiedlichen Perspektive in der Betrachtung eines im Übrigen gleichen klinischen Problems anzusehen und dabei zu bedenken, dass diese unterschiedlichen Standpunkte einander ergänzen. Die unterschiedlichen Akzente in den jeweiligen Depressionstheorien könnten dabei als Wandlungen des psychoanalytischen »Zeitgeistes« verstanden werden; denkbar sei aber auch, dass sich im Laufe der Jahrzehnte die klinische Natur der Depression selbst verändert habe:

Die schuldbeladenen und wie gelähmt wirkenden Melancholiker, wie sie zu Beginn der Depressionsforschung in der Literatur beschrieben werden, begegnen uns heute nur noch selten (Arieti u. Bemporad 1983, S. 91).

❗ Arietis Überlegungen zu den veränderten soziokulturellen Rahmenbedingungen, die zu einer Veränderung unter anderem auch der depressiven Symptomatik beigetragen haben könnten, sind von großer Aktualität.

8.3.2 Aktuelle somatopsychisch-psychosomatische Depressionsmodelle

Die Fülle der in den vergangenen Jahren erhobenen genetischen, neurobiologischen, endokrinologischen, epidemiologischen und psychologischen Befunde zur Depression (vgl. Böker 2002, 2003a) hat auch psychoanalytischerseits zur Entwicklung mehrdimensionaler, zirkulärer Depressionsmodelle angeregt. Wesentliche Anstöße hierzu haben insbesondere auch die Ergebnisse der Studien zur biologischen Verankerung psychosozialer Erfahrungen geliefert (Hüther et al. 1990). Die erfahrungsabhängige Neuroplastizität bei Menschen bedingt einerseits, dass schwere psychische Traumata im Gehirn von Patienten mit posttraumatischen Störungen unerwartet deutlich strukturelle Veränderungen hinterlassen (Shin et al. 1997), oder dass psychotherapeutische Interventionen eine ebenso deutliche Normalisierung des veränderten »neurobiologischen Substrats« im Gehirn psychiatrischer

Patienten bewirken wie eine psychopharmakologische Behandlung (Baxter et al. 1992). Hervorzuheben ist, dass erfahrungsabhängige Veränderungen monoaminerger Afferenzen selbst wieder als Trigger für weiter reichende nutzungsabhängige Veränderungen von nachgeordneten synaptischen Verschaltungen wirksam werden können (Yeh et al. 1996). Auf diese Weise kommt es zu einer Sequenz von komplexen adaptiven Reorganisationsprozessen. Diese können sich bei besonders vulnerablen oder genetisch prädisponierten Individuen als psychische Veränderungen bzw. Störungen manifestieren (Sameroff u. Seifer 1990; Post 1992). Ebenso bedeutsam ist, dass stabilen Bindungsmustern und individuellen Erfahrungen in einem günstigen psychosozialen Umfeld eine wesentliche protektive Funktion zukommt (Schrott 1997).

❶ **Auch bei depressiven Erkrankungen ist davon auszugehen, dass biologische, psychische und soziale Dimensionen wechselseitig miteinander verknüpft sind. Angesichts der Vielzahl empirischer Befunde aus den verschiedenen Bereichen der Depressionsforschung und der Fülle psychotherapeutischer Erfahrungen im Langzeitverlauf depressiver Erkrankungen lassen sich Depressionen als Psychosomatosen auffassen, in die die Antriebs- und Stimmungssysteme einbezogen sind.**

Mentzos (1995) hat das ursprünglich von Engel (1980) in der psychosomatischen Medizin entwickelte Modell der somatopsychopsychosomatischen Erkrankungen auf die affektiven Störungen angewendet. Es handelt sich bei den Somatopsychopsychosomatosen um Erkrankungen, bei denen die prädisponierenden biologischen Faktoren nicht bloß schon von Geburt oder früher Säuglingszeit an vorhanden sind, sondern auch direkt und indirekt an der psychischen Entwicklung beteiligt sind (vgl. Mirsky 1958). Somit kann von einer **gemischten biologischen und psychosozialen Vulnerabilität (bzw. Sensibilität)** ausgegangen werden. Psychische und somatische Faktoren stehen dabei in einem Wechselwirkungszusammenhang, aufgrund dessen subjektiv Erfahrenes zu einer Veränderung des neurobiologischen Substrates beiträgt und andererseits die somatische Disposition im Verlauf der Entwicklung eine biographische, seelische und soziale Bedeutung erlangen kann. Im Fall depressiver Erkrankungen ist anzunehmen, dass neben biologischen und seelischen Traumata frühe Beziehungserfahrungen im Kontext mangelnder Reziprozität, gescheiterter Intentionalität und mangelnder Kontingenz zu Störungen der narzisstischen Homöostase und der internalisierten Objektbeziehungen beitragen können. Letztere haben eine große Bedeutung hinsichtlich der Entwicklung der Persönlichkeit und gehen mit intrapsychischen und interpersonalen Konflikten und Spannungen einher (z. B. »reaktive Identität« und Abhängigkeit von dominanten Bezugspersonen, im Sinne von Arieti u. Bemporad 1983). Die angestoßenen adaptiven Prozesse sind ebenfalls mehrdimensional: Auf der biologischen Ebene kommt es zu einer Änderung der Rezeptorstruktur der »Second-messenger-Kaskade«. (Ferner lässt sich eine Überempfindlichkeit für erregende Neurotransmitter vermuten; Aldenhoff 2000.) Als maladaptives Muster entwickelt sich schließlich eine negativ-emotional kognitive Dissoziation, die als Korrelat der »erlernten Hilflosigkeit« (Seligman 1975) anzusehen ist.

Biologische Ereignisse (Infekt, Trauma, aber auch Schwangerschaft und Wochenbett) sowie psychosoziale Faktoren (aktuelle Lebensereignisse, wie Verlusterlebnisse und Rollenkonflikte, ferner chronische Belastungen) können schließlich als Auslöser zur Dekompensation und Aktualisierung des depressiogenen Geschehens beitragen. Dabei lässt sich der depressive Affekt als gemeinsame, elementare psychische Dimension der unterschiedlich gestalteten depressiven Syndrome auffassen. Der depressive Affekt signalisiert – im Gegensatz zur Trauer – den eingetretenen oder drohenden intrapsychischen Stillstand (Gut 1989). Der depressive Affekt ist nicht mit dem Krankheitsbild der Depression gleichzusetzen. Unter günstigen Bedingungen kann es zu einer positiven Änderung und produktiven Entwicklung kommen. Erst bei längerem Anhalten der auslösenden Situation, unter dem Einfluss persönlichkeitsstruktureller Faktoren und durch das Hinzutreten und »Einrasten« der biopsychosozialen Circuli vitiosi entstehen in dieser zirkularen Sichtweise die klinischen Formen der Depression. Diese sind schließlich Folgen einer Dysbalance zwischen Stressachse, sero-

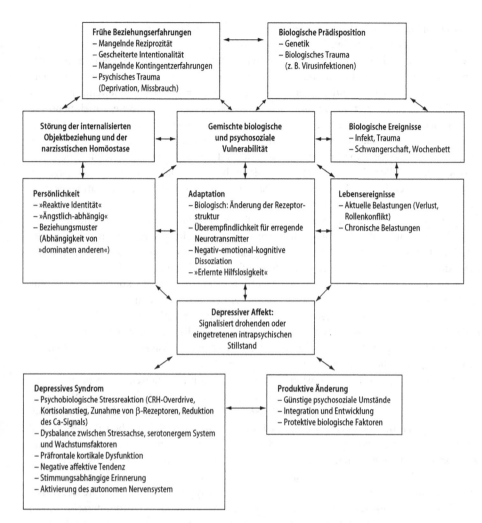

Abb. 8.1. Entwicklung und Funktion des depressiven Affektes: Depression als Psychosomatose der Antriebs-Stimmungs-Systeme (*CRH* Kortikotropin-Releasing-Hormon; *Ca* Kalzium)

tonergem System und Nervenwachstumsfaktoren; sie gehen mit dysfunktionellen Kognitionen infolge einer präfrontalen kortikalen Dysfunktion einher (vgl. Beck 1974; Northoff 2002) und einer Aktivierung des autonomen Nervensystems.

> **Das Konzept der Depression als Psychosomatose** der Generierung von Affekten und Kognitionen ermöglicht nicht nur die Integration der Ergebnisse der Hirnbiologie, der Genetik, der Epidemiologie, der klinisch-psychiatrischen und der psychoanalytischen Depressionsforschung, es eröffnet ferner die Chance, im Bereich der affektiven

Störungen »per Extrapolation neue Einsichten, Ordnungsprinzipien und Anregungen zu erhalten« (Mentzos 2000, S. 23; ◘ Abb. 8.1).

8.4 Zusammenfassende Betrachtung der Entwicklung psychoanalytischer und psychiatrischer Depressionsmodelle

Zusammenfassend lässt sich feststellen, dass die psychoanalytischen Depressionskonzeptionen nur in sehr begrenztem Umfang durch die Vertreter der akademischen Psychiatrie rezipiert wurden. Die bereits frühzeitig eingetretene Dichotomisierung biologischer und psychologischer Depressionsmodelle und die Tendenzen zu ideologisierend-entwertenden Stellungnahmen werden erst im Zusammenhang mit der neurobiologischen Forschung der vergangenen fünfzehn Jahre – dies erstaunt nur auf den ersten Blick – ansatzweise überbrückt. In sarkastischer Weise hatte z. B. Kraepelin in der Psychoanalyse lediglich eine sich in individueller Beliebigkeit verlierende und den sexuellen Bereich überschätzende psychologische Spekulation angesehen. Diese krasse Ablehnung durch biologisch orientierte Autoren ist umso bemerkenswerter, als Freud sich selbst durchaus als Naturwissenschaftler sah. Wie auch in einer seiner letzten Arbeiten zum Ausdruck kam, hatte er stets auch das Fernziel eines physiologischen und biochemischen Verständnisses seelischer Phänomene vor Augen, das für ihn nicht in einem Widerspruch zum unablässigen Bemühen um ein Verstehen der unbewussten, konflikthaften und biographischen Dimension seelischer Phänomene stand:

> Die Zukunft mag uns lehren, mit besonderen chemischen Stoffen die Energiemengen und deren Verteilungen im seelischen Apparat direkt zu beeinflussen. Vielleicht ergeben sich noch ungeahnte andere Möglichkeiten der Therapie; vorläufig steht uns nichts besseres zu Gebote als die psychoanalytische Technik und darum sollte man sie trotz ihrer Beschränkungen nicht verachten (Freud 1938, S. 108).

Ein wesentlicher Beitrag der Psychoanalyse bestand in ihrer entwicklungspsychologischen und persönlichkeitspsychologischen Differenzierung der vielfältig ausgestalteten depressiven Syndrome. Die Psychoanalyse beschrieb die depressive Symptomatik im Zusammenhang mit Abwehr- und Bewältigungsmechanismen und fasste die jeweiligen Symptome stets auch als Informationen über das Selbst des Betreffenden auf. Dies schloss keineswegs die Bedeutung somatischer Bedingungsfaktoren aus; diese wurden seitens der Psychoanalyse angesichts der zur Verfügung stehenden Forschungsstrategien lediglich generell benannt (z. B. »toxischer Faktor« bei Freud) bzw. als zukünftige Forschungsstra-

tegie (z. B. »psychosomatic approach« bei Jacobson) skizziert. Die zunehmende Diskrepanz zwischen Psychoanalyse und akademisch-psychiatrischer Lehrmeinung resultierte dabei nicht zuletzt auch aus der Tatsache, dass die jeweiligen psychoanalytischen Schulen ihre eigene, zunehmend verästelte Terminologie entwickelten, die weder auf der Ebene einzelner Termini noch in Bezug auf die vorwiegend entwicklungs- und persönlichkeitspsychologischen Vorannahmen mit klinisch-psychiatrischen Depressionsmodellen kompatibel erschienen.

Die Psychoanalyse ging weitgehend ihrem eigenen Weg, Auseinandersetzungen mit aktuellen Fragestellungen in der klinischen Psychiatrie und Grundlagenforschung blieben die Ausnahme (z. B. Jacobson, Mentzos). Worin können nun wesentliche Beiträge der Psychoanalyse im Rahmen zukünftiger Depressionstheorien bestehen?

Auch wenn die Neurobiologie heute aufzeigt, wie die meisten depressiven Störungen mit konstitutionellen Faktoren und mit erworbenen Regulationsstörungen im Austausch von Neurotransmittern einhergehen, lassen sich aus einer psychoanalytischen Perspektive insbesondere die Wechselwirkungen zwischen biologischen Prozessen, z. B. den Störungen im Neurotransmitteraustausch, und den Regulationsstörungen des Selbst näher fassen. Dementsprechend berücksichtigt ein modernes psychoanalytisches Verständnis die Depression als komplexen Zustand, der von unterschiedlichen psychischen, biologischen und sozialen Faktoren beeinflusst wird:

- den Zustand des Selbst (integriert oder desintegriert),
- die Art und Weise der gelebten Erfahrung (ob das Trauma aus Vernachlässigung, Missbrauch oder beidem bestand),
- in welcher Weise diese Erfahrung enkodiert und symbolisiert ist (prozessural oder symbolisch),
- die Art und Weise der selbstschützenden Strategien (Abwehr- und Bewältigungsmechanismen),
- die vorherrschenden Emotionen, die den depressiven Erscheinungen zugrunde liegen und diese organisieren.

> ❗ Ein wesentliches Ziel der Therapie besteht darin, einen Beitrag zu Selbstintegration, Selbstkonsolidierung und Entwicklung günstigerer Beziehungskonfigurationen zu leisten.

Die Grenzen der psychoanalytischen Depressionstheorie und -therapie ergeben sich aus der Zirkularität der unterschiedlichen Wirkfaktoren und den Folgen der somatopsychischen Endstrecke des mehrdimensionalen Geschehens. Neben den häufig unterschätzten vegetativen Störungen (als Folge der in das Depressionsgeschehen einbezogenen Störung des autonomen Nervensystems) ist insbesondere auch die präfrontale zerebrale Funktionsstörung von Patienten mit schwerer Depression zu erwähnen. Diese geht mit gravierenden neuropsychologischen Störungen einher (sog. thematische Überkongruenz, stimmungsabhängige Erinnerung, Aufmerksamkeitsstörungen), die bei der Gestaltung der therapeutischen Beziehung zu berücksichtigen und der Bearbeitung auf einer symbolhaften Ebene nicht zugänglich sind (Böker 2003b). Der Grad der Chronizität und der zunehmend größeren psychosozialen Beeinträchtigung ist bei einer größeren Untergruppe depressiv Erkrankter nicht zu unterschätzen; die mehrdimensionale Behandlung dieser PatientInnen erfordert unter anderem auch intensive Maßnahmen psychosozialer Rehabilitation.

8.5 Thesen zum Verhältnis von Psychoanalyse und Psychiatrie in der Depressionsbehandlung und Depressionsforschung

Abschließend soll das Verhältnis von Psychoanalyse und Psychiatrie in der Depressionsbehandlung und Depressionsforschung in der folgenden Übersicht thesenhaft umrissen werden.

Psychoanalyse und Psychiatrie in der Depressionstherapie und Depressionsforschung

- Psychoanalytische Psychotherapie trägt zu einer adäquaten Behandlung einer großen Untergruppe depressiv Erkrankter bei, bei denen eine persönlichkeitsstrukturell-verankerte Dynamik intrapsychischer und/oder interpersoneller Konflikte zur Auslösung depressiver Episoden und zur Chronifizierung des Krankheitsgeschehens in einem wesentlichen Umfang beiträgt
- Die Ergebnisse der Therapieforschung unterstreichen die Komplementarität von Psychotherapie und medikamentöser Therapie und – partiell – die Möglichkeit ihrer alternativen Indikation bei depressiv Erkrankten
- Die jeweiligen therapeutischen Interventionen sind in unterschiedliche Referenzsysteme eingebunden, die aus erkenntnistheoretischen und therapeutischen Gründen notwendigerweise zu berücksichtigen sind
- Die Ergebnisse der neurobiologischen Forschung und der Psychotherapieforschung unterstreichen, dass durch unterschiedliche therapeutische Maßnahmen (Somatotherapie, Psychotherapie) systemeigene Prozesse angestoßen werden können, die eine Erholung von der depressiven Störung bewirken (Triggerfunktion therapeutischer Maßnahmen)
- Angewandte und modifizierte Psychoanalyse wird nicht die Grundlagenwissenschaft, wohl aber ein integrierendes Prinzip der Selbstreflexion in der Depressionsbehandlung sein
- Psychoanalyse und Psychiatrie begegnen sich in der modernen, mehrdimensionalen Depressionsbehandlung abseits ihrer herkömmlichen Pfade. Diese Begegnung kann zu einem vertieften Verständnis komplexer Wechselwirkungsprozesse, der biographisch-historischen Dimension der Depression, der Überwindung herkömmlicher Nosologie und der traditionellen Fachgrenzen beitragen

8

Literatur

Abraham K (1912) Ansätze zur psychoanalytischen Erforschung und Behandlung des manisch-depressiven Irreseins und verwandter Zustände. In: Abraham K (Hrsg) Psychoanalytische Studien. Gesammelte Werke in zwei Bänden, Bd I. Fischer, Frankfurt aM, 1982, S 146-162

Abraham K (1916) Untersuchungen über die früheste prägenitale Entwicklungsstufe der Libido. In: Abraham K (Hrsg) Psychoanalytische Studien, Bd II. Fischer, Frankfurt aM 1971/1982, S 3-31

Abraham K (1924a) Versuch einer Entwicklungsgeschichte der Libido aufgrund der Psychoanalyse seelischer Störungen. In: Abraham K (Hrsg) Psychoanalytische Studien, Bd I. Fischer, Frankfurt am, 1971, S 113-183

Abraham K (1924b) Versuch einer Entwicklungsgeschichte der Libido aufgrund der Psychoanalyse seelischer Störungen. In: Psychoanalytische Studien und Gesammelte Werke in zwei Bänden. Band II. Fischer, Frankfurt am Main 1971/1982, S 32-145

Ainsworth MDS, Blehar MC, Waters E et al. (1978) Patterns of attachment: assessed in the strange situation and at home. Erlbaum, Hillsdale

Aldenhoff J (2000) Biologische Veränderungen bei der Psychotherapie der Depression. Nervenarzt 50: 415-419

Angst J (1987) Begriff der affektiven Erkrankungen. In: Kisker KP, Lauter H, Meyer J-E et al. (Hrsg) Psychiatrie der Gegenwart, Bd. 5. Springer, Berlin Heidelberg New York Tokyo, S 1-50

Arbeitskreis OPD (Hrsg) (1996) Operationalisierte Psychodynamische Psychodiagnostik. Grundlagen und Manual. Huber, Bern

Arieti S, Bemporad J (1983) Depression: Krankheitsbild, Entstehung, Dynamik und psychotherapeutische Behandlung. Klett-Cotta, Stuttgart

Bacal HA, Newman KM (1994) Objektbeziehungstheorien – Brücken zur Selbstpsychologie. Frommann-Holzboog, Stuttgart, Bad Canstatt

Baxter LR, Schwartz, JM, Bergmann KS et al. (1992) Caudate glucose metabolic rate changes with both drug and behavior therapy for obsessive-compulsive disorder. Arch Gen Psychiatry 49: 681-689

Bech P, Rafaelsen OJ (1980) Personality and manic-melancholic illness. In: Achte' K, Alberg V, Luennqvist (eds) Psychopathology of depression. Psychiatry Fennica (Suppl), pp 223-231

Beck AT (1974) The development of depression. A cognitive model. In: Friedman R, Katz MM (eds) The psychology of depression. Wiley, New York

Beck AT, Rush AJ, Shaw BF, Emery G (1981) Kognitive Therapie der Depressiven. Urban & Schwarzenberg, München

Behringer A, Böker H (1988) Einige Bemerkungen zur Psychodynamik des Abstammungswahns. Psychother Psychosom Med Psychol 38: 240-246

Bell A, Fox N (1994) Brain development over the first year of life. In: Dawson G, Fischer K (eds) Behaviour and the developing brain. Guildford Press, New York

Bemporad J (1983) Kritische Betrachtung der wichtigsten theoretischen Ansätze zum Verständnis der Depression. In: Arieti S, Bemporad J (Hrsg) Depression: Krankheitsbild, Entstehung, Dynamik und psychotherapeutische Behandlung. Klett-Cotta, Stuttgart, S 27-92

Benedetti G (1987) Analytische Psychotherapie der affektiven Psychosen. In: Kisker KP (Hrsg) Psychiatrie der Gegenwart, 3. völlig neu gestaltete Auflage. Springer, Berlin Heidelberg New York

Beres D (1966) Childhood depression. In: Lowenstein RM, Newman LM, Schuur M et al. (eds) Psychoanalysis – A General Psychology. Int Universities Press, New York

Bibring E (1953) Das Problem der Depression. Psyche – Z Psychoanal 6: 81-101

Blanck G, Blanck R (1974) Ego-psychology: theory and practice. Columbia University Press, New York, London

Blatt SJ (1998) Contributions of psychoanalysis to the understanding and treatment of depression. J Am Psychoanal Assoc 46: 723-752

Blatt SJ, Ford RQ (1994) Therapeutic change: an object relations perspective. Plenum Press, New York

Blatt SJ, Zuroff D (1992) Interpersonal relatedness and self-definition: two prototypes for depression. Clin Psychol Rev 12: 527-562

Bleichmar H (1996) Some subtypes of depression and their implications for psychoanalytic treatment. Int J Psychoanal 77: 935-961

Bleichmar H (2003) Some subtypes of depression, their interrelations and implications for psychoanalytic treatment. Paper given at the Joseph Sandler Conference, University College London, March 06, 2003

Blöschl L (1994) Zur Rolle hostiler Tendenzen in der Depression: Verhaltensdiagnostische Aspekte. In: Bartussek D, Amelang M (Hrsg) Fortschritte der differentiellen Psychologie und psychologischen Diagnostik. Festschrift zum 60. Geburtstag von Kurt Pawlik. Hogrefe, Göttingen, S 259-267

Böker H (1999) Selbstbild und Objektbeziehungen bei Depressionen: Untersuchungen mit der Repertory Grid-Technik und dem Giessen-Test an 139 PatientInnen mit depressiven Erkrankungen. Steinkopff, Darmstadt

Böker H (2000) Psychodynamik der Depression und Manie. In: Böker H (Hrsg) Depression, Manie und schizoaffektive Psychosen: Psychodynamische Theorien, einzelfallorientierte Forschung und Psychotherapie. Psychosozial, Gießen, S 14–85

Böker H (2002) Depressionen: Psychosomatische Erkrankungen des Gehirns? In: Böker H, Hell D (Hrsg) Therapie der affektiven und schizoaffektiven Störungen: Psychosoziale und neurobiologische Aspekte. Schattauer, Stuttgart New York, S 183–208

Böker H (2003a) Sind Depressionen psychosomatische Erkrankungen? Vierteljahresschr Naturforsch Gesell Zürich 148: 1–16

Böker H (2003b) Symbolisierungsstörungen bei schweren Depressionen: Zur Bedeutung psychosomatischer Circuli vitiosi bei depressiv Erkrankten. In: Lahme-Gronostaj H (Hrsg) Symbolisierung und ihre Störungen. Deutsche Psychoanalytische Vereinigung, Frankfurt aM, S 149–164

Böker H, Hell D, Budischewski K et al. (2000) Personality and object relations in patients with affective disorders: idiographic research by means of the repertory grid-technique. J Affect Disord 60: 53–59

Bowlby J (1958) The nature of the childs tie to his mother. Int J Psychoanal 39: 350–373; dt.: (1959) Über das Wesen der Mutter-Kind-Bindung. Übers. von Seemann-de Boor U. Psyche – Z Psychoanal 13: 415–456

Bowlby J (1977) The making and breaking of affectional bonds: 1. Ethiology and psychopathology in the light of attachment theory. Br J Psychiatry 130: 201–210

Brazilton TB, Cramer BG (1990) The earliest relationship. Addison-Wesley, Reading

Brenner C (1974) Depression, anxiety and affect theory. Int J Psychoanal 55: 25–32

Chodoff P (1972) The depressive personality. A critical review. Arch Gen Psychiatry 27: 666–673

Dawson G (1994) Development of emotional expression and emotion regulation in infancy. Contribution of the frontal lobe. In: Dawson G, Fischer K (eds) Behaviour and the developing brain. Guildford Press, New York

Dornes M (1993) Der kompetente Säugling. Die präverbale Entwicklung des Menschen. Fischer, Frankfurt aM

Dornes M (1994) Können Säuglinge phantasieren? Psyche – Z Psychoanal 48: 1154–1175

Dozier M, Stovall KC, Albus KE (1999) Attachment and psychopathology in adulthood. In: Cassidy J, Shaver P (eds) Handbook of attachment. Guildford, New York, pp 497–519

Dreyfus GL (1907) Die Melancholie – Ein Zustandsbild des manisch-depressiven Irreseins. Fischer, Jena

Dümpelmann M (1991) Das Boderline-Konzept von Kernberg. Eine kritische Betrachtung. In: Mentzos S, Mundt A (Hrsg) Forum der psychosomatischen Psychosentherapie, Bd 5: Borderline-Störung und Psychosen. Vandenhoeck & Ruprecht, Göttingen

Eicke-Spengler M (1977) Zur Entwicklung der psychoanalytischen Theorie der Depression. Ein Literaturbericht. Psyche – Psychoanal 31: 1079–1125

Engel GL (1980) Psychisches Verhalten in Gesundheit und Krankheit. Huber, Bern

Fairbairn WRD (1952) Psychoanalytic studies of a personality. Tavistock & Routledge, London

Fenichel O (1945) The psychoanalytic theory of neuroses. Norton, New York; dt.: (1975) Psychoanalytische Neurosen-Lehre, Bd 2. Walther, Freiburg

Fischer-Homberger E (1968) Das zirkuläre Irresein. Medizinische Dissertation, Universität, Zürich

Freud S (1917) Trauer und Melancholie, GW X: 428–446

Freud S (1921) Massenpsychologie und Ich-Analyse. GW XIII

Freud S (1923) Das Ich und das Es. GW XIII

Freud S (1924) Das ökonomische Problem des Masochismus. SA3, S 341–354

Freud S (1933) Neue Folge der Vorlesungen zur Einführung in die Psychoanalyse. GW XV

Freud S (1938) Die psychoanalytische Technik. GW XVII

Galatzer-Levy RM (1988) Manic-depressive illness: analytic experience and a hypothesis. In: Goldberg A (ed) Frontiers in self-psychology: progress in self-psychology, Bd III. Analytic Press, Hillsdale, NY, pp 87–102

Gross O (1907) Das Freud'sche Ideogenitätsmoment und seine Bedeutung im manisch-depressiven Irresein Kraepelins. Vogel, Leipzig

Grossmann KE, Grossmann K, Zimmermann P (1999) A wider view of attachment and exploration: stability and change during the years of immaturity. In: Cassidy J, Shaver PR (eds) Handbook of attachment: theory, research and clinical applications. Guildford, New York, pp 760–786

Guntrip H (1966) The object relation theory of W.R.D. Fairbairn. In: Arieti S (ed) American handbook of psychiatry. Basic Books, New York

Gut E (1989) Productive and unproductive Depression. Tavistock & Routledge, London

Heim C, Plotsky PM, Nemeroff CB (2004) Importance of studying the contributions of early adverse experience to neurobiological findings in depression. Neuropsychopharmacology 29: 641–648

Himmighoffen H, Budischewski K, Hertling F et al. (2003) Selbstwertgefühl und Partnerbeziehungen von Patienten mit bipolaren affektiven Störungen: Untersuchungen zur Intervallpersönlichkeit mit dem Giessen-Test. Psychiatr Prax 30: 21–32

Hinshelwood RD (1993) Wörterbuch der kleinianischen Psychoanalyse. Aus dem Englischen übersetzt von Vorspohl E. Internationale Psychoanalyse, Stuttgart

Hirschfeld RMA, Klerman GL, Clayton PJ et al. (1984) Personality and gender-related differences in depression. J Affect Disord 7: 211–221

Hoffmann V (1999) Die Entwicklung depressiver Reaktionen in Kindheit und Jugend. Eine entwicklungspathologische Längsschnittuntersuchung, Vol 51. Max-Planck-Institut für Bindungsforschung, Berlin

Hoffmann V (2000) Psychometrische Qualitäten des Adult Attachment Interview – Forschungsstand. In: Gloger-Tippelt G (Hrsg) Bindung im Erwachsenenalter. Huber, Bern, S 123–156

Hops H (1996) Intergenerational transmission of depressive symptoms: gender and developmental considerations. In: Mundt C, Goldstein MJ, Hahlweg K et al. (eds) Interpersonal factors in the origin and course of affective disorders. Gaskell, London, pp 113–129

Hüther G, Adler L, Ruther E (1999) The neurobiological affixation of psychosocial experiences. Z Psychosom Med Psychother 45: 2–17

Jacobson E (1961) Adolescent moods and the remodeling of psychic structures in adolescence. Psychoanal Stud Child 16: 164–183

Jacobson E (1971) Depression. Comparative studies of normal, neurotic and psychotic conditions. Int Universities Press, New York

Jacobson E (1972) Psychotischer Konflikt und Realität. Fischer, Frankfurt

Jacobson E (1976) Depression. Suhrkamp, Frankfurt aM

Kant O (1928) Über die Psychologie der Depression. Z Ges Neurol Psychiatr 113: 255–285

Kelly GA (1955) The psychology of personal constructs. Norton, New York

Kernberg O (1967) Borderline personality organization. J Am Psychoanal Assoc 15: 641–685

Kernberg O (1975) Borderline conditions and pathological narcissism. Aronson, New York; dt.: (1978) Borderlinestörungen und pathologischer Narzissmus. Suhrkamp, Frankfurt aM

Kernberg O (1983) Borderline-Störungen und pathologischer Narzissmus. Übersetzt von Schulz H. Suhrkamp, Frankfurt aM

Kernberg O (1992) Psychopathic, paranoid and depressive transferences. Int J Psychoanal 73: 13–28

Klein M (1935) Zur Psychogenese der manisch-depressiven Zustände. In: Klein M (Hrsg) (1972) Das Seelenleben des Kleinkindes und andere Beiträge zur Psychoanalyse. Rowohlt, Reinbek bei Hamburg, S 45–73

Klein M (1940) Mourning and its relation to manic-depressive states. In: Klein M (ed) Contributions to psychoanalysis, 1921/1945. Hogarth Press, London

Klein M (1962) Die Trauer und ihre Beziehung zu den manisch-depressiven Zuständen. In: Klein M (Hrsg) Das

Seelenleben des Kleinkindes und andere Beiträge zur Psychoanalyse. Klett-Cotta, Stuttgart

Köhler L (1992) Formen und Folgen früher Bindungserfahrungen. Forum Psychoanal 8: 263–280

Köhler L (1998) Das Selbst im Säuglings- und Kleinkindalter. In: Hartmann HP, Milch W, Kutter P et al. (Hrsg) Das Selbst im Lebenszyklus. Suhrkamp, Frankfurt aM, S 26–48

Köhler L (2002) Erwartungen an eine klinische Bindungsforschung aus der Sicht der Psychoanalyse. In: Strauss B, Buchheim A, Kächele H (Hrsg) Klinische Bindungsforschung: Theorien – Methoden – Ergebnisse. Schattauer, Stuttgart New York, S 3–8

Kohut H (1971) The analysis of the self. Int Universities Press, New York; dt.: (1976) Narzißmus. Suhrkamp, Frankfurt aM

Kohut H (1972) Thoughts of narcissism and narcissistic rage. The Psychoanal Stud Child 27: 360–400; dt.: Überlegungen zum Narzißmus und zur narzißtischen Wut. Übersetzt von Köhler L. In: Kohut H (Hrsg) (1975) Die Zukunft der Psychoanalyse. Suhrkamp, Frankfurt aM

Kohut H (1975) Die Zukunft der Psychoanalyse. Suhrkamp, Frankfurt aM

Kohut H (1977) The restoration of the self. Int Universities Press Penguin, New York; dt.: (1979) Die Heilung des Selbst. Übersetzt von Scheidt E. Suhrkamp, Frankfurt aM

Kohut H, Wolf E (1980) The disorders of the self and the treatment. An outline. Int J Psychoanal 59: 413–425

Kolk BA van der, McFarlane AC, Weisaeth L (2000) Traumatic stress: Grundlagen und Behandlungsansätze. Theorie, Praxis und Forschung zu posttraumatischem Stress sowie Traumatherapie. Jungfermann, Paderborn

Kraepelin E (1913) Psychiatrie, 8. Aufl. Barth, Leipzig

Kratzsch S (2001) Depressionen. In: Milch W (Hrsg) Lehrbuch der Selbstpsychologie. Kohlhammer, Stuttgart Berlin Köln

Kraus A (1977) Sozialverhalten und Psychose Manisch-depressiver. Enke, Stuttgart

Kraus A (1991) Neuere psychopathologische Konzepte zur Persönlichkeit Manisch-depressiver. In: Mundt C, Fiedler P, Lang H et al. (Hrsg) Depressionskonzepte heute. Springer, Berlin Heidelberg New York

Krause R (1988) Eine Taxonomie der Affekte und ihre Anwendung auf das Verständnis der »frühen« Störungen. Psychosom Psychother Med Psychol 38: 77–86

Krause R (1994) Verlust, Trauer und Depression: Überlegungen auf der Grundlage der Emotionsforschung. Z Psychosom Med Psychoanalyse 40: 324–340

Lange J (1928) Die endogenen und reaktiven Gemuetserkrankungen und die manisch-depressive Konstitution.

In: Bumke O (Hrsg) Handbuch der Geisteskrankheiten, Bd VI. Springer, Berlin, S 1–231

Lichtenberg JD (1991) What is a self object? Psychoanal Dialog 1/4: 455–479

Liotti G (1992) Disorganized/disoriented attachment in the etiology of the dissociative disorders. Dissociation 4: 196–204

Liotti G (1999) Understanding the dissociative process: the contribution of attachment theory. Psychanal Inq 19: 757–783

Loch W (1967) Psychoanalytische Aspekte zur Pathogenese und Struktur depressiv-psychotischer Zustandsbilder. Psyche – Z Psychoanal 21: 758–779

Maeder A (1910) Psychoanalyse bei einer melancholischen Depression. Centralbl Nervenheilkd Psychiatr 21: 50–58

Mahler M (1965) On the significance of the normal separation – individuation faith. In: Fuhr M (ed) Tribes, affects, and behavior, vol. 2. Int Universities Press, New York

Mahler M (1966) Notes on the development of basic moods: the depressive affect. In: Lowenstein RM, Newman LM, Schuur M et al. (eds) Psychoanalysis – A general psychology. Int Universities Press, New York, pp 152–160

Mahler M, Pine F, Bergman A (1975) The psychological birth of the human infant. Basic Books, New York; dt.: (1980) Die psychische Geburt des Menschen. Symbiose und Individualisierung. Fischer, Frankfurt aM

Mahler M, Pine F, Bergman A (1980) Die psychische Geburt des Menschen. Symbiose und Individuation. Übers. von Weller H. Fischer, Frankfurt aM

Mendelson M (1974) Psychoanalytic concepts of depression, 2nd edn. Spectrum, Flushing New York

Mentzos S (1991) Psychodynamische Modelle in der Psychiatrie. Vandenhoeck & Ruprecht, Göttingen

Mentzos S (1995) Depression und Manie; Psychodynamik und Psychotherapie affektiver Störungen. Vandenhoeck & Ruprecht, Göttingen Zürich

Mentzos S (1999) Versuch einer psychodynamischen Differentialdiagnostik zwischen der »endogenen« (heute: der schweren, monopolaren, der major) Depression und der »neurotischen« Depression (heute: Dysthymia). In: Lempa G, Troje E (Hrsg) Forum der Psychoanalytischen Psychosentherapie, Bd I. Vandenhoeck & Ruprecht, Göttingen, S 72–92

Mentzos S (2000) Die »endogenen« Psychosen als die Psychosomatosen des Gehirns. In: Müller T, Matejek N (Hrsg) Ätiopathogenese psychotischer Erkrankungen. Vandenhoeck & Ruprecht, Göttingen

Meyer A (1960) The thirty-fourth Maudsley lecture: emergent patterns of the pathology of mental disease. J Ment Sci 106: 785–802

Mirsky JA (1958) Physiologic, psychologic and social determinants in the etiology of duodenal ulcer. Am J Dig Dis 3: 2850–314

Mundt C (1989) Psychopathologie heute. In: Kisker KP, Lauter H, Meyer JE et al. (Hrsg) Psychiatrie der Gegenwart, 3. Aufl, Bd 9: Brennpunkte der Psychiatrie. Springer, Berlin Heidelberg New York Tokio, S 147–184

Mundt C (1996) Die Psychotherapie depressiver Erkrankungen: Zum theoretischen Hintergrund und seiner Praxisrelevanz. Nervenarzt 67: 183–197

Mundt C, Spitzer M (1999) Psychopathologie heute. In: Helmchen H et al. (Hrsg) Psychiatrie der Gegenwart, 4. Aufl, Bd 1. Springer, Berlin Heidelberg New York, S 3–44

Nemeroff CB (2004) Neurobiological consequences of childhood trauma. J Clin Psychiatry 65 [Suppl 1]: 18–28

Nemeroff CB, Heim CM, Thase ME et al. (2003) Differential responses to psychotherapy versus pharmacotherapy in patients with chronic forms of major depression and childhood trauma. Proc Natl Acad Sci U S A 100: 14293–14296

Northoff G (2002) Präfrontale corticale Funktion und Depression: Benötigen wir eine »physiologisch orientierte Psychotherapie«? In: Böker H, Hell D (Hrsg) Therapie der affektiven Störungen: Psychosoziale und neurobiologische Perspektiven. Schattauer, Stuttgart New York, S 117–139

Paykel ES, Klerman GL, Prusoff BA (1976) Personality and symptom pattern in depression. Br J Psychiatry 129: 327–334

Post RM (1992) Transduction of psychosocial stress into the neurobiology of recurrent affective disorder. Am J Psychiatry 149: 990–1010

Rado S (1927) Das Problem der Melancholie. Int Z Psychoanal 13: 439–455

Rado S (1951) Psychodynamics of depression from the etiologic point of view. Psychosom Med 13: 51–55

Rochlin G (1959) The loss complex. J Am Psychoanal Assoc 7: 299–316

Rudolf G (1977) Krankheiten im Grenzbereich von Neurose und Psychose. Medizinische Psychologie, Göttingen

Rudolf G (2003) Störungsmodelle und Interventionsstrategien in der psychodynamischen Depressionsbehandlung. Z Psychosom Med Psychother 49: 363–376

Sameroff AJ, Seifer R (1990) Early contributors to developmental risk. In: Rolf J, Masten AS, Cicchetti D, Nuechterlein KH, Weintraub S (eds) Risk and protective factors in the development of psychopathology. Cambridge University Press, New York, pp 52–66

Sandler J, Joffe W (1965) Notes on childhood depression. Int J Psychoanal 46: 88–96; dt.: (1980) Zur Depression im Kindesalter. Psyche – Z Psychoanal 34: 413–429

Schilder P (1924) Medizinische Psychologie. Springer, Berlin

Schilder P (1925/1973) Entwurf zu einer Psychiatrie auf psychoanalytischer Grundlage. Internationaler Psychoanalytischer Verlag, Leipzig Wien Zürich. Neu veröffentlicht: Suhrkamp, Frankfurt aM

Schmidt-Degenhard M (1983) Melancholie und Depression: Zur Problemgeschichte der depressiven Erkrankungen seit Beginn des 19. Jahrhunderts. Psychiatrie, Neurologie, Klinische Psychologie. Grundlagen – Methoden – Ergebnisse. Kohlhammer, Stuttgart Berlin Köln Mainz

Schmidt-Degenhard M (1997) Die psychiatrische Exploration als offenes Feld zwischen Betroffensein und Verstehen. In: Jacobi RME (Hrsg) Selbstorganisation. (Jahrbuch für Komplexität in den Natur-, Sozial- und Geisteswissenschaften, Bd. 7). Duncker & Humblot, Berlin, S 217–228

Schmitt W, Mundt C (1991) Zur Differentialtypologie von Patienten mit harten und weichen Suizidmethoden. Nervenarzt 62: 440–444

Schneider K (1932a) Über Depressionszustände. Z Ges Neurol Psychiatr 138: 584–589

Schneider K (1932b) Über Abgrenzung und Seltenheit des sogenannten manisch-depressiven Irreseins. Munch Med Wochenchr 79:1549–1552

Schrott LM (1997) Effect of training and environment on brain morphology and behavior. Acta Paediatr Suppl 422: 45–47

Segal H (1974) Melanie Klein. Eine Einführung in ihr Werk. Kindler, München

Seidler E, Kindt H, Schaub N (1978) Jaspers und Freud. Sudhoffs Arch Z Wissenschaftsgesch 62: 37–63

Seligman MEP (1975) Helplessness. On depression, development and death. Freeman, San Francisco; dt.: (1979): Erlernte Hilflosigkeit. Urban & Schwarzenberg, München

Shane M, Shane E, Gales M (1977) Intimate attachments. Towards a new self-psychology. Guildford Press, New York London

Shimoda M (1941) Ueber den praemorbiden Charakter des manisch-depressiven Irreseins. Psychiatrica Neurologica Japonica 45:62

Shin LM, McNaly RJ, Kosslyn SM et al. (1997) A positron emission tomographic study of symptom provocation in PTSD. Ann N Y Acad Sci 821: 521–523

Shinfuku N, Ihda S (1969) Über den prämorbiden Charakter der endogenen Depression – Immodithymie (später Immobilithymie) von Shimoda. Fortschr Neurol Psychiatr Grenzgeb 37:545–552

Söldner M, Matussek P (1990) Kindheitspersönlichkeit und Kindheitserlebnisse bei Depressiven. In: Matussek P (Hrsg) Beiträge zur Psychodynamik endogener Psy-

chosen. Springer, Berlin Heidelberg New York, S 134–162

Spitz RA (1946) Anaclitic depression. Psychoanal Stud Child 2: 313–342; dt.: (1968) Anaklitische Depression. In: Bittner G, Schmidt-Zords J (Hrsg) Erziehung in früher Kindheit. Piper, München

Spitz RA (1957) Nein und Ja. Klett, Stuttgart

Stern D (1985) The interpersonal world of the infant. Basic Books, New York; dt.: (1992) Die Lebenserfahrung des Säuglings. Klett-Cotta, Stuttgart

Taylor D (2003) Thinking, ideomotor mental action and depression as a psychosomatic illness. Paper given at the Joseph Sandler Conference, University College London, March 06, 2003

Tellenbach H (1961) Melancholie. Zur Problemgeschichte, Typologie, Pathogenese und Klinik. Springer, Berlin Göttingen Heidelberg

Tellenbach H (1977) Psychopathologie der Cyclothymie. Nervenarzt 48: 335–341

Trevarthen C (1979) Communication and cooperation in early infancy: a description of primary intersubjectivity. In: Bullowa M (ed) Before speech: the beginning of interpersonal communication. Cambridge University Press, New York, pp 221–347

Völker L (Hrsg) (1983) »Komm, heilige Melancholie«. Eine Anthologie deutscher Melancholie-Gedichte. Reclam, Stuttgart

Weitbrecht HJ (1966) Depressive und manische endogene Psychosen. In: Gruhle HW, Jung R, Mayer-Gross W, Möller M (Hrsg) Psychiatrie der Gegenwart. Forschung und Praxis. 2. Aufl, Bd. 2: Klinische Psychiatrie. Springer, Berlin Göttingen Heidelberg, S 73-118

Will H (1998) Depression: Psychodynamik und Therapie. Kohlhammer, Stuttgart Berlin Köln

Winnicott DW (1950/1976) Die Beziehung zwischen Aggression und Gefühlsentwicklung. In: Winnicott DW (Hrsg) Von der Kinderheilkunde zur Psychoanalyse. Kindler, München

Winnicott DW (1954) The depressive position in normal emotional development. In: Winnicott DW (ed) Collected papers: through the pediatrics to psychoanalysis, pp 262–272; dt.: (1983) Die depressive Position in der normalen emotionalen Entwicklung. In: Winnicott DW (Hrsg) Von der Kinderheilkunde zur Psychoanalyse. Fischer, Frankfurt, S 276–299

Winnicott DW (1960) The theory of parent-child relationship. In: Winnicott DW (ed) Maturational processes and the facilitating environment, pp 37–55; dt.: (1984) Die Theorie von der Beziehung zwischen Mutter und Kind. In: Winnicott DW (Hrsg) Reifungsprozesse und fördernde Umwelt. Fischer, Frankfurt, S 47–71

Winnicott DW (1966) The ordinary devoted mother. Vortrag am 16. Februar gehalten vor der Nursery School

Association of Great Britain and Northern Ireland, London Branch; dt.: (1990) Die hinreichend fürsorgliche Mutter. In: Winnicott DW (Hrsg) Das Baby und seine Mutter. Klett-Cotta, Stuttgart, S 15–26

Winnicott DW (1971) Mirror-role of mother and family in child development. In: Winnicott DW (ed) Playing and reality, pp 111–118; dt.:(1974) Die Spiegelfunktion von Mutter und Familie in der kindlichen Entwicklung. In: Winnicott DW (Hrsg) Vom Spiel zu Kreativität. Klett-Cotta, Stuttgart, S 128–135

Winnicott DW (1976) Die manische Abwehr. In: Winnicott DW (Hrsg) Von der Kinderheilkunde zur Psychoanalyse. Kindler, München, S 238–260

Winnicott DW (1990) Die hinreichend fürsorgliche Mutter. In: Winnicott DW (Hrsg) Das Baby und seine Mutter. Klett-Cotta, Stuttgart, S 15–26

Yeh SR, Fricke RA, Edwards DH (1996) The effects of social experience on serotonergic modulation of the escape circuit of crayfish. Science 271: 366–369

Zerssen D von (1988a) Definition and Klassifikation affektiver Störungen aus historischer Sicht. In: Zerssen D von, Möller H-J (Hrsg) Affektive Störungen: Diagnostische, epidemiologische, biologische und therapeutische Aspekte. Springer, Berlin Heidelberg New York

Zerssen D von (1988b) Der »Typus manicus« als Gegenstück zum »Typus melancholicus« in der prämorbiden Persönlichkeitsstruktur affektpsychotischer Patienten. In: Janzarik W (Hrsg) Persönlichkeit und Psychose. Enke, Stuttgart, S 150–171

Zerssen D von, Pössl J, Gruben S et al. (1994) An operationalized procedure for the recognition of premorbid personality types in biographical case notes on psychiatric patients. Eur Arch Psychiatry Clin Neurosci 243: 256–272

Schizophrenie

Zur Defekt- und Konfliktinteraktion

P. Hartwich

Die Psychopathologie mit ihren Kernstücken der psychodynamischen und somatischen Aspekte der Schizophrenielehre steht auf der Grenze zwischen Geistes- und Naturwissenschaft. Auf der einen Seite treten psychische und auch psychopathologische Erlebnisqualitäten als etwas **Subjektives** in Erscheinung; um aber zu einer Systematik und Forschung über die Erkrankungen zu gelangen, müssen andererseits auch **objektive** somatische oder zumindest somatisch nahe Vorgänge beachtet und untersucht werden.

J. Wyrsch sagt hierzu:

Will man spotten, ließe sich sagen, die Psychiatrie wandere durch die Jahrhunderte auf einem Grat zwischen Geistes- und Naturwissenschaft und verliere hie und da das Gleichgewicht, falle auf der einen oder auf der anderen Seite hinunter und klettere mühsam wieder hinauf (1976, S. 954).

9.1 Die beiden Pole: objektive Beschreibung und Einfühlung in das Subjektive

Es ist jedoch nicht allein das Fach Psychiatrie und darin die Schizophrenielehre, die sich auf der Gratwanderung befinden, sondern es sind im Zusammenhang damit die Menschen, die in dem Bereich arbeiten und psychisch kranke Menschen behandeln. So wird der junge Arzt, der in der Psychiatrie zu arbeiten beginnt, zunächst aufgrund seines medizinischen Studiums eher naturwissenschaftlich geprägt sein. Wenn er aber beginnt, sich in die Erlebniswelt eines Schizophrenen einzufühlen, wird ihm allmählich die Einseitigkeit der »objektiven« Seite der deskriptiven Psychopathologie und der daraus resultierenden Handlungsweisen, die in der Praxis unbestritten erfolgreich sind, bewusst. Trotz allen Fortschritts und auch Erfolges in seiner Handlungsweise fehlt ihm etwas, das im Zusammensein mit dem psychisch Kranken immer wichtiger wird, nämlich der Einbezug des subjektiven Erlebens und einer darauf begründeten psychodynamischen Systematik.

In der Praxis haben sich insbesondere in der Vergangenheit in der Geschichte unseres Faches zwei Gruppen von Fachleuten herauskristallisiert. Einmal waren es diejenigen, die sich mit dem stärker naturwissenschaftlich orientierten und somatisch nahen Ansatz identifiziert haben. Sie neigten dann häufig dazu, die »andere Seite«, also die psychodynamische, zu vernachlässigen, oft zu verdrängen, manchmal abzuwerten oder gar zu verteufeln. In der Regel hörte man das Lippenbekenntnis: »Den psychotherapeutischen Aspekt haben wir ohnehin im Auge.« Die anderen, die stärker psychodynamisch orientiert waren, neigten gelegentlich zur Überidentifizierung und ließen nur psychoanalytische, psychodynamische und tiefenpsychologisch orientierte Zugangsweisen gelten. Das ging manchmal sogar soweit, dass Psychopharmaka abgelehnt wurden. Beide Gruppen beschuldigten sich gegenseitig der Abwehr, sodass selbst Fachgesellschaften und Kongresse nicht frei von ideologischen Einfärbungen blieben.

Die so geschilderten äußeren polaren Gegensätze spiegeln sich auch im Innenraum mancher Psychiater in ihrer fachlichen Entwicklung wider.

9.2 Defektmodell versus Konfliktmodell?

Wenn man fragt, welchen Beitrag die Psychoanalyse zur Psychiatrie im Hinblick auf schizophrene Erkrankungen geleistet hat, so kann man von der Krankheitsentstehung her argumentieren: Der Grundannahme eines Defekts oder Defizits (nicht zu verwechseln mit dem psychoanalytischen Strukturdefizit) mit seiner genetisch verankerten Hypersensitivität, seiner psychotischen Desorganisation und Desintegration ist ein Konfliktmodell oder besser gesagt, sind mehrere **Konfliktmodelle** gegenübergestellt worden, von denen die wichtigsten im Folgenden beschrieben werden.

Sigmund Freud

So entwickelte Freud in den Jahren zwischen 1894 und 1939 im wesentlichen drei psychoanalytische Erklärungsmodelle (s. auch Schwarz 1987):

1. Die Abwehrmechanismen von Neurosen wurden denen der Schizophrenen gleichgesetzt, der Begriff der psychotischen Abwehr wurde zusätzlich formuliert und der Abwehrmechanismus der Projektion rückte, wie im Fall Schreber, in den Vordergrund, um die Wahnbildung zu erklären.
2. Die Libido regrediere bei Schizophrenen weg vom Objekt in das Ich hinein mit einer entsprechenden Ich-Überladung. In diesem regressiven Vorgang kommt es zum Aufheben der Subjekt-Objekt-Grenze. Als Symptombildung resultiert der Realitätsverlust.
3. Im Konflikt zwischen Ich und Außenwelt nahm Freud eine Ich-Spaltung an.

Wesentlich ist, wie auch im Fall Schreber dargestellt, dass Freud den Reorganisationsgedanken von Ideler (1847) aufnahm, in dem floride Symptome, wie z. B. der Wahn, als ein möglicher Ausdruck des Heilungs- und Rekonstruktionsversuches der Psyche gegenüber der innerlichen Katastrophe angesehen werden.

Freud hielt die psychoanalytische Erklärung der Schizophrenie im Hinblick auf Verursachung und Symptombildung für möglich. Klar äußerte er sich aber zu der Tatsache einer psychoanalytischen Behandlung: Er hielt Schizophrene für nicht zur Übertragung fähig und infolgedessen für ungeeignet zur psychoanalytischen Therapie. Abraham (1924) folgte dieser eher ablehnenden Haltung in Bezug auf die Behandlung schizophren Erkrankter. Gerechterweise muss allerdings hinzugefügt werden, dass Freud später diese Auffassung selbst eingeschränkt hat, indem er formulierte:

Ich halte es für durchaus nicht ausgeschlossen, dass man bei geeigneter Abänderung des Verfahrens sich über diese Gegenindikation hinaussetzen und so eine Psychotherapie der Psychosen in Angriff nehmen könne (1905, S. 21)

Carl Gustav Jung

In seiner analytischen Psychologie hat sich Carl Gustav Jung (1903–1959) in den Jahrzehnten seiner Tätigkeit immer wieder neu mit Fragen der Ätiologie und der Psychotherapie schizophrener Psychosen befasst. Aufgrund seiner Erfahrung bei der psychotherapeutischen Behandlung einer großen Zahl schizophrener Patienten kam er zu einer Reihe von Erkenntnissen: Beispielsweise beeindruckte ihn die große Ähnlichkeit vieler ursprünglich bildhafter Symptome und Erlebnisse, die er bei ganz verschiedenen Menschen, die an schizophrenen Psychosen erkrankt waren, beobachtete. Diese kollektiven Symbole stützten seine Erforschung des kollektiven Unbewussten. In vielen produktiven Symptomen der Schizophrenen sah Jung eine auffallende Übereinstimmung mit bekannten mythologischen Motiven, die kollektiv unbewusstes Material ausdrücken. Er sprach dann von archaischem Charakter der Symptome.

Ferner wies er, wie vor ihm schon Freud, auf Ähnlichkeiten der Erscheinungen des normalen Traumgeschehens mit den psychopathologischen Erlebnissen schizophren erkrankter Menschen hin. Für diejenigen, die sich intensiv mit eigenen Träumen beschäftigen, ist es infolgedessen eher möglich, sich einen gewissen Zugang zum Erleben schizophren Erkrankter zu eröffnen; ihr Erleben ist damit nicht mehr ganz so fremd und fern. Jung sah auch wesentliche Unterschiede gegenüber Neuroseerkrankungen.

Die Dissoziation bei Schizophrenie ist nicht nur weitaus ernster, sondern sehr oft auch unwiderruflich. Sie ist nicht mehr flüssig und wechselhaft wie bei einer Neurose, sondern mehr wie ein zersplitterter Spiegel... Das primäre Symptom scheint keine Ähnlichkeit mit irgendeiner Art funktioneller Störung zu haben. Es ist, als ob die Fundamente der Psyche nachgäben, als ob eine Explosion oder ein Erdbeben ein ganz normal gebautes Haus auseinander rissen (Jung 1939, S. 265).

Für die Intensität, die subjektive Gewissheit, die persönliche Betroffenheit und auch für die Unkorrigierbarkeit vieler Symptome führte Jung an, dass der Schizophrene nicht in der Lage sei, die Archetypen, die im Unbewussten ihre Kraft entfalten, entsprechend zu assimilieren. Hierzu bedürfe es der Symbolbildung, deren sich der Schizophrene nicht in der Weise bedienen könne wie ein Gesunder. Stattdessen überschwemme das Unbewusste das Bewusstsein mit energetisch hochbeladenen Urbildern, die der Kranke nicht zu ordnen vermöge. Auf der Ebene der Symptombildung komme es dadurch zu psychotischen Identifikationen(z. B. Gott, Teufel, Jesus, Jungfrau Maria etc.) und Halluzinationen in allen Sinnesbereichen. Zur Therapie äußerte er sich, dass er latente Psychosen nicht behandeln könne, wenn er deren Symbolik nicht verstehe. Aus diesem Grunde habe er Mythologie zu studieren begonnen (Jung 1909).

Jung hielt die Entstehung der Schizophrenie nicht für rein psychologisch erklärbar. Er nahm an, dass andere Bedingungen gleichzeitig in Betracht kämen und dachte an einen zusätzlichen biochemischen Faktor, ein Toxin, dem er unterschiedliche Gewichtungen beim Einzelfall zuschrieb.

> ❶ Interessant ist, dass Jung schon seinerzeit von einer Wechselwirkung zwischen psychischen und somatischen Faktoren ausging.

Paul Federn

Paul Federn, ein Schüler Freuds, hat sich dessen ursprünglicher apodiktischen Äußerung entgegengesetzt und deutlich dargestellt, dass bei Psychosekranken eine starke Übertragung auf den Analytiker zustande kommen kann. In seiner Betrachtung des Ich macht er uns das Ich gleichzeitig als Subjekt und als Objekt deutlich: »Als Subjekt wird es am Fürwort Ich erkannt, als Objekt heißt es das Selbst« (1956, S. 16). Das Ich im Sinne von Federn ist »ein Erlebnis, die Empfindung um das Wissen des Individuums, von der dauernden oder wiederhergestellten Kontinuität in Zeit, Raum und Kausalität, seines körperlichen und seelischen Daseins« (1956, S. 15 f.). Diese Kontinuität wird als Einheit gefühlt und gewusst. Metapsychologisch beruht das Ich auf einer gleichzeitigen zusammenhängenden psychischen Besetztheit von körperlichen und seelischen voneinander unabhängigen Funktionen und Inhalten, die kontinuierlich ist (s. auch Weiss 1978). Ätiopathogenetisch sah Federn keine spezielle Konfliktsituation, sondern alles, was seit Lebensbeginn für das Individuum traumatisch gewesen oder ein chronischer Konflikt geworden sei,

könne zur Entstehung der Schizophrenie beitragen. Ferner zog Federn zusätzlich »einen unbekannten konstitutionellen biologischen Faktor in Betracht« (Federn, 1956 S. 183).

Federn nahm an, dass spezifische Ich-Besetzungen in fluktuierender Intensität zur Herstellung eines **Ich-Gefühls** führen. Im Gegensatz zu Freud, der bei Schizophrenen von einer Verstärkung der Ich-Besetzung zu Ungunsten der Objektlibido ausging, sah Federn bei diesen Kranken eine Verarmung der Ich-Besetzung, die mit einer Schwächung des Ich-Gefühls einhergeht, wie wir es bei den Symptomen der Depersonalisation und der Derealisation beobachten können. Psychopathologische Symptome, wie Halluzinationen und Wahn, erklärte Federn auf der Basis eines seiner wichtigsten Begriffe, nämlich der **Ich-Grenze**, die beim Schizophrenen lückenhaft sein und gar zusammenbrechen könne. Symptome, wie Halluzinationen und Wahn, hat er nicht als Restitutionsversuche angesehen. Weiss (1978) betonte, dass Federns Begriff des Ich als eines dynamischen Gebildes und der Ich-Grenze als seines peripheren Sinnesorgans neu und in der Theorie von Freud nicht enthalten seien. Wenn die äußere Ich-Grenze ihre Besetzung verliere, würden die äußeren Objekte, wie deutlich sie auch wahrgenommen würden, als fremd, unvertraut oder auch als unwirklich gefühlt.

Hinsichtlich der Therapie bei psychotischen Patienten ging es Federn darum, das Ich-Gefühl zu stärken, die Ich-Grenzen wiederherzustellen, indem die zerfallenen Gegenbesetzungen wieder aufgebaut und insgesamt die Abwehrmechanismen wieder zurückgewonnen werden. Er kehrte Freuds Satz, »wo Es war, soll Ich werden« für Psychosen um in »wo Ich war, soll Es werden« und meinte damit: »Was Ichbereich geworden ist, soll dem Es zurückgegeben werden« (S. 153).

> ❶ Federn war damit einer der ersten, die mehr Erfolg in der psychoanalytischen Behandlung Schizophrener aufweisen konnten.

Heinz Kohut

Heinz Kohut (1971, 1977) sah in der natürlichen Entwicklungsphase des Kindes die Entwicklung der Kohärenz des Selbsterlebens, gefestigt in den einzelnen Teilen des Körpers, deren Fähigkeiten und den dazugehörigen psychischen Aktivitäten. Damit beschrieb er die Wahrnehmung des Selbst als das Erleben einer körperlichen und geistigen Einheit, die räumlich zusammenhängt und zeitlich fortdauert.

Das kohäsive Selbst bezeichnet einen gesunden Zustand, in dem es gelingt, die verschiedenen Aspekte des Selbst einschließlich des Körperselbst so zu integrieren, dass eine gesunde Selbstachtung bzw. ein ausreichend stabiles Selbstwertgefühl auch unter Belastung erhalten bleiben. Bei einem gut kohäsiven Selbst gibt es auch ein Angewiesensein auf ein Selbstobjekt, jedoch nicht in der existenziellen Weise wie bei einem von Fragmentierung bedrohten Selbst (Schwarz 2001a, S. 10).

Kohut hat für Psychosen die Fragmentierung des Selbst formuliert; damit meint er den Zusammenbruch des Erlebens einer körperlichen und geistigen Einheit, räumliche Entfremdung und Verlust des zeitlichen Kontinuitätsempfindens. Kohut u. Wolf (1980) sprechen bei Psychosen von einer **primären Störung des Selbst**. Bei der Schizophrenie nehmen sie an, dass das Kernselbst nicht kohärent geblieben ist, und zwar aufgrund einer angeborenen biologischen Abweichung oder aufgrund mangelnder effizienter Spiegelung in der frühen Entwicklungszeit oder der Wechselwirkung beider Möglichkeiten. Hier sehen wir einen Ansatz, bei der Schizophrenie neben der psychodynamischen Konflikthypothese auch biologisch somatische Aspekte anzuerkennen. Kohut hat auch auf eine restitutive Wiederbelebung des archaischen Selbst in psychotischer Form hingewiesen. So sind Symptome der Psychosen, beispielsweise Wahnbildungen dazu geeignet, dem unerträglichen Zustand der Fragmentierung entgegenzuwirken. Im Sinne von Kohut kann psychotische Symptombildung so zustande kommen, dass fragmentierte Selbstteile sekundär zusammengefügt werden, z. B. in der Wahnbildung.

In Anlehnung und Weiterentwicklung des Kohut-Größenselbst mit seinen infantilen Größenvorstellungen hat Pollack (1989) megalomane Wahnideen bei Psychosen psychodynamisch als zur Absicherung des Selbstgefühls angesehen.

Wir (Hartwich 2004; Hartwich u Grube 2003) gehen über die psychodynamische Betrachtung der Wahnbildung einzelner Halluzinationen und weiterer Störungen im kognitiven Bereich hinaus und betrachten koenästhetische und leibhalluzinatorische Symptome der Schizophrenen als Ausdruck einer schwer wiegenden Labilisierung und Desorganisation des Körperschemaselbst (z. B. die beiden Körperhälften bewegen sich gegeneinander, die Wirbelsäule verdreht sich, der Magen ist ein Loch, durch den die Speise hindurchfällt etc.). Bei einer solchen Symptomatik bekommen die einzelnen Fragmente des Körperschemaselbst eine überwertige Besetzung und erhalten parakonstruktiven Charakter als Versuch oder Ersatz einer Kohäsionsbemühung, die nicht mehr gelingt. Hierdurch wird die Hartnäckigkeit der Persistenz koenästhetischer Symptome plausibel. Sind weitere Bereiche des psychomotorischen Selbst in ihrer Kohärenz gefährdet oder zerrissen, so gehen die Störungen sehr tief in Körper- und Bewegungserfahrungen hinein; dies führt zu Gegenregulationsversuchen auf psychomotorischer Ebene. Katatoniforme Einsprengsel oder länger andauernde katatone Erstarrung des Körpers werden aus dieser psychodynamischen Sicht als Parakonstruktionen verständlich mit dem Sinn, den weiteren Zerfall des psychomotorischen Selbst aufzuhalten.

❶ Eine spezielle Form der Gegenregulationsbemühung wird als Antikohäsion (Hartwich 2004) bezeichnet. Diese kommt zustande, wenn koenästhetische und leibhalluzinatorische Symptome miteinander im Gegensatzverhältnis stehen (z. B. beide Hirnhälften bewegen sich gegeneinander; wenn der Patient auf den Atem achtet, bleibt das Herz stehen, konzentriert er sich auf den Herzschlag, setzt die Atmung aus).

Die beiden Fragmente der Körperselbstrepräsentanz sind nicht in einer Nichtkohäsion desintegriert, sondern stehen in paradoxer Beziehung, nämlich der **Antikohäsion** in einem zumindest dialektischen Zusammenhang. Das Prinzip der Antikohäsion (Hartwich 2004) mag nicht nur im Bereich der Erlebensrepräsentanten des Körperschemas gelten, sondern auch in anderen Bereichen, z. B. denen des Assoziierens, Denkens und Fühlens; diese hat Bleuler (1911) konträren Negativismus und Jaspers (1956) Kontrastgefühle genannt. Später wurde dieses psychopathologische Phänomen experimentell bearbeitet. Die **Umlenkung der Aufmerksamkeit auf das Gegenteil** bzw. auf die nichtvorgebahnte Reizqualität war bei paranoid Schizophrenen überzufällig häufiger als bei nonparanoiden und Kontrollpersonen (Hartwich 1980).

9.3 Psychoanalyse und Psychodynamik

Wenn wir, wie Benedetti 1979 vorschlägt, die Psychodynamik nicht gegenüber der Psychoanalyse abgrenzen, sondern die Psychodynamik als den eigentlich bleibenden Beitrag der Psychoanalyse zur Psychiatrie betrachten, gerät manche psychoanalytisch betonte Detaildiskussion eher in den Hintergrund.

Benedetti versteht unter Psychodynamik:

… das Wechselspiel psychischer Kräfte, Triebe, Motivationen, Charakterhaltungen, Widerstände, Ängste usw., sowohl untereinander wie auch in der Beziehung zwischen Organismus und Umwelt. Psychodynamik ist die Lehre, wie Psychisches aus Psychischem hervorgeht (1979, S. 45).

Wenn wir in der Literatur der Frage weiter nachgehen, was die Psychoanalyse für die Erklärung und Behandlung der Psychosen aus dem schizophrenen Formenkreis gebracht hat, so ist es infolgedessen sinnvoll, hierbei dem erweiterten Begriff **Psychodynamik** nachzugehen.

Eugen Bleuler

Eugen Bleuler (1911) hat in seinem Buch »Dementia praecox oder Gruppe der Schizophrenien« psychoanalytisches Gedankengut mit in seine Schizophreniebeschreibungen eingefügt:

Mit der Unterscheidung von primären und sekundären Symptomen hat er eine grundsätzliche Auffassung des Krankheitsgeschehens formuliert. Er nimmt einen Prozess an, der direkt die primären Symptome hervorbringe; die sekundären Symptome seien teils psychische Funktionen unter veränderten Bedingungen, teils die Folge mehr oder weniger missglückter oder auch geglückter Anpassungsversuche an die primären Störungen.

Hier wird auch der von Ideler (1847) und Freud (1909–1913, 1920–1924) formulierte Ansatz weiter systematisiert, dass Symptome – hier sekundäre Symptome – Rekonstruktionsversuche einer von Desorganisation bedrohten Psyche, die sich in den primären Symptomen manifestieren, sein können.

Müller (1972) weist darauf hin, dass die von Freud und Jung ausgehenden psychodynamischen Ansätze in der Schizophrenieforschung – das gilt besonders für die Bleuler-Klinik am Burghölzli in Zürich – in der Anfangszeit mit »einer ersten Woge des Enthusiasmus« verfolgt worden sind, um später einer gewissen »Ernüchterung« zu weichen. Dieses sei die Folge der Erkenntnis gewesen, dass eine intensive Deutungsarbeit vor allem im Bereich der sexuellen Symbolik dem Schizophrenen nicht weiterhalf. Wir werden hier – wie so oft – an das Zitat von Wyrsch (1976) erinnert, dass man auf einem Grat zwischen Geistes- und Naturwissenschaft wandere und hie und da das Gleichgewicht verliere, auf der einen oder auf der anderen Seite hinunterfalle und mühsam wieder hinaufklettere.

> ❗ Das bedeutet für die Schizophrenie vor allem, dass aus der psychodynamischen Perspektive die konflikttheoretischen Ansätze, wenn sie monokausal formuliert werden, dem Gegenstand genauso wenig voll angemessen sind wie eine ausschließlich somatische Ursachenvorstellung.

Weitere Konflikttheorien sind von Melanie Klein (1956) und Margret Mahler (1986) vertreten worden.

Melanie Klein

Melanie Klein (1956) hat Freuds Konzept der Spaltung weiter ausformuliert: Die schizophrene Symptomatik sei Ausdruck einer Regression auf eine frühkindliche Entwicklungsstufe, in der ohnehin eine paranoid-schizoide Akzentuierung bestünde. Sie reduziert damit die Schizophrenie auf den psychodynamischen Vorgang einer Ich-Regression und nimmt eine frühkindliche Spaltung entlang der Gegensatzpaare gut versus böse und innerlich versus äußerlich an. Klein selbst hat die mögliche Regression und Fixierung in der genannten regressiven Stufe nicht im schizophreniespezifischen Sinne gemeint, diese auch für andere Störungen gelten lassen. Spaltung, Projektion und projektive Identifizierung sind die psychodynamischen Grundannahmen. Arieti (1974) führt aus, dass die Klein-Schule, vertreten durch Rosenfeld (1969), Segal (1950), Bion (1957) und dem frühen Winnicott (1945), davon ausging, dass keine Modifikation der klassischen psychoanalytischen Technik Freuds bei der Behandlung von Psychosen notwendig sei. Hier ist die kritische behandlungstechnische Bemerkung von Schwarz einzuflechten:

Im Unterschied zur analytischen Psychotherapie mit neurotischen Patienten, bei der durch gezielte Übertragungsdeutungen die Entwicklung einer Übertragungsneurose angestrebt wird, sind Deutungen bei schizophrenen Patienten sehr viel zurückhaltender oder streckenweise auch gar nicht anzuwenden. Sie können evtl. als Infragestellung der Beziehung oder affektive Überstimulierung erlebt werden, weil sie die Intensität der therapeutischen Beziehung verstärken und damit die Fusionsgefahr mit sich bringen können (2001b, S. 135).

Margret Mahler

Margret Mahler stellte den Körperkontakt zwischen Mutter und Kind in den Vordergrund. Sie postuliert, dass beim Fehlen des Kontaktes dem Kind die Unterscheidungsfähigkeit zwischen sich selbst und anderen verloren gehe. Der Betroffene gerate in die Falle zwischen Fusion mit dem Objekt einerseits und Furcht vor Desintegration andererseits. Hier erfolgt die konflikttheoretische Annahme entlang des Gegensatzpaares Individuation versus Separation. Jacobson (1978), Searles (1965) und Stierlin (1975) haben diese konflikttheoretischen Aspekte weiter ausgearbeitet. Nach den Ergebnissen der Säuglingsforschung von Dornes 1999 ist kritisch anzumerken, dass beide Ansätze, der Kleins und der Mahlers nicht unmittelbar mit den empirischen Beobachtungen in Einklang zu bringen sind.

Frieda Fromm-Reichmann

Fortgeführt und übertragen wurde die Konflikttheorie auf die Mutter-Kind-Beziehung von Fromm-Reichmann (1940) und später Arieti (1974). Es wurde sogar von einer schizophrenogenen Mutter ausgegangen, die durch die Eigenschaften »over-

protective«, »overpossessive«, »overcontrolling« und gleichzeitig »rejecting« ausgezeichnet ist.

Hierzu lässt sich zusammenfassen, dass der Begriff der schizophrenogenen Mutter zwar eine griffige Formulierung darstellt; diese hat sich jedoch nicht als schizophreniespezifisch erwiesen. Im klinischen Feld ist es jedoch eindrucksvoll, wie es dennoch einzelne Mütter von jugendlichen Schizophrenen gibt, die sich nach diesem Muster verhalten, d. h. dass die Beobachtungen von Fromm-Reichmann wohl an solchen Müttern vorgenommen worden waren. Hierbei kann aber nur für den einzelnen Krankheitsfall die individuelle Gewichtung vorgenommen werden, wenn es um die Frage geht, ob es sich mehr um die Verhaltensweisen der Mütter handelt, die die Fehlentwicklung des Kindes bedingen, oder ob eher primäre Störungen eines Kindes solche Verhaltensweisen bei der Mutter hervorrufen.

❗ **Bei genetisch belasteten Familien – und das sind wohl die meisten – ist von der Interaktion beider Faktoren auszugehen.**

9.4   Familientheorien

Gregory Bateson

Die Double-bind-Hypothese von Bateson et al. (1956) definiert das Kind als Opfer einer doppelt gebundenen und in sich widersprüchlichen Kommunikationsstruktur. Durch gleichzeitig widersprechende Botschaften auf unterschiedlichen kommunikativen Ebenen kommt das Kind in eine problematische, manchmal ausweglose Lage, für die sich in unserem Sprachbereich die Begriffe der »Beziehungsfalle« (Stierlin 1959) und »Zwickmühle« (Loch 1961) finden. Derartige Kommunikationsstrukturen bestimmen die Lerngeschichte eines Kindes über Jahre hinweg und tragen zur schizophrenen Ich-Schwäche bei.

❗ **Heute wissen wir, dass die »double binds« nicht spezifisch für die Schizophrenie sind, da diese Kommunikationsvarianten in vielen Familien mit anderen und auch ohne Erkrankungen vorkommen.**

Theodore Lidz

In der Asymmetrietheorie von Lidz et al. (1965) wird über die kommunikative Beziehung zweier Menschen hinausgegangen und auf die Dreierbeziehung zwischen beiden Elternteilen und dem Kind fokussiert. Die wichtigsten Begriffe dieser Annahme sind Asymmetrie und Spaltung. Lidz et al. gehen davon aus, dass die Interaktion der beiden Elternteile nicht symmetrisch, sondern stark asymmetrisch, beispielsweise mit komplementär dominanten Verhaltensweisen, abläuft. Die tiefe Spaltung der Eltern werde auf das Kind in der Weise übertragen, dass jeweils unbewusst, von Vater und Mutter unabhängig, das gemeinsame Kind zur Vervollständigung der eigenen psychischen Defizite verwendet werde. Die Projektionen ungelebter Anteile beider Eltern würden in das Kind implantiert. Da das Kind diese widersprüchlichen Aspekte nicht integrieren könne, resultiere ein inneres »Gespaltenbleiben«; dies könne später zur schizophrenen Spaltung führen.

In weiteren Familientheorien, beispielsweise von Wynne u. Singer (1965) sowie von Alanen (1966) etc. werden die Beobachtungen der unechten Beziehungen, Rollenstarrheit, Unflexibilität und Schablonenhaftigkeit gegenüber individuellen Bedürfnissen hervorgehoben.

Zusammenfassend gilt heute für diesen Forschungsbereich, dass sich schizophreniespezifische Kommunikationsstrukturen nicht haben verifizieren lassen.

Unabhängig von der Frage der Spezifität hinsichtlich der Verursachung ist aber festzuhalten, dass derartige Interaktionsmuster in den Familien Schizophrener immer wieder auftreten.

❶ In der Therapie ist es erforderlich, die Familiendynamik aufzugreifen, die speziellen Interaktionsvorgänge zu entschlüsseln und sie in die therapeutischen Strategien angemessen einzubauen.

9.5 Zusammenführung von biologisch-somatischen Grundlagen und Psychodynamik

Über einseitige konflikttheoretische und deterministische Interpretationen der Schizophrenieentstehung und deren Behandlung geht heute eine Reihe von Forschern hinaus. Einige Ansätze werden im Folgenden beschrieben.

Gaetano Benedetti

Benedetti fügte psychodynamische Komponenten und biologisch-somatische Grundlagen zusammen. Im Jahr 2002 postulierte er, »die Risikogene für die Schizophrenie wird man entdecken«. Er führte bereits zuvor aus:

In der langen Kette, die die pränatale und auf Vererbung beruhende biologische Disposition mit den Symptomen verknüpft, die sich wiederum als geistiges Phänomen auf der psychischen Ebene artikulieren, gibt es eine Menge zusätzlich sich einschiebender psychologischer Faktoren, die auf den verschiedensten Kausalitätsebenen liegen (1987b, S. 141).

Für den Erlebnisbereich betonte er Ich-Zerfall, Ich-Auflösung und Ich-Fragmentierung; er sprach von einer Vernichtung des Ich, von einem Erleben der Ich-Desintegration und der Leere. Die »unheimliche Fragmentierung« versucht der Kranke durch Projektion teilweise aufzuheben, indem er Selbstfragmente auf die Umwelt oder den eigenen Körper projiziert. Dies führt auf der Symptomebene zu Beeinflussungserlebnissen, Wahn und Halluzinationen im Sinne von Rekompensations- und Rekonstruktionsversuchen.

Durch die Projektion des Selbstteils auf die Umwelt oder auf den Leib verliert das Ich eben auch seine Ich-Grenze, seine Konsistenz, seine Kohärenz (Benedetti 1992, S. 17).

So werden Gedanken, die im Selbsterleben vom geistigen Subjekt abgespalten werden, zu einem »Ding«. Die schizophrene »Grundabwehr« eines solchen Erlebens sei zweifach:

Einerseits erfolgt sie durch den Autismus, als Versuch, sich abzuschließen und aus der inneren Spaltung eine private symbolische Eigenwelt zu schaffen, andererseits besteht sie aus der Projizierung der negativen Selbstteile auf die Umwelt, in der dann Mächte der Verfolgung, Beeinflussung und Entfremdung entstehen (Benedetti 1992, S. 50).

Zur seiner Therapie sollen im Wesentlichen die folgenden drei Begriffe zusammengefasst werden (Benedetti 1992):
- dialogische Positivierung,
- progressive Psychopathologie,
- Übergangssubjekt.

Dialogische Positivierung

Benedetti schrieb:

Die dialogische Positivierung des negativen, selbst- und weltfeindlichen Erlebens im Spiegel eines Arztes, der dem Patienten immer wieder ein positives Selbstbild zurückgibt, sich in seine Welt begibt, seine Symbole versteht, positiv amplifiziert oder umwandelt, ist für mich der entscheidende therapeutische Faktor, den ich bei sämtlich stark gebesserten oder geheilten Fällen hervorheben kann und sogar bei den nicht geheilten als existentielle Bestätigung der eigenen Person positiv in der Erinnerung bleibt (1992, S. 50).

Dabei gehen unter anderem die folgenden Aspekte in die Bearbeitung ein: Parallelen zwischen Symptomen und früheren Erlebnissen, die Kreativität mancher Symptome sowie Identifikation und Gegenidentifikation.

Progressive Psychopathologie

Hier wird versucht in der Psychotherapie zu einer Neuausgabe der Psychose mit einer kommunikativen Aussicht zu kommen. Der Therapeut beschränkt sich nicht darauf, psychopathologische Phänomene zu deuten, sondern er identifiziert sich mit dem Psychosekranken und geht mit ihm in seine »psychotischen Räume« hinein. Es entsteht ein zweisamer Autismus mit dem Ziel der Zunahme an Kohäsion, Kohärenz und Ich-Demarkation.

Übergangssubjekt

Das Übergangssubjekt als intermediär, autonome, psychische Realität zwischen Patient und Therapeut trägt Züge des Patienten und des Therapeuten, »und zwar sowohl des **positivierten** Patientenbildes wie auch des **affizierten** Therapeutenbildes« (Benedetti 1987a, S. 317). Das krankhafte Symptom wird in der gemeinsamen Arbeit mit dem Therapeuten durch beider Zutun zu einer gemeinsamen Vorstellung und Begriffsbildung.

Gegenüber dem Verhalten des Therapeuten in der klassischen Analyse fasst Benedetti (2001) die heutige Modifikation in der Behandlung Schizophrener in den folgenden drei Punkten zusammen, indem er betont, dass man sie nur in der persönlichen Begegnung mit dem Kranken und im lebendigen Gespräch der Supervision lernen könne:
- Die **Verhaltensänderung**, die sich in der Bereitschaft des Therapeuten zeigt, abgewehrte und abgespaltene Gefühle des Patienten zu introjizieren, um sie stellvertretend bewusst zu erleben und durch das eigene Leben verwandelt zurückzugeben.
- **Affektive Nähe** bedeutet, dass sich der Therapeut teilweise mit Seiten der psychotischen Person identifiziert mit gleichzeitiger angemessener Distanzierungsfähigkeit.
- Die **positive Distanz** bedeutet, dass sich der Therapeut der Gegenübertragungsaspekte bewusst wird und sie nicht agiert. Damit können Art und Grad der affektiven Nähe, die ihn mit seinem Patienten verbindet, nach dessen Bedürfnissen reguliert werden.

❗ Kritisch wird angemerkt, dass Introjektion und Einfühlung in das Erleben des Schizophrenen ein hohes Maß an therapeutischer Erfahrung mit solchen Kranken voraussetzt und dann immer noch begrenzt bleibt.

Schizophren Erkrankte haben oft ein feines Gespür dafür, ob das Miterleben des Therapeuten wirklich authentisch ist. Oft ist es meines Erachtens besser, zuzugeben, dass man etwas nicht nachempfinden kann, um nicht ein zusätzliches auf Distanz-Gehen vonseiten des Psychotikers zu provozieren.

Vamik Volkan

Auch Volkan (1999) rückte von den ausschließlich konfliktorientierten Strukturtheorien ab, indem er die Weltuntergangsängste Schizophrener als Ausdruck der bedrohten Selbstkontinuität und der inneren Desintegration sah. Letztere werden durch die Auflösung des Zusammenhangs der Selbst- und Objektrepräsentanzen verursacht. Volkan stellte, ähnlich wie Benedetti, die Bedrohung durch die Fragmentierung in den Vordergrund, die mit dem Gefühl einhergeht, nur ein ganz mangelhaftes Selbst zu haben. Für Pao (1979) ist das entscheidende Kriterium für die Schizophrenie der Verlust der Kontinuität des Selbst. Fragmentierung im psychoanalytischen Sinn bedeutet »Regression des Selbst in Richtung verminderter Kohäsion, durchlässigerer Grenzen, verminderter Energie und Vitalität sowie einer Störung des inneren Gleichgewichts« (Milch u. Putzke 1991, S. 276).

Stavros Mentzos

Mentzos löste sich ebenfalls von früheren dualistischen Auffassungen, indem er die somatopsychischen und psychosomatischen **Wechselwirkungen** betonte; dies hatte bereits R. Jung schon 1967 (S. 340) formuliert, allerdings im Hinblick auf Nicolai Hartmanns Schichtenlehre (1946), bei der höhere Schichten schwächer gegenüber niederen angenommen werden.

Da Mentzos in diesem Buch selbst in einem ausführlichen Kapitel (▶ Kap. 6) seine Forschungen und Konzepte darstellt, werden hier nur einige Kernaussagen bezüglich seiner psychodynamischen Aussagen zur Schizophrenie aus seinen Publikationen (1991, 1995, 1996, 1999, 2000, 2001a, 2001b) und Vorträgen angeführt.

Mentzos verwies auf die Ergebnisse der Zwillings- und Adoptivstudien sowie auf andere aus somatischen Ansätzen stammende Forschungsergebnisse und gewichtete sie in ihrer Relevanz zu psychodynamischen Konzepten. Er machte darauf aufmerksam, dass solche hoch komplizierten Gebilde, wie Wahnsysteme oder ekstatische Psychosen, kaum direkt lediglich durch eine Verschiebung der Neurotransmitter hervorgerufen könnten. Im Falle der Schizophrenie könne man sich ohne weiteres vorstellen, dass z. B. gewisse biologisch bedingte elementare Störungen der Input-Verarbeitung zu

einer Erschwerung und Belastung bei der Lösung der normalen entwicklungspsychologischen Aufgabe der Selbst-Objekt-Differenzierung beitragen.

❶ **Zur Frage der Wechselwirkung zwischen biologischen Grundkomponenten und spezielleren psychodynamischen Konstellationen hat Mentzos die besondere Bedeutung der Einwirkung einer übermäßig intrusiven Mutter und das Fehlen eines triangulierenden Vaters erforscht. Die Ergebnisse zahlreicher detailliert bearbeiteter Fallbeispiele scheinen zu belegen, dass eine biologisch bedingte übermäßige Sensibilität eines Kindes die Intrusivität der Mutter oder die fehlende Triangulierung durch den Vater weitaus virulenter werden lasse als es bei einem Kind mit einer normalen biologischen Sensibilität der Fall wäre.**

Mentzos geht von einer beständigen Wechselwirkung zwischen einem unspezifischen biologischen Faktor und eher speziellen entwicklungspsychologischen Aspekten aus. Diese ziehen notwendigerweise Abwehr- und Kompensationsmechanismen nach sich. Bei dieser Betrachtung stellen psychotische Symptome vielfach defensive, regressive Schutz- und Kompensationsmechanismen sowie Reaktionsmuster dar. Mentzos geht also nicht nur von einer anzunehmenden Defizienz aus, die sich über genetische Abweichungen als erhöhte Sensibilität manifestiert, darüber hinaus hat einen typischen Grundkonflikt für die schizophrene Erkrankung herausgearbeitet. Dieser bestehe in der »elementaren Gegensätzlichkeit mit dilemmatischem Charakter bei gegenseitig sich ausschließenden selbstbezogenen und objektbezogenen Tendenzen«.

Mentzos betonte dabei, dass mit dem Terminus Konflikt nicht der reife Konflikt gemeint sei, wie man ihn bei Neurosen antrifft. Die schon im ersten Lebensjahr beginnende entwicklungspsychologische Auseinandersetzung zwischen Herstellung einer engen Beziehung einerseits und dem Aufbau von Identität und Autonomie andererseits könne zu den extremen Polen mit dem **Dilemma** zwischen Aufgeben des Objektes versus Aufgeben des Selbst führen. Der Verarbeitungsmodus könne so aussehen, dass ein totaler Rückzug zum Selbstpol im **Au-**

tismus besteht oder andererseits ein Zerfließen der Ich-Grenzen in der **Fusion**. Mischbilder seien häufig, bei denen beide Komponenten oszillieren.

❶ **Für die therapeutische Haltung schlägt Mentzos vor, dass sie in der Mischung aus einer gewissen Distanz, die das Autonomiebedürfnis des Patienten berücksichtige, und einem empathischen Kontakt- und Beziehungsangebot, das den objektalen Bedürfnissen des Patienten entspreche, bestehen solle.**

James Grotstein, Stephen Fleck, Michael Robbins

Grotstein (1977a) sah eine konstitutionelle Hypersensitivität gegenüber Wahrnehmungsreizen als zentralen Defekt. Die mangelnde Fähigkeit, Wahrnehmungsreize zu selegieren und auszublenden, provoziere im Fall einer psychischen Notsituation primitive destruktive Impulse. Um damit umzugehen, bildet das Individuum im Laufe der frühen Entwicklung Abwehrhaltungen, wie »splitting« und projektive Identifikation, in einer verzweifelten Anstrengung die inkompatiblen Affekte an die mütterliche Bezugsperson loszuwerden. Grotstein verband das Konfliktmodell, das Triebaspekte und schützende Abwehrmechanismen enthält, mit dem Defizitmodell (nicht gleichzusetzen mit dem psychoanalytischen Konzept des Strukturdefizits), das grundlegende neurophysiologische Abweichungen mit erbgenetisch-konstitutionellen Faktoren vereint.

Die enge Verknüpfung von neurobiologischen Komponenten und psychodynamisch wirkenden Umweltfaktoren wird von einer primären Beeinträchtigung kognitiver Prozesse bestimmt. Es kommt zur fehlerhaften Integration von Informationsprozessen in Verbindung und in Wechselwirkung mit familiären Psychotraumatisierungen und Fehlanpassungen.

Fleck (1992) nimmt an, dass die Schizophrenie eine »Fehlanpassung in neurobiologischen, psychologischen und sozialen Persönlichkeitsdimensionen« darstellt, »die in einer frühen oder angeborenen Schwäche neuromodularer Organisation begründet ist, welche zudem durch abwegige und widersprüchliche soziale Einflüsse gefährdet wird« (s. auch Alanen 2001).

Robbins (1993) ist der Ansicht, dass die neurobiologischen Faktoren im Zusammenhang mit den genetischen Befunden allein nicht ausreichen, um das Auftreten der schizophrenen Erkrankung zu erklären. Er nimmt an, dass ein Kind, das die Disposition zur Schizophrenie in sich trägt, in seiner psychischen Entwicklung durch die Art der frühen Objektbeziehungen mitgeformt wird. Die Bezugspersonen ihrerseits reagieren auf die Belastung, die durch ein entsprechend sensitives Kind ausgelöst wird, oder sie haben eigene Schwierigkeiten, Probleme und Störungen, die sich auf ein solches Kind auswirken können. Darüber hinaus sind auch beide Aspekte gleichzeitig denkbar.

Er geht davon aus, dass Kinder, die später schizophren erkranken, eine Störung der Objektbeziehung entwickeln. Diese Schwierigkeiten, die von kognitiven Beeinträchtigungen begleitet sind, führen zu einer pathologischen symbiotischen Beziehung mit der Mutter oder anderen Bezugspersonen, die nicht in der Lage sind, auf die speziellen Bedürfnisse und Schwierigkeiten des Kindes adäquat einzugehen. Greenspan (1989) und Volkan (1994) sehen in der Ursache kognitive Störungen, psychosozialen Stress, neuroanatomische und neurochemische Veränderungen, die sich vermutlich gegenseitig beeinflussen, so dass bei dem einen Menschen ein Objektbeziehungskonflikt lediglich Ängstlichkeit auslöst, während bei einem anderen eine »organismische Panik« – der Begriff geht auf Pao (1979) zurück – die Kontinuität des Selbst zerstört.

9.6 Zusammenfassende Überlegungen zur Defekt- und Konfliktinteraktion

Die Defizithypothese (Defekthypothese) aus der somatisch nahen Orientierung und die Konflikthypothesen aus den psychoanalytischen Ansätzen sind heute nicht mehr als alternative Modelle für die Entstehung der schizophrenen Symptomatik zu vertreten. Stattdessen werden die im Folgenden beschriebenen Möglichkeiten, z. B. von Kendler u. Eaves (1986) sowie Tienari et al. (1994), diskutiert.

Bei den meisten schizophrenen Psychosen ist eine konstitutionelle Hypersensitivität (Grotstein 1977a) anzunehmen, die durch die genetische Disposition bewirkt wurde. Auf der organisch-funktionellen Ebene kommt es zu einer Schwäche der neuromodularen Organisation (Fleck 1992) mit strukturellen zerebralen Veränderungen. Diese treten in Wechselwirkung mit frühen Objektbeziehungen (Robbins 1993) und traumatisierenden Umweltkonstellationen.

❶ **Die Umweltbedingungen erhalten gestaltenden Einfluss auf die von der Disposition mitgeformten Strukturen.**

Es kommt zu einer zirkulären wechselseitigen Formung, die im Zeitablauf von Kindheit über Jugend und frühem Erwachsenenalter sowohl somatischen als auch psychischen Faktoren ausgesetzt ist. Bildlich gesprochen, kommt es zu einem spiraligen Verlauf; dieser kann durch »Unwuchten« von mehr psychisch oder mehr somatisch bedingten Faktoren »aus der Bahn geraten« und in einen psychotischen Schub ausklinken.

Die Wechselwirkung

– Konstitutionelle Hypersensitivität (Grotstein 1977a) bewirkt durch genetische Disposition etc.
– Schwäche der neuromodularen Organisation (Fleck 1992), strukturelle Hirnveränderungen treten in Wechselwirkungen mit frühen Objektbeziehungen (Robbins 1993) und traumatisierenden Umweltbedingungen
– Umweltbedingungen, Bezugspersonen haben gestaltenden Einfluss auf die von der Disposition mitgeformten Strukturen
– Sichtweise der zirkulären wechselseitigen Formung mit Unwuchten in der sich beschleunigenden Spirale

---

Maturana hat die systemisch-zirkuläre Sichtweise des Wechselspiels einprägsam formuliert:

So gesehen gibt es gar keine genetisch-determinierten Merkmale, da sie alle epigenetisch im Wechselspiel zwischen Anfangsstruktur und Medium realisiert werden (1994, S. 162).

Besonders die Untersuchungsergebnisse der breit angelegten Forschungsarbeit von Tienari et al. (1994) tragen zu dieser Sichtweise bei: Die sensitiven Genotypen haben eine größere Labilität gegenüber Umwelteinflüssen als die nichtsensitiven Genotypen, wenn gleicherweise stressauslösende Faktoren (prädisponierende oder Umwelteinflüsse) vorhanden sind.

❶ **Das bedeutet umgekehrt, dass in Bezug auf Schizophrenie genetisch prädisponierte Kinder einen besseren Schutz vor einer späteren Psychoseerkrankung haben, wenn sie bei gesunden statt bei kranken Eltern aufwachsen.**

Aus dem täglichen Umgang mit Psychoseerkrankungen ist es evident, dass wir es nicht mit Alternativen zu tun haben, die jeweils andere Entstehungsmodelle der Psychosen aus dem schizophrenen Formenkreis ausschließen. Das heterogene Bild der Schizophrenieerkrankungen mit ihren unterschiedlichen psychopathologischen Ausprägungsgraden und ihren verschieden gestalteten Verlaufsgeschichten legt eine zirkuläre Sichtweise nahe. Es ist daher folgerichtig, die Entstehung der Schizophreniesymptomatik auf einem weiteren Niveau mit weiteren möglichen Dimensionen, die Einfluss nehmen könnten, zu diskutieren.

❶ **Hierzu ist der Faktor der Gewichtung der Einzelkomponenten sowohl für eine gegenwärtige Situation als auch für den Entwicklungsprozess von der Kindheit über die Pubertät bis ins Erwachsenenalter heranzuziehen.**

In dieser individuellen Betrachtungsweise der Komplexität für die einzelne Erkrankung liegt ein noch wenig bearbeitetes Forschungsfeld vor uns, das sich mit der jeweiligen Gewichtung der Einzelkomponenten, die untereinander in Wechselwirkung stehen, befasst. Dieses gilt für das einzelne schizophrene Individuum und auch für die Gesamtgruppe der Psychosen aus dem schizophrenen Formenkreis.

Hinsichtlich des Ausklinkens einer psychotischen Dekompensation ist zu vermuten, dass im präpsychotischen Verlauf ein Spiralprozess der gegenseitigen Sensibilitätsverstärkung der genannten

Komponenten in Gang kommt, der durch größere oder auch relativ kleine Anlässe innerhalb der Entwicklung eines Menschen allmählich oder manchmal ganz plötzlich eine Unwucht erhält. Diese gewinnt – bildlich gesehen –, einmal angestoßen, ein Eigenleben und beschleunigt sich in eine Desintegration der psychischen Funktionen, wie es beispielsweise bei den partiellen Hierarchiekollapszuständen im Broen-Storms-Modell (Broen u. Storms 1967) gesehen wird. Die Informationsprozessmodelle, wie Filtertheorie, »overinclusion«, »neuronal trace model« etc. können hier zu weiterer Erklärung herangezogen werden (s. Hartwich 1980). Damit kann nachvollzogen werden, dass pathologische Kommunikationsverhaltensweisen, wie sie in den psychoanalytischen Konflikttheorien dargestellt sind, in einer bestimmten oder unbestimmten Verdichtung bei späteren Belastungen vergleichbarer Art einen noch gerade kompensierten Kreisprozess in eine Desintegration mit pathologischem Ausgang überführen können.

Mit der Auswahl der vorgestellten psychodynamischen Hypothesen, die aus der psychoanalytischen Tradition kommen, kann deutlich gemacht werden, dass die moderne Entwicklung die dualistisch gesehenen Alternativmodelle längst überwunden hat. Infolgedessen sollte die Anschauung der kreisprozessähnlich verlaufenden Wechselwirkungsgefüge aus somatischen, psychodynamischen und sozialen Bestandteilen folgerichtig zu entsprechenden Behandlungsmodellen führen.

❗ **Für empirische Studien bedarf es noch der Bearbeitung einiger methodischer Hürden. So ist die Frage zu klären, welche mathematischen Modelle am besten geeignet sind, komplexe Wechselwirkungsgefüge und gleichzeitig individuelle Gewichtungen abzubilden.**

Im Spannungsfeld zwischen Psychoanalyse und Psychiatrie und der Polarisierung der Psychiatrie in eine biologische und eine psychodynamische wandern wir heute nicht mehr nur auf dem eingangs zitierten schmalen Grat. Der Weg verbreitert sich zunehmend, da wir heute an der Schwelle stehen, die Interaktion zwischen Hirn und Umwelt besser verstehen zu lernen. Das menschliche Hirn hat sich als ein sehr plastisches Organ erwiesen, und die neu-

robiologische Forschung bringt ständig neue Erkenntnisse, insbesondere im Rahmen der Bildgebung [»functional magnetic resonance imaging« (fMRI), Positronenemissionstomographie (PET), »single photon emission computer tomography« (SPECT)].

❗ **Die neurobiologische Forschung ist auf dem Weg, Störungen von Hirnfunktionen bei Schizophrenien darzustellen und möglicherweise zukünftig nicht nur den Einfluss der Psychopharmaka, sondern auch den Einfluss der Psychotherapie bildgebend aufzuzeigen. Damit wird die Schizophrenieforschung sowie -behandlung gleichzeitig eine biologisch-somatische und psychodynamische werden.**

Gabbard (2000) wies darauf hin, dass die bisherigen Forschungsergebnisse uns erlauben, unser Verständnis bezüglich psychiatrischer Interventionen als **biopsychosozial** anzusehen. Psychopharmaka haben in diesem Verständnis einen biochemischen Effekt, der sich ebenfalls im psychischen Befinden auswirkt, und psychotherapeutische Interventionen haben einen psychodynamischen Effekt, der sich gleichzeitig im Hirn funktionell und biochemisch niederschlägt. Als schwierig erweist sich jedoch die Gleichzeitigkeit der biopsychosozialen Anschauungsweise dann, wenn es um einheitliche Forschungsstrategien gehen soll, denn der erkenntnistheoretische Umgang sowie die empirischen Überprüfungsschritte liegen im biologisch-somatischen, im psychischen und im sozialen Bereich auf unterschiedlichen Zugangsdimensionen.

9.7 Zur Symptombildung und Behandlung

Die Vertreter der psychoanalytischen Tradition gingen davon aus, dass die Symptome der Schizophrenen als Abwehrmechanismen zu deuten seien. So hat Freud beispielsweise den Wahn als projektive Abwehr gegenüber inneren Triebkräften angesehen. Die Anschauungsweise, Symptome bei Schizophrenen als Abwehr, Rekompensation, Rekonstruktion und Gegenregulationsmuster zu interpretieren, hat ihre Vorläufer in der Psychiatrie des

19. Jh. Zu unterscheiden ist allerdings, ob es sich im Sinne der psychoanalytischen Konflikttheorie um eine intrapsychische Konstellation handelt, die aufgrund inkompatibler psychischer Inhalte abgewehrt werden muss, oder ob es im Sinne der Defizittheorie um Gegenregulationen gegen die Desintegration und partiell erlebte Zerfallsgefahr der psychischen Strukturen geht. Ideler formulierte 1847 die Auffassung, dass das Paranoide, der Wahnsinn ein »angestrengtes Arbeiten an der **Reorganisation** des Bewusstseins« sei.

Freud griff den Gedanken der Reorganisation auf und beschrieb in »Neurose und Psychose« fußend auf dem Fall Schreber:

Wenn die Bedingung des Konflikts in der Außenwelt nicht noch weit auffälliger ist, als wir sie jetzt erkennen, so hat dies seinen Grund in der Tatsache, dass im Krankheitsbild der Psychose die Erscheinungen des pathogenen Vorgangs oft von denen eines Heilungs- oder Rekonstruktionsversuches überdeckt werden (Freud 1920–1924, S. 389).

Er interpretierte den äußeren Weltuntergang Schrebers als Projektion der innerlichen Katastrophe. »Der Paranoiker baut sie wieder auf,... dass er damit leben kann. Was wir für Krankheitsproduktion halten, ist in Wirklichkeit der Heilungsversuch, die Rekonstruktion« (Freud 1909–1913, S. 308)

Bleuler (1911) sprach in diesem Zusammenhang von sekundären Störungen als mehr oder weniger missglückte oder auch geglückte Anpassungsversuche, Scharfetter (1986, 1995, 1996) von autotherapeutischen Anstrengungen und Selbstheilungsversuchen, Benedetti (1987) von Rekompensationsversuchen und Rekonstruktionen. Mentzos (1991) sprach von Schutz- und Kompensationsmechanismen und Hartwich (1997) von Parakonstruktionen bei psychotischen Symptomen.

Bei Interpretationen vonseiten der Psychoanalyse steht meistens die Wahnsymptomatik im Mittelpunkt des Interesses; bezüglich einer Psychodynamik der Symptome ersten Ranges (Kurt Schneider 1962) und der kognitiven Defizite werden nur wenige Interpretationsansätze angeboten.

❗ Aus heutiger Sicht sehen wir Konflikt- und Defektaspekte als miteinander interagierend an

und müssen die jeweilige Gewichtung der beiden Schwerpunkte beim einzelnen Schizophrenen in Bezug auf die Ausprägung seiner persönlichen gegenwärtigen Psychopathologie bewerten.

Bei manchen Patienten spielen die Konfliktaspekte im Zusammenhang mit ihrer genetisch bedingten Hypersensitivität eine vordergründige Rolle; bei anderen ist der genetisch dispositionelle Anteil so stark ausgeprägt, dass Konfliktkonstellationen kaum prägend bei der Symptombildung sind. Hier ist vermutlich von einer Übergangsreihe unterschiedlicher Gewichtungskonstellationen auszugehen.

9.8   Das Konzept der Parakonstruktion

❗ Schizophren Erkrankten haben generell ein labileres Strukturniveau als Neurosen; die Schutz-, Rekompensations-, Selbstrettungs- und Rekonstruktionsversuche, die sie aufgrund ihrer Desintegration und der erlebten Auflösungsgefahr des Selbst unternehmen, sind in den meisten Fällen keine gelungenen realitätsgerechten Rekonstruktionen. Ihre Gegenregulationen entstammen der kreativen Kraft, die Leben und Psyche erhalten will, um Kohärenz wieder zu erreichen, und um aus der Desintegration wieder zu einer Integration zu kommen. Da das nicht oder nur unvollkommen gelingt, kommt es nur zu Partialkohärenzen auf dem Organisationsniveau der Parakonstruktion (Hartwich 1997).

Erst bei Wiedererlangung von stabileren psychischen Strukturen auf höherem Niveau der Ich-Festigkeit und entsprechender Distanzierungsfähigkeit, wird es möglich, von Abwehr zu sprechen. Parakonstruktionen sind somit Symptome der schizophrenen Psychose, die wir als Reaktionsformen auf eine Desintegration im Zusammenhang mit einer psychotischen Ich-Störung interpretieren. Sie können sowohl einen somatisch nahen **Defizit**- als **auch einen psychodynamischen Anteil** haben. Das Konzept der Parakonstruktion auf psychotischem Ich-Organisationsniveau stellt somit einen Ansatz dar, der das Konzept der somatisch-genetischen Disposition mit dem psychodynamischen Zugangsweg zu den Psychosen, insbesondere Schizophrenien, schizoaffektiven Psychosen und teilweise auch affektiven Psychosen, verbindet. Das Konzept schließt an die Auffassung Idelers an, dass psychotische Symptome Ausdruck der Reorganisationsbemühungen sein können und folgt der Tradition der Psychoanalyse, dass Symptome rekonstruktive, schützende Abwehr (Freud 1909–1913), Rekonstruktionsversuche (Benedetti 1987) und Kompensationsmechanismen (Mentzos 1991) sein können.

❶ Der Begriff Parakonstruktion bezieht die kognitiven Störungen, die dem somatischen Pol näher stehen, in die psychodynamischen Ansätze mit ein und berücksichtigt damit die somatopsychische Wechselwirkung innerhalb der ätiologisch wirksamen Komponenten bei Psychosen. Die Parakonstruktion ist damit ein »somatopsychodynamischer« Begriff.

Mit Somatopsychodynamik meine ich, dass nicht nur die Psychodynamik, also die Lehre, wie Psychisches aus Psychischem hervorgeht, im Vordergrund steht, sondern ihre Wechselwirkung mit dem somatischen Aspekt gleichzeitig miteinbezogen ist.

Fallbeispiel: Schwangerschaftsparakonstruktion

Eine 24-jährige Patientin war zum zweiten Mal klinisch an einer Schizophrenie erkrankt. Auslösend war jetzt eine intensive erste Liebesbeziehung, die sie in einen heftigen Konflikt mit der Mutter versetzte, mit der sie symbiotisch als Einzelkind lebte. Anamnestisch ist bedeutungsvoll, dass der Vater durch Suizid während eines psychotischen Schubes ums Leben gekommen war, als die Patientin erst fünf Jahre alt war. Während des stationären Aufenthalts konnten durch den Einsatz von Neuroleptika die jetzigen Symptome wesentlich gemildert werden. Plötzlich rief der Freund an, um ihr seinen Trennungsentschluss mitzuteilen. Die Patientin reagierte mit einem schweren Suizidversuch und entwickelte in der Folge einen Schwangerschaftswahn. Die diesbezüglichen Therapieversuche mit unterschiedlichen Neuroleptikavarianten brachten keine Veränderung. Erst als wir den Schwangerschafts-

wahn als eine Parakonstruktion interpretierten, die einen Sinn hatte, nämlich am Freund festzuhalten, etwas von ihm für sich zu haben und sich vor der Trauerarbeit zu schützen, die zum gegenwärtigen Zeitpunkt nicht möglich gewesen wäre, kam es zur Änderung der Einstellung der Therapeuten. Sie respektierten das Symptom als gegenwärtig notwendig schützend. Damit blieben die Therapeuten nicht länger Gegner des Symptoms, sondern konnten zu einer neuen konstruktiven kommunikativen Basis beitragen. Als sich nach einigen Monaten das Strukturniveau gefestigt hatte, konnte die Patientin die notwendige Trauerarbeit nachholen und von der Schwangerschaftsparakonstruktion loslassen.

Fallbeispiel: Mutistische Parakonstruktion

Ein katatoner Patient ist immer dann mutistisch, wenn seine Eltern kommen oder wenn andere Bezugspersonen ihn gefühlsmäßig stärker bewegen. Wir fassen den in solchen Situationen auftretenden Mutismus und Negativismus als Parakonstruktion auf, mit dem Sinn, sich vor einem gegenwärtigen Zuviel an Emotionalität zu schützen.

Fallbeispiel: Liebeswahnparakonstruktion

Eine 60-jährige Patientin lebt im Liebeswahn zu einem Dirigenten. Wenn sie das Radio anmacht, hört sie ihn, er gibt ihr Nachricht, er spielt für sie und geht auf ihre Wünsche ein. In dieser Parakonstruktion erfährt die Patientin Sinn in ihrem Leben, es wird reichhaltig; anderenfalls wären ihr Leere und Einsamkeit beschieden. Manche Parakonstruktion hat so viel Schöpferisches, dass sie mit reichhaltigem inneren Erleben besetzt wird. Daher erklärt sich auch die Kraft des Festhaltens an mancher Überzeugung und die Sicherheit, die die Unbeirrbarkeit liefert. Bei einer solchen Liebeswahnparakonstruktion kann es durchaus als Respekt vor der Patientin gelten, wenn man sie in ihrer schöpferischen Parakonstruktion belässt, sie begleitet und Einflüsse fern zu halten versucht, die das Sosein in ihrer Privatwelt beeinträchtigen würden.

Fallbeispiel: Koenästhetische Parakonstruktion

Eine 31-jährige Patientin kommt drei Monate nach der Entbindung ihres ersten Kindes in die orthopädische Klinik mit dem drängenden Wunsch, man möge ihre Halswirbelsäule operativ versteifen und ihr ein Korsett anfertigen. Sie ist der Überzeugung, dass alle ihre Wirbel durcheinander geraten seien und versucht in ihrer Vorstellung, die Wirbelsäule neu zu ordnen. Wenn sie dabei von unten her an der Halswirbelsäule ankommt, droht der Kopf herabzufallen. In dem Moment schreit sie, sie gerät außer sich, verliert den Kontakt zur Umwelt, legt sich auf den Boden und nimmt erst nach einer Weile wieder Kontakt zur Umwelt auf. Dann verlangt sie die oben angegebenen orthopädischen Maßnahmen einschließlich der chirurgischen Intervention. Wir sehen hierin eine koenästhetische Parakonstruktion, die eine schützende Gegenregulation gegenüber dem Auflösungserleben der Kohärenz ihrer Körperselbstrepräsentationen darstellen soll. Ihre konkretistische Symbolbildung verlangt nach einem ebenso konkreten, aber hier skurrilen Stabilisierungsversuch. Zur Behandlungstechnik: In der psychiatrischen Konsiliaruntersuchung gehen wir auf die Parakonstruktion ein. Sie gegenwärtig als notwendig respektierend, erklären wir der Patientin, dass wir nicht die Operation für eine angemessene Maßnahme halten, sondern eine medikamentöse Stabilisierung ihres Rückgrats empfehlen. Sie lässt sich darauf ein, geht mit in die psychiatrische Klinik und lässt sich Neuroleptika applizieren, »um das Rückgrat zu stärken«. Eine psychodynamische Interpretation des Symptoms wäre hier noch nicht zweck- und zeitgemäß gewesen.

Es wird betont, dass es bei vielen psychotischen Zuständen ein Nebeneinander von Symptomen gibt, solchen, die sich nicht psychodynamisch herleiten lassen, daneben Parakonstruktionen, die als Schutzversuche interpretiert werden können und, je nach Verlaufsgestalt der Psychose, auch Abwehrmechanismen im engeren Sinne.

❗ **Bei der Therapie Schizophrener ist es erforderlich, auf der Basis einer effizienten psychopharmakologischen Behandlung psychodynamische Vorgehensweisen unterschiedlich angepasster Gewichtung vorzunehmen, aber nicht einem Überdeterminismus zu folgen.**

Nicht jedes Symptom hat einen verborgenen oder offensichtlichen symbolischen Sinn, einige Symptome schon, andere sind unmittelbarer Ausdruck der somatischen Seite der Psychose und damit einer Interpretation nicht zugänglich. Eine Parakonstruktion bedeutet einen manchmal skurrilen, aber meist kreativen Schutz- und Gegenregulationsversuch, der gegenwärtig sinnvoll sein kann. Die Anforderung an die Therapeuten, die sowohl biologisch-somatisch als auch psychodynamisch orientiert sein müssen, ist hoch, aber damit der objektiven und subjektiven Seite der Schizophrenie angemessen.

9.9 Der psychoanalytische Begriff der Abwehr unter kritischer Sicht bei der Schizophrenie

Warum sprechen wir von Parakonstruktion und nicht von Abwehr? Grundsätzlich handelt es sich bei der Abwehr im engeren Sinne (z. B. Verdrängung), bei primitiver oder archaischer Abwehr im weiteren Sinne (z. B. psychotische Verleugnung) und bei der Parakonstruktion generell um **Schutzversuche der Psyche** mit der Intention, das psychische Überleben zu sichern, indem sich die Psyche vor Inkompatiblem, Zerstörerischem und Unaushaltbarem schützt. Insofern könnte der Abwehrbegriff als Oberbegriff für alle Schutzmechanismen gelten.

❗ **Die Abgrenzung des Begriffs Parakonstruktion von der Abwehr ist deswegen wichtig, weil damit die Verschiedenheit des Strukturniveaus zwischen Psychosen und Neurosen Berücksichtigung findet.**

Ein Abwehrbegriff im engeren Sinne, wie er bei neurotischen Erkrankungen verwendet wird, setzt ein höheres Niveau von Ich-Stärke und ein reiferes Strukturniveau der Psyche voraus, als es in vielen psychotisch dekompensierten Zuständen möglich ist. In der akuten Dekompensation einer Psychose beginnen sich zwar Abwehrmechanismen zu formen, werden aber nicht durchgehalten, sind nicht dauerhaft stabil und haben somit keine persönlichkeitskonstituierende Funktion, sie unterliegen einer ständigen Fluktuation und bleiben damit abortiv.

Für den Vorgang der Verdrängung fehlt die Fähigkeit zur Dauerkraftanstrengung, die Freud Gegenbesetzung nennt. Hinzu kommen kognitive Störungen, die die Schutzfunktion der Abwehr außer Kraft setzen können. Beispielsweise würde sich eine gelungene Verdrängung auf spezifische Inhalte richten, sie »impliziert die Fähigkeit zur Selektion zwischen bedeutsamen (d. h. unlustvollen oder bedrohlichen) und indifferenten Stimuli« (Rohde-Dachser 1983). Bei vielen Psychosestadien ist aufgrund der kognitiven Störungen die Fähigkeit zur Selektion besonders leicht irritierbar, und es ist kaum möglich, Wahrnehmungen und inhaltliche Besetzungen adäquat zuzuordnen. Somit ist der Abwehrmechanismus der Verdrängung dann besonders gestört, wenn die Selektion der Aufmerksamkeit beeinträchtigt ist und der Kranke Wahrnehmungen und deren inhaltliche Besetzung nicht adäquat einordnen kann. Dazu kommt, dass Wesentliches und Unwesentliches nicht mehr ausreichend getrennt und der gleichzeitigen Fülle von Reizen, Gedanken, Erinnerungen und Gefühlen keine augenblicklich bestimmende Dominanz gegeben werden kann. Die genannten psychischen Funktionen sollten weit gehend ungestört sein, um den Abwehrmechanismus der Verdrängung zum Schutz und zur Stabilisierung des psychischen Gleichgewichts bilden und vor allem über längere Zeit aufrechterhalten zu können. Gerade dies ist in den floriden Stadien der psychotischen Erkrankungen nicht der Fall.

Beim Abwehrmechanismus der Affektisolierung bedarf es eines intakten Integrals von Fühlen, Wahrnehmen und Denken mit adäquater Hierarchienbildung. Dieses verhindert die psychotische Desintegration, stattdessen kommt es vielfach zu einer Erstarrung der gesamten Gefühlslebendigkeit, bei der nicht nur einzelne Affektbereiche isoliert werden.

In schwereren Psychosestadien sind es gerade die vielen kognitiven Dysfunktionen, die das Entstehen und Funktionieren von Abwehrmechanismen verhindern. Oft erst im postpsychotischen Verlauf können nach Gewinnen entsprechender Ich-Stärke Abwehrmechanismen im engeren Sinne wieder gebildet werden.

Für den Abwehrmechanismus des Intellektualisierens bedarf es der weit gehend ungestörten Funktionen der Denkprozesse, die nicht durch Gedankenzersplitterung, Sprachzerfall, Schizophasie und ähnliche kognitive Störungen zerrissen sein dürfen. Für Projektion und Verleugnung ist die Benennung »psychotischer Abwehrmechanismus« bei schizophrenen Psychosen in der psychoanalytischen Literatur gebräuchlich und dann zutreffend, wenn von neurotischen Abwehrmechanismen eindeutig unterschieden wird.

Bei den unterschiedlichen Psychoseerkrankungen ist das Ausmaß der Desintegration dafür entscheidend, ob der Begriff Spaltung im Abwehrsinne verwendet werden kann oder nicht. Im akut psychotischen Zustand kommt die schizophrene Spaltung im Sinne Bleulers (1911) mit der gestörten Integrationsfähigkeit des Ich, dem Desintegrations- und Auflösungserleben eher einem Zerrissenwerden nahe und ist daher nicht als aktiver Vorgang zu sehen. Hier ist nur das Wort gemeinsam; inhaltlich ist der Unterschied groß. Bleuler versteht unter der schizophrenen Spaltung:

Spaltung der Funktionen... Auch Ideen werden oft nur zum Teil gedacht und Bruchstücke von Ideen werden in unrichtiger Weise zu einer neuen Idee zusammengesetzt. Sogar die Begriffe verlieren ihre Vollständigkeit, entbehren eine oder mehrere oft wesentliche Komponenten; ja sie werden in manchen Fällen nur durch einzelne Teilvorstellungen repräsentiert (1911, S. 290).

Das wesentliche Charakteristikum der schizophrenen Spaltung ist, dass die Funktionen des Denkens, der Wahrnehmung, der Erinnerung, des Fühlens und weiterer psychischer Eigenschaften streckenweise nicht mehr synchronisiert und integriert werden können; diese Desintegration, die der Betroffene als Auflösung oder Zerfall seines Ich erlebt, ist **kein aktiver Vorgang** im Sinne einer Abwehrfunktion.

Hier ist auch die Frage angebracht, ob die Betrachtungsweise einer Spaltung, Abspaltung und Sektorisierung in einen verrückten Ich-Anteil und einen gesunden Ich-Anteil, so wie von psychoanalytischer Seite ursprünglich formuliert, nicht manchmal zu aktiv gesehen wird und statt dessen nur dann angebracht ist, wenn noch genügend Stärke und Strukturfestigkeit Sinne einer gewissen Distanzierungsfähigkeit vorhanden sind. Das gilt für Kohuts Vorstellung (1971, 1977) von einer vertikalen Spaltung in einen psychotischen und einen gesunden Selbstanteil. Beim Phänomen der »doppelten Buchführung«, bei der oft durch Neuroleptika schon ein gewisses Distanzierungsniveau vom Schizophrenen erreicht wurde, ist die Interpretation einer vertikalen Spaltung plausibel, bei schwereren Desintegrationen ist die vertikale Spaltung durchlöchert oder aufgehoben. Davon grenzt Kohut die horizontale Spaltung ab, die sich auf die Verdrängung bezieht, also auf Abwehrmechanismen auf neurotischem Strukturniveau. Nach Racamier sind die Spaltung nach Klein und die vertikale Spaltung Kohuts nur dann zu beobachten, wenn »der Kranke in die Schizophrenie eintritt, und umgekehrt, wenn er daraus heraustritt oder herauszutreten versucht«. Dazwischen ist Auseinandergerissensein, das dem Ich widerfahre (1982, S. 57,58). Bei dieser Betrachtung ist wichtig zu bemerken, dass der klinisch Tätige stärker dekompensierte Zerrissenheiten, also Spaltungen im Sinne Bleulers, und der ambulant Behandelnde eher vertikale Spaltungsphänomene beobachtet. Hierin mag einer der Gründe liegen, weswegen es zu unterschiedlichen Akzentuierungen in der Gewichtung der Rolle der Psychodynamik und der unterschiedlichen Meinungen bezüglich der Psychotherapiefähigkeit bei der Schizophrenie kommen kann.

❗ Bei vielen psychotischen Zuständen gibt es ein Nebeneinander von unmittelbaren Symptomen, die nicht psychodynamisch hergeleitet werden können, von somatopsychischen Parakonstruktionen, die als Schutzversuche interpretiert werden können, und Abwehrmechanismen im engeren oder weiteren (psychotischen) Sinn. Je nach Verlaufsgestalt der Psychose variieren und oszillieren die drei Symptomebenen in der Intensität ihrer Ausprägung und durchmischen sich.

❗ Für die Therapie ist es erforderlich, wie Federn (1956) schon betont hat, dass der Schizophrene wieder lernen muss, Abwehrmechanismen zu entwickeln. Häufig beginnt dies mit dem Intellektualisieren und dem Rationalisieren. Hier gilt es auch bei manchmal skurril anmutenden Konstruktionen, diese respektvoll zu belassen, ggf. zu verstärken und nicht psychodynamisch erklären zu wollen.

Damit würde man anerkennen, dass Psychisches nicht immer oder auch nur teilweise aus Psychischem hervorgeht. Es gibt somit Symptome, die nicht nur psychodynamisch sondern somatopsychodynamisch zu erklären sind und sich auch einem manchmal angewandten deterministischen Denken nicht beugen, es sei denn, man würde sich spekulativ verhalten und sich damit gleichzeitig vom Kranken entfernen.

❗ Es ist die Kunst des erfahrenen Therapeuten, zu unterscheiden, wo ein Symptom zu interpretieren, zu belassen oder zu verstehen und trotzdem uninterpretiert zu belassen ist.

Manchmal dient die nichtausgesprochene psychodynamische Interpretation, die in manchen Fällen gar nicht recht zutreffend sein mag, nur dem Therapeuten und vermittelt ihm ein Stück Sicherheit, um in dem ständig verunsichernden Umgang mit schizophrenen Psychosen besser zurechtzukommen. Dies kann den Kranken letztlich auch zugute kommen.

Literatur

Abraham K (1924) Versuch einer Entwicklungsgeschichte der Libido aufgrund der Psychoanalyse seelischer Störungen. In: Abraham K (Hrsg) Psychoanalytische Studien, Bd. I und Bd. II. Fischer, Frankfurt aM (1971/1982)

Alanen YO (1966) The family in the pathogenesis of schizophrenic and neurotic disorders. Acta Psychiatr Scand 190: 1–654

Alanen YO (1994) An attempt to integrate the individual-psychological and interactional concepts of the origins of schizophrenia. Br J Psychiatry Suppl 23: 56–61

Alanen YO (2001) Schizophrenie. Entstehung, Erscheinungsformen und bedürfnisangepasste Behandlung. Klett-Cotta, Stuttgart

Arieti S (1974) Interpretation of schizophrenia, 2nd edn. Basic Books, New York

Bateson G, Jackson D, Haley J, Weakland J (1956) Towards a theory of schizophrenia. Behav Sc 1:251–264

Benedetti G (1975) Ausgewählte Aufsätze zur Schizophrenielehre. Vandenhoeck & Ruprecht, Göttingen

Benedetti G (1979) Psychodynamik als Grundlagenforschung in der Psychiatrie. In: Kisker KP, Lauter H, Meier JE, Müller C, Strömgen E (Hrsg) Psychiatrie der Gegenwart, Bd I/1. Springer, Berlin Heidelberg New York, S. 43–89

Benedetti G (1983) Todeslandschaften der Seele. Vandenhoeck & Ruprecht, Göttingen

Benedetti G (1987a) Psychotherapeutische Behandlungsmethoden. In: Kisker KP, Lauter H, Meier JE, Müller C, Strömgen E (Hrsg) Psychiatrie der Gegenwart, Bd. IV Schizophrenien. Springer, Berlin Heidelberg New York

Benedetti G (1987b) Todeslandschaften der Seele. Vandenhoeck & Ruprecht, Göttingen

Benedetti G (1988) Der Wahn in meiner psychoanalytischen Erfahrung. Forum Psychoanal 4: 22–27

Benedetti G (1992) Psychotherapie als existenzielle Herausforderung. Vandenhoeck & Ruprecht, Göttingen

Benedetti G (2001) Geleitwort. In: Schwarz F, Maier C (Hrsg) Psychotherapie der Psychosen. Thieme, Stuttgart

Benedetti G (2002) Das Spiegelerlebnis in der Psychotherapie. Vortrag auf der Tagung Analytische Psychosenpsychotherapie, München 08.06.2002

Bion WR (1957) Second thoughts. Heinemann, London

Bleuler E (1911) Dementia praecox oder Gruppe der Schizophrenien. Deuticke, Leipzig Wien

Broen WE, Storms LH (1967) A theory of response interference in schizophrenia. In: Maher BA (ed) Progress in experimental personality research. Academic Press, New York London

Dornes M (1999) Die frühe Kindheit. Entwicklungspsychologie der ersten Lebensjahre, 3. Aufl. Fischer, Frankfurt aM

Federn P (1956) Ich-Psychologie und die Psychosen. Huber, Bern Stuttgart

Fleck S (1992) The development of schizophrenia: a psychosocial and biological approach. In: Werbart A, Cullberg J (eds) Psychotherapy of schizophrenia: facilitating and obstructive factors. Scandinavian University Press, Oslo, pp 179–192

Freud S (1905) Über Psychotherapie. GW, Bd V. Fischer, Frankfurt aM (1942), S 11–26

Freud S (1909-1913) Psychoanalytische Bemerkungen über einen autobiographisch beschriebenen Fall von Paranoia (Dementia paranoides). GW, Bd VIII. Fischer, Frankfurt aM (1943), S 239–320

Freud S (1920-1924) Neurose und Psychose. GW, Bd XIII. Fischer, Frankfurt aM (1940), S 385–391

Fromm-Reichmann F (1940) Notes on the mother role in the family group. Bull Menninger Clin 4: 132–145

Gabbard GO (2000) Psychodynamic psychiatry in clinical practice. 3rd edn. American Psychiatric Press, Washington

Greenspan SI (1989) The development of the ego: implications for personality theory, psychopathology and the psychotherapeutic process. International Universities Press, Madison

Grotstein JS (1977a) The psychoanalytic concept of schizophrenia, I: the dilemma. Int J Psychoanal 58: 403–425

Grotstein JS (1977b) The psychoanalytic concept of schizophrenia, II: reconciliation. Int J Psychoanal 58: 427–452

Hartmann N (1946) Neue Wege der Ontologie, 2. Aufl. Kohlhammer, Stuttgart

Hartwich P (1980) Schizophrenie und Aufmerksamkeitsstörungen. Zur Psychopathologie der kognitiven Verarbeitung von Aufmerksamkeitsleistungen. Springer, Berlin Heidelberg New York

Hartwich P (1983) Kognitive Störungen bei Schizophrenen. Nervenarzt 54: 455–466

Hartwich P (1986) Psychosen, schizoaffektive. In: Müller C (Hrsg) Lexikon der Psychiatrie. Springer, Berlin Heidelberg New York

Hartwich P (1987) Schizophrenien, kognitive Gesichtspunkte. In: Kisker KP, Lauter H, Meier JE, Müller C, Strömgen E (Hrsg) Psychiatrie der Gegenwart. 3. Aufl. Springer, Berlin Heidelberg New York

Hartwich P (1997) Die Parakonstruktion: eine Verstehensmöglichkeit schizophrener Symptome. Vortrag Frankfurter Symposion: Schizophrenien – Wege der Behandlung. Erweiterte Fassung publiziert in: Hartwich P, Pflug B (Hrsg), Schizophrenien – Wege der Behandlung. Wissenschaft & Praxis, Sternenfels, S 19–28

Hartwich P (2002) Psychodynamik und Psychotherapie schizoaffektiver Psychosen. In: Böker H, Hell D (Hrsg) Therapie der affektiven Störungen. Psychosoziale und neurobiologische Perspektiven. Schattauer, Stuttgart

Hartwich P (2004) Wahn – Sinn und Antikohäsion. In: Hartwich P, Barocka A (Hrsg) Wahn: Definition, Psychodynamik, Therapie. Wissenschaft & Praxis. Sternenfels

Hartwich P, Fryrear JL (2002) (Hrsg) Kreativität: Das dritte therapeutische Prinzip in der Psychiatrie. Wissenschaft & Praxis, Sternenfels

Hartwich P, Grube M (2003) Psychosen-Psychotherapie. Psychodynamisches Handeln in Klinik und Praxis, 2. Aufl. Steinkopff, Darmstadt

Hartwich P, Schumacher E (1985) Zum Stellenwert der Gruppenpsychotherapie in der Nachsorge Schizophrener. Eine 5-Jahres-Verlaufsstudie. Nervenarzt: 56: 365–372

Ideler KW (1847) Der religiöse Wahnsinn. Schwetschke, Halle

Jacobson E (1978) Das Selbst und die Welt der Objekte. Suhrkamp, Frankfurt aM

Jaspers K (1956) Allgemeine Psychopathologie. Springer, Berlin Göttingen Heidelberg

Jung CG (1907) Über die Psychologie der Dementia Praecox: ein Versuch. GW, Bd III. Walter, Olten Freiburg iBr, S 5–77 (1985)

Jung CG (1908/1914) Der Inhalt der Psychose. GW, Bd III. Walter, Olten Freiburg iBr, S 176–215 (1985)

Jung CG (1911/1919) Über das Problem der Psychogenese bei Geisteskrankheiten. GW, Bd III. Walter, Olten Freiburg iBr, S 237–252 (1985)

Jung CG (1939) Über die Psychogenese der Schizophrenie. GW, Bd III. Walter, Olten Freiburg iBr, S 263–281 (1985)

Jung CG (1958) Die Schizophrenie. GW, Bd III. Walter, Olten Freiburg iBr, S 295–312 (1985)

Jung CG (1959) Neuere Betrachtungen zur Schizophrenie. GW, Bd III. Walter, Olten Freiburg iBr, S 285–291 (1985)

Jung CG (1979a) Psychogenese der Geisteskrankheiten. GW, Bd 3, 2. Aufl. Walter, Olten Freiburg iBr

Jung CG (1979b) Die Dynamik des Unbewussten. GW, Bd VIII. Walter, Olten Freiburg iBr

Jung R (1967) Neurophysiologie und Psychiatrie. In: . In Gruhle HW, Jung R, Mayer-Gross W, Müller M (Hrsg) Psychiatrie der Gegenwart, Bd. I, Teil 1. Springer, Berlin Heidelberg New York

Kendler KS, Eaves LJ (1986) Models for the joint effect of genotype and environment on liability to psychiatric illness. Am J Psychiatry 143: 279–289

Klein M (1956) New directions in psychoanalysis. Basic Books, New York

Kohut H (1971) Narzissmus. Suhrkamp, Frankfurt aM

Kohut H (1977) Die Heilung des Selbst. Suhrkamp, Frankfurt aM

Kohut H, Wolf ES (1980) Die Störungen des Selbst und ihre Behandlung. In: Peters UH (Hrsg) Die Psychologie des 20. Jahrhunderts, Bd X. Kindler, Zürich, S 667–682

Lidz T, Cornelison A, Fleck S (1965) Schizophrenia and the family. Tavistock, London

Loch W (1961) Anmerkungen zur Pathogenese und Metapsychologie einer schizophrenen Psychose. Psyche – Z Psychoanal 15:684–720

Mahler M (1986) Symbiose und Individuation, 4. Aufl. Klett-Cotta, Stuttgart

Maturana H (1994) Was ist Erkennen? Piper, München Zürich

Mentzos S (1991) Psychodynamische Modelle in der Psychiatrie. Vandenhoeck & Ruprecht, Göttingen

Mentzos S (1995) Depression und Manie. Vandenhoeck & Ruprecht, Göttingen

Mentzos S (1996) Psychodynamische und psychotherapeutische Aspekte endogener Psychosen. In: Hartwich P, Haas S (Hrsg) Pharmakotherapie und Psychotherapie bei Psychosen. Wissenschaft & Praxis, Sternenfels Berlin, S 17–29

Mentzos S (1999) Versuch einer psychodynamischen Differenzialdiagnostik zwischen der »endogenen« (heute: der schweren, der monopolaren, der major) Depression und der »neurotischen« Depression (heute: Dysthymia). Forum der psychoanalytischen Psychosentherapie, Bd. 1. Vandenhoeck & Ruprecht, Göttingen, S 72–92

Mentzos S (2000) Die »endogenen« Psychosen als die Psychosomatosen des Gehirns. Forum der Psychoanalytischen Psychosentherapie. Vandenhoek & Ruprecht, Göttingen

Mentzos S (2001a) Psychodynamik der affektiven Psychosen: In: Schwarz F, Maier C (Hrsg) Psychotherapie der Psychosen. Thieme, Stuttgart New York

Mentzos S (2001b) Psychodynamik des Wahns. In: Schwarz F, Maier C (Hrsg) Psychotherapie der Psychosen. Thieme, Stuttgart New York

Mentzos S (2001c) Rezension. Forum Psychoanal Psychosenther 4: 90–93

Milch W, Putzke M (1991) Auswirkungen der Kleinkindforschung auf das Verständnis von Psychosen. Forum Psychoanal 7: 271–282

Müller C (1972) Psychotherapie und Soziotherapie der endogenen Psychosen. In: Kisker KP, Lauter H, Meier JE, Müller C, Strömgen E (Hrsg) Psychiatrie der Gegenwart, Bd II/1. Springer, Berlin Heidelberg New York

Müller C (1976) Psychotherapie und Soziotherapie der Schizophrenen. In: Huber G (Hrsg) Therapie, Rehabilitation und Prävention schizophrener Erkrankungen. Schattauer, Stuttgart

Pao PN (1979) Schizophrenic disorders. Theory and treatment from a psychodynamic point of view. International Universities Press, New York

Pollack WS (1989) Schizophrenia and the self. Contributions of psychoanalytic self-psycho-logy. Schizophrenia Bull 15: 311–322

Racamier PC (1982) Die Schizophrenen. Eine psychoanalytische Interpretation. Springer, Berlin Heidelberg New York

Robbins M (1993) Experiences of schizophrenia: an integration of the personal, scientific and therapeutic. Guilford, New York

Rohde-Dachser C (1983) Das Borderlinesyndrom, 3. Aufl. Huber, Bern Stuttgart Wien

Rosenfeld HA (1969) On the treatment of psychotic states by psychoanalysis: an historical approach. Int J Psychoanal 50: 615–631

Scharfetter C (1986) Schizophrene Menschen, 2. Aufl. Urban & Schwarzenberg, München Weinheim

Scharfetter C (1995) The self-experience of schizophrenics. Empirical studies of the ego/self in schizophrenics, borderline disorders and depression. Private publication, Zürich, ISBN 3-9520832-1-6

Scharfetter C (1996) Das weite Spektrum bedürfnisangepasster Therapien bei Schizophrenen. In: Hartwich P, Haas S (Hrsg) Pharmakotherapie und Psychotherapie bei Psychosen. Wissenschaft & Praxis, Sternenfels Berlin, S 31–40

Scharfetter C (1999) Die Selbsterfahrung Schizophrener – Grundlagen des Behandlungsangebotes. In: Hartwich P, Pflug B (Hrsg) Schizophrenien: Wege der Behandlung. Wissenschaft & Praxis, Sternenfels, S 9–18

Schneider K (1992) Klinische Psychopathologie, 6. Aufl. Thieme, Stuttgart

Schwarz F (1987) Entwicklung und aktueller Stand der Psychotherapie bei Psychosen. In: Rudolf G, Rüger U, Studt HH (Hrsg) Psychoanalyse der Gegenwart. Vandenhoeck & Ruprecht, Göttingen

Schwarz F (2001a) Selbstpsychologie. In: Schwarz F, Maier C (Hrsg) Psychotherapie der Psychosen. Thieme, Stuttgart

Schwarz F (2001b) Übertragung und Gegenübertragung bei der Psychotherapie schizophrener Patienten. In: Schwarz F, Maier C (Hrsg) Psychotherapie der Psychosen. Thieme, Stuttgart

Searles HF (1965) Collected papers on schizophrenia and related subjects. International Universities Press, New York

Segal H (1950) Some aspects of the analysis of a schizophrenic. Int J Psychoanal 31: 268–278

Stierlin H (1959) Die Anpassung an die Realität der »stärkeren Persönlichkeit«. Einige Aspekte der symbiotischen Beziehungen der Schizophrenen. In: Stierlin H (1975) Von der Psychoanalyse zur Familientherapie. Klett-Cotta, Stuttgart

Stierlin H (1975) Von der Psychoanalyse zur Familientherapie. Klett-Cotta, Stuttgart

Tienari P, Wynne LC, Moring I et al.(1994) The Finnish adoptive family study of schizophrenia. Implications for family research. Br J Psychiatry 164 [Suppl 23]: 20–26

Volkan VD (1994) Identification with the therapist's function and ego-building in the treatment of schizophrenia. Br J Psychiatry 164 [Suppl 23]: 77–82)

Volkan VD (1999) Identification with the therapist's functions and ego-buildung in the treatment of schizophrenia. The inner world of the schizophrenic patient. Vortrag auf der Tagung Analytische Psychosenpsychotherapie, München, 27.02.1999

Weiss E (1978) Einleitung zum Buch von Federn P. Ich-Psychologie und die Psychosen. Suhrkamp, Frankfurt aM

Winnicott DW (1945) Primitive emotional development. In: Winnicott DW (ed) Collected papers. Tavistock, London (1958)

Wynne L, Singer MT (1965) Thought disorder and family relations of schizophrenics, IV. Results and implications. Arch Gen Psychiatry 12: 201–212

Wyrsch J (1976) Wege der Psychopathologie und Psychiatrie. In: Balmer H (Hrsg) Die Psychologie des 20. Jahrhunderts. Bd I. Kindler, Zürich

Psychodynamische Aspekte der schizoaffektiven Psychosen

W. Hering

In der Psychiatrie wurde schon relativ früh erkannt, dass ein größerer Anteil – nach heutigem Erkenntnisstand 10–30% (Marneros 1995; Olbrich et al. 1999) – der psychotischen Erkrankungen, die seit 1933 nach dem von Kasanin geprägten Begriff schizoaffektiv genannt werden, diagnostisch nicht eindeutig der Schizophrenie oder der Depression zugeordnet werden konnten. Dennoch wurde diese Erkrankung erst in jüngster Zeit in den international bedeutsamen Klassifizierungssystemen »Diagnostisches und statistisches Manual psychischer Störungen« (DSM-III-R, 1987, und DSM-IV, 1998) und »Internationale Klassifikation psychischer Störungen« (ICD-10, 1993) hinreichend befriedigend beschrieben. Verglichen mit diesem Fortschritt der deskriptiven Psychiatrie um begriffliche Klärung liegt die psychoanalytische Psychosenforschung trotz ihrer bemerkenswerten Erfolge in der Beschreibung der Psychodynamk schizophrener (u. a. Benedetti 1983, 1987; Mentzos 1991, 1992; Schwarz 1993, 2000; Hartwich u. Grube 2003) und affektiver psychotischer Zustände (u. a. Jacobson 1971; Mentzos 1995; Böker 1999, 2001; Böker u. Hell 2002) in der Betrachtung schizoaffektiver Störungen zurück. Angesichts dessen kann der vorliegende Versuch, einen Beitrag zu einer psychodynamischen Theorie der schizoaffektiven Psychose zu liefern, nur hypothetischen Charakter haben. Das Gleiche gilt auch für eine kürzlich vorgelegte umfassendere Arbeit (Hering 2004). Meine Überlegungen gehen von den Definitionen des DSM-III-R, DSM-IV und der ICD-10 aus: Während einer ersten Episode des gesamten Krankheitsverlaufes liegen depressive und/oder manische Stimmungen »gleichzeitig« mit schizophrenietypischen Symptomen vor. In einer zweiten Phase imponieren Erscheinungen, die eindeutig und ohne Beimischung affektiver Symptome das Kriterium der Schizophrenie erfüllen. Ferner werden die Erkenntnisse der Psychoanalyse zur Schizophrenie und zur affektiven Störung vergleichend herangezogen. Schließlich gründen die Hypothesen auf einer langjährigen psychoanalytisch orientierten und sozialpsychiatrischen Arbeit mit schizoaffektiv erkrankten Menschen.

10.1 »Lauernde« Fragmentierung des Selbst

In seelischen Ausnahmezuständen entwickeln schizoaffektiv Kranke meist eine starke affektive Symptomatik, gewöhnlich depressiver oder manischer Natur. Ähnlich, wie bei der affektiven Psychose, kann eine anfangs maniforme Befindlichkeit in eine schwere depressive Verstimmung abgleiten. Umgekehrt gibt es Fälle, in denen ein auslösendes Ereignis eine depressive Reaktion hervorruft, die dann in manisches Erleben umschlägt. Ebenso kann der eine oder andere affektive Zustand wenig beeinflusst von der jeweils konträren Stimmungslage bestehen. Jedoch haben die affektiven Zustände innerhalb des schizoaffektiven Syndroms nicht jene Fortdauer wie in der mono- oder bipolaren Depression. Denn in der affektiven Verfassung des schizoaffektiven Krankheitsbildes schwingen vom Beginn einer kritischen Episode an schizophrenietypische Bedrohungen mit, die in der Therapie deutlich spürbar sind. Sie können als die lauernde Fragmentierung des Selbst bezeichnet werden.

❶ Bei der lauernden Fragmentierung des Selbst ist es, als wartete im Betroffenen hinter seinen Affekten etwas, das seinen Zusammenbruch herbeiführen möchte.

Diese Dynamik, die besonders bei einer affektivdominant-depressiven und einer affektivdominant-maniformen Auslenkung (vgl. Levitt u. Tsuang 1988) zu beobachten ist, scheint bei einer schizodominanten Ausrichtung der schizoaffektiven Störung qualitativ nicht anders zu sein. In diesem letzteren Fall breitet sich nach meiner Erfahrung auf ein krisenauslösendes Ereignis hin nicht selten ein blander depressiver Zustand der Gefühllosigkeit aus (vgl. Mentzos 1995), ehe es zum »endlichen« psychotischen Durchbruch in einer zweiten Phase der schizoaffektiven Episode kommt. An anderer Stelle habe ich zu dieser speziellen Thematik die Behandlung einer Patientin mit schizodominant ausgerichteter Störung beschrieben (Hering 2005).

Fallbeispiel

Eine Patientin mit einer affektdominanten Auslenkung ihrer Krankheit, Frau Helene, war von ihrem Freund mit Trennung bedroht worden. In einer angespannten, fahrigen und zunehmend euphorisch wirkenden Gestimmtheit legte sie in der darauffolgenden Therapiestunde los: »Was glaubt diese Dumpfbacke von sich? Ich muss nachher noch meine Pillen besorgen. Oh je, ich hätte noch an meine Großmutter schreiben sollen, vielleicht mag sie mich nun nicht mehr so. Außerdem bringt's der (Freund) nicht mehr und mit dem Ständer klappt's auch nicht mehr so. Ich finde es gut so, jetzt bin ich frei«. In dieser Weise setzte die Patientin fort. Der Tenor ihrer Mitteilung war, dass sie es sei, die sich trennen werde. Plötzlich fuhr sie mit einem Ruck zusammen und stieß einen ungewöhnlich langen Zischlaut aus. Nicht ohne Beunruhigung sagte ich: »Jetzt geht es Ihnen nicht gut«. Frau Helene starrte mich an, fragte, ob ich auch »das Pfeifen am Fenster gehört« hätte und sagte: »Das ist X, der hat das mitgekriegt, dass ich ihn verlassen will, und das will er verhindern«.

Auf maniforme Weise versuchte die Patientin, sich vor ihren Verlustängsten zu bewahren. Zusätzlich zog sie deren Verleugnung heran, wenn sie ungeachtet der Drohung ihres Freundes an den Kauf eines Kontrazeptivums dachte. Kurzfristig kippte ihr Zustand in depressives Befinden um, als sie, eine Waise seit früher Kindheit, wegen unterlassener Post an die Großmutter befürchtete, deren Schutz einzubüßen. Dann fand Frau Helene zur maniformen Abwehr zurück, die nun noch stärkere Züge trug als zuvor, weil sie durch die Projektion der Verlassenheitsängste und durch unrealistische Freiheitsgefühle unterstützt wurde. Schließlich brach die »organismische Panik« (Pao 1979) der Fragmentierung des Selbst (Kohut 1971) durch, als die die ruckartige Bewegung und der lange zischende Laut unschwer zu erkennen waren. Im Sinne einer

ersten, »bestmöglichen Lösung« (Sandler u. Joffe 1969), das zerfallende Ich zu restituieren (Freud 1917), steuerte Frau Helene mit einer Wahnbildung gegen; hierbei kann die Fantasie, ihr Freund missbillige ihre Trennungsabsicht, als ein zusätzlicher Schutz vor den basalen Verlassenheitsgefühlen gesehen werden.

> ❗ Wie bei der Schizophrenie gilt auch für die schizoaffektive Psychose, dass bei archaischen Katastrophenerlebnissen der Ich-Zersplitterung und Selbstfragmentierung mit psychotischen Produktionen, wie Paranoia und Halluzinationen, gegenreguliert wird.

10.2 Schizoaffektive Symptomoszillation

Die geschilderte Episode mit Frau Helene deutet etwas an, das sich als schizoaffektive Symptomoszillation bezeichnen lässt. In seelischen Krisen schwankt die Stimmung bei Menschen mit schizoaffektiver Störung gewöhnlich zwischen affektivem, verschiedentlich auch affektschwachem, jedoch realitätsgerechtem und andererseits schizophrenietypischem Erleben. Unter Berücksichtigung der beziehungsregulierenden Funktion der Affekte (Steimer-Krause 1994, 1996) und der distanzregulierenden Funktion autistischer Verhaltensmuster in der Schizophrenie, kann das Oszillieren als ein Schwingen zwischen affektiv-objektbezogenem und schizophrenietypisch-selbstbezogenem Erleben bezeichnet werden. Den Affektrahmen bilden im Wesentlichen Symptome aus dem depressiven und manischen Formenkreis. Der Oszillationsprozess zeigt den inneren Kampf des Kranken gegen ein Abgleiten in die »endliche« schizophrene Phase des schizoaffektiven Störungsverlaufes. Dabei kommt den Affekten Abwehrleistung zu; sogar massive manische oder depressive Symptome sollen letztlich noch eine Schutzfunktion erfüllen. In diesem Zusammenhang lässt sich eine Subhypothese formulieren:

> ❗ Die Oszillationen zwischen affektiven und schizophrenietypischen Symptomen können mit unterschiedlicher Intensität verlaufen. Je hastiger

die Wellenbewegungen und je höher die Amplituden, desto stärker erscheint das Krankheitsbild affektivdominant-maniform ausgerichtet zu sein, während weitläufige und ruhige Schwingungen von geringer Höhe eher auf eine affektivdominant-depressive bis hin zu einer schizodominanten Auslenkung hinweisen. Die letztgenannte Form ist nicht selten an eine blande leere Depression mit einem »Gefühl« der Gefühllosigkeit gekoppelt. Das könnte eine Begründung dafür sein, dass schizodominant-strukturierte schizoaffektive Störungen gelegentlich als paranoide Psychosen diagnostiziert werden, weil die affektive Symptomatik weniger prägnant und – in psychodynamischer Sicht – ihre Abwehrfunktion weniger deutlich als bei einer affektivdominanten Gestaltung der Psychose ist.

Im Zusammenhang mit der Oszillation affektiver und schizophrener Symptome lässt sich oft beobachten, dass ein auslösendes Ereignis die Selbstidentität bedroht. In einer ersten Phase des Krankheitsverlaufes versucht das Ich, Schutz bei den Affekten zu finden. Aber eine einmalige affektive Reaktion reicht nicht aus, um die immer wieder vordringenden panischen Gefühle des Identitätszerfalls abzuhalten. Daher setzt sich der Prozess der Symptomoszillation in Gang, in dem sich affektive und schizophrene Erlebnisweisen einen Streit um die Vormachtstellung im Bewusstsein des Kranken liefern. Der Vorgang besteht so lange, bis bei einer weniger starken Krise die narzisstische Homöostase durch einen Sieg der Affekte wiederhergestellt ist, oder bis die Episode im ungünstigen Fall in die zweite, die schizophrene, Erkrankungsphase abgleitet. Symptomoszillationen stellen sich manchmal in einem Tempo und in einer Wucht dar, dass der Therapeut leicht in die Irre geführt werden kann. Er kann sich dazu veranlasst sehen, einen Patienten im Augenblick der Ausbreitung seiner Affekte auf der objektbezogenen Ebene anzusprechen und folglich als beziehungszugewandt zu behandeln. Dabei wird dann übersehen, dass der Betroffene mittlerweile schon wieder von schizophrenietypischem selbstbezogenen Erleben eingeholt worden ist und das Affektive nur noch, ähnlich einem Kometenschweif, nachleuchtet, aber keine feste, das soll heißen, dialogisch ansprechbare Substanz

mehr hat. Substanziell ist jetzt vielmehr der schizophrenietypische Rückzug, in dem jede beziehungsorientierte Intervention zurückgewiesen werden muss, weil sie als ein Eindringen in die Integrität gesehen wird. Die Gefahr des Abgleitens in den schizophrenen »Endzustand« der Krankheitsepisode wäre sonst erhöht. In solchen Akutsituationen ist die angemessene therapeutische Wahrnehmung vom Kranken vor allem über die Gegenübertragung möglich. Vermittelt durch die projektive Identifikation bilden sich in der Gegenübertragung beispielsweise die Verwirrung und Panik des Patienten ab, weil der Analytiker es unbewusst zulässt, dass der Patient »mit Komponenten seiner Persönlichkeit in [ihn] eindringt und [ihn] von innen kontrolliert« (Thorner 1975, S. 1126). Wenn der Therapeut diesen – oft sehr schwer erträglichen – Zustand aushält, bietet er dem Patienten nicht nur den nötigen »container« (Bion 1967), sondern er ermöglicht ihm auch das unbewusste Gefühl einer gewissen Macht über den Analytiker. Ein solches Gefühlserleben ist therapeutisch vor allem deshalb wirksam, weil es dem Kranken eine größere Sicherheit seiner Kontrolle über den analytischen Prozess gibt.

Wenn der Therapeut via projektiver Identifikation mit dem Patienten dessen Ohnmacht gegenüber der lauernden Fragmentierung des Selbst erträgt, besteht die Möglichkeit, eine weitere psychotische Dekompensation abzuwenden und das Ich des Patienten zu stärken. Durch diese Bereitschaft des Therapeuten wird in ihm »eine bestimmte Disposition hervorgerufen, die den Affektzustand des Patienten ergänzt…« (Kernberg 1984, S. 181).

10.3   Psychotisches und gesundes Selbst

Aus der psychoanalytischen und psychiatrischen Psychosentherapie ist bekannt, dass sich die Patienten auch nach schwersten Erkrankungen an verschiedene Einzelheiten während der akuten Krise erinnern können. Freud (1940a) wies auf den real wahrnehmenden Ich-Aspekt in der psychotischen Episode hin. Diese Tatsache veranlasst dazu, auch bei schwersten seelischen Erkrankungen einen gesunden oder intakten Selbstanteil im Persönlichkeitssystem des Betreffenden anzusprechen. Angelehnt an das Modell der »vertikalen Spaltung« von Kohut (1971) ist dieser Anteil dem »Real-Ich« zuzuordnen. Jenseits der Spaltungsgrenze kann diejenige Seite des Patienten lokalisiert werden, die Kohut das »Größenselbst« eines jeden Menschen nennt, das als Folge unvermeidlicher Mängel in der frühkindlichen Versorgung entstanden ist. Frühe traumatisierende Reizüberflutungen oder Deprivationen in der frühkindlichen Versorgung formen das pathologische Größenselbst, das als Nährboden des psychotischen Selbstanteils (Volkan 2004) verstanden werden kann. Er ist irgendwann als Antwort auf die organismische Panik des überforderten Kindes entstanden (Volkan 1998, S. 5), das allein überschwemmende Reize ordnen oder innere Leere phantasmatisch ausfüllen musste. Eine Folge davon kann die spätere psychotische grandiose Aufblähung sein. Das Größenhafte zeigt sich in allen psychotischen Erkrankungen in der bewussten oder unbewussten Überzeugung eines einzigartigen Unverstandenseins. Leichter sichtbar wird es beispielsweise im Größenwahn der manischen Erkrankungen oder in der schizophrenen und schizoaffektiven »Fähigkeit«, in andere Identitäten schlüpfen zu können.

Solche Funktionen des psychotischen Selbst, wie der Wahnsymptome überhaupt, dienen der »Ich-Restitution« nach einer Fragmentierungskatastrophe (Freud 1917) oder der Gegenregulation im unmittelbaren Vorfeld des Zerfallserlebnisses (vgl. Hartwich u. Grube 2003). Dieses Schutzsystem kann man sich wie eine weit gehend autonome Instanz innerhalb der Persönlichkeitsorganisation vorstellen, sodass von daher die Verbindungen zur früheren, vorpsychotischen Lebenszeit verschleiert sind und auch bleiben sollen (Pao 1979). Zum anderen steht das psychotische Selbst in funktionaler Beziehung zum gesunden Selbst, weil diese Instanz den psychotischen Sektor mit realitätskonformen Informationen versorgt, die im Dienste der Abwehr gegen die Zerstörung des Selbst vom psychotischen Selbst verwertet werden.

Solange eine später psychotische Persönlichkeit noch keine Symptome entwickelt hat und ihre Identität noch weit gehend von zwei disparaten Kernen des Selbst bestimmt ist (Gedo 1996), lässt sich die vertikale Schranke als eine geschlossene Wand betrachten. Während einer akuten Dekompensation wird die trennende Wand niedergerissen und der Betroffene mit dem panischen Gefühl des Zerfalls der gesamten psychophysischen Organisation überschwemmt. Psychotische Symptomproduktionen – als Ich-restituierende Maßnahmen – sind in dieser Situation als »bestmögliche Lösung« (Sandler u. Joffe 1969) anzusehen. Im weiteren Verlauf richtet sich die vertikale Grenze normalerweise wieder auf. Je nach Schwere der Erkrankung schließt sich eine Zeit relativer Symptomfreiheit an. Das Verhalten eines Betroffenen kann durch sein psychotisches Erleben bestimmt, jedoch im Wesentlichen unbeeindruckt von Fragmentierungsängsten sein. Allerdings ist die Schranke zwischen beiden Selbstteilen – seit der ersten psychotischen Katastrophe – keine geschlossene Wand mehr, sie ist – so könnte man bildhaft formulieren – durch die Wucht der Explosion porös geworden. Das bedeutet, dass Inhalte des psychotischen Selbst in die Domäne des Gesunden eindringen können und umgekehrt. Andernorts habe ich aus dieser hypothetischen Gegebenheit behandlungstechnische Folgerungen abzuleiten versucht (Hering 2004).

Die bisherigen Betrachtungen zum psychotischen Selbst und seiner dynamischen Beziehung zum intakten Persönlichkeitssektor gelten für alle Psychosen aus dem schizophrenen Formenkreis, möglicherweise auch für affektive Störungen. Im Folgenden ist zu untersuchen, ob ein spezifisches schizoaffektiv-psychotisches Selbst angenommen werden kann.

Schizoaffektive Psychosen unterscheiden sich von schizophrenen in besonderem Maß durch die Aktivität der Affekte. Die Affekte haben vor allem die protektive Aufgabe, in Krisen auf die lauernde Fragmentierung der Selbstidentität gegenregulierend einzuwirken. Gewöhnlich setzen sich dabei Symptomoszillationen in Gang. Durch diesen Prozess findet ein größerer Austausch zwischen den Informationen aus den Bereichen des psychotischen und des gesunden Selbst statt als etwa bei Schizophrenien. Die Affekte an sich und die Symptomoszillationen verursachen bei schizoaffektiven Psychosen gröbere Löcher in der ohnehin schon porös gewordenen vertikalen Schranke. Auf solche Weise können in kritischen Augenblicken pathogene Inhalte vermehrt in den Bereich des gesunden Selbst eindringen; dies erhöht den Oszillationsdruck.

❗ **Aber umgekehrt nimmt auch der intakte Selbstanteil einen größeren Einfluss auf die psychotische Instanz. Da er bei der schizoaffektiven Störung stärker ausgeprägt ist als bei Schizophrenien, kann ein kraftvolleres gesundes Selbst per se die psychotischen Anteile leichter unter seine Herrschaft bringen. Dies ist therapeutisch von prognostischer Bedeutung.**

Die Affekte in der schizoaffektiven Episode werden global unter den Syndromen Depression und Manie zusammengefasst. Angesichts dessen würde man bei den Affekten schwerlich an gesunde Anteile denken können, andererseits wird ihnen die Funktion der Ich-beschirmenden Gegenregulierung zugeschrieben. Welchen Platz also nehmen sie im Gefüge von psychotischem und gesundem Selbst ein? Um den affektiven Zuständen in der Dynamik der schizoaffektiven Krankheit einen einigermaßen übersichtlichen Platz einräumen zu können, ließe sich dem psychotischen und gesunden Selbst noch eine dritte Instanz hinzufügen, die zwischen den beiden Bereichen liegt. Kohuts Modell (1971) der vertikalen Schranke wird um die Vorstellung einer doppelten Wand erweitert, die einen Hohlraum umgibt. In diesem Zwischenraum sind diejenigen Affekte angesiedelt, die als Bollwerk gegen die Fragmentierung des Identitätserlebens dienen, und die je nach Schwere der Erkrankung und des auslösenden Ereignisses mehr der gesunden oder mehr der psychotischen Grenzseite zugerechnet werden.

❗ **Sogar massive manische oder depressive Zustände befinden sich nicht im psychotischen Sektor, solange sie ihre Bollwerkfunktion gegen psychotische Durchbrüche noch erfüllen.**

Vor diesem Erklärungshintergrund lässt sich auch die Rolle der Aggression innerhalb des schizoaffektiven Syndroms interpretieren. Das Agredi als ein »Herangehen an das Objekt« gefährdet zugleich die Ich-Identität des schizoaffektiven Patienten. Enttäuschungen, etwa am Therapeuten, werden deshalb gewöhnlich mit einem kurzfristigen aggressiven Impuls des Kranken abgetan. Auseinandersetzungen darüber werden häufig vermieden.

Fallbeispiel
Als ich Frau Helene in einer Sitzung (einmalig) auf die Notwendigkeit eines Verlängerungsantrags für die weitere Therapiefinanzierung durch die Krankenkasse hinwies, zeigte sie sich auffällig irritiert: »Ich bitte Sie, so 'was künftig zu unterlassen. Sie müssen mich nicht dauernd auf die Zeit aufmerksam machen. Also, ich wollte Ihnen 'was von [ihrem Freund] Peter sagen…«.

Frau Helenes Irritation lässt sich als Folge des angeklungenen Fragmentierungserlebens verstehen, unmittelbar ausgelöst durch aufkommende Verlassenheitsängste nach meiner Ankündigung. Ein Kranker mit depressiver Psychose würde sich vermutlich mit dem Gefühl der Hoffnungslosigkeit aus dem sozialen Kontext zurückziehen und sich dadurch vor dem Objektverlust schützen, dafür aber die narzisstische Zufuhr einbüßen (Mentzos 2003). Patienten mit schizoaffektiver Störung reagieren auf die Kränkung meines Erachtens eher offensiv, dürfen sich dem aggressiven Affekt aus den genannten Gründen jedoch nicht überlassen. Es kommt daher zu einem Ausbalancieren des Affektes zwischen flüchtigem Angriff und Rückzug.

Dieses Ausbalancieren ist die Hauptaufgabe der Affekte im schizoaffektiven Hohlraum zwischen den beiden Trennwänden zum psychotischen Selbst und zum intakten Persönlichkeitssektor, um die Dekompensation abzuwenden. Frau Helene erfüllte den »Anspruch«, indem sie mit der moderaten Äußerung der Enttäuschungsaggression und dem sofort anschließenden Versuch des Ungeschehenmachens (»… ich wollte Ihnen 'was…«) durch Themenwechsel zum Ausgleich zurückfand. Die eben nur »hingeworfene« Verärgerung schuf Entlastung von der Anspannung, ohne dass es damit zu einer identitätsgefährdenden Annäherung zwischen uns durch die Emotion gekommen wäre.

❗ **Wenn allerdings ein schwer wiegendes auslösendes Ereignis auf den Kranken einstürmt, können die Affekte, so auch die Aggression, im verzweifelten Schutzbemühen eine Virulenz entfalten, die sie innerhalb des Hohlraums der vertikalen Spaltung mit einer solchen Wucht gegen die jeweiligen Grenzen zum psychotischen und gesunden Selbst schlagen lassen, dass die**

Schranke zusammenbricht und der seelische Organismus psychotisch überschwemmt wird.

Die Symptomoszillation zwischen affektiv-objektbezogenen und schizotypisch-selbstbezogenen Kräften geht zugunsten der Letzteren aus. Die Episode endet in der zweiten, der schizophrenen Phase der schizoaffektiven Störung, und das psychotische Selbst mobilisiert im Verein mit dem intakten Persönlichkeitssektor Wahnsymptome im Interesse der Ich-Restitution.

10.4 Schizoaffektives Dilemma

Angelehnt an Mentzos' Dilemmakonzept zur schizophrenen und affektiven Psychose von der Unvereinbarkeit widersprechender Gefühle und Bedürfnisse als Motor der Fragmentierung (1991, 1995) kann auch das schizoaffektive Dilemma formuliert werden. Menschen mit schizoaffektiver Störung können, wie schizophrene Patienten, den Kontrast zwischen Sehnsucht nach Verschmelzung und Angst vor der Vernichtung durch die Fusion erleben. Das wäre ein Anlass, die Nähe zum realen Anderen zu vermeiden und ihn beispielsweise nur in einen schizophrenietypischen phantasmatisch gestalteten und somit kontrollierbaren Kontakt einzubinden. Grundlage dieser Haltung scheint mir die Wirksamkeit des archaischen undifferenzierten Selbst-Objektes zu sein; dies bedeutet, dass auf dieser Ebene Objekte »als Teile des Selbst erfahren« werden (Volkan 1976, S. 39). Da schizoaffektive Persönlichkeiten aber auch, wie solche mit affektiver Psychose, auf die narzisstische Zufuhr von außen angewiesen sind, kann auf eine tatsächliche Beziehung nicht verzichtet werden. Diese Erwartung bringt sie in einen Zwiespalt, in dem die Sehnsucht nach bestätigender Liebe und das Verlangen nach autonomer Selbstwertigkeit und autonomer Selbstidentität gegenüberstehen (Mentzos 1999). Vor diesem Hintergrund kann die schizoaffektive Identität schlagwortartig beschrieben werden als: Ich bin, was ich von anderen bekomme, und was ich vor anderen retten kann.

❶ **Das schizoaffektive Dilemma ist der Widerspruch zwischen dem Wunsch nach Zuwendung und**

Wertschätzung und der Tendenz, sich davon zu distanzieren, weil nicht nur dessen Versagung, sondern ebenso dessen Befriedigung die Panik des Selbstwertverlustes und der Selbstauflösung nach sich ziehen können. Die Dramatik entfaltet sich durch das (unbewusste) Gefühl der Abhängigkeit. In diesem dilemmatischen Gefüge des Abhängigkeitsempfindens spielen zwei Affekte – Scham und Neid und beider Zusammenwirken – eine bedeutsame Rolle.

Scham wurzelt im Konflikt zwischen Sehen und Gesehenwerden (Wurmser 1981). In positiver Hinsicht sorgt sie für den Schutz der Identität und die Unversehrtheit der Selbstgrenzen (Kinston 1983). Sie ermöglicht die Wahrnehmung der eigenen Identität und der Getrenntheit vom Anderen (Broucek 1982) und stützt die narzisstische Homöostase. Im negativen Sinn jedoch spiegelt sie als »Unterseite des Narzißmus… vor allem das entleerte Selbst wider«, dem es nicht geglückt ist, eine befriedigende Antwort vom geliebten Objekt zu erhalten (Morrison 1989, S. 83).

❶ **Scham gilt als ein »zentrales Element in der Erfahrung von niedrigem Selbstwert« und »häufig als zwangsläufiger Auslöser von Depression« (Morrison 1989, S. 113) und meines Erachtens auch von Manie.**

Da Scham die Spannung zwischen Ich und Ich-Ideal beschreibt (Freud 1914; Hilgers 1996), bewirkt ein Abstand zwischen den beiden Instanzen eine entsprechend starke depressive Reaktion mit den bekannten Symptomen, wie Versagens- und Minderwertigkeitsgefühl. In dieser Verfassung mag man einem anderen Menschen nicht unter die Augen treten. Aber die depressiv motivierte pathologische Scham ist längst kein Gefühl mehr, das sich nur vor dem realen Blick der wirklichen äußeren Person ausbreitet, sondern auch vor dem verinnerlichten verachtenden oder strafenden Objekt. Die Chancenlosigkeit, sich dem zu entziehen, lässt das Schamgefühl im Oszillationsprozess anwachsen. Es entwickelt in seinen protektiven Bemühungen im oben skizzierten »Hohlraum« zwischen den beiden Selbstinstanzen eine Dynamik, die zunehmend destruktiver wird und schließlich die vertikale Schranke sprengt. Der unvermeidliche »zu tiefe Blick in die Augen« des äußeren oder inneren Objektes lässt die Grenze zwischen innen und außen verschwimmen und löst Fragmentierungsängste aus. Gegenregulierend oder Ich-restituierend wird das Dilemma psychotisch bewältigt, indem sich der Kranke aller Liebessehnsucht zum Trotz aus der Objektbeziehung zurückzieht, nun mit manchmal heftigen Aggressionsausbrüchen. In der Manie treffen – im Gegensatz zur Depression – Ich und Ich-Ideal zusammen (Freud 1914), sodass der Patient in einen Zustand der Scham-Losigkeit gerät. Auf diese Weise befindet er sich ebenfalls, wie jemand in der tiefen depressiven Regression, nicht mehr in einem äußerlich erkennbaren Dialog mit dem Anderen. Gleichzeitig aber erleben die Betroffenen im manischen Zustand ihre bedeutsamen Mitmenschen ihrem Selbst als besonders nah und ähnlich (Böker 2001; Will u. Böker 2001). Diese Erlebnisdichte ist bei einer schizoaffektiven Persönlichkeit an sich schon psychosebegünstigend, weil die Wahrnehmung der Unterscheidung zwischen Subjekt und Objekt bedroht ist. Darüber hinaus kann die Gefährdung durch die Projektion der eigenen Scham-Losigkeit in den Anderen potenziert werden; das heißt weiter, im Kranken entsteht – vermittelt über die projektive Identifikation – das Phantasma eines beiderseitigen Kollaps der identitätssichernden Schamgrenze. Schließlich breitet sich ein schizophreniefördernder »schrankenloser« Zustand aus.

Ähnlich kann die Dynamik des Neides in der schizoaffektiven Psychose gesehen werden (Hering 1998).

Zur Ausstattung des schizoaffektiv Kranken gehören meines Erachtens zwei frühe Gestaltungen des Neidgefühls: Der »oralpassiv-lähmende« Neid macht unfähig, sich für die eigene Befriedigung einzusetzen in der Erwartung, dass diese durch die begünstigte Umwelt zu erfolgen habe. Die psychogenetisch tiefer liegende Dimension ist ein »narzisstisch-destruktiver« Neid, der dem Neidenden die Unfähigkeit vor Augen führt, das Begehrte jemals erreichen zu können. Deshalb soll das Ersehnte, gegebenenfalls auch der beneidete Besitzer, zerstört werden. Ein beneideter Mensch wird darüber hinaus als jemand empfunden, der beschämt, weil er über die Macht zu verfügen scheint, den Beschämten in den Zustand der Ohnmacht zu versetzen, denn der Beschämung kann man nicht entrinnen.

Scham und Neid waren die zwei Affekte, die Frau Helene durch die Trennungsandrohung ihres Freundes ereilt hatten. Mit manischer Abwehr versuchte sie, das Entwertungserlebnis und im engeren Sinn die Scham- und Neidgefühle zu bändigen und die Dekompensation abzuwenden. Dadurch entstand die eigentliche dilemmatische Dynamik. Der aggressive Affekt Neid sollte den depressiven Affekt Scham schützend beeinflussen und der Patientin aus der Ohnmacht der Beschämten heraushelfen. Aber der Neid selber beschämt schon. Die unbewusste Wahrnehmung taucht auf, so wertlos zu sein, dass man das seelische Gleichgewicht offenbar nur noch mit einem gesellschaftlich allgemein verpönten Mittel, eben dem Neid, aufrechterhalten könne. Neben der pathogenen Spirale von Scham und Neid führt der destruktive Neid an sich schon in ein unlösbares Dilemma: Im neidischen Bestreben der Gekränkten, den geliebten und gehassten Freund zu zerstören und ihn ebenso vor ihrem Hass zu bewahren, geriet Frau Helene mit jeder oszillierenden regressiven Bewegung mehr in die Nähe des wiederbelebten undifferenzierten Selbstobjektes. Auf dieser archaischen Ebene bedeutet die Vernichtung des Beneideten die eigene Zerstörung, weil der Andere als Teil des Selbst erfahren wird. Die Patientin war in einen Zustand der Fragmentierung geraten, aus der sie sich mit paranoischen Sensationen herauszuhelfen versucht hatte.

10.5 Zusammenfassende und ergänzende Anmerkungen

Ein auslösendes Ereignis, wie ein (drohender) Objektverlust, kann bei schizoaffektiv Kranken eine Verunsicherung hervorrufen, die durch das diffuse Gefühl einer im Hintergrund lauernden Fragmentierung des Selbst mitbestimmt ist. Gegen diese Gefährdung werden Affekte mobilisiert, die man im weiteren Sinn dem depressiven und manischen Formenkreis zuordnen kann. Die Affekte geraten in eine oszillierende Bewegung mit der drängenden Fragmentierung um die Vorherrschaft im Erleben des Patienten. Per definitionem DSM-IV und ICD-10 endet die schizoaffektive Episode zwar mit einer in den Vordergrund tretenden schizophrenen Symptomatik; die Affekte können aber in einer weniger schweren Krise und bei angemessener therapeutischer Begleitung die endliche Dekompensation aufhalten. Das gibt ihnen einen ausgezeichneten Platz im System von intaktem und psychotischem Selbstanteil der betroffenen Persönlichkeit. Da Affekte schlechthin eine beziehungsregulierende Aufgabe haben, sollten auch solche, die im schizoaffektiven Krankheitsverlauf eine deutliche depressive oder manische Ausprägung haben, nicht als Ausdruck des psychotischen Selbst bezeichnet werden. Allerdings sind pathologisch geformte Affekte auch kein Bestandteil des gesunden Selbst. Sie können vielmehr in einem Raum angesiedelt werden, der zwischen den beiden Selbstanteilen gedacht wird. In diesem Zwischenraum haben sie zu Beginn der schizoaffektiven Episode eine Schutzfunktion gegen die Desintegration; hierdurch liegt ihr Platz eher an der Seite des gesunden Selbst. In ihren Abwehrbemühungen gegen die nachdrängende psychotische Zerstörung der Identität können sie jedoch je nach Qualität und Quantität der Erkrankung, des auslösenden Geschehens und der Art der Affekte (Aggression) selber eine Virulenz entfalten, die sie ihre protektive Funktion verlieren und schließlich das Gegenteil vom Angestrebten erreichen lässt, nämlich zum Zerfall des Selbst beizutragen. Durch solche Bewegungen würden die Affekte im Zwischenraum immer mehr an die Seite des psychotischen Selbst geraten. Das Dilemma der Affektverfügbarkeit im schizoaffektiven Syndrom äußert sich dadurch, dass eine relative Gleichzeitigkeit widerstrebender Richtungen vorliegt, so dass eine betroffene Person ebenso vor der Dekompensation beschützt wie von ihr ereilt werden kann. Am Beispiel der gegensätzlichen Wirkung von Scham und Neid ist die dilemmatische Dynamik der Affekte im Detail beschrieben worden. Kommt es zum Erleben der Identitätsfragmentierung, so sind beide Persönlichkeitsaspekte, der psychotische und der intakte Selbstanteil, im Dienste der Ich-Restitution gefordert, beispielsweise Wahnsymptome zu produzieren, die, wie auch bei den Schizophrenien, eine erste stabilisierende Maßnahme bedeuten.

Auf diese Funktion der Paranoia als einer »Reorganisation des Bewusstseins« hat bereits 1847 Karl Wilhelm Ideler hingewiesen und über ähn-

lich denkende psychiatrische Forscher, wie Bleuler (1911), einen Weg zu einer psychoanalytischen Psychiatrie geebnet. Dagegen betrachtet die phänomenologisch-deskriptive Psychiatrie in der Tradition von Karl Jaspers (1913) den Wahn als nicht weiter psychologisch ableitbaren Inhalt. Im engeren Kontext der schizoaffektiven Psychose könnte dort auch die Symptomoszillation als ein nicht weiter zu untersuchender Aspekt des Krankheitsverlaufes gelten.

❶ **Während die Anerkennung dieser Dynamik der psychoanalytischen Therapie Einblicke in ein differenzierteres Verständnis der Erkrankung vermittelt, könnte die Oszillation im Rahmen der ausschließlich medikamentös ausgerichteten Behandlung wegen der teilweise heftigen Affekte als gezielt zu behandelndes Krankheitsmerkmal angesehen werden.**

Die psychodynamischen Überlegungen zur Symptomoszillation könnten aber möglicherweise nicht für das gesamte Spektrum des schizoaffektiven Syndroms gelten. Der theoretische und diagnostische Bezugsrahmen der vorliegenden Arbeit sind die Beschreibungen von DSM-IV und ICD-10. Die dort – für den gesamten Bereich seelischer Störungen – angewendeten Klassifizierungssysteme seien zwar mit hoher Reliabilität operationalisiert, den Diagnosekriterien hafte jedoch etwas Beliebiges an, und die Abgrenzungen seien unscharf (Nöthen et al. 2005). Eine Beliebigkeit, jedenfalls in der Terminolgie, kann im Hinblick auf die in beiden Klassifikationen genannte »Gleichzeitigkeit« schizophrenietypischer und affektiver Symptome in der ersten Phase der schizoaffektiven Episode ausgemacht werden. Bei angenommener Symptomoszillation ist eine Gleichzeitigkeit nicht möglich. Ohne dass dort expressis verbis von den Symptombewegungen die Rede ist, finden sich in der psychiatrischen Literatur vereinzelt Hinweise, in denen anstatt von Gleichzeitigkeit von einem »wechselhaften Umschlag« der Symptome (Schneider 1962) oder von »mischbildzustandsähnlichen kontradiktorischen« Befindlichkeiten (Mentzos 1967) die Rede ist.

Die Bedenken hinsichtlich Beliebigkeit und unscharfer Abgrenzung werfen ein Licht auf die Heterogenität des schizoaffektiven Kranheitsbildes (Marneros 1995; Hartwich u. Grube 2003). So werden auch Zustände zur schizoaffektiven Psychose gerechnet, die mit einer schizophrenietypischen Phase beginnen, ehe später beispielsweise eine Major Depression einsetzt, bis der Prozess schließlich mit schizophrenen Merkmalen endet (Marneros 2004). In diesem Fall kann eine Oszillation nur angenommen werden, wenn in der Zwischenphase neben den depressiven auch schizophrene Symptome bestehen und beide sich in einer dynamischen Bewegung befinden.

Zum schizoaffektiven Syndrom werden schließlich gelegentlich auch zykloide Psychosen hinzugezählt. Bei ihnen pendelt die Krankheitsmanifestation zwischen einem polaren Affektsystem, beispielsweise von Angst und Glück, endet aber mit einer stimmungsbezogenen Wahn- oder halluzinatorischen Symptomatik. Verschiedene Autoren, wie Marneros (2004) und Perris (1986), halten die Eingliederung dieses Krankheitsbildes in den schizoaffektiven Krankheitskomplex jedoch für unzulässig unter anderem, weil die Formen des Krankheitsausbruchs divergieren: Einem abrupten zykloiden steht ein nichtabruptes schizoaffektives Auftauchen der Erkrankung gegenüber; ferner weil beachtliche prognostische Unterschiede zwischen beiden Krankheitsbildern bestehen: Während sich bei zykloid-psychotischen Menschen keine Residualsymptomatik entwickle, trete sie bei schizoaffektiv Erkrankten immerhin mit einer Häufigkeit von 50% auf (Marneros 2004).

Die Forschung in der phänomenologischen-deskriptiven Psychiatrie zeigt hinsichtlich der schizoaffektiven Psychose noch vielfältige »nosologische Offenheiten« (Marneros 2004). Angesichts dessen steht die psychoanalytische Psychosenforschung mit ihren psychodynamischen Betrachtungen zur schizoaffektiven Störung noch am Anfang.

Literatur

Benedetti G (1983) Todeslandschaften der Seele. Psychopathologie, Psychodynamik und Psychotherapie der Schizophrenie. Vandenhoeck & Ruprecht, Göttingen

Benedetti G (1987) Wahn und Halluzination in psychotherapeutischer Sicht. In: Olbrich HM (Hrsg) Halluzination und Wahn. Springer, Berlin Heidelberg New York, S 150–156

Bion WR (1967) Zur Untersuchung von psychotischen und nichtpsychotischen Persönlichkeiten. In: Spilius EB (Hrsg) Melanie Klein heute. Internationale Psychoanalyse, Stuttgart (1995)

Bleuler E (1911) Dementia praecox oder Gruppe der Schizophrenien. Deuticke, Leipzig Wien

Böker H (1999) Selbstbild und Objektbeziehungen bei Depressionen. Steinkopff-Springer, Darmstadt

Böker H (Hrsg) (2001) Depression, Manie und schizoaffektive Psychose. Psychodynamische Theorien, einzelfallorientierte Forschung und Psychotherapie. Steinkopff-Springer, Gießen

Böker H, Hell D (Hrsg) (2002) Therapie affektiver Störungen. Psychosoziale und neurobiologische Perspektiven. Schattauer, Stuttgart New York

Broucek FJ (1982) Shame and its relationship to early narcissistic developments. Int J Psychoanal 63: 369–378

Diagnostisches und Statistisches Manual Psychischer Störungen, DSM-III-R (1987); dt. Bearbeitung und Einführung von Wittchen H-U et al. Hogrefe, Weinheim Basel (1991)

Diagnostisches und Statistisches Manual Psychischer Störungen, DSM-IV; dt. Bearbeitung von Wittchen H-U et al. Hogrefe, Weinheim Basel (1998)

Freud S (1914c) Zur Einführung des Narzißmus. GW, Bd. X. Fischer, Frankfurt aM

Freud S (1917) Metapsychologische Ergänzungen zur Traumlehre. GW, Bd. X. Fischer, Frankfurt aM

Freud S (1940a) Abriß der Psychoanalyse. GW, Bd. XVII. Fischer, Frankfurt aM

Gedo JE (1996) Das wahre oder falsche, das verrückte oder gesunde Selbst. Psyche – Z Psychoanal 7 (1997): 665–675

Hartwich P, Grube M (2003) Psychosentherapie. Psychodynamisches Handeln in Klinik und Praxis, 2. erw. Aufl. Steinkopff-Springer, Darmstadt

Hering W (1998) Neid und Psychose. Psyche – Z Psychoanal 8 (1999): 742–770

Hering W (2004a) Schizoaffektive Psychose. Psychodynamik und Behandlungstechnik. Vandenhoeck & Ruprecht, Göttingen

Hering W (2005) Zur Behandlungstechnik bei schizoaffektiven Psychosen am Beispiel eines Therapieverlaufs. In: Schwarz F, Hering W, Kapfhammer H-P, Tabbert-Haugg C, Wendl-Kempmann G (Hrsg) Psychoanalytische Psychosentherapie – Psychodynamische Grundlagen und Behandlungstechnik. Kohlhammer, Stuttgart (im Druck)

Hilgers M (1996) Scham. Gesichter des Affekts. Vandenhoeck & Ruprecht, Göttingen

Ideler KW (1847) Der religiöse Wahn. Schwetschke, Halle

Internationale Klassifikation Psychischer Störungen, ICD-10, Kapitel V (F) (1992); dt. Bearbeitung von Dilling H et al. Huber, Bern Göttingen Toronto (1993)

Jacobson E (1971) Depression. Eine vergleichende Untersuchung normaler, neurotischer und psychotisch-depressiver Zustände. Suhrkamp, Frankfurt aM (1983)

Jaspers K (1913) Allgemeine Psychopathologie. Springer, Berlin Heidelberg New York (1973)

Kasanin J (1933) The acute schizoaffective psychosis. Am J Psychiatry 13: 97–126

Kernberg OF (1984) Schwere Persönlichkeitsstörung: Theorie, Diagnose, Behandlungsstrategien. Klett-Cotta, Stuttgart (1996)

Kinston W (1983) A theoretical context for shame. Int J Psychoanal 64: 213–226

Kohut H (1971) Narzißmus. Eine Theorie der psychoanalytischen Behandlung narzißtischer Persönlichkeitsstörungen. Suhrkamp, Frankfurt aM (1976)

Levitt JJ, Tsuang MT (1988) The heterogeneity of schizoaffective disorder: implications for treatment. Am J Psychiatry 145: 926–936

Marneros A (1995) Schizoaffektive Erkrankungen. Ein Leitfaden für Klinik und Praxis. Thieme, Stuttgart

Mentzos S (1967) Mischzustände und mischbildhafte phasische Psychosen. Thieme, Stuttgart

Mentzos S (1991) Psychodynamische Modelle in der Psychiatrie. Vandenhoeck & Ruprecht, Göttingen (1993)

Mentzos S (Hrsg) (1992) Psychose und Konflikt. Vandenhoeck & Ruprecht, Göttingen

Mentzos S (1995) Manie und Depression. Psychodynamik und Therapie affektiver Störungen. Vandenhoeck & Ruprecht, Göttingen (1996)

Mentzos S (1999) Operationalisierung versus »Psychodynamisierung« in der Psychodiagnostik. Forum Psychoanal Psychosenther 1: 21–49

Mentzos S (2003) Depression und Manie – Ein psychodynamisches Modell. Forum Psychoanal Psychosenther 9: 9–26

Morrison AP (1989) Shame. The underside of narcissism. Atlantic Press, Hillsdale

Nöthen M, Rietschel M, Propping P, Maier W (2005) Fortschritt in der Ursachenforschung affektiver und schizophrener Störungen. Dtsch Arztebl 1: 38–41

Olbrich HM, Fritze J, Lanczik MH, Vauth R (1999) Schizophrenien und andere psychotische Störungen. In: Berger M (Hrsg) Psychiatrie und Psychotherapie. Urban & Schwarzenberg, München Wien Baltimore

Pao P-N (1979) Schizophrenic disorders: theory and treatment from a psychodynamic point of view. International Universities Press, New York

Perris C (1986) The case for the independence of cycloid psychotic disorder from schizoaffective disorders. In:

Marneros A, Tsuang MT (eds) Schizoaffective psychoses. Springer, Berlin Heidelberg New York, pp 272–308

Sandler J, Joffe WG (1969) Towards a basic psychoanalytical model. J Psychoanal 50: 79–90

Schneider K (1962) Klinische Psychopathologie. Thieme, Stuttgart (1992)

Schwarz F (1993) Selbst- und Umweltbeziehung in der Psychose. In: Buchheim P, Cierpka M, Seigert T (Hrsg) Beziehung im Fokus. Weiterbildungsforschung. Springer, Berlin Heidelberg New York

Schwarz F (2000) Psychoanalytische Verfahren bei schizophrenen Erkrankungen. In: Möller H-J (Hrsg) Therapie psychiatrischer Erkrankungen. Thieme, Stuttgart New York, S 280–288

Steimer-Krause E (1994) Nonverbale Beziehungsregulation in Dyaden mit schizophrenen Patienten – Ein Beitrag zur Übertragungs- Gegenübertragungsforschung. In: Streeck U, Bell K (Hrsg) Die Psychoanalyse schwerer psychischer Erkrankungen. Pfeiffer, München, S 209–228

Steimer-Krause E (1996) Übertragung, Affekt, Beziehung – Theorie und Analyse nonverbaler Interaktionen schizophrener Patienten. Lang, Bern

Thorner HA (1975) Über projektive Identifizierung. Psyche – Z Psychoanal 12 (1977) 1126–1132

Volkan DV (1976) Psychoanalyse der frühen Objektbeziehungen. Zur psychoanalytischen Behandlung psychotischer, präpsychotischer und narzißtischer Störungen. Klett-Cotta, Stuttgart (1978)

Volkan DV (1998) Die innere Welt Schizophrener. Unveröffentl. Mauskript zum Vortrag im Rahmen der »überregionalen Weiterbildung in analytischer Psychosentherapie« 1999 in München (Übers. F. Langegger)

Volkan DV (2004) Das infantile psychotische Selbst und seine weitere Entwicklung. Vandenhoeck & Ruprecht, Göttingen

Will H, Böker H (2001) Zwischen Freiheitsrausch und Hingabe: Einzelfallorientierte Untersuchungen von PatientInnen mit unipolarer Manie. In: Böker H (Hrsg) Depression, Manie und schizoaffektive Psychosen. Psychodynamische Theorien, einzelfallorientierte Forschung und Psychotherapie. Psychosozial, Gießen, S 244–256

Wurmser L (1981) Die Maske der Scham. Springer, Berlin Heidelberg New York (1990)

Vom Grenzfall zur Persönlichkeitsdiagnose

Die Borderlinepersönlichkeitsstörung

C. Rohde-Dachser

»Borderline« ist eine Diagnose, die ganz verschiedene Gefühle erweckt. Manche Psychiater bestreiten bis heute ihre Berechtigung. Therapeuten sehen sich in der Behandlung von Borderlinepatienten sehr oft mit Problemen konfrontiert, die ihre therapeutische Haltung auf eine harte Probe stellen. Patienten fühlen sich mit der gleichen Diagnose umgekehrt leicht als unheilbar abgestempelt. Gleichzeitig ist »Borderline« aber auch so etwas wie ein Kürzel für die innere Not vieler Patienten, die nur über Symptome oder Agieren zum Ausdruck gebracht werden kann, weil für die oft von frühester Kindheit an erlittenen traumatischen Erfahrungen die Worte fehlen.

In diesem Kapitel wird gezeigt, welche Theorien für die Erklärung dieses Krankheitsbildes heute zur Verfügung stehen, wie Borderlinetherapien vonstatten gehen können, und dass die Prognose einer solchen Therapie sehr viel besser ist, als lange Zeit angenommen.ls eine rein **psychiatrische** Erkrankung lange vor Freud diagnostiziert wurde.

11.1 Geschichte des Borderlinebegriffes

Die Bezeichnung »borderline« hat innerhalb der Psychiatrie eine lange Geschichte. Sie wurde erstmals von Aichhorn verwendet, der damit eine Gruppe von Patienten mit mangelnder Impulskontrolle beschrieb (Aichhorn 1925/1945). Im Jahr 1938 gebrauchte Stern die Diagnose **Borderline**, um mit ihrer Hilfe einen bestimmten Typus von Patienten zu charakterisieren, die sich von neurotischen Patienten dadurch unterschieden, dass sie mit der klassischen psychoanalytischen Methode allein nicht hinreichend behandelt werden konnten. Stern arbeitete damals bereits bestimmte Merkmale dieser Patienten heraus, die später von Kernberg aufgegriffen und in seine Beschreibung der Ich-Pathologie von Borderlinepatienten einbezogen wurden. Dazu gehörte insbesondere die Neigung, im Analytiker ein idealisiertes, allmächtiges Objekt zu sehen, das sich abrupt in ein feindliches verwandelte, sobald der Analytiker nicht in allem den Erwartungen entsprach, die der Patient an ihn stellte (Stern 1938). Knight (1953, 1954) hob demgegenüber vor allem die unscharfe Grenze zur Psychose heraus, die bei diesen Patienten nicht immer klar gezogen werden konnte. Eine ganze Reihe von Psychiatern vertrat sogar die Auffassung, dass Borderlinepatienten an einer untypischen schizophrenen Erkrankung litten, die im Gewand der Neurose auftrat (Hoch u. Polatin 1949; Hoch u. Cattell 1959). Nach ihrer An-

sicht litten Borderlinepatienten an einer »pseudoneurotischen Schizophrenie« (dazu auch Rohde-Dachser 2004, S. 17).

Um diese Begriffsvielfalt zu entwirren, schlugen Grinker et al. (1968) die **Aufteilung des Borderlinesektrums** in die folgenden vier Untergruppen vor:
a) Patienten, deren Krankheitsbild an die Psychose grenzt,
b) Patienten mit einem »Kern-Borderline-Syndrom«,
c) angepasste, abhängige, affektlose »Als-ob-Persönlichkeiten«, und
d) Patienten, deren Krankheitsbild an die Neurose grenzt.

Grinker et al. stellten zum ersten Mal auch einen **empirischen Kriterienkanon** auf, der diese vier Untergruppen miteinander verband:
a) mangelnde Ich-Identität,
b) anaklitische Beziehungen,
c) Depression durch Einsamkeit,
d) Übergewicht von Wutäußerungen (zit. nach der Zusammenfassung von Gunderson 2001/2005, S. 30).

Etwa zur gleichen Zeit entwickelte Kernberg eine **Theorie der Borderline-Persönlichkeits-Organisation**, in die neben phänomenologischen auch psychodynamische Betrachtungsweisen einbezogen waren (Kernberg 1967, 1975/1978). Kernberg sah die Borderlinestörung als Ausdruck einer spezifischen Ich-Pathologie, die auf den Einsatz primitiver Abwehrmechanismen zurückzuführen ist, zu denen vor allem Spaltung, projektive Identifizierung und Verleugnung gehören.

> ❶ Borderlinepatienten können nicht verdrängen und sind auf den Einsatz dieser archaischen Abwehrmechnismen deshalb zwingend angewiesen. Hinzu tritt eine entsprechende Pathologie der Objektbeziehungen und des Überich. Zu den unspezifischen Zeichen von Ich-Schwäche gehören mangelnde Angsttoleranz, mangelnde Impulskontrolle, mangelnde Sublimierungsfähigkeit und eine Nähe des Denkens zum Primärprozess.

Die genetischen Wurzeln dieser Ich-Pathologie sah Kernberg in einer ungewöhnlich intensiven und deshalb phasenadäquat nicht zu bewältigenden Aggression.

Gunderson u. Kolb (1978) entwickelten vor diesem Hintergrund das »Diagnostische Interview für Borderlinepatienten (DIB)« (Gunderson u. Kolb 1978; Revision durch Gunderson u. Zanarini 1983; s. dazu Rohde-Dachser 2004, S. 218 ff.), das ursprünglich vor allem der Abgrenzung der Borderlinediagnose von der Schizophrenie und den affektiven Störungen galt, bis es in der revidierten Form von 1983 zu einem der bis heute wichtigsten Instrumente wurde, um die Diagnose der Borderlinepersönlichkeitsstörung empirisch abzusichern.

Spitzer et al. (1979) konnten unter Einbeziehung der dänischen Adoptionsstudie an schizophrenen Zwillingen (Kety et al. 1968) und der Befragung von Experten, zu denen auch Kernberg und Gunderson gehörten, die »Borderlinepersönlichkeitsstörung« schließlich empirisch hinreichend von einer »schizotypischen Persönlichkeitsstörung« trennen, die eine größere Nähe zum schizophrenen Formenkreis besitzt. Im Jahr 1980 wurden diese beiden Persönlichkeitsstörungen, wenn auch nicht ohne größere Kontroverse, in das »Diagnostische und statistische Manual psychischer Störungen (DSM-III)« aufgenommen (dazu auch Gunderson 2001/2005, S. 31). Dass die Diskussion um die »Borderlinepersönlichkeitsstörung« auch danach nicht zum Stillstand kam, zeigt sich unter

anderem an der mehrmaligen, wenn auch geringfügigen, Veränderung der Kriterien der Störung bis zum DSM-IV (1994/1996).

> ❶ Heute ist die Borderlinepersönlichkeitsstörung zu einem festen Bestandteil des Verzeichnisses der Persönlichkeitsstörungen der Achse II des DSM geworden.

Die Kontroverse spiegelt eher den Paradigmenwechsel in der Psychiatrie von psychoanalytischen zu biologischen Grundlagen wieder (dazu auch Gunderson 2001/2004, S. 31), mit einer entsprechenden Kritik vor allem am psychodynamischen Verständnis der Borderlinepersönlichkeitsstörung.

11.2 Die Borderlinepersönlichkeitsstörung im DSM-IV-TR und im ICD-10

Kriterien für eine Borderlinepersönlichkeitsstörung. (Nach DSM-IV-TR; American Psychiatric Association 2000/2003)

Im DSM-IV-TR (der 2000 zuerst in englischer Sprache erschienen revidierten Auflage des DSM-IV von 1994) wird die Borderlinepersönlichkeitsstörung durch ein **tief greifendes Muster von Instabilität in zwischenmenschlichen Beziehungen, im Selbstbild und in der Affektivität** charakterisiert, **zusammen mit stark impulsgesteuertem Verhalten.** Fünf der in der folgenden Übersicht zusammengefassten neun Kriterien müssen erfüllt sein, um von einer Borderlinepersönlichkeitsstörung zu sprechen.

1. Panische Angst vor Verlassenwerden, die auf die tiefe Bindungsunsicherheit dieser Patienten hindeutet
2. Muster instabiler, aber intensiver zwischenmenschlicher Beziehungen, in denen Idealisierung und Entwertung einander abwechseln

▼

3. Identitätsstörung, die zu einer andauernden Instabilität des Selbstbildes und der Selbstwahrnehmung führt
4. Impulsives Verhalten, das sich in mindestens zwei Bereichen zeigt, die potenziell selbstschädigend sind, z. B. Substanzmissbrauch, Promiskuität oder Fressanfälle
5. Selbstmorddrohungen, suizidale Handlungen (ungefähr 10% der Menschen mit einer Borderlinediagnose verwirklichen ihre Drohungen und begehen Suizid; DSM-IV-TR, S. 774) und selbstverletzendes Verhalten
6. Affektive Instabilität und häufiger Wechsel der Affekte
7. Chronische Leeregefühle
8. Neigung zu heftigen Wutausbrüchen oder auch chronische Wut, die nur schwer kontrolliert werden kann
9. In Belastungssituationen vorübergehende Entwicklung von paranoiden Vorstellungen oder schweren dissoziativen Symptomen (leicht verkürzte Wiedergabe aus DSM-IV-TR, S. 777)

Die Prävalenz der Borderlinepersönlichkeitsstörung wird in den USA auf ca. 2% in der Allgemeinbevölkerung geschätzt. In klinischen Populationen mit Persönlichkeitsstörungen liegt sie im Bereich von 30–60% (DSM-IV-TR, S. 775). Die Borderlinepersönlichkeitsstörung wird überwiegend (ungefähr 75%) bei Frauen diagnostiziert (DSM-IV-TR, S. 775).

Die Borderlinepersönlichkeitsstörung kann zusammen mit anderen Persönlichkeitsstörungen auftreten, ebenso wie mit Symptomen aus der Achse I des DSM (Komorbidität). Die größte Komorbidität besteht auf der Achse II mit der narzisstischen und der antisozialen Persönlichkeitsstörung sowie auf der Achse I mit affektiven Störungen, Substanzmissbrauch, Bulimie und posttraumatischer Belastungsstörung (dazu auch Gunderson 2001/2005, S. 59 ff.).

In der »Internationalen Klassifikation psychischer Störungen (ICD-10)« (1991) wird die Borderlinepersönlichkeitsstörung unter die »emotional instabile Persönlichkeitsstörung« eingereiht. Die Kriterien gleichen dabei weit gehend der Borderlinepersönlichkeitsstörung im DSM-IV-TR.

❶ Festgestellt wird eine deutliche Tendenz, Impulse ohne Berücksichtigung von Konsequenzen auszuagieren, verbunden mit unvorhersehbarer und launenhafter Stimmung. Hinzu kommt die Neigung zu emotionalen Ausbrüchen und streitsüchtigem Verhalten sowie die allgemeine Unfähigkeit, impulshaftes Verhalten zu kontrollieren.

Anders als das DSM-IV-TR unterscheidet das ICD-10 dabei aber zwei Erscheinungsformen, nämlich einen **impulsiven Typus**, der vorwiegend durch emotionale Instabilität und mangelnde Impulskontrolle gekennzeichnet ist, und einen **Borderlinetypus**, der zusätzlich durch Störungen des Selbstbildes, durch ein chronisches Gefühl von Leere, durch intensive, aber unbeständige Beziehungen und eine Neigung zu selbstdestruktivem Verhalten und Suizidversuchen imponiert (ICD-10, S. 199). Nicht erwähnt werden im Vergleich zum DSM-IV-TR die übermäßige Angst des Borderlinepatienten vor dem Alleinsein, die im DSM-IV-TR an erster Stelle steht, und die Neigung, unter belastenden Situationen vorübergehend mit paranoiden Vorstellungen oder dissoziativen Symptomen zu reagieren (Kriterium 9 des DSM-IV). Aus meiner Sicht wird im ICD-10 damit die Chance vertan, über eine rein phänomenologische Ebene hinaus die psychodynamischen Hintergründe zu reflektieren, die zu der Borderlinepathologie geführt haben. Das betrifft vor allem die Bindungsunsicherheit zusammen mit traumatischen Kindheitserfahrungen (Fonagy 2001/2003; ▶ Abschn. 11.4.3).

11.3   Borderlinepersönlichkeitsstörung und Trauma

Während Kernberg ursprünglich noch davon ausgegangen war, dass die Borderlinestörung vor allem mit einer konstitutionell gesteigerten Aggression zusammenhing, häuften sich seit den 1970er-Jahren die Befunde, dass Borderlinepatienten signifikant häufiger in ihrer Kindheit körperlicher Misshandlung und/oder sexuellem Missbrauch ausgesetzt waren, als dies für andere Patientengruppen galt (Herman et al. 1989; Stone 1990; weitere Befunde bei Rohde-Dachser 2004, S. 127 ff.). Das Risiko, Opfer eines Inzests zu sein, ist dabei für Mädchen etwa sechsmal höher als für Jungen (Stone 2000, S. 8). Dies könnte auch eine mögliche Erklärung für die ungleiche Geschlechtsverteilung der Borderlinepersönlichkeitsstörung sein.

Man findet bei weiblichen Patienten mit einer Borderlinepersönlichkeitsstörung in aller Regel eine Geschichte von Inzest; insbesonders gilt dies für hospitalisierte Borderlinepatientinnen (Stone 1990, S. 188; Übersetzung d. Verf.).

Herman et al. (1989) schlugen deshalb vor, die Diagnose »Borderlinepersönlichkeitsstörung« fallen zu lassen und durch »schwere posttraumatische Belastungsstörung« zu ersetzen.

Die Frage der Verursachung der Borderlinepersönlichkeitsstörung ist bis jetzt aber keinesfalls abschließend geklärt. Borderlinepersönlichkeitsstörung und physischer bzw. sexueller Missbrauch treten zwar häufig zusammen auf. Bis zu einem Drittel der Borderlinepatienten haben aber keine solchen traumatischen Vorerfahrungen, so wie es umgekehrt auch innerhalb der Normalbevölkerung schwere Missbrauchserlebnisse in der Kindheit gibt, die nicht zu einer Borderlinepersönlichkeitsstörung führen (Paris 2000, S. 159).

❶ **Offenbar müssen angeborene Temperamentsunterschiede, zu denen auch eine gesteigerte Vulnerabilität gehört, und Umwelteinflüsse in komplexer Weise zusammenwirken, damit eine Borderlinepersönlichkeitsstörung entsteht. Im Vordergrund stehen dabei frühe pathogene Beziehungserfahrungen, die die weitere Entwicklung des Kindes entscheidend behindern.**

Die Psychoanalyse hat dazu eine ganze Reihe von Annahmen vorgelegt, die sich auch in den Therapieempfehlungen niederschlagen, die für die Behandlung der Borderlinepersönlichkeitsstörung gelten.

11.4 Psychotherapie der Borderlinepersönlichkeitsstörung

11.4.1 Grundlagen

Für die Therapie der Borderlinestörung stehen grundsätzlich sowohl psychoanalytisch orientierte als auch behaviorale Ansätze zur Verfügung (Leitlinien zur Behandlung der Borderlinepersönlichkeitsstörung der American Psychiatric Assoziation 2001/2005).

❶ **Gemeinsam ist den Therapieansätzen die Betonung der Bedeutung einer tragfähigen therapeutischen Beziehung, einer möglichst klaren Strukturierung des psychotherapeutischen Settings und – wo notwendig – der Einführung von Grenzsetzungen zur Eindämmung selbst- oder fremddestruktiven Agierens. Jede Form von Borderlinetherapie kann darüber hinaus mit Psychopharmaka kombiniert werden (American Psychiatric Assoziation 2001/2005, S. 103).**

Daneben gibt es aber auch schulenspezifische Ausrichtungen. Behaviorale Therapien befassen sich mit starren Denkmustern, Gefühlen und Verhaltensweisen, die sich im Sinne der Lerntheorie selbst verstärken und aus diesem Grund fortbestehen. Psychodynamisch geschulte Therapeuten richten ihre Aufmerksamkeit vor allem auf innerpsychische Strukturen und unbewusste Konflikte, die sich der Steuerung des Ich entziehen und deshalb nur über die Entwicklung von Symptomen ins Bewusstsein dringen können. In der Therapie werden diese **inneren Konflikte** in der Beziehung zum Pychotherapeuten oder Psychoanalytiker inszeniert und können auf diese Weise bewusst gemacht und einer Veränderung zugeführt werden.

Unter den psychodynamischen Therapieansätzen dominieren gegenwärtig die Ansätze von Otto F. Kernberg (Clarkin et al. 1999/2001) und Peter Fonagy (Bateman u. Fonagy 2004). Unter den verhaltenstherapeutisch orientierten Therapien hat sich die **dialektisch behaviorale Therapie** von Marsha Linehan (1993/1996) als besonders erfolgreich erwiesen. Alle drei Therapieformen liegen mittlerweile auch als störungsspezifisches Manual vor. Die

Fortentwicklung der psychoanalytischen Methode, insbesondere durch die Postkleinianer (Steiner 1993/1998; Britton 1998/2001), erlaubt es heute auch, immer mehr Borderlinepatienten einer psychoanalytischen Therapie im engeren Sinne zuzuführen (dazu auch Rohde-Dachser u. Wellendorf 2004).

Im Folgenden sollen die psychoanalytisch orientierten Therapieansätze von Kernberg und Fonagy genauer betrachtet werden.

11.4.2 Übertragungsfokussierte Borderlinetherapie nach Otto F. Kernberg

Für Kernberg ist die Borderlinepersönlichkeitsstörung Ausdruck einer **spezifischen Ich-Pathologie**, die sich vor allem in der mangelnden Fähigkeit zeigt, frühe Selbst- und Objektbilder, die sich um die Erfahrung von »gut« und »böse« gruppieren, in reifere Selbst- und Objektrepräsentanzen zu integrieren (Kernberg 1975/1978; Kernberg 1989/1993; Clarkin et al. 1999/2001). Die frühen, schwarz-weiß gezeichneten Selbst- und Objektrepräsentanzen bleiben statt dessen erhalten und werden auch im Erwachsenenleben unbewusst immer wieder neu in Szene gesetzt. Dabei werden sie vom Patienten nicht als vergangen, sondern als gegenwärtig erlebt. Um die damit verbundene Verzerrung der Realität aufrechtzuerhalten, bedarf es des Einsatzes primitiver Abwehrmechanismen, vor allem der Spaltung, der Verleugnung und der projektiven Identifizierung. Der Aufbau einer stabilen Identität wird dadurch ernsthaft behindert. Die Patienten zeigen statt dessen Anzeichen einer massiven **Identitätsdiffusion**. Umso intensiver ist ihr Gefühl des Angewiesenseins auf andere, deren Gegenwart dazu verhilft, die eigenen Leeregefühle und die Angst vor Selbstverlust zu übertünchen. Selbstverletzungen, Selbstmorddrohungen und sehr oft auch Selbstmord können dann als Versuch verstanden werden, bedeutsame Objekte, die sich zu entziehen drohen, wieder unter Kontrolle zu bringen.

Gegenstand der Borderlinetherapie, die mittlerweile auch als Manual vorliegt (Clarkin et al. 1999/2001), ist für Kernberg dementsprechend vor allem die Arbeit mit den internalisierten Objektbeziehungen des Patienten, die in der therapeutischen Beziehung zur Darstellung gelangen. Internalisierte Objektbeziehungen bestehen grundsätzlich aus einer **Selbst- und einer Objektrepräsentanz**, die durch einen jeweils spezifischen Affekt miteinander verbunden sind. Bei Borderlinepatienten sind diese Affekte, ebenso wie die mit ihnen verbundenen Selbst- und Objektrepräsentanzen, hochgradig widersprüchlich. Der Patient selbst kann diese Widersprüche nicht erkennen, sondern nur wechselnd in Szene setzen. Dabei kann die Rollenverteilung zwischen Selbst und Objekt innerhalb der jeweils dargestellten Dyade oszillieren. Das heißt, dass die Eigenschaften des Selbst jederzeit auf das Objekt übertragen werden können, während dessen Eigenschaften dem Selbst zugeschrieben werden, und umgekehrt (Clarkin et al. 19999/2001, S. 14 f.). Ein Patient kann sich beispielsweise in einem Moment als verfolgtes Kind fühlen und auf den Therapeuten die Rolle des Verfolgers projizieren, während er im nächsten Moment unbewusst selbst in die Rolle des Verfolgers schlüpft und den Therapeuten zu tyrannisieren versucht (Clarkin et al. 19999/2001, S. 14 f.). Dieses abrupte **Oszillieren** erklärt einen Teil der Verwirrung im subjektiven Erleben des Borderlinepatienten ebenso wie in seinen zwischenmenschlichen Beziehungen (Clarkin et al. 19999/2001, S. 15). Die internalisierten, voneinander abgespaltenen Dyaden können darüber hinaus auch eingesetzt werden, um eine andere Dyade mit entgegengesetztem affektiven Inhalt, der stärker angstbesetzt ist, vom Erleben fernzuhalten. Sehr oft wird zu diesem Zweck eine hasserfüllte innere Dyade aktiviert, um eine andere Dyade abzuwehren, die von einem liebenden Affekt getragen ist (Clarkin et al. 1999/2001, S. 15).

❗ **Die psychodynamische Psychotherapie von Borderlinepatienten konzentriert sich für Kernberg vor allem auf das Erkennen und die Analyse dieser internalisierten Beziehungsrepräsentanzen, auf den Rollenwechsel zwischen Selbst- und Objektrepräsentanz und auf die Abwehr einer Beziehungsrepräsentanz durch eine andere, entgegengesetzte, deren Auftauchen der Patient abzuwehren sucht. Die Deutungen des Therapeuten richten sich dabei auf das Hier und Jetzt der therapeutischen Beziehung und die dort ge-**

rade aktualisierte Übertragung. Das von Kernberg vorgeschlagene Therapiekonzept heißt deshalb auch »übertragungsfokussierte Psychotherapie«.

Besonderen Wert legt Kernberg dabei auf die Analyse der negativen Übertragung.

11.4.3 Mentalisierungsbasierte Borderlinetherapie nach Peter Fonagy

Für Peter Fonagy ist die Borderlinepersönlichkeitsstörung vor allem ein Ausdruck der **Unfähigkeit zur Mentalisierung.** Unter »Mentalisierung« wird die Fähigkeit verstanden, in sich und anderen Gefühle wahrzunehmen und diese dabei als psychische Phänomene zu begreifen (Fonagy u. Target 2000). Kinder besitzen diese Fähigkeit nicht von Anfang an. Sie erleben Gefühle und Gedanken zunächst in zwei verschiedenen Modalitäten, die nebeneinander bestehen: dem Als-ob-Modus und dem Modus psychischer Äquivalenz. Im Als-ob-Modus wird die Realität vorübergehend suspendiert: Das Kind spielt, dass Kuscheltiere schlafen gehen, und tut so, als ob das Wirklichkeit wäre. Im Äquivalenzmodus erlebt das Kind im Gegensatz dazu seine Gedanken und Gefühle so, als ob sie Realität wären: Die Vorstellung von einem Krokodil unter dem Bett hat dann die gleiche erschreckende Funktion wie ein wirkliches Krokodil (magisches Denken). Bei normaler Entwicklung können Kinder im Alter von etwa vier Jahren diese beiden Modi allmählich in einen übergeordneten mentalen Zustand integrieren, der eine Reflexion dieser Erlebensweisen ermöglicht. Damit hat das Kind die Fähigkeit zur Mentalisierung erworben (Fonagy et al. 2002/2004).

Borderlinepatienten erreichen aufgrund von frühen Traumatisierungen diese Fähigkeit in der Regel nicht. Sie können von daher auch weder die eigenen Gefühle noch die des Gegenübers adäquat wahrnehmen. Sie müssen sich deshalb auf weit gehend phantasierte Muster verlassen, die an die Stelle der Realität gesetzt werden. In einem weiteren Schritt müssen andere dann dazu gebracht werden, sich so zu verhalten, wie der Patient dies erwartet. Sonst bliebe die Umwelt vollständig un-

strukturiert. Die Abgleichung erfolgt auf dem Weg der **projektiven Identifizierung,** die auch von Kernberg als ein Hauptabwehrmechanismus von Borderlinepatienten beschrieben wurde. Nach Fonagy **müssen** Borderlinepatienten ihre Gefühlszustände auf andere projizieren, damit sie sie überhaupt wahrnehmen können, wenn auch auf dem Umweg der Projektion der eigenen Gefühle auf das Gegenüber. Der Vorgang selbst kann vom Patienten nicht reflektiert werden und unterliegt von daher der endlosen Wiederholung. Denn Borderlinepatienten fehlt die mentale Fähigkeit der **Metakognition,** die mit dem Erwerb der Mentalisierung einhergeht. Das von Fonagy in Zusammenarbeit mit Bateson vorgestellte »Manual zur Therapie der Borderlinepersönlichkeitsstörung« zielt vor allem auf den Erwerb der Fähigkeit zur Mentalisierung. Die von ihm vorgeschlagene Therapieform heißt deshalb auch **mentalisierungsbasierte Therapie** (»mentalization-based treatment«; Bateman u. Fonagy 2004).

❗ **In dieser, auf einer Kombination von Einzel- und Gruppentherapie beruhenden Therapieform soll der Patient vor allem lernen, seine Gefühle von sich und anderen, die er bis dahin nur handelnd in Szene setzen konnte, als innere Befindlichkeiten zu erkennen, die der eigenen Kontrolle unterliegen und damit grundsätzlich auch veränderbar sind.**

Um dies zu erreichen, bedarf es auch hier einer sorgfältigen Konzentration auf das Hier und Jetzt der therapeutischen Beziehung; hierbei sollte vor allem die **kognitive Ebene,** auf der der Patient sich gerade bewegt, berücksichtigt und dem Patienten verdeutlicht werden. Übertragungsdeutungen im Sinne Kernbergs treten demgegenüber in den Hintergrund. Fonagy glaubt, dass Borderlinepatienten mit ihren kognitiven Einschränkungen damit leicht überfordert werden könnten (Fonagy et al. 2002, S. 117 f.). Die mentalisierungsbasierte Therapie von Bateman u. Fonagy ist demgegenüber stärker kognitiv strukturiert. Bei der Durchführung in einem teilstationären Setting konnten Bateman u. Fonagy in einer randomisierten kontrollierten Studie die Wirksamkeit einer psychoanalytisch orientierten Behandlung, bei der die dynamische Thera-

pie das wichtigste Element war, nachweisen (Bate-
mann u. Fonagy 1999).

11.5   Zusammenfassung

Die Entwicklung der Borderlinediagnose vom unklaren Grenzfall hin zu einer Persönlichkeitsstörung mit klar definierten Kriterien, die eng an das
Konzept der »borderline personality organization«
von Kernberg angelehnt sind, das auch für das Manual der übertragungsfokussierten Borderlinetherapie Pate stand, bis hin zur Einbeziehung der Bindungstheorie und des Konzeptes der Mentalisierung durch Fonagy zeugen von der **fruchtbaren
Beziehung zwischen Psychoanalyse und Psychiatrie**
gerade auf dem Gebiet der Borderlinestörungen.
Der Umfang des in diesem Zusammenhang ange-
sammelten theoretischen und klinischen Wissens
lässt sich unter anderem an dem im Jahr 2000 erschienenen »Handbuch für Borderlinestörungen«
ablesen (Kernberg et al. 2000), das 945 Seiten umfasst, unter Beteiligung einer Vielzahl psychoanalytischer Autoren.

❶ **Die Herausarbeitung klarer therapeutischer Strategien sowohl auf pschodynamischer als auch
auf behavioraler Grundlage hat mittlerweile
auch zu einer sehr viel günstigeren Einschätzung
der Prognose der Borderlinetherapie geführt, als
dies noch vor kurzer Zeit der Fall war.**

Im DSM-IV-TR wurde im Abschnitt über den Verlauf der Borderlinepersönlichkeitsstörung der Satz
hinzugefügt, dass Borderlinepatienten, die sich in
therapeutischer Behandlung befinden, oft schon
im ersten Behandlungsjahr eine deutliche Verbesserung zeigen und in der Katamnese nach etwa 10 Jahren kein Verhaltensmuster mehr erkennen lassen, das die Kriterien der Borderlinepersönlichkeitsstörung vollständig erfüllt (DSM-IV-TR,
S. 775 f.). Daran hat mit Sicherheit eine Vielfalt von
Therapiemethoden ihren Anteil. Der mittlerweile
auch empirisch validierte psychodynamische Ansatz (American Psychiatric Association 2001/2005,
S. 40 ff.; Gunderson 2001/2005, S. 280 ff.) ist daraus
aber nicht mehr wegzudenken.

Literatur

Aichhorn A (1925/1945) Wayword youth. Viking, New
York
American Psychiatric Association (1980/1984) Diagnos-
tisches und Statistisches Manual Psychischer Störun-
gen (DSM-III). Beltz, Weinheim Basel
American Psychiatric Association (1994/1996) Diagnos-
tisches und Statistisches Manual Psychischer Störun-
gen (DSM-IV). Hogrefe, Göttingen Bern Toronto
Seattle
American Psychiatric Association (2000/2003) Diagnos-
tisches und Statistisches Manual Psychischer Störun-
gen – Textrevision (DSM-IV-TR). Hogrefe, Göttingen
Bern Toronto Seattle
American Psychiatric Association (2001/2005) Leitlinien zur
Behandlung der Borderline-Persönlichkeitsstörung.
Huber, Bern Göttingen Toronto Seattle
Bateman AW, Fonagy P (1999) The effectiveness of partial
hospitalization in the treatment of borderline person-
ality disorder: a randomized controlled trial. Am J Psy-
chiatry 156: 1563–1569
Bateman A, Fonagy P (2004) Psychotherapy for borderline
personality disorder. University Press, New York Ox-
ford
Britton R (1998/2001) Glaube, Phantasie und psychische
Realität. Psychoanalytische Erkundungen. Klett-Cot-
ta, Stuttgart
Clarkin JF, Yeomans FE, Kernberg OF (1999/2001) Psychotherapie der Borderline-Persönlichkeit. Manual zur
psychodynamischen Therapie. Schattauer, Stuttgart
Deutsches Institut für Medizinische Dokumentation und
Information (DIMDI) (Hrsg) (2003) ICD-10-GM 2004. In-
ternationale statistische Klassifikation der Krankheiten
und verwandter Gesundheitsprobleme. 10. Revision –
German Modification. Version 2004. Deutscher Ärzte-
Verlag, Köln
Fonagy P (2001/2003) Bindungstheorie und Psychoana-
lyse. Kett-Cotta, Stuttgart (2003)
Fonagy P, Target M (2000) Mit der Realität spielen. Zur
Doppelgesichtigkeit psychischer Realität von Border-
line-Patienten. Psyche – Z Psychoanal 55: 961–995
Fonagy P, Gergely G, Jurist EL, Target M (2002/2004) Affek-
tregulierung, Mentalisierung und die Entwicklung des
Selbst. Klett-Cotta, Stuttgart
Grinker RR, Drye R (1968) The borderline syndrome. A be-
havioral study of ego functions. Basic Books, New
York
Grinker R, Werble B, Drye R (1968) The borderline syn-
drome: a behavioral study of ego functions. Basic
Books, New York Gunderson JG (2001/2005) Border-

line. Diagnostik, Therapie, Forschung. Huber, Bern Göttingen Toronto Seattle

Gunderson JG, Kolb J (1978) Discriminating features of borderline patients. Am J Psychiatry 135: 792–796

Gunderson JG, Zanarini MC (1983) Diagnostisches Interview für Borderline-Patienten (DIB-R). In: Rohde-Dachser C (2004) Das Borderline-Syndrom. Huber, Bern Göttingen Seattle Toronto, S 218–233. (Modifikation 1992)

Herman JL, Perry C, Kolk BA von der (1989) Childhood trauma in borderline personality disorder. Am J Psychiatry 146: 490–495

Hoch PH, Cattell JP (1959) The diagnosis of pseudoneurotic schizophrenia. Psychiatr Q 33: 17–43

Hoch PH, Polatin P (1949) Pseudoneurotic forms of schizophrenia. Psychiatr Q 23: 248–276

Kernberg OF (1967) Borderline personality organization. J Am Psychoanal Assoc 15: 641–685

Kernberg OF (1975/1978) Borderlinestörungen und pathologischer Narzissmus. Suhrkamp, Frankfurt aM

Kernberg OF (1989/1993) Psychodynamische Therapie bei Borderline-Patienten. Huber, Bern

Kernberg OF, Dulz B, Sachsse U (Hrsg) (2000) Handbuch der Borderline-Störungen. Schattauer, Stuttgart New York

Kety S, Rosenthal D, Wender PH, Schulsinger F (1968) The types and prevalence of mental illness in the biological and adoptive families of adopted schizophrenics. In: Rosenthal D, Kety S (eds) The transmission of schizophrenia. Pergamon Press, New York, pp 345–362

Knight R (1953) Borderline states. Bull Meninger Clin 17: 1–12

Knight R (1954) Management and psychotherapy of the borderline schizophrenic patient. In: Knight R, Friedman C (eds) Psychoanalytic psychiatry and psychology. International Universities Press, New York

Linehan MM (1993/1996) Dialektisch-behaviorale Therapie der Borderline-Persönlichkeitsstörung. CIP-Medien, München

Paris J (2000) Kindheitstrauma und Borderline-Persönlichkeitsstörung. In: Kernberg OF, Dulz B, Sachsse U (Hrsg) Handbuch der Borderline-Störungen. Schattauer, Stuttgart New York, S 159–166

Rohde-Dachser C (2004) Das Borderline-Syndrom, 7, vollst. überarb., erw. Auflage. Huber, Bern Göttingen Toronto Seattle

Rohde-Dachser C, Wellendorf F (Hrsg) (2004) Inszenierungen des Unmöglichen. Theorie und Therapie schwerer Persönlichkeitsstörungen. Klett-Cotta, Stuttgart

Spitzer RL, Endicott J, Gibbon M (1979) Crossing the border into borderline personality and borderline schiz-

ophrenia: the development of criteria. Arch Gen Psychiatry 36: 17–24

Steiner J (1993/1998) Orte des seelischen Rückzugs. Pathologische Organisationen bei psychotischen, neurotischen und Borderline-Patienten. Klett-Cotta, Stuttgart

Stern A (1938) Pychoanalytic investigation of and therapy in the borderline group of neuroses. Psychoanal Q 7: 467–489

Stone M (2000) Entwickelt sich die Borderline-Persönlichkeitsstörung zu einem Massenphänomen? Überblick über epidemiologische Daten und Hypothesen. In: Kernberg OF, Dulz B, Sachsse U (Hrsg) Handbuch der Borderline-Störungen. Schattauer, Stuttgart New York, S 3–9

Stone MH (1990) Incest in the borderline patient. In: Kluft RP (ed) Incest related syndromes of adult psychopathology. American Psychiatric Press, Washington, DC, pp 183–204

Diagnostische Probleme

Braucht die internationale klassifizierende Diagnostik noch die Psychodynamik – und wozu?

J. Küchenhoff

Nachdem wir uns daran gewöhnt haben, mit dem »Diagnostischen und statistischen Manual psychischer Störungen (DSM IV)« und der »Internationalen Klassifikation psychischer Störungen (ICD-10)« zu leben, können wir feststellen, dass die Befürchtungen, die psychodynamisch denkende Psychiater und Psychoanalytiker teilten, durchaus berechtigt waren: Die radikal klassifizierende Diagnostik zielte darauf ab, ein Denken in (vordem vorwiegend psychodynamischen) Zusammenhängen aufzulösen und Syndrome nebeneinander zu stellen, ohne sie hierarchisch zu ordnen oder sie aufeinander zu beziehen. Gesucht und scheinbar gefunden wurde die voraussetzungslose, »atheoretische«, nur an Algorithmen ihrer Operationalisierung gebundene Diagnostik. Die Zusammenhänge mussten sekundär wieder aufgebaut werden, daher der Begriff der Komorbidität, der auf der alleruntersten Stufe einer Zusammenhangshypothese lediglich das gemeinsame Auftreten verschiedener Störungen zu konstatieren erlaubt. Die Konzeptabstinenz, von vielen Kritikern auch als Konzeptionslosigkeit gegeißelt, ist in den gegenwärtig bestehenden Klassifikationssystemen Programm, nicht Versehen.

12.1   Die Marginalisierung der psychodynamischen Diagnostik und ihre Folgen

Dass das psychodynamische Denken so erfolgreich marginalisiert werden konnte, hatte darüber hinaus natürlich Ursachen, die z. T. in seinen eigenen Konzepten zu finden waren. Sicher, die Erfolge der Neurobiologie waren oder schienen überzeugend, und alternative therapeutische Angebote, wie die kognitive Verhaltenstherapie, haben sich auf dem Markt erfolgreich durchgesetzt. Diese Befunde können nicht darüber hinwegtäuschen, dass psychodynamische Konzepte lange Zeit zu psychiatrie-kritisch und zu ambivalent in Bezug auf die psychiatrische Alltagsversorgung geblieben waren, um sich erfolgreich als Instrumente der praktischen Basisarbeit anzubieten. Und sie waren zu komplex und voraussetzungsreich, um sich leicht vermitteln zu lassen. Außerdem sind psychodynamische Behandlungsmodelle meist nur für ein **Segment psychischer Erkrankungen** entwickelt worden; der Anspruch der Psychoanalytiker war allumfassend. In Wirklichkeit blieben allerdings viele Bereiche der Psychiatrie psychodynamisch unreflektiert.

Lohnt es, die im Titel meines Beitrags angezielte Frage heute nochmals aufzugreifen? Lohnt es noch, sich zu fragen, ob und wozu die psychiatrische Klassifikation die psychodynamische Diagnostik braucht? Es gibt mindestens vier Gründe dafür, sich die Frage immer noch oder erneut zu stellen:

- ICD 11 und DSM V werden vorbereitet, zumindest theoretisch hat die psychodynamische Diagnostik erneut die Chance, sich wieder in die Systeme einzubringen.
- Die Schwierigkeiten der psychiatrisch klassifizierenden Diagnostik werden unabhängig von psychodynamischen Perspektiven im täglichen klinischen und forschungsbezogenen Umgang mit den Klassifikationsinventaren deutlicher.
- Die psychodynamische Diagnostik hat sich selbst gewandelt, nicht zuletzt durch die Versuche ihrer eigenen Operationalisierung, und es ist zu untersuchen, ob sie dadurch attraktiver geworden ist.
- Schließlich ist es wichtig zu untersuchen, welche Lücken der Verlust psychodynamischen Denkens in den Klassifikationssystemen hinterlassen hat, und wie diese zu schließen sein könnten.

Die Antwort wird in zwei Schritten gesucht. Im ersten Teil (▸ Abschn. 12.2) werden die den psychiatrischen Klassifikationssystemen **inhärenten Mängel** aufgedeckt; im zweiten Teil (▸ Abschn. 12.3) wird die **psychodynamische Diagnostik** daraufhin untersucht, wo sie dazu geeignet ist, die Mängel auszugleichen.

12.2 Psychiatrische Diagnostik in den gegenwärtigen Klassifikationssystemen

12.2.1 Störungsbegriff und wissenschaftstheoretische Vorannahmen

Wissenschaftstheorie ist notwendig, um auch für diagnostische Klassifikationssysteme den theoretischen Bezugsrahmen und die expliziten oder impliziten Grundannahmen, denen die Inventare sich verpflichten, herauszuarbeiten (cf. Küchenhoff 2001). Einige epistemologische Hinweise zum Störungsbegriff sollen deshalb am Anfang stehen. Der reduktive oder eliminative Materialismus und das medizinische Modell haben bei der Formulierung der Störungskonzepte Pate gestanden (cf. Orlinsky 2003; Küchenhoff 2003). Das biopsychosoziale Modell wird zwar als Theoriebasis und methodologische Grundlage von Psychiatrie behauptet, aber nicht durchgehend ernst genommen.

Es besteht in der psychiatrischen Forschung eine ausgeprägte Neigung, die biologische Störung als ursächlich für die mentale anzusehen im Sinne eines unreflektierten dualistischen Leib-Seele-Konzepts (Mundt 2004).

Was lässt sich über die explizite, selbstdeklarierte wissenschaftstheoretische Zuordnung sagen? Das ICD-10 (1991) führt den Störungsbegriff folgendermaßen ein:

Der Begriff »Störung« (disorder) wird in der gesamten [ICD 10-]Klassifikation verwendet, um den problematischen Gebrauch von Ausdrücken wie »Krankheit« oder »Erkrankung« weitgehend zu vermeiden (ICD 10, S. 19).

Der Begriff ist also zunächst **negativ** definiert. Er hat seinen Wert darin, andere Begriffe zu negieren. Durch die Wahl eines nichtssagenden Begriffes wurde ein Denken abgewiesen, das einseitig und vorschnell in nosologischen Konzepten befangen war. Der Störungsbegriff sollte öffnen und eingespielte Denkmuster hinterfragen. Dass er »kein exakter Begriff« ist, wird sogleich einbekannt. Er soll dennoch dazu dienen:

… einen klinisch erkennbaren Komplex von Symptomen oder Verhaltensweisen an(zu)zeigen, die immer auf der individuellen und oft auch auf der Gruppen- oder sozialen Ebene mit Belastung und mit Beeinträchtigung verbunden sind, sich aber nicht auf der sozialen Ebene allein darstellen (ICD 10, S. 19).

Der Störungsbegriff will nosologisch neutral sein, und er fordert, dass die beschriebenen Sachverhalte deskriptiv, als Phänomene, erkennbar sind. Er impliziert eine **phänomenologische Grundhaltung**, die darin besteht, von den theoretischen Zugangsweisen, den konzeptuellen Vorurteilen zu abstrahieren, sie auszuklammern, um zum Phänomen vorzustoßen, das dann je unterschiedlich interpretiert werden kann (und wahrscheinlich muss).

Ist der Störungsbegriff den beiden Zielen der nosologischen Abstinenz und der phänomenologischen Reduktion wirklich gerecht geworden? Zunächst zur nosologischen Abstinenz: Meines Erachtens hat er dieses sinnvolle Anliegen kaum erfüllen können. Oft genug unmerklich oder unreflektiert werden Störungen doch wieder als Krankheiten angesehen. Die Sprache ist, wie immer, verräterisch: Einer Wiederkehr des Verdrängten kommt es gleich, wenn ständig von Komorbidität gesprochen wird, da wo das gemeinsame Auftreten unterschiedlicher Störungen gekennzeichnet werden soll. »Morbus« ist bekanntlich die Krankheit, im Begriff der Komorbidität widerlegt sich die Krankheitsnegation des Störungsbegriffes selbst. Aber auch die Rede von »störungsspezifischer Therapie« ist nicht ohne nosologische Fallstricke. Die genaue Anmessung von Behandlungsschritten an eine deskriptive Konvention verleiht dieser ein Gewicht, das zur **Verdinglichung** tendiert, also dazu, aus der Konvention eine krankheitswertige Wirklichkeit zu machen.

Dieses Moment der Verdinglichung (Orlinsky 2003) ist nicht zu überschätzen. Störungen sind definitorische Konventionen, keine Realitäten. Nehmen wir die Borderlinepersönlichkeitsstörung als Beispiel: Sie ist als Beschreibung recht ungenau und allgemein. Das mag hingehen, solange die ungenaue Kategorie nicht als Entität missverstanden wird. Sobald wir aber, z. B. nach biologischen, Markern suchen, die dieser Entität entsprechen, haben wir die Konvention verdinglicht. Es ist höchst unwahrscheinlich, dass dem groben konventionellen Etikett eine präzise biologische Realität entspricht.

Nun zur phänomenologischen Reduktion. Störungen müssen klinisch erkennbar sein und als Symptome oder Verhaltensauffälligkeiten imponieren, sagt uns das ICD. Nun werden sie aber definiert, und zwar durch Kriterien, die operationalisiert sind. **Operationalisierung** heißt, beobachtbare Kriterien zu finden, die im Sinne eines bestimmten Algorithmus zu einer Definition zusammentreten. Diese Definitionen sind notwendig reduktiv, und sie sind notwendig konventionell. Der kriteriengeleitete klinische Blick wählt aus der klinischen Vielfalt aus; er blendet andere mögliche Zusammenhänge aus. Die diagnostischen Konventionen erlauben es, diagnostische Etiketten klar und im klinischen und wissenschaftlichen Sprachgebrauch übereinstimmend zu benutzen. Was als phänomenologische Reduktion auftritt, ist also keine Rückführung auf eine ärztlich-klinische Erfahrung, sondern auf ein Set von Kriterien. Deren Auswahl kann nicht frei von Interpretation sein. Deshalb liegt allenfalls eine halbierte phänomenologische Reduktion vor.

❶ Wissenschaftstheoretisch ist es notwendig , die gewählten Kriterien auf zugrunde liegende »biases«, Theoriefilter, zu befragen.

Dies geschieht leider wenig; der Anspruch auf theoriefreie Diagnostik verstellt den Blick auf die – immer kritisch zu hinterfragenden – Theorievoraussetzungen.

12.2.2 Verlust inhaltlicher Zusammenhänge in der psychiatrischen Klassifikation und seine unwissenschaftliche Überwindung

Die Inventare haben sich einer **radikalen Deskriptivität** verpflichtet; nach den festgelegten Kriterien werden klinische Auffälligkeiten beschrieben. Verhaltensweisen und Erlebnisformen werden auf diese Weise in eine Vielzahl von psychiatrischen Diagnosen zerschnitten (Pincus et al. 2004). Ein kategoriales Denken erlaubt nur eine Zuordnung klinischer Eigentümlichkeiten zu den diagnostischen

Definitionen. Dimensionen, die in verschiedenen klinischen Manifestationen in unterschiedlicher Ausprägung in Qualität und Quantität verändert sind, bleiben unberücksichtigt. So entsteht ein breiter horizontaler Teppich von Diagnosen, der unübersichtlich zu werden droht, und der den Kliniker ratlos hinterlassen kann. Da es in den Inventaren keine theoretisch ausgewiesenen Vertikalen gibt, die eine sinnvolle Hierarchie der Phänomene erlauben, ist es nicht leicht, Prioritäten im therapeutischen Vorgehen festzulegen. Die horizontale Komplexität muss allerdings reduziert werden, um sinnvolle klinische Entscheidungen treffen zu können. Im Alltag geschieht dies wohl am ehesten dadurch, dass viele Diagnosen, die nach den Inventaren zu stellen wären, gar nicht erfasst werden. Eine Alternative ist die vertikale Einführung von Prioritäten und Zusammenhängen »nach Art des Hauses«, also nicht wissenschaftlich, sondern durch klinische Erfahrung abgestützt. Beide Lösungen sind natürlich gleichermaßen inakzeptabel.

12.2.3 Notwendigkeit von psychopathologischen Zwischengliedern und einer klinischen Theorie

Schon die **antinosologische Haltung** der Inventare verbietet es, ein deskriptives Phänomen, wie es mit den konventionellen Störungsetiketten beschrieben wird, mit Krankheit selbst gleichzusetzen. Phänomene sind nicht zugleich Erklärungen; eine Depression zu beschreiben, erklärt nicht das Entstehen der Depression. Orlinsky (2003) hat zu Recht betont, dass ein störender oder gestörter Prozess aufgefunden werden muss, der konzeptuell von den Symptomen unabhängig ist, die er produziert. Ansonsten erliegt man einem logischen Kurzschluss. Schon Karl Jaspers (1913/1973) hatte für die Entstehung der schweren psychiatrischen Erkrankungen einen (biologisch fundierten) Krankheitsprozess formuliert, der die Endogenität, die biologische Eigengesetzlichkeit der Krankheitsentwicklung erklären sollte. Dieser Prozess war allerdings reine Setzung, keineswegs unabhängig von der klinischen Beobachtung. Heute wird das Verhältnis von Phänomenoberfläche und zugrunde liegendem Prozess in anderer Weise verkürzt. Wenn behauptet wird, dass ein gestörter Kortisolstoffwechsel eine Depression ausmacht, gleichgültig ob depressive Phänomene vorliegen, so wird zwar nicht mehr vom Phänomen kurzschlusshaft auf den Prozess, aber allerdings ebenso kurzschlüssig umgekehrt von einem konkreten biologischen Geschehen auf das Phänomen geschlossen. In beiden Fällen fehlt die unabhängige Beschreibung von und die **Vermittlung zwischen Symptom- und Prozessebene.**

Anders gesagt: Die Konvention der Störungsbeschreibung auf der einen und das biologisch gedachte Prozessgeschehen auf der anderen Seite sind weit voneinander entfernt, sie können nicht unmittelbar miteinander verbunden werden. Diese Verbindungen müssen komplex gedacht und gleichsam von beiden Seiten her vorangetrieben werden.

❶ **Es war ein Anliegen auch der psychodynamischen Diagnostik, die deskriptiven Klassifikationen durch eine Diagnostik zu erweitern, die Charakteristika eines psychologischen Prozesses zu beschreiben erlaubt, der der Störung zugrunde liegen mag.**

Aber das war sicherlich nicht allein ein psychodynamisches Anliegen. Es war die Aufgabe einer »Psychopathologie als Grundlagenwissenschaft« (Janzarik 1979), das **Erleben** in den Mittelpunkt der psychiatrischen Forschung zu stellen, als Flucht- und Einigungspunkt der verschiedenen wissenschaftlichen Zugänge; dabei hat sie sich nicht auf die bloße Deskription beschränkt, sondern psycho(patho)logische Konzepte entwickelt, um Erlebnisweisen zu beschreiben, die als Grundmechanismen des – gesunden und gestörten – Seelenlebens gelten können, und die die Symptomentstehung, wenn nicht die Ätiologie, aber doch die Pathogenese, von diesen her zu beschreiben erlauben. Psychopathologie geht nicht auf in deskriptiver Psychologie, sie ist nicht mit operationaler Klassifikation gleichzusetzen oder auf eine experimentelle, funktionsorientierte Wissenschaft zu verengen. Psychopathologie hatte den Anspruch, **Grundlagenwissenschaft** zu sein, Verstehens-, Zusammenhangs- und Prozessmodelle für die Psychiatrie zu liefern, und sie sollte ihn sich wieder zu eigen machen. So hat Tellenbach (1961) die melancholische

Abwandlung aus der spezifischen Persönlichkeitsstruktur des später melancholischen Menschen entwickelt; so hat Janzarik (1988) Struktur und Dynamik des Erlebens, ausgehend von der Gestalttheorie, aufeinander bezogen und z. B. aus der Veränderung der Dynamik, z. B. also der Affektivität, Folgen für die Struktur, z. B. also für die kognitiven Bestände, aufgezeigt. Ciompi (1982) hat im Konzept der Affektlogik ein ähnliches Ziel im Auge, Affekt und Vernunft modellhaft miteinander zu verknüpfen. Zu denken ist auch an Blankenburgs anthropologische Analysen der natürlichen Selbstverständlichkeit (Blankenburg 1971), an Glatzels Entwicklung psychopathologischer Phänomene aus dem soziologischen oder sozialphilosophischen Situationsbegriff (Glatzel 1978). Die Liste ließe sich fortsetzen; allen Ansätzen gemeinsam ist die Suche nach den Zwischengliedern im Erleben, nach den psychologischen Prozessen, die zu einer krankhaften Veränderung führen können. Symptomatisch für den Verlust der Psychopathologie als einer Grundlagenwissenschaft ist die überraschend einfältige Gleichsetzung von deskriptiven Ratingverfahren, wie dem »Association-for-methodology-and-documentation-in-psychiatry- (AMDP-)System, mit Psychopathologie überhaupt, die den oben beschriebenen Fehlschluss gut belegt: Als wäre die Beschreibung von Symptomen nach operationalisierten Kriterien schon die Sache selbst!

❶ **Meine These ist nun, dass Psychopathologie heute sich immer mehr auf Klassifikation oder auf das Erfassen funktionaler Detailzusammenhänge beschränkt; sie hat den grundlagenwissenschaftlichen Anspruch vernachlässigt. Meine These lautet weiter, dass die psychodynamische Diagnostik eine Statthalterfunktion in Bezug auf die Psychopathologie hat; sie übernimmt diese Aufgabe, diesen grundlagenwissenschaftlichen Anspruch, sie entwickelt strukturale und komplexe Modelle des Verstehens und der dynamischen Zusammenhänge. Sie versucht, Verstehen, Sinn und überhaupt den Bereich des Seelischen zu retten, ist mit dieser Aufgabe aber überfordert, weil sie nicht das ganze Feld psychiatrischen Wissens überblicken kann.**

❶ **Psychodynamisches Denken bewahrt den Anspruch der Psychopathologie, sie will systematisch den Bereich des Erlebens, der Erfahrung, des Denkens erfassen, dessen Analyse wertvolle Bindeglieder von Symptom und Prozess liefern kann.**

Die Krise der Psychodynamik in der Psychiatrie wäre, wenn diese These richtig ist, ein Symptom – und eigentlich eine Krise psychiatrischer klinischer Theorie oder eben von Psychopathologie.

12.3 Potenziale psychodynamischer Diagnostik in der Psychiatrie

Wie kann die psychodynamische Diagnostik sich neben anderen grundlagenwissenschaftlichen psychopathologischen Ansätzen spezifisch für die Psychiatrie empfehlen? Kann oder will sie die herausgearbeiteten Lücken psychiatrischer Klassifikation schließen? Was hat sie anzubieten, das sie wieder zu einem unabdingbaren Bestandteil psychiatrischer Diagnostik machen könnte? Zwei Möglichkeiten bieten sich an, beide sind gewählt worden; die gewählte Unterscheidung wird nicht nur auf Zustimmung stoßen, sie ist m. E. dennoch sinnvoll. Die erste Möglichkeit liegt in einem **supplementären oder ergänzenden Vorgehen**, die zweite in einem **transgressiven oder überschreitenden, kritischen Vorgehen**.

12.3.1 Supplementäre Funktion psychodynamischer Diagnostik

Adaptation der Psychodynamik

Der Grundgedanke ist einfach und nahe liegend: Wenn aus den Inventaren die psychodynamische Diagnostik verschwindet, dann soll sie ergänzt werden. Wenn sie nicht zu integrieren ist, so soll sie wenigstens angefügt werden. Das versorgungspolitische Argument ist nicht zu unterschätzen. Psychodynamisches Denken ist auf lange Sicht in der Klinik gefährdet, wenn es keine psychodyna-

mischen Kategorien mehr gibt, die in den gültigen Klassifikationssystemen erscheinen. Das, was nicht mehr klassifiziert werden kann, existiert im Laufe der Zeit auch scheinbar nicht mehr. Die ergänzende Ausarbeitung psychodynamischer Diagnostik dient also dem **Erhalt psychodynamischen Denkens**.

Als Ergänzung aber ist die psychodynamische Diagnostik nur zu akzeptieren, wenn sie sich der Logik der Inventare anschmiegt, ohne sie völlig zu übernehmen. Sie muss ihre eigene Anwendbarkeit erleichtern, sie muss die psychodynamisch-diagnostischen Kriterien klären und genau definieren. Sie muss die eigenen Begriffe operationalisieren, um schließlich garantieren zu können, dass ihre Anwendung reliabel und valide möglich ist.

Diese Adaptation an die Logik der Inventare ist eine notwendige, aber ambivalente Konsequenz der supplementären Vorgehensweise. Einerseits haben die psychodynamisch denkenden Psychotherapeuten selbst einen großen Gewinn. Operationalisierung bedeutet, dass die Begriffe, die klinisch benutzt werden, besser handhabbar werden. Diagnostische Kategorien wurden innerhalb der Psychodynamik notorisch ungenau benutzt. Die klinische Kommunikation ist dadurch erschwert, dass viele verwendeten Begriffe sehr unterschiedliche Auslegungen zulassen, sodass die Übereinstimmung der klinischen Beurteilung in der Psychoanalyse gering ist. So dient eine Operationalisierung dazu, die **Kommunikation** zu verbessern, aber zugleich auch die **eigene Begrifflichkeit** zu klären, also selbstkritisch zu fragen, wie genau welche Begriffe verstanden werden. Die operationalisierte psychodynamische Diagnostik (OPD) erlaubt schließlich, empirische Forschungsansätze leichter umzusetzen. Die bessere Kommunikationsmöglichkeit erlaubt es, überregional Forschungsprojekte zu etablieren. Außerdem wird die Kommunikation mit anderen Nachbarwissenschaften, gerade in der Psychiatrie, leichter. Das, was psychoanalytische Diagnostik ausmacht, wird greifbarer und verständlicher.

Dagegen stehen die Bedenken; sie lassen sich in drei Argumenten zusammen fassen:
- Wechsel der Diskursformen,
- Angemessenheit der klinischen Kriterien,
- konstruktivistischer Aspekt.

Wechsel der Diskursformen. Sobald Diagnostiker Konflikt, Struktur und Dynamik kriteriengeleitet einschätzen, verlassen sie den Diskurs der analytischen Kur. Sie stellen sich auf einen Außenstandpunkt, der vielleicht eine Einschätzung des therapeutischen Geschehens ermöglicht, aber einen Schritt der Objektivierung einführt. Die Frage ist nur, ob dieser Schritt der psychodynamischen Therapie wesensfremd ist und nicht zumindest dort, wo Psychoanalyse nicht selber finanziert wird oder im Rahmen modifizierter Settings angeboten wird, unvermeidbar ist.

Angemessenheit der klinischen Kriterien. Die Kriterien, die die Diagnostik operationalisiert hat, können als klinisch unangemessen angesehen werden. Jede operationalisierte Diagnostik bedeutet eine Reduktion gegenüber dem Panorama klinischer Theorien, zusätzlich ist der Versuch, unbewusste Vorgänge in Kategorien zu pressen, besonders heikel. Objektivierung bedeutet einen Verlust an individueller Subjektivität.

Konstruktivistischer Aspekt. Diagnostik dient dazu, die klinisch verwendeten Begrifflichkeiten zu verbessern, zu klären, besser kommunizierbar zu machen. Sie liefert Beschreibungskategorien klinischer Sachverhalte, nicht ein neues Theoriemodell. Dennoch ist die Gefahr groß, dass auch die OPD dahingehend missverstanden wird. Der Vergleich mit der Psychopathologie liegt nahe. Ähnlich wie das AMDP-System zur Erhebung des psychopathologischen Befundes mit Psychopathologie insgesamt gleichgesetzt worden ist, so könnte die operationalisierte Diagnostik in ihrer Reduktivität mit der psychoanalytischen Diagnostik insgesamt gleichgesetzt werden, und das wäre in der Tat ein zu hoher Preis für die Operationalisierung.

Es sind gleichwohl bedeutsame Inhalte, die die OPD an die Diagnostik anfügt, und sie sollen im Folgenden noch einmal zusammengefasst werden.

Klassifikationssystem zur operationalisierten psychodynamischen Diagnostik

Das OPD-System (Arbeitskreis OPD 2000) ist ein relativ neues, aber schon gut etabliertes **Diagnosemodell im psychodynamischen Bereich**, das es er-

laubt, nach der Maßgabe eines Manuals folgende diagnostische Ebenen differenziert zu erfassen:

- Achse I: Krankheitsverarbeitung und Behandlungsvoraussetzungen,
- Achse II: wichtigste und habituelle Beziehungsmuster,
- Achse III: psychischer Konflikt,
- Achse IV: Struktur der Persönlichkeit.

Das OPD-System hat psychodynamische Konzepte operationalisiert; es baut auf einer psychoanalytischen Grundlage auf, benutzt aber zur Klassifikation historisch unscharf gewordene psychoanalytische Begriffe nicht oder nur sparsam, um die Operationalisierung möglichst leicht zu machen.

Achse I (Krankheitserleben und Behandlungsvoraussetzungen). Die Achse I erfasst das Krankheitserleben und die Behandlungsvoraussetzungen. Das Krankheitserleben umfasst die Gesamtheit der emotionalen und kognitiven Prozesse, die auf die Erkrankung und ihre Bewältigung ausgerichtet ist. Dabei müssen berücksichtigen werden: Art und Schwere der vorliegenden Erkrankung, gesellschaftliches Umfeld, psychosoziales Umfeld, Persönlichkeitsmerkmale der Erkrankten, Behandlungsmotivation und schließlich die therapeutische Beziehung. Wesentlich ist die **persönliche Verarbeitung und Bewertung der Erkrankung** der Patientin, die in dieser Achse erfasst werden soll.

Die Dimensionen lassen sich in vier Bereiche gliedern:

1. Schweregrad des somatischen bzw. psychischen Befundes;
2. Leidensdruck bzw. Beschwerdeerleben (dazu gehören die Beeinträchtigung des Selbsterlebens, der sekundäre Krankheitsgewinn bzw. die Angemessenheit der subjektiven Beeinträchtigung);
3. Behandlungserwartungen und Inanspruchnahmebereitschaft (hierunter versteht die OPD die Einsichtsfähigkeit in psychodynamische bzw. somatopsychische Zusammenhänge, die Einschätzung der geeigneten Behandlungsform – Psychotherapie oder körperliche Behandlung –, die Psychotherapiemotivation, Motivation zur körperlichen Behandlung und die Compliance);

4. Ressourcen (psychosoziale Integration, persönliche und soziale Ressourcen und soziale Unterstützung).

Krankheitserleben und Behandlungsvoraussetzung werden in der OPD in insgesamt 18 Dimensionen abgebildet, die je nach Ausprägung als nicht vorhanden, als niedrig, mittel und hoch oder als nicht beurteilbar eingeschätzt werden.

Achse II (Beziehungsmuster). Aus der Sicht der psychodynamischen Psychotherapie tragen intrapsychische Konflikte wesentlich zu dysfunktionalem Beziehungsverhalten bei. Ein Rückschluss vom Beziehungsverhalten auf innerpsychische Konflikte ist, umgekehrt betrachtet, also möglich. Die Beziehungsdiagnostik im Rahmen der OPD greift diese Aspekte an der Schnittstelle zwischen der interpersonellen und der intrapsychischen Ebene auf.

Die OPD stützt sich dabei überwiegend auf unbewusst inszeniertes, beobachtbares und beschreibbares Beziehungsverhalten. Das Beziehungsverhalten wird als Ausdruck der Dynamik zwischen mehr oder weniger bewussten Beziehungswünschen und den damit verbundenen, intrapsychisch wirksam werdenden Ängsten und Befürchtungen des Patienten angesehen. Das habituelle Beziehungsverhalten des Patienten kann also als überdauernde, psychosoziale Kompromissbildung zwischen seinen Wünschen in Beziehungen und seinen Befürchtungen in Beziehungen angesehen werden.

Für die Entstehung der Beschwerden sind nicht nur die anhaltenden, sondern vor allem die ungünstigen, inadäquaten Muster bedeutsam. Solche **dysfunktionalen interpersonellen Beziehungsmuster** werden als – leidvolle – Konstellationen des habituellen Verhaltens der Patienten und der typischen Reaktionsweise ihrer Sozialpartner beschrieben.

Die Struktur des Beziehungsmusters umfasst zwei interpersonelle Positionen: Die Perspektive A ist die **Erlebnisperspektive des Patienten**, aufgefächert in einen Subjekt- und einen Objektpol. Das Selbsterleben des Patienten lässt sich beschreiben nach der Formel: »Der Patient erlebt sich im Beziehungsverhalten immer wieder so, dass er...«. Das Fremderleben des Patienten gehorcht der Formel »Der Patient erlebt andere immer wieder so« oder »erlebt an anderen immer wieder, dass...«

Die Perspektive B ist die **Erlebnisperspektive der Anderen**, auch des Untersuchers. Auch sie fächert sich in einen Subjekt- und einen Objektpol auf. Das Fremderleben des Anderen (Untersuchers) lässt sich so beschreiben: »Andere – auch der Untersucher – erleben, dass der Patient (sie) immer wieder...«. Das Selbsterleben der Anderen (Untersuchers) lautet entsprechend: »Der Andere (Untersucher) erlebt sich gegenüber dem Patienten immer wieder so, dass er...«

Inhaltlich lassen sich die Qualitäten interpersoneller Beziehungsmuster in zwei bipolaren Dimensionen anordnen. Die Anordnung der Items knüpft an die Zirkumplexmodelle interpersonellen Verhaltens (cf. OPD Arbeitskreis 2000) an, nach dem sich die wichtigsten Verhaltensformen als Mischung von zwei orthogonalen Dimensionen, der **Kontrolle** (dominant-kontrollierend versus submissiv-unterwürfig) und der **Affiliation** (liebevoll-zugewandt versus feindselig-distanziert) auffassen lassen, die sich untergliedern in einen aktiven und einen reaktiven Pol. Die Gesamtheit der interpersonellen Beziehungsmuster kann als Mischverhältnis dieser beiden Grunddimensionen bestimmt werden. Die unendliche Vielzahl zwischenmenschlicher Interaktionen muss hierbei auf die wesentlichen Grundkategorien reduziert werden.

Achse III (Konflikt). Widersprüchliche, innerseelische oder zwischenmenschliche Interessen sind ein Grundbestandteil menschlichen Lebens. Vielen Menschen gelingt es, diese Spannungen den inneren und äußeren Anforderungen entsprechend zu integrieren. In der OPD wird abgehoben auf Menschen, denen eine solche Integration nicht gelingt. Es geht um psychodynamische, unbewusste, insbesondere um **dysfunktionale Konflikte**, die die Entwicklung eines Menschen behindern und das Zusammenleben erschweren. Die Konfliktmuster finden sich im Leben der Betroffenen immer wieder, ohne dass eine zufrieden stellende Bewältigung bisher möglich war. Sie bleiben im Leben der Betroffenen über lange Zeiträume erlebens- und handlungsbestimmend. Deswegen wird von sich **wiederholenden, zeitlich überdauernden Konflikten** gesprochen.

Die zeitlich überdauernden unbewussten Konflikte erschließen sich aus der klinischen Beschreibung wahrnehmbarer Verhaltens- und Erlebnisweisen. Sie manifestieren sich in den **Interaktionen**. Oft stehen die Konflikte in Verbindung mit leitenden Affekten (Wut bei narzisstischen Konflikten); sie erschließen sich oft im diagnostischen Gespräch aus der Analyse der Übertragung und Gegenübertragung. Die Konflikte manifestieren sich in den wesentlichen Lebensbereichen. Diese sollten deswegen im Interview auch erfragt werden, in Partnerwahl, Bindungsverhalten, Familienlieben, Arbeits- und Berufsleben, Besitzverhalten und Krankheitsverständnis.

Ergänzend und in Abgrenzung von den überdauernden Konflikten kennt die OPD die **konflikthaften Lebensbelastungen**. Damit sind einschneidende Lebensveränderungen und Belastungen gemeint, die auf dem Hintergrund persönlicher und soziokultureller Vulnerabilität (ohne dass ein sich wiederholendes Konfliktmuster vorliegt) zu körperlichen und seelischen Belastungserscheinungen führen. Zu denken sind etwa an akute Verlusterlebnisse, Krankheit oder aktuelle Traumata. Meist wird nach ICD-10 eine akute Belastungsreaktion oder eine Anpassungstörung diagnostiziert (F 43).

Achse IV (Struktur). Von der Ebene des psychischen Konfliktes ist die Ebene der psychischen Struktur zu unterscheiden. Im Laufe der Lebensgeschichte jedes Menschen bilden sich **überdauernde Merkmale seiner Reflexions- und Reaktionsbereitschaften** aus, die sich nur langsam verändern und über die Zeit hin relativ stabil erscheinen. Diese Stabilität ist nur relativ, da schwer wiegende, vor allem unvorhergesehene Ereignisse die eingespielten Verarbeitungs- und Reaktionsmuster überfordern können und entwicklungsgeschichtlich frühere Muster aktivieren können. Strukturen lassen sich nun grundsätzlich entweder deskriptiv-phänomenologisch oder funktional beschreiben. Deskriptiv-phänomenologische Beschreibungen führen zur Klassifikation von Charakter- oder Persönlichkeitstypen; funktionale Ansätze erlauben es, die durchschnittlich erreichte Funktionsebene der Person nach definierten Kriterien zu erfassen. Das OPD-System wählt den zweiten Zugang; die Kriterien werden nach **objektbeziehungs-, Ich- und selbstpsychologischen Konzepten** gebildet. Das OPD-Modell der Struktur geht davon aus, dass die psychische Struktur eines Menschen sich bildet, indem sich Selbst- und Objektvorstellungen voneinander trennen und jeweils differenzieren; am Ende dieses Prozesses steht das Selbst dem Objekt gegenüber, mit dem es sich wiederum durch Kommunikations- oder affektive Bindungsprozesse verbinden kann.

Nun lassen sich der Entwicklungsprozess und die Differenzierung der psychischen Funktionen, die zusammen Merkmale der Struktur beschreiben, leichter angeben; es sind dies die Fähigkeit zur Selbstwahrnehmung, die Fähigkeit zur Selbststeuerung, die Abwehrfunktionen, die Fähigkeit zur Objektwahrnehmung, die Fähigkeit zur Kommunikation und die Fähigkeit zur Bindung.

Diese sechs Merkmale können in unterschiedlicher Ausprägung vorhanden sein; es werden im OPD-System vier Integrationsniveaus unterschieden: gut integriert – mäßig integriert – gering integriert – desintegriert. Je nach der Integration der psychischen Struktur des Patienten werden seelische Konflikte eher intrapsychisch verarbeitet oder eher in der Interaktion mit anderen zu lösen versucht. Bei neurotischen Patienten, also bei Menschen mit relativ gut integrierter Struktur (**gut bis mäßige Integration**), führt die belastende und nichtverarbeitete Beziehungserfahrung zu neurotischen Symptombildungen, wie Angstzuständen, Depressionen, Zwängen etc., die Krankheitswert haben. Die Ich-Struktur des Patienten ist aber so stabil, dass die Konfliktlösung intrapsychisch gesucht wird.

Anders bei Patienten mit **schweren Persönlichkeitsstörungen**, Charakterneurosen oder mit **geringer Integration** der psychischen Struktur; bei ihnen wird der Konflikt interpersonal bearbeitet, d. h., z. B. dass die Anwesenheit anderer Menschen ständig gebraucht wird, um das eigene Selbstwertgefühl zu stabilisieren, um sich von unliebsamen Phantasien zu befreien, indem man sie z. B. anderen unterstellt (Projektion). Statt umschriebener Symptome stehen ausgeprägte Beziehungsstörungen im Vordergrund, die die Patienten in zahlreiche sekundäre Konflikte stürzen, z. B. zu Suizidhandlungen führen oder zu Panikzuständen bei Verlassenheit. An die Stelle der neurotischen Symptomatik treten eine vielfältige, vielgestaltige Polysymptomatik und eine massive Belastung der manifesten zwischenmenschlichen Kontakte. Viele Probleme dieser Patienten werden in der Interaktion, also handelnd dargestellt; an die Stelle der (pathologischen) inneren Verarbeitung tritt das »Agieren«, das soziale Ausleben psychischer Probleme.

Besonders betont werden soll abschließend noch ein Gesichtspunkt, das **Verhältnis von Konflikt und Struktur**. Er ist in der OPD insofern gut ausgearbeitet worden, als Struktur und Konflikt jeweils angemessen berücksichtigt werden und zu ihrem diagnostischen Recht kommen. Diese Differenzierung spiegelt einerseits die Entwicklung nicht nur psychodynamischer Diagnostik, sondern auch der psychoanalytischen Psychotherapie insgesamt wider. War doch lange Zeit ein wichtiger Kritikpunkt von Psychiatern an der psychodynamischen Diagnostik gewesen, dass der vorherrschend triebpsychologische, aber auch der vorwiegend konfliktzentrierte Zugang zu psychischer Krankheit wenig oder gar nicht hilfreich für schwere Persönlichkeitsstörungen, Psychosen oder organische Störungen sei. Die differenzierte und systematische Erfassung der Integrationsfähigkeit der Persönlichkeit nach psychodynamischen Kriterien macht diese Kritik hinfällig. Psychodynamische Ansätze haben sich mit großem Erfolg über die Neurosenpsychologie hinaus entwickelt und die Dynamik von Störungen, die nicht nach dem Verdrängungs-, sondern dem Spaltungs- oder Dissoziationsparadigma beschreibbar sind, subtil erfassen können. Die Differenzierung von Struktur und Konflikt beschreibt zugleich ein wichtiges klinisches Aufgaben- und Forschungsfeld aller psychodynamischen Ansätze, nämlich das Zusammenspiel von Struktur und Konflikt besser zu ergründen und angemessene therapeutische Strategien zu entwerfen (s. Rudolf 2004). Es handelt sich in der Tat um eine komplexe Aufgabe, die mit folgenden Fragen konfrontiert: Sind strukturelle Störungen gleichsam »präkonfliktuell«, oder sind sie umgekehrt die Konsequenz aus schweren Konflikten? Ist ein konsekutives Behandlungsmodell, das vorsieht, erst strukturelle Defizite und dann konflikthaftes Erleben zu bearbeiten, zu statisch? Kann statt des Zusammenspiels von Konflikt und Struktur umgekehrt die Trennung beider Bereiche überbetont werden, was dann unter anderem die Folge hat, dass in der Strukturdiagnostik Defizitmodelle überhand nehmen?

12.3.2 Transgressive Funktion psychodynamischer Diagnostik

Begriff der Person

❶ **Die einleitend zusammengefasste Kritik am Störungsbegriff zeigt die Grenzen eines medizinisch-objektivierenden Zugangs zu psychischer Krankheit, der die Person, die die Krankheit hat, ausblendet.**

Bereits Foucault hat den objektivierenden Blick der Medizin des 19. Jh., der durch die Person hindurchgeht, um gleichsam mit Röntgenaugen auf den Befund zu treffen, charakterisiert (Foucault 1973). Immer wieder hat es in der Medizingeschichte der letzten 150 Jahre Gegenbewegungen gegeben, die dieser Objektivierung eine personale, subjektivierende Sicht entgegenstellten. Am deutlichsten und konsequentesten vielleicht hat V. von Weizsäcker für die Einführung des Subjekts in die Medizin gekämpft.

Dass die Psychiatrie sich mit der Person schwer tut, ist offensichtlich; die Persönlichkeit tritt nur als Persönlichkeitsstörung auf. Auch in neuesten, ansonsten umfangreichen Lehrbüchern der Psychiatrie und Psychotherapie finden sich Begriffe wie Person, Subjekt oder Identität nicht. Dass die Persönlichkeitsstörungen im Deutschen alle sprachlich falsch formuliert werden (z. B. »abhängige Persönlichkeitsstörung« statt entweder »abhängige Persönlichkeit« oder »Persönlichkeitsstörung im Sinne zu großer Abhängigkeit«), ist symptomatisch. Keinen Platz mehr kann ein Persönlichkeitskonzept beanspruchen, das die Persönlichkeit nicht gleich auf die Pathologie, sondern auf ihre Eigenart – wie immer auch generalisierend – hinterfragt. Gut gemeint, aber hilflos wirken Versuche, im Sinne eines dimensionalen Ansatzes empirisch Brücken zwischen Persönlichkeit und Persönlichkeitsstörung zu schlagen (Pukrop et al. 2002) und dafür akzentuierte Wesenszüge als Zwischenglieder zu beschreiben. Das Problem einer immer noch oder wieder zu geringen Beachtung der Person oder des Subjektes in der Psychiatrie lässt sich nicht mit empirischen Zwischenstufen lösen.

Welche Dimensionen hat der Begriff der Person? Zu ihnen gehören:

- Subjektivität,
- Individualität,
- Identität.

❗ **Meine zweite These ist nun, dass die psychodynamische Diagnostik in einem emphatischen Sinn eine personale Diagnostik ist, die zugleich die Personalität einbettet in einen Kontext interpersonaler Erfahrung.**

Die folgenden Ausführungen dienen der Herleitung und Begründung dieser These.

Subjektivität. Folgen wir zuerst den drei Dimensionen des Personbegriffes und überlegen, wie die Psychoanalyse sie berücksichtigt. Subjektivität umfasst unter anderem das eigene Erleben, die Affekte. Das Ernstnehmen der Subjektivität des Patienten setzt emotionales Engagement voraus, Teilnahme, nicht Medizinal- oder Sozialtechnik. Eine zentrale Grunderkenntnis Freuds (1915–1917) war, dass (neurotische) Symptome einen Sinn haben. Wenn nun ein Symptom nicht auf eine Defizienz schließen lässt, sondern auf einen **verborgenen subjektiven Sinn**, dann verweist es damit auf den Urheber dieses Sinns, auf das Subjekt der Erfahrung. Das Projekt der Psychoanalyse zeichnet sich dadurch aus, dass es diese Subjektivität auch dort auffindet, wo die Bewusstseinsphilosophie, ja selbst eine Hermeneutik des Gespräches, die Suche längst aufgegeben hat (cf. Holzhey 2002; Küchenhoff 2004).

Individualität. Individualität ist Unverwechselbarkeit oder **Inkommensurabilität**. Dieser schwerfällige Ausdruck ist in unserem Kontext wichtig; das Individuelle wird durch ein gemeinsames Maß nur unvollkommen beschrieben. Wie der Philosoph Frank (1986) betont hat, ist das Individuelle nicht das Besondere, nicht die einzelne Konkretion einer allgemeinen Regel, sondern immer das, was über die verallgemeinernden Bestimmungen auch hinausgeht. Sich auf Individuelles einzulassen, bedeutet aber auch, sich überraschen zu lassen, neugierig auf den Einzelmenschen zu bleiben, ihn in seiner Fremdheit anzuerkennen, in seiner Andersheit. Individualität ernst nehmen, das heißt in der psychoanalytischen Diagnostik gerade nicht, einer Subsumptionslogik zu folgen, der Klassifikationsinven-

tare zwangsläufig verpflichtet sind. Die besondere Interviewführung im Rahmen psychoanalytischer Diagnostik hat darin ihren Grund, dem individuellen Erleben Raum zu lassen. Wird dieser Gedanke wissenschaftstheoretisch ernst genommen, führt er zum Postulat eines gewandelten Theorie-Praxis-Verhältnisses (cf. Küchenhoff 2005):

❗ **Nicht die Theorie geht voraus, sondern die (mit-)geteilte Erfahrung, die durch die Theorie immer einzuholen versucht wird.**

Identität. Identität als Konzept in Psychotherapie und Psychiatrie zu berücksichtigen, setzt eine weltanschauliche oder menschenbildliche Selbstverständigung voraus. Der seit Kernberg in der Therapie schwerer Persönlichkeitsstörungen geläufige Begriff der Identitätsdiffusion scheint die Frage zu erübrigen, ob auch eine allzu feste Identität pathologisch sein kann, in dem Sinne, in dem Wyss (1973) die »Identitätssklerose« als Pathologie des Melancholischen identifiziert hat. Ist der »flexible Mensch« (Sennett 1998) der kranke Mensch, oder ist heute gerade der »bewegliche Mensch« (Thoma 2002) als Gesundheitsideal gefordert? Die Antworten auf diese Fragen sind von Wertungen geleitet, die – gerade wenn sie nicht explizit werden – psychotherapeutische Prozesse und psychiatrische Behandlungen leiten und bestimmen können.

Die Psychoanalyse hat kein gut ausgearbeitetes Identitätskonzept; das einzige stammt von Erikson (1973) und ist an einer nicht mehr brauchbaren Entwicklungsnormativität ausgerichtet. Will man heute versuchen, Identität psychoanalytisch zu erfassen, so ist m. E. einzig ein **dynamisches oder prozessorientiertes Identitätskonzept** angemessen. Hebt man nicht auf Identität als **Ergebnis**, sondern auf die Bildung von Identität als **Prozess** ab, entgeht man der Normensetzung. Außerdem ist der Vorteil dieser Definition darin zu sehen, dass das Nichtidentische, die ausgegrenzten Bestandteile der Identität, immer in den Identitätsbegriff eingeholt werden können. Auf diese Weise ist es möglich, Identität als prinzipiell unabschließbares Wechselspiel unbewusster und bewusster Kräfte zu verstehen, aber auch als Wechselspiel zwischen den sozialen Forderungen und den Wünschen nach Selbstverwirklichung. Die psychodynamische Diagnostik kann Prozesse der Identitätsfindung beschreiben und hat dafür im Vergleich zu anderen Wissenschaften besondere Chancen und Möglichkeiten. Aber diese Beschreibung kann nur induktiv, vom Einzelfall ausgehend, erfolgen, d. h. im jeweiligen Einzelfall können entwicklungspsychologische, kommunikative, selbstfürsorgliche und andere Voraussetzungen für die **Kohärenz der Persönlichkeit**, also Identitätsfindungsprozesse beschrieben werden. Die beiden Faktoren sind nicht gleich, die Psychoanalyse prüft beides: Was sind die Voraussetzungen für Kohärenz? Und: Was sind die Voraussetzungen für die Kohärenzbildungsprozesse? Im Einzelfall lässt sich die persönliche Identität in ihrer Genese beschreiben; besonders wichtig ist der Begriff der **Identifizierung** oder **Desidentifizierung**, der die weitere Frage nahe legt, mit wem und zu welchem lebensgeschichtlichen Zeitpunkt der Einzelne sich identifiziert. Außerdem kann die Psychoanalyse die Bewegung der Ein- bzw. Ausschließung von Persönlichkeitsanteilen aus dem eigenen Identitätskonzept untersuchen. Sie verfügt über Möglichkeiten zu betrachten, wo Identitätskonzepte randständig sind, wo kernhaft, was an eigenen Identitätserlebnissen projiziert, was verdrängt wird.

Kontext der interpersonalen Erfahrung

Bislang wurde in diesem Abschnitt begründet, inwiefern die psychoanalytische Diagnostik die Person besser und anders erfassen kann, als dies der psychiatrisch klassifizierenden Diagnostik möglich ist. Dabei war der Begriff der Person in die drei Dimensionen der Subjektivität, Individualität und Identität aufgefächert worden. Die genannte These hatte aber zugleich behauptet, dass diese psychodynamisch-personale Diagnostik die Personalität einbettet in einen Kontext interpersonaler Erfahrung. Dieser zweite Teil der These soll nun begründet werden.

Was kann als der unausgesprochene Hintergrund der psychodynamischen Haltung gelten, der die Offenheit für die Person, die in der Diagnostik angemessen erfasst werden soll, ermöglicht? Dieser Hintergrund ist die Annahme, dass die Person des Gesprächspartners nur in der **interpersonalen Begegnung** erfasst werden kann. Facetten der Persönlichkeit, die für die Diagnostik relevant sind, werden erst durch die komplexe psychoanalytische Situation sichtbar; das ist der Kerngehalt des **Übertragungsbegriffes**, der ja auch für eine psychodynamische Diagnostik gilt. Der Analysand überträgt seine Wünsche, Erwartungen, Befürchtungen, die aus seiner Lebensgeschichte stammen, die aber doch nirgendwo anders als in der Gegenwart der analytischen Situation vorzufinden sind. Er kann, weil seine Bedürfnisse oder sein Begehren unbewusst sind, diese nicht ohne weiteres benennen und mitteilen. Die psychoanalytische Situation regt Beziehungsphantasien und Beziehungsgestaltungen an, die unbewusst motiviert sind. Durch seine sprachlichen Assoziationen, durch andere psychoanalytische Materialien, wie Träume und Erinnerung, verweist der Analysand auf diese Beziehungsgestaltungen. Die **Gegenübertragungsphantasien** des Analytikers, seine affektiven Reaktionen auf den Patienten reichern diese Beziehungsgestaltungen durch weitere Facetten an. Wenn mit der Übertragung die besondere Beziehungserfahrung als Hintergrund der psychodynamischen Diagnostik betont wird, dann ist der Verstehensprozess ein Prozess der Verständigung, also ein Dialog. In diesem Punkt ist die psychodynamische Diagnostik nicht einem medizinischen Modell, sondern dem hermeneutischen Ansatz eines Verstehens im Gespräch verpflichtet.

Psychodynamische Diagnostik der Person ist also eingebettet in eine interpersonale Erfahrung. Sie geht aber in bloßer Einfühlung nicht auf.

> ❗ Die interpersonale Begegnung lässt sich auf den Anderen so ein, dass sich Beziehungsmuster entfalten dürfen, auf die in einem zweiten Schritt dann reflektiert wird. Dieser Schritt ist einer, der nicht nur empathisch ist, sondern auch von einer Haltung getragen wird, die als die Anerkennung des Fremden bezeichnet werden kann.

Anerkennung des Fremden

Die Anerkennung des Fremden richtet sich erst einmal auf das Symptom: Es wird als eigenartig und fremd, aber als zugleich persönlich bedeutsam angesehen. Neben der verdinglichten und medizinalisierenden, pathologisierenden Sicht auf das Symptom werden andere Perspektiven zugelassen, die es als lebensweltlich verständlich oder als persönlich folgenreich darzustellen erlauben und damit dem diagnostischen Zugriff erst einmal entfremden. Die Berücksichtigung von Subjektivität und Individualität bedeutet, den Inkommensurabilitäten der einzelnen Person Rechnung zu tragen, sie eben nicht unter allgemeine Kategorien zu verrechnen, Krankheit aber auch nicht auf die subpersonale und biologische Ebene zu reduzieren.

> ❗ **Die Anerkennung von Fremdheit im Leiden und in der Unverwechselbarkeit der Person ist das Gegengewicht, das die psychiatrische Diagnostik von der Psychodynamik erhalten kann, um sich nicht in Globalaussagen, in überdimensionierten Behandlungspaketen, in schematischen Regeln und kulturgebundenen Vorurteilen zu verfangen.**

Die Berücksichtigung des Anderen oder Fremden ist die konzeptuelle Antwort auf die Schwächen eines Denkens, das entweder nur von einem einzigen und als absolut gültig erklärten Standpunkt ausgeht, das nur von Identität und nie von Nichtidentität redet, und das einheitliche Weltbilder entwirft, in denen es keinen Platz für Andersartigkeit gibt, oder eines Denkens, das das Fremde nur als Durchgangsstadium zur Wiedergewinnung des Selbst auffasst, so dass dem Fremden keine eigenständige Bedeutung zukommt. Eine wirkliche Anerkennung findet das Fremde oder der Fremde nur, wenn es nicht nur als von außen kommend, sondern als zur eigenen Person gehörend anerkannt wird. Das Fremde oder Andere gehört dann zum Selbst dazu. Eine solche **dialektische Konzeption personaler Identität**, die gleichermaßen von **Affirmation und Andersheit** gebildet wird, ist vor einigen Jahren für die psychodynamische Theorie überzeugend, aber viel zu wenig beachtet, von Schneider (1995) entwickelt worden.

Durch die psychodynamische Diagnostik wird eine diagnostische Haltung eingeführt, die Offenheit für Fremdes. Die Anerkennung der Fremdheit ist dabei in mehreren Arten und Weisen gefordert,

— als Akzeptanz des nicht sofort Assimilierbaren, des Fremdartigen,
— als Interesse am Fremden, das folglich nicht bloß ausgeschlossen wird, sondern auch in der

Bedeutung, die es an sich, aber auch für uns hat, erschlossen wird, und schließlich
— in der Reflexion auf die eigenen Verfremdungsmechanismen, die das Fremde evtl. überhaupt zum Fremden gemacht haben.

Das Fremde, das außen bleibt, das nicht angeeignet wird, bleibt unbearbeitet, erhält keine Antwort, und damit wird es ebenso destruktiv behandelt wie das Fremde, das seine Fremdartigkeit im Assimilationsvorgang vorschnell verliert. Mundt (2004) hat in einer bemerkenswerten Arbeit drei Stärken psychodynamischen Denkens gegenüber anderen psychiatrischen Konzeptionen herausgearbeitet, den **Bezug zu den Erlebnisinhalten** statt einer Formanalyse, die **Lebensnähe**, die eine Brücke zwischen Symptom und Lebenswelt ermöglicht, und schließlich den **Aufklärungsanspruch**; er ist in der Selbstreflexivität psychodynamischen Denkens sicherlich enthalten, gerade wenn sie – wie zuletzt dargestellt – immer auch sich daraufhin hinterfragt, inwieweit die Auffälligkeit des Fremden durch Verfremdung selbst erzeugt worden ist.

> ❗ **Eine Theorie der Anerkennung des Fremden, die für die psychodynamische Diagnostik als Grundhaltung deutlich wird, erlaubt es, die diagnostische Tätigkeit mit anderen wissenschaftlichen Sparten als allein den medizinisch-biologischen Wissenschaften zu verbinden.**

Sie kann aus verschiedenen Quellen schöpfen, von denen nur zwei genannt werden:
— politische Theorie,
— Philosophie.

Politische Theorie. In der politischen Theorie und Sozialphilosophie der Gegenwart wird gegenwärtig an der Ausarbeitung von Theorien gearbeitet, die die Möglichkeiten des Zusammenlebens in einer globalisierten Gesellschaft daran messen, ob es gelingt, eine »Politik der Differenz« (Taylor 1997) oder eine »Politik der Anerkennung« (Benhabib 1999) zu formulieren, die es erlaubt, differenten kulturellen Erfahrungshorizonten nicht nur ein moralisches Lebensrecht, sondern auch materielle Überlebensmöglichkeiten zuzugestehen.

Philosophie. Die politische Theorie macht ihrerseits Anleihen bei den philosophischen Theorien, die versuchen, nicht nur solipsistisch oder aus einer dominanten Perspektive heraus Erkenntnis und Ethik zu bestimmen, sondern den Mitmenschen als Anderen und als Fremden einzubeziehen (Kristeva 1990; Waldenfels 1990, 1997; Levinas 1984).

Wohl kein anderer zeitgenössischer Philosoph deutscher Sprache hat sich so genau und gründlich der »Topographie des Fremden« (1997), dem »Stachel des Fremden« (1990) gewidmet wie Waldenfels. Das folgende – und darum ausführlich wiedergegebene – Zitat kann durchaus als Programm für die Entwicklung der oben eingeführten psychodynamischen Grundhaltung gelesen werden, obwohl der Kontext des Zitats ein rein philosophischer ist:

Eine Erfahrung, die so etwas zulässt wie die Erfahrung des Fremden, muss auf gewisser Weise **sich selbst** fremd werden, so dass man Erfahrungen macht und nicht nur solche sammelt. Das bedeutet… eine Korrektur an dem neuzeitlichen Begriff der Erfahrung, der durch die Zentrierung auf das Subjekt eigentümlich abgestumpft ist… Eine Alternative bestünde darin, dass die Erfahrung von vornherein begriffen würde als eine **Auseinandersetzung mit anderem und mit anderen** im Rahmen einer Zwischensphäre, die eine Zuordnung und ein Zusammenspiel zwischen Erfahrendem, Erfahrenem und Miterfahrendem ermöglicht… Das Erfahrungsgeschehen stellt sich in diesem Rahmen dar als ein **Zusammenwirken mit Fremdem.** Erfahrungsordnungen, in denen Erfahrungen strukturiert, typisiert, normalisiert, kurz: gefiltert und zurechtgemacht werden, bewirken einen **Ausschluss von Fremdartigem** (Waldenfels 1990, 64 f.).

Das Kategorisieren von Störungen in der Psychopathologie gehört einer solchen Erfahrungsordnung an, die Fremdartigkeit gerade ausschließt:

Wäre das Pathologische in all seinen Formen bloße Ausfallserscheinung, Störung, Beeinträchtigung oder Schädigung, das heißt Negativität oder Regressivität, so wäre die Bewertung des Pathologischen eindeutig: es wäre ein zu behebendes Fremdes. Die hier vorausgesetzte Logozentrik wird fragwürdig, wenn jede Ordnung auswählt, indem sie ausschließt… Die Abweichung von bestehenden Ordnungen bedeutet dann zunächst Andersheit, Verschiedenheit und nicht bloße Unordnung (Waldenfels 1990, S. 70).

In der Psychopathologie, nicht nur in der psychologischen Konzeption personaler Identität, ist eine **Dialektik zwischen Affirmation und Andersheit,** zwischen Ausschluss des Fremden und Zusammenwirken mit Fremdem notwendig. Die Leugnung des Negativen an der Symptombildung, seine einseitige Positivierung, ließe seine Fremdheit selbst verleugnen. Das war der entscheidende Fehler der Antipsychiatrie: Auch wenn dem Wahnsinn Methode oder Sinn unterstellt wird, so bleibt er doch »verrückt«. Es ist schwer, diese Dialektik auszuhalten, die in der Annäherung an Fremdes, das gleichwohl in der Annäherung fremd bleibt, liegt. In diesem Punkt ist die Antipsychiatrie ihrem großen Gegenspieler, der biologischen Psychiatrie, immer ähnlich gewesen. Denn diese eliminiert – aus völlig anderen Beweggründen – ebenso sehr Fremdes; wenn eine Störung als rein biologisch bedingt mit Subjektivität nichts zu tun hat, diese allenfalls beeinflusst, verflüchtigt sich das Fremdartige: Als reiner Ausdruck eines fehlerhaften synaptischen Geschehens verlieren psychopathologische Phänomene jede produktive Ferne.

12.4   Zusammenfassung

Die Ausgangsfrage soll noch einmal bündig und zusammenfassend beantwortet werden. Wozu braucht die allgemeine Psychiatrie die psychodynamische Diagnostik? Sie benötigt sie

1. zum Festhalten an der Dimension des Seelischen,
2. zur Ergänzung wesentlicher diagnostischer Dimensionen,
3. zum Festhalten an einer grundlagenwissenschaftlichen Verstehenstheorie,
4. für die Möglichkeiten der interdisziplinären wissenschaftlichen Kooperation.

Festhalten an der Dimension des Seelischen. Mit der Einführung der gültigen Klassifikationsinventare geht eine Aushöhlung des eigentlich originären psychiatrischen empirischen Feldes einher, der klinischen Begegnung mit dem leidenden Menschen und der genauen Einstellung auf das persönliche Erleben. Psychodynamische Diagnostik ist eine Diagnostik, die dem Seelischen, der Person in ihrer **Subjektivität, Individualität und Identität** breitesten Raum zurückerstattet.

Ergänzung wesentlicher diagnostischer Dimensionen. Nirgendwo sonst ist eine Theorie widerstreitender seelischer Tendenzen, eine Konflikttheorie, nirgendwo sonst ist eine Theorie der Persönlichkeitsintegration, eine Strukturtheorie, so ausgearbeitet wie in der psychodynamischen Diagnostik. Hinzu kommt seit wenigen Jahren die Möglichkeit, **charakteristische Beziehungsmuster** empirisch genau zu erfassen.

Festhalten an einer grundlagenwissenschaftlichen Verstehenstheorie. Die Verabschiedung von Verstehensmodellen und die radikal deskriptive Einstellung in den diagnostischen Inventaren hat nicht nur die psychodynamischen Ansätze, die dimensional ausgerichtet und an verstehbaren Zusammenhängen interessiert sind, sondern noch mehr die **Psychopathologie** als eine Grundlagenwissenschaft, die gleichsam als zentrale Vermittlungsstelle aller psychiatrischen Teilwissenschaften diente und sie in übergreifenden Theoriemodellen verbinden sollte, getroffen. Psychodynamische Diagnostik hat in Bezug auf die Psychopathologie eine Statthalterfunktion.

Möglichkeiten der interdisziplinären wissenschaftlichen Kooperation. Die Psychiatrie hat sich im letzten Jahrzehnt eng mit den biologischen Wissenschaften, insbesondere der Neurobiologie, verbunden. Hier sind bewundernswerte Kooperationsmöglichkeiten entstanden, die zu Recht faszinieren und die wissenschaftliche Forschung vorantreiben. Durch die psychodynamische Diagnostik bleiben die interdisziplinären Verbindungen zu anderen Wissenschaftszweigen, vor allem den Kultur- und Sozialwissenschaften, für die psychiatrische Diagnostik offen. Dies gilt für die **Inhalte der Diagnostik** ebenso wie für die **wissenschaftliche Methodik.**

Der Beitrag setzt sich einem Missverständnis aus, dem abschließend entgegengetreten werden soll. Er betont die Kritik an der psychiatrischen Klassifikation und betont die Qualität der psychodynamischen Diagnostik. Dies geschieht in der Absicht, die **Potenziale der Psychodynamik** herauszustellen. Nicht beabsichtigt ist eine einseitige Abwertung anderer psychiatrischer Ansätze.

❶ **Jede Diagnostik wird vor dem Hintergrund der Dialektik von Klassifikation und Einzigartigkeit ausgeführt, von methodischem Zugang zum Leiden Anderer und der Subjektivität des Leidenden, von Heilungsabsicht und Anerkennung des Krankseins in allen Formen.**

Ob sie in einem objektivierenden Denken sich ganz auflöst oder das Subjekt oder die Person zugleich noch berücksichtigt, ob sie die eigene Methode generalisiert oder selbstkritisch deren eigene Grenzen markiert, ob sie einseitig das Krankhafte oder auch das Gesunde, Konstruktive und Originelle am Symptom sieht, diese Fähigkeiten zu dialektischem Denken können als eine – nicht ausschließlich empirische – Messlatte für die Qualität diagnostischer Ansätze angesehen werden.

Literatur

Arbeitskreis OPD (Hrsg) (2000) Operationalisierte psychodynamische Diagnostik. Huber, Bern Göttingen Toronto

Benhabib S (1999) Kulturelle Vielfalt und demokratische Gleichheit. Politische Partizipation im Zeitalter der Globalisierung. Fischer, Frankfurt

Blankenburg W (1971) Der Verlust der natürlichen Selbstverständlichkeit. Enke, Stuttgart

Ciompi L (1982) Affektlogik. Klett-Cotta, Stuttgart

Dilling H, Mombour W, Schmidt MH (Hrsg) (1991) Internationale Klassifikation psychischer Störungen ICD-10. Huber, Bern Göttingen Toronto

Erikson EH (1973) Identität und Lebenszyklus. Suhrkamp, Frankfurt

Foucault M (1973) Die Geburt der Klinik. Eine Archäologie des ärztlichen Blicks. Hanser, München

Frank M (1986) Die Unhintergehbarkeit von Individualität. Suhrkamp, Frankfurt

Freud S (1915-1917) Der Sinn der Symptome. 17. Vorlesung. In: Vorlesungen zur Einführung in die Psychoanalyse. Studienausgabe, Bd. 1, Fischer, Frankfurt 1969, S 258-272

Glatzel J (1978) Allgemeine Psychopathologie. Enke, Stuttgart

Holzhey A (2002) Das Subjekt in der Kur – Über die Bedingungen psychoanalytischer Psychotherapie. Passagen, Wien

Janzarik W (Hrsg) (1979) Psychopathologie als Grundlagenwissenschaft. Enke, Stuttgart

Janzarik W (1988) Strukturdynamische Grundlagen der Psychiatrie. Enke, Stuttgart

Jaspers K (1913/1973) Allgemeine Psychopathologie, 9.Aufl. Springer, Berlin Heidelberg New York

Kristeva J (1990) Fremde sind wir uns selbst. Suhrkamp, Frankfurt

Küchenhoff J (2001) Störungsspezifität und psychoanalytische Psychotherapie – ein Widerspruch? Psychother Psychosom Med Psychol 51: 418–424

Küchenhoff J (2003) Psychotherapie und die Anerkennung des Fremden. Kommentar zu D. Orlinsky. Psychotherapeut 48: 410–419

Küchenhoff J (2004) The analyst's clinical theory and its impact on the analytic process in psychoanalytic psychotherapy. In: Anastasopoulos D, Papanicolaou E (eds) The therapist at work. Karnac, London, pp 1–17

Küchenhoff J (2005) Die Achtung vor dem Anderen. Psychoanalyse und Kulturwissenschaften im Dialog. Velbrück Wissenschaft, Weilerswist

Levinas E (1984) Die Zeit und der Andere. Meiner, Hamburg

Mundt C (2004) Psychopathologische, psychodynamische, neurobiologiche Diagnostik: Alternativ, komplementär, integrativ? Vortrag im Rahmen der Tagung »Potentiale der Psychodynamik«, Heidelberg 18./19.06.2004

Orlinsky D (2003) Störungsspezifische, personenspezifische und kulturspezifische Psychotherapie: Erkenntnisse aus Psychotherapieforschung und Sozialwissenschaften. Psychotherapeut 48: 403–409

Pincus H, Tew J, First M (2004) Psychiatric comorbidity: is more less? World Psychiatry 3: 18–23

Praag H van (1997) Over the mainstream: diagnostic requirements for biological psychiatric research. Psychiatry Res 72: 201–212

Pukrop R, Steinmeyer E, Woschnik M, Czernik A, Matthies H, Sass H, Klosterkötter J (2002) Persönlichkeit, akzentuierte Wesenszüge und Persönlichkeitsstörungen. Nervenarzt 73: 247–254

Rudolf G (1997) Objektivierung des Subjektiven. In: Mundt C, Linden M, Barnett W (Hrsg) Psychotherapie in der Psychiatrie. Springer, Wien New York, S 27–33

Rudolf G (2004) Strukturbezogene Psychotherapie. Schattauer, Stuttgart

Schneider G (1995) Affirmation und Anderssein. Eine dialektische Konzeption personaler Identität. Westdeutscher Verlag, Opladen

Sennett R (1998) Der flexible Mensch. Berlin Verlag, Berlin

Taylor C (1997) Multikulturalismus und die Politik der Anerkennung. Suhrkamp, Frankfurt

Tellenbach H (1961) Melancholie. Springer, Berlin Heidelberg New York

Thoma D (2002) Der bewegliche Mensch. Moderne Identität aus philosophischer Sicht. Forum Psychoanal 18: 201–223

Waldenfels B (1990) Der Stachel des Fremden. Suhrkamp, Frankfurt

Waldenfels B (1997) Topographie des Fremden. Suhrkamp, Frankfurt

Wyss D (1973) Beziehung und Gestalt. Entwurf einer anthropologischen Psychologie und Psychopathologie. Vandenhoeck & Ruprecht, Göttingen

Therapeutische Praxis und psychiatrische Institution

Die zusammengesetzte Berufsidentität des Psychoanalytikers in der Psychiatrie

R. Heltzel

Im deutschsprachigen Raum arbeiten Psychoanalytiker auf verschiedene Weise in Einrichtungen der Psychiatrie: Einmal als dort angestellte Führungskräfte, Leitungsverantwortliche und Mitarbeiter – als »Interne«. Oder als selbstständig tätige, zeitlich befristet beauftragte Supervisoren, Berater und Fortbilder, die die Professionellen der jeweiligen Organisation in ihrer Aufgabenerfüllung unterstützen – als »Externe«. Der dritte Fall des in der Psychiatrie fest angestellten, als interner Supervisor tätigen Psychoanalytikers ist bis heute eher die Ausnahme (s. dazu Münch 1997). Unabhängig davon, in welchen dieser Varianten Psychoanalytiker ihre Profession im Feld der Psychiatrie ausüben – sie betätigen sich jeweils als »Grenzgänger«, indem sie Brücken zu einer anderen Kultur bauen bzw. Verbindungen zwischen unterschiedlichen Kulturen herstellen und aufrechterhalten. Das bleibt nicht ohne Folgen für die Ausgestaltung und Fortentwicklung ihrer beruflichen Identität, die als eine **zusammengesetzte** angesehen werden kann. Im Folgenden wird dieses Thema anhand eigener Erfahrungen als **externer** Supervisor, Berater und Fortbilder in zahlreichen, höchst unterschiedlichen psychiatrischen Organisationen entfaltet. Psychoanalytiker, die in diesen Organisationen selbst als Leitungen und Mitarbeiter tätig sind, werden aus ihrer Sicht als Interne sowohl Übereinstimmungen als auch Differenzen ausmachen können, was die Struktur und den Entwicklungsprozess ihrer eigenen – ebenfalls zusammengesetzten – Berufsidentität angeht.

Im Folgenden werden grundsätzliche Überlegungen zum Grenzmanagement des Psychoanalytikers entwickelt und die Gedanken eines überzeugten Grenzgängers (des Literaten Amin Maalouf) zum Thema vorgestellt. Ein Ausflug in psychoanalytische und gruppenanalytische Diskurse zum Thema »Identität in der Postmoderne« wird deutlich machen, dass Fragen zusammengesetzter Identität inzwischen viele bewegen – nicht nur den Beruf, sondern auch das private Leben betreffend (Gruppenanalytiker sprechen in solchen Fällen von der »Grundmatrix« als Ausdruck des alles und alle durchdringenden Zeitgeistes). Im Zentrum des Textes steht schließlich die Diskussion der Psychoanalyse und der Psychiatrie als zweier unterschiedener Kulturen, die jeweils eigene Zugehörigkeiten generieren; dies stellt große Herausforderungen an die Integrationsbereitschaft und -fähigkeit der beteiligten Professionellen. Schließlich werden Risiken und Chancen einer zusammengesetzten Berufsidentität und die Bedeutung der Gruppenanalyse für die Förderung derselben diskutiert.

13.1 Grenzmanagement des Psychoanalytikers

Auf einer Tagung, die dem Thema des gesellschaftlichen Engagements von Psychoanalytikern gewidmet war, diskutierte Wellendorf (1998) unter dem Titel »Der Psychoanalytiker als Grenzgänger« eine Frage, die er im Untertitel seiner Arbeit genauer spezifizierte: »Was heißt psychoanalytische Arbeit im sozialen Feld?« Da das psychiatrische Feld eine spezifische Variante des sozialen Feldes darstellt, erweisen sich die Gedanken Wellendorfs als eine fruchtbare Einführung in die hier zur Diskussion stehende Thematik. – Mit der Metapher des **Grenzgängers**, die Wellendorf bereits fruchtbar in einer Arbeit zur Supervision als Institutionsanalyse eingeführt hatte (Wellendorf 1986), ist die Begegnung mit Fremdem angesprochen, die der Psychoanalytiker machen kann, wenn er sich dem Feld der »angewandten« Psychoanalyse zuwendet. Hier biete sich die Chance, Anderes und Neues zu entdecken, wobei die Wahrnehmung der Differenz zwischen dem psychoanalytischen und dem sozialen Feld Konfusion und Nichtwissen mit sich bringe und

Angst mache (Wellendorf 1998, S. 13). Wellendorf diskutiert die Komplexität und den Wandel sozialer Organisationen und konstatiert, dass Stabilität kein spezifisches Merkmal dieser Organisationen sei:

Antworten auf die Frage, wer »wir« und wer »sie« sind, werden immer schwieriger. Oft kann man nicht sicher sein, dass die eigene Institution in einem Jahr in ihrer alten Form noch existiert und welche Struktur sie haben wird (Wellendorf 1998, S. 19).

Sich auf Bion beziehend führt er aus, wie die Begegnung mit dem fremden sozialen Feld als Ort psychoanalytischen Engagements bedeute, sich auf Nichtwissen und Ungewissheit einzulassen (Wellendorf 1998, S. 24).

»Institutionsanalyse« meint nach Wellendorf eine spezifische Wahrnehmungseinstellung, mit der sich der Psychoanalytiker einem institutionellen System oder Subsystem nähert. Zur Wahrnehmung des Kontextes analytischer Arbeit:

… gehört nicht nur die soziale und institutionelle Realität des Krankenhauses, des Heimes oder der Schule, mit dem oder in der der Analytiker arbeitet, sondern auch der soziale Kontext, in den er selbst persönlich und professionell, unabhängig von seiner Arbeit mit dieser Institution, eingebunden ist. Er wird durch seine finanziellen Abhängigkeiten, seine Bindung an andere Institutionen, seine Mitgliedschaft in einer Fachgesellschaft etc. bestimmt. Diese institutionellen Bindungen (und die Wege, auf denen er zu ihnen gekommen ist) beeinflussen entscheidend das Selbstverständnis als Analytiker und die Wahrnehmungseinstellung gegenüber institutionellen Prozessen und Strukturen. In diesem Sinne können wir sagen, dass der Analytiker nie allein in die Institution kommt, sondern – wie seine Klienten – immer eine »innere Institution« mitbringt, in der sich seine lebensgeschichtlichen Erfahrungen mit sozialen Institutionen niederschlagen (Wellendorf 1997, S. 42).

Das Wissen um diese Bindungen und Loyalitäten sei »… eine nie ganz versiegende Quelle eigener Ansprüche, Ängste oder Loyalitätskonflikte, die bei der Arbeit mit sozialen Institutionen wachgerufen werden« (Wellendorf 1997, S. 42). »Angewandte« Psychoanalyse in diesem Sinne sei »komplexes Grenzmanagement« (Wellendorf 1998, S. 27), wo-

bei Grenzen bekanntlich trennen **und** verbinden. So sei es zentrale Aufgabe des »Grenzgängers«, **Verbindungen** herzustellen, also das integrierende Potenzial der Psychoanalyse auszuschöpfen; dies setze u. a. den Bezug auf mehrdimensionale Modelle des verstehenden Zugangs zum »sozialen Feld« und den Erwerb von Kenntnissen über die spezifische Dynamik bestimmter Berufsfelder [Feldkompetenz, Anmerk. d. Verf.] voraus (Wellendorf 1998, S. 28).

Die Bedeutung von Feldkompetenz, also einem gewissen Maß an **Vertrautheit** mit einem »anderen« Feld, insbesondere in der Psychiatrie, wird unter Supervisoren – die Psychoanalytiker unter ihnen eingeschlossen – zunehmend gesehen (Heltzel 1997).

❗ In der Institutionsanalyse ist es Aufgabe des Psychoanalytikers herauszufinden, wie viel Nähe zum Feld einerseits, wie viel Distanz dazu andererseits für seine Person stimmig und für seinen Arbeitsstil bzw. den Supervisionsauftrag fruchtbar sind.

Ziel wäre dann eine flexibel (selbstreflexiv) gestaltete innere Balance des Supervisors, der in dieser Sicht das für ihn und seine Aufträge angemessene Ausmaß an Feldkompetenz hätte – verbunden mit der Bereitschaft und Fähigkeit, **gleichwohl** immer wieder irritiert, neugierig, arglos, verunsichert, stutzend, überrascht, unwissend und hilflos zu sein: Die Komplexität des zu untersuchenden Feldes spricht dafür, dieses Paradox bestehen zu lassen, statt es in die eine oder andere Richtung (»entweder – oder«) auflösen zu wollen.

All dies gehört noch in das von Wellendorf diskutierte »komplexe Grenzmanagement«, wenngleich die hier vertretene Akzentuierung der Kenntnis des »anderen« Feldes bei ihm nur knapp angedeutet ist und der Dimension des Nichtwissens des Psychoanalytikers Vorrang in der Analyse gegeben wird. – Im Folgenden soll die Analyse Wellendorfs einen Schritt weitergeführt werden, indem das angesprochene »Grenzmanagement« um eine – für das vorliegende Thema entscheidende – Facette erweitert wird. Diese Dimension betrifft die von Wellendorf skizzierten Bindungen, Zugehörigkeiten bzw. Loyalitäten, die der Analytiker mitbringt, wenn er sich dem »sozialen Feld« (hier: dem Feld der Psychiatrie) nähert. Hier interessiert der Fall, dass das, was dem Analytiker dort begegnet, nicht das Fremde ist, sondern das Eigene, besser gesagt: **das andere Eigene**, das, was **auch** zu ihm gehört, wenngleich es **nicht das Psychoanalytische** ist.

Mit diesem Punkt ist die Frage berührt, ob unsere berufliche Identität so einheitlich ist, wie es das klassische, auf Erikson zurückgehende psychoanalytische Identitätskonzept nahe legt.[1] Der inzwischen unüberschaubar angewachsene interdisziplinäre Diskurs zur Identität in der Postmoderne (s. z. B. Bauman 1995, 1997, 1999, 2000; Keupp 1999a,b; Schmid 1999; Straub u. Renn 2002) erreicht mittlerweile auch die Psychoanalyse (s. dazu Bollas 1992; Mitchell 1993, 1997; Dalal 1998; Bohleber 1999; Thomä 2002; Ermann 2003; Scharfetter 2003). Bevor wichtige psychoanalytische und grup-

penanalytische Beiträge zum Thema skizziert werden, soll ein fachfremder Identitätsexperte ausführlich zu Wort kommen, von dem anzunehmen ist, dass er im psychoanalytischen Umfeld weniger bekannt sein dürfte. Es ist der libanesisch-französische »Grenzgänger« Amin Maalouf, der sich in einem langen, faszinierenden Essay zur Frage **zusammengesetzter Identität** geäußert und dieses Thema mit großer Klarheit und der anschaulichen Sprache eines Schriftstellers umrissen hat (Maalouf 2000; die folgenden Seitenangaben beziehen sich auf diese Veröffentlichung).

13.2 Eine Identität, mehrere Zugehörigkeiten

Maalouf wurde im Libanon geboren, wuchs dort – obwohl selbst christlich erzogen – in einem vom Islam geprägten Umfeld auf, seine Muttersprache war arabisch. Er lebt heute seit mehr als 20 Jahren in Frankreich und veröffentlicht seine Bücher in französisch. Weder die libanesische noch die französische Kultur sind ihm fremd; **beiden** fühlt er sich zugehörig. Wenn er darauf beharrt, dass beide Zugehörigkeiten seine – unverwechselbare – Identität ausmachen, wenn er also eine komplexe Identität für sich beansprucht, gerät er nicht selten ins Abseits, da sein Gegenüber eindeutige Festlegungen oder jedenfalls Prioritätensetzungen von ihm erwartet: Was er denn nun »im tiefsten Innern« sei? (Maalouf 2000, S. 8) Eher Franzose? Oder eher Libanese? Auf diese Fragen antwortet er, ihm geht es gerade darum, »sich in seiner ganzen Vielfalt anzunehmen« … seine zusammengesetzte Identität harmonisch auszufüllen« (Maalouf 2000, S. 9). Aber was heißt schon harmonisch? »In jedem Menschen treffen vielfältige, manchmal auch widersprüchliche Zugehörigkeiten aufeinander, die ihn zu schmerzlichen Entscheidungen zwingen« (Maalouf 2000, S. 9–10). Ihn interessieren »… Menschen, deren Existenz gewissermaßen von ethnischen, religiösen oder anderweitigen Grenzlinien durchzogen wird« (Maalouf 2000, S. 10). Diesen fraglich »Privilegierten« falle die Rolle zu, Bande zu knüpfen und Missverständnisse auszuräumen, auf sie komme es zu, »… Vermittler, Brücken, Bindeglieder zwischen den verschiedenen

---

1 In diesem Zusammenhang ist interessant, dass Erikson, der wie kein anderer die Identität als einheitliches Phänomen gezeichnet hat, lebenslang eine ausgesprochen vielschichtige, »zusammengesetzte«, von Brüchen durchzogene Persönlichkeit war (s. dazu ausführlich Conzen 1996): Als Adoptivkind, dem die ganze Kindheit über die wahre Abstammung verschwiegen wurde, fühlte er sich wurzellos, nicht zugehörig. Als Adoleszenter und junger Erwachsener blieb er Einzelgänger und schwankte zwischen verschiedenen Welten hin und her. Lebenslang opponierte er gegen jede Art formaler Bildung, so verstand er sich als bildender Künstler – ohne dies je gelernt zu haben. Später unterrichtete er Psychologie – ohne je dieses Fach studiert zu haben. Er war geschätzter Hochschullehrer und Professor – ohne Promotion. Er verrichtete viele verschiedene Tätigkeiten – ohne eine Ausbildung darin absolviert zu haben. Er hatte viele verschiedene Zugehörigkeiten – ohne je ganz dazu zu gehören. (Zum Beispiel wurde er als einer der letzten Nichtmediziner in die Amerikanische Psychoanalytische Gesellschaft aufgenommen, war aber lange Zeit als Psychoanalytiker umstritten.) In Boston war er im Mediziner – milieutätig – ohne Arzt zu sein. Immer wieder suchte er den Kontakt zu Andersdenkenden, und er vermutete später, dass es … irgendwie eine positive Stiefsohnes-Identität war, die mich wie selbstverständlich annehmen ließ, ich würde dort akzeptiert, wo ich nicht ganz dazu gehörte. Aus dem gleichen Grund aber musste ich auch meine Nichtzugehörigkeit kultivieren und zu dem Künstler in mir Kontakt halten; meine Identität als Psychoanalytiker sollte sich daher erst viel später festigen, als ich mit Hilfe meiner amerikanischen Frau ein schreibender Psychoanalytiker wurde – wenngleich wiederum in einer Sprache, die nicht meine eigene war (zit. in Conzen 1996, S. 22).

Gemeinschaften, den verschiedenen Kulturen zu sein« (Maalouf 2000, S. 10).

Unsere Identität sei der Grund, warum wir mit keinem anderen Menschen identisch seien, sie setze sich aus einer Vielzahl von Elementen zusammen (Maalouf 2000, S. 14). Unter diesen Elementen könne eine gewisse Hierarchie herrschen, diese sei jedoch nicht unveränderlich, sondern unterliege dem Wandel der Zeiten (Maalouf 2000, S. 17). Jede unserer Zugehörigkeiten verbinde uns mit einer Vielzahl von Menschen, daher sei unsere Identität um so unverwechselbarer, je mehr Zugehörigkeiten wir in Betracht ziehen:

Einzeln betrachtet, verdanke ich jeder meiner Zugehörigkeiten eine gewisse Verbundenheit mit einer Vielzahl meiner Mitmenschen; allen zusammen verdanke ich meine persönliche Identität, die mit keiner anderen übereinstimmt (Maalouf 2000, S. 22).

Würden wir uns einer detaillierten »Identitätsprüfung« unterziehen, erhellte sich:

Es gibt keinen Menschen, der nicht eine zusammengesetzte Identität besäße; jeder bräuchte sich nur ein paar Fragen zu stellen, um vergessene Bruchstellen, unvermutete Verzweigungen zutage zu fördern und festzustellen, wie vielschichtig, einzigartig und unersetzlich er ist (Maalouf 2000, S. 23).

Natürlich setzt sich Maalouf damit dem Vorwurf aus, alles zu einem diffusen Einheitsbrei »einkochen« zu wollen, aber er will das Gegenteil sagen: »Nicht, dass alle Menschen gleich sind, sondern dass jeder anders ist« (Maalouf 2000, S. 23).

❶ **Übertragen auf die Frage der psychoanalytischen Identität hieße dies, dass jeder Psychoanalytiker anders, nämlich vielschichtig, einzigartig und unverwechselbar wäre.**

Diese Aussicht ist beruhigend und irritierend zugleich: Beruhigend, weil sie sich im Kontakt mit Berufskollegen unmittelbar zu bestätigen scheint. Irritierend, weil sie das notwendige Bemühen um Qualitätsstandards und die verbreitete Vorstellung der psychoanalytischen Identität infrage stellt und in gewisser Weise quer zur Berufspolitik psycho-

analytischer Fachgesellschaften liegt. Aber Maalouf geht noch weiter, indem er nicht nur die **komplexe Zusammensetzung** der Identität herausstellt, sondern auch deren **Prozessqualität**: Identität stehe nicht ein für allemal fest, sie formt und transformiert sich vielmehr lebenslang, Identitätsentwicklung kommt nie zum harmonischen, »runden« Abschluss – auch das ist, bezogen auf die psychoanalytische Identität, beruhigend und irritierend zugleich (Maalouf 2000, S. 25).

Die folgende Formulierung, mit der Maalouf sich von der verbreiteten »tribalen« Auffassung von Identität abgrenzt, führt ganz nah an das Thema der Integration verschiedener beruflicher Identitäten heran:

Sobald man... seine Identität als Summe vielfältiger Zugehörigkeiten begreift, ... sobald man bei sich selbst, in seiner Abstammung, seiner Biographie, diverse Komponenten, diverse Vermischungen, diverse Schnittmengen, unterschwellige und widersprüchliche Einflüsse erkennt, entsteht ein verändertes Verhältnis zu den anderen sowie zum eigenen »Stamm«. Es gibt dann nicht mehr bloß »die Unsrigen« und »die anderen«: zwei Armeen in Schlachtordnung, die sich auf das nächste Gefecht vorbereiten, auf den nächsten Racheakt; es gibt fortan auf »unserer« Seite Personen, mit denen ich letztendlich sehr wenig gemein habe, und Personen auf Seiten der »anderen«, denen ich mich zutiefst verbunden fühlen kann (Maalouf 2000, S. 32).

Obwohl Maalouf eine Migrantensicht, eine Minderheitenposition formuliert, vermutet er zu Recht, dass diese Sicht von einer zunehmenden Zahl von Menschen geteilt wird: Überall gebe es Menschen,

... die widersprüchliche Zugehörigkeiten verkörpern und auf der Grenze zwischen gegensätzlichen Gemeinschaften leben, Menschen, die gewissermaßen von ... Bruchlinien durchzogen [seien] (Maalouf 2000, S. 36).

Die Zahl dieser **Grenzgänger** wachse kontinuierlich, sie könnten als **Schaltstellen** zwischen den verschiedenen Gemeinschaften und Kulturen dienen und die Rolle eines **sozialen Bindemittels** spielen (Maalouf 2000, S. 37, Hervorhebungen vom Verf.). Diese »Migranten« fühlten sich, wenn sie sich für eine Zugehörigkeit entscheiden müssten, gespalten und hin und her gerissen, dazu verurteilt, entweder das »Heimatland« oder das »Gastland« **zu verraten** (Maalouf 2000, S. 38; Hervorhebung vom Verf..).

Soweit die Analyse bzw. das Plädoyer Maaloufs. Im Folgenden wird der Versuch unternommen, seine Ausführungen, die sich auf verschiedene Völker und Kulturen beziehen, auf die Gemeinschaften der Psychoanalytiker und der Psychiater »anzuwenden«. Bevor dies geschieht, soll ein Seitenblick deutlich machen, wie psychoanalytische und gruppenanalytische Diskurse der letzten Jahre die Grundgedanken Maaloufs durchaus vorwegnehmen, variieren und differenzieren (s. dazu auch Bohleber 1999, der den gruppenanalytischen Blick auf Identität allerdings ausspart).

> ❗ Identitätsdiskurse finden auf dem Hintergrund gesellschaftlicher Umbrüche, Verwerfungen und Wandlungsprozesse statt, die die Grundmatrix unseres Zusammenlebens bestimmen.

Das macht Berührungen, Überschneidungen und Korrespondenzen im interdisziplinären Austausch verständlich. Die Beiträge der folgenden Theoretiker sind also Teil eines umfassenderen, inzwischen alle geisteswissenschaftlichen Fächer einbeziehenden Diskurses.

13.3 Psychoanalytische und gruppenanalytische Diskurse zur Identität in der Postmoderne

Für Bollas (1992) ist die Einheit des Selbst nicht mehr konkret. Sie ist vielmehr eine Illusion, die wir brauchen, um uns vor der Erfahrung innerer Vielfalt und Komplexität zu schützen. Bollas benutzt dabei nicht den Begriff der Identität, er beschreibt das Erleben des Selbst jedoch entsprechend einer Identitätserfahrung.[2]

---

2   Deneke (1989) hat für die Gesamtheit unserer Phantasien, Gedanken, Gefühle, Erinnerungen, die unsere persönliche Eigenart ausmachen, den Begriff »Identitätselbst« eingeführt. Er trifft das, was Bollas als Erleben des Selbst beschreibt, sehr gut.

Unser »Idiom«, der Kern unseres Selbst, findet nur in der Beziehung zum »subjektiven Objekt« seinen Ausdruck. In einer dialektischen Bewegung erhält das Objekt, das wir als Medium unseres Selbstausdrucks finden, eine besondere, selbstkonstituierende Bedeutung, indem es das Selbst hervorruft (»evoziert«), weiterentwickelt und umwandelt (»transformiert«): Solche Objekte würden wie seelische Schlüssel wirken , indem sie Türen zu intensiver Erfahrung öffnen würden. Auf der Auswahl dieser Objekte beruhe

> ... die **Lust** am wahren Selbst, ein Glücksgefühl, das freigesetzt werden kann, wenn wir spezielle Objekte finden, in denen sich unser Idiom artikulieren kann (Bollas 2000, S. 22).

Als »subjektive Objekte« gelten Bollas nicht nur Objekte im Sinn der bedeutungsvollen Anderen, sondern auch materielle Gegenstände, die uns (indem wir mit ihnen bedeutungsvoll umgehen), wandeln, oder auch Landschaften, Werke der Musik, der Kunst, der Literatur: Wir verlegen unseren Selbstausdruck in diese Objekte und wandeln unser Selbst, indem wir mit ihnen Erfahrungen machen. Auf diese Weise pflegen und entwickeln wir unser »Idiom«, das als Kern angeboren bzw. sehr früh erworben ist, seine weitere Gestaltung und Differenzierung jedoch erst im lebenslangen Austausch mit subjektiven Objekten, mit der Außenwelt findet. Kreativität besteht für Bollas darin, dem Bedürfnis des Selbstausdrucks zu folgen und solche Objekte zu finden, durch deren Gebrauch das Selbst in seiner unverwechselbaren Eigenart hervorgerufen werden kann. Auf diese Weise greift er Winnicott auf und geht zugleich über ihn hinaus: Wir sind alle **Intermedien**, Wesen zwischen dem Selbst und den Objekten, und unser Selbst ist keine substanzielle, dauerhafte Einheit (diese erweist sich als komplexitätsreduzierende Illusion); es setzt sich vielmehr aus Tausenden von gelebten Episoden zusammen. Wir wünschen uns innere Vereinheitlichung und wehren, um ein solches Bild von uns aufrechterhalten zu können, unsere innere Vielfalt ab.

Ich erlebe Hunderte, Tausende, bis zu meinem Tod Millionen aufeinander folgender Selbstzustände, die sich aus den dialektischen Begegnungen zwischen meinem Selbst und der Objektwelt ergeben… Doch wie meine postmodernen Vettern stelle ich mir das Selbst nicht als eine phänomenologische Einheit vor. Die kann es nicht sein, vor allem weil das wahre Selbst kein integriertes Phänomen ist, sondern nur aus dynamischen Gruppierungen idiomatischer Dispositionen zusammengesetzt ist, die in problematischen Begegnungen mit der Objektwelt entstehen. Doch diese Erfahrungen und die Beziehung des Ich zu ihnen lassen offensichtlich ein Gefühl der Vertrautheit aufkommen, das uns die Illusion vermittelt, das Selbst sei eine Einheit (Bollas 2000, S. 34).

Auch Hinshelwood (1997) versteht Identität als Ergebnis interpersonalen Austausches. Indem er das Konzept der projektiven Identifizierung nutzt, beschreibt er Identität als etwas, das wir finden, indem wir uns verschiedenen Objekten ausliefern, uns ihnen hingeben, uns auf sie einlassen.

❗ **Damit erscheint Identität als beweglich, prozesshaft, stets von Krisen gefährdet, aber eben dynamisch bestimmt, nicht statisch festgelegt.**

Die Person ist autonom, die verschiedene, disparate (in projektiven Identifizierungen erlebte) Aspekte ihrer selbst zu einer kohärenten Figur zusammenfügen, integrieren kann.

Diesen Aspekt hat Mitchell mit besonderer Differenziertheit herausgearbeitet (Mitchell 1993, 1997). In seiner, auf der Theorie der interpersonalen Psychoanalyse basierenden, dialektischen Konzeption des Selbst ist dieses sowohl einzigartig und vorgegeben, als auch zusammengesetzt und (im Austausch mit Objekten) erworben. Es ist sowohl kontinuierlich als auch veränderbar, sowohl autonom als auch kontextabhängig. Die jeweiligen polaren Sichtweisen schließen sich keineswegs aus, sondern ergänzen sich komplementär. Sie beruhen Mitchell zufolge auf unterschiedlichen Metaphern: Die Sicht des Selbst als geschichtet, einzigartig und kontinuierlich basiert auf einer räumlichen Metapher und geht im Ursprung auf Freud zurück. Die Sicht des Selbst als vielfältig zusammengesetzt und veränderbar basiert eher auf einer zeitlich strukturierten Metapher und basiert auf Ideen Sullivans: das Selbst als etwas, das Men-

schen im Austausch mit Anderen tun und in der Zeit erfahren (und weniger als das, was an einem inneren Ort existiert).

❗ **Identität wandelt sich und wird kontinuierlich transformiert (sie manifestiert sich in der Zeit), und unser unverwechselbares Leben setzt sich aus vielen verschiedenen inneren Erfahrungen dieser Art zusammen.**

Wie Bollas und Hinshelwood, betont Mitchell innere Pluralität bzw. Komplexität.

Wir alle sind zusammengesetzt aus überlappenden, multiplen Strukturen und Sichtweisen, und unsere Erfahrung ist übertüncht von einem illusionären Gefühl von Kontinuität (Mitchell 1993, S. 104; eigene Übersetzung d. Verf.).

Diskontinuität und Vielfalt der Erfahrung bereichern das Leben, indem wir unsere Fähigkeit entwickeln, Konfliktdimensionen offen zu halten, also dem Druck widerstehen, solche unvermeidlichen (und kreativen) inneren Spannungen fortwährend auszugleichen. So sind wir – in einem tiefen Sinn – verschiedene Personen zu verschiedenen Zeiten. Diese Sicht des Selbst als vielfältig, veränderbar und umweltabhängig macht jedoch die alternative Sicht des Selbst als einheitlich, kontinuierlich und einzigartig nicht überflüssig. Beide Perspektiven ergänzen sich vielmehr komplementär. Zwischen ihnen besteht eine kreative Spannung.

Indem er sich auf das Konzept des »wahren Selbst« (Winnicott), das »Idiom« (Bollas) und weitere objektbeziehungstheoretische sowie interpersonale Konzeptualisierungen des Selbst bezieht, bestimmt er Authentizität und Autonomie als intersubjektiv, letztlich als sozial bedingt: Verschiedene Selbstaspekte, die aus verschiedenen interaktiven Kontexten hervorgehen (»emerge«), können je nach Situation als authentischer Ausdruck des Selbst erlebt werden. Dies verändert die bisherige Bedeutung zentraler Begriffe, wie Autonomie und Authentizität: Sie gehen der Beziehung, der Interaktion mit bedeutungsvollen Anderen nicht voraus, sondern sind Errungenschaft dieses Austausches. Sie können nicht von relevanten Umwelteinflüssen getrennt werden, sondern wachsen und entwickeln sich gerade in diesen Kontexten (Mitchell 1997, S. 21).

Diese Sichtweise ist nicht nur geeignet, unser Bild von Identität zu verändern, sie betont auch andere Facetten von Psychopathologie und Kreativität: Die Erstere erscheint so als Enge der Wahrnehmung, als Hang zu stereotypen Mustern in der Annäherung an die Welt und die Menschen, als Ausschluss von neuen Erfahrungen und Möglichkeitsräumen (die psychoanalytische Selbsterforschung wieder erschließt), als Angst vor Neuem und Unerwartetem; die Letztere als größtmögliche Offenheit und Selbstreflexivität angesichts gerade dieser Herausforderungen: Der Psychoanalytiker sucht dann – idealtypisch – den Freiraum, auf verschiedene Weise, zu verschiedenen Zeiten, in verschiedenen Situationen potenziell verschiedene Antworten auf die Fragen zu finden, die seine Arbeit ihm stellt (Mitchell 1997, S. 193–194).

Weder Bollas noch Hinshelwood noch Mitchell beziehen ihre Gedanken auf gruppenanalytische Konzepte der Identität. Das verwundert sehr, denn dieser Brückenschlag ist mehr als nahe liegend. Auch hier kann ich den Zusammenhang zum Thema der vorliegenden Arbeit nur knapp skizzieren.

> **❗ Gruppenanalytiker beginnen die Diskussion des Identitätsthemas mit der – identitätsstiftenden – Grundannahme, dass die Frage der Zugehörigkeit eine Vielzahl legitimer Antworten zulässt (Dalal 1998, S. 172).**

Für Dalal unterscheidet sich die Moderne von der Postmoderne dadurch, dass Letztere die verfügbaren Refugien eindeutiger (wenn auch veränderbarer) Zuordnungen und Zugehörigkeiten infrage stellt und auflöst. Identität werde durch viele gleichzeitig sich verbindende »Diskurse« mit Leben gefüllt. Dadurch erscheine die Existenz, die Erfahrung des Selbst, des Ich, des Wir zunehmend gefährdet und fragil, zunehmend fragmentarisch und von unsteter, gleitender (»slippery«) Natur. Postmoderne Individuen seien dauernd damit befasst, »die Vielfalt der Existenz in einen einheitlichen Rahmen zu löffeln, **dies** bin ich, dies bin ich nicht; ich gehöre hier dazu und dort nicht, wir sind »»wir« aus den und den Gründen, und deshalb sind »sie« nicht »wir«. Der Rahmen droht dauernd zu bersten, und

um die Katze aus dem Sack zu lassen – die Katze ist das Wissen darüber, dass es unausgesprochene Versionen und Möglichkeiten des »wir« gibt, nicht nur die eine, die ich im Moment als stimmig **fühle**. Und wenn das »wir« so gefährdet ist, wie komfortabel ist es dann für das »ich«?« (Dalal 1998, S. 175; eigene Übersetzung d. Verf.) – Gruppenanalyse ermögliche den Austausch konkurrierender Diskurse und eröffne die Möglichkeit der Verbindung mit anderen Diskursen, anderen Wegen des Seins und der Erfahrung. Das ergebe zwar keine definitive Gesundheit, nur eben Flexibilität, aber das sei vielleicht Gesundheit genug (Dalal 1998, S. 177).

Nach Dalal haben wir viele Zugehörigkeiten, und Identität ist ihm kein ausschließlicher Besitz des Einzelnen, sondern ein Matrixphänomen, eingebettet in ein Netzwerk sozialer Interaktionen und Beziehungen (Dalal 1998, S. 190). Wie Bollas und Mitchell, betont auch Dalal den Abwehraspekt einer auf Homogenität ausgerichteten Identitätskonzeption: Das Erleben von Einheit, von eindeutiger und dauerhafter (statischer) Zugehörigkeit als Abwehr des Gegenteils, das als unerträgliche Zumutung erlebt wird. Und in Korrespondenz zu den erwähnten psychoanalytischen Autoren bestimmt der Gruppenanalytiker Identität ebenfalls als intermediäres Phänomen, als essenziell mit der Außenwelt verbunden.[3]

Soweit der durchaus subjektiv gefärbte Exkurs zu neueren psychoanalytischen und gruppenanalytischen Beiträgen zur Identität in der Postmoderne. Damit kein falsches Bild entsteht wird anfügt, dass Beiträge zu diesem Thema keineswegs auf das letzte Jahrzehnt und auf die psychoanalytische und gruppenanalytische Fachliteratur beschränkt sind – im Gegenteil: Manche spannenden Wortmeldungen stammen aus ganz anderen Zeiten und ganz anderen Quellen. So war z. B. der gelernte Jurist, ungelernte Gutsherr, Aussteiger, Privatgelehrte, Politikberater und Essaist Michel de Montaigne, der am Beginn der Moderne lebte, ein Vorläufer postmoderner Identitätskonzepte (Montaigne 1998; s. dazu ausführlich Heltzel 2001a). Gerade dessen »Ver-

---

3 An dieser Stelle kann nicht detailliert ausgeführt werden, wie Dalal über Bollas und Mitchell hinausgeht, indem er – in Anlehnung an Elias und Foulkes – schon das Ich als soziale Kategorie bestimmt (Dalal 1998, S. 192–194).

suche«, sich über die Beziehung zu bedeutungsvollen Anderen, zur Literatur und zu öffentlichen Aufgaben in seiner ganzen Widersprüchlichkeit und Vielschichtigkeit selbst zu finden, erscheinen uns Nachgeborenen wie Veranschaulichung und Variation der soeben referierten Gedanken. Geistesgeschichte schreitet eben nicht streng chronologisch voran, sondern schichtet sich vielfach und korrespondiert dabei nicht selten auf überraschende Weise miteinander.[4]

13.4 Psychoanalyse und Psychiatrie – zwei Kulturen, zwei Zugehörigkeiten

Die bisherigen Überlegungen lassen sich vorläufig so zusammenfassen:

❗ **Psychoanalytiker, die sich der »angewandten« Psychoanalyse in der Psychiatrie zuwenden, sind Grenzgänger im Sinne Wellendorfs, indem sie das angestammte Feld psychoanalytischer Berufsausübung (den Platz hinter der Couch) verlassen und sich neuen Erfahrungen aussetzen, die mit den vertrauten Verstehenszugängen, Methoden, Verfahrensweisen des psychoanalytischen Berufes allein nicht fruchtbar bewältigt bzw. verarbeitet werden können.**

Der Psychoanalytiker kommt nie allein in die Institution, die er – je nach Auftrag – zu »analysieren«,

zu supervidieren oder zu beraten beabsichtigt. Er bringt bei seinem Weg in das soziale Feld vielmehr stets seine eigene »innere Institution« mit, d. h. seine institutionellen Bindungen, seine »Stammeszugehörigkeiten« und die damit verknüpften inneren Loyalitätsverpflichtungen.[5] Bei seinem Gang über die Grenze des vertrauten psychoanalytischen Arbeitsbereiches hinaus stellt er **Verbindung** zur Kultur jenseits der Grenze her. Ist diese Kultur ihm fremd, lässt ihn das nie gleichgültig.

Wir verhalten uns gegenüber diesem Fremden ambivalent: Es erweckt Angst und treibt uns in unsere Welt zurück, zugleich aber vermag es zu faszinieren und uns aus unserer Welt hinauszulocken. Lassen wir uns auf das Fremde ein, so kommt es zu Grenzverschiebungen, und wir müssen uns ändern. Gehorchen wir der Angst, so werden wir die Grenzen verstärken und befestigen (Erdheim 1992, S. 734).

Psychoanalytiker, die Supervision und Beratung in Organisationen anbieten, werden diese Situation kennen. Schon eine »harmlose« Teamsupervision setzt den Externen der komplexen Dynamik ganzer Institutionen bzw. Organisationen aus. In den allermeisten Feldern wird er sich als fremd erleben und mit hochambivalenten Gefühlen, mit verbindenden ebenso wie mit trennenden Phantasien bzw. Impulsen konfrontiert sein. Bei einiger Erfahrung mit bestimmten Aufträgen entwickelt sich allmählich eine gewisse Vertrautheit mit der Felddynamik; dies löst die **Ambivalenzen** zwar nicht auf, aber es verändert, stellt sie um und sortiert sie neu.

Wenn das Feld, dem sich der Psychoanalytiker zuwendet, ihm nicht fremd, sondern **vertraut** ist, gelten besondere Bedingungen: Er kennt es aus seiner beruflichen Biographie, er ist darin aufgewachsen und sozialisiert. Er betritt es daher nicht erstmals, sondern erneut (denn er hatte sich in seiner zweiten Berufssozialisation als Psychoanalytiker daraus entfernt). Er nähert sich also wieder an, um eine spezifische berufliche Kompetenz und um vielschichtige persönliche Erfahrungen bereichert. Es ergibt sich, dass diese neuen Erfahrungen und

---

4   Montaigne zu lesen liegt nahe, weil er in »Zwischenzeiten« lebte, in denen sich überlieferte Sicherheiten und identitätsstiftende Glaubenssysteme auflösten. Seine in den Essais dokumentierte systematische Selbstreflexion (die er »geplant planlos«, »dem Zufall folgend«, also die freie Assoziation vorwegnehmend) betrieb, war der Versuch, in der Beziehung zu Vorbildern, geisteswissenschaftlichen Werken und öffentlichen Aufgaben zu sich als dem unverwechselbaren Michel de Montaigne zu finden. Besinnung im Rückzug und aktives Leben wechselten sich bei ihm lebenslang ab. Er hatte mehrere Zugehörigkeiten, die er trotz bemerkenswerter innerer Spannungen und Widersprüche aufrechterhielt, ohne sie »auflösen« zu wollen, und er erwies sich in hochkomplexen Umwelten als anpassungsbereit und wandelbar, ohne sich selbst preiszugeben. – Dies sollte auf ihn neugierig machen.

---

5   Ich wähle hier den von Wellendorf benutzten Begriff »Institution«, obgleich in den Gedanken des Autors exakt von Organisationen die Rede ist.

Kompetenzen ihn dazu bringen, das »alte«, »vertraute« Feld auf eine andere, neue Weise wahrzunehmen – manchmal durchaus mit der **Konnotation des Unheimlichen**, wie Freud es analysiert hat (Freud 1999). Dann wird das »Altbekannte, Längstvertraute« (Freud 1999, S. 231) als überraschend ängstigend erlebt (weil im Vertrauten das verborgen Gehaltene lauert, das unerwartet und unkontrolliert hervorbricht – etwa eine Todeserfahrung oder eine andere, bisher abgewehrte, nun aber traumatisch wirksame Dynamik).

Sicher ist aber doch, dass dem Analytiker in der Psychiatrie vieles begegnet, das ihm vertraut ist – die Menschen (Professionelle und Klienten), die Aufgaben, die Strukturen, die Kommunikationsmuster, die Orte beruflichen Handelns. Er kann diese Erfahrung der Wiederannäherung gezielt vermeiden, weil er – was selten genug ist – bewusst Aufträge sucht, in denen er bevorzugt die Erfahrung von Fremdheit machen kann; oder weil er (was häufig vorkommt) in seiner ersten Berufssozialisation mit schwer erträglichen Ambivalenzen konfrontiert wurde, denen er sich nicht erneut aussetzen will. Oder er verzichtet ungewollt auf eine Rückkehr in anderer Funktion, weil er zwar gerne Aufträge hätte, aber – weil er eben bekannt ist – keine bekommt. Er kann die Rückkehr auch – halb bewusst, halb unbewusst motiviert – vermeiden, weil er sich der kränkenden Erfahrung des Abgelehntwerdens und des Ungenügens nicht aussetzen will.

Es wären noch weitere Variationen dieser Geschichte einer gelingenden oder fehlgeschlagenen Wiederannäherung denkbar. Aber hier interessiert der Fall, dass der Psychoanalytiker sich wieder **annähern möchte** und ihm entsprechende Anfragen bzw. Aufträge vorliegen. Die beidseits vorhandenen Ambivalenzen lassen eine solche Verbindung zu, und neben Skepsis, Zurückhaltung, Kompetenzzweifeln, Berührungsängsten dominieren Neugier, Wiedersehensfreude, Stolz, Wiedergutmachungsimpulse und vielleicht sogar – beim hier vorgestellten fiktiven Psychoanalytiker – Gefühle von Verbundenheit, Zugehörigkeit und dem Wiedererkennen vertrauter Herkunft, eben so, als wenn man einen vertrauten, für die eigene Entwicklung bedeutungsvollen Ort nach längerer Zeit der Abwesenheit wieder aufsucht.

Aber der fiktive Psychoanalytiker kennt nicht nur Freude an seinem derzeitigen Beruf, als »Hintercouchler«; er hatte auch in seiner Zeit als Psychiater viele Erfahrungen gesammelt, die er nicht missen möchte. Er fühlt sich – nach vielleicht einem Jahrzehnt als angestellter Psychiater und einem weiteren Jahrzehnt als frei praktizierender Psychoanalytiker – nicht als Psychoanalytiker, der »früher« Psychiater war, sondern er erlebt seine **berufliche Identität**, obwohl er seit langem nur noch psychoanalytisch und psychotherapeutisch arbeitet, als **zusammengesetzt**, als komplex. Er ist Psychiater **und** Psychoanalytiker oder Psychoanalytiker **und** Psychiater, manchmal zuerst das eine, dann das andere. Oder – je nach Situation, in der er sich befindet, je nach Herausforderung, die er bestehen muss – auch als beides zugleich. Seine Sozialisation zum Psychoanalytiker hat seine Sozialisation zum Psychiater nicht grundsätzlich infrage gestellt, **nicht gelöscht**, weil schon die psychiatrische Berufsausbildung auf psychodynamisches Verstehen, auf »Beziehungsarbeit« ausgerichtet war. Beide Sozialisationen haben sich in seiner Berufsbiographie ereignet, sie haben sich gegenseitig beeinflusst, und sie haben jeweils dauerhafte Spuren hinterlassen: Zugehörigkeiten zu »Stämmen«, Bindungen an Menschen, an Grundhaltungen, an Konzepte, an »Verhaltensstandards« und an vieles andere. Diese Zugehörigkeiten, Bindungen und Loyalitäten haben sich nur zum Teil harmonisch ergänzt. Zum anderen Teil haben sie sich gegenseitig widersprochen. Sie haben sich in seiner Person gerieben und Bruchstellen in ihm hinterlassen. Der fiktive Psychoanalytiker und Psychiater ist einer jener Professionellen, die von beruflichen Grenzlinien durchzogen sind, »die Unsrigen« und »die anderen« sind jeweils beide in ihm, manchmal zugleich und manchmal nacheinander.

❗ **Die Grenze zwischen unterschiedlichen Kulturen befindet sich nicht außerhalb, sondern in ihm, er ist Grenzgänger, Schaltstelle, Bindemittel und Verräter, wenn auch nicht immer alles dies zu gleicher Zeit.**

Was den Beruf betrifft, hat er zwei »Heimatländer«, aber er ist auch »doppelter Verräter«. Was ist damit gemeint?

Er muss »Verräter« werden, er muss Untreue üben, weil er im Verlauf seiner Berufssozialisation vertraute Grundhaltungen und Grundpositionen aufgeben, umbauen oder ganz infrage stellen und durch neue, alternative Orientierungen ersetzen muss. Das spricht Loyalitätsbindungen an, mit denen er brechen muss (Loewald 1986). Reifungsschritte (auch Identitätsbildungsprozesse) sind an Abschiede gebunden und setzen Untreue voraus. Die Folge können Schuldkonflikte und zugehörige Wiedergutmachungsimpulse sein. Wenn diese Dynamiken den Hintergrund für eine Wiederannäherung an das Feld psychiatrischer Arbeit abgeben, sollten sie Gegenstand von Selbstreflexion sein.

»Verräter« ist der Psychoanalytiker, der sich als Supervisor, Berater oder auch Fortbilder in der Psychiatrie engagiert, aber noch in anderer Weise: Selbst bei »friedlicher Koexistenz« beider Kulturen, selbst bei spürbar gegenseitigem Wohlwollen wird er in **beiden** »Heimatländern« fortlaufend Zeuge fachlich kritischer, subtil entwertender, latent aggressiver, unverblümt hämischer oder genussvoll angriffslustiger Kommentare »den anderen« gegenüber (hierbei ist er selbst offiziell natürlich nie gemeint!). So kritisieren und entwerten psychoanalytische Kollegen die psychiatrische Kultur und psychiatrische Kooperationspartner die psychoanalytische.

❗ Selbst wenn sich der Grenzgänger eigener aktiver Mitwirkung an diesen Kommunikationen enthält, selbst wenn er Missverständnisse ausräumt, Projektionen korrigiert und für Verständigung wirbt (alles dies tut er im Verlauf seines »komplexen Grenzmanagements«), kann er sich als passiver Mitwisser, als Überläufer, als Verräter fühlen – und dies auf beiden Seiten.

Vielleicht ist diese Dynamik eine wesentliche Ursache dafür, dass nicht wenige in der Psychiatrie »vorsozialisierte« Psychoanalytiker den intensiven Kontakt zu **beiden** Kulturen meiden: Es gelingt ihnen schlecht, eine dritte Position einzunehmen und die Spannung dieser Position zu halten. Das Spannungsfeld zwischen Psychiatrie und Psychoanalyse ist so alt wie die Koexistenz beider Fächer und kann an dieser Stelle nicht ausführlich entwickelt werden (s. dazu Heltzel 2001b). Jedenfalls verlangt die Be-

gegnung zwischen Psychoanalyse und Psychiatrie den beteiligten Professionellen – insbesondere den »Grenzgängern« – **Spannungs- und Ambivalenztoleranz** sowie **Integrationsfähigkeit** ab. Damit ist auch das Vermögen zur Schaffung und Erhaltung triangulärer Räume (Tietel 2002; Grieser 2003) angesprochen, also das Vermögen, »… zu mehreren bedeutungsvollen Anderen Beziehungen aufzunehmen (triadische Kapazität), d. h., diese in wechselseitigem Dialog und ohne Ausschluss des Dritten auszubalancieren« (Bürgin u. von Klitzing 2001, S. 523), also Mehrdimensionalität und die Widersprüchlichkeit zwischen sich scheinbar ausschließenden Polen wahrzunehmen und zu tolerieren.

❗ Psychoanalytiker, die auch Psychiater sind und diese andere, die psychoanalytische Dimension ihrer beruflichen Identität komplementär ergänzende Zugehörigkeit nicht ungeschehen machen wollen oder verleugnen müssen, können so tatsächlich als »Schaltstellen« zwischen unterschiedlichen »Stämmen« dienen.

Sie können, wenn sie sich für »interkulturelle Begegnung« einsetzen wollen, »Bande knüpfen« und »Brücken« im Grenzverkehr darstellen. Wenn es gut geht, tun sie dies alles nicht nur für ihre Auftraggeber, sondern auch für sich selbst: Sie können auf diese Weise Objekte finden, durch deren Gebrauch sie sich selbst finden und auszudrücken vermögen, sie können im Wechsel zwischen ihrer Rolle als »Hintercoucher« und derjenigen als psychoanalytischer bzw. gruppenanalytischer Supervisor und Organisationsberater verschiedene Seiten ihres Selbst »evozieren« und weiterentwickeln. Sie können den Freiraum suchen, in ihren verschiedenen Aufträgen auf verschiedene Weise, zu verschiedenen Zeiten, in verschiedenen Situationen verschiedene Antworten auf die Herausforderungen zu finden, die sich ihnen stellen. Sie können ihrem Selbstausdruck in der Teilnahme an verschiedenen, konkurrierenden Diskursen Gestalt geben und »andere« Wege des Seins und der Erfahrung als Psychoanalytiker, neue Möglichkeiten und Versionen des »Ich« und des »Wir« entdecken. Sie können versuchen, wandelbar und anpassungsbereit (flexibel) zu sein, ohne sich selbst preiszugeben, ohne sich in ihrer Autonomie, in ihrer unverwechselbaren Eigenart zu verlieren; sie können den Wechsel zwischen kontemplativem Rückzug und aktiver Teilnahme an öffentlichen Aufträgen genießen und mitten in konflikthaften Auseinandersetzungen darauf bestehen, gemischte, zusammengesetzte, unverwechselbare Individuen zu sein. – Wenn sie sich mit einer solchen Version von Identität anfreunden können, werden sie Risiken und Chancen vergegenwärtigen.

13.5   Risiken und Chancen zusammengesetzter Berufsidentität

Die Risiken und Chancen einer zusammengesetzten (komplexen) Berufsidentität betreffen persönliche und generelle Apekte. Ich streife zunächst die letzteren und diskutiere die persönlichen Fragen im Anschluss daran ausführlicher.

❗ **Das hauptsächliche Risiko verschiedener beruflicher Zuordnungen ist in heutigen Zeiten die eklektische Zusammenstellung beliebiger beruflicher (z. B. psychotherapeutischer) Orientierungen, die in ihrer additiven Anhäufung gar keine konturierte, differenzierte, authentisch gelebte Berufsidentität (oder eben nur ein zufälliges, beliebiges »Patchwork« als Pseudoidentität) ergeben.**

Solche »Identität« definiert sich, wenn sie ehrlich auftritt, ausschließlich in negativer Abgrenzung zu spezifischen Berufsidentitäten: Jemand ist weder Psychoanalytiker noch Verhaltenstherapeut noch ausgebildeter systemischer Therapeut etc., sondern er hat von all diesen Berufssozialisationen »Bausteine« im Gepäck – und versteht von keinem Verfahren wirklich etwas. Die unehrliche Variante des Eklektizismus behauptet, alles dies zu sein: »Psychoanalytiker«, »Verhaltenstherapeut«, »systemischer Therapeut« etc. Es ist klar, dass von dieser Art summarischer Berufsidentität hier **nicht** die Rede ist. Die Rede ist vielmehr davon, dass einer tatsächlich Psychoanalytiker und tatsächlich spezifisch sozialisierter Psychiater ist, aber eben beides und insofern eine komplexe Zusammenstellung verschiedener, sich teils widersprechender, teils er-

gänzender beruflicher Identitäten, die sich in seiner Person vereinen, die sich gegenseitig beeinflussen, d. h. potenziell behindern, einschränken – oder auch befruchten und bereichern.

Die Tatsache, dass einer langjährig erfahrener Psychiater mit einer entsprechend komplexen Berufsbiographie und den zugehörigen spezifischen Kompetenzen ist, beeinflusst seine Art, psychotherapeutisch zu arbeiten, fortlaufend und anhaltend (s. dazu Heltzel 2000c). Womöglich unterscheidet sich auch seine Art, als Psychoanalytiker höher frequent und über längere Zeit für Analysanden zur Verfügung zu stehen, von derjenigen anderer Analytiker, die wenig mit schwerer gestörten, massiv regredierten Patienten zu tun hatten und mit psychiatrisch-psychotherapeutischen Institutionen keine Erfahrung sammeln konnten. – Das persönliche, beruflich bezogene Risiko dieser komplexen Ausgangslage ist der schleichende Verlust der spezifisch psychoanalytischen Kompetenz; dagegen können intermittierende Selbsterfahrung, Intervision und vor allem die Fortsetzung psychoanalytischer und psychotherapeutischer Arbeit helfen. Letzteres mag banal klingen, ist es aber nicht: Wer eine gut frequentierte Praxis für Supervision und Organisationsberatung führt, kommt früher oder später an den Punkt entscheiden zu müssen, welche Prioritäten er setzen will. Will er Aufträge annehmen, die längere Anreiseaktivitäten und halb- oder ganztägige Engagements beinhalten, wird er die Dominanz höher frequenter Behandlungen in seiner persönlichen Praxisplanung nicht mehr aufrechterhalten können. Es gibt Psychoanalytiker, die ein Engagement in Supervision und Organisationsberatung aus diesem Grund ablehnen – und umgekehrt solche, die sich von der Arbeit hinter der Couch ganz verabschieden, um ausschließlich »angewandte« Psychoanalyse in verschiedenen Feldern (vorzugsweise im psychosozialen Sektor) betreiben zu können. Dies kann eine der »schmerzlichen Entscheidungen« sein, die Maalouf erwähnt. Andere entscheiden sich – wie der Autor dieses Textes – für die spannungsvolle Mitte zwischen den aufgezeigten Extremen: Sie teilen ihre Praxiszeit in dyadische, psychoanalytische bzw. psychotherapeutische Arbeit einerseits, in Supervision und Organisationsberatung (etwa im Feld der Psychiatrie oder in anderen sozialen und psychosozialen Feldern) andererseits und hoffen, dieses Praxisarrangement so lange wie möglich aufrechterhalten zu können, weil sich die beiden Seiten ihrer Berufstätigkeit wechselseitig befruchten und sie auf keine von beiden verzichten möchten. Das ist – verlässliches Halten vorausgesetzt – schon nicht leicht, was die Terminplanung angeht, von den inneren Balanceakten ganz zu schweigen. Aber gerade dieser schwierige Punkt leitet zwanglos zu den **Chancen** solcher Identitätsentscheidung (denn um eine solche handelt es sich auch) über.

❗ **Die grundsätzlichen Chancen liegen in einer Bereicherung beruflicher Kompetenz im Sinne der gegenseitigen Befruchtung unterschiedlicher, sich komplementär ergänzender Orientierungen und Berufssozialisationen.**

Dies kommt den Zusammengesetzten (also den Psychoanalytikern mit gleichzeitiger psychiatrischer Berufsidentität) insbesondere in der Arbeit mit schwerer gestörter Klientel zugute, die ein flexibles, mehrdimensionales therapeutisches Vorgehen einfordert oder jedenfalls benötigt. Angehörigenkontakte, Beziehungsaufnahmen zu Behörden und Arbeitgebern und andere, z. B. die Entwicklung des Behandlungssettings betreffenden Fragen können auf diese Weise den Schrecken verlieren, den sie für »klassisch« sozialisierte Psychoanalytiker haben (Bruns 1995; Heltzel 2000b).

Noch grundlegender sind die Chancen, die sich konzeptionell und – im weiteren Sinn verstanden – berufspolitisch ergeben, wenn die Möglichkeiten grenzüberschreitenden Austausches zwischen Psychoanalyse und Psychiatrie wirklich ernst genommen und in kreativen Projekten umgesetzt werden. Ohne die Verhältnisse zu beschönigen, lässt sich feststellen: Fast überall, wo tatsächlich Dialoge mit der psychiatrischen Kultur gesucht und entsprechende Wege gemeinsam kreiert werden, kann anfängliche Skepsis und Voreingenommenheit der Psychoanalyse gegenüber in erstaunte Neugier und wohlwollendes Interesse, schließlich sogar in Sympathisantentum und mehr oder weniger offen ausgedrückte Anerkennung umschlagen (s. dazu Heltzel 1999, 2000a). Psychoanalytiker, die solche Aufträge in verschiedenen Feldern annehmen, leisten eine bestimmte Form der Öffentlichkeitsarbeit. Sie

sind »Botschafter« der Psychoanalyse, indem sie Grundhaltungen, Sichtweisen, Konzepte und Techniken der Psychoanalyse (in genau dieser Reihenfolge) in **relevanten Fachöffentlichkeiten** vertreten. Dazu gehören auch Veröffentlichungen in den Medien der »anderen« Kultur (die Rezeption psychoanalytischer Fachliteratur kann dort nicht vorausgesetzt werden) und die persönliche Präsenz auf **grenzüberschreitenden Fachtagungen**.[6]

Von diesen, die Akzeptanz der Psychoanalyse betreffenden allgemeinen Überlegungen noch einmal zurück zu den **persönlichen**, die sich aus einer zusammengesetzten beruflichen Identität ergeben können: Obwohl die Schwierigkeiten der Praxisplanung beträchtlich sein können, genießt der fiktive Psychoanalytiker dieses Textes gerade den fortlaufenden **Wechsel** seiner beruflichen Engagements und Identifikationen. Wenn er etwa nach drei Stunden analytischer Arbeit hinter der Couch aufsteht, um in eine Klinik zu fahren, in der er eine Supervision von Stationsteams, des Leitungsteams oder einer Großgruppe vor sich hat, freut er sich auf diesen Perspektivenwechsel. Und ebenso geht es ihm, wenn er noch einmal in seine Praxis zurückkehrt, um für zwei Stunden relativ ungestört von institutionellen Kontexten zu arbeiten. Das eine Engagement erhöht den Reiz des Anderen, dies gilt für viele Psychoanalytiker, die sich für eine komplexe Form der Berufsausübung entscheiden. Wie viele mögen geeignet sein, acht Stunden täglich und vier bis fünf Tage in der Woche mit anhaltender Neugier, mit Freude und mit der Bereitschaft, sich emotional wirklich einzulassen, der Arbeit hinter der Couch nachzugehen?

❗ **Die innere Bereicherung, die ein umfangreiches Engagement im sozialen Feld bedeuten kann, setzt freilich voraus, dass der Externe spezifische**

---

6 Eine solche Tagung fand im März 2000 unter dem Titel »Psychoanalyse und Sozialpsychiatrie« in Hannover statt. Sie wurde vom Fachausschuss »Psychotherapie« der Deutschen Gesellschaft für Psychiatrie (DGSP), der Norddeutschen Arbeitsgemeinschaft für Psychodynamische Psychiatrie (NAPP), dem Frankfurter Psychoseprojekt, der überregionalen Weiterbildung in analytischer Psychosentherapie und der Abtlg. Sozialpsychiatrie und Psychotherapie der MHH getragen.

Inspiration aus der spezifischen Arbeit mit Gruppen schöpfen kann.

Obwohl dieser Punkt hier nicht ausdrücklich Thema ist, soll er – wegen seiner grundsätzlichen Bedeutung – zum Abschluss wenigstens gestreift werden (s. dazu Heltzel 2000c).

13.6 Schluss: »Komplexitätsmanagement« durch Gruppenanalyse

Das Beispiel des Psychoanalytikers und Psychiaters, der sich für eine Integration beider Berufsidentitäten (bzw. Zugehörigkeiten) entscheidet, blieb mit Bedacht im Bereich der Fiktion: Jedes konkrete Bild zusammengesetzter Berufsidentität (das des Autors eingeschlossen) fiele ungleich komplexer aus und bedürfte einer weit ausführlicheren Darstellung. Zahlreiche Supervisoren sind nicht nur Psychiater und Psychoanalytiker, sondern auch Gruppenanalytiker oder spezifisch sozialisierte Familientherapeuten. Sie haben also mehr als zwei Zugehörigkeiten zu reflektieren und mehr als einen »Grenzverkehr« zu gestalten. In diesem Punkt unterscheiden sie sich wenig von den meisten ihrer Analysanden, Klienten und Supervisanden, von denen das Arbeitsleben Gleiches erwartet. Auch für ganze Systeme (Kliniken, Beratungsstellen, Trägervereine psychosozialer Initiativen usw.) gilt Ähnliches: Sie alle sind mittlerweile massiv herausgefordert, »Komplexität zu managen«.

Foulkes, der Begründer der Gruppenanalyse, lebte eine zusammengesetzte Berufsidentität: Er war Neurologe, Psychiater und Psychoanalytiker, und nachdem er die gruppenanalytische Methode eingeführt hatte, hielt ihn dies nicht davon ab, sich weiter auch als »traditioneller« Psychoanalytiker zu verstehen und zu äußern. Als Psychiater im Offiziersrang entwickelte er im Northfield Military Hospital (dem damals größten psychiatrisch-psychotherapeutischen Behandlungszentrum für psychisch kranke Soldaten im United Kingdom) das **Konzept der therapeutischen Gemeinschaft.** (Der Begriff stammt von seinem Schüler, dem Psychoanalytiker und Gruppenanalytiker Tom Main, was in der deutschsprachigen Psychiatrie wenige wis-

sen.) Damit war ein komplexer, im ursprünglichen Sinn systemischer Ansatz gemeint, der die Arbeit in Gruppen der verschiedensten Art mit einer kontinuierlichen, gemeinsamen Reflexion aller institutionellen Vorgänge in der Gemeinschaft verband (Heltzel 2000c).

Komplexität kennzeichnet die Gruppenanalyse noch in anderer Weise: Einmal auf der Makroebene der Theorie, indem Gruppenanalyse Elemente aus der Psychoanalyse, der Sozialpsychologie, der allgemeinen Systemtheorie und der Gesellschaftstheorie aufnimmt und integriert; und dann ist der Mikrokosmos der gruppenanalytische Gruppe ein Paradigma für Pluralität und »interkulturellen Austausch«, indem sie Fremde zusammenführt, die sich in ihren Herkünften, ihren Zugehörigkeiten, ihren Geschichten, ihren Weltsichten, ihren Diskursen etc. fundamental unterscheiden – und doch ein gemeinsames (wenn auch widersprüchliches) Ganzes bilden, wie es Foulkes im Konzept der Gruppenmatrix gefasst hat.

❶ »Komplexes Grenzmanagement« findet hier ständig und in alle Richtungen statt, indem jedes Gruppenmitglied die eigene »innere Institution« mitbringt und damit auf alle anderen Gruppenmitglieder trifft, die ihm sehr fremd und sehr vertraut zugleich sind (also nicht selten geradezu unheimlich erscheinen können). Gruppenidentität setzt sich aus verschiedenen Zugehörigkeiten zusammen und entwickelt sich im Verlauf des Gruppenprozesses doch – wenn es gut geht – zu einem unverwechselbaren Ganzen.

Damit kommen die vorliegenden Überlegungen bei Themen an, die an der Grenze des Arbeitsfeldes von Psychoanalytikern liegen – für viele auch jenseits dessen, was sie mit psychoanalytischer Identität verbinden. Wer allerdings an die vielen Psychoanalytiker mit offenkundig zusammengesetzter Berufsidentität denkt, etwa an diejenigen, die zugleich Hochschullehrer, wissenschaftliche Mitarbeiter, Klinikdirektoren, Oberärzte, klinisch tätige Psychologen und vieles andere mehr sind; oder an die vielen Kollegen, die halb in der Praxis und halb in noch ganz anderen Berufen und institutionellen bzw. organisationellen Zusammenhängen tätig sind: Alle diese komplexen Identitätskonstruktionen werden immer noch vergleichsweise wenig fachöffentlich diskutiert. So scheint es, dass Probleme zusammengesetzter Berufsidentität in der Psychoanalyse viel verbreiteter sind, als es offiziell den Anschein hat.

Danksagung. Ich danke S. Börsch, I. Engelmann, R. Haubl, R. Ritter und U. Schultz-Venrath für Kritik und Verbesserungsvorschläge zum Text.

Literatur

Bauman Z (1995) Postmoderne Ethik. Hamburger Edition, Hamburg

Bauman Z (1997) Flaneure, Spieler und Touristen. Hamburger Edition, Hamburg

Bauman Z (1999) Unbehagen in der Postmoderne. Hamburger Edition, Hamburg

Bauman Z (2000) Die Krise der Politik. Hamburger Edition, Hamburg

Bohleber W (1999) Psychoanalyse, Adoleszenz und das Problem der Identität. Psyche – Z Psychoanal 53: 507–529

Bollas C (1992) Being a character. Psychoanalysis and self experience. Hill & Wang, New York; dt.: Genese der Persönlichkeit. Klett-Cotta, Stuttgart

Bruns G (1995) Soziale Vernetzung: ein Parameter in der psychoanalytischen Behandlung psychotischer Menschen. Forum Psychoanal 11: 84–94

Bürgin D, Klitzing K von (2001) Zur Psychoanalyse von Kindern und Jugendlichen. Triadische Kompetenz: Ressource für die psychische Entwicklung. Aus der Forschung über die Entwicklung der Eltern-Kind-Triade. In: Bohleber W Drews B (Hrsg) Die Gegenwart der Psychoanalyse – die Psychoanalyse der Gegenwart. Klett-Cotta, Stuttgart, S 519–533

Conzen P (1996) Erik H. Erikson. Leben und Werk. Kohlhammer, Stuttgart Berlin Köln

Dalal F (1998) Taking the group seriously. Towards a postfoulkesian group analytic theory. Kingsley, London Philadelphia

Deneke FW (1989) Das Selbst-System. Psyche – Z Psychoanal– Z Psychoanal 43: 577–608

Erdheim M (1992) Das Eigene und das Fremde. Über ethnische Identität. Psyche – Z Psychoanal 46: 730–744

Ermann M (2003) Über mediale Idenfizierung. Forum Psychoanal 19: 181–192

Freud S (1999) Das Unheimliche. GW Bd.XII, Fischer, Frankfurt aM, S 227–268

Grieser J (2003) Von der Triade zum triangulären Raum. Forum Psychoanal 19: 99–115

Heltzel R (1997) Die Bedeutung von Feldkompetenz für Beratung und Supervision in der Psychiatrie. In: Heltzel R (Hrsg) Supervision in der psychiatrischen Klinik. Heft Nr. 70, psychosozial 20: 57–70

Heltzel R (1999) Entwicklungsbegleitung in psychiatrischen Organisationen. In: Pühl H (Hrsg) Supervision und Organisationsentwicklung. Handbuch 3. Leske & Budrich, Opladen, S 332–358

Heltzel R (2000a) Teamsupervision in der Psychiatrie. In: Pühl H (Hrsg) Handbuch der Supervision 2, 2. überarb. Aufl. Spiess, Berlin, S 204–220

Heltzel R (2000b) Psychodynamische Grundhaltung in der Gemeindepsychiatrie. Psychother Forum 8: 107–116

Heltzel R (2000c) Zur Identität des gruppenanalytischen Supervisors und Organisationsberaters. In: Ardjomandi ME, Berghaus A, Knauss W (Hrsg) Jahrbuch für Gruppenanalyse und ihre Anwendungen. Mattes, Heidelberg, S 95–119

Heltzel R (2001a) Über das Nützliche und das Rechte bei der Beratung der Mächtigen und andere Frage – ein fiktives Gespräch mit Michel de Montaigne. In: Jahrbuch für Gruppenanalyse und ihre Anwendungen, Bd. 7, 2001. Mattes, Heidelberg, S 135–164

Heltzel R (2001b) Die Begegnung zwischen Sozialpsychiatrie und Psychotherapie. Sozialpsychiatr Informat 31(3): 24–31

Hinshelwood RD (1997) Therapy or coercion? Does psychoanalysis differ from brainwashing? Karnac, London

Keupp H (1999a) Sich selbst erzählen in einer posttraditionalen Gesellschaft. Gruppenanal 7(1): 7–31

Keupp H (1999b) Identitätsarbeit in einer multiphrenen Gesellschaft. Sozialpsychiatr Informat 29(1): 7–14

Loewald HW (1986) Das Dahinschwinden des Ödipuskomplexes. In: Loewald HW (Hrsg) Psychoanalyse. Aufsätze aus den Jahren 1951–1979. Klett-Cotta, Stuttgart, S 377–400

Maalouf A (2000) Mörderische Identitäten. Edition Suhrkamp, Frankfurt aM

Mitchell SA (1993) Hope and dread in psychoanalysis. BasicBooks, New York

Mitchell SA (1997) Influence and autonomy in psychoanalysis. Analytic Press, Hillsdale London

Montaingne M de (1998) Essais. Erste moderne Gesamtübersetzung von Hans Stilett. Eichborn, Frankfurt aM

Münch K (1997) Interne Supervision in der psychiatrischen Klinik. In: Heltzel R (Hrsg) Supervision in der psychiatrischen Klinik. Heft Nr. 70, psychosozial 20: 47–56

Scharfetter C (2003) Die Vielfalt der Persönlichkeit. Forum Psychoanal 19: 163–168

Schmid W (1999) Philosophie der Lebenskunst. Eine Grundlegung, 3. Aufl. Suhrkamp, Frankfurt aM

Straub J, Renn J (Hrsg) (2002) Transitorische Identität. Der Prozesscharakter des modernen Selbst. Campus, Frankfurt New York

Thomä D (2002) Der bewegliche Mensch. Moderne Identität aus philosophischer Sicht. Forum Psychoanal 18: 201–223

Tietel E (2002) Trianguläre Räume und soziale Häute in Organisationen. In: Pühl H (Hrsg) Supervision. Aspekte organisationeller Beratung. Leutner, Berlin, S 47–75

Wellendorf F (1986) Supervision als Institutionsanalyse. In: Pühl H, Schmidbauer W (Hrsg) Supervision und Psychoanalyse. Plädoyer für eine emanzipatorische Reflexion in den helfenden Berufen. Kösel, München, S 157–175

Wellendorf F (1997) Einige Gedanken zum Konzept der Institutionsanalyse. In: Heltzel R (Hrsg) Supervision in der psychiatrischen Klinik. Heft Nr. 70, psychosozial 20: 41–46

Wellendorf F (1998) Der Psychoanalytiker als Grenzgänger – Oder: Was heißt psychoanalytische Arbeit im sozialen Feld? In: Eckes-Lapp R, Körner J (Hrsg) Psychoanalyse im sozialen Feld. Prävention – Supervision. Psychosozial, Gießen, S 13–32

3

Wandel therapeutischer Institutionen: Wandel therapeutischen Handelns

F. Langegger

Der Überblick über vierzig Jahre Entwicklung einer privaten klinisch-psychiatrisch-psychotherapeutischen Institution zeigt deren Einbettung in und ihren **Wandel mit dem Zeitgeist**. In den 1960er- und 1970er Jahren herrschte eine große und, wie man heute sagen muss, auch unkritische Begeisterung für alles, was unter dem Signet »Psycho« daherkam. Eine Art **Panpsychologismus** maßte sich an, auf allen Gebieten des öffentlichen und privaten Lebens etwas zu sagen zu haben, mitreden zu können und zu müssen und zur Lösung aller anstehenden Probleme etwas beizutragen zu haben. So auch, psychiatrische Erkrankungen ausschließlich mit psychischen Mitteln verstehen und heilen zu können. Die damals üblichen lang dauernden psychiatrischen Klinikaufenthalte und der Mangel an Alternativen boten dazu den praktikablen Rahmen. Mit der Zunahme kritischen Wissens und alternativer sozialpsychiatrischer Behandlungsmöglichkeiten schränkte sich die Möglichkeiten von Psychologie und Psychotherapie in der klinischen Psychiatrie zunehmend ein, bis in den 1980er- und 1990er-Jahren ein fast ausschließlicher Biologismus die Oberhand gewann. Trotz der großen und unleugbaren daraus resultierten Fortschritte konnte jedoch auch dieser Ansatz in seiner Einseitigkeit längerfristig nicht befriedigen.

14.1 Gründung einer psychotherapeutisch-psychiatrischen Klinik

Der Entschluss, eine nach den Prinzipien der analytischen Psychologie Jungs arbeitende psychotherapeutische Klinik zu gründen, wurde 1961 bei Jungs Begräbnis gefasst. Initianten waren C.A. Meier, der Nachfolger Jungs auf dem Lehrstuhl für Psychologie an der Freifächerabteilung der Eidgenössischen Technischen Hochschule (ETH) Zürich, C.T. Frey-Wehrlin, ein Jung-Analytiker, Schüler und Analysand von Meier, und Carl Briner, ein Bankier, dessen Frau Mary ebenfalls Jung-Analytikerin war.

Als Trägerschaft wählte man die juristische Form einer gemeinnützigen, nichtgewinnorientierten Stiftung. Meier, Frey und Briner bildeten für viele Jahre den ersten Stiftungsrat. Das Stiftungskapital betrug lediglich 10.000 Schweizer Franken. Als Standort für die neue Klinik konnte eine großbürgerliche Villa auf dem Zürichberg erworben werden. Daher der Name: Klinik am Zürichberg. – Der Zufall wollte es, dass in dem Haus Marie-Luise von Franz aufgewachsen war, die später zu einer der renommiertesten Jung-Analytikerinnen werden sollte. Zum Zeitpunkt der Klinikgründung bewohnte Familie von Franz das Gebäude jedoch nicht mehr. In der Zwischenzeit war es ein Kinderheim gewesen und als solches schon für einen

Heimbetrieb adaptiert. – Für die ärztliche Leitung der Klinik konnte H.K. Fierz gewonnen werden, der zu diesem Zeitpunkt neben Ludwig Binswanger leitender Arzt in der Klinik Bellevue in Kreuzlingen war. Fierz Mutter, Linda Fierz-David, war ebenfalls eine bekannte Jungianerin; sie hatte sich unter anderem mit der Monographie »Der Liebestraum des Poliphilo« einen Namen gemacht. Fierz Vater war Professor für Chemie an der ETH in Zürich. Er und Jung hatten gemeinsam Nordafrika bereist. Eine Frucht dieser Reise war Jungs Professur an der ETH. Familie Fierz besaß und besitzt am Zürichsee das Nachbargrundstück neben Jungs »Turm« in Bollingen. Die Beziehungen waren sozusagen recht familiäre.

14.2 Klinikkonzept und -funktion

14.2.1 Die gute alte Zeit und ihre Mängel

Forschungsschwerpunkte

Mit dem Untertitel hieß die Klinik am Zürichberg »Klinik und Forschungsstätte für Jungsche Psychologie«. Forschungsschwerpunkt sollte das **psychophysische Grenzgebiet** sein, in dem schon Jung mit dem Assoziationsexperiment Untersuchungen angestellt hatte. Besonderes Augenmerk wollte man der **Schlaf- und Traumforschung** schenken. Dazu wurde ein Schlaflabor eingerichtet. Leiter der Forschungsabteilung war C.A. Meier. Während eines Zeitraumes von etwa zwanzig Jahren wurde die Forschung aus Gewinnüberschüssen der Klinik finanziert. Als namhafte Mitarbeiter konnten unter anderem Professorin Inge Strauch, Ordinaria am Psychologischen Institut der Universität Zürich, und Professor Dietrich Lehmann von der Neurologischen Klinik des Universitätsspitals Zürich gewonnen werden. Bis in die 1990er-Jahre wurden Daten der Jung-Forschungsstätte an den Instituten beider verwendet und publiziert.

Ein »klassenloses« Krankenhaus

Finanziell war die Klinik in keiner Weise subventioniert und sollte sich selbst tragen. Als Geschäftsführer und zugleich als leitender Psychologe amtete während vieler Jahre neben seiner Funktion als Stiftungsrat C.T. Frey-Wehrlin. Er und C.A. Meier waren sowohl im Aufsichtsgremium wie an einer leitenden Stelle innerhalb der Klinik tätig, während der Chefarzt keinen Sitz im Stiftungsrat hatte. Diese gewagte Konstruktion barg, wie sich später zeigen sollte, einiges an Konfliktpotenzial.

Die Klinik war als klassenloses Krankenhaus konzipiert. Aus der Erfahrung, dass schwer psychisch Kranke rasch verarmen, wurde von Anfang an ein **Freibettenfonds** eingerichtet, der aus Gewinnen gespeist wurde, die man von wohlhabenden Patienten erwirtschaftete. Der Fonds ermöglichte es, auch finanziell schlechter gestellte Kranke aufzunehmen und zu behandeln. Am 01.04.1964 konnte die Klinik den Betrieb mit 24 Betten in 1- bis 4-Bett-Zimmern aufnehmen. Anfänglich gab es neben dem Chefarzt nur eine weitere Arztstelle, zwei Pflegepersonen, zwei Psychologen und drei Angestellte für Büro, Küche und Haus. Alle Patientinnen und Patienten erhielten ungeachtet ihres Alters und ihrer Diagnose mindestens drei Wochenstunden analytisch orientierter Einzelpsychotherapie, die von jungianisch ausgebildeten Analytikerinnen und Analytikern erteilt wurde.

Es bestanden personell nahe Kontakte zu dem C.G. Jung-Institut Zürich. Klinikmitarbeiterinnen und -mitarbeiter waren dort ausgebildet worden und/oder waren als Lehr- und Kontrollanalytiker

am Jung-Institut akkreditiert. Formaljuristisch waren das Jung-Institut als Ausbildungsstätte und die Klinik als Krankenhaus jedoch immer getrennt.

Therapieformen

Neben der analytischen Einzelpsychotherapie wurden **Körpertherapie** und **Ergotherapie** angeboten; hierbei hatte Kreativität Vorrang vor Leistung, und dem Malen von Bildern als diagnostischem wie therapeutischem Instrument war in der Jung-Tradition ein besonderer Platz eingeräumt. Alle Patientenbilder wurden archiviert und katalogisiert. Je nach Ausbildung und Neigung der Mitarbeiter kamen im Lauf der Zeit verschiedenste andere Therapien zur Anwendung, **Musiktherapie, Psychodrama, Sandspiel, Körper- und Tanztherapien** sowie **Arbeit in Garten und Haushalt**. Gruppentherapien hatten immer eine geringere Bedeutung als Einzeltherapien. Alle damals verfügbaren Psychopharmaka wurden verwendet, unter anderem auch Lysergsäurediäthylamid (LSD). Von Anfang an gab es ein **psychologisches Testlabor**. Um gebesserten Kranken eine berufliche Chance zu geben und aus der Überlegung, dass sie infolge eigener Krankheitserfahrung anderen Kranken näher standen als Gesunde, wurden sie manchmal als Hilfspflegekräfte angestellt oder als Hilfen in der Administration eingesetzt. Dem therapeutischen Milieu wurde große Bedeutung beigemessen. Während vieler Jahre nahmen Mitarbeiterinnen und Mitarbeiter die – ebenfalls »klassenlosen« – Mahlzeiten gemeinsam mit den Kranken ein. Da vor allem in den ersten Jahrzehnten des Bestehens der Klinik die Aufenthaltszeiten noch sehr lang waren, gingen Patienten und Mitarbeiter regelmäßig einmal im Sommer und einmal im Winter für eine Woche in die Ferien. Auch wurden häufig Feste gefeiert, zu denen, neben Patienten und Mitarbeitern, Freunde und Gäste aus Zürich und Umgebung eingeladen wurden.

Klientel

Vor der Klinikeröffnung hatte man in der Presse, in Fachkreisen und in der internationalen jungianischen Gemeinschaft Werbung gemacht. Die Psychiatrielandschaft zu Beginn der 1960er-Jahre war im Wesentlichen polarisiert in Kliniken und Privatpraxen. Ambulatorien, sozialpsychiatrische

Übergangseinrichtungen und Alternativen zur etablierten Psychiatrie existierten erst sehr rudimentär. Die Nachricht von der Eröffnung einer psychotherapeutischen Jung-Klinik in Zürich wurde vor diesem Hintergrund national und international mit großem Interesse aufgenommen, und die bereitstehenden Betten konnten rasch gefüllt werden.

In den ersten beiden Betriebsjahren kamen mehr als die Hälfte aller Aufgenommenen aus dem Ausland. Die Klinikleitung war bemüht, Psychotherapie möglichst in der Muttersprache der Patientinnen und Patienten anzubieten. Dies ließ sich weit gehend bewerkstelligen, weil auch am Jung-Institut viele Ausländerinnen und Ausländer studierten, anschließend im Großraum Zürich praktizierten und interessiert waren, klinische Erfahrungen zu sammeln. Die Ausländerbeschränkungen in der Schweiz waren damals noch nicht so rigoros. Für die niedergelassenen Kolleginnen und Kollegen war die Arbeit in der Klinik auch eine potenzielle Möglichkeit ihre eigenen Praxen zu füllen. – Überdurchschnittlich viele Patienten der ersten Stunde kamen aus gehobenen sozialen Schichten, hatten sich bis zur Matura oder bis zu einem akademischen Abschluss ausbilden können und waren beruflich erfolgreich gewesen.

> ❶ Die häufigste damals gestellte Diagnose war »Neurose«.

Klinikatmosphäre

Die Klinik war gewissermaßen ein psychiatrisches Hotel mit klassischer Psychoanalyse. Die Atmosphäre war entsprechend »zauberberghaft« international, gebildet, interessant, intellektuell, vielfarbig und exklusiv. Jede Patientin, jeder Patient hatte »ihren« bzw. »seinen« Therapeuten, mit dem die seelischen Tiefendimensionen ausgelotet wurden. Die einmal wöchentlich stattfindenden Teamsitzungen waren von der Erörterung psychologischer Fragen dominiert. H.K. Fierz war berühmt für seine Intuition, seine scharfsinnigen Beurteilungen und seine originellen Therapievorschläge. Nicht selten nahmen Gäste, Fachleute, auch aus dem Ausland, an den Mittwochsitzungen teil. Die Struktur innerhalb der Klinik war bipolar: Die Kranken hatten je einen **ärztlichen Administrator** und einen **psychologischen Therapeuten**. Es war unüblich, kam aber bisweilen vor, dass ein Arzt zugleich auch Therapeut war. Die Ärzte hatten damals bei Diskussionen gegenüber den Psychotherapeuten eine eher geringe Stellung. Pflegepersonal und andere Therapeuten waren bei den Sitzungen nicht zugegen. Der Kontakt zu Angehörigen war schon wegen der häufigen geographischen Distanz beschränkt. Aus einer einseitig analytischen Haltung begegnete man den Angehörigen auch voreingenommen, viel zwiespältiger und zurückhaltender als heute.

Behandlungsgrundsätze

Im Jahr 1906 hatte Jung in seiner Arbeit »Zur Psychologie der Dementia Präcox« gezeigt, dass die psychotischen Äußerungen von Schizophreniekranken, die bis dahin als sinnlos und unverständlich gegolten hatten, bei genügendem Bemühen vonseiten des Untersuchers verstanden werden können und einen lebensgeschichtlich bedeutsamen Sinn ergeben. Jungs Methode der **Amplifikation**, d. h. der Anreicherung des psychischen Materials mit vergleichbaren Formulierungen aus der Kulturgeschichte verlangt vom Therapeuten eine umfassende Kenntnis in Völkerkunde, Mythologie, Religionsgeschichte etc., die erst die psychotischen Produktionen zu entschlüsseln hilft.

> ❶ Auf Jungs Entdeckung gründete sich eine bei Psychotherapeuten weit verbreitete Hoffnung, Psychosen könnten, wenn ihr Sinn nur richtig erkannt würde, auch geheilt werden. Eine weitere Jung-Prämisse, die in die therapeutische Arbeit einfloss, war die Überzeugung von der Selbstheilungstendenz der Psyche. Beide Annahmen führten zu einer intensiven Auseinandersetzung mit dem psychopathologischen Material und, weil in den Äußerungen der Kranken ein besonderer Sinn vermutet, gesucht und schließlich auch gesehen wurde, auch zu einer respektvollen Hochschätzung derselben.

So erhielten die Kranken ein großes Maß an intensiver Zuwendung. Die Bedeutung von Träumen, von bildnerischen Darstellungen und aller Arten von den Patienten kommenden »Neuigkeiten« wurde an den Teamsitzungen mit Anteilnahme und Interesse lebendig diskutiert.

Weitere Entwicklung

In den Jahren nach ihrer Gründung erhielt die Klinik als Zeichen der Hochschätzung und Anerkennung zwei weitere Gebäude in der unmittelbaren Nachbarschaft geschenkt, sodass der stationäre Betrieb in einem geschlossenen und einem offenen Haus geführt werden konnte. In dem dritten Gebäude wurde 1970 ein der Klinik angegliedertes Ambulatorium eröffnet und 1980 ein Ambulatorium für Kinder und Jugendliche, das von Hedwig Walder geleitet wurde. In beschränktem Umfang waren während mehrerer Jahre ein Tag- und ein Nachtklinikbetrieb möglich. In allen Einrichtungen herrschte weit gehend eine **Unité d'Equipe**. Die Klinik unterhielt auch eine therapeutisch betreute Wohngemeinschaft in der Stadt, und sie war eine der offiziell anerkannten psychotherapeutischen Ausbildungsstätten Zürichs. Sie war Kollektivmitglied verschiedener nationaler und internationaler psychologischer und psychotherapeutischer Fachgesellschaften. Mitarbeiterinnen und Mitarbeiter der Klinik und der Forschungsstätte publizierten im Lauf der Jahre eine beträchtliche Anzahl von Büchern und Zeitschriftenartikeln und traten an Tagungen und Kongressen im In- und Ausland auf.

Niedergangserscheinungen

Diese glänzende Zeit dauerte etwa zwanzig Jahre, dann wurden Niedergangserscheinungen spürbar. Ein Stock von unheilbaren Patientinnen und Patienten hatte sich angesammelt. Anfang der 1980er-Jahre betrug die durchschnittliche Aufenthaltsdauer in der Klinik zehn Monate. Das therapeutische Ethos verbot, die Ungeheilten ungeheilt zu entlassen. Der **therapeutische Narzissmus** ließ es nicht zu, sich die Niederlagen einzugestehen. Den nach langem Klinikaufenthalt verarmten Patienten musste man finanziell entgegenkommen. Den ausgebliebenen Therapieerfolg versuchte man mit »mehr von demselben« zu erzwingen und verstärkte die therapeutischen Anstrengungen. – Die Klinik hatte immer unterdurchschnittliche Löhne gezahlt und von den Mitarbeitenden finanzielles Entgegenkommen unter Hinweis auf die dafür besonders interessante Tätigkeit erwartet. Jetzt stagnierten die Therapien, es gab fast keine Neuzugänge und Entlassungen mehr. Die Reverenz, die man jahrelang

der vermeintlich weisen Führerschaft der Seele erwiesen hatte, rächte sich nun in Form von festverhockter, nichtauszumerzender Psychopathologie. So war die Arbeit irgendwann nur noch besonders anstrengend und aufreibend. Freilich hat man dabei auch viel über Chronizität gelernt. In dieser Zeit ereigneten sich unter den Patienten eine Reihe von Suiziden und verschiedene Mitarbeiter erkrankten schwer oder verunfallten.

❗ **Die Klinik als Ganze war in eine Depression geraten.**

Im Stiftungsrat entspann sich ein Streit, weil die Klinik nicht länger die Forschung finanzieren konnte und wollte. Als Sündenbock musste der Chefarzt herhalten, der während langer Zeit wegen eigener Krankheit die Klinik vom Krankenbett aus geleitet hatte. In Wirklichkeit war dies sein besonderer Treuebeweis gewesen, weil kein anderer Chefarzt in Aussicht stand. H.K. Fierz stellte seinen Posten sofort zur Verfügung; daraufhin entspann sich im Stiftungsrat ein jahrelanger Krieg um die Nachfolge. Dieses – für psychologisch-psychotherapeutische Institutionen so typische – Zerwürfnis kostete hunderttausende Franken an Gerichts- und Anwaltsgebühren, führte mehrmals durch alle juristischen Instanzen bis zum obersten Schweizer Bundesgericht, spaltete das Klinikteam und die Patienten – alle Patienten wussten natürlich genau, auf welcher Seite ihre Therapeuten standen – und zuletzt verließen die streitenden Parteien den Stiftungsrat und überließen die Klinik sich selbst.

14.2.2 Die schöne neue Zeit und deren Fallstricke

Neukonstruktion

Der Stiftungsrat erneuerte sich, die neuen Mitglieder fühlten sich dem Gedankengut C.G. Jungs immer weniger verpflichtet. Die entsprechenden Bekenntnispassagen in der Stiftungsurkunde wurden nach und nach gestrichen. Die Frage nach der therapeutischen Ausrichtung lautete nicht länger – und durfte nicht länger lauten – »ist das, was wir tun, auch wirklich im Geiste C.G. Jungs?«, sondern, welche **Art von Behandlung** müssen wir anbieten, um den Kranken, die zu uns kommen, gerecht zu werden? – Bei dieser Gelegenheit wird daran erinnert, dass C.G. Jung 1913 die psychiatrische Klinik verließ und anschließend beinahe 50 Jahre lang in ambulanter Praxis tätig war und während dieser Zeit seine wichtigsten Arbeiten verfasste. Von den 24 Bänden der Jung-Gesamtausgabe beschäftigt sich gerade nur einer mit psychiatrischen Themen. Man kommt deshalb nicht an der Frage vorbei, ob Jung ein besonders geeigneter Gewährsmann für klinisch-psychiatrische Fragen ist. – Jedenfalls verließen die meisten Jung-Therapeutinnen und Therapeuten nach dem großen Zerwürfnis die Klinik unter Protest. Übrig blieb ein einigermaßen **vaterloses Team**, das sich um eine zeitgemäße Behandlung bemühte – mittlerweile war die Ära der biologischen Psychiatrie angebrochen – und doch den alten im weitesten Sinn therapeutischen Anspruch nicht über Bord werfen wollte.

Neuorganisation

Es dauerte mehrere Jahre, bis für alle chronisch Kranken geeignete Plätze gefunden werden konnten. Die ärztlichen und die pflegerischen Aspekte der Behandlung erfuhren eine Aufwertung. **Fallarztsystem** und **Bezugspflege** wurden eingeführt. Der **Sozialdienst** wurde ausgebaut. Eine psychologisch geschulte Lehrerin wurde für kognitives Training und für Unterricht eingestellt. Daneben wurden die bisherigen psychischen und somatischen Therapien weitergeführt. Der Kontakt mit den Angehörigen wurde bewusst und intensiv gepflegt. Auch **Systemtherapie** hielt Einzug. Teamsitzungen in verschiedensten Zusammensetzungen wurden installiert. Das Rapportwesen wurde verbessert. Der Einsatz verschiedener therapeutischer Möglichkeiten wurde möglichst gezielt geplant und begleitend evaluiert. Die Verwaltung wurde ausgebaut, die **elektronische Datenverarbeitung** inklusive elektronischer Krankengeschichtenführung erhielt ihren Platz. Besonderes Augenmerk richtete sich auf die Kommunikation mit den zuweisenden Ärztinnen und Ärzten. Das Zahlenverhältnis von Mitarbeitenden zu Kranken erreichte einen Stand von etwa 1:1. Arbeitsbedingungen und Löhne wurden jenen in den staatlichen Institutionen angeglichen. Die bauliche Substanz, der Komfort der Zimmer, die sanitären Einrichtungen, die Küche, der Service

etc. wurden renoviert und modernen Ansprüchen angepasst.

Äußere Einflüsse

Zugleich mit diesen Veränderungen in der Klinik änderten sich auch eine Reihe von Faktoren außerhalb: Zum einen die psychiatrischen Kenntnisse und Behandlungsrichtlinien, zu denen auch der **Ausbau der sozialpsychiatrischen Behandlungsmöglichkeiten** zu zählen ist. Zum anderen die **Ökonomisierung** aller Lebensbereiche, einhergehend zunächst mit Wohlstand, einer verbreiteten Anspruchshaltung und einer Zunahme von **Wettbewerb**, bald aber auch mit einer Verknappung der öffentlichen Mittel, mit Spardruck und einer Verschärfung des sozialen Gefälles. Alle diese Veränderungen wirkten sich direkt auf die Behandlung und auf den Umgang mit den Kranken aus.

Die **internationalen diagnostischen Manuale** [»International Classification of Diseases« (ICD), »Diagnostic and Statistical Manual of Mental Disorders« (DSM)] und andere, die **Verhaltenscodices** der verschiedenen therapeutischen Berufsgruppen sowie die **Behandlungsrichtlinien** für die psychischen Störungen und psychiatrischen Krankheiten, Stichwort »state of the art«, brachten einerseits eine Klärung und Vereinheitlichung der Begriffe, andererseits führten sie vielfach auch zu einer Verarmung der gedanklichen und sprachlichen Vielfalt, zu einer Schematisierung und zu einem ängstlich paranoiden Bemühen um Einhaltung von Vorschriften.

> **!** Je mehr man »richtig« machen müsste, desto mehr kann man »falsch« machen.

Schattenseiten der Teamarbeit

Das Bedürfnis, sich gegen allfällige Vorwürfe abzusichern, und die gegenseitige Überwachung nehmen zu. Zugleich auch der **Papierkrieg**: Alles will dokumentiert, belegt und bewiesen sein. Die Zeit, die für Administratives und für »Qualitätssicherung« aufgewendet werden muss, fehlt dann am Patienten. Die Abtrennung verschiedener Zuständigkeitsbereiche (Medikamente, Psychotherapie, Pflege, Körpertherapie, Ergotherapie, Sozialarbeit, Angehörigenarbeit...), zusammen mit einem gesteigerten Selbstbewusstsein der in der

Psychiatrie Tätigen und einem blinden Glauben an die Perfektionierbarkeit therapeutischer Arbeit evoziert die Schattenseiten der Teamarbeit. Häufig führt sie zu einer **Aufspaltung** der Kranken, zu **Grabenkämpfen** im Team und oft gelingt es nicht, die verschiedenen Aspekte der Persönlichkeit des Kranken und der therapeutischen Bemühungen zu einem einheitlichen Ganzen zusammenzufügen. Je mehr Vorschriften und Richtlinien zu berücksichtigen sind, desto schwerfälliger auch wird eine Institution.

❗ Dieser Umstand und Ansichten, »wie gute Behandlung aussehen sollte«, führen nicht selten dazu, dass nicht die Institution sich in den Dienst der Kranken stellt, sondern die Kranken sich den Möglichkeiten und Zwängen der Institution unterordnen müssen (Stichworte: »Spezialklinik für…« und »Hausordnung«).

Veränderung des Krankenhausklimas

Die Zunahme der sozialpsychiatrischen Dienste in der Region, der Zahl der niedergelassenen PsychiaterInnen und nichtärztlichen PsychotherapeutInnen sowie alternativer Behandlungsmöglichkeiten und des allgemeinen Spardrucks bringt es mit sich, dass viel mehr Kranke außerhalb des psychiatrischen Krankenhauses behandelt werden können, psychiatrische Hospitalisationen extremen Notfällen von Schwerstkranken vorbehalten bleiben und möglichst kurz gehalten werden. Die durchschnittliche Aufenthaltsdauer in der psychiatrischen Klinik beträgt heute zwei bis drei Wochen. Hatte man früher monate- und jahrelang Zeit gehabt, um klinische Psychotherapie zu betreiben, so sind heute die meisten Patienten schon wieder entlassen, ehe eine Psychotherapie – die ihrer Natur nach ein langsames Instrument ist – auch nur beginnen, geschweige denn greifen kann. Der Schweregrad der Störungen, die klinisch zu behandeln sind, verunmöglicht oft auch die Anwendung einer Psychotherapie im engeren Sinne. Nicht zuletzt erschwert eine öffentliche psychiatrische Meinung, die, getragen von einem vorwiegend **biologischen Kredo**, Psychotherapie als sinnlos und oftmals sogar als kontraindiziert be- und verurteilt, deren Einsatz. Nicht nur hat man, wenn namhafte Fachleute (die oft für ihre **antipsychotherapeutische**

Haltung bekannt sind) Psychotherapie verurteilen, unter solchen Umständen Mühe, sie gegenüber Kostenträgern zu vertreten. Man ist selbst auch nicht immun gegen den Zeitgeist, und die eigene Haltung ändert sich mit diesem.

In »ruhigen« Zeiten hatte die Klinik am Zürichberg 40–50 Aufnahmen pro Jahr. Heute sind es, bei einem Bestand von 34 Betten, 200–250. Das bringt einerseits eine große Unruhe mit sich. Auch ist der Aufwand pro Patient am größten in der ersten Zeit nach der Aufnahme und in der Zeit vor der Entlassung. Die Zwischenzeiten sind weniger arbeitsintensiv. Bei der heute üblichen Kürze der Klinikaufenthalte reihen sich **arbeitsintensive Austrittsvorbereitungen** meist nahtlos an die **arbeitsintensive Zeit nach der Aufnahme**. Die weniger hektischen Zwischenzeiten gibt es kaum mehr. Für die Klinik und deren Mitarbeitende bedeutet dies einen immer größeren Aufwand und Verschleiß. **Burn-out** ist zu einer gängigen Vokabel und zu einer verbreiteten Erscheinung geworden. Die Kostenträger dagegen profitieren doppelt: Zum einen sind weniger Krankenhaustage zu bezahlen, zum anderen müssen bei einer pauschalen Rechnungsstellung pro Krankenhaustag die besonders aufwändigen Leistungen, die während der Kurzaufenthalte erbracht werden, nicht besonders vergütet werden. Diese Entwicklung schlägt sich in den Kliniken in der **Arbeitsmoral**, bei der **Personalrekrutierung** und bei der **Gesamtfinanzierung** nieder, und nicht zuletzt bekommen auch die Kranken diese Veränderung des Krankenhausklimas zu spüren.

Zweiklassenpsychiatrie

Die modernen psychiatrischen Behandlungsrichtlinien befürworten eine wohnortnahe Behandlung und damit die Sektorisierung der psychiatrischen Versorgung. Patienten in weit entfernte Zentren zu verschicken, so berühmt und so kompetent diese auch sein mögen, gilt heute als Kunstfehler. **Psychiatrietourismus** ist mit Recht verpönt. Für die Klinik am Zürichberg bedeutet dies, dass praktisch keine Oberschichtausländer mehr zur Aufnahme kommen. Heutige ausländische Patientinnen und Patienten sind zumeist Flüchtlinge, Asylanten, durch Krieg und Not aus ihren Heimatländern Vertriebene und in der Schweiz dann Angehörige der sozialen Unterschicht.

Bis heute erhält die Klinik am Zürichberg, obwohl sie mit 200–250 jährlichen Aufnahmen einen nicht zu verachtenden Beitrag an die psychiatrische Versorgung im Kanton Zürich leistet, keinerlei direkte staatliche Subventionen. Angesichts der weltweit angespannten ökonomischen Lage ist in nächster Zeit auch nicht mit solchen zu rechnen. Die Klinikleitung konnte nicht anders, sollte die Klinik finanziell überleben, als auf alle genannten Veränderungen auch zu reagieren. Eine **Taxordnung mit unterschiedlichen Behandlungstarifen** für allgemein versicherte und privat versicherte Kranke ließ sich nicht länger umgehen. Um den in Zeiten allgemeinen Wohlstands während der 1980er- und 1990er-Jahre gestiegenen Ansprüchen der Privatversicherten und der Versicherer zu genügen, wurde die Bettenzahl pro Krankenzimmer verringert. Nur auf der akuten Aufnahmeabteilung gibt es noch Dreibettzimmer, in der übrigen Klinik nur noch Ein- und Zweibettzimmer. Die sanitären Einrichtungen, Bäder und WCs, wurden ebenfalls verbessert und vermehrt. Technische und elektronische Einrichtungen hielten Einzug. Der **Hotellerie** wurde große Aufmerksamkeit geschenkt. Mit regelmäßigen Patientenbefragungen versucht man die **Patientenzufriedenheit** zu eruieren, um ihr dann Genüge zu tun.

Die ursprüngliche Idee eines klassenlosen Krankenhauses musste im Zuge dieser Entwicklungen fallen gelassen werden, weil die Krankenkassen für Privatversicherte alle erbrachten Leistungen einzeln bezahlen, für Allgemeinversicherte nur eine Tagespauschale. In der nunmehr vierzigjährigen Geschichte der Klinik am Zürichberg war es immer so, dass die finanziell Bessergestellten für die Ärmeren bezahlten. Mit dem gemittelten Betrag konnte die Klinik finanziell überleben. Nun erfolgt die Betten- und Zimmerzuteilung nicht mehr, wie einst, ausschließlich nach den Bedürfnissen der Kranken, sondern in der Regel nach deren **Zahlkraft**. Um für die Abrechnung gegenüber den Krankenkassen den tatsächlich erbrachten Aufwand (im Falle der Privatversicherten) ermitteln zu können, sind die therapeutisch Tätigen gehalten, am Ende jedes Arbeitstages viertelstündlich anzugeben, welche Leistung sie für wen erbracht haben. Abgesehen davon, dass dieses Vorgehen zeitaufwändig ist und zu einem Instrument

der Kontrolle der Mitarbeitenden missbraucht werden könnte, birgt es auch die Gefahr einer Zweiklassenpsychiatrie in sich, weil man sich natürlich bewusst ist, dass man für Leistungen, die an Privatversicherten erbracht werden, gesondert Rechnung stellen kann, während man im Falle von nur allgemein Versicherten auch bei noch so großem Engagement nur die Tagespauschale vergütet bekommt und diese selbst dann erhält, wenn man sich nur minimal anstrengt.

Die Küche der Klinik am Zürichberg war und ist bis heute berühmt gut. Die Kosten für das Essen sind, gemessen an den gesamten Ausgaben einer Institution, lächerlich gering, und es ist nicht einzusehen, weshalb »Spitalkost« vielerorts einen so schlechten Ruf haben muss.

❗ **Gerade wenn es einem sonst schlecht geht, kann gutes Essen eine der wenigen verbliebenen Freuden und damit ein wichtiges therapeutisches Agens sein.**

Das Essen in der Klinik am Zürichberg ist denn auch weiterhin klassenlos. Alle Kranken, so sie nicht aus medizinischen oder aus Gründen ihrer eigenen Überzeugung eine andere Kost bekommen müssen oder wollen, erhalten dasselbe Essen und essen auch gemeinsam. Jene alte Tradition aber – die man übrigens seinerzeit von der Binswanger-Klinik Bellevue in Kreuzlingen übernommen hatte – wonach Mitarbeitende und Kranke die Mahlzeiten gemeinsam einnahmen, musste aufgegeben werden. Mitarbeiter und Patienten essen jetzt in getrennten Speisesälen, weil Erstere das gemeinsame Essen mit den Kranken unzumutbar fanden. In diese Entscheidung spielten wohl auch arbeitsrechtliche Überlegungen hinein. Essen mit Patienten hätte als Arbeitszeit zu gelten, getrennt von ihnen als Freizeit und Erholung.

14.3   Ausblick

Neue wissenschaftliche Untersuchungen belegen nun **Wirkungsweise**, **Wirksamkeit** und **Grenzen psychotherapeutischer Verfahren** und geben diesen einen neuen und gesicherten Stellenwert in der Psychiatrie. Damit ist für die Zukunft auch ein ausgewogenes und praktikables Verhältnis der drei Komponenten des biopsychosozialen Paradigmas vorstellbar, wie es theoretisch schon lange wünschbar erschien.

Literatur

Fierz-David L (1947) Der Liebestraum des Poliphilo. Rascher, Zürich
Jung CG (1907) Zur Psychologie der Dementia praecox. GW, Bd. 3, 4. Aufl. Walter, Olten (1971)

Psychotherapie in der Psychiatrie

U. Streeck, M. Dümpelmann

> Unter dem Titel »Richtiger Standpunkt des Irrenarztes« hatte Heinroth schon formu-
> liert:
> Der Zielpunkt des Arztes ist... die Person, das Ich des Kranken, und alle Maßregeln,
> aus welchem Gebiete der ärztlichen Hilfe sie hergenommen sein mögen, haben ei-
> nen psychischen Zweck: die Zurückführung der Kranken zu sich selbst, die Wieder-
> herstellung ihrer Selbstbestimmungsfähigkeit (oder ihrer Freiheit) (Heinroth 1825;
> zit. nach Peters 1982).
> Und in Antwort auf Pinel heißt es bei Heinroth weiter, dass das
> Augenmerk der ärztlichen Behandlung... auf den Menschen, nicht nur auf die [ver-
> meintlich organische] Krankheit [geht] (zit. nach Peters 1982, S. 26).
> Heinroths Aufforderung klingt modern und zeigt, dass psychotherapeutisches Den-
> ken in der Psychiatrie schon früh gegenwärtig war. Denn was könnte »Zurückfüh-
> rung des Kranken auf sich selbst« mit dem »Zielpunkt des Ich des Kranken« anderes
> sein als psychotherapeutisches Handeln?

15.1   Geschichte des Verhältnisses von Psychiatrie und Psychotherapie

Das Verhältnis von Psychiatrie und Psychotherapie in Deutschland war spätestens seit Beginn des
vorigen Jahrhunderts von vielfältigen Spannungen
geprägt, obwohl sich verschiedene deutsche Psychiater seit den 1920er-Jahren intensiv mit Fragen
der Psychotherapie in der Psychiatrie beschäftigt
haben – genannt werden hier Schultz, Kronfeld,
Mohr, Birnbaum und Prinzhorn. Nicht zuletzt hat
sich auch Kraepelin mit Freuds Arbeiten auseinander gesetzt; seine höchst kritisch-ablehnende Einstellung hat er erst in späteren Jahren bezogen. Dabei hat sich die ablehnende Haltung gegenüber der
Psychoanalyse »höchst nachteilig« auf die weitere
Entwicklung der deutschen Psychiatrie ausgewirkt
und die Integration der Psychotherapie in die Psychiatrie entscheidend behindert (Winkler 1982,
S. 13). Die Verfemung der Psychoanalyse und die
Politisierung der Psychotherapie durch den Nationalsozialismus – die führenden Köpfe der Psychoanalyse mussten bekanntlich emigrieren – haben
ein Übriges dazu beigetragen, dass die Psychotherapie nicht oder nur in Ansätzen in die Psychiatrie
integriert wurde (Winkler 1982, S. 16).

Auch nach dem 2. Weltkrieg behielt die offizi-
elle Psychiatrie ihre reservierte Einstellung der Psychoanalyse gegenüber bei. In den psychiatrischen
Kliniken spielten psychotherapeutische Behandlungsansätze – mit wenigen Ausnahmen – so gut
wie keine Rolle. Psychotherapie wurde allenfalls
mit einer mehr oder weniger beliebigen Art von
Gesprächen gleichgesetzt, die meist jeder Systematik und jeder theoretischen und praxeologischen
Grundlage entbehrten. Die deutsche Nachkriegs-
psychotherapie wirkte in die gleiche Richtung. Insbesondere die Psychoanalyse blieb lange von einem
ausgeprägten Konservatismus bestimmt und zeigte
wenig Interesse daran, ihr Denken und Handeln
auf die besonderen Bedingungen der Psychiatrie
hin zu modifizieren.

In den 1950er-Jahren gab es einige bemerkenswerte Versuche, psychiatrisch Kranke, vor allem
schizophrene Patienten, auch psychotherapeutisch
zu behandeln. Angesichts heftiger öffentlicher Kritik und auf dem Hintergrund der Psychiatrie-En-
quete öffnete sich die Psychiatrie zwar für die Sozialpsychiatrie, blieb gegenüber psychotherapeutischen Verfahren in der Psychiatrie jedoch bis in
die 1970er-Jahre hinein bei einer erheblichen Skepsis bis Ablehnung. Auch die Entwicklung differenzierter biologischer, psychopharmakologischer Behandlungsmöglichkeiten und soziotherapeutischer
Aktivitäten wirkte sich zunächst nicht in Richtung
zunehmender Differenzierung therapeutischer Ansätze aus und machte die Integration von Psychotherapie in die Psychiatrie keineswegs leichter, sondern erwies sich im Gegenteil eher als hemmend,
besonders auch in der Psychosenbehandlung.

Erst seit etwa Mitte der 1960er-Jahre eine Vielzahl neuer psychotherapeutischer Verfahren und Techniken entwickelt wurde, ein großer Teil davon auf dem Hintergrund der Psychoanalyse, fanden psychotherapeutische Verfahren zögernd auch in der Psychiatrie Anwendung. Dabei schien aus der Perspektive der Psychiatrie die **Verhaltenstherapie** angesichts ihrer zu dieser Zeit ausgesprochen technisch-instrumentalistischen Orientierung den Vorteil zu bieten, mit der Logik psychiatrischen Handelns und psychiatrischer Praxeologie eher kompatibel zu sein als psychodynamische Ansätze.

Gleichwohl dauerte es noch weitere zwanzig Jahre, bis sich die Erkenntnis durchzusetzen begann, dass es bei der Integration von Psychotherapie in die Psychiatrie nicht um therapeutische Alternativen geht, sondern darum, psychiatrische Therapie als **mehrdimensionale Therapie** zu konzipieren.

❗ Heute kann als empirisch gesichert gelten, dass Psychotherapie auch in der Behandlung schwerer psychischer Erkrankungen, wie Depressionen und Schizophrenien, in Ergänzung zur Pharmako- und Soziotherapie die Behandlungsergebnisse verbessert (Übersichten z. B. bei Schwarz 2000; Leichsenring et. al. 2005).

15.2 Gegenwärtiges Verhältnis von Psychiatrie und Psychotherapie

Auch heute ist es noch keineswegs selbstverständlich, dass der psychiatrische Alltag gleichzeitig sowohl von der Somatotherapie wie von der Psychotherapie, die Tölle (1993) schon vor vielen Jahren die beiden »großen Therapieverfahren der Psychiatrie« genannt hat, geprägt wird. Und auch innerhalb der Gruppe der psychodynamisch orientierten Psychotherapien wurden therapeutische Modifikationen, die auf die spezifischen Umstände und Belange psychiatrischen Handelns abgestimmt waren, nur zögernd entwickelt. So stehen sich Psychiatrie und Psychotherapie noch immer als zwei therapeutische Kulturen (vgl. Daston 1998) mit unterschiedlichen Praxeologien gegenüber, nicht selten sogar unter einem gemeinsamen Dach, vergleichbar Verwandten, die sich zwar tolerieren, aber nicht recht wissen, was man sich und ob man einander etwas zu sagen hat.

Weiterhin unverändert sind »Prozess« und »Entwicklung«, die als Begriffe auf einen alten Streit zwischen Kraepelin und Kretschmer verweisen (Häfner 1996), gebräuchliche Metaphern geblieben, die das therapeutische Handeln leiten und mit denen Einstellungen, Operationalisierungen von Therapien und wissenschaftliche Überzeugungen zusammengefasst werden. Dabei ist psychodynamischen Ansätzen und der biologischen Psychiatrie gemeinsam, dass sie in erster Linie **endogenistische Theorien** (Resch et al. 1999) sind. In ihren Konzeptionen ist Ziel- und Angelpunkt ein »Innen«, hier biologisch, dort psychodynamisch gedacht. Vor diesem Hintergrund lässt sich die Abgrenzung zwischen biologischer Psychiatrie und Psychotherapie auch als Versuch verstehen, auf dem von beiden beschrittenen engen Feld zu einer Differenzierung zu gelangen und das jeweilige »Innen« – auf der einen Seite biologisch, auf der anderen psychodynamisch konzipiert – als Basis für die jeweils eigenen Behandlungsmethoden und -techniken zu beschreiben. Das hat oft ausgesprochen reduktionistisch geführte Auseinandersetzungen von Theorieschulen nach sich gezogen und unterschiedliche Ausbildungsgänge und Handlungsanleitungen für konkrete therapeutische Aktivitäten befördert, kurz: unterschiedliche Praxeologien mit entsprechenden Konsequenzen für die Berufsbilder, für die Planung und Organisation professioneller Arbeit und nicht zuletzt für die Patienten, die häufig noch immer in »psychiatrische« und »psychotherapeutische« unterschieden und entsprechend selektiv weiter verwiesen werden. Darin drücken sich nicht nur nosologische Differenzierungen aus, sondern eben Selektionen nach Kriterien einer **therapeutischen Kultur.**

Viele Psychiater verfügen über eine umfangreiche psychotherapeutische Ausbildung, und nicht wenige Psychotherapeuten sind gründlich psychiatrisch ausgebildet. Dennoch sind die Folgen der historischen Polaritäten im Verhältnis von Psychiatrie und Psychotherapie nicht überwunden. Sie bestimmen als gewichtige Strömungen mit zumindest impliziten Leitbildern nach wie vor mehr oder weniger weite Teile des Verhältnisses zwischen beiden Bereichen. Das wirkt sich nicht zuletzt auch auf die Entscheidung aus, wer wo behandelt wird. Psychotherapeuten behandeln nur selten Patienten mit schweren Störungen im Anschluss an einen Klinikaufenthalt ambulant, und umgekehrt werden auch psychiatrische Behandlungsmöglichkeiten oft nicht in Erwägung gezogen.

Die biologische Psychiatrie hat eindrucksvolle Fortschritte zu verzeichnen. Auch die Psychoanalyse und psychodynamische Psychotherapien haben sich erheblich weiter entwickelt. Die Differenzen zwischen beiden betreffen einmal das grundlegende Verständnis ihres Erkenntnisgegenstandes, des Psychischen: Geht man hier von einer Störung der komplizierten Maschine Zentralnervensystem aus, wird dort die adaptive und sinnvolle Dynamik psychischer Vorgänge betont, die sich in Symptomen manifestiert. Das betrifft weiter die therapeutischen **Methoden**, die in der biologischen Psychiatrie auf Kompensation eines Defektes und Reparatur einer Störung ausgerichtet sind, während in der Psychotherapie Wert auf die Entfaltung pathogener Übertragungen und Verzerrungen als unbewusste Manifestationen gelegt wird, um diese nach Möglichkeit verstehen und verändern zu können. Und das betrifft die **Techniken** der professionellen Arbeit: Hier spielt der Zugang über den biologischen Körper die Hauptrolle, zu dem die Psyche lediglich beiträgt, und deshalb allenfalls in Form von Psychoedukation und Complianceverbesserung, Gegenstand therapeutischen Handelns ist, während dort der verstehende Zugang, vermittelt über zwischenmenschliche Beziehungen und kommunikatives Verhalten, im Vordergrund steht.

Krankheits- und Behandlungskonzepte traditioneller Psychiatrie greifen vorwiegend auf biologische Modelle zurück. Biologische Modelle bieten den Vorteil, schnelles Eingreifen bahnen zu können; dagegen findet subjektives Erleben des Patienten nur am Rande Beachtung. Demgegenüber fragen Psychotherapeuten explizit nach **subjektiven** Vorstellungen und Erfahrungen, »verstehen« und interpretieren subjektiv gemeinten Sinn und bemühen sich darum, individuelle Krankheitsmodelle implizit mit dem und für den Patienten zu erarbeiten und fortlaufend zu prüfen. Im Sinne dieser Differenz hat Winkler (1965) die psychotherapeutische Grundhaltung der objektivierenden Betrachtung der naturwissenschaftlichen Medizin gegenübergestellt, derzufolge sich der Patient »mit ähnlichen Vorstellungen und Erwartungen zum Arzt begibt, wie er sie beim Wegbringen seines Wagens zur Inspektion hat« (zit. nach Peters 1982, S. 27).

An der Perpetuierung solcher Differenzen sind auf beiden Seiten Uniformitätsmythen (Kiesler 1977) beteiligt. Das Krankheitsmodell der biologischen Psychiatrie tradiert den Mythos, psychische Störungen ließen sich so naturwissenschaftlich objektiv, theoriefrei und interindividuell überprüfbar erfassen wie das für somatische Erkrankungen postuliert wird. Nicht zuletzt hat sich dieser Mythos in den modernen psychiatrischen Diagnose- und Klassifikationssystemen niedergeschlagen. So hat sich etwa das »International Classification of Diseases (ICD-)10« Theoriefreiheit als Anspruch gesetzt, obwohl die Relativität derartiger Versuche, psychische Krankheiten theoriefrei beschreiben zu wollen, jedem erfahrenen Kliniker geläufig ist.

❶ **So ist in der ICD-10 z. B. die Abgrenzung zwischen Depersonalisation und dissoziativen Störungen künstlich, und auch die Trennung zwischen Psychosen der Gruppe F 2 und »hysterischen« Psychosen dissoziativer Genese folgt in Wirklichkeit nicht deskriptiv erfassbaren Syndromen, sondern der Tradition Kraepelins und somit einem theoretisch gesetzten a priori (Scharfetter 1999). Auch unter »Schizophrenie« lässt sich keine abgrenzbare, homogene Krankheitseinheit zusammenfassen. Bereits Eugen Bleuler hatte vorsichtig von der »Gruppe der Schizophrenien« gesprochen.**

In der Psychotherapie gibt es vergleichbare Probleme. Auch hier wird an der Utopie von Störungseinheiten festgehalten, die mit den eigenen, eben psychodynamischen Mitteln erfasst werden. So ist bis heute nicht bewiesen, dass sich PatientInnen mit derselben psychodynamischen Diagnose wirklich gleichen. In kasuistischen Berichten selbst von Mitgliedern derselben Institution werden unter diagnostischen Labels wie »narzisstische Persönlichkeitsstörung« oder »depressiv-masochistische Neurose« nicht selten höchst verschiedene Patienten und Entwicklungsverläufe subsumiert. Nicht anders sieht es im therapeutischen Bereich aus: Es ist mehr als fraglich, dass Psychotherapeuten, die sich an gleichen Konzepten und Modellen orientieren, therapeutisch das Gleiche tun.

Auf der anderen Seite ist inzwischen auch ein nicht nur deklariertes Interesse von Psychiatrie und Psychotherapie aneinander gewachsen. Andreasen (2002), eine führende biologisch-psychiatrische Forscherin, bringt dieses (Wieder-)Zugehen der Psychiatrie auf die Psychotherapie mit der relativen Ernüchterung gegenüber der biologischen Psychiatrie in Verbindung, die viele der Erwartungen, dass psychische Störungen biologisch-pharmakotherapeutisch ausreichend zu behandeln seien, nicht erfüllt hat. So zeichnet sich inzwischen eine ganze Reihe von Konvergenzen zwischen biologischer Psychiatrie und Psychotherapie ab, insbesondere bemerkenswerte Parallelen zwischen neurowissenschaftlichen Modellen von dynamischen, messbaren Hirnvorgängen und psychodynamischen Konstrukten und Konzepten, die oftmals gut miteinander kompatibel sind. Konzepte, beispielsweise wie Zensur, Überich oder »monitoring systems«, sind zwar in ganz unterschiedlichen Kontexten verankert, beziehen sich aber auf **Zugänge zur selben Funktion**, aus biologischer, aus psychodynamischer und aus sozialer Perspektive. Dabei bewegen sich neuere Modelle komplexer und dynamischer Hirnprozesse näher an psychotherapeutischen und psychodynamischen Modellen als die älteren Transmitterrezeptormodelle der biologischen Psychiatrie. Weiter beschreiben Neurowissenschaftler plausible Gründe für Langzeitpsychotherapien. So sprechen Gehde u. Emrich (1998) davon, dass »Pharmako- wie Psychotherapie… letztlich auf dieselben Strukturen, d. h. auf molekularer Ebene ‚identisch‘ einwirken…« (S. 989). So sind Neurowissenschaften und Psychotherapie trotz aller Unterschiede keineswegs mehr als Gegensatz zu sehen (Spitzer 1996).

Parallel dazu konzentriert sich auch die Forschung in Psychotherapie und Psychoanalyse mittlerweile nicht mehr nur auf die Untersuchung subjektiver Erfahrungen, sondern auch auf Modelle, die sich auf »harte« und beobachtbare Daten stützen. Das gilt beispielsweise für die Säuglingsforschung, die die Weiterentwicklung der Psychotherapie insbesondere in ihren entwicklungspsychologischen Grundlagen stimuliert hat (z. B. Stern 1998; Beebe et al. 1997); das gilt für die Affektpsychologie, die unter anderem wichtige Erkenntnisse über die Regulierung des Selbstgefühls und über Kontakt und Beziehungen im Hier und Jetzt beigetragen hat (z. B. Krause 1984; Schore 2001; Steimer-Krause 1996); das gilt für die Bindungsforschung, die die transgenerationelle Weitergabe von Bindungs- und Beziehungserfahrungen und deren weit reichende Bedeutung für psychische Gesundheit und Krankheit empirisch belegt hat (z. B. Fonagy et al. 1993), und das gilt auch für die Gesprächs- und Interaktionsforschung, deren Befunde zeigen, dass zentrale Aspekte psychischer Störungen sprachlich nicht zum Ausdruck kommen, sich demgegenüber aber in der therapeutischen Beziehung darstellen (z. B. Streeck 2004). In die gleiche Richtung weisen schließlich auch Erfahrungen und Befunde aus dem Bereich der Psychologie und Psychotherapie von Traumafolgen. Sie bestätigen einerseits die weit reichenden ätiologischen Einflüsse von Umweltfaktoren und somit auch eine Psychogenese, folgen andererseits aber nicht nur intrapsychisch gefassten Konzepten und gehen zudem über psychoanalytische Konzepte entschieden hinaus. Die Ergebnisse dieser Forschungsrichtung haben vor allem unser Wissen über schwere Störungen, insbesondere über Borderlinestörungen (Herman et al. 1989) und Psychosen (Read 1997; Dümpelmann 2002) erheblich erweitert und verändert.

So scheinen auf beiden Seiten exklusiv gehandhabte Hintergrundtheorien, Theorien der Psyche, fixierte Leitbilder, handlungsleitende Metaphern und voneinander abgegrenzte therapeutische Kulturen mehr und mehr überwunden zu werden und sich allmählich aufzulösen.

Heute dürfte es in den meisten psychiatrischen Kliniken psychotherapeutische Stationen geben, und psychotherapeutische Behandlungsverfahren sind ein fester Bestandteil des therapeutischen Arsenals in der Psychiatrie. Dennoch ist Zurückhaltung gegenüber voreiligen Integrationsbekundungen geboten, zumal von Integration von Psychotherapie in die Psychiatrie oft schon dann die Rede ist, wenn psychotherapeutische Behandlungsmethoden den üblichen Behandlungsangeboten nur additiv hinzugefügt werden und biologische und sozialtherapeutische Behandlungsansätze lediglich ergänzen. Das therapeutische Handeln verbleibt unter diesen Umständen innerhalb eines **Maschinen- und Reparaturmodells** von seelischer Krankheit und ihrer Behandlung. Auch der heute gerne bemühte **Modulbegriff** – ein Begriff aus der Elektronik – legt nur die Aneinanderreihung therapeutischer Verfahren nahe und ist weit entfernt von jener Bedeutung von Integration von Psychotherapie in die Psychiatrie, die seinerzeit z. B. Mauz (1965; zit. nach Winkler 1982) im Sinn hatte, als er davon sprach, die ganze Klinik möge mit Psychotherapie »durchdrungen« sein. Damit formulierte Mauz einen hohen Anspruch. »Durchdringung mit Psychotherapie« meinte eine Haltung, die das therapeutische Milieu prägen sollte, eine auf das In-Beziehung-Sein ausgerichtete Einstellung in allen Bereichen der therapeutischen Arbeit, darum bemüht, die Vielfalt der Beziehungen in der sozialen Welt der Klinik zu verstehen und therapeutisch möglichst nutzbringend zu handhaben. Diese Haltung sollte nicht nur die psychotherapeutischen Settings im engeren Sinn, sondern das Leben im sozialen Klinikalltag prägen. Dass Psychotherapie dabei immer **auch** eine therapeutische Technik ist, steht dem nicht entgegen; der technische Aspekt steht jedoch an zweiter Stelle.

❶ **Im Vordergrund steht das Bemühen, das wechselseitige Verhalten im Kontakt mit den Patienten jederzeit theoretisch fundiert und therapeutisch begründet zu untersuchen, zu verstehen und zu gestalten.**

15.3   Therapeutische Beziehungen

Gegenwärtig unterscheiden sich Psychotherapie und Psychiatrie durch die Bedeutung, die dem Faktor »Beziehung« faktisch eingeräumt wird, noch erheblich voneinander. In biologischen Krankheitsmodellen spielen **interpersonelle Beziehungen** allenfalls eine untergeordnete, epiphänomenale Rolle. Persönlichkeit und Modus der Beziehung sind hier Faktoren, die der Reparatur der Störung, die der Patient hat, im Weg stehen oder sie erleichtern. Aus psychotherapeutischer Sicht sind Symptome demgegenüber nicht nur Marker von Fehlfunktionen und Indikatoren dafür, ob eine bestimmte Störung vorliegt oder nicht, und Symptome allein

sind auch keine Kriterien für die Mittel, die zu ihrer Behebung einzusetzen sind, sondern sind auch **kreative Leistungen**, die das Erleben der eigenen Person und auch die Interaktion mit Anderen regulieren. In psychodynamischer Sicht ereignen sich Störungen und Krankheiten, können implizit und explizit über die Geschichte und über bisherige Lebenserfahrungen eines Patienten informieren, sagen etwas über verinnerlichte Selbst- und Beziehungserfahrungen aus und tragen effektiv zur Regulierung des Kontaktes zwischen Patient und Arzt bei.

❶ **Die therapeutische Beziehung ist keine Einbahnstraße: Psychotherapie ist Behandlung mit psychischen Mitteln auf der Grundlage von gemeinsamen Erfahrungen (Streeck 2002a).**

Dazu muss es in der Therapie Spielräume geben, **symbolische therapeutische Räume**, in denen alte Erfahrungen in Szene gesetzt, wieder erlebt, reflektiert und neues Verhalten erprobt werden können. Mit einem objektivierenden und reifizierenden Blick auf ein vermeintlich objektives Krankheitsgeschehen allein kann das nicht gelingen. Um frühere Erfahrungen als Aktualisierungen in therapeutischen Beziehungen zu bearbeiten, bedarf es vielmehr der Einbeziehung emotionaler Faktoren auf beiden Seiten, subjektiver, nicht leicht messbarer und quantifizierbarer Dimensionen und interpretierendem Verstehen.

Die Beziehungen, die Therapeuten mit den Patienten gestalten und die Patienten mit ihnen, sind unter anderem **Matrix** jeglichen therapeutischen Geschehens, gleichsam das »Milieu«, in dem beide Seiten miteinander kooperieren. Immer ist Psychotherapie Behandlung im Kontext interpersoneller Beziehungen (Ruesch u. Bateson 1995), auch in der Psychiatrie. Was auch immer der Patient und was die therapeutischen Mitarbeiter tun – ihr Verhalten findet innerhalb therapeutischer Beziehungen statt, und im gleichen Zug konstituiert es diese therapeutischen Beziehungen (vgl. Streeck 2000b). Es gibt für das therapeutische Personal in der Arbeit mit den Patienten keine Position außerhalb dieser Beziehungen.

Davon sind so typisch psychiatrische Aktivitäten, wie etwa die Verordnung von **Medikamen-**

ten oder **Kriseninterventionen** bei Suizidalität, nicht ausgenommen. Auch dabei sind Verstehen und Handhabung von Beziehungsphänomenen von Ausschlag gebender Bedeutung. Eine Halt gebende therapeutische Beziehung ist in Krisensituationen, etwa bei psychotischer Suizidalität, die effektivste Suizidprophylaxe (Benedetti 1991; Dümpelmann 2000). Selbst psychotrope Substanzen wirken häufig besser oder manchmal überhaupt erst dann, wenn die Beziehung zwischen Patient und Arzt als hilfreich erlebt wird (Panksepp, mündliche Mitteilung).

Darüber hinaus sind die therapeutischen Beziehungen aber auch **Medium von Kommunikation** insofern, als Patienten ihre Erfahrungen oft nicht in Worten ausdrücken können, sondern ihre Erfahrungen mit ihrem Verhalten in der therapeutischen Beziehung darstellen. Was mit Worten nicht gesagt wird oder nicht gesagt werden kann, kommt dann in der Art und Weise zur Darstellung, **wie** die Patienten das therapeutische Verhältnis gestalten. In der Psychoanalyse wird solches unbewusste kommunikative Beziehungsgeschehen unter den Begriffen der Übertragung und Gegenübertragung diskutiert.

❗ Wir haben in den letzten Jahren nicht ohne Erschrecken erkennen müssen, in welchem Maße vor allem durch sexuellen Missbrauch oder Gewalterfahrungen schwer traumatisierte Patienten dazu neigen, sich so zu verhalten, dass in ihrer Umgebung – und auch in der therapeutischen Umwelt – die Bereitschaft geweckt wird, sich ihrerseits so zu verhalten, dass sich die traumatisierenden Beziehungserfahrungen wiederholen. Bewusst therapeutisch intendierte Maßnahmen drohen dann unbemerkt zu Retraumatisierungen zu geraten, die der Patient oder die Patientin durch ihr Verhalten unbewusst herbeigeführt haben.

So verhalten sich beispielsweise Patienten mit schweren Persönlichkeitsstörungen häufig nicht zuerst zum Inhalt dessen, **was** der Therapeut sagt, sondern sie reagieren darauf, **wie** er sich äußert und sich verhält, und was er mit seiner Äußerung **tut**. Umgekehrt haben ihre eigenen Äußerungen oft nicht die Funktion, Inhalte zu übermitteln, sondern

sie behandeln das Gegenüber, unterlaufen dessen Absichten, machen ihn unwirksam, wollen verführen, kontrollieren oder beschämen.

Solche Abläufe werfen ein Licht auf Beziehungserfahrungen, über die die Patienten mit Worten nichts sagen können, weil sie Teil des prozeduralen, nicht des semantischen Gedächtnisses sind. Sie werden in Szene gesetzt, nicht aber symbolisch ausgedrückt. Die Behandlung vollzieht sich dann als Handlungsdialog, als eine Abfolge von szenischen Darstellungen (z. B. Jacobs 1986; Johan 1992; Eagle 1993), die verstanden werden müssen, will man den Patienten verstehen.

Schließlich ist die therapeutische Beziehung auch ein **therapeutisches Mittel**. Davon, wie der Patient therapeutische Beziehungen erlebt, hängt sehr weit gehend die Wirksamkeit der Behandlung ab. Therapeutische Beziehungen können als hilfreich oder auch als wenig hilfreich erlebt werden; sie können die therapeutische Arbeit befördern, sich aber auch als Hindernis erweisen; in jedem Fall sind sie »Träger der therapeutischen Beeinflussung« (Freud 1910). Eine als hilfreich erlebte therapeutische Beziehung (Luborsky 1990) ist nicht schon durch eine als vermeintlich therapeutisch verstandene Haltung zu gewährleisten. Der Begriff der »therapeutischen Haltung« wird ähnlich wie der Begriff der »ärztlichen Haltung« gelegentlich wie ein Slogan beschworen und mit Interessenahme, Verständnis, Bekundung von Mitgefühl, Entgegenkommen oder Ermunterung gleichgesetzt. Therapeutische Beziehungen zur Behandlung zu nutzen, schließt die eigene Beteiligung und Verwicklung und damit die Einbeziehung der eigenen Person per Übertragung und Gegenübertragung ein. Im Unterschied zu einem naturwissenschaftlichen Arztideal geht es dabei um eine **wechselseitige Gefühlsbeziehung**. Der Umgang damit ist schwierig und muss – manchmal mühsam – erlernt werden. Dafür gibt es in der Psychotherapie erprobte Modelle und klinische Konzepte. Die Nutzung von Beziehungen für therapeutische Zwecke lässt sich auch nicht allein durch die Bereitstellung von institutionellen Angeboten, etwa durch sozialpsychiatrische Ansätze, wie Tagesklinik, Teestuben, Patientenklubs, Beratungsstellen u. a. m. ersetzen, so nützlich und wichtig diese auch sind.

❶ Im Kontakt mit dem einzelnen Patienten ist immer auch die Fähigkeit gefragt, mit den Mitteln eben dieses Kontaktes aus dem die therapeutische Beziehung erwächst, therapeutisch Nützliches zu bewirken, zielgerichtet und reflektiert.

Das aber verlangt **Wissen, interpersonelle Kompetenzen** und **psychotherapeutische Erfahrungen.** Die Haltung, die hier gemeint ist, geht nicht in einer auch gut gemeinten »Gefühlsbeziehung« auf. Sie kann erst auf der Grundlage der kompetenten Handhabung eines therapeutischen Verfahrens realisiert werden; dabei sind Gefühle in Bezug auf ihre Funktion in der jeweiligen Situation zu verstehen: Was kann es heißen, wenn die therapeutische Beziehung harmonisch und »einfach gut« erlebt wird, oder wenn sie mit Gefühlen der Anspannung oder auch Feinseligkeit einhergeht? Dazu liefert die Theorie den Interpretationsrahmen und sie erklärt die Vorgänge im Vollzug des therapeutischen Handelns.

15.4 Anwendungsbereiche von Psychotherapie in der Psychiatrie

Zu Zeiten steigender Fallzahlen bei gleichzeitigem Bettenabbau und kürzeren Verweildauern bei mehr und schwereren Fällen werden auch in psychiatrischen Institutionen die Ressourcen knapper; dadurch kommt das therapeutische Personal immer häufiger an seine Belastungsgrenzen. Darüber hinaus wird angesichts zunehmender »Dehumanisierung sozialer Netzwerke« (Sartorius 2002) mit einem Anstieg der Manifestation psychischer Erkrankungen gerechnet. Hier ist die Gefahr groß, dass die psychische und die soziale Dimension von Erkrankungen in der Therapie vernachlässigt werden. Soll die Integration dieser Dimensionen nicht aufs Spiel gesetzt werden, sind psychotherapeutische Angebote von professioneller Qualität unverzichtbar. Die Gleichsetzung von schweren psychischen Erkrankungen mit »Gehirnkrankheit«, so zu lesen auf der Homepage des National Institute of Mental Health (http://www.nimh.nih.gov) und die damit verbundene Favorisierung pharmakologischer Behandlungskonzepte arbeiten den ökono-

mischen Trends in der Gesundheitspolitik zu, die vor psychischen Krankheiten nicht Halt machen. Medikamente, erst recht neue, beispielsweise atypische Neuroleptika, dämpfen zweifellos die Symptome krisenhafter Zustände und kürzen Hospitalisierungsdauern ab; andauernde Behandlungserfolge sind mit psychopharmakologischen Mitteln allein jedoch nicht zu gewährleisten. Sie hängen maßgeblich von der anhaltenden **Verbesserung sozialer Beziehungen**, der **Stabilisierung des Selbstgefühls** der Patienten und der **Fähigkeit zur Mitarbeit** an der Therapie ab (Süllwold 1995; Böker u. Brenner 1997; Häfner 2000). Deshalb sind auch im Kernbereich psychiatrischer Arbeit mit Patienten mit Psychosen und affektiven Störungen psychotherapeutische Orientierungen und Methoden gefragt. Solche Methoden setzen aber Arbeitsbedingungen voraus, die es erlauben, diese Ansätze auch zur Geltung zu bringen. Psychische Veränderungsprozesse sind weder mit technischen Mitteln zu beschleunigen, noch lassen sie sich punktgenau abschließen, zumal nicht bei psychisch schwer Kranken: Genug Zeit, qualifiziertes Personal, abgestimmte Curricula, qualifizierte Supervision, Ablaufroutinen und Standards sind wichtige Voraussetzungen für psychotherapeutisches Arbeiten in der Psychiatrie.

❶ Vor allem gehört dazu aber auch die Möglichkeit und die Bereitschaft, das eigene Verhalten im Kontakt mit Patienten individuell zu gestalten, damit psychotherapeutisch effektive Beziehungen sich entwickeln und psychotherapeutische Methoden wirksam werden können.

Es bietet sich an, diese Schritte unter Beachtung einer funktionalen Verteilung knapper Ressourcen mit Maßnahmen zur **Qualitätssicherung** und zum **Qualitätsmanagement** zu koppeln. Im Rahmen solcher Maßnahmen können Arbeitsabläufe konkret geplant und organisiert werden, etwa die Technik der Anamneseerhebung, die Gestaltung der Behandlungsorganisation mit der begründeten Kombination verschiedener therapeutischer Ansätze, die Einbeziehung von Bezugspersonen oder Supervisionen.

15.4.1 Behandlungsorganisation und Rahmenbedingungen

Die Auswahl therapeutischer Verfahren hängt maßgeblich von der zuvor erfolgten Diagnostik ab. Erschöpft sich die Diagnostik jedoch darin, deskriptiv Symptome zu einer oder mehreren Krankheitseinheiten zusammenzufassen, finden individuelle Aspekte der erkrankten Person wie auch die interpersonelle Situation zwischen Patient und Diagnostiker, in der das diagnostische Urteil gründet (vgl. Streeck 1984), keine oder nur wenig Beachtung. Es mag ungewohnt erscheinen, wenn bei der Behandlungsplanung nicht nur Diagnosen im Vordergrund stehen, mit denen klassifiziert und damit Komplexität reduziert wird, sondern die **Vielfalt der Informationen über frühere und aktuelle Beziehungserfahrungen** des Patienten, ihren jeweiligen **sozialen Kontext** und somit das **individuelle Profil** des einzelnen Falles herausgearbeitet wird, um die Therapie zu planen und zu organisieren.

❗ **Bei einer Tagung zum Thema der Behandlung schizophrener Störungen wurde ein Psychotherapeut von einem erstaunten Epidemiologen gefragt, ob er ernsthaft vorschlage, mit möglichst individuellen und auf den einzelnen Patienten abgestimmten Behandlungsansätzen und Therapiekombinationen zu arbeiten. Es sei – so der für Standardtherapien plädierende Epidemiologe – nicht möglich, für jeden Patienten »seine« Therapie zu konzipieren.**
Dieses kleine Beispiel mag die Tendenz illustrieren, die therapeutische Beziehung und damit die Subjektivität und Individualität der Beteiligten als für die Behandlung wichtige Variablen aus dem Blick zu verlieren.

Integration zu einer **Behandlungsorganisation** bedeutet demnach, die Schwerpunkte und Ziele der verschiedenen Verfahren und deren zeitliche Abfolge auf jeden Patienten und dessen spezifische Störung hin individuell aufeinander abzustimmen und zu einem komplexen Behandlungsarrangement zusammenzufassen. Der therapeutische Prozess entfaltet sich dann als dynamischer Verlauf einer komplexen Behandlungsorganisation.

Die Behandlungsorganisation wird auf einen **gemeinsamen Fokus** hin ausgerichtet. Dabei kommt dem Fokus eine integrierende und steuernde Funktion zu und umfasst einen zentralen Aspekt der Störung des Patienten, auf den hin die an der Behandlung des Patienten beteiligten Teammitglieder ihr therapeutisches Handeln orientieren (Streeck 2000c). Dazu werden psychopathologisch-deskriptiv erfasste Symptome, Interaktion, Biographie, aktuelles soziales Umfeld und Psychodynamik erfasst und bewertet.

Bevor Therapeuten einen integrierten Behandlungsplan entwerfen, gilt es noch eine ganz andere Art von Integration zu beachten, nämlich die Integration von Symptomen und von dysfunktionalem Verhalten im Lebensvollzug der Patienten, die sich längst ergeben hat, wenn Erkrankungen manifest werden. Krankhaftes Verhalten beginnt meist lange vor Erstmanifestation der Erkrankung (Häfner 2000) und hat schon früh die Funktion, beispielsweise vor affektiver Überstimulierung, zu schützen. Werden solche Effekte funktionalen, wenn auch krankhaften Verhaltens nicht beachtet, besteht die Gefahr, dass die Behandlung rein symptomatisch ausgerichtet bleibt, und dass sich Probleme im Zusammenhang mit der sog. Compliance einstellen.

❗ **Psychotherapie in der Psychiatrie erschöpft sich nicht in der Anwendung eines oder mehrerer psychotherapeutischer Verfahren, sondern ist eine gezielt auf einen individuellen Patienten und dessen spezifische Pathologie abgestimmte Behandlung.**

Um dies zu realisieren, müssen die in der Behandlung eingesetzten Mittel und Verfahren zu einem fokal gerichteten Ganzen verbunden und damit inhaltlich integriert und nicht nur additiv aneinander gereiht werden. Um entscheiden zu können, welche Behandlungsverfahren zu welchem Zeitpunkt mit welchem Schwerpunkt in die Therapie dieses Patienten einbezogen werden sollten, ist jeweils zu klären, ob diese Vorgehensweise und dieses Verfahren angesichts der aktuell im Vordergrund stehenden Störungsmanifestationen geeignet sind, zusammen mit den anderen Verfahren auf das definierte Ziel hin effektiv zu sein. Das beinhaltet der Begriff Behandlungsorganisation.

15.4.2 Perspektive der Ich-Psychologie

Um die Beeinträchtigungen der Patienten über eine nur deskriptive Symptombeschreibung hinaus differenzierend zu erfassen, ist insbesondere die Ich-Psychologie mit der diagnostischen Einschätzung von **Ich-Funktionen** hilfreich (Bellak et al. 1973; Streeck 1984).

❗ Zu den Ich-Funktionen, deren diagnostische Beurteilung für die psychiatrisch-psychotherapeutische Arbeit besonders wichtig sind, gehören neben Aspekten des Selbst und der Objektbeziehungen insbesondere die Fähigkeit zur Aufrechterhaltung und Regulierung des Selbstwertgefühls, die Fähigkeit, Grenzen der Belastbarkeit und der Toleranz wahrzunehmen, zu beachten und ggf. nach außen hin deutlich zu machen, vor allem Angst-, Kränkungs-, Spannungs- und Unlusttoleranzen, die Fähigkeit, innere und äußere Realität sicher zu unterscheiden (Realitätsprüfung), die Wirkung des eigenen Verhaltens auf Andere und dessen mögliche Folgen antizipieren zu können, sich ein möglichst realistisches Bild von anderen Menschen machen zu können (Urteilsfunktion) und die eigenen Impulse und Affekte und deren Ausdruck im Verhalten zu steuern und zu kontrollieren. Hierzu gehört auch die Fähigkeit, eigenes Handeln mit inneren Anforderungen abstimmen zu können und inneren Maßstäben weder nur zu erliegen, noch sie verleugnen oder per Externalisierung außer Kraft setzen zu müssen (Überich- und Ich-Ideal-Funktionen).

Damit wird es möglich, das therapeutische Handeln gezielt auf die Förderung und Weiterentwicklung eingeschränkter Ich-Funktionen hin auszurichten.

15.4.3 Motivation

Die Motivation von Patienten zur Behandlung ist ein wichtiger **Prognosefaktor**. Motivation ist aber keine mehr oder weniger invariante Eigenschaft. Zur Behandlung motiviert sein zu können, setzt Wissen, Verständnis und Kommunikationsfähigkeit im Hinblick auf die jeweilige Erkrankung voraus. Psychotherapeutische Modelle stellen dazu anschauliche und nützliche Beiträge bereit. Wichtiger noch als die Vermittlung von Wissen ist es aber, insbesondere zweifelnden und resignierten Patienten mit **geeigneten Beziehungsangeboten** entgegenzukommen und ihre Bedenken gemeinsam mit ihnen zu prüfen. Hier können psychoanalytische Konzepte viel zum praktischen Umgang mit solchen »Widerständen« gegen Behandlung und Behandler beitragen.

❗ Aus psychodynamisch-psychotherapeutischer Perspektive sind nicht Skepsis, Kritik und Zweifel Anlass für Besorgnis, sondern umgekehrt sind eher das Fehlen von Ängsten, Scham und Zweifeln als bedenklich und unter Umständen auch als pathologisch anzusehen.

Ob ein Patient zur Behandlung motiviert ist oder nicht, ist in den seltensten Fällen eine spezifischen Krankheitsbildern inhärente Größe und erst recht keine »Naturgegebenheit«, sondern in aller Regel eine Beziehungsvariable. Das zeigen unter anderem Untersuchungen über Therapieabbrüche (z. B. Junkert-Tress et al. 2000). Skeptische und kritische Patienten zur Behandlung zu motivieren, ist eine wichtige ärztliche Aufgabe, manchmal auch ein Grund zur Akutversorgung, unter Umständen auch unter stationären Bedingungen. Die Gründe eines Patienten, einer psychiatrischen Behandlung ablehnend gegenüber zu stehen, können vielfältig sein: die Angst, Selbstbestimmung und Autonomie zu verlieren, beschämend klein, ohnmächtig und wertlos da zu stehen, die Kontrolle über Affekte und Impulse zu verlieren, in eine Depression zu verfallen oder dichte Beziehungen nicht auszuhalten und psychotisch zu werden u. v. m. Hier sind die Therapeuten gefordert, das scheinbar schwierige Verhalten dieser Patienten **empathisch** anzuerkennen, Dichte und Intensität von Kontakten **flexibel** zu handhaben und nicht zuletzt die Zusammenarbeit auch in zeitlicher Hinsicht **variabel** zu gestalten: Nicht wenige Patienten, die rasch nach ihrer Aufnahme wieder entlassen wurden, kommen öfter freiwillig in die Behandlung zurück und können nach einem solchen Schritt besser in der

Therapie mitarbeiten. Dies zeigt das folgende Beispiel.

Falleispiel

Eine junge Frau begann kurz nach der stationären Aufnahme damit, sich systematisch allen Kontakten zu entziehen. Wollte man Kontakt zu ihr aufnehmen, musste man sie im wahrsten Wortsinn verfolgen. Im Team verursachte das Ärger, bald aber Ohnmacht und Resignation. Die Entlassung wurde erwogen. Erst mit der Zeit ließ sich herausfinden, dass die Patientin sich tatsächlich verfolgt fühlte und glaubte, alle in der Klinik seien gegen sie, insbesondere auch die Mitglieder des Behandlungsteams. In der Behandlungsplanung wurden daraufhin alle Formen von Abstand positiv konnotiert und als Selbstschutz verstanden, und die Frage nach den aktuellen Kapazitäten der Patientin für Kontakte stand im Vordergrund. Der anfängliche Widerstand der Patientin gegen nahezu alle Formen zwischenmenschlicher Nähe bekam so einen anderen Sinn, nämlich den eines zwar ungewöhnlichen, aber auch wirksamen Steuerungsinstruments für Nähe und Distanz, über das sie wirkmächtig Einfluss auf die Kontaktangebote der therapeutischen Mitarbeiter nehmen konnte.

15.4.4 Medikamente

Ob und wie Patienten motiviert sind, in der psychiatrischen Behandlung zu kooperieren, zeigt sich oft auch im Zusammenhang mit der Einnahme von Medikamenten. Eine schlechte Compliance verweist darauf, dass Patienten sich schwer damit tun, sich an scheinbar klare Vereinbarungen zu halten.

Die Gabe von Psychopharmaka unter laufender Psychotherapie ist bei schweren Störungen mittlerweile eher die Regel als die Ausnahme. Die früher nicht selten misstrauische Einstellung vieler Psychotherapeuten gegenüber Medikamenten hat sich verändert. Viele Behandlungen, etwa bei schweren Persönlichkeitsstörungen, sind anders nicht denkbar.

❗ **Grundlage für eine effektive gleichzeitige Anwendung von Psychotherapie und Psychopharmaka ist die Erarbeitung eines Fokus zusammen mit dem Patienten, der ihn mittragen muss.**

Praktisch bedeutet das, dass eine Erkrankung nicht allein mit Symptomen gleichgesetzt und die Medikation mit ihnen begründet wird, sondern dass sie im Kontext von Entwicklung, Beziehungen und aktueller Lebenssituation verstanden werden kann. Die bereits erwähnte Perspektive der Ich-Psychologie kann auch den gezielten Einsatz von Medikamenten erleichtern, nicht zuletzt deshalb, weil damit **Orientierungen** zu gewinnen sind, was mithilfe der Medikamente erreicht werden soll, etwa mehr Sicherheit bei der Affektregulierung oder der Impulskontrolle, Verbesserung des Reizschutzes u.v.m.

Die Ich-psychologische Perspektive kann auch weiter gehende Wechselwirkungen zwischen beiden Therapieansätzen zu verstehen helfen. Übertragungen, die dem Therapeuten gelten, können auf das Medikament gerichtet werden und umgekehrt, wie auch Gegenübertragungsreaktionen falsch versachlicht als Medikamenteneffekt oder dessen Unwirksamkeit (miss-)verstanden werden können. Manchmal ist es deshalb günstiger, dass Medikation und Psychotherapie von zwei Behandlern durchgeführt werden (Kapfhammer 1995). Die Gabe einer psychotropen Substanz ist immer Eingriff und Beeinflussung und führt oft zu Angst und Scham darüber, psychisch schwach zu sein und Medikamente nötig zu haben. Therapeuten werden dabei als omnipotent erlebt, wie sich oft herausstellt, wenn diese narzisstischen Aspekte thematisiert werden. Die Bereitschaft vieler Patienten, Psychopharmaka bereitwillig einzunehmen, die für die Behandler angenehm sein mag, kann unter Umständen die **Weigerung** verdecken, sich mit der eigenen Entwicklung und mit aktuellen Konflikten auseinander zu setzen. Psychotherapeuten setzen nicht selten Medikamente dann ein, wenn Gefühle von **Ohnmacht** schwer auszuhalten sind, oder sie denken dann nicht oder zu spät daran, auch Psychopharmaka zu verwenden, wenn harmonische, »nur gute« Gegenübertragungen nicht genug reflektiert werden oder der eigene Narzissmus es schwer macht, Grenzen psychotherapeutischer Einflussmöglichkeiten zu akzeptieren.

15.4.5 Notfall- und Kurzpsychotherapie

Psychotherapeutische Verfahren, die für kurze Behandlungssequenzen unter stationären Bedingungen und für Krisen- und Notfallsituationen geeignet sind, haben zwei auf den ersten Blick widersprüchlich erscheinende Schwerpunkte.

❗ **Einmal muss eine für den Patienten akzeptable Präsenz des Therapeuten als hilfreiches Objekt gewährleistet sein, zum anderen bedarf es gekonnter der Situation angemessener Interventionen.**

Beide Ziele zur selben Zeit im Auge zu behalten, kann schwierig sein und setzt viel klinische Erfahrung voraus, insbesondere auch Kenntnisse von Ich-psychologischen Modellen (Bellak u. Small 1975; Heigl 1978).

Für den Umgang mit Suizidalität und suizidalen Krisen sind solche **Kompetenzen** oft Ausschlag gebend: Für einen suizidalen Menschen ein »gutes Objekt« zu sein und mit ihm in **wirksamen Kontakt** zu kommen, heißt für den Therapeuten, das suizidale Motiv zu akzeptieren und die Interaktion mit jemandem aushalten zu können, der keine Therapie, sondern seinen Tod anstrebt. Das ist nur auf den ersten Blick eine Paradoxie: Suizidhandlungen können oft verhindert werden, wenn das mitgeteilte suizidale Motiv Beziehung stiften und dem Gefühl von Verlassenheit damit etwas entgegengesetzt werden kann (Benedetti 1991). Auf der anderen Seite kann die Interpretation suizidaler Motive dabei helfen, nicht vorschnell nur auf maximale Sicherheit zu setzen und Patienten rasch geschlossen unterzubringen; dies belastet die weitere Zusammenarbeit mit den Betroffenen oft stark.

Fallbeispiel

Ein junger Mann, wegen einer paranoid-halluzinatorischen Psychose und nach zwei gravierenden Suizidversuchen in stationärer Behandlung, berichtete zunächst seinem Einzeltherapeuten stundenlang über seine feste Absicht, sich nach der Entlassung zu töten. Außerhalb der Einzelgespräche arbeitete er sehr engagiert mit und hatte guten Kontakt zu seinen Mitpa-

tienten und auch zum Stationsteam. Mit der Zeit kam zur Sprache, dass er in den Einzelgesprächen die Nähe zu seinem Therapeuten als sehr bedrohlich empfand, sich ohnmächtig und schutzlos dessen Einfluss ausgeliefert fühlte und es wieder zu produktiven Symptomen gekommen war. Der Therapeut konnte die Suiziddrohungen des Patienten als Barriere gegen seinen Einfluss und als Abwehr fusionärer Ängste verstehen, zumal diese Ängste sich eindeutig auf die Zweiersituation konzentrierten. Das erleichterte ihm, seine Gegenübertragung zu kontrollieren und seine Präsenz zu dosieren. Die Einzelpsychotherapie konnte so ohne Unterbrechung fortgesetzt werden.

15.4.6 Gruppenpsychotherapie

In jahrzehntelanger klinischer Anwendung haben sich die verschiedenen Formen der psychodynamischen Gruppenpsychotherapien als wirksame Mittel erwiesen, nicht zuletzt auch für Patienten mit affektiven und schizophrenen Erkrankungen.

❗ **Insbesondere die psychoanalytisch-interaktionelle Gruppentherapie bietet die Chance, zwei therapeutische Schwerpunkte zusammenzuführen: die auf unbewusste psychische Prozesse eingestellte Perspektive der Psychoanalyse und eine therapeutische Einstellung, die auf Interaktion und Interpersonalität ausgerichtet ist.**

Die Methode setzt an der **Schnittstelle** vergangener Beziehungserfahrungen und gegenwärtiger interpersoneller Beziehungen an.

Die Aufmerksamkeit wird dabei auf den einzelnen Patienten und auch auf die Verhältnisse zwischen den Patienten in der Gruppe gerichtet, die sich auf dem Hintergrund aktualisierter Objektbeziehungen und Ich-Fähigkeiten der einzelnen Patienten **zwischen** ihnen entwickeln. In der psychoanalytisch-interaktionellen Gruppentherapie liegt der Schwerpunkt der therapeutischen Arbeit gleichzeitig auf dem subjektiven Erleben der Patienten und auf ihren Verhaltensbereitschaften im Kontakt mit Anderen. Die therapeutische Gruppe ist darüber hinaus gut dazu geeignet, dass die Patienten ein Gefühl dafür wiedergewinnen, dass sie nicht nur passive Adressaten, sondern selbst Akteure sind, die Einfluss auf ihre Beziehungen nehmen können (Streeck 2002b).

15.4.7 Psychosenpsychotherapie

Zur psychotherapeutischen Behandlung psychotischer Erkrankungen stehen modifizierte und spezialisierte psychoanalytische Konzepte zur Verfügung, die sich auch mit anderen Verfahren, etwa soziotherapeutischen und pharmakologischen, kombinieren lassen (Benedetti 1991; Mentzos 1991; Alanen 2001; Schwarz u. Maier 2001). Die Effekte der psychodynamischen Psychosentherapie, ausführlich dargestellt in anderen Texten dieses Buches (▶ Kap. 16), lassen sich eindeutig nachweisen (Übersicht z. B. bei Leichsenring et al. 2005).

15.4.8 Milieutherapie

Der Begriff der Milieutherapie genoss in den 1970er- und 1980er-Jahren eine gewisse fachliche Popularität. Mit wirklich milieutherapeutischen Ansätzen wurde aber nur an wenigen Stellen gearbeitet. Stattdessen wurden oft unspezifische materielle Veränderungen, beispielsweise Verbesserungen in den Ausstattungen der Krankenzimmer oder auch bauliche Veränderungen bereits als Milieutherapie deklariert. So wichtig solche Verbesserungen für die Patienten auch waren, so waren solche Aktivitäten meist doch weit entfernt von einer psychodynamisch ausgerichteten, systematischen therapeutischen Einflussnahme auf die psychische Struktur der Patienten durch **Gestaltung der alltäglichen Lebensumwelt.**

> **❗ Im Rückblick auf diese teilweise höchst ideenreich angelegten Ansätze – insbesondere die Konzepte von Cummings u. Cummings (1962) sind hier zu nennen – wird deutlich, dass die Möglichkeiten einer so verstandenen Milieutherapie bis heute nicht annäherungsweise erprobt, geschweige denn ausgeschöpft wurden.**

Das gilt auch für die therapeutische Arbeit mit den verschiedenen »natürlichen« Gruppenformationen in psychiatrischen Einrichtungen, wie beispielswei-

se **Stationsversammlungen.** Bei kompetenter Handhabung können sie wirksame Instrumente therapeutischer Einflussnahme sein, weil sie nicht nur auf das psychische Erleben der Patienten, sondern auch auf Zusammenhänge zwischen dem subjektiven Erleben und der realen sozialen Welt fokussieren. Die Patienten können hier Wirkungen erkennen und deren Folgen verstehen lernen, die ihr Verhalten auf Andere hat, und sie können ähnlich wie in der Gruppentherapie ein Gefühl für die eigene Autonomie und die eigenen Wirkmöglichkeiten wieder erlangen.

15.4.9 Supervision

Die Supervision einzelner Mitarbeiter und von therapeutischen Teams durch Psychotherapeuten oder gruppendynamisch orientierte Berater ist ein wichtiger Beitrag zur **Sicherung der therapeutischen Qualität** in der Psychiatrie. Dazu gehören die Weiterentwicklung therapeutisch-technischer Fertigkeiten in Einzel- und Gruppentherapie wie auch die Bearbeitung von Konflikten und Verwicklungen in Teams. Supervision ist auch dabei gefragt, Burn-out-Effekten bei den oft sehr belasteten Mitarbeitern in der Psychiatrie vorzubeugen.

15.5 Zukünftiges Verhältnis von Psychiatrie und Psychotherapie

Die Psychiatrie hat in den letzten Jahren auf dem Feld der Behandlung vor allem auf biologische Entwicklungen und Weiterentwicklungen gesetzt. Höchstens ausnahmsweise wurden Mittel investiert, um Aufgaben der Integration und Weiterentwicklung von Psychotherapie in der Psychiatrie zu finanzieren. Forschungsaktivitäten auf diesem Feld hat es in den letzten Jahren selten gegeben. Um sich zu qualifizieren, müssen junge Mediziner heute randomisierte Studien vorlegen, mindestens aber gruppenstatistische Designs, die eine Objektivität vortäuschen, die ihrem Gegenstand oft nicht angemessen ist.

Die bloße Addition psychotherapeutischer Behandlungsverfahren zu den vorhandenen biologischen und soziotherapeutischen Aktivitäten hat die Integration von Psychotherapie im Sinne einer das psychiatrische Handeln prägenden Haltung eher verhindert und scheint manchmal Alibifunktionen zu erfüllen. Mittlerweile sind in der Psychotherapie jedoch viele Entwicklungen zu verzeichnen, die sich anbieten, um auf dem Weg einer so verstandenen Integration weiterzukommen. Dazu gehören unter anderem das Konzept der Behandlungsorganisation, die Entwicklung therapeutischer Modifikationen psychodynamischer Psychotherapien in Form von Einzel- und Gruppentherapie, die Einbeziehung von Psychotherapie und Gruppendynamik als Supervision für die Mitarbeiterinnen und Mitarbeiter in der Psychiatrie, die – etwa auf Aufnahmestationen, in forensischen Abteilungen oder in der Arbeit mit mehrfach behinderten Patienten – enormen psychischen Belastungen ausgesetzt sind, weiter Konzepte psychotherapeutischer Kurz- und Notfalltherapie, der Angehörigenarbeit, der Familientherapie und vor allem auch der Psychosenpsychotherapie.

Literatur

Alanen Y (2001) Schizophrenie. Klett-Cotta, Stuttgart

Andreasen N (2002) Brave new brain. Springer, Berlin Heidelberg New York

Beebe B, Lachmann F, Jaffe J (1997) Mother-infant interaction structures and presymbolic-self and object representations. Psychoanl Dialog 7: 133–182

Bellak L, Small L (1975) Kurzpsychotherapie und Notfallpsychotherapie. Suhrkamp, Frankfurt aM

Bellak L, Hurvich M, Gediman HK (1973) Ego functions in schizophrenics, neurotics and normals. Wiley & Sons, New York London Sydnes Toronto

Benedetti G (1991) Todeslandschaften der Seele. Vandenhoeck & Ruprecht, Göttingen

Böker W, Brenner HD (1997) Behandlung schizophrener Psychosen. Enke, Stuttgart

Cumming J, Cumming E (1962) Ego and milieu: theory and practice of environmental therapy. Etherton, Chicago

Daston L (1998) Die Kultur der wissenschaftlichen Objektivität. In: Oexle OG (Hrsg) Naturwissenschaft, Geisteswissenschaft, Kulturwissenschaft: Einheit – Gegensatz – Komplementarität? Wallstein, Göttingen

Dümpelmann M (2000) Psychose und Suizid – Wechselwirkungen und Therapieansätze. In: Mauthe J-H

(Hrsg) Psychosen. Wissenschaft und Praxis, Sternenfels, S 33–47

Dümpelmann M (2002) Psychosen und affektive Störungen nach Traumatisierung. In: Böker H, Hell D (Hrsg) Therapie der affektiven Störungen. Schattauer, Stuttgart, S 66–90

Eagle M (1993) Enactments, transference, and symptomatic cure. Psychoanal Dialog 3: 93–110

Fonagy P, Steele M, Moran G, Steele H, Higgitt A (1993) Measuring the ghost in the nursery: an empirical study of the relation between parents' mental representations of childhood experiences and their infants' security of attachment. J Am Psychoanal Assoc 41: 957–989

Freud S (1910) Die zukünftigen Chancen der psychoanalytischen Therapie. GW VIII

Gehde E, Emrich H (1998) Kontext und Bedeutung: Psychobiologie der Subjektivität im Hinblick auf psychoanalytische Theoriebildungen. Psyche – Z Psychoanal 9/10: 963–1003

Häfner H (1996) Entwicklung oder Prozeß? Fundamenta Psychiatr 10: 11–22

Häfner H (2000) Das Rätsel Schizophrenie. Beck, München

Heigl F (1978) Indikation und Prognose in Psychoanalyse und Psychotherapie. Vandenhoeck & Ruprecht, Göttingen

Herman JL, Perry JC, Kolk BA van der (1989) Childhood trauma in borderline personality disorder. Am J Psychiatry 4: 490–495

Jacobs T (1986) On countertransference enactments. J Am Psychoanal Assoc 34: 289–307

Johan M (1992) Enactments in psychoanalysis. J Am Psychoanal Assoc 40: 827–841

Junkert-Tress B, Tress W, Hildenbrand G et al. (2000) Der Behandlungsabbruch – ein multifaktorielles Geschehen. Psychother Psychosom Med Psychol 50: 351–365

Kapfhammer HP (1995) Psychotherapeutische Verfahren in der Psychiatrie. Nervenarzt 66: 157–172

Kiesler DJ (1977) Die Mythen der Psychotherapieforschung und ein Ansatz für ein neues Forschungsparadigma. In: Petermann F (Hrsg) Psychotherapieforschung. Beltz, Weinheim, S 7–50

Krause R (1984) Psychoanalyse als interaktives Geschehen. In: Baumann U (Hrsg) Psychotherapie: Mikro- und Makroperspektiven. Hogrefe: Göttingen, S 46–158

Leichsenring F, Dümpelmann M, Berger J, Jaeger U, Rabung S (2005) Ergebnisse stationärer psychiatrischer und psychotherapeutischer Behandlung von schizophrenen, schizoaffektiven und anderen psychotischen Störungen. Z Psychosom Med Psychother 51: 23–27

Luborsky L (1990) Theory and technique in dynamic psychotherapy – Curative factors and training therapists to maximize them. Psychother Psychosom 53: 50–57

Mentzos S (1991) Psychodynamische Modelle in der Psychiatrie. Vandenhoeck & Ruprecht, Göttingen

Peters UH (1982) Psychotherapeutische Grundeinstellung versus psychotherapeutische Technik. Die Grundstruktur psychotherapeutischen Vorgehens. In: Helmchen H, Linden M, Rüger U (Hrsg) Psychotherapie in der Psychiatrie. Springer, Berlin Heidelberg New York, S 26–35

Read J (1997) Child abuse and psychosis: a literature review and implications for professional practice. Profess Psychol Res Pract 28: 448–456

Resch F, Parzer P, Brunner M et al. (1999) Entwicklungspsychopathologie des Kindes- und Jugendalters. Psychologie Verlags Union, Weinheim

Ruesch J, Bateson G (1995) Kommunikation. Die soziale Matrix der Psychiatrie. Auer, Heidelberg

Sartorius N (2002) Trends und Entwicklungen in der Psychiatrie. In: Meißel T, Eichberger G (Hrsg) Perspektiven einer zukünftigen Psychiatrie. Edition pro mente, Linz, S 13–20

Scharfetter C (1999) Dissoziation-Split-Fragmentation. Huber, Bern Göttingen Toronto Seattle

Schore AN (2001) The effects of early relational trauma on right brain development, affect regulation, and infant mental health. Infant Ment Health J 22: 201–269

Schwarz F (2000) Empirische Studien zur psychoanalytischen Psychosentherapie. Psychother Forum 8: 123–129

Schwarz F, Maier C (2001) Psychotherapie der Psychosen. Thieme, Stuttgart New York

Spitzer M (1996) Geist im Netz. Spektrum Akademischer Verlag, Heidelberg Berlin Oxford

Steimer-Krause E (1996) Übertragung, Affekt und Beziehung. Theorie und Analyse nonverbaler Interaktionen schizophrener Patienten. Lang, Bern Berlin Frankfurt aM New York Paris Wien

Stern D (1998) »Now-Moments«, implizites Wissen und Vitalitätskonturen als neue Basis für psychotherapeutische Modellbildungen. In: Trautmann-Voigt S, Voigt B (Hrsg) Bewegung ins Unbewusste. Beiträge zur Säuglingsforschung und analytischen Körperpsychotherapie. Brandes & Apsel, Frankfurt aM, S 82–96

Streeck U (1984) Das diagnostische Urteil in der Psychoanalyse – Name für einen Gegenstand oder Ergebnis von Verständigungsprozessen? Z Psychosom Med Psychoanal 30: 303–313

Streeck U (2000a) Szenische Darstellungen, nicht-sprachliche Interaktion und Enactments im therapeutischen Prozess. In: Streeck U (Hrsg) Erinnern, Agieren und Inszenieren. Enactments und szenische Darstellungen in der Psychotherapie. Vandenhoeck & Ruprecht, Göttingen, S 13–55

Streeck U (2000b) Macht und Abhängigkeit in therapeutischen Beziehungen. In: Buchheim P, Cierpka M (Hrsg) Macht und Abhängigkeit – Lindauer Texte, Springer, Berlin Heidelberg New York, S 1–16

Streeck U (2000c) Fokus und Interaktion in der stationären Psychotherapie. In: Tress W, Wöller W, Horn E (Hrsg) Psychotherapeutische Medizin im Krankenhaus – State of the Art. VAS, Frankfurt, S 56–68

Streeck U (2002a) Handeln im Angesicht des Anderen. Über nicht-sprachliche Kommunikation in therapeutischen Dialogen. Psyche – Z Psychonal 56: 247–274

Streeck U (2002b) Gestörte Verhältnisse – Zur psychoanalytisch-interaktionellen Gruppentherapie von Patienten mit schweren Persönlichkeitsstörungen. PTT Persönlichkeitsstoerung Theorie Ther 6: 109–125

Streeck U, Streeck J (2002) Mikroanalyse sprachlichen und körperlichen Interaktionsverhaltens in psychotherapeutischen Beziehungen. Psychother Sozialwissensch 1: 61–78

Streeck U (2004) Auf den ersten Blick. Psychotherapeutische Beziehungen unter dem Mikroskop. Klett-Cotta, Stuttgart

Süllwold L (1995) Schizophrenie. Kohlhammer, Stuttgart Berlin Köln

Tölle R (1993) Somatische Voraussetzungen der Psychotherapie – Psychotherapeutische Basis der psychiatrischen Behandlung. In: Mauthe J-H, Krukenberg-Batemann I (Hrsg) Tagungsband zu den 10. Psychiatrie-Tagen Königslutter 1992. Thema: Psychotherapie und Psychiatrie. Vereinsverlag des Vereins zur Hilfe für seelisch Behinderte e.V., Königslutter, S 41–54

Winkler WT (1982) Zur historischen Entwicklung der Beziehungen zwischen Psychotherapie und Psychiatrie in Deutschland seit 1990 unter besonderer Berücksichtigung der Psychoanalyse. In: Helmchen H, Linden M, Rüger U (Hrsg) Psychotherapie in der Psychiatrie. Springer, Berlin Heidelberg New York, S 11–25

Psychodynamische Aspekte in der stationären Behandlung psychotischer Patienten

R. Heltzel

Die folgenden Gedanken sind aus der Perspektive des externen Supervisors in psychiatrischen Organisationen entwickelt. Das Nachdenken über psychoanalytische Konzepte in der Psychiatrie trägt zur **Feldkompetenz** bei, die die Beratungskompetenz von Supervisoren ergänzen sollte (Heltzel 1995, 1997, 2001). Psychoanalytiker und Gruppenanalytiker, die als externe Supervisoren in der Psychiatrie arbeiten und im Rahmen dieser Arbeit auch Fallarbeit leisten, sind aufgefordert, das ihnen präsentierte Material aufzunehmen und – gemeinsam mit den Mitgliedern der Supervisionsgruppe – Vorschläge zu einem schrittweisen psychodynamischen Verständnis des »Falls« zu erarbeiten. Gelingende Fallsupervisionen oszillieren dabei zwischen der freien, nichtstrukturierten Gruppenassoziation und dem zusammenfassenden Einordnen des gemeinsam Erarbeiteten – vorzugsweise gegen Ende der Supervisionssitzung. Dieser zweite Teil der Sitzung hat durchaus Fortbildungscharakter (Heltzel 2000b) und wird von Professionellen in der Psychiatrie als praxisrelevante Unterstützung ihrer Arbeit auch ausdrücklich gewünscht. Die Reflexion der Behandlung schizophren-psychotischer Patienten im stationären Rahmen ist dabei von besonderer Bedeutung, da diese Patienten einen relevanten Anteil des Klientels in psychiatrischen Behandlungseinrichtungen ausmachen und die therapeutische Haltung ihnen gegenüber konstitutiv für die Identitätsbildung der allermeisten Professionellen in der Psychiatrie ist. – Die hier diskutierte, das Verstehen des Supervisors mitbestimmende Konzeption basiert auf einigen Grundannahmen zur Struktur schizophrener Psychosen, die wegen ihrer prinzipiellen Bedeutung einleitend zusammengefasst werden sollen (vgl. Mentzos 1991, 1992; Schwarz u. Maier 2001).

16.1   Struktur schizophrener Psychosen

Bewältigungs- und Kompensationsbemühungen

Ohne die biologische, genetisch vorgegebene Dimension der Erkrankung zu vernachlässigen (Alanen 2001), werden Schizophrene als von **archaischen Konflikten** zerrissene Menschen gesehen. Diese Konflikte haben einen lebensgeschichtlichen Hintergrund und handeln von Leben und Tod, Glück und Vernichtung, Rettung und Untergang, größten Nähewünschen und größter Einsamkeit, von der Erschütterung des selbstverständlichen Weltgefühls, vom Absturz ins Bodenlose, von abgrundtiefer Hoffnungslosigkeit und anderen existenziellen Fragen (Winnicott 1991). Die inneren Konflikte sind den Patienten unerträglich und mehr oder weniger unbewusst, und sie sind – das ist therapeutisch von großer Bedeutung – symbolisch nicht repräsentiert; deswegen wird auch von **unauflösbaren Paradoxien** (Racamier 1982; Benedetti 2002) oder **Dilemmata** (Lempa 2001; Mentzos 2001) gesprochen.

Die Symptomatik schizophrener Psychosen ist oftmals nicht direkter Ausdruck dieser inneren Zerrissenheiten, sondern schon Folge vielschichtiger Bewältigungs- und Kompensationsbemühungen der Betroffenen. Auch hoch auffällige Erlebens- und Verhaltensweisen lassen sich so als Versuche der Selbstheilung verstehen, daneben auch als Weg der ersatzweisen Befriedigung von biographisch verständlichen Wünschen, Bedürfnissen und Beziehungssehnsüchten (Mentzos 1995). Psychotische Phänomene machen also Sinn, sie können – unter Berücksichtigung der Lebensgeschichte sowie des Beziehungskontextes der Betroffen – wenigstens in Ansätzen **verstanden** werden. (Dies zu betonen, ist angesichts des »mainstreams« in der Entwicklung psychiatrischer Behandlungskonzepte nicht selbstverständlich). Dies soll an einem Fallbeispiel illustriert werden:

Ein vom Autor über mehrere Jahre psychotherapeutisch behandelter Patient litt von Kindheit an unter existenziell bedrohlichen Ängsten, die lange Zeit den Charakter von Vernichtungsängsten annahmen, ohne dass der Betroffene dies seinerzeit in dieser

Form hätte ausdrücken können. (Nach längerer Zeit der Zusammenarbeit tat er dies mithilfe eines selbst gemalten Bildes mit dem Titel »Totenstadt«.) In der Kindheit nahmen die Ängste die Gestalt eines Vergiftungswahns an, den er geheim hielt. Als Jugendlicher entwickelte er wahnhaft-hypochondrische Phantasien, die um ein Körpermerkmal kreisten. Später brachte er sich in eine solch schwierige materielle Lage, dass man von existenzieller Gefährdung sprechen musste. So verschieden die Existenzbedrohungen waren, denen er sich ausgesetzt fühlte – gemeinsam war ihnen, dass der Betroffene konkret etwas tun konnte, um sich vor dem vermeintlichen Untergang zu schützen: Als Kind kontrollierte er die Nahrung und vermied Teile davon; als Jugendlicher suchte er zwanghaft verschiedene Ärzte auf, die ihn behandelten und damit beruhigten; als Erwachsener suchte und fand er Hilfe bei Rechtsanwälten und begutachtenden Psychiatern, die dem (schuldunfähigen) Patienten aus der potenziell vernichtenden Notlage halfen. Das Thema, dass er auf diese Weise über mehr als zwei Jahrzehnte durchspielte, war die immer wiederkehrende tödlich-vernichtende Bedrohung und die darauf abgestimmte Lebensrettung im letzten, gefährlichsten Augenblick entsprechend dem Satz: »Wo aber Gefahr ist, wächst das Rettende auch« (Hölderlin 1802).

Handlungssprache

Dieses Fallbeispiel veranschaulicht auch, dass wegen der bereits erwähnten **Symbolisierungsstörung** Schizophrene ihre Wünsche und Ängste handelnd zum Ausdruck bringen, indem sie ihren Körper, ihr aktuelles Lebensumfeld und die ihnen verbundenen Menschen als Mittel der szenischen Selbstdarstellung einbeziehen. Indem sie auf diese Weise Intrapsychisches veräußerlichen, machen sie uns per Handlungssprache verständlich, wie und worunter sie leiden (Searles 1974; Jacobson 1978; Racamier 1982).

❗ Schizophrene stellen ihre Anliegen handelnd dar anstatt zu verbalisieren, und die Behandler sind vor die Aufgabe gestellt, Handeln als Kommunikation zuzulassen und mithandelnd zu verstehen, was sie ihnen mitteilen wollen (zum »Handlungsdialog« vgl. Böker 1995; Klüwer 2001; Maier 2001).

Dieser Aspekt hat für die alltägliche Kommunikation mit psychotischen Patienten eine herausragende Bedeutung und wird in vielen Arbeitsfeldern noch nicht voll ausgeschöpft. Dies soll an folgendem Beispiel deutlich werden.

Fallbeispiel
Eine akutpsychotische Patientin bricht den Kontakt zu ihrer Bezugsperson aus dem sozialpsychiatrischen Dienst (SPsD) ohne Angaben von Gründen ab, meldet sich nicht am Telefon, verlässt die Wohnung nicht mehr und fehlt unentschuldigt bei der Arbeit. Nachbarn informieren den SPsD darüber, dass die Patientin nachts laut schreie und Möbel rücke. Bei dem Versuch eines Hausbesuches ruft sie durch die verschlossene Tür, dass es die Mitarbeiterin des SPsD sei, die in die Klinik müsse – nicht sie selbst! Tags darauf wirft sie Identitätspapiere, persönliche Aktenunterlagen und Geld aus dem Fenster und sucht das benachbarte Ortsamt auf. Dort erklärt sie verwirrt, dass sie nicht A. (ihr wirklicher Name), sondern B. heiße. Da sie das Amt nicht verlassen will, wird zunächst die Polizei, später der SPsD gerufen. Erschöpft und sichtlich erleichtert darüber, dass Hilfe in Sicht ist, lässt sich die Patientin bereitwillig in die Klinik fahren, wo schließlich Thema wird, dass sie sich von bestimmten Belastungen restlos überfordert fühlt…

Tendenz zur zwischenmenschlichen Ansteckung

Präverbale Wahrnehmungs-, Affekt- und Handlungsmuster werden also ganz direkt gelebt, und zwar mit einer unwiderstehlichen Tendenz zur zwischenmenschlichen Ansteckung (Lempa 1995). Diese Letztere ist als unbewusster Veräußerlichungs- und Verinnerlichungsprozess, also als archaische Form der Kommunikation sehr subtil erforscht und beschrieben worden (**projektive Identifizierung**, s. vor allem Ogden 1988 sowie Zwiebel 1988a,b). Auch dazu eine kurze Fallvignette, die aus einer Supervisionssitzung in einer psychiatrischen Klinik stammt:

Ein Arzt berichtet dabei von Gesprächen mit einem psychotischen Patienten, auf die er sich »eigentlich« freue, weil er vieles an ihm sympathisch fände: Er sei ausdrucksstark, eigenwillig, manchmal »schräg«; er wirke lebendig und kreativ und das alles gefalle dem Arzt und erleichtere ihm die

Kontakte. Umso erstaunlicher sei, dass er – wie er beschämt berichtet – wiederholt enorm müde geworden sei in den Sitzungen. Obwohl er stets versuche, gegen diese Müdigkeit anzugehen, sei er einmal kurz »eingenickt« oder habe mehrere Male unmittelbar davor gestanden einzuschlafen. Er wisse mittlerweile schon vor der Stunde, dass dies passieren werde. Er nehme sich vor, es zu verhindern, aber der Vorsatz scheitere. Inzwischen sei er fast froh, wenn andere Aufgaben ihn vom Gespräch abhielten, aber der Patient bestehe darauf! Er bestehe auch darauf, die Gesprächsthemen detailliert festzulegen. Er bestimme direktiv, wann und wie der Arzt sich einbringen solle. Hierbei rede der Patient pausenlos und mit fast hypnotischer Eindrücklichkeit auf den Doktor ein, sodass dieser kaum zu Wort komme. Versuche er es doch, werde der Patient noch energischer, fahre ihm ins Wort und erkläre die Ausführungen des Doktors für unsinnig oder unpassend, um ihn irgendwann später unvermittelt zu fragen, was denn nun er als Fachmann dazu zu sagen habe?! Dann erwarte er ganz bestimmte Antworten; Anderslautende würden übergangen, ignoriert, und total entwertet. Durch die ungeschminkte Schilderung des Kollegen entsteht so der Eindruck, dass das Gegenüber in seiner eigenen Lebendigkeit vernichtet werden soll. Dies spürt der Doktor körpernah, quasi vegetativ: »Es ist, als ob etwas Fremdes, eine fremde Kraft in mich hineinkriecht... die Müdigkeit geht so in mich rein, ich bin dagegen völlig machtlos... obwohl ich es nicht will, geht es so durch mich durch... unheimlich ist das, wie eine Hypnose!« Die Ähnlichkeit mit dem Erleben eines schizophrenen Patienten ist auffällig und wird noch deutlicher, als der Arzt die ihn überfallende Müdigkeit vormacht (die Augen gehen nach hinten oben): Er wirkt dabei genauso wie sein zeitweise von Blickkrämpfen geplagter Patient.

Erlebnisse dieser Art (also Erfahrungen des emotionalen Überwältigtseins, des Bedrängtseins, des Nicht-Herr-der-Lage-Seins, des Manipuliertwerdens) berichten Professionelle immer wieder in der Supervision. Sie stellen eine wesentliche Dimension der spezifischen Belastung dar, denen sich Mitarbeiter in der Psychiatrie ausgesetzt sehen.

Beziehungsdilemma

Zurück zu den Patienten, die sich in ihrem Inneren hochgradig abhängig von den antwortenden, hilfreichen Reaktionen ihrer Bezugspersonen fühlen können. Ohne diese anderen können sie sich mitunter leblos, unvollständig und unglaublich einsam erleben. Zugleich stellt diese zwischenmenschliche Abhängigkeit die denkbar größte Bedrohung für sie dar, vor der sie sich schützen müssen. (Daher verleugnen sie sie häufig.) Aus dieser Zerrissenheit resultiert der **Grundkonflikt** (Marx 1994), das unlösbare Beziehungsdilemma schizophrener Menschen (Mentzos 1991, 1992), das ganz wesentlich zu der Kontaktstörung der Betroffenen beiträgt.

> ❗ Nicht zuletzt aus Angst vor den befürchteten Folgen zwischenmenschlicher Bindung und Abhängigkeit ersehnen und suchen Schizophrene Beziehung nicht nur intensiv, sondern meiden sie zugleich, ziehen sich daraus zurück oder verunmöglichen sie.

Fallbeispiel

Ein chronisch psychotischer, extrem verloren wirkender, unterschwellig kontaktsuchender Mann verfällt immer dann in starke Denkzerfahrenheit und unverständliche, den Zuhörer »verrückt machende« Redeweise, wenn sich ambulante Helfer um ihn zu kümmern versuchen. Das geht viele Monate so und kann in der Schwebe gehalten werden, bis einer der beteiligten Ärzte eine zwangsweise Einweisung in die Klinik veranlasst. Kurze Zeit nachdem die verordnete neuroleptische Medikation Wirkung zeigt (geordnetes Denken, verständliche Kontaktaufnahme zum Personal usw.), suizidiert sich der Patient.

Ich- bzw. Selbstfragmentierung und Spaltungsneigung

Eine weitere, vielfach beschriebene Gemeinsamkeit schizophren-psychotischer Menschen ist – zumindest in akuten Krisen, nicht selten aber auch generell – ihre Schwierigkeit, sich selbst und die Welt ihrer Objekte oder allgemeiner: Sich-gegenseitig-Ausschließendes zu integrieren (Searles 1974). Damit sind Ich- bzw. Selbstfragmentierungen sowie Spaltungsneigungen angesprochen, die die Beziehungen der Patienten und den therapeutischen Alltag insgesamt spezifisch prägen.

Jeder Supervisor kennt jene Sitzungen in der psychiatrischen Klinik, in denen die Mitglieder der Supervisionsgruppe völlig **divergierende, sich scheinbar ausschließende Schilderungen** bestimmter Patienten und ihrer Verhaltensweisen geben: Während etwa die Pflegenden den betreffenden Patienten als rüpelhaft, abweisend, unmotiviert, provokant und »nicht zur Absprache fähig« skizzieren, erscheint er dem Arzt oder der Psychologin als durchaus engagiert, sympathisch und kooperativ – wenn auch bemitleidenswert krank (»bad or mad«). In den Voten spiegeln sich die Fragmentierungstendenzen des Patienten, der sich in den unterschiedlichen Kontexten eben tatsächlich unterschiedlich zeigt. (Dass die unterschiedlichen Meinungen im Team auch Teamkonflikte – z. B. zwischen den verschiedenen Berufsgruppen im Behandlungsteam – widerspiegeln können, steht auf einem anderen Blatt.)

Bindung an Primärobjekte

Ein weiteres bedeutendes Charakteristikum betrifft die intensive, oft lebenslange und exzessive innere Bindung schizophrener Menschen an ihre Primärobjekte sowie an die wesentlichen aktuellen Bezugspersonen. An diese Menschen können psychotische Patienten **in tiefer, unbewusster Loyalität gebunden** sein, sodass es ein befremdender Kunstgriff wäre, so zu tun, als könnten sie unabhängig von diesem Beziehungsumfeld, also ohne Einbeziehung des den Patienten umgebenden Systems sinnvoll behandelt werden (Boszormenyi-Nagy u. Spark 1981; Fürstenau 1992; Heltzel 2000d, 2001). Bei manchen Patienten mag dies indiziert sein, bei anderen keinesfalls, oder jedenfalls nicht am Beginn der Behandlung (Alanen 2001, 2004; Aderhold et al. 2003). Nach vielen Eindrücken als Supervisor in den verschiedensten psychiatrischen Behandlungseinrichtungen gehört dieser Punkt zu den am intensivsten abgewehrten, umstrittenen oder tabuisierten Themen im Zusammenhang mit der Behandlung schizophren-psychotischer Patienten. (Daher sind die skandinavischen Erfahrungen in dieser Frage so überaus bedeutsam.)

16.2 Aspekte einer psychoanalytisch konzipierten Behandlung schizophrener Psychosen im stationären Rahmen

Die im Folgenden skizzierten Aspekte einer stationär-psychiatrischen Behandlung schizophren-psychotischer Patienten stellen Facetten einer psychoanalytisch durchdachten Behandlungskonzeption dar. Sie sind ohne die Berücksichtigung des gesellschaftlichen und gesundheitspolitischen **Kontextes** nicht vorstellbar. So geraten alle referierten Prinzipien durch die sich verändernden Rahmenbedingungen psychiatrischer Arbeit unter großen, immer noch anwachsenden Druck und werden hierdurch – teilweise radikal – infrage gestellt (Heltzel 2003b). Gerade darum erscheint es nötig, sie im Überblick darzustellen.

Sicherstellung einer haltenden Beziehung

Kern einer psychoanalytischen oder auch psychodynamischen Behandlungskonzeption und Ausgangspunkt aller weiterer Bemühungen ist das Angebot und die (nötigenfalls auch aktive) Sicherstellung einer haltenden Beziehung im Sinne eines förderlichen Stationsmilieus, einer hilfreichen Umwelt, einer Atmosphäre der unaufdringlichen, zugleich aber verlässlichen Präsenz.

❶ **Damit ist die schwierige Aufgabe angesprochen, dem zentralen Beziehungsdilemma des Schizophrenen mit der möglichst angemessenen, d. h. flexiblen Balance zwischen Nähe und Abstand zu begegnen und die von ihm gewünschten Formen des Kontaktes zu respektieren.**

Externe Supervisoren/Berater erhalten in den verschiedenen psychiatrischen Kulturen immer wieder eindrucksvolle Hinweise darauf, wie diese Aufgabe von den Professionellen verstanden und wahrgenommen wird. Dabei können sowohl **äußere Faktoren** (wie die Personalsituation oder der Grad der existenziellen Gefährdung der jeweiligen Einrichtung) als auch **Dynamiken im Team** selbst (chronische Konflikte, oder im Kontrast dazu eine gute, bewährte Zusammenarbeit) und ferner **persönliche Aspekte** eine wichtige Rolle spielen. (Auch unter schwierigen Bedingungen können bestimmte Personen – der Stationsarzt, die pflegerische Stationsleitung oder Vertreter anderer Berufsgruppen im Team – diese Aufgabe »gut genug« erfüllen, während andere auffallende Schwierigkeiten damit haben.) Das Bemühen um eine haltende Umwelt auf der Station korrespondiert auch nicht unbedingt mit dem offiziellen Ruf der Klinik, mit der überregionalen Reputation des Chefarztes usw. Es kann im Gegenteil auch der Eindruck entstehen, dass gerade in Abteilungen, die sich öffentlich nicht als herausragend, als vorbildlich präsentieren, eine für psychotische Patienten förderliche Atmosphäre vorherrscht.

Im Einzelnen geht es um die **wertschätzende Unterstützung** des Kranken, um sensible, wohlwollende Präsenz, um Angebote der mitmenschlichen Sorge und um hilfreiche Gesten, die den Körper und die grundlegenden Bedürfnisse der Patienten einbeziehen, die also **Sicherheit** und **Wohlbefinden** schaffen. Dazu gehören besonders die pflegerischen Angebote, wie z. B. Baden, Wärmen, Füttern, Körperpflege, also alles das, was gut tut und beruhigt. Es ist schwer in Worte zu fassen, was es heißt, eine Atmosphäre der Anteilnahme zu schaffen, obwohl doch jeder weiß, was damit gemeint ist. (Winnicott schuf die Metapher der »Umweltmutter«, um diese Dimension zu beschreiben.)

»Sich gebrauchen lassen«

Zu Beginn sollten Professionelle für den Patienten »da sein« und sich von ihm (im Sinne Balints) »gebrauchen lassen«, bis der Patient bereit ist, sich selber wahrzunehmen (Benedetti 1992). Dies setzt voraus, dass sich die Therapeuten auf eine Art gewährend einstellen, d. h. überhaupt zulassen, dass der Patient den Kontakt zu ihnen dazu nutzt, seine ihm unbewussten Konflikte und Übertragungsneigungen an und mit ihnen ein Stück weit auszuleben. Auf diese Weise entsteht eine wirkliche **emotionale Begegnung** und damit die Möglichkeit des Verstehens.

Das folgende Beispiel hebt die Wichtigkeit des Verstehens hervor.

Fallbeispiel

In der Supervision berichtet der erfahrene Stationsarzt von einer unerwarteten, irritierenden Erfahrung im Erstkontakt mit einer psychotischen Patientin, die von einer anderen Station verlegt wurde. Die Patientin verhält sich im Stationsalltag relativ unauffällig und angepasst, verstummt aber, als sie ihm im Gespräch gegenübersitzt. Während sie den Arzt mit starrem Blick fixiert, fühlt dieser sich »wie hypnotisiert«, inkompetent, hilflos und auch schuldig daran, dass der Kontakt derart »schief geht«. In der Supervisionsgruppe entsteht das Bild eines Dompteurs mit einem Raubtier; hierbei bleibt offen, welche der beiden beteiligten Personen welche Rolle spielt. Die Begegnung ließe sich als gescheitertes Aufnahmegespräch bewerten oder eben als **szenische Darstellung** dessen, was die Patientin angesichts des Traumas einer Trennung (Verlegung) empfindet, aber nicht verbal kommunizieren kann – dass sie mit großer Angst und Hilflosigkeit reagiert, der sie mit maximaler Kontrolle beizukommen versucht.

Handlungssprache

Sind die Behandler in diesem Sinne bereit, sich auf eine unmittelbare, direkte Beziehung einzulassen, so entsteht ein spezifischer **Handlungsdialog** (Klüwer 2001), in dem der Patient seine ihm unbewussten, aber symbolisch nicht repräsentierten Konfliktneigungen handelnd ausdrückt, was ein Mithandeln der Professionellen nahelegt und erfordert (Treurniet 1995, 1996). Die »Behandler« sind also wirklich als Handelnde gefragt; für die Patienten zählt, was sie und wie sie es tun: Es kommt darauf an, handelnd zu verstehen und Verständnis durch Handeln in der Beziehung umzusetzen (Cueni 1994), etwa im Aushandeln einer medikamentösen Therapie, einer Ausgangsregelung, einer Beschlussmaßnahme, einer Rehabilitationsmaßnahme und anderer Themen. Oftmals wird unterschätzt, welche Chancen für psychodynamisch orientierte Arbeit gerade in der möglichst **reflektierten Ausarbeitung** solcher **konkret anstehenden Themenstellungen** bereit liegen. Das gilt ganz besonders für den Bereich der psychiatrischen Pflege, denn hier wird »Bezugspflege« gelegentlich als »Gesprächstherapie durch Nichtakademiker« missverstanden (die Beteiligten sitzen eine Stunde/Woche zusammen und sprechen über die Probleme des Patienten), statt das **handlungsorientierte Potenzial** auszuschöpfen, das die alltagsnahe Begleitung der Patienten (etwa bei Ausflügen, im Sport, in kulturellen Aktivitäten) zur Verfügung stellt.

Um die spezifischen Möglichkeiten gemeinsamen Handelns im pflegerischen Alltag auszuschöpfen, hat das Cassel Hospital in London ein differenziertes Konzept der **psychosozialen Pflege** entwickelt und seit langem praktiziert (Griffiths u. Pringle 1997; Skogstad u. Hinshelwood 1998, Skogstad 2001). Diese Pflege basiert auf psychoanalytischem Denken, vermittelt **Bedeutungen** jedoch nicht in Deutungen, sondern in überlegten Worten und **über Handlungen im alltagspraktischen Zusammensein** mit dem Patienten. Auf diese Weise ergibt sich ein Zyklus: Handlungen (und zugleich Gedanken und Gefühle) bringen – in Verbindung mit zwischengeschaltetem psychoanalytischem Verstehen – wiederum Handlungen hervor (Griffiths u. Pringle 1997), etwa in gemeinsamen Aktivitäten oder in der Übernahme von Verantwortung im Rahmen der therapeutischen Gemeinschaft. Diese Form der gemeinsamen Handlungssprache setzt allerdings vielschichtigen und geübten Austausch der Professionellen untereinander voraus. Diese Art der Kommunikation muss keinesfalls auf die Pflege und auf das stationäre Setting beschränkt bleiben: Ogden (1994) spricht im Zusammenhang psychoanalytischer Einzeltherapie von »interpretive actions«, um diese Dimension therapeutischer Arbeit zu kennzeichnen (Ogden 1994).

Verstehensprozess

Die Behandler können also der Versuchung widerstehen, ihr (vermeintliches) Verständnis verbal-interpretativ an den Patienten heranzutragen. Der Verstehensprozess findet vielmehr **im Kopf der Therapeuten bzw. im therapeutischen Team** statt. Dabei spielt psychoanalytische oder gruppenanalytische Supervision eine große Rolle.

❗ Hier wird in geduldiger Arbeit assoziativ gesammelt, allmählich zusammengesetzt und damit ansatzweise verstanden, was sich handelnd vollzogen hat und weiterhin vollzieht, und wie dieser handelnde Austausch helfen kann, den Patienten und seine Ängste, Konflikte, Bedürfnisse und Widerstände zu verstehen.

Wie Searles es sehr treffend ausgedrückt hat:

Die Art von sozialer Situation, die der ich-fragmentierte Patient auf der Station gern fördert, betrachtet man, glaube ich, am besten als einen Prozess, indem sowohl die Differenzierung als auch die sich anschließende Integration der disparaten Ich-Fragmente zunächst einmal großenteils außerhalb vom Patienten, nämlich in den Personen seiner Umgebung, stattfinden müssen, bevor sich dieser Prozess in ihm selbst abspielen kann (Searles 1965, S. 105).

Bollas (1997) hat – für die psychoanalytische Einzelbehandlung – klar herausgearbeitet, wie ein großer Teil der analytischen Arbeit im Innern des Analytikers ablaufen muss, bevor er vom Analysanden nachvollzogen werden kann.

Sehr oft haben frei assoziierte Ideen – jene Gedanken, in denen der Inhalt des psychischen Lebens spontan zutage tritt – ihren Ort im Psychoanalytiker. Dies liegt daran, dass der Patient seinen Konflikt nicht in Worte fassen kann und die vollständige Artikulation der präverbalen Erfahrung sich in der Gegenübertragung des Analytikers vollzieht (Bollas 1997, S. 238–239).

Dieser Punkt wird bekanntlich vordringlich, wenn Traumafolgen eine besondere Rolle im Krankheitsgeschehen spielen, wenn also die betroffene Person Erlebtes nur ganz unvollkommen sprachlich ausdrücken kann.

Jede gelingende Supervisionssitzung bringt Beispiele, wie allein schon das gemeinsame Verstehen im Kreis der Professionellen eine therapeutisch hilfreiche Wirkung auf den Patienten entfalten kann.

❗ Indem etwas im Team verstanden und integriert ist, lösen sich oft auch Knoten im Kontakt zum betreffenden Patienten, ohne dass ein Wort mit diesem darüber gewechselt wurde.

Was sich hier abspielt, wird unter anderem mit dem Konzept des »containing« (Ogden 1988) umschrieben: Indem in der Arbeitsgruppe eine emotionale, von Phantasien und Bildern begleitete Reaktion auf die Inszenierung der Patienten entsteht, kann diese aufgenommen, bewahrt, somit »verdaut« und verstanden werden. Das Behandlungsteam »hält« damit den Patienten, seine disparaten Ich-Fragmente und seine nichtsymbolisierten Affekt- und Handlungsdispositionen, und macht die Letzteren im Sinne von archaischen Übertragungsneigungen nachvollziehbar. Der entscheidende Mechanismus dieses Prozesses ist dabei der der oben erwähnten projektiven Identifizierung.

Eine andere Möglichkeit, unbewusste Austauschprozesse dieser Art zu verstehen, bietet Winnicotts Konzept des **Übergangsraumes**: Die psychoanalytische Behandlung psychotischer Patienten im stationären Rahmen ist an die Existenz solcher Verstehens- und Möglichkeitsräume gebunden, wie sie in einem lebendigen Austausch zwischen Patienten und Gruppen von Professionellen entstehen. Gruppenanalytische Supervision unterstützt diese Prozesse sehr wirkungsvoll, weil sie systematisch so angelegt ist, dass die Dynamik des Falles, der Professionellen und der Organisation in ihrer komplexen Dialektik reflektiert werden kann (Heltzel 1997, 2000c).

16.3 Therapeutischer Rahmen, Triangulierung und Integration

Rahmen des Settings

Die Funktion des Containings, des Haltens wird aber nicht nur durch den spezifischen Kommunikations- und Verstehensprozess im Team, sondern auch durch den Rahmen des Settings gesichert, den die Therapeuten anbieten und – auch gegen den Widerstand des Patienten – aufrechterhalten (Bleger 1993; Müller 1993). Hier geht es um die Dimensionen Zeit, Raum und Aufgabe der Therapie sowie um die Aufrechterhaltung minimaler Regeln der Zusammenarbeit, die sichergestellt sein müssen. Der Rahmen ist das Ensemble konstant gehaltener Bedingungen, in deren Grenzen sich der therapeutische Prozess abspielt. Der Patient braucht Raum, um sich in einem regressiven Prozess mitteilen zu können, und er braucht **zugleich** einen begrenzenden Rahmen, innerhalb dessen er seine regressive Inszenierung geschehen lassen kann. Für beide, Therapeut und Patient, geht es also um die schwierige Balance zwischen einer Bewegung emotionalen Sicheinlassens und dem Einhalten einer stabilen Grenzsetzung im

Sinne des Therapierahmens. Beide, **Raum und Rahmen**, heben sich gegenseitig auf und bedingen einander. In diesem Sinne sind beide unverzichtbare Dimensionen der Halt und Sicherheit gebenden therapeutischen Beziehung und stehen in einem dialektischen Verhältnis zueinander. Indem das therapeutische Team den Rahmen gegen alle Versuchungen, ihn infrage zu stellen oder aufzugeben, sicher aufrechterhält, erweist es sich als unzerstörbares Objekt im Sinne Balints, das die unbewussten Angriffe des Patienten überlebt (Winnicott).

Jeder Tag auf einer akutpsychiatrischen Station bietet eine Fülle von Beispielen in Bezug auf notwendige **Grenzsetzungen**, z. B. wenn Patienten ständig das Stationszimmer belagern, wenn sie sich Mitpatienten gegenüber übergriffig verhalten, wenn sie das Personal bedrängen oder bedrohen, wenn sie selbstverständliche Regeln des Zusammenlebens ignorieren, sich nicht an therapeutische Absprache halten usw. Im nichtseltenen Extremfall der Fremd- oder Eigengefährdung erweist sich die Stabilität des Rahmens darin, wie ruhig, sicher, verbindlich, klar und fest (»robust«) der Gefährdung begegnet wird – erst verbal, dann auch handelnd.

❶ **Professionelle, die die Dimension therapeutischer Arbeit mit psychotischen Patienten infrage stellen (sie also nicht zum Kontakt- und Beziehungsaufbau nutzen), verkennen die spezifischen Probleme und Bedürfnisse ihrer schwerer erkrankten Patienten und missverstehen ihre Aufgabe.**

Nicht selten hängt dies – wie etwa bei Ausbildungskandidaten in psychoanalytischer Ausbildung – damit zusammen, dass sie die in der ambulanten Praxis übliche Form psychoanalytischer Arbeit idealisieren und Modifikationen derselben gering schätzen.

Der begrenzende Rahmen stationärer Therapie stellt einen Schutz vor äußeren und inneren Reizen und Gefahren dar und ermöglicht den Patienten, sich mit ihren desintegrierten Anteilen zu verhalten, ohne sich schwer zu gefährden oder der Vergeltung ausgesetzt zu sein. Der Rahmen steht für **Realität** und schützt beide, Patienten und Teammitglieder, vor irreversibler Verstrickung in symbiotische Ängste. Er fördert Verzicht, Realitätskontrolle und das Anerkennen klarer Selbst-Objekt-Grenzen und steht damit für ein Leben außerhalb der Symbiose mit der archaischen Mutter-Imago, die nicht nur als »ganz gut«, sondern eben auch als allmächtig und verschlingend phantasiert wird.

Triangulierung

Der Rahmen repräsentiert so das »Nein«, das »Prinzip Vater« und symbolisiert damit Triangulierung in Ergänzung zur mütterlich-nährenden Dimension, die stationäre Behandlung hat oder jedenfalls haben sollte. Die Arbeit mit dem konkreten Rahmen ist um so bedeutsamer, je tiefer der Patient gestört ist, d. h. auch: je gravierender seine Symbolisierungsstörung ist (Heltzel 1995).

Psychiater und Psychoanalytiker, die in ihrer Berufssozialisation auch Erfahrungen im SPsD sammeln konnten und mit der Problematik »Zwangseinweisungen« konfrontiert wurden, dürften den Umstand kennen, dass nicht wenige akutpsychotische Patienten grenzsetzende Schritte geradezu provozieren oder sogar erzwingen – etwa aus der unbewussten Angst heraus, ansonsten der eigenen inneren Destruktivität schutzlos ausgeliefert zu sein und sich schuldig zu machen, da sie sie aus eigenen Kräften nicht einzugrenzen vermögen (Heltzel 1987). Treffen sie auf betont liberale Vertreter der Ordnungsmacht, die sich deutlich zurückhalten, was die Beantragung von Zwangsmaßnahmen angeht, sind sie entweder gezwungen, ihre Provokationen zu steigern oder sich andere kreative Schritte einfallen zu lassen, um ein »Nein« zu erzwingen. Dies zeigt das folgende Beispiel.

Fallbeispiel

Eine akutpsychotische Patientin in stark wahnhaftem und aufgewühlten Zustand betritt erzürnt das Polizeirevier und redet zerfahren. Als der Psychiater aus dem SPsD gerufen wird, spricht sie ihn überraschend klar an, er solle sie gefälligst in die Klinik fahren – ob er denn immer noch nicht bemerke, dass sie nicht mehr könne?! In dieser unmöglichen Stadt bekäme man eine Einweisung in die Klinik offenbar erst, wenn man ernsthaften Schaden anrichte… ob man sie wieder einmal zwingen wolle, in die Nachbarstadt zu fahren, damit sie dort nackt durch die Fußgängerzone renne, »zur Not auch noch mit einem Kartoffelsack als Kopfbedeckung«?! Dort reiche das zur Einweisung, hier be-

kanntlich keineswegs! Als der Psychiater nicht ohne Witz einwirft, er könne sie auch ohne solchen Riesenaufwand mit dem Auto in die Klinik fahren, muss die Patientin selber lachen und platzt heraus: »Endlich mal einer, der was kapiert!«

Integrationsleistungen

Der therapeutische Rahmen ist im Kontext der psychiatrischen Institution eine notwendige Voraussetzung für die Integrationsleistungen, die die Therapeuten – stellvertretend für den Ich-fragmentierten Patienten – erbringen müssen, einmal im **multiprofessionellen Team**, und dann in der **Vernetzung mit anderen Professionellen** sowie **Personen aus dem persönlichen Umfeld** des Patienten. Zunächst zur Integration im multiprofessionellen Team: Im ersten Teil dieser Arbeit wurde die häufige Situation erwähnt, dass der zuständige Einzeltherapeut und das Pflegeteam darüber aneinander geraten, dass sie den Patienten in grotesker Weise unterschiedlich erleben und ihre divergierenden Wahrnehmungen und Einstellungen gegenseitig entwerten. Werden diese Spaltungsneigungen nicht reflektiert und bearbeitet, können ernsthafte Gefährdungen der Zusammenarbeit daraus resultieren (Gabbard 1994, S. 165–172). Zum multiprofessionellen Team in der Psychiatrie gehören aber auch die Vertreter weiterer Berufsgruppen, etwa die Bewegungs-, Ergo- und Musiktherapeuten, deren Beiträge gerade wegen der Symbolisierungsstörung der Patienten von besonderer Bedeutung sind (Engelmann 2000; Metzner 1999). Viele Fallbesprechungen und Supervisionssitzungen thematisieren den Austausch der Professionellen und die Bemühung aller Beteiligten, unterschiedlichste, nicht selten divergierende Eindrücke und Erfahrungen im Bezug auf die Patienten zu integrieren.

Ähnliches passiert in der Kooperation mit Professionellen außerhalb der Station oder auch mit Personen aus dem privaten Umfeld des Patienten. Damit sind die Therapeuten der Nachbarstation, der Tagesklinik oder der Institutsambulanz, der niedergelassene Nervenarzt, der ambulante Therapeut, der Amtsrichter, die Polizei sowie andere Personen und Institutionen angesprochen; oder die Eltern, die sonstigen Familienangehörigen, die Partner, Freunde, die Lehrer oder die Arbeitskollegen. Sie alle und die momentan zuständigen Therapeuten sind – um es gruppenanalytisch zu formulieren – Knotenpunkte im Beziehungsnetzwerk des Patienten (Bruns 1995; Heltzel 2003a). Das erhöht die Bedeutung jedes Einzelnen (weil jede und jeder einen wesentlichen Beitrag leistet) und relativiert sie zugleich (weil Konstruktives und Hilfreiches nur entstehen kann, wenn alle in gemeinsamem Engagement zusammenwirken).

> ❶ Indem sich die verschiedenen Beteiligten also trotz u. U. massiver Konflikte um Kooperation bemühen, bieten sie dem Patienten die Möglichkeit, sich mit dieser fortlaufenden Einbeziehung Dritter und der Bemühung um Integration insgesamt zu identifizieren und auf diese Weise die eigene Entwicklungsstörung und Ich-Fragmentierung ein Stück weit zu überwinden.

Auch hierbei kann gruppenanalytische Supervision – stationsbezogen oder abteilungsübergreifend – eine sehr wirksame Hilfe sein (Heltzel 2000a–c).

Literatur

Aderhold V, Alanen Y, Hess G, Hohn P (Hrsg) (2003) Psychotherapie der Psychosen. Integrative Ansätze aus Skandinavien. Psychosozial, Gießen

Alanen Y (2001) Schizophrenie. Entstehung, Erscheinungsformen und die bedürfnisangepasste Behandlung. Klett-Cotta, Stuttgart

Alanen Y (2004) Entwicklung der integrierten psychotherapeutischen Behandlung schizophrener Psychosen. In: Lempa G, Troje E (Hrsg) Psychoanalytische Technik, ihre Anwendung und Veränderung in der Psychosentherapie. Forum der psychoanalytischen Psychosentherapie, Bd. 10. Vandenhoeck & Ruprecht, Göttingen, S 9–34

Benedetti G (1992) Psychotherapie als existenzielle Herausforderung. Vandenhoeck & Ruprecht, Göttingen

Benedetti G (2002) Aufschlüsse über die conditio humana in der Begegnung mit dem psychotischen Menschen. Forum der psychoanalytischen Psychosentherapie, Bd. 7, Vandenhoeck & Ruprecht, Göttingen, S 9–30

Bleger J (1993) Die Psychoanalyse des psychoanalytischen Rahmens. Forum der psychoanalytischen Psychoanalyse, Bd. 9, Vandenhoeck & Ruprecht, Göttingen, S 268–280

Böker H (1995) Handlungsdialoge in multiprofessionellen Teams: Der Beitrag der Psychoanalyse zu einer integrierten Therapie psychotischer Patienten. Psychiatr Prax 22: 201–205

Bollas C (1997) Der Schatten des Objekts. Klett-Cotta, Stuttgart

Boszormenyi-Nagy I, Spark G (1981) Unsichtbare Bindungen. Die Dynamik familiärer Systeme. Klett-Cotta, Suttgart

Bruns G (1995) Soziale Vernetzung: Ein Parameter der psychoanalytischen Behandlung psychotischer Patienten. Forum Psychoanal 11: 84–94

Cueni S (1994) Wann beginnt Psychotherapie? Die Psychotherapeutin. Z Psychother 1: 81–91

Engelmann I (2000) Manchmal ein bestimmter Klang. Analytische Musiktherapie in der Gemeindepsychiatrie. Vandenhoeck&Ruprecht, Göttingen

Fürstenau P (1992) Entwicklungsförderung durch Therapie. Pfeiffer, München

Gabbard G (1994) Psychodynamic psychiatry in clinical practice. The DSM-IV Edition. American Psychiatric Press, Washington London

Griffiths P, Pringle P (eds) (1997) Psychosocial practice within a residential setting. Karnac, London

Heltzel R (1987) Zur Beziehungsdynamik bei psychiatrischen Zwangseinweisungen. Mat Psychoanal Anal Orient Psychother 13(3): 196–217

Heltzel R (1995) Die haltende Beziehung im stationär-psychiatrischen Setting. Sozialpsychiatr Informat 25(1): 30–38

Heltzel R (1997) Die Bedeutung von Feldkompetenz für Beratung und Supervision in der Psychiatrie. In: Heltzel R (Hrsg) Supervision in der psychiatrischen Klinik. Psychosozial, Gießen, S 57–70

Heltzel R (2000a) Entwicklungsbegleitung in psychiatrischen Organisationen. In: Pühl H (Hrsg) Supervision und Organisationsentwicklung, 2. Aufl. Leske & Budrich, Opladen, S 332–358

Heltzel R (2000b) Teamsupervision in der Psychiatrie. In: Pühl H (Hrsg) Handbuch der Supervision 2, 2. Aufl. Spiess, Berlin, S 204–220

Heltzel R (2000c) Zur Identität des gruppenanalytischen Supervisors und Organisationsberaters. In: Ardjomandi ME, Berghaus A, Knuass W (Hrsg) Handbuch für Gruppenanalyse und ihre Anwendungen 6. Mattes, Heidelberg, S 95–120

Heltzel R (2000d) Psychodynamische Grundhaltung in der Gemeindepsychiatrie. Psychother Forum 8: 107–116

Heltzel R (2001) Die Begegnung zwischen Sozialpsychiatrie und Psychotherapie. Sozialpsychiatr Informat 31: 24–31

Heltzel R (2002) Von der Psychiatrie zur Psychoanalyse oder: Die Wiederentdeckung Winnicotts. Luzifer Amor 15(30): 123–152

Heltzel R (2003a) Vom Handlungsdialog zur Symbolsprache. Wie entwicklungsfördernd dürfen Organisationen sein? Gruppenanalyse 13(2): 101–112

Heltzel R (2003b) Können psychiatrische Organisationen haltende Umwelt sein? In: Ardjomandi ME (Hrsg) Jahrbuch für Gruppenanalyse und ihre Anwendungen, Bd. 9, Mattes, Heidelberg, S 139–158

Hölderlin F (1802) Patmos. Dem Landgrafen von Homburg überreichte Handschrift. Mit einemNachwort von Werner Kirchner. Mohr, Tübingen (1949)

Jacobson C (1978) Psychotischer Konflikt und Realität. Fischer, Frankfurt aM

Klüwer R (2001) Szene, Handlungsdialog (Enactment) und Verstehen. In: Bohleber W, Drews S (Hrsg) Die Gegenwart der Psychoanalyse – die Psychoanalyse der Gegenwart. Fischer, Frankfurt aM, S 347–357

Lempa G (1995) Zur psychoanalytischen Behandlungstechnik bei schizophrenen Psychosen. Forum Psychoanal 11: 133–149

Lempa G (2001) Der psychotische Konflikt. In: Wolf M (Hrsg) Selbst, Objekt und der Grundkonflikt. Brandes & Apsel, Frankfurt aM, S 55–66

Maier C (2001) Der Handlungsdialog in der Therapie mit psychotischen Patienten. Psyche – Z Psychoanal 55: 1–25

Marx E (1994) Modifizierte Psychoanalyse im Formenkreis der schizophrenen Pathologie. In: Streeck U, Bell K (Hrsg) Die Psychoanalyse schwerer psychischer Erkrankungen. Pfeiffer, München, S 270–284

Mentzos S (1991) Psychodynamische Modelle in der Psychiatrie. Vandenhoeck & Ruprecht, Göttingen

Mentzos S (Hrsg) (1992) Psychose und Konflikt. Vandenhoeck & Ruprecht, Göttingen

Mentzos S (1995) Selbstpsychologische Aspekte der Behandlung von Psychosen innerhalb eines konfliktorientierten Modells. In: KutterP, Paal J, Schöttler C, Hartmann HP (Hrsg) Der therapeutische Prozeß. Suhrkamp, Frankfurt aM

Mentzos S (2001) Der bipolare Mensch und sein Dilemma. In: Wolf, M (Hrsg) Selbst, Objekt und der Grundkonflikt. Brandes & Apsel, Frankfurt aM, S 101–113

Metzner S (1999) Tabu und Turbulenz. Musiktherapie mit psychiatrischen Patienten. Vandenhoeck & Ruprecht, Göttingen

Müller T (1993) Die Symbolisierungsfunktion des Rahmens in der Behandlung von psychotischen Patienten. Z Psychoanal Theorie Prax 13: 234–256

Ogden T (1988) Die projektive Identifikation. Forum Psychoanal 4: 1–21

Ogden T (1994) Subjects of analysis. Analytic Press, Northvale New Jersey London

Racamier P-C (1982) Die Schizophrenen. Eine psychoanalytische Interpretation. Springer, Berlin Heidelberg New York

Schwarz F, Maier C (Hrsg) (2001) Psychotherapie der Psychosen. Thieme, Stuttgart

Searles H (1965) Collected papers on schizophrenia. Hogarth, London; dt.: Searles H (1974) Der psychoanalytische Beitrag zur Schizophrenieforschung. Kindler, München

Searles HF (1974) Der psychoanalytische Beitrag zur Schizophrenieforschung. Kindler, München

Skogstad W (2001) Innere und äußere Realität in der stationären Psychotherapie. Zur Behandlung schwer gestörter Patienten am Cassel Hospital. Forum Psychoanal 17: 118–139

Skogstad W, Hinshelwood R (1998) Das Krankenhaus im äußeren Rahmen und im seelischen Erleben. Stationäre Psychotherapie am Cassel Hospital. Psychotherapeut 43: 288–295

Treurniet N (1995) Was ist Psychoanalyse heute? Psyche – Z Psychoanal 49: 111–140

Treurniet N (1996) Über eine Ethik der psychoanalytischen Technik. Psyche – Z Psychoanal 50: 1–31

Winnicott DW (1991) Die Angst vor dem Zusammenbruch. Psyche – Z Psychoanal 45: 1116–1126

Zwiebel R (1988a) Einige Bemerkungen über die Rolle der projektiven Identifizierung in der analytischen Beziehung. In: Kutter P, Párano-Ortega R, Zagermak P(Hrsg) Die psychoanalytische Haltung. Internationale Psychoanalyse, München Wien, S 259–278

Zwiebel R (1988b) Einige klinische Anmerkungen zur Theorie der projektiven Identifizierung. Z Psychoanal Theorie und Prax 3: 165–186

Neuere Entwicklungen

Neurobiologie und Psychoanalyse: Kompatibilität!

G. Northoff

Skeptiker betrachten die Verknüpfung von Neurowissenschaften und Psychoanalyse prinzipiell kritisch und halten sie, zum Teil, sogar für prinzipiell unmöglich. Sie zweifeln, dass ein gemeinsamer konzeptueller Boden für psychodynamische Mechanismen des Unbewussten (wie in der Psychoanalyse vorausgesetzt) und neuronale Prozesse des Gehirns (wie in der Neurowissenschaft vorausgesetzt) besteht und entwickelt werden kann. Eine zentrales Problem sei, dass die Komplexität und Reichhaltigkeit des subjektiven Erlebens in der Ersten-Person-Perspektive (EPP) in den auf Objektivität und Reliabilität bedachten neurowissenschaftlichen Untersuchungen verloren geht. Darüberhinaus bestehen prinzipielle Unterschiede bezüglich einer möglichen Lokalisation im Gehirn. Die in den Neurowissenschaften vorausgesetzte Lokalisation in Form einer funktionellen Neuroanatomie widerspricht der Natur von unbewussten Prozessen, da diese eher eine »Delokalisation« voraussetzen (▶ Kap. 18). Demzufolge können psychodynamische Mechanismen nicht in bestimmten Regionen unseres Gehirns lokalisiert werden.

Wie können die Neurowissenschaften diesen Einwänden, der Komplexität des subjektiven Erlebens in der EPP und der Unmöglichkeit der Lokalisation desselben in spezifischen Regionen des Gehirns gerecht werden? Ich schlage hier ein neues methodisches Konzept, eine Ersten-Person-Neurowissenschaft, vor, in dem beide Einwände in angemessener Form berücksichtigt werden können.

Die Erste-Person-Neurowissenschaften berücksichtigt die Reichhaltigkeit und Komplexität des subjektiven Erlebens des Menschen als Leitfaden für die empirische Analyse von Daten über neuronale Zustände. Die Erste-Person-Neurowissenschaft wirft somit ein neues Licht auf neuronale Zustände, da sie dieselbigen quasi durch die Brille bzw. Perspektive der »ersten Person« betrachtet. Neuronale Zustände werden dann nicht mehr in Hinsicht auf ihre neuronale Lokalisation in bestimmten Regionen des Gehirns betrachtet. Stattdessen wird das quantifizierte und objektivierte subjektive Erleben in einen Bezug zur neuronalen Integration, die über mehrere Regionen des Gehirns hinweg operieren, gesetzt. Dementsprechend zeichnet sich die Erste-Person-Neurowissenschaft nicht mehr durch neuronale Lokalisation sondern durch neuronale Integration aus und entgeht somit dem Einwand der Skeptiker der Unmöglichkeit der Lokalisation von psychodynamischen Mechanismen. Eine Erste-Person-Neurowissenschaft in diesem Sinne kann einen Beitrag zur Erfassung der neuronalen Korrelate von unbewussten Prozessen wie, zum Beispiel, Abwehrmechanismen leisten. Hierdurch ermöglicht sie den Dialog und die Verknüpfung zwischen Psychoanalyse und Neurowissenschaften in der empirischen Untersuchung des Gehirns.

17.1 Können Psychoanalyse und Neurowissenschaften verknüpft werden?

Zahlreiche Beiträge in der jüngsten Zeit (Solms 1997; Schore 2003a,b; Kandel 1998; Gabbard 1992a–d; Westen u. Gabbard 2002; Westen 1999; Brockman 2000; Beutel et al. 2003; Solms u. Lechevalier 2002) versuchen, die Lücke zwischen der bi-ologischen und psychodynamischen Psychiatrie zu überbrücken. Die Befürworter der Integration von Psychoanalyse und Neurowissenschaften berufen sich üblicherweise auf das frühe Projekt von Freud, in dem er eine **einheitliche Konzeption von Gehirn und Geist** vorschlägt. So artikuliert z. B. Kandel (1999) die Hoffnung, dass die Neurowissenschaften die psychoanalytische Untersuchung des Geistes integrieren. Er schlägt gemeinsame Forschungsansätze in den verschiedenen Disziplinen der Psychopathologie (implizites und explizites Gedächtnis, Entwicklung etc.) und zum Einfluss der Psychotherapie auf das Gehirn vor. Basierend auf der psychoanalytischen Behandlung von Patienten mit regionalen Läsionen im Kortex des Gehirns, schlägt Solms (1997, 1998) einen Zusammenhang zwischen bestimmten Hirnlokalisationen und spezifischen psychodynamischen Mechanismen vor. Beutel et al. (2003) betrachten die **funktionelle Bildgebung des Gehirns** und diskutieren in diesem Zusammenhang die für eine psychotherapeutische Forschung relevanten Paradigmen und Befunde. Westen u. Gabbard (2002a,b) diskutieren neurowissenschaftliche Modelle von Repräsentationen und emotional-kognitiver Interaktion in Beziehung zu Konflikt und Kompromiss. Und Shore (2003a,b) verknüpft die Entwicklungsphasen des rechten Gehirns, im Speziellen des rechten orbitofrontalen Kortex, mit psychodynamischen Mechanismen bzw. unbewussten Prozessen. In diesem Zusammenhang sprechen Brockman (2001) und Schüßler (2002) sogar von einer **Neurobiologie des Unbewussten.**

Demgegenüber stehen die Skeptiker, die die Verknüpfung von Neurowissenschaften und Psychoanalyse kritisch betrachten und, zum Teil, sogar für prinzipiell unmöglich halten. Skeptiker (Edelson 1984; ► Kap. 18) zweifeln, dass ein gemeinsamer konzeptueller Boden für psychodynamische Mechanismen des Unbewussten und neuronale Prozesse des Gehirns besteht und entwickelt werden kann.

Im Folgenden wird in einem ersten Schritt das Konzept der Ersten-Person-Neurowissenschaft vorgestellt und beschrieben. Daran schließt sich eine konzeptuelle Begründung der Notwendigkeit der Ersten-Person-Neurowissenschaft an. Anschließend gebe ich ein Beispiel für eine kombinierte Untersuchung von psychodynamischen Mechanismen und funktioneller Bildgebung des Gehirns bei Patienten mit einer **sensomotorischen Regression** im Rahmen einer Katatonie. Hieran anknüpfend zeige ich das Potenzial und die Zukunftsperspektiven dieser neuen Methodik in Hinsicht auf die Verknüpfung von Neurowissenschaften und Psychoanalyse auf. Abschließend erläutere ich den Begriff des **neuronalen Korrelats** im Rahmen einer Ersten-Person-Neurowissenschaft.

17.2 Was ist eine Erste-Person-Neurowissenschaft?

Die Erste-Person-Neurowissenschaft entwickelt Methoden für die systematische Verknüpfung von subjektivem Erleben in der EPP mit den in der Dritten-Person-Perspektive (DPP) beobachteten Daten über **neuronale Zustände des Gehirns.** Eine solche Erste-Person-Neurowissenschaft muss von der üblicherweise praktizierten Neurowissenschaft methodisch unterschieden werden, da Letztere das subjektive Erleben in der EPP nicht berücksichtigt. Aufgrund dieser ausschließlichen Fokussierung auf die in der DPP beobachteten neuronalen Zustände kann daher auch von einer Dritten-Person-Neurowissenschaft gesprochen werden (Northoff 2004).

Wie kann die Erste-Person-Neurowissenschaft das subjektive Erleben in der EPP berücksichtigen?[1] Einerseits müssen die Reichhaltigkeit und die Komplexität des subjektiven Erleben bewahrt werden, da ansonsten die spezifischen Charakteristika desselben verloren gehen. Andererseits muss das subjektive Erleben objektiviert und quantifiziert werden, da es ansonsten nicht mit den ebenfalls objektivierten und quantifizierten Daten der neuronalen Zustände des Gehirns verknüpft werden kann. Wie aber ist eine solche Quantifizierung und Objektivierung unseres subjektiven Erlebens möglich? Hierzu müssen entsprechende Evaluationsinstrumente für psychodynamische Mechanismen entwickelt werden. Ein Beispiel hierfür ist die Operationalisierte

---

1   Es sollte angemerkt werden, dass die Psychoanalyse eine weitere epistemische Differenzierung benötigt. Nach Bollas (1997) wird im Rahmen der Psychotherapie eine Introspektion des eigenen subjektiven Erlebens von den Patienten vorausgesetzt, sodass sie ihre eigenen Erlebnisse wiedererleben können. Solch ein psychologischer Wechsel vom subjektiven Erleben zu der Introspektion und Erkennung derselben setzt einen Wechsel von der EPP zur Zweiten-Person-Perspektive (ZPP) voraus (Bollas 1997; Northoff 2004). Dennoch soll aus Gründen der Praktikabilität der Begriff der »ersten Person« im Folgenden in einem weiten Sinne gefasst werden, der sowohl das subjektive Erleben als auch die Introspektion desselben miteinschließt. Dementsprechend soll auch der Begriff der Ersten-Person-Neurowissenschaft in einem weiten Sinne verwendet werden und eine Erste- (im strikten Sinne) und Zweite-Person-Neurowissenschaft miteinschließen.

Psychodynamische Diagnostik (OPD; Arbeitskreis OPD 2004), die, analog zur »International Classification of Diseases (ICD)-10« und zum »Diagnostic and Statistical Manual of Mental Disorders (DSM)-IV«, verschiedene Achsen zur Diagnostik psychodynamischer Strukturen und Prozesse beschreibt. Die Achsen umfassen »Krankheitserleben und Behandlungsvoraussetzungen«, »Beziehung«, »Konflikt«, »Struktur«, und »Psychische und psychosomatische Störungen«. Ein weiteres Instrument ist die Karolinska-Skala, die vor allem psychodynamisch relevante Strukturen in quantifizierbarer Form erfasst. Ein anderes Beispiel ist die Quantifizierung und Objektivierung von Abwehrmechanismen, wie sie in zwei Arbeiten Ende der 1980er-Jahre beschrieben wurde (Vaillant et al. 1986; Perry u. Cooper 1989). Auf der Basis einer solchen Quantifizierung und Objektivierung kann das subjektive Erleben reliabel und valide untersucht werden, ohne seine Reichhaltigkeit und Komplexität zu verlieren. Dieses setzt eine »Erste-Person-Methodologie« voraus (Varela u. Shear 1999a,b) und führt letztendlich zu einer »Wissenschaft des Erlebens«, die wiederum eine Voraussetzung für die Verknüpfung von Erste-Person-subjektiven-Erlebensdaten und Dritte-Person-neuronalen-Daten ist.

Third, it would be futile to stay with first-person descriptions in isolation. We need to harmonize and constrain them by building the appropriate links with third-person studies... To make this possible we seek methodologies that can provide an open link to objective, empirically based description (Varela u. Shear 1999a, S. 1. Übers. d. Verf.: Drittens, es wäre nutzlos Erste-Person-Daten isoliert zu betrachten. Wir müssen sie harmonisieren und eingrenzen, indem wir geeignete Verknüpfungen mit Dritte-Person-Studien erstellen... Um dies zu ermöglichen, suchen wir Methodologien, die eine offene Verknüpfung mit objektiven, empirisch-basierten Daten liefern können.).

Wie aber können Erste-Person-subjektive-Erlebensdaten und Dritte-Person-neuronale-Daten miteinander verknüpft werden? Die objektivierten und quantifizierten subjektiven Erlebensdaten können mit den neuronalen Daten entsprechend der zugrunde gelegten Hypothesen korreliert werden. Eine solches Verfahren wird in der nachfolgend angeführten Studie beschrieben.

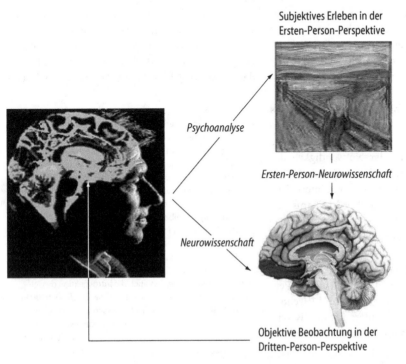

Subjektives Erleben in der Ersten-Person-Perspektive

Psychoanalyse

Ersten-Person-Neurowissenschaft

Neurowissenschaft

Objektive Beobachtung in der Dritten-Person-Perspektive

☐ **Abb. 17.1.** Erste-Person-Neurowissenschaft als Verknüpfung zwischen subjektivem Erleben und neuronalen Zuständen

❶ **Subjektive Erlebensdaten können auch als Leitfaden für die Analyse der neuronalen Daten dienen.**

So könnten verschiedene Typen des subjektiven Erlebens in Hinsicht auf ihre zugrunde liegenden neuronalen Zustände direkt miteinander verglichen werden. Ein mögliches Szenario wäre z. B. Patientengruppen mit unterschiedlichen prädominanten Abwehrmechanismen direkt in der funktionellen Bildgebung des Gehirns miteinander zu vergleichen. Eine andere Möglichkeit ist verschiedene zeitliche Phasen des subjektiven Erlebens voneinander zu unterscheiden und dann, analog, dieselben Zeitintervalle in der Analyse der neuronalen Zustände zu unterscheiden (s. Lutz et al. 2002). Oder die subjektiven Erlebensdaten, wie im Fall von Emotionen, können direkt in die Analyse der neuronalen Daten bei emotionaler Stimulation miteingegeben werden, sodass Letztere als Funktion der Ersteren ausgewertet werden (Heinzel et al. 2005). Die neuronalen Zuständen werden quasi mithilfe des subjektiven Erlebens validiert; die neuronale Aktivität unseres Gehirns wird somit durch die Brille der EPP betrachtet.

Thus, for example, a large-scale integration mechanism in the brain such as neural synchrony in the gamma band should be validated also on the basis of its ability to provide insight into first-person accounts of mental contents such as duration. The empirical questions must be guided by first-person evidence (Varela 1996, S. 343; s. auch Panksepp 1998, S. 29–30, 303, 305, 330; ❑ Abb. 17.1. Übers. d. Verf.: Also sollte z. B. ein umfassender Integrationsmechanismus im Gehirn, wie die neuronale Synchronisation im γ-Band, auch auf der Basis der Fähigkeit, einen Einblick in die EPP mentalen Inhalts, wie das subjektive Erleben der Dauer eines mentalen Zustands, zu liefern, validiert werden. Die empirischen Fragen müssen durch Erste-Person-Beweise geführt werden.).

17.3 Warum ist eine Erste-Person-Neurowissenschaft notwendig?

Wir haben keinen direkten Zugang zu unserem eigenen Gehirn als ein Gehirn, weil wir die eigenen neuronalen Zustände nicht als solche in der EPP erleben können. Diese Unfähigkeit des Erlebens kann auch **autoepistemische Limitation** genannt werden (Northoff 2004). Stattdessen erleben wir Zustände in der EEP, die wir als mental bezeichnen. Im Unterschied dazu können wir die neuronalen Zustände im Gehirn anderer Personen in der DPP beobachten. Allerdings erlaubt uns die DPP keinen Zugang zum subjektiven Erleben der anderen Person und somit zu ihren mentalen Zuständen. Diese Unfähigkeit bzw. Limitation kann auch als **heteroepistemische Limitation** bezeichnet werden (Northoff 2004).

Aufgrund der autoepistemischen Limitation erleben wir mentale Zustände als unabhängig von den neuronalen Zuständen unseres Gehirns. Umgekehrt beobachten wir aufgrund der heteroepistemischen Limitation neuronale Zustände in anderen Personen unabhängig von deren subjektiven Erlebnissen. Aufgrund dieser Dissoziation zwischen mentalen und neuronalen Zuständen wurden mentale und neuronale Zustände bisher unabhängig voneinander untersucht. Dieses resultierte letztendlich in einem methodologischen Dualismus zwischen Psychoanalyse und Neurowissenschaften mit einer Isolation der mentalen Zustände von den neuronalen Zuständen. Die Erste-Person-Neurowissenschaft versucht, diesen methodologischen Dualismus zwischen mentalen Zuständen in EPP und neuronalen Zuständen in DPP zu überbrücken.

Dieses wird durch die komplementären, sich gegenseitig ausschließenden Fähigkeiten in EPP und DPP möglich. Die in der EPP nichtzugänglichen neuronalen Zuständen können in der DPP beobachtet werden; die uns in der DPP verschlossenen mentalen Zustände können dagegen mithilfe der EPP erfasst werden.

❶ **Durch die Verknüpfung von mentalen und neuronalen Zuständen und somit von EPP und DPP, kann die Erste-Person-Neurowissenschaft einen**

indirekten Zugang zu den eigenen neuronalen Zuständen ermöglichen; d. h., die autoepistemische Limitation wird hier, zumindestens partiell und indirekt, umgangen.

Durch die autoepistemische Limitation weisen wir einen **blinden Fleck** in der Wahrnehmung unseres eigenen Gehirns auf. Was ist das psychologische Korrelat dieser epistemischen Unfähigkeit in der Selbstwahrnehmung unseres Gehirns? Weisen wir einen »blinden Fleck« in unserem psychologischen Apparat auf, zu dem wir keinerlei Zugang haben? Es kann spekuliert werden, dass das, was in der Psychoanalyse als prinzipiell **Unbewusstes** beschrieben wird, einen solchen blinden Fleck in unserem psychischen Apparat darstellt. Wenn dies der Fall ist, müsste die autoepistemische Limitation als das epistemische Korrelat des Unbewusstsein betrachtet werden (s. auch Schüssler 2002). Da die Erste-Person-Neurowissenschaft versucht, die autoepistemische Limitation indirekt zu umgehen (und sie somit, zumindestens partiell, aufhebt), kann sie auch einen Beitrag zu der Erfassung des Unbewussten leisten. Das Unbewusste könnte dann möglicherweise über die in der DPP korrelativ beobachteten neuronalen Zustände erfasst werden (▶ Abschn. 17.4).

17.4   Was sind die neuronalen Korrelate der sensomotorischen Regression?

Katatonie ist ein psychomotorisches Syndrom, das eine einzigartige Konstellation von emotionalen, behavioralen und motorischen Symptomen aufweist (Northoff 1997, 2002b). Katatonie kann als ein paradigmatisches Beispiel für die Untersuchung von somatischen Abwehrmechanismen angesehen werden: Sie zeichnet sich durch eine totale **Immobilisation durch Ängste** (Perkins 1982) aus und spiegelt somit eine **sensomotorische Regression** wider (Arieti 1972; Böker u. Lempa 1996; Johnson 1984). Im Unterschied zu schizophrenen und affektiven Patienten können katatone Patienten ihre Ängste weder externalisieren (schizophrene Patienten) noch internalisieren (affektive Patienten; vgl. Johnson 1984). Solche Abwehrmechanismen

der Internalisation oder Externalisation sind anscheinend für katatone Patienten nicht mehr verfügbar. Daher verwenden sie somatische Abwehrmechanismen mit sensomotorischer Regressionaus, aus denen eine totale Immobilisation durch Ängste resultiert.

Die Art des Abwehrmechanismus einer Person ist psychologisch eng mit dem Selbstbild der Person verknüpft. Daher kann man Unterschiede in der Konstruktion des eigenen Selbst zwischen katatonen Patienten einerseits und affektiven und schizophren Patienten andererseits annehmen. Diese Unterschiede betreffen möglicherweise Dimensionen, wie das emotionale »arousal«, die sozialen Kontakte und die Selbstschätzung. Emotionales Arousal könnte möglicherweise mit den affektiven Symptomen und dem subjektiven Erleben einer Unfähigkeit der Kontrolle von intensiven Emotionen bei katatonen Patienten zusammenhängen (Northoff et al. 1998; Perkins 1982). Selbstschätzung und sozialer Kontakt könnten möglicherweise in einem Zusammenhang mit den behavioralen und motorischen Symptomen der Katatonie stehen, da die totale Immobilisation eine vollständige Unterbrechung des sozialen Kontaktes mit der Umwelt widerspiegelt, die mit einer veränderten Selbstschätzung einhergehen könnte.

Diese Dimensionen können mithilfe des Repertory-grid-Test erfasst, gemessen, objektiviert, quantifiziert und somit operationalisiert werden. Der Repertory-grid-Test ist ein operationalisiertes und validiertes idiographisches Instrument, das für psychologische Charakteristiken des subjektiven Erlebens in der EPP verwendet werden kann (Kelly 1955; Winter 1985, 1992). Er vereinbart somit intrasubjektive Selbstschätzung mit intersubjektiver kategorialer Evaluation. Die operationalisierte Methologie wurde innerhalb des Kontextes der Psychologie der **persönlichen Konstrukte** entwickelt. Die Psychologie der persönlichen Konstrukte (Kelly 1955) basiert auf der Annahme, dass subjektives Erleben des eigenen Selbst und von anderen Personen aktiv kreiert bzw. konstruiert wird und somit bestimmte psychologische Charakteristika voraussetzt, die das persönliche Konstrukt bestimmen.

Die Veränderungen in den verschiedenen Dimensionen des Repertory grid wurden in einen Zusammenhang mit der funktionellen Bildgebung der

Patienten bei emotionaler Stimulation gebracht. In einer Untersuchung mit der funktionellen Magnetresonanztomographie (fMRT) wurden emotionale Bilder gezeigt, auf die jeder Proband mit einem Knopfdruck reagieren musste. Es wurde somit eine emotional-motorische Aufgabe vollführt, bei der eine Aktivierung der entsprechenden Netzwerke erwartet wurde (Northoff 2002b; Northoff et al. 2000a, 2004a). Es wurden 18 katatone Patienten in einem postakut-katatonen Zustand untersucht und mit nonkatatonen psychiatrischen Kontrollpatienten (23 bipolar-depressive, 16 unipolar-depressive, 8 unipolar-manische, 22 schizoaffektive Patienten) sowie 32 gesunden Kontrollpersonen verglichen.

❗ **Die Resultate des Repertory grid zeigten, dass das Selbst der katatonen Patienten sowohl im akuten als auch im postakuten Zustand durch niedriges emotionales Arousal, niedrige Selbstschätzung und fehlenden sozialen Kontakt charakterisiert werden kann. In diesen Dimensionen unterschieden sich die katatonen Patienten hochsignifikant von den Kontrollgruppen.**

Im fMRT zeigten die katatonen Patienten ein verändertes Muster von Aktivierung und Deaktivierung im medialen und lateralen orbitofrontalen Kortex im Vergleich zu den psychiatrischen und gesunden Kontrollprobanden. Die katatonen Patienten zeigten eine verminderte Aktivierung und eine verstärkte Deaktivierung vor allem bei negativen Emotionen. Darüber hinaus zeigten die katatonen Patienten spezifische Veränderungen im medialen präfrontalen Kortex und in der Konnektivität vom orbitofrontalen Kortex über den medialen präfrontalen Kortex zum prämotorischen und motorischen Kortex (Northoff et al. 2003, 2004a).

Die Korrelationsanalyse zeigte, dass die orbitofrontale kortikale Dysfunktion sowohl mit den affektiven katatonen Symptomen als auch mit der Dimensionen des emotionalen Arousals korrelierte; dieses war weder bei den psychiatrischen noch bei den gesunden Kontrollprobanden der Fall. Weiterhin zeigte sich, dass die orbitofrontalen und medialpräfrontalen kortikalen Funktionsdefizite sowohl mit den motorischen Symptomen als auch mit den Dimensionen des fehlenden sozialen Kontaktes und der Selbstschätzung bei katatonen Patienten korrelierten.

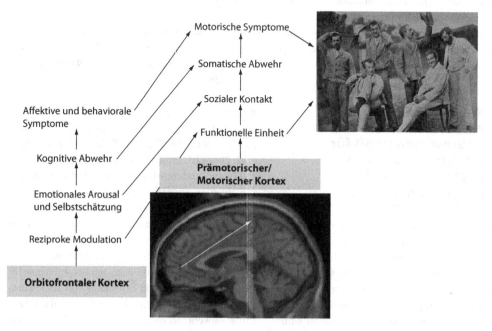

◻ **Abb. 17.2.** Sensomotorische Regression und orbitofrontal-prämotorisch/motorisch kortikale Funktion

Warum ist es katatonen Patienten nicht möglich, ihre Ängste entweder zu externalisieren oder internalisieren, wie es schizophrene oder affektive Patienten vermögen? Die Katatonie ist ein psychomotorisches Syndrom, das sowohl mit affektiven als auch schizophrenen Psychosen assoziiert sein kann. Wenn dies der Fall ist, wird die Katatonie psychodynamische Charakteristika von beiden Psychosen zeigen. Dementsprechend oszillieren katatone Patienten möglicherweise zwischen Internalisation und Externalisation; dies mündet letztendlich in einen unauflösbaren Ambivalenzkonflikt mit einem totalen Zusammenbruch der kognitiven Abwehrmechanismen.

Die Ergebnisse legen nahe, dass ein Zusammenbruch der »reiferen« kognitiven Abwehrmechanismen möglicherweise mit einer Veränderung der orbitofrontalen kortikalen Aktivierung und Deaktivierung zusammenhängt. Dieses wird durch die Beobachtung von ähnlichen Abwehrmechanismen bei Patienten mit orbitofrontalen Läsionen gestützt (Solms 1998).

> ❗ Zusammenfassend legen unsere Befunde nahe, dass die bei der Katatonie auftretende sensomotorische Regression in einem Zusammenhang mit Veränderungen im Aktivitätsmuster im rechten orbitofrontalen Kortex, medialen präfrontalen Kortex und prämotorisch-motorischen Kortex und der Konnektivität zwischen diesen Regionen steht (◘ Abb. 17.2).

17.5 Welchen Beitrag kann eine Erste-Person-Neurowissenschaft für die Erforschung von psychodynamischen Mechanismen leisten?

Die Untersuchung von unbewussten Zuständen führt möglicherweise zu einer Differenzierung des Unbewussten. Das Unbewusstsein ist dann nicht mehr eine homogene Entität, sondern setzt sich aus verschiedenen neuropsychologischen Prozessen zusammen. Westen (1999) spricht daher auch eher von unbewussten Prozessen als von einem Unbewusstsein. So könnte, z. B. zwischen unbewussten

affektiven und kognitiven Prozessen unterschieden werden (s. auch Schüssler 2002). Im Folgenden soll dieses anhand des Beispiels der unbewussten Emotionen näher ausgeführt werden.

Analog zum impliziten Gedächtnis und zur impliziten Wahrnehmung hat Kihlstrom den Begriff des **emotionalen Unbewussten** und der **impliziten Emotion** als korrespondierende Begriffe für die unbewussten affektiven Reaktionen eingeführt. Implizite Emotionen beziehen sich auf Veränderungen in Handlung und Verhalten, die in Bezug zu dem emotionalen Zustand gebracht werden können. Implizite Emotionen sind dagegen unabhängig von dem bewussten Erleben derselbigen in Form von **expliziten Emotionen** oder Gefühlen bzw. »feelings« (Kihlstrom 1995). Berridge (2003) argumentiert, dass eine wirklich unbewusste oder implizite Emotion nicht nur ein Unbewusstsein des Stimulus, der die Emotion hervorruft, voraussetzt (s.z.B. Zajonc 2001), sondern sogar stärker eine unbewusste und somit ungefühlte Emotion. In diesem Fall haben Emotionen, die unbewusst und ungefühlt bleiben, lediglich einen Einfluss auf die Wahrnehmung, die Handlungen, und somit letztendlich auf das Verhalten; hierdurch kommt eine unbewusste emotionale Reaktion zustande (Frijda 1996; Lane et al. 1998; Zajonc 1997).

> ❗ Eine Dissoziation zwischen unbewussten Emotionen und bewusstem Gefühl wird durch neue Entwicklungen in den affektiven Neurowissenschaften unterstützt.

Aufgrund von Verhaltenstests konnten die neuronalen Korrelate von unbewussten Angstprozessen (Le Doux 1996, 2002; Philips 2004; Williams et al. 2004a,b), unbewusstem Lustgefühl (Berridge 2003) und anderen unbewussten Emotionen, wie z. B. Ekel (s. auch Davidson 2000a,b; Rolls et al. 1999; Damasio 1999), aufgezeigt und von den neuronalen Korrelaten der entsprechenden bewussten Gefühle unterschieden werden.

Warum ist die Erfassung der neuronalen Korrelate von unbewussten Prozessen von Interesse für die Psychoanalyse? Die Erfassung von unbewussten Emotionen erscheint hier relevant, da gerade frühe Abwehrmechanismen als affektive Konstellationen verstanden werden können. Das Beispiel der Katatonie zeigt, dass – im Fall des Zusammenbrechens kognitiver Abwehrmechanismen – affektive Formen der Abwehr dominieren, die letztendlich in einen sensomotorischen Regressionszustand einmünden können. Wie unsere Befunde zeigen, scheint dieser spezifische Abwehrmechanismus mit veränderter Konnektivität und verändertem Aktivitätsmuster im orbitofrontal-präfrontal-prämotorischen/motorischen Netzwerk einherzugehen. Dies wird auch durch Befunde zur Konversion (als eine Form der sensomotorischen Regression) bei Patienten mit einer hysterischen Paralyse gestützt; hier zeigten sich Veränderungen in genau diesen Regionen (Marshall et al. 1997; Vuilleumier et al. 2001; Halligan et al. 2000; Spence et al. 2003).

Wie moduliert unser Gehirn, was bewusst und gefühlsmäßig erlebt werden kann und welche Emotionen eher unbewusst bleiben sollen? Mediale Regionen im Kortex unseres Gehirns, sog. **kortikale Midlinestrukturen (KMS)**, zeigen eine extrem hohe neuronale Aktivität im Ruhezustand, die dann bei bestimmten Aufgaben und Handlungen deaktiviert und moduliert wird (s. Übersicht bei Northoff u. Bermpohl 2004). Was ist das psychologische Korrelat? Im Ruhezustand haben wir ein starkes Bewusstsein unserer eigenen Emotionen; wir erleben Gefühle und somit explizite Emotionen. Die Gefühle werden allerdings in den Hintergrund gedrängt, sobald wir Handlungen ausführen, bei denen eher unbewusste Emotionen dominieren. Möglicherweise wird dieser Übergang zwischen unbewussten Emotionen und bewusstem Gefühl durch den Grad der neuronalen Aktivität in den KMS moduliert (s. Northoff et al. 2004b; Raichle 1998a,b). Der Grad der neuronalen Aktivität in den KMS würde dann quasi die Schwelle für die Modulation von unbewussten und bewussten emotionalen Prozessen darstellen.

❗ Psychodynamisch betrachtet, könnte die Untersuchung dier neuronalen Schwelle Aufschluss darüber geben, welche und wie emotional besetzte Ereignisse verdrängt werden oder nicht. Die KMS, und insbesondere der orbitofrontale Kortex, müssten dann als Eingangspforte des Bewusstseins betrachtet werden (s. auch Schore 2003a,b, Solms 1997, 1998).

17.6 Was ist das neuronale Korrelat von psychodynamischen Mechanismen?

Neben der Nichtberücksichtigung der Reichhaltigkeit und Komplexität des subjektiven Erlebens ist die Unmöglichkeit der neuronalen Lokalisation von psychodynamischen Mechanismen der zweite Einwand der Skeptiker (▶ Abschn. 17.1). Wenn der Begriff des neuronalen Korrelates sich auf eine Lokalisation im Gehirn in einer oder mehreren Regionen bezieht, wie es der Fall in der Dritten-Person-Neurowissenschaft ist, kann diesem Einwand nicht begegnet werden. Wenn der Einwand der Unmöglichkeit der Lokalisation von psychodynamischen Mechanismen im Gehirn ernst genommen werden soll, muss die Erste-Person-Neurowissenschaft nach anderen Wegen der Verknüpfung von subjektivem Erleben mit neuronalen Zuständen suchen. An die Stelle der neuronalen Lokalisation in einer oder mehreren Regionen tritt hier die **neuronale Integration** über verschiedene Regionen hinweg.

Was ist neuronale Integration? Neuronale Integration kennzeichnet die Funktionsprinzipien, nach denen das Gehirn operiert, und entlang derer die neuronale Aktivität im Gehirn über mehrere Regionen hinweg verteilt wird (s. auch Northoff 2004b). So zeigte z. B. eine eigene Bildgebungsstudie, dass eine kognitiv-induzierte Aktivierung im lateralen präfrontalen Kortex mit einer gleichzeitigen Deaktivierung im medialen präfrontalen Kortex in genau den Regionen einherging, die mit der emotionalen Prozessierung in Zusammenhang gebracht werden (Northoff et al. 2004b). Umgekehrt zeigte sich, dass eine emotional-induzierte Aktivierung im medialen präfrontalen Kortex mit einer gleichzeitigen Deaktivierung im lateralen präfrontalen Kortex in den entsprechenden kognitiven aktivierten Regionen einherging. Das neuronale Funktionsprinzip scheint hier somit in einer reziproken Modulation zwischen medialem und lateralem präfrontalen Kortex bei emotional-kognitiver Interaktion zu bestehen.

Die Befunde weisen darauf hin, dass die reziproke Modulation zwischen medialem und lateralem orbitofrontalen-präfrontalen Kortex bei den katatonen Patienten gestört ist. Es fanden sich hier abnorme und partiell umgekehrte Muster von Aktivierung und Deaktivierung bei emotionaler Stimulation (▶ Abschn. 17.4; Northoff et al. 2004b). Ob eine solche abnorme reziproke Modulation möglicherweise tatsächlich in einem Zusammenhang mit dem oben postulierten Zusammenbruch von kognitiven Abwehrmechanismen steht, muss in der Zukunft weiter untersucht werden.

Ein anderes Beispiel einer neuronalen Integration ist die Generierung von funktionellen Einheiten; hier operieren mehrere Regionen, basierend auf ihren gemeinsamen psychophysiologischen Charakteristika, in einer Einheit als Netzwerk und unterscheiden sich somit von anderen Netzwerken. Die oben erwähnten KMS können z. B. als eine solche funktionelle Einheit betrachtet werden. Die KMS schließen verschiedene mediale Regionen, wie den ventro- und dorsomedialen präfrontalen Kortex, den medialen parietalen Kortex und das posteriore Cingulum/Retrosplenium ein. Im Unterschied zu anderen Regionen zeigen die KMS eine abnorm hohe neuronale Aktivität im Ruhezustand, die bei Aktivierung heruntermoduliert wird (Northoff u. Bermpohl 2004). Darüber hinaus zeigt sich, dass die KMS im Ruhezustand durch eine starke funktionelle Konnektivität zwischen anterioren und posterioren Regionen zusammengehalten werden (Greicius et al. 2003). Im Unterschied dazu wird die funktionelle Konnektivität der KMS im Aktivierungszustand bei der Durchführung von kognitiven Aufgaben signifikant schwächer.

Diese Befunde weisen darauf hin, dass die KMS im Ruhezustand eine funktionelle Einheit und somit ein als gesamtes operierendes neuronales Netzwerk bilden; dies ist im Aktivierungszustand scheinbar nicht mehr der Fall.

Möglicherweise können bestimmte Abwehrmechanismen in einen Zusammenhang mit spezifischen funktionellen Einheiten bzw. entsprechenden neuronalen Netzwerken gebracht werden. Möglicherweise ist eine abnorme funktionelle Einheit zwischen diesen Regionen vorhanden, sodass hierdurch die Transformation des intensiven emotionalen Erlebens in die motorische Immobilität und somit letztendlich die sensomotorische Regression ermöglicht bzw. gebahnt wird.

17.7 Erste-Person-Neurowissenschaft kann Psychoanalyse und Neurowissenschaften verknüpfen!

Die Erste-Person-Neurowissenschaft berücksichtigt die Reichhaltigkeit und die Komplexität des subjektiven Erlebens des Menschen als Leitfaden für die empirische Analyse von Daten über neuronale Zustände. Die Erste-Person-Neurowissenschaft wirft somit ein neues Licht auf neuronale Zustände, da sie dieselbigen quasi durch die Brille bzw. Perspektive der »ersten Person« betrachtet. Neuronale Zustände werden dann nicht mehr in Hinsicht auf ihre neuronale Lokalisation in bestimmten Regionen des Gehirns untersucht. Stattdessen wird das quantifizierte und objektivierte subjektive Erleben in einen Bezug zur neuronalen Integration, die über mehrere Regionen des Gehirns hinweg operieren, gesetzt. Dementsprechend zeichnet sich die Erste-Person-Neurowissenschaft nicht mehr durch neuronale Lokalisation, sondern durch neuronale Integration aus und entgeht somit dem Einwand der Skeptiker der Unmöglichkeit der Lokalisation von psychodynamischen Mechanismen.

❶ Eine Erste-Person-Neurowissenschaft in diesem Sinne kann einen Beitrag zur Erfassung der neuronalen Korrelate von unbewussten Prozessen, wie z. B. Abwehrmechanismen, leisten. Hierdurch ermöglicht sie den Dialog und die Verknüpfung zwischen Psychoanalyse und Neurowissenschaften in der empirischen Untersuchung des Gehirns.

Literatur

Arieti S (1972) Moral values and the superego concept in psychoanalysis. University Press, New York
Berridge KC (2003) Pleasures of the brain. Brain Cogn 52(1): 106–128
Beutel ME, Stern E, Silbersweig DA (2003) The emerging dialogue between psychoanalysis and neuroscience: neuroimaging perspectives. J Am Psychoanal Assoc 51(3): 773–801

Böker H, Lempa G (1996) Psychosen. In: Senf W, Broda M (Hrsg) Praxis der Psychotherapie – Ein integratives Lehrbuch. Thieme, Stuttgart

Bollas L (1997) Der Schatten des Objekts: Das ungedachte Bekannte. Zur Psychoanalyse der frühen Entwicklung. Klett-Cotta, Stuttgart

Brockman R (2000a) Transference, affect, and neurobiology. J Am Acad Psychoanal 28(2): 275–288

Brockman R (2000b) Instincts and their physiologies – a clinician's perspective. J Am Acad Psychoanal 28(3): 501–512

Brockman R (2001) Toward a neurobiology of the unconscious. J Am Acad Psychoanal 29(4): 601–615

Damasio AR (1999) How the brain creates the mind. Sci Am 281(6): 112–117

Davidson RJ, Jackson DC, Kalin NH (2000a) Emotion, plasticity, context, and regulation: perspectives from affective neuroscience. Psychol Bull 126: 890–909

Davidson RJ, Putnam KM, Larson CL (2000b) Dysfunktion in the neural circuitry of emotion regulation – A possible prelude to violence. Science 289: 591–594

Doux J le (1996) Emotional networks and motor control: a fearful view. Prog Brain Res 107: 437–446

Doux J le (2002) Synaptic self: how our brains become who we are. Viking, New York

Edelson SM (1984) Implications of sensory stimulation in self-destructive behavior. Am J Ment Defic 89(2): 140–145

Frijda NH (1996) Die Gesetze der Emotionen. Z Psychosom Med Psychother 42: 205–221

Gabbard GO (1992a) Psychodynamic psychiatry in the »decade of the brain«. Am J Psychiatry 149(8): 991–998

Gabbard GO (1992b) The psychodynamic perspective: a conversation with Glen O. Gabbard, MD. Interview by Norine J Kerr. Perspect Psychiatr Care 28(3): 6–12

Gabbard GO (1992c) Psychodynamics of panic disorder and social phobia. Bull Menninger Clin 56 [2 Suppl A]: A3–13

Gabbard GO (1992d) The therapeutic relationship in psychiatric hospital treatment. Bull Menninger Clin 56(1): 4–19

Greicius MD, Krasnow B, Reiss AL et al. (2003) Functional connectivity in the resting brain: a network analysis of the default mode hypothesis. Proc Natl Acad Sci U S A 100(1): 253–258

Halligan PW, Athwal BS, Oakley DA et al. (2000) Imaging hypnotic paralysis: implications for conversion hysteria. Lancet 355(9208): 986–987

Heinzel A, Bermpohl F, Pfennig A, Niese R, Pascual-Leone A, Schlaug G, Northoff G (2005) Valence-dependent modulation in ventromedial prefrontal cortex dur-

ing experience of emotions: an fMRI study. Cogn Brain Res (in press)

Johnson DR (1984) Representation of the internal world in catatonic schizophrenia. Psychiatry 47(4): 299–314

Johnson PA, Hurley RA, Benkelfat C et al. (2003) Understanding emotion regulation in borderline personality disorder: contributions of neuroimaging. J Neuropsychiatry Clin Neurosci 15(4): 397–402

Kandel ER (1998) A new intellectual framework for psychiatry. Am J Psychiatry 155(4): 457–469

Kandel ER (1999) Biology and the future of psychoanalysis: a new intellectual framework for psychiatry revisited. Am J Psychiatry 156(4): 505–524

Kelly GA (1955) The psychology of personal constructs, vol. I and II. Norton, New York

Kihlstrom JF (1995) Memory and consciousness: an appreciation of Claparede and recognition et moiite. Conscious Cogn 4(4): 379–386

Lane RD, Fink GR, Chau PM et al. (1997) Neural activation during selective attention to subjective emotional responses. Neuroreport 8(18): 3969–3972

Lane RD, Reiman EM, Axelrod B et al. (1998) Neural correlates of levels of emotional awareness. Evidence of an interaction between emotion and attention in the anterior cingulate cortex. J Cogn Neurosci 10(4): 525–535

Lutz A, Lachaux JP, Martinerie J et al. (2002) Guiding the study of brain dynamics by using first-person data: synchrony patterns correlate with ongoing conscious states during a simple visual task. Proc Natl Acad Sci U S A 99(3): 1586–1591

Marshall JC, Halligan PW, Fink GR et al. (1997) The functional anatomy of a hysterical paralysis. Cognition 64(1): B1–8

Northoff G (1997) Katatonie. Einführung in die Phänomenologie, Klinik und Pathophysiologie eines psychomotorischen Syndroms. Enke, Stuttgart

Northoff G (2002a) Catatonia and neuroleptic malignant syndrome: psychopathology and pathophysiology. J Neural Transm 109(12): 1453–1467

Northoff G (2002b) What catatonia can tell us about top-down modulation: a neuropsychiatric hypothesis. Behav Brain Sci 25(5): 555–577; discussion 578–604

Northoff G (2004) Philosophy of the brain. The brain problem. John Benjamins Publisher, New York Amsterdam

Northoff G, Bermpohl F (2004) Cortical midline structures and the self. Trends Cogn Sci 8(3): 102–107

Northoff G, Eckert J, Fritze J (1997) Glutamatergic dysfunction in catatonia? Successful treatment of three acute akinetic catatonic patients with the NMDA antagonist amantadine. J Neurol Neurosurg Psychiatry 62(4): 404–406

Northoff G, Krill W, Wenke J et al. (1998) Major differences in subjective experience of akinetic states in catatonic and parkinsonian patients. Cogn Neuropsychiatry 3: 161–178

Northoff G, Steinke R, Nagel D et al. (2000a) Right lower prefronto-parietal cortical dysfunction in akinetic catatonia: a combined study of neuropsychology and regional cerebral blood flow. Psychol Med 30(3): 583–596

Northoff G, RichterA, Gessner M et al. (2000b) Functional dissociation between medial and lateral prefrontal cortical spatiotemporal activation in negative and positive emotions: a combined fMRI/MEG study. Cereb Cortex 10(1): 93–107

Northoff G, Pfennig A, Krug M et al. (2000c) Delayed onset of late movement-related cortical potentials and abnormal response to lorazepam in catatonia. Schizophr Res 44(3): 193–211

Northoff G, Witzel T, Richter A et al. (2002) GABA-ergic modulation of prefrontal spatio-temporal activation pattern during emotional processing: a combined fMRI/MEG study with placebo and lorazepam. J Cogn Neurosci 14(3): 348–370

Northoff G, Böker H, Richter A, Tempelmann C, Bogerts B, Heinze H (2003) Emotional-behavioral disturbances in catatonia: a combined study of psychological self-evaluation and FMRI. Neuropsychoanalysis 3: 151–167

Northoff G, Kotter R, Baumgart F et al. (2004a) Orbitofrontal cortical dysfunction in akinetic catatonia: a functional magnetic resonance imaging study during negative emotional stimulation. Schizophr Bull 30(2): 405–427

Northoff G, Heinzel A, Bermpohl F et al. (2004b) Reciprocal modulation and attenuation in the prefrontal cortex: an fMRI study on emotional-cognitive interaction. Hum Brain Mapp 21(3): 202–212

Panksepp J (1998) Affective neuroscience: the foundations of human and animal emotions. University Press, New York Oxford

Perkins K (1982) Catatonia as an immobilization reflex. Aust N Z J Psychiatry 23: 282–288

Perry JC, Cooper SH (1989) An empirical study of defense mechanisms. I. Clinical interview and life vignette ratings. Arch Gen Psychiatry 46(5): 444–452

Phillips ML (2004) Facial processing deficits and social dysfunction: how are they related? Brain 127: 1691–1692

Raichle ME (1998a) The neural correlates of consciousness: an analysis of cognitive skill learning. Philos Trans R Soc Lond B Biol Sci 353(1377): 1889–1901

Raichle ME (1998b) Imaging the mind. Semin Nucl Med 28(4): 278–289

Rolls ET, Tovee MJ, Panzeri S (1999) The neurophysiology of backward visual masking: information analysis. J Cogn Neurosci 11(3): 300–311

Schore AN (2003a) Affect dysregulation and disorders of the self. Norton, New York

Schore AN (2003b) Affect of regulation and the repair of the self. Norton, New York

Schüßler G (2002) Aktuelle Konzeption des Unbewußten – Empirische Ergebnisse der Neurobiologie, Kognitionswissenschaften, Sozialpsychologie und Emotionsforschung. Z Psychosom Med Psychother 48: 192–214

Solms M (1997) What is consciousness? J Am Psychoanal Assoc 45(3): 681–703; discussion 704–708

Solms M (1998) Psychoanalytische Betrachtungen an vier Patienten mit ventromesialen Frontalhirnläsionen. Psyche – Z Psychoanal 56: 917–962

Solms M, Lechevalier B (2002) Neurosciences and psychoanalysis. Int J Psychoanal 83: 233–237

Spence SA, Crimlisk HL, Cope H (2000) Discrete neurophysiological correlates in prefrontal cortex during hysterical and feigned disorder of movement. Lancet 355(9211): 1243–1244

Vaillant GE, Bond M, Vaillant CO (1986) An empirically validated hierarchy of defense mechanisms. Arch Gen Psychiatry 43(8): 786–794

Varela F J (1996) Neurophenomenology: a methodological remedy for the hard problem. J Conscious Stud 3(4): 330–349

Varela FJ, Shear J (1999a) First-person methlogies: what, why, how? J Conscious Stud 6(2–3): 1–14

Varela FJ, Shear J (1999b) The views from within. J Conscious Stud 6(2–3): 1–3

Vuilleumier P, Chicherio C, Assal F et al. (2001) Functional neuroanatomical correlates of hysterical sensorimotor loss. Brain 124(Pt 6): 1077–1090

Westen D (1999) The scientific status of unconscious processes: is Freud really dead? J Am Psychoanal Assoc 47(4): 1061–1106

Westen D, Gabbard GO (2002a) Developments in cognitive neuroscience: I. Conflict, compromise, and connectionism. J Am Psychoanal Assoc 50(1): 53–98

Westen D, Gabbard GO (2002b) Developments in cognitive neuroscience: II. Implications for theories of transference. J Am Psychoanal Assoc 50(1): 99–134

Williams LM, Brown KJ, Das P et al. (2004a) The dynamics of cortico-amygdala and autonomic activity over the experimental time course of fear perception. Brain Res Cogn Brain Res 21(1): 114–23

Williams LM, Liddell BJ, Rathjen J et al. (2004b) Mapping the time course of nonconscious and conscious perception of fear: an integration of central and peripheral measures. Hum Brain Mapp 21(2): 64–74

Winter DA (1985) Repertory grid technique in the evaluation of therapeutic outcome. In: Beail N (ed) Repertory grid technique and personal constructs. Croom Helm, London

Winter DA (1992) Personal cronstruct theory in clinical practice. Routledge, London

Zajonc RB (1997) Birth order: reconciling conflicting effects. Am Psychol 52(7): 685–699

Zajonc RB (2001) The family dynamics of intellectual development. Am Psychol 56(6–7): 490–496

Psychoanalyse und Neurowissenschaft: Inkompatibilität!

P. Schneider, G. Northoff

> In der Psychologie können wir nur mit Hilfe von Vergleichungen beschreiben. Das ist nichts Besonderes, es ist auch anderwärts so. Aber wir müssen diese Vergleiche auch immer wieder wechseln, keiner hält uns lange genug aus (Freud 1926e, GW, Bd. XIV, S. 222).
> Eine Sammlung von den Kehlen der Nationen in Spiritus würde nicht den 100ten Teil so lehrreich sein als ihre Wörterbücher (Lichtenberg 1992, F 835).

18.1 These: Der epistemologische Bruch

In Bezug auf das Verhältnis der Psychoanalyse zu den Disziplinen, die man heute als Neurowissenschaft zusammenzufassen pflegt, gibt es zwei diametral entgegengesetzte – von ihren Vertretern je sowohl historisch als auch systematisch untermauerte – Thesen. Die eine lautet, dass Freuds Erfindung der Psychoanalyse der Versuch gewesen sei, die Unzulänglichkeit der zeitgenössischen Neurologie durch die Erfindung einer neuen Theoriesprache zu überwinden, ohne die er seine Entdeckungen nicht hätte formulieren können. Aufgrund des fortgeschrittenen Standes der heutigen Neurowissenschaft sei es jedoch mindestens schon in Ansätzen möglich, die psychoanalytische Theorie in neurowissenschaftlichen Termini zu reformulieren, auch wenn dies (zurzeit?) nicht unbedingt bedeutet, beide Paradigmata zur Deckung zu bringen. Die andere These – die ich an dieser Stelle vertrete (vgl. Schneider 2002, 2004) – geht von einem (im Gegenstand der Psychoanalyse begründeten) **epistemologischen Bruch** zwischen dem **neurologischen** und dem **psychoanalytischen** Freud aus. Die Behauptung dieses Bruches leugnet dabei weder terminologische Kontinuitäten noch widersprüchliche Selbsteinschätzungen Freuds; sie beruht einzig auf der These von miteinander unvereinbaren Gegenstandsbereichen und Erkenntnisweisen, die – um einem leicht gefassten Missverständnis vorzubeugen – keinerlei Annahmen über den je eigenen Erkenntniswert der beiden Zugänge zum Seelischen enthält.

❶ Auch die avancierteste neurowissenschaftliche Modellierung psychischer Prozesse stellt für die Psychoanalyse kein unhintergehbares Theoriefundament dar, sondern allenfalls eine, wie auch die traditionelle Metapsychologie selbst, interpretierbare und der Interpretation bedürftige (Sprach-)Bildlichkeit.

18.2 Freuds Konzept des Unbewussten und das Konzept der psychischen Lokalität

Freud erhielt seine akademische Ausbildung zu einer Zeit, als die Medizin sich endgültig ihrer romantisch naturphilosophischen Wurzeln entledigt hatte und zur empirisch fundierten Naturwissenschaft geworden war. Seine Lehrer Ernst Brücke, an dessen physiologischem Laboratorium er als Student von 1876–1882 gearbeitet hatte, und der Psychiater Theodor Meynert stehen für diese medizinische Ausrichtung, in der Psychiatrie und Neurophysiologie bzw. Hirnanatomie zu Synonymen geworden waren. Wenn diese dezidiert **materialistische** Konzeption den fortgeschrittensten Stand der Medizin darstellte, so musste Freuds Erfindung der Psychoanalyse als eine Theorie eines **neurologisch nichtlokalisierbaren**, sondern lediglich von seinen **allgegenwärtigen Effekten** her **deutbaren** Unbewussten als eine Wiederkehr jener Elemente vorwissenschaftlicher Spekulation erscheinen, die die Medizin auf ihrem Weg zur wissenschaftlichen Disziplin hatte ausscheiden müssen. Damit war die Psychoanalyse von Anfang an mit einem Geburtsmakel (aber auch einer abgründigen Faszination) behaftet, der in ihrer bisherigen Geschichte eine niemals zu übersehende Rolle gespielt hat.

Spätestens mit dem Studienaufenthalt in der Pariser Salpêtrière 1885 begann sich jener »Zweifel an der Richtigkeit eines wesentlich auf Lokalisation beruhenden Schemas« (Freud 1891b, GW,

Bd I, S. 57), wie es in »Zur Auffassung der Aphasien« heißt, in ihm festzusetzen und sich mehr und mehr zu generalisieren. Ursprünglich nach Paris gereist, um sich in Neuropathologie fortzubilden und sich dem Studium von Gehirnschädigungen bei Kindern zu widmen, erlag er alsbald der Faszination der Experimente, die Charcot mit Hysterikern anstellte. Charcot wurde zum Katalysator, mithilfe dessen Freud die Seele von der Anatomie emanzipierte und das Laboratorium sowie die Klinik als Orte ihrer Erforschung verließ. Kurz vor seiner Abreise aus Paris, so erinnerte sich Freud fast 40 Jahre später, habe er Charcot den Plan einer Arbeit »zur Vergleichung der hysterischen mit den organischen Lähmungen« unterbreitet:

Ich wollte den Satz durchführen, dass bei der Hysterie Lähmungen und Anästhesien einzelner Körperteile sich so abgrenzen, wie es der gemeinen (nicht anatomischen) Vorstellung des Menschen entspricht (Freud 1925d, GW, Bd. XIV, S. 38).

Ein in der Tat höchst interessantes Projekt, das auf jenem Bruch zwischen Psychologie und Anatomie bzw. Neuropathologie basiert, in dem die Psychoanalyse entwickelt wurde. Charcot war mit dem Plan »einverstanden«, aber, so Freud später,

… es war leicht zu sehen, dass er im Grunde keine besondere Vorliebe für ein tieferes Eingehen in die Psychologie der Neurose hatte. Er war doch von der pathologischen Anatomie her gekommen (Freud 1925d, S. 38).

Für seine Beschreibung der **psychischen Lokalität** wird Freud in der »Traumdeutung« nicht länger auf neurologische Darstellungsmodelle zurückgreifen. Der **psychische Apparat**, den Freud im letzten Kapitel der »Traumdeutung« als Traumerzeuger vorführt, wird von ihm mithilfe von **Darstellungsmitteln** (Freud 1900a, GW, Bd. II/III, S. 315) konstruiert, die denjenigen des Traums analog ist: Bildliches wird versprachlicht und Sprachliches verbildlicht, Abstraktes sinnlich anschaulich gemacht, ohne dass es eine eindeutige Korrelation zwischen den Polen dieser Übersetzungsarbeit gibt.[1] Dass diese mimetische Annäherung der Theorie an ihren Gegenstand Freud ähnlich »eigentümlich« berührt haben mag, wie seine frühere Selbstbeobachtung, »dass die Krankengeschichten, die ich schreibe, wie Novellen zu lesen sind« (Freud 1899, GW, Bd. I, S. 227),[2] ist anzunehmen. Und doch geht es nicht anders. Freud schreibt in der »Traumdeutung« über die Fechner entlehnte »Idee… einer **psychischen Lokalität**«, die von Freud systematisch »delokalisiert« wird, indem er sie vor allem versprachlicht.

Wir wollen ganz beiseite lassen, dass der seelische Apparat, um den es sich hier handelt, uns auch als anatomisches Präparat bekannt ist, und wollen der Versuchung sorgfältig aus dem Wege gehen, die psychische Lokalität etwa anatomisch zu bestimmen. Wir bleiben

---

1 Siehe dazu Freud, GW, Bd. II/III, S. 672 f.: Manche der gedeuteten Traumgedanken sind »in symbolischer Weise durch Gleichnisse und Metaphern, wie in bilderreicher Dichtersprache, dargestellt… Der Trauminhalt besteht zumeist aus anschaulichen Situationen; die Traumgedanken müssen also vorerst eine Zurichtung erfahren, welche sie für diese Darstellungsweise brauchbar macht. Man stelle sich etwa vor die Aufgabe, die Sätze eines politischen Leitartikels oder eines Plaidoyers im Gerichtssaal durch eine Folge von Bilderzeichnungen zu ersetzen, und man wird dann leicht die Veränderungen verstehen, zu welcher **die Rücksicht auf Darstellbarkeit im Trauminhalt** die Traumarbeit nötigt.«

2 Diese berühmte Passage lautet vollständig: »Ich bin nicht immer Psychotherapeut gewesen, sondern bin bei Lokaldiagnosen und Elektroprognostik erzogen worden wie andere Neuropathologen, und es berührt mich selbst noch eigentümlich, dass die Krankengeschichten, die ich schreibe, wie Novellen zu lesen sind, und dass sie sozusagen des ernsten Gepräges der Wissenschaftlichkeit entbehren. Ich muss mich damit trösten, dass für dieses Ergebnis die Natur des Gegenstandes offenbar eher verantwortlich zu machen ist als meine Vorliebe; Lokaldiagnostik und elektrische Reaktionen kommen bei dem Studium der Hysterie eben nicht zur Geltung, während eine eingehende Darstellung der seelischen Vorgänge, wie man sie vom Dichter zu erhalten gewohnt ist, mir gestattet, bei Anwendung einiger weniger psychologischer Formeln doch eine Art von Einsicht in den Hergang einer Hysterie zu gewinnen. Solche Krankengeschichten wollen beurteilt werden wie psychiatrische, haben aber vor letzteren eines voraus, nämlich die innige Beziehung zwischen Leidensgeschichte und Krankheitssymptomen, nach welcher wir in den Biographien anderer Psychosen noch vergebens suchen« (Freud 1899, GW, Bd. I, S. 227).

auf psychologischem Boden und gedenken nur der Aufforderung zu folgen, dass wir uns das Instrument, welches den Seelenleistungen dient, vorstellen wie etwa ein zusammengesetztes Mikroskop, einen photographischen Apparat u. dgl. Die psychische Lokalität entspricht dann einem Orte innerhalb eines Apparats, an dem eine der Vorstufen des Bildes zustande kommt. Beim Mikroskop und Fernrohr sind dies bekanntlich zum Teil ideelle Örtlichkeiten, Gegenden, in denen kein greifbarer Bestandteil des Apparats gelegen ist. Für die Unvollkommenheiten dieser und aller ähnlichen Bilder Entschuldigung zu erbitten, halte ich für überflüssig. Diese Gleichnisse sollen uns nur bei einem Versuch unterstützen, der es unternimmt, uns die Komplikation der psychischen Leistung verständlich zu machen, indem wir diese Leistung zerlegen, und die Einzelleistung den einzelnen Bestandteilen des Apparats zuweisen. Der Versuch, die Zusammensetzung des seelischen Instruments aus solcher Zerlegung zu erraten, ist meines Wissens noch nicht gewagt worden. Er scheint mir harmlos. Ich meine, wir dürfen unseren Vermutungen freien Lauf lassen, wenn wir dabei nur unser kühles Urteil bewahren, das Gerüste nicht für den Bau halten. Da wir nichts anderes benötigen als Hilfsvorstellungen zur ersten Annäherung an etwas Unbekanntes, so werden wir die rohesten und greifbarsten Annahmen zunächst allen anderen vorziehen (Freud 1900a, GW, Bd. II/III, S. 541).

Gegen Ende der Traumdeutung reflektiert Freud noch einmal ausführlich auf seine Konstruktion des psychischen Apparates. Ich möchte auch diese Passage – mit einigen Auslassungen – ausführlich zitieren:

Indem wir der Analyse des Traumes folgen, bekommen wir ein Stück weit Einsicht in die Zusammensetzung dieses allerwunderbarsten und allergeheimnisvollsten Instruments, freilich nur ein kleines Stück weit, aber es ist damit der Anfang gemacht, um von anderen – pathologisch zu heißenden – Bildungen her weiter in die Zerlegung desselben vorzudringen. Denn die Krankheit – wenigstens die mit Recht funktionell genannte – hat nicht die Zertrümmerung dieses Apparats, die Herstellung neuer Spaltungen in seinem Innern zur Voraussetzung; sie ist dynamisch aufzuklären durch Stärkung und Schwächung der Komponenten des Kräftespiels, von dem so viele Wirkungen während

der normalen Funktion verdeckt sind. An anderer Stelle könnte noch gezeigt werden, wie die Zusammensetzung des Apparats aus den beiden Instanzen eine Verfeinerung auch der normalen Leistung gestattet, die einer einzigen unmöglich wäre…

Wenn wir genauer zusehen, ist es nicht der Bestand von zwei Systemen nahe dem motorischen Ende des Apparats, sondern von zweierlei Vorgängen oder Ablaufsarten der Erregung, deren Annahme uns durch die psychologischen Erörterungen der vorstehenden Abschnitte nahegelegt wurde. Es gälte uns gleich; denn unsere Hilfsvorstellungen fallen zu lassen, müssen wir immer bereit sein, wenn wir uns in der Lage glauben, sie durch etwas anderes zu ersetzen, was der unbekannten Wirklichkeit besser angenähert ist. Versuchen wir es jetzt, einige Anschauungen richtigzustellen, die sich missverständlich bilden konnten, so lange wir die beiden Systeme im nächsten und rohesten Sinne als zwei Lokalitäten innerhalb des seelischen Apparats im Auge hatten, Anschauungen, die ihren Niederschlag in den Ausdrücken ‚verdrängen' und ‚durchdringen' zurückgelassen haben. Wenn wir also sagen, ein unbewusster Gedanke strebe nach Übersetzung ins Vorbewusste, um dann zum Bewusstsein durchzudringen, so meinen wir nicht, dass ein zweiter, an neuer Stelle gelegener Gedanke gebildet werden soll, eine Umschrift gleichsam, neben welcher das Original fortbesteht; und auch vom Durchdringen zum Bewusstsein wollen wir jede Idee einer Ortsveränderung sorgfältig ablösen. Wenn wir sagen, ein vorbewusster Gedanke wird verdrängt und dann vom Unbewussten aufgenommen, so könnten uns diese dem Vorstellungskreis des Kampfes um ein Terrain entlehnten Bilder zur Annahme verlocken, dass wirklich in der einen psychischen Lokalität eine Anordnung aufgelöst und durch eine neue in der anderen Lokalität ersetzt wird. Für diese Gleichnisse setzen wir ein, was dem realen Sachverhalt besser zu entsprechen scheint, dass eine Energiebesetzung auf eine bestimmte Anordnung verlegt oder von ihr zurückgezogen wird, so dass das psychische Gebilde unter die Herrschaft einer Instanz gerät oder ihr entzogen ist. Wir ersetzen hier wiederum eine topische Vorstellungsweise durch eine dynamische; nicht das psychische Gebilde erscheint uns als das Bewegliche, sondern dessen Innervation…

Dennoch halte ich es für zweckmäßig und berechtigt, die anschauliche Vorstellung der beiden Systeme weiter zu pflegen. Wir weichen jedem Missbrauch dieser

Darstellungsweise aus, wenn wir uns erinnern, dass Vorstellungen, Gedanken, psychische Gebilde im allgemeinen überhaupt nicht in organischen Elementen des Nervensystems lokalisiert werden dürfen, sondern sozusagen **zwischen ihnen**, wo Widerstände und Bahnungen das ihnen entsprechende Korrelat bilden. Alles, was Gegenstand unserer inneren Wahrnehmung werden kann, ist **virtuell**, wie das durch den Gang der Lichtstrahlen gegebene Bild im Fernrohr. Die Systeme aber, die selbst nichts Psychisches sind und nie unserer psychischen Wahrnehmung zugänglich werden, sind wir berechtigt anzunehmen gleich den Linsen des Fernrohrs, die das Bild entwerfen. In der Fortsetzung dieses Gleichnisses entspräche die Zensur zwischen zwei Systemen der Strahlenbrechung beim Übergang in ein neues Medium (Freud 1900a, GW, Bd. II/III, 614 ff.).

Schon in dieser zweiten Passage – wenige Seiten nur nach der ersten eben zitierten Stelle – baut Freud das »Gerüst« wieder ab, von dem in der ersten die Rede ist, um alsgleich den darunter zum Vorschein kommenden »Bau« für mindestens ebenso vorläufig zu erklären, wie das Gerüst. Die psychische Lokalität, die mit dem psychischen Apparat unterstellt wird, ist wesentlich eine virtuelle, die durch rein topologische Aspekte keineswegs ausreichend gekennzeichnet ist, sondern mindestens noch durch eine funktional-dynamische Beschreibung ergänzt werden muss. Wenn Freud schreibt, »dass Vorstellungen, Gedanken, psychische Gebilde im allgemeinen überhaupt nicht in organischen Elementen des Nervensystems lokalisiert werden dürfen, sondern sozusagen **zwischen ihnen**«, so erinnert dies an einen Vergleich, mit dem er zuvor die Eigentümlichkeit der Traumsprache charakterisiert hatte:

Es ist wie in unserem Schriftsystem: **ab** bedeutet, dass die beiden Buchstaben in einer Silbe ausgesprochen werden sollen. **a** und **b** nach einer freien Lücke, lässt **a** als den letzten Buchstaben des einen Worts und **b** als den ersten eines anderen Worts erkennen (Freud 1900a, GW, Bd. II/III, S. 319).

Eine Schrift gibt einen Sinn nicht durch direkte Korrelation eines Buchstaben zu einem Inhalt, sondern durch ein struktural-funktionales Netz von Kombinationen und Lücken wieder. Hierbei ist die »Lücke« nicht minder »sinntragend« als die Buch-

staben selber, obwohl beide **an sich nichts** bedeuten. Und die **Objektivität** der Bedeutung liegt nicht in der garantierten Referenz auf ein **reales Korrelat**, sondern in der nicht **kausal** bedingten Realisation im Akt des Lesens.

❗ Die spezifische Weise, in der die Psychoanalyse die Buchstaben entziffert, zielt freilich nicht auf die Konstitution eines eindeutigen Sinns, sondern auf dessen Dekonstruktion; mit anderen Worten: auf die Rekonstruktion der in jeder Sinnkonstruktion unterschlagenen Mehrdeutigkeiten und des ausgeschiedenen Nichtsinns.

In »Das Unbewußte« schreibt Freud:

Es ist ein unerschütterliches Resultat der Forschung, dass die seelische Tätigkeit an die Funktion des Gehirns gebunden ist wie an kein anderes Organ… Aber alle Versuche,… eine Lokalisation der seelischen Vorgänge zu erraten, alle Bemühungen, die Vorstellungen in Nervenzellen aufgespeichert zu denken und die Erregungen auf Nervenfasern wandern zu lassen, sind gründlich gescheitert. Dasselbe Schicksal würde einer Lehre bevorstehen, die etwa den anatomischen Ort des Systems **Bw** [Bewusst]… in der Hirnrinde erkennen und die unbewussten Vorgänge in die subkortikalen Hirnpartien versetzen wollte. Es klafft hier eine Lücke, deren Ausfüllung derzeit nicht möglich ist, auch nicht zu den Aufgaben der Psychologie gehört. Unsere psychische Topik hat vorläufig nichts mit der Anatomie zu tun… Unsere Arbeit ist also in dieser Hinsicht frei… (Freud 1915e, GW, Bd. X, S. 273 f.).

Das klingt zunächst sehr bescheiden: Die Psychoanalyse hat die Bindung der von ihr untersuchten Vorgänge an die Lokalität des Nervensystems anzuerkennen, eine Bindung, zu deren weiterer Klärung sie jedoch nichts beitragen kann; die »Lücke« des Wissens, die hier »klafft«, kann »derzeit« und »vorläufig« nicht gefüllt werden. Doch weit entfernt davon, ein Desiderat künftiger psychoanalytischer Forschung zu entwerfen, sieht Freud in dieser Lücke die Voraussetzung der **Freiheit der analytischen Arbeit**. Die klaffende Lücke ist damit für Freud kein Mangel, sondern **Conditio sine qua non** der psychoanalytischen Erkenntnis (vgl. Schneider 1996). Während die Ideologie der Wissenschaft in der Regel der (phallischen) Illusion eines (auf zunehmende Vereinheitlichung zielenden) Wachsens der Erkenntnis folgt, insistiert die Psychoanalyse auf der heiklen Wahrheit der **Kastration**, die nicht konkretistisch als Phallusmangel verstanden werden darf, sondern letztlich als der Statthalter einer unhintergehbaren **Differenz** (nicht nur der Geschlechter und Generationen, sondern auch zwischen Bewusstsein und Unbewusstem) begriffen werden muss. Das Unbewusste ist nicht durch einen quantitativen **Mangel** an Bewusstheit charakterisiert, es zeichnet sich nicht durch eine unter der Schwelle der bewussten Wahrnehmung liegende Existenz aus; es ist vielmehr das Abfallprodukt, das unweigerlich und immer entsteht, wenn die **Wunschmaschine Psyche** aus Vieldeutigkeiten und okkasionellem Unsinn Sinn erzeugt. Zur »Ehrenrettung unseres kleinen Hans« vergleicht Freud in seiner berühmten Fallgeschichte einer kindlichen Phobie das Theoretisieren des Knaben über das Nachwachsen des Penis bei seiner kleinen Schwester mit den Konzepten der akademischen Psychologie:

Er benimmt sich eigentlich nicht schlechter als ein Philosoph der Wundtschen Schule. Für einen solchen ist das Bewusstsein der nie fehlende Charakter des Seelischen, wie für Hans der Wiwimacher das unentbehrliche Kennzeichen alles Lebenden. Stößt der Philosoph nun auf seelische Vorgänge, die man erschließen muss, an denen aber wirklich nichts von Bewusstsein wahrzunehmen ist – man weiß nämlich nichts von ihnen und kann doch nicht umhin, sie zu erschließen – so sagt er nicht etwa, dies seien unbewusste seelische Vorgänge, sondern er heißt sie dunkelbewusste. Der Wiwimacher ist noch sehr klein! (Freud 1909, GW, Bd VII; S. 249).

18.3   Vieldeutigkeit

Die Versuche, den Makel der szientischen Kastriertheit zu tilgen, um eine wie immer zu definierende Substanz der Psychoanalyse zu »retten« und aus dem ewigen Anachronismus Psychoanalyse eine moderne und zeitgemäße Theorie des Seelischen (versehen mit dem respektablen »Wiwimacher« quantifizierender Objektivierung) zu machen, sind

Legion. Derzeit geschieht dies vor allem dadurch, dass man an jenem Punkt neu anzusetzen versucht, an dem Freud die Wissenschaft seiner Zeit verlassen hatte, um seine eigenen, psychoanalytischen, Wege zu gehen. Mit dem erneuten Bezug auf die Neurowissenschaften soll der Psychoanalyse eine neue Zukunft eröffnet werden. Warum ich auch in dem von Georg Northoff (in diesem Band) vorgeschlagenen Projekt der Verknüpfung einer »Ersten-Person-Neurowissenschaft« mit der Psychoanalyse keine viel versprechende Zukunft für die Psychoanalyse erblicken kann, sondern lediglich einen Verlust der spezifisch psychoanalytischen Erkenntnisweise, lässt sich kurz wie folgt begründen:

Wenn die Erste-Person-Neurowissenschaft objektiviertes und quantifiziertes subjektives Erleben mit »ebenfalls objektivierten und quantifizierten Daten der neuronalen Zustände des Gehirns« (▶ Kap. 17) verknüpft, so schlägt sie damit weder eine Brücke über den grundsätzlichen (kategorialen) Hiatus von Selbst- und Fremderfahrung[3] noch leistet sie einen Beitrag zum Verständnis von Subjektivität und Objektivität, sondern bewegt sich ganz im Rahmen einer Fremderfahrungsperspektive, die sich freilich gerade dadurch auszeichnet, dass all die Vieldeutigkeit, mit der die Psychoanalyse sich geradezu definitionsgemäß beschäftigt, zugunsten der Reliabilität und Validität der zu gewinnenden Aussagen von vornherein schon ausgeschlossen ist.

❶ **Es geht bei der Kritik an dem Projekt einer Ersten-Person-Neurowissenschaft, in der Psychoanalyse und Neurowissenschaft verknüpft sein sollen, also nicht darum, die Exklusion der Subjektivität aus der objektiven Wissenschaft anzumahnen, sondern darum, die spezifische Konzeptualisierung sowohl der Subjektivität als**

---

3   Siehe dazu Schneider (1982). In dieser Arbeit versuche ich mit Rückgriff auf Gilbert Ryles Buch »The Concept of Mind« und einer Kritik an dessen behavioristischer Reintegration der Selbst- in die Fremdwahrnehmung die begriffslogische Unintegrierbarkeit der »Selbsterfahrungsperspektive« in eine »Fremderfahrungsperspektive« zu zeigen. Die Unterscheidung einer »Ersten-Person-Perspektive« von einer »Dritten-Person-Perspektive« krankt daran, dass sie letztlich beide Perspektiven nach dem Modell der Fremdwahrnehmung konstruiert.

auch der Objektivität als eine auf Eindeutigkeit gerichtete Ausschlusskonstruktion zu kritisieren.

Als sprachliche Äußerung ist jede Aussage eines psychoanalytischen Patienten ohnehin nicht der »subjektive« Pol einer Entität, dem nun noch – sei es von der Psychoanalyse, sei es von der Neurowissenschaft – der korrespondierende Pol einer objektivierten Aussage zugeordnet werden müsste oder könnte. Sie ist als sprachliche Mitteilung an einen anderen immer schon so **objektiv** wie jedes neurowissenschaftliche **Datum** auch. Das Sprachdatum lässt sich mit dem Bilddatum (etwa aus der Magnetresonanztomographie) durchaus korrelieren; aber das zielt nicht auf dasselbe, was man psychoanalytisch **Deutung** nennt. Denn Deutung setzt gerade das voraus, was in einer solchen Versuchsanordnung systematisch ausgeschaltet werden muss: Vieldeutigkeit und zwar Vieldeutigkeit nicht als Ausgangspunkt, sondern als Ziel des Erkenntnisprozesses.

18.4 Kommentar zu dem Beitrag von Peter Schneider: Anatomisch- und psychisch-orientierte Lokalisation – vertikale und horizontale Lokalisation

Der in meinem Beitrag vorausgesetzte **Lokalisationsbegriff** ist rein anatomischer Natur. Er bewegt sich im Rahmen der Hirnregionen, sei es eine bestimmte Hirnregion oder das Zusammenspiel zwischen verschiedenen Hirnregionen. Ein solcher anatomisch-orientierter Lokalisationsbegriff kann durch die von mir verwendeten Begriffe der **neuronalen Lokalisation** und der **neuronalen Integration** gekennzeichnet werden. Da ein solcher Begriff sich lediglich auf die anatomischen Hirnregionen bezieht, kann kein direkter Bezug zu psychischen Funktionen bzw. zur psychischen Topik hergestellt werden – die psychischen Funktionen bleiben, wie von Schneider exzellent ausgedrückt, »psychisch delokalisiert«.

❗ **Der anatomisch-orientierte Lokalisationsbegriff muss von dem psychisch-orientierten Lokalisationsbegriff, den Schneider verwendet, unterschieden werden.**

Wo sind prinzipielle Unterschiede zwischen beiden Lokalisationsbegriffen? Der anatomische Lokalisationsbegriff ist real und rein topologisch; dagegen ist der psychisch-orientierte Lokalisationsbegriff virtuell und funktionell-dynamisch. Der virtuelle und funktionell-dynamische Charakter lässt sich darauf zurückführen, dass der psychisch-orientierte Lokalisationsbegriff neben der rein biologischen Dimension auch die psychologische und, sogar noch bedeutender, die soziale Dimension miteinschließt.

Eine solche Verknüpfung zwischen biologischen, psychologischen und sozialen Dimensionen setzt möglicherweise eine andere Form der Lokalisation voraus (Northoff 2002, 2004). Der anatomisch-orientierte Lokalisationsbegriff setzt eine vertikale Form der Lokalisation voraus. Es geht hier im Wesentlichen darum, ob (eine oder mehrere) anatomisch höhere und niedrigere Hirnregionen in direktem bzw. korrelativem Zusammenhang mit einer bestimmten psychophysischen Funktion stehen. Anatomisch höhere Regionen hängen mit psychophysisch höheren Funktionen zusammen; dasselbe gilt auch für niedrigere Regionen. – Die Lokalisation ist also vertikal orientiert und als solche real und topologisch.

Dieses muss von der Form der Lokalisation, die im psychisch-orientierten Lokalisationsbegriff vorausgesetzt wird, unterschieden werden. Da im psychisch orientierten Lokalisationsbegriff neben den biologischen auch psychologische und soziale Dimensionen berücksichtigt werden, rückt die Differenzierung zwischen höheren und niedrigeren Regionen bzw. Funktionen in den Hintergrund. Stattdessen stehen die verschiedenen Formen der Verknüpfung zwischen biologischen, psychologischen und sozialen Dimensionen bzw. Variablen im Mittelpunkt. Die verschiedenen Formen der Verknüpfung setzen eine horizontale Lokalisation voraus, die eher virtuell und funktionell-dynamisch ist. Anders als in dem rein biologisch-orientierten Ansatz, in dem das Gehirn im Wesentlichen isoliert vom psychosozialen Kontext betrachtet wird, muss das Gehirn in den Rahmen der horizontalen Lokalisation »eingebettet« werden. Dementsprechend wird hier, ontologisch betrachtet, nicht mehr ein »isoliertes Gehirn« vorausgesetzt, sondern ein »eingebettetes Gehirn« (Northoff 2000, 2004).

ⓘ Zusammenfassend hat Schneider vollkommen Recht, dass die in meinem Beitrag beschriebene neuronale Integration das Problem der psychisch-orientierten Lokalisation nicht löst, da dies die falsche Form der Lokalisation, nämlich eine rein vertikale an der Stelle einer horizontalen, voraussetzt. Schneider kritisiert also zu Recht, dass mein Beitrag keinen wirklichen Brückenschlag zwischen Psychodynamik und Neurowissenschaften leistet; er kritisiert aber zu Unrecht, dass in meinem Beitrag keine Ansätze hierzu vorhanden sind, da die neuronale Integration ein erster Schritt von einer anatomisch-orientierten bzw. vertikalen hin zu einer psychisch-orientierten bzw. horizontalen Form der Lokalisation darstellen könnte.

Literatur

Freud S (1891b) Zur Auffassung der Aphasien. GW, Bd I, Fischer, Frankfurt aM

Freud S (1899) Über Deckerinnerungen. GW, Bd I, Fischer, Frankfurt aM

Freud S (1900a) Die Traumdeutung. GW, Bd II/III, Fischer, Frankfurt aM

Freud S (1915e) Das Unbewußte. GW, Bd X, Fischer, Frankfurt aM

Freud S (1925d) Selbstdarstellung. GW, Bd. XIV, Fischer, Frankfurt aM

Freud S (1926e) Die Frage der Laienanalyse. GW, Bd. XIV, Fischer, Frankfurt aM

Freud S (1909) Analyse der Phobie eines fünfjährigen Knaben. GW, Bd VII, Fischer, Frankfurt aM

Freud S (1949) Gesammelte Werke. Fischer, Frankfurt aM

Lichtenberg GC (1992) Sudelbücher. In: Lichtenberg GC (Hrsg) Schriften und Briefe, Bd. I. Insel, Frankfurt aM

Northoff G (2000) Das Gehirn: Eine neurophilosophische Bestandsaufnahme. Mentis, Paderborn

Northoff G (2002) What catatonia can tell us about top-down modulation – A neuropsychiatric hypothesis. Behav Brain Sci 25:555–590, http://www.bbsonline.org

Northoff G (2004) Philosophy of the brain. The brain problem. Benjamin, Amsterdam

Ryle G (1949/1969) Der Begriff des Geistes. Reclam, Stuttgart

Schneider P (1982) Ryle und Freud: Ein Beitrag zum Verhältnis von Philosophie und Psychoanalyse am Beispiel des Problems der Selbst- und Fremderfahrung. Z Philos 16(37): 44–59

Schneider P (1996) Die Löcher des Wissens oder die Frage der Laienanalyse als epistemologisches Problem. Luzif Amor 9(18): 101–113

Schneider P (2002) Der Furor des Lokalisierens. Wissenschaftlicher Fortschritt als Symptom fortschreitenden Vergessens. In: Mittelweg 36. Ztschr. d. Hamburger Instituts für Sozialforschung 11(1): 77–91

Schneider P (2004) Freud und das Konzept der psychischen Lokalität. Texte Psychoanal Aesthet Kulturkrit 1: 50–63

Die Bedeutung der Affekte für die Psychotherapie

E. Bänninger-Huber

In diesem Kapitel soll versucht werden, die Rolle von Affekten für das Verständnis psychischer Störungen und deren Behandlung herauszuarbeiten. Dabei wird davon ausgegangen, dass affektiven Prozessen eine grundlegende Bedeutung für psychotherapeutische Veränderungen zukommt. Wie verschiedene Psychotherapieforscher betonen, können psychische Störungen als Störungen in der Entstehung, dem Erleben und der Regulierung von Emotionen verstanden werden. Psychotherapeutische Veränderung heißt demnach auch immer Veränderung emotionaler Prozesse. Gleichzeitig bilden die in der psychotherapeutischen Interaktion auftretenden Emotionen die Basis, die erst Veränderungen im Denken und Handeln eines Patienten möglich macht.

Zu Beginn wird ein Überblick über das diesen Ausführungen zugrunde liegende Verständnis affektiver Prozesse und deren Bedeutung für die Regulierung von Beziehungen gegeben. Danach wird versucht, die Bedeutung des mimischen Affektausdrucks für die Untersuchung von Prozessen der Affektregulierung in der Psychotherapie herauszuarbeiten. Es folgt die Darstellung eines Modells zur Entstehung, Phänomenologie und Funktion von Emotionen (Bänninger-Huber u. Widmer 1996). Dieses soll dabei helfen, die in Psychotherapien beobachteten komplexen Formen der Affektregulierung besser zu verstehen. Anschließend folgt ein kurzer Überblick über ausgewählte Forschungsfragen und Erkenntnisse aus dem Bereich der klinischen Emotion- und Interaktionsforschung, die für das Verständnis psychischer Störungen und deren Behandlung eine Rolle spielen. Beschrieben werden insbesondere zwei Typen interaktiver Beziehungsmuster, nämlich »**traps**« und **prototypische affektive Mikrosequenzen (PAMs)**. Diese werden anhand einer Vignette aus einer Psychotherapie illustriert und im Hinblick auf ihre Bedeutung für produktive psychotherapeutische Veränderungen diskutiert.

19.1   Emotionen sind zentral für die Beziehungsregulierung

Emotionspsychologische Ansätze gehen mittlerweile davon aus, Emotionen nicht mehr nur als statische, intrapsychische Zustände einer Person, sondern als Prozesse zu verstehen, die interaktiv entstehen, auftreten und reguliert werden können. Die Bedeutung von Emotionen als handlungsmotivierende und -regulierende Prozesse wird in diesen neueren Ansätzen ebenso hervorgehoben wie deren wesentliche Rolle bei der Entwicklung, Gestaltung und Regulierung von Beziehungen. Affekte werden dabei als Phänomene verstanden, die zu einem wesentlichen Teil über nonverbale Prozesse, speziell über das mimisch-affektive Verhalten kommuniziert werden und so wesentlich zur Vermittlung affektiver Information in der direkten Interaktion beitragen.

19.2   Emotion und Gesichtsausdruck

Innerhalb der emotionspsychologischen Forschung herrscht nach wie vor keine Einigkeit darüber, welche Kriterien notwendig und hinreichend sind, um von einer Emotion zu sprechen. Zudem fehlt Einigkeit darüber, wie sich emotionale Prozesse von anderen psychischen Prozessen abgrenzen lassen. Dennoch besteht mittlerweile in der Emotionspsychologie Konsens darüber, Emotion als ein Konstrukt zu betrachten, das als ein Komplex verschiedener Aspekte oder Komponenten beschrieben werden kann (z. B. Scherer 1984, 1988, 1990). Je nach theoretischem Konzept werden diesbezüglich unterschiedliche Komponenten einbezogen, nämlich kognitive Bewertungsprozesse, eine bestimmte Art des subjektiven Erlebens, spezifische expressive Verhaltensweisen, physiologische und auch motivationale Prozesse. Trotz langer Forschungstradition werden die Zusammenhänge zwischen diesen Komponenten kontrovers diskutiert. Dies gilt auch für die Verbindung zwischen Emotionen und Gesichtsausdruck. So wird einerseits postuliert, dass mimische Verhaltensweisen primär Ausdruck eines inneren affektiven Zustands sind, also Affektausdruck im engeren Sinne. Dagegen steht die Annahme, dass mimisches Verhalten vor allem dazu dient, soziale Interaktionen zu regulieren und, da es bewusst eingesetzt werden kann, wenig mit »echten« Emotionen zu tun hat. Meines Erachtens bietet keiner dieser beiden extremen Standpunkte eine ausreichende Erklärung für die Funktionen mimischen Verhaltens. Vielmehr wird hier von einem Emotionsmodell ausgegangen, das intrapsychische und interaktive Formen der Emotionsregulierung differenziert. Diese sind jedoch miteinander auf eine bestimmte Art und Weise verknüpft.

❶ Mimische Verhaltensweisen können als eine Art »Schnittstelle« zwischen intrapsychischen und interaktiven Regulierungsprozessen aufgefasst werden: Sie sind nicht nur Ausdruck eines inneren Zustands, sondern weisen gleichzeitig eine interaktive Bedeutung auf.

Die expressiv-kommunikative Funktion mimischen Verhaltens signalisiert einem Interaktionspartner, was im Sender vorgeht und welches Verhalten von ihm gewünscht wird (z. B. Frijda 1986; Krause 1990). Zudem geben mimisch-affektive Verhaltensweisen auch Einblick in verhaltenssteuernde Phänomene, die dem Einzelnen nicht bewusst sind (Bänninger-Huber u. von Salisch 1994). Hierzu zählen etwa individuelle Ausdrucksgewohnheiten (z. B. Ticks, personenspezifische sprachbegleitende mimische Signale) oder auch die »Verdrängung« von Verachtung, die im Gesicht wohl zu sehen ist, von einer Person aber nicht – oder nicht unter diesem verbalen Etikett – erlebt wird (Hufnagel et al. 1991). Weiter sind hier »abgewehrte« Affekte zu nennen, die dem Einzelnen in seiner subjektiven Wahrnehmung nicht unmittelbar zugänglich sind, aber in bestimmten Situationen, insbesondere auch in Psychotherapien, wieder erlebt werden können.

19.3 Basisemotionen und strukturelle Emotionen

Eine Emotion kann entsprechend ihrer (kognitiven) Komplexität den Basisemotionen oder der strukturellen Emotionen zugeordnet werden. Basisemotionen, wie z. B. Ärger oder Freude, zeichnen sich phänomenologisch dadurch aus, dass ihnen spezifische mimische Ausdrucksmuster zugeordnet werden können, die angeboren sind und universell auftreten. Diese affektspezifischen Ausdrucksmuster haben eine kommunikative Funktion und sind wichtig für die Regulierung von Beziehungen in einer direkten »(face-to-face-)Interaktion«.

❶ Basisemotionen implizieren eine spezifische Bewertung der aktuellen Situation und einen spezifischen Beziehungswunsch. Via Affektausdruck wird die Bewertung und der damit verbundene Wunsch kommuniziert (z. B. Krause 1998, 2002).

So spielt Lächeln als Ausdruck von Freude eine wichtige Rolle für die Etablierung und Aufrechterhaltung einer affektiven Bindung zwischen Personen. Die spezifische Botschaft an den Interaktionspartner kann als Wunsch verstanden werden, er möge sein Verhalten beibehalten im Sinne: »Du (oder das, was du machst) gefällt mir, mach weiter so!« Auch bei Trauer wird das Objekt als gut bewertet, ist jedoch nicht anwesend und wird vermisst (Krause 1990). Ein Trauerausdruck kann daher, wie folgt, verstanden werden: »Ich vermisse dich (oder habe etwas verloren), komm zurück zu mir!«

Bei Ärger, Ekel und Angst wird das Objekt hingegen als negativ bewertet. So übermittelt ein Ärgerausdruck die Botschaft »Du (oder das, was du machst) stört mich, hör auf damit!« Ein Ekelausdruck signalisiert »Du (oder das, was du machst) ist schlecht, geh weg von mir!«, während bei Angst das schlechte oder gar böse Objekt vom Subjekt als mächtiger bewertet wird, sodass ein Angstausdruck übermittelt: »Du (oder das, was du machst) bedroht mich, ich will weg von dir (oder hier)«.

❶ Strukturelle Emotionen, wie Schuldgefühle oder Selbstwertgefühle, werden primär als Elemente intrapsychischer Regulierungsprozesse betrachtet.

Der Begriff **strukturelle** Emotion, der in der Psychoanalyse seinen Ursprung hat, weist darauf hin, dass das Auftreten dieser Affekte die Wirksamkeit intrapsychischer Strukturen voraussetzt. So können Schuldgefühle als Resultat eines Vergleiches eines auftretenden Wunsches mit internalisierten Normen oder Regeln des Überichs aufgefasst werden. Strukturelle Emotionen treten ontogenetisch später auf als Basisemotionen und sind im mimischen Verhalten nicht direkt beobachtbar.

19.4   Ein Modell über die Entstehung, Phänomenologie und Funktion von Emotionen

Die Komplexität der untersuchten Interaktionsprozesse machte die Formulierung eines Arbeitsmodells über die Entstehung, Phänomenologie und Funktion von Affekten notwendig, auf dessen Grundlage die Funktionsweise der beobachteten Phänomene besser verstanden werden können (Bänninger-Huber u. Widmer 1996). Das Modell wurde theorie- und datengeleitet entwickelt; es erhebt keinen Anspruch auf endgültige Richtigkeit. Es hat sich aber in den letzten Jahren in einer Vielzahl von Studien als Denkhilfe bewährt, und es ermöglicht, verschiedenartige empirische Untersuchungen präziser zu strukturieren und der Vielschichtigkeit affektiver Prozesse näher zu kommen.

Das Arbeitsmodell, das im Folgenden vorgestellt werden soll, unterscheidet den Aspekt der **spezifischen auslösenden Situation**, die **Komponente der kognitiven Bewertung** dieser Situation, die **phänomenalen Aspekte des subjektiven Erlebens**, der **physiologischen Prozesse** und des **Ausdrucksverhaltens**, die **motivationale Funktion eines Affektes** sowie die **soziale Bewertung** einer Emotion (◘ Abb. 19.1).

19.4.1   Die emotionsspezifische auslösende Situation

Emotionen können als Ergebnis kognitiver Evaluationsprozesse bestimmter auslösender Situationen verstanden werden. Dabei wird davon ausgegangen, dass die eine bestimmte Emotion auslösenden Situationen jeweils spezifische Elemente gemeinsam haben. So weist eine Situation, auf die Ärger folgt, andere Elemente auf als eine Situation, die zu Schuldgefühlen führt.

❶ Sowohl externale Realitäten als auch intrapsychische Prozesse können die Funktion einer emotionsauslösenden Situation haben.

External auslösende Situationen sind reale Begebenheiten oder Interaktionen, denen ein Individuum in seiner Umwelt begegnet, und deren kognitive Evaluation zu spezifischen Emotionen führt. So kann ein falsch geparktes Auto oder eine spit-

Intrapsychische Prozesse

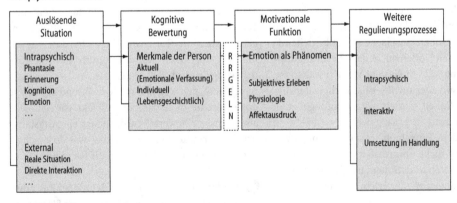

Externale Prozesse

◘ **Abb. 19.1.** Modell zur Entstehung, Phänomenologie und Funktion von Emotionen. (Bänninger-Huber u. Widmer 1996)

ze Bemerkung eines Arbeitskollegen zu meinem Ärger führen. Eine intrapsychische auslösende Situation hingegen wäre beispielsweise eine spezifische antizipatorische Phantasie, eine Erinnerung an eine Situation, die früher schon einmal eine bestimmte Emotion ausgelöst hat, spezifische Kognitionen oder Träume. Weiter wird davon ausgegangen, dass eine Emotion zu einem Auslöser einer anderen Emotion werden kann. So kann Ärger z. B. in Verachtung übergehen, wenn auf den gezeigten Ärger nicht die gewünschte Veränderung beim Partner oder wenigstens Anzeichen einer Veränderungsbereitschaft folgen. Eine sozial stark tabuisierte Emotion, wie Neid, kann zu Schuldgefühlen führen, Eifersucht zu Scham.

Dass die Auslösung von Emotionen nicht an aktuelle äußere Situationen gekoppelt sein muss, zeigt sich deutlich in der psychotherapeutischen Situation: Man geht davon aus, dass das Erinnern und Sprechen über affektiv bedeutsame Erlebnisse, die sich außerhalb der Psychotherapie abgespielt haben, beim Patienten zu einer Reaktivierung dieser Emotionen in der aktuellen therapeutischen Situation führen kann. Dabei muss festgehalten werden, dass der in der therapeutischen Situation »wiedererlebte« Affekt etwa durch Abwehrprozesse in seiner Intensität und Qualität verändert sein kann. Trotzdem kann mit der Erinnerung und Erzählung des Erlebten ein Affekt gewissermaßen in den psychoanalytischen Raum hineintransportiert werden.

19.4.2 Die Komponente der kognitiven Bewertung

Dem vorgestellten Arbeitsmodell folgend, sind an der Auslösung von Emotionen immer auch kognitive Bewertungsprozesse beteiligt. Diese kognitiven Prozesse können verschieden komplex sein. Sie reichen von basalen Mechanismen, wie z. B. der Wahrnehmung eines Mangels oder einer Spannung durch einen Säugling, bis zu differenzierten kognitiven Prozessen, wie etwa einem »moral reasoning« (z. B. Montada 1982). Diese Evaluationsprozesse verlaufen mehrheitlich unbewusst, oft wird erst die Emotion als Resultat der Bewertung wahrgenommen, manchmal nicht einmal diese.

❗ Die kognitive Bewertung einer auslösenden Situation kann interindividuell und intraindividuell bis zu einem gewissen Grad variieren.

So kann die **aktuelle emotionale Verfassung** einer Person Einfluss auf die kognitive Bewertung einer spezifischen Situation haben. (»Das hat mir heute gerade noch gefehlt«.) Auch spielt die **individuelle, lebensgeschichtlich geprägte Bereitschaft** für bestimmte emotionale Reaktionen in bestimmten Situationen eine wichtige Rolle (z. B. Kränkbarkeit oder eine vermutlich geschlechtsspezifische Bereitschaft, auf bestimmtes eigenes Verhalten mit Schuldgefühlen zu reagieren). Solche »Dispositionen« sind oft Thema der analytischen Arbeit.

19.4.3 Emotion als Phänomen

Es werden drei Aspekte des Phänomens Emotion unterschieden: das subjektive Erleben, physiologische Prozesse und der Ausdruck von Affekten. Ein in verschiedensten Wissensgebieten traditionell thematisierter Aspekt des Phänomens Emotion ist derjenige des **subjektiven Erlebens**. Dieser Aspekt wird oft **Gefühl** genannt. Er zeichnet sich durch eine spezifische Erlebensqualität und häufig durch emotionstypische Kognitionen aus (bei Schuldgefühlen, z. B. »Hätte ich damals bloß nicht…« oder »Was wird meine Analytikerin dazu sagen…«). Einen unmittelbarer Zugang zu einer vorliegenden Emotion bildet das Erleben emotionsspezifischer Handlungsbereitschaften, die sich oft in kurzfristigen körperlichen Symptomen oder spezifischen Phantasien manifestieren (z. B. die geballte Faust, die als Verspannung nach der Analysestunde spürbar wird oder die Phantasie »ich könnte ihn erwürgen«, die durch eine illustrierende spezifische Handbewegung begleitet sein kann).

In diesem Zusammenhang ist die Unterscheidung zwischen subjektiv erlebten Emotionen und Emotionen, die zwar auftreten, von einer Person jedoch nicht bewusst als solche erlebt werden, relevant. Entsprechend wird zwischen »occurrent« und »experienced emotions« unterschieden (Moser 1983; Krause 1990). Emotionen können auf das Verhalten und Erleben einer Person Einfluss haben,

auch wenn diese nicht bewusst als Emotion wahrgenommen werden.

> ❶ Auch unbewusste Affekte haben eine motiva-
> tionale Funktion und können weitere Regulie-
> rungsprozesse einleiten.

Diese Annahme, von der die Psychoanalyse tradi-
tionellerweise ausgeht (z. B. mit dem Konzept der
unbewussten Schuldgefühle), wurde von der Emotionspsychologie bisher vernachlässigt.

Ein weiterer in der Emotionsforschung unter-
suchter Aspekt des Phänomens Emotion sind **physiologische Prozesse**, wie z. B. erhöhte Herzfrequenz
oder erhöhte Hauttemperatur bei Ärger. Der **Affektausdruck**, insbesondere nonverbale Verhaltensweisen, wie Mimik, Gestik oder Blickverhalten, sowie
verbale Äußerungen als phänomenale Aspekte einer Emotion spielen eine wichtige Rolle in der Regulierung und Gestaltung von Beziehungen in sozialen Interaktionen.

19.4.4   Soziale Bewertung von Emotionen

Diese drei phänomenalen Aspekte einer Emotion werden durch emotionsspezifische Regeln mit-
gestaltet. Diese Regeln reflektieren kulturspezifische soziale Bewertungen eines Affektes. **Fühl-
Regeln** oder »feeling rules« (Hochschild 1983; vgl.
auch Krause 1990) repräsentieren Normen bezüglich des subjektiven Erlebens einer Emotion, während sich **Zeige-Regeln**, (»display rules«; Ekman u.
Friesen 1969) auf das affektspezifische Ausdrucks-
verhalten beziehen. Diese Regeln formulieren, welche Emotionen für wen in welcher Intensität und in
welcher Situation als erwünscht oder unerwünscht,
legitim oder unangebracht gelten, ob ihr Auftreten
und Erleben vermieden, verborgen oder allenfalls
gezeigt werden soll. Sie bedingen Prozesse der Affektkontrolle, die ein Individuum im Verlauf seiner
Affektsozialisierung erlernt.

> ❶ Gemäß Elias (1969) werden Fühl- und Zeige-Re-
> geln durch Zivilisationsprozesse geformt und va-
> riieren mit den vorherrschenden gesellschaft-
> lichen Umgangsformen.

Dass z. B. Erröten, Keuchen oder Schwitzen in Öffentlichkeit in der Regel als peinlich und unerwünscht gilt, weist darauf hin, dass auch bezüglich
der physiologischen Prozesse strenge soziale Regeln existieren.

19.4.5   Motivationale Funktion und weitere Regulierungsprozesse

Wie bei Moser et al. (1991) werden Emotionen
als Indikatoren für eine Störung in der intrapsychischen oder interaktiven Regulierung verstanden. Sie haben eine motivationale, handlungsorga-
nisierende Funktion, d. h. sie können weitere Regulierungsprozesse auslösen, die die Aufgabe haben,
diese Störung zu beseitigen.

> ❶ Regulierungsprozesse können intrapsychisch,
> interaktiv oder in Form von Handlungen ablau-
> fen; hierbei muss ein komplexes Zusammenspiel
> dieser Prozesse angenommen werden.

Als charakteristische intrapsychische Regulierungsprozesse von Schuldgefühlen werden die innere Auseinandersetzung mit der eigenen Verfeh-
lung, das Fassen von »guten« Vorsätzen oder die
Entwicklung von Plänen der Wiedergutmachung
genannt. Auch interaktives Verhalten kann oft
als Versuch verstanden werden, mithilfe von Mimik, Tonfall oder spezifischen Verbalisierungen
eine Störung zu beheben. So kann eine Entschuldigung Schuldgefühle relativieren; auch Geständ-
nisse des Fehlverhaltens werden als Regulierungs-
strategie von Schuldgefühlen beschrieben. Weiter
können Emotionen in zielgerichtete Handlungen
umgesetzt werden, die die Funktion solcher Regulierungsprozesse haben, wie z. B. Wiedergutma-
chungshandlungen bei Schuldgefühlen. Solche Regulierungsprozesse etablieren sich auch innerhalb
der psychotherapeutischen Situation. Durch das
Erinnern und Erzählen einer spezifischen Situation, die von einem spezifischen Affekt (z. B. Schuldgefühlen) begleitet wurde, kann diese Emotion bei
der erzählenden Person reaktiviert werden. Die daran anknüpfenden Regulierungsprozesse äußern
sich in verschiedenen Modalitäten, z. B. als mimisches Verhalten, als Verbalisierung oder als in-

teraktiv inszeniertes Rollenangebot an den Analytiker.

19.5 Klinische Emotions- und Interaktionsforschung

Aufbauend auf diesen Grundannahmen über die Bedeutung von Affekten für die Regulierung von Beziehungen hat sich in den letzten Jahren ein Forschungszweig entwickelt, der sich als »klinische Emotions- und Interaktionsforschung«bezeichnen lässt. Mit diesen Begriff werden inhaltlich und methodisch unterschiedliche Ansätze zusammengefasst, die in den letzten Jahren von Autoren verschiedener Disziplinen entwickelt worden sind. Gemeinsam ist ihnen das Interesse, emotionale Prozesse, ausgehend von beobachtbaren interaktiven Verhaltensweisen, z. B. der Mimik von Klient und Therapeut oder Mutter und Kind, zu untersuchen. Eine wichtige methodische Grundlage bilden Videoaufnahmen, die eine differenzierte Erfassung solcher interaktiver Verhaltensweisen erlauben. Das mimische Verhalten wird mithilfe des »facial action coding systems« (FACS) von Ekman u. Friesen (1978) und Ekman et al. (2002) oder der Kurzform EMFACS (für *Emotion FACS*) kodiert und objektiv beschrieben. Die Beobachtungseinheiten des FACS sind die »action units« (AUs). Sie entsprechen Muskelbewegungen, die unabhängig voneinander in nerviert werden können, und werden mit Nummern gekennzeichnet. So wird z. B. Lächeln als eine Innervation von AU 12 definiert. Diese Daten bilden die Grundlage für die Beschreibung des affektiven Regulierungsgeschehens auf verschiedenen Abstraktionsebenen (Bänninger-Huber 1996).

19.5.1 Interaktive Beziehungsmuster und psychische Störungen

Ein erster thematischer Schwerpunkt liegt in der Untersuchung des **mimisch-affektiven Verhaltens** bei verschiedenen psychischen Störungen (z. B. Stottern, Schizophrenie oder Depression) in verschiedenen sozialen Interaktionen (z. B. Gespräche mit Familienangehörigen oder professionellen Interviewern). Das Ziel dieser Forschungsarbeiten

ist ein besseres Verständnis der Beziehungsdynamik im Hinblick auf die Entwicklung spezifischer Behandlungsmethoden. So wurde das mimisch-affektive Beziehungsverhalten von Versuchspersonen mit verschiedenen psychischen Störungen (Patienten mit Schizophrenie, Colitis ulcerosa, funktionellen Wirbelsäulenbeschwerden) in Alltagsgesprächen mit gesunden Versuchspersonen von der Saarbrücker Arbeitsgruppe um Rainer Krause untersucht (Steimer et al. 1988; Hufnagel et al. 1991; Sänger-Alt et al. 1989; Steimer-Krause et al. 1990; Schwab u. Krause 1994; Merten 1996; Steimer-Krause 1996).

> ❶ **Die Ergebnisse der Forschungsarbeiten deuten darauf hin, dass sich Personen mit verschiedenen psychischen Störungen durch spezifische Abweichungen nonverbaler kommunikativer Prozesse charakterisieren lassen.**

Dies betrifft sowohl die Häufigkeit, das Repertoire und die Verteilung bestimmter mimischer Affektexpressionen als auch die spezifische Verknüpfung von Sprechen, Mimik und Blickverhalten (Benecke 2002). Die bei den Patientengruppen gefundene Reduktion des mimisch-affektiven Verhaltens bezieht sich allerdings nicht gleichermaßen auf alle Affekte: Innerhalb der Störungsgruppen bleibt meist ein bestimmter Affektausdruck von der Reduktion ausgenommen bzw. übersteigt in seiner Häufigkeit sogar diejenige bei den Kontrollgruppen. Dieser prominente Affektausdruck wird als **Leitaffekt** bezeichnet (Krause 1997). Interessanterweise unterscheiden sich die gesunden Gesprächspartner der Patienten in mancher Hinsicht stärker von gesunden Kontrolldyaden als die Patienten selbst (Benecke 2004). Dies lässt sich dahingehend interpretieren, dass die gesunden Gesprächspartner der Patienten spezifische Anpassungsleistungen vollbringen, die in der Regel so ausgerichtet sind, dass das jeweilige Patientenmuster gestützt und aufrechterhalten wird (im Überblick: Krause 1997; Merten 2001). In einer Untersuchung des mimisch-affektiven Verhaltens von Patientinnen mit Borderlinepersönlichkeitsstörungen während klinischer Interviews zeigten sich bei diesen Patientinnen Ekel und Verachtung sehr häufig (Benecke u. Dammann 2005). Im Rahmen dieses Ansatzes werden an unserem

Institut **Typen der Interaktionsregulierung** bei verschiedenen Störungsbildern, z. B. anorektische Patientinnen im Dialog mit ihren Müttern (z. B. Bänninger-Huber et al. 2004) untersucht. Hier zeigte sich, dass die Mütter verschiedene verbale und nonverbale Strategien anwenden (z. B. häufig ein Lächeln initiieren), um die affektive Bindung zu ihrer Tochter zu erhöhen, diese aber von der Tochter zurückgewiesen werden, indem diese den Blick von der Mutter abwenden oder die Augen schließen. Zuhörersignale werden kaum gezeigt. Diese interaktiven Beziehungsmuster spiegeln also ein Art Teufelskreis wider: Je mehr Beziehungsangebote die Mutter macht, desto mehr weist die Tochter sie zurück. Diese spezifische Form der Affektregulierung könnte demnach die Funktion erfüllen, das fragile Autonomiegefühl anorektischer Patientinnen aufrechtzuerhalten.

19.5.2 Mimische Interaktion und die Entwicklung psychischer Strukturen

Gerade für das Verständnis der Genese von psychischen Störungen ist es besonders wichtig, neuere Erkenntnisse aus der **Säuglingsforschung** und der **Untersuchung von frühen Pflegeperson-Kind-Interaktionen** zu berücksichtigen. Psychische Strukturen entstehen, indem ein Kind in Interaktionen mit seinen Eltern spezifische Beziehungserfahrungen macht und diese verinnerlicht. Empirische Arbeiten aus der Entwicklungspsychologie zeigen eindrücklich, welche wichtige Rolle mimische Verhaltensweisen bei solchen Internalisierungsprozessen spielen (Weinberg u. Tronick 1998). Dies soll anhand des Phänomens des »social referencings« **(soziale Bezugnahme)** illustriert werden. Das Social referencing lässt sich im letzten Viertel des ersten Lebensjahres eines Kindes beobachten. Dabei beginnen Kinder in Situationen der Unsicherheit den Emotionsausdruck der Mutter für die eigene Verhaltens- und Handlungsplanung zu nutzen. So zeigen die Untersuchungen von Klinnert et al. (1983), dass sich Kinder »angstauslösenden« Spielzeugen nähern, wenn die gleichzeitig im Raum anwesende Mutter lächelt, sich aber nicht von der Mutter entfernen, wenn diese ein Angstgesicht zeigt. Ein weiteres klassisches Experiment zur Untersuchung des Social referencing ist der Einsatz des »visual cliffs« (Sorce et al. 1985). Die Babys im Krabbelalter werden auf den vorderen Teil einer Tischplatte gesetzt, die mithilfe eines Schachbrettmusters optisch einen Abgrund simuliert. Die Mütter warten jeweils am anderen Ende des Tisches. In dieser vorgetäuschten Gefahrensituation orientieren sich die Babys zum Gesicht der Mutter hin. Zeigt die Mutter auf der anderen Seite des fiktiven Grabens ein ängstliches Gesicht, halten die Babys gewarnt an, lächelt die Mutter hingegen, krabbeln sie über den Abgrund zur Mutter.

Auch in Situationen elterlichen Verbots benutzt das Kind das Social referencing. Es prüft entweder vor oder nach der verbotenen Handlung den Gesichtsausdruck der Mutter. Lächelt die Mutter, so führt das Kind die verbotene Handlung ohne weiteres Zögern aus (z. B. wird es das Spielzeug, das es in der Hand hält, auf den Boden werfen). Zeigt die Mutter ein strenges Gesicht, stoppen die Kinder die verbotene Handlung für einen Augenblick. Manche beginnen selber zu lachen und versuchen damit, die Mutter in ihr Spiel einzubeziehen, andere setzen die verbotene Handlung trotzdem fort (Juen 2001).

> ❗ Die Persönlichkeitsentwicklung eines Kindes basiert auf dem Erleben von Beziehungen, d. h. auf einer gemeinsamen Geschichte von Interaktionen mit spezifischen Interaktionspartnern, die mit der Zeit verinnerlicht werden.

Diese »inneren Strukturen« werden von verschiedenen Autoren unterschiedlich bezeichnet, z. B. als »Repräsentanzen« (Kernberg 1976) bzw. »Schemata« (Grawe 1987) oder »zentrale Beziehungskonfliktthemata« (Luborsky 1984). Sie beeinflussen das Erleben und Verhalten einer Person wiederholend und in spezifischer Weise. Im Erwachsenenalter manifestieren sich diese als für eine Person typische, sich wiederholende Muster, die durch spezifische verbale und nonverbale Verhaltensweisen charakterisiert sind. Während die Affekt- und Beziehungsregulierung gesunder Personen durch angemessene Flexibilität gekennzeichnet ist, werden die Möglichkeiten der Affektregulierung bei Patienten mit psychischen Störungen als sehr rigide angesehen (Benecke 2004). Die für eine Person typischen repetitiven Formen der Affekt- und Beziehungsregulierung zeigen sich auch in der psychotherapeutischen Interaktion und können in der Beziehung zum Therapeuten bearbeitet und verändert werden.

19.5.3 Psychotherapieprozessforschung

In einem dritten Forschungsschwerpunkt steht die Psychotherapieprozessforschung im Mittelpunkt unserer Interessen. Dieser Forschungszweig beschäftigt sich mit der Frage, welches die Mechanismen sind, die zu **produktiven psychotherapeutischen Veränderungen** führen. Dies im Gegensatz zur Erfolgsforschung, in deren Rahmen primär der Frage nach der Wirksamkeit verschiedener Therapieformen nachgegangen wird.

🛈 **Affektive Regulierungsprozesse in psychotherapeutischen Interaktionen werden mit dem Ziel analysiert, die Wirkungsweise psychotherapeutischer Interventionen besser zu verstehen.**

Ausgangspunkt bildet die in der Psychotherapieforschung allgemein anerkannte Annahme, dass die Beziehung zwischen Therapeut und Klient einen wichtigen Wirkfaktor im psychotherapeutischen Prozess darstellt. Diese Annahme wird von Autoren mit den unterschiedlichsten therapeutischen und theoretischen Ausrichtungen vertreten und konnte in verschiedenen neueren Studien empirisch belegt werden (z. B. Orlinsky et al. 1994; Wampold 2001). Was aber ist eine gute Beziehung und wodurch ist eine produktive therapeutische Interaktion gekennzeichnet?

Um diese Fragen zu beantworten, untersuchen wir in unseren Forschungsarbeiten interaktive Beziehungsmuster im Kontext von Schuldgefühlen. Schuldgefühle sind komplexe Emotionen. Sie sind für den psychotherapeutischen Bereich besonders interessant, weil sie oft als sehr schmerzhaft erlebt werden, und auch wenn sie unbewusst auftreten, einen großen Einfluss auf unser interaktives Verhalten und unsere Handlungen haben können. So werden Schuldgefühle bespielsweise von verschie-

denen Autoren als zentrales Element von Depressionen betrachtet (z. B. Harder 1995; Kugler u. Jones, 1992; Zahn-Waxler et al. 1991).

19.6 Vignette

Das Beispiel stammt aus einer psychoanalytischen Psychotherapie, die sitzend durchgeführt wurde. Die Klientin, eine junge Frau, erzählt in dieser Stunde eine Episode aus ihrem Alltag, die bei ihr Schuldgefühle ausgelöst habe.

Fallbeispiel

Vor wenigen Tagen sei sie abends mit einem Freund ausgegangen, ohne ihren Ehemann vorher darüber in Kenntnis zu setzen. Schon während des gemeinsamen Nachtessens mit dem Bekannten habe sie sich etwas unwohl gefühlt, habe den Abend aber auch genossen. Ihr Mann, von dem sie gewusst habe, dass er an diesem Abend bis spät arbeiten würde, sei bei ihrer Rückkehr bereits zu Hause gewesen. Er habe zuerst eher zurückhaltend reagiert, ihr im weiteren Verlauf des Abends jedoch Vorhaltungen gemacht, er arbeite so viel und sie führe ein lockeres Leben. Anschließend an diese Erzählung äußert die Klientin sich kommentierend über die Reaktion ihres Mannes. Den Ehemann, der auf ihre Unternehmung vorwurfsvoll reagiert, bewertet sie der Analytikerin gegenüber als empfindlich und einengend. (»Er findet halt eigentlich, ich soll immer zu Hause sein, wenn er da ist«.) Seine Reaktion wird von der Klientin als nichtgerechtfertigt dargestellt. (»Eigentlich müsste ich gar keine Schuldgefühle haben, er ist selber schuld, wenn er so viel arbeitet«.) Kurz bevor die Klientin das Verhalten ihres Ehemannes kommentiert, macht sie eine längere Sprechpause. Sie zwinkert mehrere Male fast tickähnlich, presst die Lippen wiederholt zusammen und wendet Kopf und Blick von der Analytikerin ab. Der daran anschließende an die Analytikerin gerichtete Kommentar wirkt besonders auffordernd, weil die Klientin diesen mit einem für sie typischen **maskierenden Lächeln** abschließt und dann eine Sprechpause macht, während der sie die Analytikerin erwartungsvoll anblickt. Ein maskierendes Lächeln weist neben dem Lächeln mimische Merkmale auf, die als Indikatoren negativer Emotionen interpretiert werden. Das maskierende Lächeln dieser Klientin beispielsweise zeichnet sich durch zusammengepresste Lippen und leicht nach unten gezogene Mundwinkel aus; dies führt dazu, dass dieses Lächeln etwas »süss-säuerlich« wirkt (»lemon smile«).

Die in der Vignette geschilderte Szene kann mit unserem Modell, wie folgt, verstanden werden: Das Erinnern und Erzählen einer spezifischen Situation, die von Schuldgefühlen begleitet wurde, reaktiviert diese Emotion bei der Klientin. Sie tritt in der aktuellen therapeutischen Interaktionssituation – als unbewusster oder bewusst erlebter Affekt – wieder auf. Um der durch diesen Affekt indizierten Störung zu begegnen, und die reaktivierten Schuldgefühle zu reduzieren, zeigt die Klientin innerhalb der therapeutischen Beziehung spezifische interaktive Verhaltensweisen, die dazu geeignet sind, bei der Therapeutin wiederum bestimmte Reaktionen auszulösen.

Dem interaktiven Verhalten der Klientin – dem wertenden Kommentar über ihren Mann, ihrem verschmitzt wirkenden Lächeln, der Unterbrechung ihres Satzes etc. – kommt die Funktion zu, die Therapeutin dafür zu gewinnen, sich zusammen mit der Klientin mit der einengenden Reaktion des Ehemannes, die die Schuldgefühle der Klientin mitauslöst oder verstärkt, zu beschäftigen. Aufgrund der Hypothese, nach der die Klientin versucht, ihre Schuldgefühle interaktiv auszuregulieren, wird angenommen, dass die Klientin wünscht, die Therapeutin möge diese Haltung bestätigen. (»Wirklich, das kann er nicht von Ihnen verlangen.«) Eine solche Bestätigung würde die Vorwürfe des Mannes entkräften, die Klientin entlasten und ihr Verhalten ihrem Ehemann gegenüber – zumindest bis zu einem gewissen Grad – legitimieren.

Diese interaktive Sequenz wird als eine Form der Affektregulierung mit intrapsychischen und interaktiven Aspekten betrachtet: Die gemeinsame Beschäftigung von Klientin und Therapeutin mit einer Drittperson vermeidet die Auseinandersetzung mit intrapsychischen Konflikten der Klientin und entspricht somit dem klinischen Konzept eines Widerstands. Zudem wird das Risiko eines Konflikts im Bereich der Übertragungsbeziehung reduziert. Es wird angenommen, dass solche von der Klientin interaktiv inszenierten Rollenangebote von der Analytikerin intuitiv wahrgenommen und

als Gegenübertragungsgefühle erkannt werden. Diese »affektive Information« wiederum kann als Instrument für die Generierung weiterer Interventionen genutzt werden.

19.7   Interaktive Beziehungsmuster

19.7.1   »Traps«

Die in der Vignette beschriebenen interaktiven Beziehungsmuster werden »traps« genannt.

> ❶ Traps erfüllen die Funktion, durch eine Erzählung reaktivierte negative Emotionen mithilfe des Interaktionspartners auszubalancieren.

Der Interaktionspartner soll dazu veranlasst werden, in einer bestimmten Art und Weise zu reagieren. Im Kontext von Schuldgefühlen wird dabei dem Interaktionspartner häufig die Rolle einer Autoritätsfigur angeboten, die das Verhalten der Person auf eine bestimmte Art und Weise kommentieren und so von seinen Schuldgefühlen entlasten soll. Phänomenologisch sind Traps durch spezifisches verbales und nonverbales Verhalten charakterisiert. Auf einer verbalen Ebene handelt es sich dabei häufig um direkte oder indirekte Fragen, wie etwa »das ist doch nicht so schlimm, oder?« (Bänninger-Huber u. Widmer 1999). Das nonverbale Verhalten des Klienten in Traps ist dadurch charakterisiert, dass der Klient den Therapeuten anblickt und insbesondere gegen Ende des Traps deutliche bis überdeutliche Sprecherwechselsignale zeigt, die den Therapeuten zu einer verbalen Reaktion »verführen«. In einer Alltagsinteraktion würde es in der Tat zur einem Sprecherwechsel kommen. Entsprechend der Reaktion des Therapeuten werden wiederum **gelingende** von **nichtgelingenden Traps** unterschieden. Kommentiert der Therapeut den Konflikt in der vom Klienten gewünschten Art und Weise, wird von einer gelingenden Trap gesprochen. Der Therapeut hilft hier dem Klienten die Reaktivierung des konfliktiven Affektes auszuregulieren. In nichtgelingenden Traps liefert der Therapeut nicht den gewünschten, entlastenden Kommentar. Der Klient bleibt in der

Regulierung des Affektes auf sich selbst zurückgeworfen.

19.7.2 Prototypische affektive Mikrosequenzen

Neben den Traps, die spezifisch für Schuldgefühle sind, konnten sog. prototypische affektive Mikrosequenzen (PAMs) identifiziert werden, deren Zusammenspiel in ihrer Bedeutung für therapeutische Veränderungen näher untersucht wurde. Prototypische affektive Mikrosequenzen sind durch Lächeln und Lachen eines Interaktionspartners im Kontext einer Störung der affektiven Selbst- oder Beziehungsregulierung charakterisiert.

Entsprechend der Reaktion des Gegenübers, werden unterschiedliche Arten von PAMs unterschieden: **Gelingende PAMs** zeichnen sich dadurch aus, dass das Gegenüber das Lächeln und Lachen des Interaktionspartners erwidert. Werden Lächeln und Lachen nicht erwidert, handelt es sich um eine **nichtgelingende PAM**. Zusätzlich werden Formen unterschieden, in denen das Lächeln nur **schwach** (»participation PAM«) oder **gezwungenermaßen** (± PAM) erwidert wird.

❗ Prototypische affektive Mikrosequenzen umfassen hauptsächlich nonverbales Verhalten, dauern wenige Sekunden und laufen in der Regel unbewusst ab. Funktional dienen PAMs dazu, einen affektiv resonanten Zustand zwischen den Interaktionspartnern herzustellen und so zu einem Gefühl der Beziehungssicherheit beizutragen (z. B. Bänninger-Huber et al. 2002a,b; Bänninger-Huber u. Widmer 2000).

Während Traps, wie erwähnt, als spezifische Beziehungsmuster im Kontext von Schuldgefühlen zu verstehen sind, werden PAMs zur Ausregulierung verschiedener negativer Emotionen verwendet.

19.7.3 Die Balance-Hypothese

Prototypische affektive Mikrosequenzen und Traps können in unterschiedlichen Kombinationen auftreten. Bänninger-Huber u. Widmer (1999, 2000) ordneten diesen Kombinationen entsprechende Interaktionstypen zu und setzten diese in Bezug zu Annahmen aus der psychoanalytischen Behandlungstheorie.

❗ Es ist Aufgabe des Therapeuten, eine Balance zwischen der Sicherung eines verlässlichen Arbeitsbündnisses einerseits und der Aufrechterhaltung eines gewissen Maßes an Konfliktspannung andererseits herzustellen.

Beispielsweise bleibt durch die Kombination einer nichtgelingenden Trap mit einer nichtgelingenden PAM der Konflikt des Klienten aktiviert, die mit dem Konflikt verknüpften Schuldgefühle bleiben »bestehen« (»occurrent«). Damit werden die Exploration und die Bearbeitung des Konflikts und der damit zusammenhängenden Affekte möglich. Mit einer nichtgelingenden PAM nimmt der Therapeut eine kurzfristige Destabilisierung der therapeutischen Beziehung in Kauf. Diese Technik folgt den Regeln der **klassisch psychoanalytischen Abstinenz**. Die Arbeitsbeziehung bleibt hingegen sicher, wenn eine nichtgelingende Trap zusammen mit einer gelingenden PAM auftritt. Der Konflikt bleibt durch die nichtgelingende Trap trotzdem aktiviert. Dieser interaktive Stil wurde als **freundliche Zurückweisung** bezeichnet. In den bisherigen Untersuchungen zur psychotherapeutischen Interaktion erwiesen sich vor allem die als »klassische Abstinenz« und »freundliche Zurückweisung« bezeichneten Kombinationen als für den Therapieprozess förderliche Interaktionsmuster (Bänninger-Huber et al. 2002a,b; Bänninger-Huber u. Widmer 1999, 2000). Günstige Verhaltensweisen aufseiten des Therapeuten scheinen also zu sein, die Konfliktspannung durch das wiederholte Zurückweisen von Traps aufrechtzuerhalten und gleichzeitig durch wiederholte gemeinsame Lächelphasen das für den Klienten wichtige Maß an Bindungssicherheit zu gewährleisten (Bänninger-Huber u. Widmer 2000). Es ist also nicht die »gute (harmonische)« Arbeitsbeziehung allein, die den psychotherapeutischen Prozess fördert. Therapeutische Fortschritte können nur durch die gleichzeitige Bearbeitung von Konflikten erzielt werden. Diese Aussagen werden auch durch Arbeiten der Saarbrückergruppe (z. B. Merten 1996; Krause 1997; Dreher et al.

2001; Benecke 2002) unterstützt. Auch diese Untersuchungen machen deutlich, dass zu häufiges Lächeln in Psychotherapien wenig hilfreich ist, wenn nicht gleichzeitig auch die wichtigen Konflikte des Klienten bearbeitet werden. Eine solche Beziehung mag vom Klienten zwar als »gut« erlebt werden, ist therapeutisch jedoch wenig produktiv.

19.8   Konsequenzen für das Verständnis psychotherapeutischer Veränderungsprozesse

Die Mimik leistet also einen immens wichtigen Beitrag zur Emotions- und Interaktionsregulierung. Wenn diese mimischen Mikroprozesse in einer Interaktion nicht funktionieren, ist dies immer ein Ausdruck einer Störung in der Emotionsregulierung. Aus diesem Grund ist es wesentlich, auch in Psychotherapien auf Mikroprozesse zu achten.

❗ Psychotherapie bietet die Möglichkeit, eingeschliffene Muster der Emotionsregulierung zu durchbrechen und neue, adäquatere Formen zu entwickeln.

Dazu ist es notwendig, dass der Therapeut oder die Therapeutin solche **maladaptiven Beziehungsangebote** zurückweist, gleichzeitig aber ausreichend **emotionale Sicherheit** in der therapeutischen Beziehung gewährleistet. Psychotherapeuten und Psychotherapeutinnen sollten in der Lage sein, beide Elemente situationsabhängig und abhängig von den Fähigkeiten des Klienten oder der Klientin zu dosieren.

Allerdings kann es nicht das Ziel sein, aufgrund der hier referierten Forschungsergebnisse dem Therapeuten Anleitungen oder gar »Rezepte« zu geben, etwa im Sinne »Lächle, wenn du das Gefühl hast, dass das Arbeitsbündnis gefährdet ist«. Solche Instruktionen wären auch kaum befolgbar, da ein Großteil der basalen affektiven Kommunikation automatisch abläuft und nicht bewusst steuerbar ist. Hingegen können wir als Psychotherapeutinnen und Psychotherapeuten nachträglich versuchen zu verstehen, welche interaktiven Prozesse abgelaufen sind, indem wir unsere Gegenü-

bertragungsreaktionen analysieren. Die so gewonnenen Erkenntnisse können dann in einer späteren Therapiestunde wieder in Form einer Intervention bzw. Deutung in den therapeutischen Prozess einfließen.

Affekte sind zentral für das Verständnis psychotherapeutischer Veränderungsprozesse. Es lohnt sich, einen interdisziplinären Forschungsansatz zu verfolgen, der Erkenntnisse aus der Emotionspsychologie, der Psychoanalyse und der Psychotherapieforschung integriert. Insbesondere ist der Ansatz der Verhaltensbeobachtung fruchtbar, weil er es ermöglicht, das tatsächlich ablaufende Geschehen in der therapeutischen Interaktion zu erfassen und mit Konzepten der Praxis in Beziehung zu setzen. Abstrakte psychoanalytische Konzepte, wie Übertragung, Gegenübertragung, Widerstand, können so phänomenal gefasst, konkretisiert und objektiviert werden. Durch die Verwendung eines Ansatzes, der die Affekte ins Zentrum stellt, wird es auch möglich, psychotherapeutische Veränderungsprozesse schulenunabhängig zu beschreiben und damit vergleichbar zu machen.

Literatur

Bänninger-Huber E (1992) Prototypical affective microsequences in psychotherapeutic interaction. Psychother Res 2: 291–306

Bänninger-Huber E (1996) Mimik – Übertragung – Interaktion. Die Untersuchung affektiver Prozesse in der Psychotherapie. Huber, Bern

Bänninger-Huber E, Salisch M von (1994) Die Untersuchung des mimischen Affektausdrucks in face-to-face-Interaktionen. Psychol Rundsch 45: 79–98

Bänninger-Huber E, Widmer C (1996) A new model of the elicitation, phenomenology and function of emotions in psychotherapy. In: Frijda NH (ed) Proceedings of the IXth Conference of the International Society for Research on Emotions. Toronto, 13–17.08.1996, pp 251–255

Bänninger-Huber E, Widmer C (1999) Affective relationship patterns and psychotherapeutic change. Psychother Res 9: 74–87

Bänninger-Huber E, Widmer C (2000) Interaktive Beziehungsmuster und ihre Bedeutung für psychotherapeutische Veränderung. Verhaltensther Verhaltensmed 9: 439–454

Bänninger-Huber E, Peham D, Juen B (2002a) Affektregulierung in der therapeutischen Interaktion mittels Videoaufnahmen. Psychol Med 13: 11–16

Bänninger-Huber E, Peham D, Juen B (2002b) Mikroanalytische Untersuchung der Bedeutung für psychotherapeutische Veränderungen. Verhaltensther Verhaltensmed 21: 439–454

Bänninger-Huber E, Müller R, Barbist MT, Schranz K (2004) Emotionale Regulierungsprozesse bei Frauen mit Anorexia nervosa. In: Hermer M, Klinzing HG (Hrsg) Nonverbale Prozesse in der Psychotherapie. DGVT, Tübingen, S 298–303

Benecke C (2002) Mimischer Affektausdruck und Sprachinhalt. Interaktive und objektbezogene Affekte im psychotherapeutischen Prozess. Lang, Bern

Benecke C (2004) Affekt, Repräsentanz, Interaktion und Symptombelastung bei Panikstörungen. Habilitation an der Leopold-Franzens-Universität, Innsbruck

Benecke C, Dammann G (2005) Facial-affective behaviour of patients with borderline personality disorder. Psychother Res (in press)

Dreher M, Mengele U, Kämmerer A, Krause R (2001) Affective indicates of the psychotherapeutic process. an empirical case study. Psychother Res 11: 99–117

Ekman P, Friesen WV (1969) The repertoire of nonverbal behavior: categories, origins, usage and codings. Semiotica 1: 49–98

Ekman P, Friesen WV (1978) Facial Action Coding System (FACS): Manual. Consulting Psychologists Press, Palo Alto

Ekman P, Friesen WV, Hager J (2002) Facial Action Coding System. The Manual on CD Rom. Network Information Research Corporation, Salt Lake City

Elias N (1969) Über den Prozess der Zivilisation, Bd 1. Francke, Bern

Frijda NH (1986) The emotions. Cambridge University Press, Cambridge

Grawe K (1987) Psychotherapie als Entwicklungsstimulation von Schemata. Ein Prozeß mit nicht vorhersehbarem Ausgang. In: Caspar F (Hrsg) Problemanalyse in der Psychotherapie. Forum 13, dgvt, Tübingen, S 72–87

Harder DW (1995) Shame and guilt assessment and relationships of shame- and guilt-proneness to psychopathology. In: Tangney JP, Fischer KW (eds) Self conscious emotions: the psychology of shame, guilt, embarrassement, and pride. Guilford, New York, pp 368–392

Hochschild AR (1983) The managed heart. Commercialization of human feeling. University of California Press, Berkley

Hufnagel H, Krause R, Steimer-Krause E, Wagner G (1991) Facial expression and introspection within different groups of mental disturbances. In: Pennebaker JW, Traue HC (eds) Emotional expression and inhibition in health and illness. Hogrefe, Göttingen

Jones WH, Kugler K, Adams P (1995) You always hurt the one you love: guilt and transgressions against relationship partners. In: Tangney JP, Fischer KW (eds) Self-conscious emotions: the psychology of shame, guilt, embarrassment, and pride. Guilford Press, New York, pp 301–321

Juen B (2001) Konfliktregulierung in frühen Mutter-Kind-Interaktionen: ein Beitrag zur Moralentwicklung. Unveröff. Habilitationsschrift, Leopold-Franzens-Universität, Innsbruck

Kernberg OF (1976) Objektbeziehungen und die Praxis der Psychoanalyse. Klett-Cotta, Stuttgart

Klinnert MD, Campos JJ, Sorce JF, Emde RN, Svejda M (1983) Emotions as behavior regulators: social referencing in infancy. In: Plutchik R, Kellerman H (eds) Emotion: theory research, and experience, vol. 2: Emotions in early development. Academic Press, New York, pp 57–86

Krause R (1990) Psychodynamik der Emotionsstörungen. In: Scherer KR (Hrsg) Psychologie der Emotionen. Enzyklopädie der Psychologie, IV/3. Hogrefe, Göttingen, S 630–705

Krause R (1997) Allgemeine psychoanalytische Krankheitslehre, Bd. 1: Grundlagen. Kohlhammer, Stuttgart Berlin

Krause R (2002) Affekte und Gefühl aus psychoanalytischer Sicht. Psychother Dial 2: 120–126

Kugler K, Jones WH (1992) On conceptualizing and assessing guilt. J Pers So Psychol 62: 318–327

Luborsky L (1984) Einführung in die psychoanalytische Psychotherapie. Springer, Berlin Heidelberg New York

Merten J (1996) Affekte und die Regulation nonverbalen, interaktiven Verhaltens. Lang, Bern

Merten J (2001) Beziehungsregulation in Psychotherapien. Maladaptive Beziehungsmuster und der therapeutische Prozess. Kohlhammer, Stuttgart

Montada L (1982) Entwicklung moralischer Urteilsstrukturen und Aufbau von Werthaltungen. In: Oerter R, Montada L (Hrsg) Entwicklungspsychologie. Urban u. Schwarzenberg, München Wien Baltimore, S 633–673

Moser U (1983) Beiträge zu einer psychoanalytischen Theorie der Affekte, Teil I. Berichte aus der interdisziplinären Konfliktforschungsstelle, Nr. 10, Soziologisches und Psychologisches Institut der Universität Zürich

Moser U, Zeppelin I von, Schneider W (1991) The regulation of cognitive-affective processes: a new psychoanalytic model. In: Moser U, Zeppelin I von (Hrsg) Cognitive-affective processes: new ways of psychoanalytic modeling. Springer, Berlin Heidelberg New York, S 87–134

Orlinsky DE, Grawe K, Parks BK (1994) Process and outcome in psychotherapy. In: Bergin AE, Garfield SL (eds)
Handbook of psychotherapy and behavior change,
4th edn. Wiley, New York

Sänger-Alt C, Steimer-Krause E, Wagner G, Krause R (1989)
Mimisches Verhalten psychosomatischer Patienten. Z
Klin Psychol 18: 243–256

Scherer KR (1984) On the nature and function of emotion:
a component process approach. In: Scherer KR, Ekman P (eds) Approaches to emotion. Erlbaum, Hillsdale New York, pp 293–317

Scherer KR (1988) Criteria for emotion-antecedent appraisal: a review. In: Hamilton V, Bower GH, Frijda NH
(eds) Cognitive perspectives on emotion and motivation. Kluwer, Dordrecht, pp 89–126

Scherer KR (1990) Theorien und aktuelle Probleme der
Emotionspsychologie. In: Scherer KR (Hrsg) Psychol-
ogie der Emotion, Enzyklopädie der Psychologie.
Hogrefe, Göttingen, S 1–38

Scherer KR (1993) The place of appraisal in emotion. Cogn
Emot 7:357–387

Schwab F, Krause R (1994) Über das Verhältnis von körperlichen und mentalen emotionalen Abläufen bei verschiedenen psychosomatischen Krankheitsbildern. Z
Psychother Psychosom Med Psychol 44: 308–315

Sorce JF, Emde RN, Campos J, Klinnert MD (1985) Maternal
emotional signaling: its effects on the visual cliff behavior of 1-year-olds. Dev Psychol 21:195–200

Steimer-Krause E (1996) Übertragung, Affekt und Beziehung. Lang, Bern

Steimer E, Krause R, Sänger-Alt C, Wagner G (1988) Mimisches Verhalten schizophrener Patienten und ihrer
Gesprächspartner. Z Klin Psychol 17: 132–147

Steimer-Krause E, Krause K, Wagner G (1990) Prozesse der
Interaktionsregulierung bei schizophren und psychosomatisch erkrankten Patienten – Studien zum mimischen Verhalten in dyadischen Interaktionen. Z Klin
Psychol 19: 32–49

Wampold BE (2001) The great psychotherapy debate.
Models, methods, and findings. Erlbaum, Mahwah

Weinberg MK Tronick EZ (1998) Emotional characteristics
of infants associated with maternal depression and
anxiety. Pediatrics102 [5 Suppl E]:1298–1304

Zahn-Waxler C, Cole PM, Barrett KC (1991) Guilt and empa-
thy. sex differences and implications for the development of depression. In: Garber J, Dodges K (eds) The
development of emotion regulation and dysregulation. Cambrigde University Press, Cambridge, pp 243–
272

9

Das Unbewusste

Wirklichkeit und Konstruktion – Psychoanalytische Prozesse und »cognitive neuroscience«

M. Leuzinger-Bohleber

Überarbeitung eines Vortrags an der Tagung der European Psychoanalytical Federation in Helsinki, April 2004.

> Das Unbewusste ist wohl nach wie vor das zentralste psychoanalytische Konzept. Fragen wir Laien, wie sich die Psychoanalyse von anderen wissenschaftlichen Disziplinen, z. B. der Psychiatrie, unterscheide, werden wohl die meisten entgegnen, dass es in der Psychoanalyse um das Verständnis **unbewusster** Prozesse geht. Zwar sprechen heute auch viele andere Therapierichtungen, Psychiater, akademische Psychologen, Kognitions- und Neurowissenschaftler von »unbewusster Informationsverarbeitung«, doch ist damit meist ein anderes, ein **deskriptives** Unbewusstes gemeint.[1] Vor allem das **Konzept des dynamischen Unbewussten**, das von einer dem Wiederholungszwang unterliegenden, unbewussten Determination menschlichen Verhaltens ausgeht, dient nach wie vor der Abgrenzung der Psychoanalyse als wissenschaftliche Disziplin gegen außen sowie der Versicherung der Gemeinsamkeiten gegen innen. In Zeiten des wissenschaftlichen Pluralismus erhält die Frage nach der gemeinsamen Basis der Psychoanalyse zudem eine besondere Brisanz. Was verstehen wir heute unter »dem dynamischen Unbewussten«? Ist dieser postulierte theoretische (und klinische) Konsens auch bei genauerem Hinsehen wirklich vorhanden? Verstehen verschiedene Psychoanalytiker Ähnliches oder gar das Gleiche unter dem »dynamischen Unbewussten«? Und können interdisziplinäre Überlegungen zu einer produktiven kritischen Reflexion beitragen?

20.1   Der interdisziplinäre Dialog mit der »cognitive neuroscience« und psychoanalytische Konzeptforschung

Bekanntlich haben Konzepte ihre spezifische Geschichte und müssen, als theoretische Erklärungsmodi, einer ständigen Reflexion und Modifikation unterzogen werden, um sowohl ihre Innovation, Elastizität und Offenheit als auch ihre denkerische, logische und begriffliche Präzision und Klarheit zu erhalten. In diesem Zusammenhang kann sich der interdisziplinäre Dialog mit anderen Wissenschaftlern als produktiv erweisen, da diese einen triangulierenden, »fremden« Blick auf die eigenen Konzepte werfen. Hierdurch werden Engführungen, Widersprüche oder Inkompatibilitäten mit dem Wissensstand der fremden Disziplin sichtbar und daher kritisch reflektierbar. Dies wird im Folgenden anhand eines exemplarischen

Dialogs illustriert: dem Dialog mit der »cognitive neuroscience«. Die Cognitive science wurde ursprünglich als eine interdisziplinäre Grundlagenwissenschaft mit dem Ziel, intelligentes Verhalten zu erforschen, definiert. Sie versuchte in ihren Modellvorstellungen Wissen aus der »artifical intelligence«, der Psychologie, den Neurowissenschaften, der Linguistik und der Philosophie zu integrieren. In neuester Zeit werden auch Biologie und Ingenieurswissenschaften eingeschlossen. Cognitive neuroscience betont die besondere Rolle, die heute – nach den oben erwähnten beeindruckenden Fortschritten in den Neurowissenschaften – diesen bei der Modellbildung zukommt. Dieser interdisziplinäre Austausch hat in den letzten Jahren großes Interesse geweckt, etwa nachdem 1998 Eric Kandel, der berühmte Neurobiologe, Psychiater und Medizin-Nobelpreisträger des Jahres 2000, im American Journal of Psychiatry einen Aufsatz mit dem Titel »A new intellectual framework for psychiatry« veröffentlichte. Dieser Text macht wegweisende programmatische Aussagen über das künftige Verhältnis zwischen den Biowissenschaften (vor allem der Hirnforschung) einerseits und Psychiatrie, Psychologie und Psychoanalyse andererseits. Es heißt dort unter anderem (in deutscher Übersetzung):

---

1   Eine eingehende Diskussion zum deskriptiven Verständnis »latenter«, »nichtbewusster« Informationsverarbeitungsprozesse in den Neurowissenschaften findet sich bei Koukkou et al. (1998).

Psychiatrie, Kognitionspsychologie und Psychoanalyse können für die Biologie jene mentalen Funktionen definieren, die untersucht werden müssen, damit ein sinnvolles und komplexes Verständnis der Biologie des menschlichen Geistes (»mind«) möglich wird. In diesem Wechselverhältnis vermag die Psychiatrie eine Doppelrolle zu spielen: Zum einen kann sie Antworten auf Fragen suchen, die sich in ihrem eigenen Bereich stellen, Fragen, die sich auf die Diagnose und Behandlung psychischer Störungen beziehen. Zum anderen kann sie auf der Ebene des Verhaltens diejenigen Fragen aufwerfen, die von der Biologie beantwortet werden müssen, wenn wir ein realistisches und fortgeschrittenes Verständnis höherer geistiger Prozesse beim Menschen erhalten wollen.

Aufgrund der in den letzten Jahren in den Neurowissenschaften erzielten Fortschritte befinden sich sowohl Psychiatrie als auch Neurowissenschaften in einer besseren Ausgangslage für eine Wiederannäherung, die es erlauben wird, die Einsichten aus der psychoanalytischen Perspektive für die Suche nach einem tieferen Verständnis der biologischen Grundlagen des Verhaltens zu nutzen (Kandel 1998, S. 459).

Bezogen auf den Austausch zwischen Neurowissenschaften und Psychoanalyse führen verschiedene Forschergruppen – anlehnend an Kandel – folgende Argumente ins Feld: Die Neurowissenschaften verfügen inzwischen über die objektivierenden und exakten Methoden zur Prüfung anspruchsvoller Hypothesen über menschliches Verhalten, während die Psychoanalyse aufgrund ihrer reichen Erfahrung mit Patienten die notwendige Konkretion und das Anschauungsmaterial in Bezug auf menschliches Verhalten beizutragen und dadurch genaue Fragen an die Biowissenschaften zu stellen vermag. Zudem hat die Psychoanalyse differenzierte Erklärungsansätze entwickelt, um die vielschichtigen und komplexen Beobachtungen in der psychoanalytischen Situation zu konzeptualisieren, Erklärungsansätze, die auch für Neurowissenschaftler von Interesse sein könnten. Allerdings scheint es wichtig zu betonen, dass dieser Dialog keinen Anlass zur Euphorie bietet (wie vielleicht das eben publizierte, viel beachtete Manifest der Hirnforscher implizit verspricht). Er stellt vielmehr, wie wir schon 1992–1998 in einem interdisziplinären Kolloquium zwischen 20 Neurowissenschaftlern und

Psychoanalytikern (gefördert durch die Köhler Stiftung GmbH, Darmstadt) z. T. schmerzlich erfahren mussten, die Beteiligten vor hohe persönliche und fachliche Anforderungen (vgl. dazu Koukkou et al. 1998; Leuzinger-Bohleber et al. 1998). Beim genauen Hinsehen sprechen wir oft nicht die gleiche Sprache, verwenden unterschiedliche Konzepte trotz analoger Begriffe, fühlen uns divergierenden wissenschaftstheoretischen und philosophischen Traditionen verbunden und brauchen einen langen Atem, ja viel Toleranz, um wirklich miteinander ins Gespräch zu kommen und dadurch unsere bisherigen Denkweisen infrage zu stellen, alles Voraussetzungen, um zu der von Kandel geforderten Vertiefung der disziplinären Erkenntnisse vorzustoßen. Zudem stellt der Vergleich der Modelle, die in den beiden Disziplinen aufgrund unterschiedlicher Forschungsmethoden und Daten entwickelt wurden, hohe wissenschaftstheoretische und -methodische Anforderungen. Denken wir hier nur an die viel diskutierte Gefahr des Reduktionismus psychischer Prozesse auf neurobiologische Vorgänge oder an die Folgen einer unreflektierten Übertragung von Konzepten, Methoden und Interpretationen von einer wissenschaftlichen Disziplin auf die andere (vgl. dazu Leuzinger-Bohleber u. Pfeifer 2002; Hampe 2003; Hagner 2004).

20.2 Die Frage nach der »narrativen« versus einer »historischen« Wahrheit

Falls allerdings die beschriebenen Gefahren Anlass zu einem kritischen und selbstkritischen Diskurs aller Beteiligten werden, kann die konkrete, intensive Zusammenarbeit zu einem fruchtbaren Experiment werden. Dies soll im Folgenden illustriert werden. Ich konzentriere mich dabei auf die Frage, welche Möglichkeiten wir als heutige Psychoanalytiker sehen, um unbewusst gewordene Phantasien und Objektbeziehungserfahrungen der ersten Lebensmonate im analytischen Prozess zu erhellen, obschon sie eine Zeit betreffen, in der Erlebnisse weder symbolisiert noch verbalisiert werden konnten.

Konstruieren wir dabei vergangene Wirklichkeiten oder öffnet sich in psychoanalytischen Prozessen ein Fenster zur »historischen Wahrheit«? Die Frage nach der »narrativen« versus einer »historischen« Wahrheit in der Psychoanalyse ist für die Psychoanalyse nach wie vor von zentralem Interesse, wie eine internationale Tagung der Zeitschrift Psyche »Vergangenes im Hier und Jetzt« (15./16.10.2004) erneut eindrücklich belegte. Um diese Frage zu erörtern, beziehe ich mich auf ein klinisches Fallbeispiel, das ich an anderer Stelle ausführlich diskutiert habe. Ich habe es ausgewählt, weil ich daran das Ringen um ein fundiertes Verstehen komplexer psychoanalytischer Phänomene, wie das Konzept unbewusster Phantasiesysteme, illustrieren möchte. Ich versuche im Folgenden **unbewusste Phantasiesysteme** zu konzeptualisieren. Dabei besteht ein enger Zusammenhang mit dem **Konzept der unbewussten Phantasie**, das ich in spezifischer Weise weiterzuentwickeln versuche. Wie ich ausführen werde, beschreibe ich damit frühinfantile Tagträume, in die schon früheste Objektbeziehungserfahrungen, die sich im Körper niedergeschlagen hatten, eingegangen waren. Diese Tagträume wurden – vermutlich in der ödipalen Phase – ins Unbewusste verbannt, aber durch Phantasien (ausgelöst durch spätere Erfahrungen und Beobachtungen) »nachträglich« immer und immer wieder neu überarbeitet. Die »Medea-Phantasie« ist für mich ein Beispiel eines solchen unbewussten Phantasiesystems. Verschiedene Erklärungen für die Genese dieses Phantasiesystems werden diskutiert, bei denen ich mich unter anderem auf strukturtheoretische und objektbeziehungstheoretische Konzepte unbewusster Phantasien beziehe. Allerdings kann im Rahmen dieses Beitrags die eigentliche »integrative Konzeptforschung« nicht dargestellt werden, sondern lediglich ein Eindruck von den wichtigsten Überlegungen vermittelt werden. Wie unter anderem Beland (1989) und Shapiro (1990) feststellten, spielte das Konzept der unbewussten Phantasie in der Geschichte der Psychoanalyse seit jeher eine entscheidende Rolle. Freud (1908) selbst sah unbewusste Phantasien als kulturtypische Tagträume, die eng mit Masturbationsphantasien verbunden sind:

Die unbewußten Phantasien sind entweder von jeher unbewußt gewesen, im Unbewußten gebildet worden, oder, was der häufigere Fall ist, sie waren einmal bewußte Phantasien, Tagträume, und sind dann mit Absicht vergessen worden, durch die »Verdrängung« ins Unbewußte geraten… Die unbewußte Phantasie steht nun in einer sehr wichtigen Beziehung zum Sexualleben der Person; sie ist nämlich identisch mit der Phantasie, welche derselben während einer Periode von Masturbation zur sexuellen Befriedigung gedient hat (Freud 1908, S. 193).

Später war das Konzept der unbewussten Phantasie Gegenstand heftiger Kontroversen, z. B. in den »controversial discussions«, wenn wir an den berühmt gewordenen Beitrag von Isaacs (1945) auf der einen Seite oder Glover (1945) auf der anderen Seite denken. Gerade die Controversial discussions, stattgefunden mitten im Zweiten Weltkrieg, beeindrucken immer wieder durch die Leidenschaftlichkeit im Ringen um klinische und konzeptuelle Wahrheiten sowie durch ihre Integrationskraft und innovative Wirkung. Auch heute können Kontroversen zu zentralen psychoanalytischen Konzepten die Chance für ein vertieftes klinisches Verständnis und eine theoretische Weiterentwicklung darstellen. So diskutierte z. B. Perron (2001) kürzlich die Frage der Beziehung von unbewusster Phantasie und den Urphantasien (»primal phantasies«) und bezog sich dabei auf einen intensiven Diskurs dazu in der heutigen französischen Psychoanalyse. Meinen Beitrag sehe ich als eine Art Ergänzung, in dem ich auf einen ebenfalls intensiven Diskurs zu frühesten, im Unbewussten vorzufindende Phantasien, in unserem (deutschen) Kulturraum verweise, in anderen Worten als Beitrag zu einer **integrativen psychoanalytischen Konzeptforschung**. In dieser Form der Konzeptforschung werden klinische Beobachtungen und deren Konzeptualisierungen durch Psychoanalytiker unterschiedlichster theoretischer Orientierungen mit dem Erkenntnisstand anderer wissenschaftlicher Disziplinen in Verbindung gebracht und integriert, denn Konzepte spielen nicht nur in der klinischen Praxis der Psychoanalyse und im Kommunikationsprozess unter Psychoanalytikern eine zentrale Rolle, sondern auch im Austausch mit anderen Wissenschaften.

Eine bisher wenig bekannte Form der **interdisziplinären, (externen) psychoanalytischen Konzeptforschung** wurde seit den 1960er-Jahren von der Forschungsgruppe um Ulrich Moser und Ilka von

Zeppelin in Zürich entwickelt. Sie ergänzten andere Möglichkeiten der Konzeptforschungen mit Studien, die moderne Techniken, wie die Computersimulation, nutzten, um die innere Konsistenz, die logische und begriffliche Präzision und Widerspruchsfreiheit von komplexen psychoanalytischen Konzepten, wie der Traumgenerierung oder das psychoanalytische Abwehrmodell, systematisch – extern – zu überprüfen. Rolf Pfeifer und ich haben diese Tradition fortgesetzt, uns aber von der Computersimulation als Instrument der Theorieüberprüfung abgewandt, da sie sich, wie wir an anderer Stelle ausführlich diskutiert haben, aus heutiger Sicht wenig eignet, um dynamische, interaktive Konzepte der heutigen Psychoanalyse zu validieren. Doch teilen wir die Auffassung von Ulrich Moser, dass es wichtig ist, psychoanalytische Konzepte im interdisziplinären Dialog mit anderen wissenschaftlichen Disziplinen in Beziehung zu setzen, einmal, wie eben erwähnt, um sie dadurch elastisch, offen und innovativ zu erhalten und zum zweiten, um in Zeiten des wissenschaftlichen Pluralismus die Eigenständigkeit der Psychoanalyse als Wissenschaft mit ihrer spezifischen Forschungsmethodik und daraus gewonnenen Konzepten im Diskurs mit anderen Wissenschaften offensiv zu vertreten (vgl. dazu u. a. Leuzinger-Bohleber 2002).

Oft sind es gerade die komplexen und differenzierten psychoanalytischen Theorien, die uns attraktiv für einen Dialog mit anderen Disziplinen machen (s.u.a. Whitebook 1996). Gegen innen dienen Konzepte unter anderem der Selbst- und Identitätsvergewisserung und sind oft – vorwiegend unbewusst – mit Loyalitäten und Solidaritätsgefühlen gegenüber unseren Lehranalytikern, psychoanalytischen Lehrern und »peers« verbunden, was zuweilen den professionellen Austausch darüber erschwert. Doch vor allem sind sie für das Verständnis psychoanalytischer Prozesse in unserem beruflichen Alltag unverzichtbar, da es, wie unterschiedlichste Wissenschaftstheoretiker und -philosophen in Übereinstimmung mit vielen Autoren der Wahrnehmungs- und Kognitionspsychologie heute postulieren, keine »theoriefreie« Wahrnehmung gibt. Wir sind immer – bewusst oder unbewusst – von den Theorien in unserem Hinterkopf beeinflusst, da Wahrnehmung und Gedächtnis, Affekt und Kognition, unbewusste Phantasie und bewusstes Theoretisieren untrennbar miteinander verbunden sind (vgl. dazu u. a. Hampe 2003; Holzhey 2001). Ich kann hier nicht auf die damit verbundenen interessanten wissenschaftstheoretischen und -methodischen Fragen eingehen (vgl. dazu u. a. Leuzinger-Bohleber 2002; Leuzinger-Bohleber u. Bürgin 2003), die wir an anderer Stelle eingehend diskutiert haben. Stattdessen werde ich mich darauf beschränken, einen Eindruck davon zu vermitteln, wie sich für mich aktuelle Diskussionen zum vorsprachlichen Gedächtnis in der »embodied cognitive science« als hilfreich erwiesen haben, um das Konzept unbewusst gewordener, früher Erfahrungen und Phantasien und deren unerkannten Einfluss auf aktuelles Denken und Handeln, in anderen Worten um mein **Verständnis des dynamischen Unbewussten**, zu bereichern bzw. teilweise zu korrigieren. Ich hoffe, trotz des beschränkten Rahmens, die Neugierde des Lesers für solche Exkursionen zu wecken und meine Überzeugung zu vermitteln, dass eine Integration psychoanalytischer und nichtpsychoanalytischer Konzepte für beide Seiten innovativ und bereichernd sein kann.

20.3 Konzeptforschung am Beispiel der »Medea-Phantasie«

20.3.1 Ein Fallbeispiel

Zuerst die Schilderung einer kurzen Sequenz aus der Psychoanalyse[2] mit einer zu Beginn der Behandlung 28-jährigen Frau, die ich anfänglich als Borderlinepersönlichkeit diagnostizierte.

Fallbeispiel

Frau B. suchte mich wegen einer schweren Phobie, Waschzwängen (sie wusch sich ihre Hände blutig), Nägelbeißen, Schlaf- und Essstörungen sowie völliger

---

2 Da Diskretionsgründe es bekanntlich oft erschweren oder sogar unmöglich machen, aus Psychoanalysen und psychoanalytischen Therapien zu berichten, greife ich auf dieses aktiv verschlüsselte Fallbeispiel zurück, obschon analoge unbewusste Phantasien auch in anderen Behandlungen mit Frauen eine zentrale Rolle spielten (vgl. dazu Leuzinger-Bohleber u. Pfeifer 1998, 2002).

sozialer Isolation auf. Mit 18 Jahren war sie an einer schweren Anorexie erkrankt und in verschiedensten psychiatrischen Institutionen hospitalisiert gewesen, die sie alle ohne Erfolg entlassen hatten (immer noch gravierendes Untergewicht). Doch erlaubten ihr die Klinikaufenthalte schließlich einen Wegzug aus dem Haus ihrer allein lebenden, seit ihrer Adoleszenz geschiedenen Mutter und, in der Folge davon, eine Überwindung der Anorexie aus eigener Kraft: »Ich habe mich selbst am Schwanz auf dem Sumpf gezogen«, sagte sie im Abklärungsgespräch dazu. Allerdings tauchten in den kommenden Monaten gravierende phobische Ängste auf, die es Frau B. sukzessiv unmöglich machten, ihr Studium fortzusetzen, bis sie schließlich nicht mehr in der Lage war, ihr verdunkeltes Zimmer in einer studentischen Wohngemeinschaft zu verlassen. Einen erneuten Klinikaufenthalt hatte sie wiederum gegen den Willen der Ärzte abgebrochen und suchte nun »auf eigene Faust« einen ambulanten Therapieplatz. Ich war bereits die sechste Therapeutin, mit der sie ein Erstgespräch führte. Bei allen anderen war es zu keiner therapeutischen Vereinbarung gekommen. Mich berührte die Notsituation und die, wie mir schien, fehlgeleitete Vitalität dieser jungen Frau sehr, die – verkrampft und sichtlich unwohl – auf dem Stuhl vor mir saß und auch körperlich keinen Moment zu entspannen schien. Obschon sie mich während der Abklärungsgespräche kaum zu Wort kommen ließ, hatte ich den Eindruck, sie irgendwie emotional zu erreichen und mit ihr arbeiten zu können. Daher vereinbarten wir eine Psychoanalyse mit vier wöchentlichen Sitzungen.

In den ersten beiden Behandlungsjahren stand die gravierende Autonomieproblematik von Frau B. meist im Vordergrund: Sie redete mich in den Stunden buchstäblich an die Wand und musste mich vermutlich damit als ein von ihr unabhängiges Objekt fast vollständig unter Kontrolle halten. Dennoch schien die Analyse – allerdings für mich fast unverständlicherweise – irgendwie eine Wirkung auf die Analysandin zu haben: Nachdem sie fast zwei Jahre ihre Tage praktisch im verdunkelten Zimmer verbracht hatte, nahm sie nach sechs Monaten Behandlung erstmals einen Job an und suchte wieder Kontakt zu anderen Menschen. Trotz dieser ermutigenden Entwicklungen wurden meine Gegenübertragungsprobleme immer gravierender: Ich kam mir ohnmächtig, insuffizient und hilflos vor, hatte gegen depressive und aggressive Phan-

tasien und Impulse zu kämpfen und konnte die extreme Spannung in den Stunden und die sich einstellende körperliche Verkrampfung, vor allem die Magenkoliken, oft kaum mehr aushalten. Im zweiten Jahr der Analyse steigerten sich diese Empfindungen und psychosomatischen Reaktionen so sehr, dass ich überzeugt war, eine Fehlentscheidung getroffen und die Indikation falsch gestellt zu haben, als ich Frau B. eine Psychoanalyse anbot. Ich verspürte den starken Impuls, alles zu tun, um die Analysandin irgendwie loszuwerden. Doch belastete mich der Gedanke, die Analysandin könnte sich suizidieren, wenn ich sie wegschicke. Ich suchte schließlich Rat in meiner Intervisionsgruppe. Nach langem und zähem Suchen traf für mich eine Kollegin den Nagel auf den Kopf und sagte: »Mir kommt es vor, als wenn Du die Analysandin abtreiben möchtest…«. Ich war betroffen von dieser Assoziation, hatte aber den Eindruck, die Abtreibungsphantasie könnte irgendwie zutreffen, und gewann dadurch einen inneren Spielraum (vgl. Winnicott 1971; Bohleber 1992) zurück, der mich wieder Neugierde und Interesse für die Psychodynamik der Analysandin empfinden ließ. Daher konnte ich die folgende Sitzung emotional weit besser ertragen. In der nächsten Stunde berichtete die Analysandin ihren zweiten Traum: »Ich liege hier auf der Couch und bin schwer krank. Es besteht Todesgefahr. Sie geben mir eine riesige Spritze – ich habe furchtbare Angst, aber ich weiß, dass ich nur so überlebe…«. Es fiel ihr auf, dass dies der erste Traum war, in dem sie nicht allein vorkam, ich aber, als ihre Beziehungsperson im Traum, ihr mit der Spritze Schmerzen zufügte, um sie zu heilen. »Menschliche Beziehungen scheinen für Sie irgendwie mit einem Kampf um Leben und Tod verbunden zu sein…«, sagte ich dazu. Frau B. begann daraufhin zu weinen. Fast zum ersten Mal entstand eine Pause in der Sitzung. Darauf sagte die Analysandin: »Komisch, gerade erinnerte ich mich an eine Szene, die ich jahrelang vergessen habe, und die sich wohl ereignete, als ich noch in den Kindergarten ging: Mein Vater wollte mich bei meiner Oma abholen. Ich wollte nicht nach Hause, weil meine Eltern damals schon immer Krach hatten und der Vater meine Mutter oft schlug. Daher machte ich eine Szene. Der Vater rastete aus und warf mir wütend an den Kopf: ‚Hätte doch nur Dein Bruder an Deiner Stelle überlebt!‘« Ich fragte nach, denn ich verstand diesen Satz nicht, da der um 1,5 Jahre jüngere Bruder noch lebte. Die Patientin stellte nach dieser Sitzung Nachforschungen an und erfuhr erstmals, dass ein Zwillingsbruder von ihr während der dramatischen Geburt gestorben sei. Die Mutter erzählte ihr nun auch, dass sie während der Schwangerschaft einen Abbruch gewünscht hatte, da sie das sexuelle Abenteuer mit dem nun ungeliebten Vater von Frau B. verfluchte. Nach der Geburt war sie schwer depressiv und wurde acht Monate lang mit Antidepressiva behandelt.

Diese Erinnerungen und die danach gewonnenen lebensgeschichtlichen Informationen waren ein Schlüsselerlebnis für die folgende psychoanalytische Arbeit: Das unbewusste Selbstbild der Patientin als einer für niemanden erträglichen Person, ja einer ungeliebten Mörderin, wurde plausibler und konnte sukzessiv unserem analytischen Verständnis erschlossen werden.

Doch hatte diese Szene wirklich auf diese Weise »real« stattgefunden? War es eine Deckerinnerung, eine (ödipale, in der Adoleszenz und Spätadoleszenz »nachträglich« umgearbeitete) Phantasie von Frau B.? Ist sie Teil einer **narrativen oder einer historischen Wahrheit – Wirklichkeit oder Konstruktion** (vgl. dazu u. a. Schafer 1968; Spence 1982; Fonagy u. Target 1997)? Und in welcher Weise hatten sich die traumatisch anmutenden frühen Objektbeziehungserfahrungen im Unbewussten erhalten? Wie können Phantasien und Erfahrungen mit einer depressiven Mutter während der ersten Lebenswochen späteres Denken, Fühlen und Handeln unbewusst determinieren, Erfahrungen, die ursprünglich weder symbolisiert noch verbalisiert werden konnten und dem Vergangenheitsunbewussten nach Sandler u. Sandler (1983) zuzurechnen sind?

20.3.2 Heuristik einer ersten Annäherung an ein unbewusstes Phantasiesystem

Wie oben geschildert, war es mir erst durch den triangulierenden Blick meiner Kollegin in der Intervisionsgruppe möglich, eine gewisse Distanz, einen intermediären Raum (nach Winnicott 1971) und damit meine Fähigkeit zum Phantasieren, der »rêverie«, wiederzugewinnen, die vorher durch

meine unbewussten Verstrickungen mit der Patientin und vor allem durch die heftigen körperlichen Reaktionen schwer beeinträchtigt worden waren. »Abtreibung«, »Kindstötung« waren Fokusse, um die sich meine (vorerst einmal unbewussten) Phantasien nun drehten. – Schließlich fiel mir während meiner professionellen Träumereien der »Medea-Mythos« ein, den ich aus einer Zusammenarbeit mit der Altphilologin Christina Walde in verschiedenen Versionen relativ gut kannte.

Wie schon Freud oft betonte (u. a. 1907, S. 120 ff.), sind in Mythen und literarischen Werken unbewusste Phantasien in einer Weise gestaltet, dass Menschen verschiedenster Kulturen und geschichtlicher Epochen sie verstehen. Der Medea-Mythos erwies sich für mich als eine unerwartet hilfreiche Heuristik bei der Annäherung an die unbewusste Phantasiewelt von Frau B.

Der Medea-Mythos. Bei Euripides stammt die zauberkundige Medea vom schwarzen Meer, Tochter des König Aetes, Priesterin und Tochter der Halbgöttin Hekate. Als sie den Fremdling Jason im Palast ihres Vaters erstmals sieht, steht – so die Sage – Amor hinter dem Helden und schießt seinen Pfeil mitten in das Herz der Königstochter. Was folgt, entspricht einer der unbewussten Überzeugungen von Frau B. (und, wie ich gleich noch ausführen werde, auch von weiteren neun meiner PatientInnen): Medea wird Opfer ihrer eigenen Leidenschaft. Sie kämpft mit allen ihr zur Verfügung stehenden Kräften gegen ihre sexuellen und erotischen Gefühle, verflucht den Fremdling und sein Erscheinen – ohne Erfolg –; die Liebe zu Jason obsiegt. Sie kann seine Bitte, sich mit ihm gegen ihren Vater zu verbünden, nicht zurückweisen; sie gibt ihm eine Salbe, die ihm übermenschliche Kräfte verleiht und ihn unverwundbar macht. Sie singt den Drachen in den Schlaf, damit Jason ihn töten und ihm das goldene Vließ entreißen kann. Sie verrät ihm die List, wie er zwei wilde Stiere bändigen und vor den Pflug spannen und die Giganten, die aus den Furchen wachsen, besiegen kann, indem sie einen Stein zwischen sie wirft und sie sich gegenseitig im Streit darum selbst umbringen. Anschließend flieht Medea mit Jason. Als die Argonauten von ihren Verfolgern unter der Führung von Medeas Bruder eingekreist werden, lockt Medea ihren Bruder in eine Falle und liefert ihn Jasons Schwert aus. Als ihr Vater von der gelungenen Flucht und dem Tod seines Sohnes erfährt, zerreißt er sich vor Wut selbst in Stücke. In der Sage ist das nun folgende tragische Schicksal Medeas die Rache für diesen zweifachen Mord. – Jason wird die leidenschaftliche Geliebte aus der archaischen Welt des schwarzen Meeres in seiner Heimat Griechenland immer unheimlicher. Medea verjüngt mit Zauberkräften Jasons alten Vater und verführt die Töchter des Pelias dazu, ihren Vater ebenfalls zu zerstückeln. Doch um sich an dem Unrecht, das dieser Jasons Hause zugefügt hat, zu rächen, gibt sie den Töchtern die falschen Kräuter, sodass Pelias nicht mehr zum Leben erwacht. Jason muss mit Medea nach Korinth fliehen. Er wendet sich sukzessiv von Medea ab und verliebt sich schließlich in Kreusa, die Tochter Kreons. Als er Medea verlässt, angeblich um seinen beiden Söhnen eine Zukunft in Korinth zu sichern, wird Medea zuerst suizidal. Doch dann – nach einer eindrücklichen Szene, in der sie den Stolz einer betrogenen Königstochter beschwört, stellt sie sich versöhnt. Sie schickt der neuen Frau Jasons ein verzaubertes Gewand und Diadem. Als Kreusa beides anlegt, wird sie, zusammen mit dem herbeieilenden Vater von Feuer verzehrt. Doch nicht genug der Rache: Medea tötet schließlich, um Jason zutiefst zu treffen, ihre beiden Söhne und entflieht am Schluss der Tragödie mit den Leichen ihrer Kinder in einem Drachenwagen durch die Luft.

Das Nachdenken über »Medea« half mir, meine schwierigen Gegenübertragungsreaktionen etwas besser zu verstehen. Den Impuls, mein »analytisches Kind umzubringen« verstand ich mithilfe der Intervision als einen Hinweis, dass Frau B. möglicherweise in der Übertragung eine unbewusste »Wahrheit« inszenierte, die mit dem Motiv der Abtreibung, d. h. der Kindstötung, verbunden sein könnte. Die lebensgeschichtlichen Informationen, die Frau B. anschließend im Gespräch mit ihrer Mutter gewann, ließen mich – aufgrund unseres analytischen Wissens zu frühen Objektbeziehungen mit schwer depressiven Müttern – an viele weitere Facetten des Medea-Mythos denken, die ich nun als Teil der unbewussten Phantasiewelt von Frau B. vermutete. Dazu an dieser Stelle nur ein Beispiel.

Zum Fallbeispiel

Im erwähnten manifesten Traum gebe ich Frau B. eine riesige Spritze: Für Frau B. ist nicht sicher, ob ich sie mit dieser Spritze umbringe oder rette. Gestaltete Frau M. in diesem Traumbild einen Teil der Medea-Phantasie, nämlich die unbewusste Überzeugung, dass das mütterliche Objekt – aus Rache oder in unkontrollierbarer Rage – über Leben und Tod des Kindes entscheidet? Das Selbst ist dabei hilflos und ohnmächtig, in einer existenziellen Abhängigkeitssituation. – Waren in diesen Bildern Spuren der frühen Erfahrungen mit der depressiven Mutter enthalten?

Doch wie können wir uns den Niederschlag solcher traumatogenen Objektbeziehungserfahrungen der ersten Lebenswochen im Unbewussten der Patientin vorstellen?

20.4.   »Embodied-Erinnern«

20.4.1   Facetten eines interdisziplinären Konzeptes

Für ein vertieftes Verständnis früher, vorsprachlicher Gedächtnisprozesse erwies sich der erwähnte interdisziplinäre Dialog als hilfreich, den ich seit über 20 Jahren mit Rolf Pfeifer, Professor für Cognitive Science an der Universität Zürich, vor allem zu Themen, wie Gedächtnis, Erinnern, Übertragung und Durcharbeiten in der analytischen Beziehung etc., führe (vgl. dazu u. a. Pfeifer u. Leuzinger-Bohleber 1986; Leuzinger-Bohleber u. Pfeifer 2002). Ich kann hier die einzelnen Stadien des sukzessiven Verständnisses der skizzierten klinischen Beobachtungen nicht aufführen, sondern nur einige Facetten der Ergebnisse unserer interdisziplinären Zusammenarbeit kurz zusammenfassen, die wir inzwischen – mehrere Jahre nach Abschluss der Analyse mit Frau B. – im International Journal of Psychoanalysis veröffentlicht haben. Es ging uns dabei um die eben gestellte Frage, wie Erinnerungen an ein depressives Primärobjekt aus Sicht eines Dialogs zum Gedächtnis zwischen Psychoanalyse und »embodied cognitive science« zu konzeptualisieren sind.

Erweist sich prozedurales (implizites) Gedächtnis als entscheidend für den analytischen Prozess, obschon es aus einer vorsprachlichen, vorsymbolisierten Lebensphase stammt?

Viele Gedächtnisforscher der letzten Jahre postulieren, dass zwischen einem deklarativen (autobiographischen) und einem prozeduralen (impliziten) Gedächtnis differenziert werden muss (vgl. u. a. Köhler 1998; Mertens 1998). Auf einer deskriptiven Ebene ist diese Unterscheidung durchaus sinnvoll: Im deklarativen Gedächtnis verfügen wir über sprachliche, visuelle und symbolisierte Erinnerungen; im prozeduralen Gedächtnis sind Erinnerungen an körperliche Prozesse enthalten, die sich der Bewusstmachung entziehen. So kann sich unsere 19-jährige Tochter an Szenen erinnern, als sie als Dreijährige, vom Vater gehalten, das Skifahren lernte, doch ist es absolut unmöglich, dass sie sich nun als Adoleszente während des Skifahrens an die motorischen Abläufe erinnert, die sie damals gelernt hat und jetzt noch (unbewusst) beherrscht. Nun entwickelt sich das deklarative Gedächtnis bzw. die in der Auffassung von Neurowissenschaftlern, vgl. Roth (2001), vorwiegend verantwortliche Hippocampusregion erst im dritten oder vierten Lebensjahr. Daraus schließen einige Analytiker, wie etwa Fonagy u. Target (1997), dass (deklarative, autobiographische) Erinnerungsleistungen nicht bis in die ersten drei Lebensjahre zurückgehen können und sich daher »historische Wahrheiten« dieser Lebensphase dem analytischen Zugriff entziehen. Sie schreiben in ihrer Zusammenfassung:

… whether there is historical truth and historical reality is not our business as psychoanalysts and psychotherapists (S. 216; Übers. d. Verf.: »…die Entscheidung, ob es historische Wahrheit und historische Realität gibt, ist nicht unsere Aufgabe als Psychoanalytiker und Psychotherapeuten«).

Rolf Pfeifer und ich haben diskutiert, dass diese Autoren (wie übrigens viele andere Gedächtnisforscher) einem sog. Kategorienfehler anheimfallen: Die Unterscheidung zwischen deklarativem und prozessualem Gedächtnis bezieht sich auf die **deskriptive Beschreibung von Gedächtnisleistungen**, nicht auf die im Gehirn ablaufenden Prozesse, die Erinnerungen kausal ermöglichen. Auch wenn die Hippocampusregion erst im dritten bzw. vierten Lebensjahr voll entwickelt ist, schlagen sich Erfahrungen schon vorher in den Hirnstrukturen nieder und zwar immer ganzheitlich, nicht bezogen auf eine einzige, spezifische Hirnregion.[3] Es sind die körperlichen Erinnerungen, die sich z. B. im »enactment« von Frau B. – unbewusst – manifestierten und – um dies in psychoanalytischen Begriffen auszudrücken – über Prozesse der projektiven und introjektiven Identifizierungen bei mir zu den erwähnten auffallenden Körperreaktionen führten.

❗ Das Entschlüsseln unbewusster Spuren in den Körperreaktionen unserer Patienten, eröffnet uns, so meine These, eine Tür zu unbewussten Phantasien über Erfahrungen aus einer vorsprachlichen Zeit.

Dowling (1990) hat eine ähnliche These vertreten, indem er sich auf Piaget's Arbeiten zur sensomotorischen Organisation bezog. Auch er geht davon aus, dass

… sensorimotor mentation, like all of the early organization, continues as a nondominant mode throughout life (S. 95; Übers. d. Verf.: »sensomotorische Denkvorgänge bleiben, wie alle frühen Organisation, als nichtdominierende Modalität lebenslang bestehen).

Allerdings wird mit dem Konzept des »embodiments« infrage gestellt, ob die frühen, vorverbalen Erfahrungen im Unbewussten wirklich als eine nichtdominierende Modalität des Lebens betrachtet werden können. Zudem kann uns dieses Konzept sensibilisieren, wie wir im analytischen Prozess die eben erwähnte Tür zu frühen unbewussten Phantasiesystemen aufstoßen.

---

3 Die in der eben erwähnten These enthaltene Lokalisationstheorie gilt heute als überholt, auch wenn bestimmte Hirnregionen an bestimmten Informationserarbeitungsprozessen besonders intensiv beteiligt sind (vgl. dazu u. a. Edelman 1987, 1989, 1992; Damasio 1994; Roth 2001; Kaplan-Solms u. Solms 2000).

Gedächtnis als Embodiment

Implizit wird bei der oben erwähnten Argumentation von einem **überholten Gedächtnismodell** ausgegangen, das feste »Speicher« im Gehirn annimmt, aus denen Erfahrungen nach dem vierten Lebensjahr (z. B. die erwähnte Deckerinnerung von Frau B., als ihr Vater sie bei ihrer Großmutter abholte) in späteren analogen Problemlösungssituationen »abgerufen« werden können.[4] Dieser Vorstellung liegt eine »storehouse metaphor« (bzw. eine Computermetapher) zugrunde, die grundlegend falsch ist. Das menschliche Gedächtnis hat keine Festplatte und verfügt über keine Langzeitspeicher, aus dem Wissen – falls benötigt – ins Kurzzeitgedächtnis transferiert und dann bewusst gemacht werden kann.

❗ Gedächtnis und Erinnern sind Funktionen des gesamten Organismus, d. h. eines komplexen, dynamischen, rekategorisierenden und interaktiven Prozesses, der immer »embodied« ist, d. h. auf sensomotorischen Prozessen beruht, die sich im gesamten Organismus (also nicht nur im Gehirn oder einer bestimmten Hirnregion) manifestieren.

Dies bedeutet, dass Gedächtnis oder Erinnern keine abstrakte kognitive Funktion ist, sondern immer auf aktuell ablaufenden sensomotorischen Stimulationen beruht, die – indem sie in analoger Weise unter anderem visuelle, haptische, olfaktorische und akustische Reize aufnehmen und verarbeiten – Analogien zwischen der aktuellen und früheren Situation konstruieren und daraus Erinnerungen aktiv »produzieren«. In diesem Sinne ist Embodied-Erinnern nicht einfach »nonverbal« oder, wie einleitend erwähnt, »deskriptiv-unbewusst«, sondern bedeutet einen komplexen, konstruierenden und immer wieder neuen Informationsverarbeitungs-

prozess in einer bestimmten System-Umwelt-Interaktion. Erinnern wird – unbewusst – gesteuert durch frühere Erfahrungen (inklusiv ihrer dysfunktionalen Anteile), die die aktuelle Informationsverarbeitung gezielt determinieren und ist zudem in hohem Maße dynamisch. Werden z. B. gewisse Erfahrungen, wie die Äußerungen von Wut und Aggression gegen ein depressives Primärobjekt, nicht zugelassen, in anderen Worten »verboten«, schlagen sich auch diese Erfahrungen im neuronalen Netzwerk nieder und bestimmen – unbewusst – Wahrnehmung und Informationsverarbeitung in späteren Situationen. Es ist anzunehmen, dass durch die ständigen Umschreibungen der Erfahrungen spätere, analoge Erlebnisse, z. B. während der ödipalen Phase, solche »Verbote« erhärten und nun in einer aktiveren Weise dazu führen, dass damit verbundene Wünsche, Affekte, Phantasien aus dem Bewusstsein verbannt werden.

❗ Die Konzeptualisierungen der Embodied cognitive science lassen sich gut mit dem psychoanalytischen Konzept des dynamischen Unbewussten in Einklang bringen.

Zudem sitzt das Gedächtnis weder im Hippocampus noch im Neokortex: Am Zustandekommen von Erinnerungen ist immer das Gehirn als ein ganzheitliches Informationsverarbeitungssystem sowie der gesamte Organismus (ohne den das Gehirn nicht funktionieren kann) beteiligt. Zentral für den Unterschied zu »klassischen Gedächtnistheorien« ist die **Konzeptualisierung eines dynamischen, mit der Umwelt interagierenden, rekategorisierenden Gedächtnisses.** Clancey (1991) definiert in diesem Sinne Gedächtnis, wie folgt:

Human memory is a capability to organize neurological processes into a configuration which relates perceptions to movements similar to how they have been coordinated in the past (S. 253; Übers. s. folgenden Abschn.).

Gedächtnis wird daher, analog zu Prozessen von biologischen Systemen, als Fähigkeit definiert, **neurologische Prozesse** so zu organisieren, dass sie **Wahrnehmungen und Bewegungen in analoger Weise miteinander in Beziehung setzen,** d. h. diese zu ko-

---

4   Die Verwendung der »storehouse metaphor« ist sowohl in der akademischen Psychologie als auch in der psychoanalytischen Literatur auch heute noch häufig zu finden, wie wir diskutiert haben (vgl. dazu Pfeifer u. Leuzinger-Bohleber 1986). So wird das psychoanalytische Repräsentanzenmodell oft verstanden, wie wenn sich Erfahrungen mit einer frühinfantilen Bezugsperson im Gedächtnis »eingeritzt« hätten (vgl. Freuds Wunderblock oder Aristoteles-Metapher des Gedächtnisses als Wachstafel).

ordinieren und dadurch zu kategorisieren, wie dies in früheren Situationen geschah (vgl. dazu auch Rusch 1987; Edelman 1992, S. 241).

❗ Gedächtnis wird in der Embodied cognitive science als ein aktiver, kreativer Vorgang des gesamten Organismus verstanden, der auf sensomotorisch-affektiven Koordinationsprozessen und damit im Zusammenhang stehenden »automatischen«, sich ständig adaptierenden Rekategorisierungsprozessen beruht.

20.4.2 Erinnern und Durcharbeiten durch situative und sensorisch-affektive Interaktion

Zurück zu unserer klinisch relevanten Frage nach dem **Niederschlag früher Erfahrungen im Unbewussten:** Von der Zeugung an schlagen sich Umwelterfahrungen im Körper nieder, im primären, sekundären Repertoire, in neuronalen Karten etc. Kurz zusammengefasst, unterscheidet Edelman (1992) bei seiner **Theorie der neuronalen Gruppenselektion** (TNGS) die folgenden drei Stadien:
a) primäres Repertoire,
b) sekundäres Repertoire,
c) neuronale Karten.

Primäres Repertoire. Die erste Verbindung der Nervenzellen (z. B. im Gehirn) untereinander ist das Ergebnis einer entwicklungsgesteuerten Selektion vor allem während der Embryonalzeit. Verkürzt zusammengefasst, versteht Edelman darunter einen Selektionsprozess der Vielzahl von Neuronen, bedingt durch genetische und milieubedingte Faktoren, da die primären Zellprozesse von Teilung, Wanderung, Tod, Haftung und Induktion sich nicht nur nach genetischen Bedingungen vollziehen, sondern sich auch nach Zeit und Ort unterscheiden, d. h. ortsabhängig sind.

Dies bedeutet: Aus einem anfänglich immensen Überschuss an Nervenzellen bildet sich durch den topobiologischen Wettbewerb, in anderen Worten durch Zellwanderung und Zelltod ein Gewebe aus, das Edelman »primäres Repertoire« nennt. Die Vernetzung stellt die Matrix des Nervengewe-

bes bzw. des Gehirns dar. Sie bildet sich aufgrund eines genetisch gesteuerten, aber verschiedenartigen Einflüssen unterworfenen chemischen Vorgangs und ist **daher das Produkt von Anlage und Umwelt, d. h. einer frühen System-Umwelt-Interaktion.** Noch sind keine wirklich funktionalen Schaltkreise gebildet, aber es besteht ein Netzwerk, das zu weiterem Ausbau fähig ist.

Zum Fallbeispiel
Dieses Modell legt nahe, dass daher schon früheste Erfahrungen (wie z. B. die Abtreibungsversuche der Mutter von Frau B., die einen enormen Stress für den Fötus bedeutet haben müssen) einen Einfluss auf die Entwicklung des primären neuronalen Netzwerks haben.

Sekundäres Repertoire. Dieser weitere Ausbau wird von der Fähigkeit der Nervenzellen zur elektrischen Aktivität getragen, der **erfahrungsgesteuerten Selektion,** bei der sich im Allgemeinen die Anatomie nicht mehr ändert. Danach werden durch die Erfahrung (Verhalten) synaptische Verbindungen in der vorhandenen Anatomie durch bestimmte biochemische Prozesse selektiv gestärkt oder geschwächt. Dieser Mechanismus, der dem Gedächtnis und einer Reihe anderer Funktionen zugrunde liegt, führt selektiv zu einer Vielfalt von Schaltungen (mit verstärkten Synapsen) im anatomischen Netzwerk. Die Vielfalt dieser Schaltkreise macht das **sekundäre Repertoire** aus.

Neuronale Karten. Aus den funktionalen Kreisläufen entstehen die so genannten Karten. Diese bestehen aus einigen 10.000 Neuronen, die funktionell in einer Richtung arbeiten. So hat jedes Wahrnehmungssystem, z. B. der Sehapparat, die Sinnesoberfläche Haut etc., eine Vielzahl von Karten angelegt, die durch qualitativ verschiedene Eindrücke gereizt werden: Farbe, Berührung, Richtung, Wärme etc. Diese Karten sind untereinander durch parallele und reziproke Fasern verbunden, die für den erneuten und wiederholten Eintritt, Durchlauf und Austausch von Signalen sorgen. Werden durch Reize Gruppen von Neuronen einer Karte selektiert, erfolgt gleichzeitig eine Stimulation der mit ihr verbundenen Karten. Durch den Wiedereintritt der Impulse werden die Synapsen in den neuronalen Gruppen jeder Karte

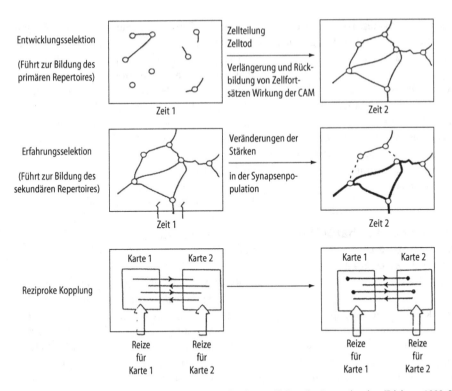

Entwicklungsselektion

(Führt zur Bildung des primären Repertoires)

Zeit 1

Zellteilung
Zelltod

Verlängerung und Rückbildung von Zellfortsätzen Wirkung der CAM

Zeit 2

Erfahrungsselektion

(Führt zur Bildung des sekundären Repertoires)

Zeit 1

Veränderungen der Stärken

in der Synapsenpopulation

Zeit 2

Reziproke Kopplung

Karte 1   Karte 2

Reize für Karte 1   Reize für Karte 2

Karte 1   Karte 2

Reize für Karte 1   Reize für Karte 2

◨ Abb. 20.1. Entwicklung eines neuronalen Netzwerks; *CAM* »cellular adhesion molecule«. (Edelman 1992, S. 84)

verstärkt oder geschwächt; auch die Verbindung der Karten selbst erfährt eine Modifizierung. Dadurch enstehen neue, selektive Eigenschaften, »automatische« Rekategorisierungen aktueller Stimuli aus unterschiedlichen Sinneskanälen. So sichert sich der Organismus selbst fortlaufend die Fähigkeit, sich in der Interaktion mit der Umwelt zu orientieren, d. h. die aktuelle Erfahrung mit früherer in Verbindung zu setzen, indem die bisherigen Rekategorisierungen aufgrund der erhaltenen Stimuli an die neue Situation adaptiert werden. »Kategorien« zur Einordnung aktueller Erfahrungen (Stimuli aus unterschiedlichen Sinneskanälen) müssen wiederum nicht »von außen« definiert bzw. durch einen Homunkulus (»Dedektorenprogramme«) innerlich erkannt werden, sondern bilden sich »automatisch« aufgrund der aktuellen sensomotorischen Koordinationen der stimulierten Karten.

Daher müssen uns als Psychoanalytiker früheste »historische Erfahrungen«, die unsere Analysanden in den besonders vulnerablen ersten Lebensjahren nach wie vor interessieren. Sie sind –

wie Edelman dies beschreibt – im Körper enthalten (◨ Abb. 20.1). (Darauf wies schon Freud mit seiner berühmten Formulierung, das Ich sei ursprünglich ein körperliches, hin; Freud 1923, S. 253.) Diese frühen Körpererfahrungen werden durch spätere Erfahrungen – immer und immer wieder neu umgeschrieben. (Edelmans Konzeptualisierungen entsprechen daher en detail Freuds Nachträglichkeit.) Daher können historische Wahrheiten nie im Sinne einer »Eins-zu-eins-Beobachtung« rekonstruiert werden.

❗ Historische Wahrheiten sind zwar immer Konstruktionen, enthalten aber gleichzeitig Spuren der einzigartigen biographischen Wirklichkeit. Daher haben Gedächtnis und Erinnern immer eine »subjektive« und eine »objektive« Seite: Die subjektive entspricht dem (bewussten und unbewussten) Erinnern des Individuums, die »objektive« dem (prinzipiell messbaren, sich aber dem Bewusstsein des Individuums immer entziehenden) Niederschlag der biographischen Er-

fahrungen im neuronalen Netzwerk des Individuums (für detailliertere Informationen vgl. Leuzinger-Bohleber u. Pfeifer 2002).

Zum Fallbeispiel

Für unsere zentrale Frage, wie sich die frühen Objektbeziehungserfahrungen mit der depressiven Mutter im Unbewussten von Frau B. niedergeschlagen haben, können wir daher Folgendes festhalten:

a) Zuerst in psychoanalytischen Begriffen ausgedrückt: In den (unbewussten, vor allem körperlich sichtbaren) Enactments von Frau B. sind Spuren früher Objektbeziehungserfahrungen und damit verbundene unbewusste Phantasien enthalten, die vor allem durch **Prozesse der introjektiven und projektiven Identifizierung**, unter anderem in körperlichen Gegenübertragungsreaktionen der Analytikerin, erkennbar werden. In diesem Sinne sind die oben erwähnten Erinnerungsprozesse an traumatische Kindheitserfahrungen nur in der Übertragungsbeziehung zum Analytiker möglich.

b) Aufgrund der eben skizzierten Ergebnisse der Embodied cognitive science beruhen diese Prozesse auf sensomotorisch-affektiven Koordinationsprozessen. Vereinfacht ausgedrückt: Die traumatogenen sensomotorischen Erfahrungen mit der depressiven Mutter in den ersten Lebenswochen werden sich in den neuronalen Karten von Frau B. niedergeschlagen haben: Berührung, Geruch, Wärme im Austausch mit einer nahen Bezugsperson, von der sie sich existenziell abhängig fühlte, führten nicht zu angenehmen Erfahrungen, einer Befriedigung der eigenen Bedürfnisse (wie etwa Hunger, Wunsch nach Nähe), sondern zu extremer Unlust, Spannung, Panik, Verzweiflung und Angst.

Im Verlauf der Analyse vermutete ich schließlich, dass die beschriebenen extrem negativen Körpererfahrungen Embodied-Erinnerungen, d. h. **Rekategorisierungen von sensomotorischen Koordinationen**, aufgrund analoger Stimulierungen neuronaler Karten wie in den frühen Interaktionssituationen darstellen. Reize, die verschiedene Sinnesorgane in der aktuellen Situation (während der analytischen Sitzung auf der Couch liegend) aufnahmen, wurden in analoger Weise koordiniert wie in der frühen Interaktion mit der depressiven Mutter.

Diese sensomotorischen Koordinationsprozesse führen zwar zu immer wieder neuen »Konstruktionen«, die aber durch die Analogie zu früheren Situationen analoge **körperliche Reaktionen** (Unwohlsein, Verkrampfung etc.) und Affekte (Panik, Unruhe, Wut und Verzweiflung) hervorbringen. In diesem Sinne werden in der analytischen Beziehung Embodied-Erinnerungen konstruiert. Sie sind nicht zufällig, sondern folgen neuronalen Mustern, die in früheren pathogenen Objektbeziehungen erworben wurden. Daher spielt die »historische Wahrheit« (Informationen zur Schwangerschaft, Geburt und erstem Lebensjahr von Frau B.) für den Erkenntnisprozess eine entscheidende Rolle, auch wenn sie narrativ immer wieder in neue Formen gegossen wird.

Diese Erkenntnisse der Embodied cognitive science erklären daher nicht nur die eben erwähnten entscheidenden Prozesse der introjektiven und projektiven Identifizierung, sondern auch, warum therapeutische Veränderungen nicht durch einen rein kognitiven Einsichtsprozess zustande kommen. Analog zur psychoanalytisch-klinischen Erfahrung sind sie an Erinnern und Durcharbeiten in der **Übertragungsbeziehung** zum Analytiker gebunden. In der Sprache der Embodied cognitive science: Erinnern, Durcharbeiten und Prozesse der Veränderung können nur durch situative und sensorisch-affektive Interaktion in einer analogen Situation wie der früheren evoziert werden. Erinnern ist von einem inneren oder äußeren Dialog mit einem Objekt abhängig, einem interaktiven Prozess, einem ganzheitlichen, embodied sensomotorisch-affektiven und kognitiven Geschehen in und zwischen zwei Personen. Frau B. konnte sich nicht allein für sich an ihre frühen traumatischen Objektbeziehungserfahrungen erinnern. Erst in der neuen System-Umwelt-Interaktion, d. h. in der analytischen Beziehung zu einer ähnlich wichtigen Bezugsperson, wie dem Primärobjekt, werden Erinnerungen durch aktuelle Koordinations- und Rekategorisierungsprozesse sensomotorischer Stimuli, die früheren Erfahrungen entsprechen, »konstruierbar« und daher auch sukzessiv verstehbar.

c) Dieses Verstehen ist der nächste Schritt, der sich an die eben skizzierten Embodied-Beobachtungen in der Übertragung/Gegenübertragung anschließt. Der beschriebene Medea-Mythos war für mich eine wertvolle Heuristik, um die vorsprachlichen, nichtsymbolisierten körperlichen Mitteilungen meiner Analysandin und meiner eigenen, durch sie induzierten psychosomatischen Reaktionen in Bilder und schließlich in **verbale Hypothesen** zu fassen. Auf diese Weise konnte ich vermutlich Containingfunktionen übernehmen, die Frau B. in ihrer frühen Objektbeziehung mit ihrer depressiven und oft sogar feindselig ablehnenden Mutter weit gehend gefehlt hatten. Ich konnte Frau B. Bilder und sprachliche Formulierungen anbieten, um ihre eigene Körpersprache mehr und mehr zu entschlüsseln. Dabei erwiesen sich selbstverständlich die von der Analysandin eruierten lebensgeschichtlichen Informationen zu Schwangerschaft, Geburt und ihrem erstem Lebensjahr als unerlässlich. Auf diese Weise war es uns schließlich möglich, die Körperreaktionen und heftigsten Affekte von Frau B. auf der Couch mit unbewussten Körperphantasien und mit Visualisierungen und Verbalisierungen zu verbinden, d. h. eine Symbolisierung früher, bisher unbewusster Körpererfahrungen zu initiieren (vgl. dazu analoge Diskussionen in der interdisziplinären Traumaforschung; Kernberg 1980; Laub u. Weine 1994; Leuzinger-Bohleber 2002).

20.5   Wirklichkeit und Konstruktion

Im letzten Teil dieses Kapitels möchte ich den Versuch schildern, die klinische Arbeit mit unbewussten Phantasien und Konflikten mithilfe einer Integration psychoanalytischer und interdisziplinär inspirierter Konzepte vertiefend zu verstehen.

20.5.1   Klinische Arbeit mit unbewussten Phantasien und Konflikten

Das Fallbeispiel stammt, wie schon kurz erwähnt, aus einer klinisch-psychoanalytischen Studie. Wie wir andernorts ausführlich diskutiert haben, halten wir die klinisch-psychoanalytische Forschung, die sog. Junktimforschung, trotz aller wissenschaft-

licher Klippen, die mit ihr verbunden sind, nach wie vor für eine unersetzbare, ja geniale Forschungsstrategie zum Studium unbewusster Prozesse (vgl. dazu u. a. Leuzinger-Bohleber 1995; Leuzinger-Bohleber u. Stuhr 1997). Der Reichtum an Erkenntnissen zur unbewussten Psychodynamik psychogener Störungen und ihrer Behandlung sowie der sie determinierenden individuellen und kulturellen Faktoren, die die jahrzehntelange intensive »Feldforschung« von Psychoanalytikern mit einzelnen Patienten in der psychoanalytischen Situation hervorgebracht hat, spricht für sich, besonders wenn wir sie mit den bisherigen Ergebnissen der empirisch-psychoanalytischen, d. h. der extraklinischen Forschung der Psychoanalyse, vergleichen. Viele dieser Erkenntnisse, z. B. zum Einfluss früher traumatischer Trennungen auf die Kinderentwicklung, zu den Langzeitwirkungen von »nicht genügend guter« Empathie der Primärobjekte für kindliche Bedürfnisse und Wünsche oder zu entwicklungsspezifischen Konflikten in der ödipalen Phase, der Latenz oder der Adoleszenz sind inzwischen in das Allgemeinwissen unserer Kultur eingegangen und beeinflussen – allerdings meist unreflektiert – den Umgang mit Aufwachsenden in unserer Gesellschaft (vgl. nur z. B. »rooming-in« und Umgang mit kranken Kindern in Krankenhäusern, Heimen aber auch in Kindergärten oder Schulen etc).

Das **unbewusste Phantasiesystem**, das ich – im Sinne einer Heuristik in der eben skizzierte Weise bei Frau B. entdeckte und in der langen und schwierigen Psychoanalyse mit ihr zusammen klinisch verifizierte, fand ich in zwar unterschiedlichen Variationen, aber doch strukturell analog, in weiteren 5 Psychoanalysen und 4 psychoanalytischen Langzeittherapien mit psychogen sterilen Frauen (vgl. Leuzinger-Bohleber, 2001). Um diese hier nur verkürzend wiederzugeben: Bei all diesen Analysandinnen schien die unbewusste »Medea-Phantasie« das Erleben der eigenen Weiblichkeit unerkannt zu determinieren. Dieses Phantasiesystem mag, wie Freud (1907) dies verstand, eine frühinfantile Tagtraumphantasie dieser Frauen gewesen sein, die in die frühesten Körpererfahrungen eingegangen waren und später, vermutlich während der ödipalen Phase, ins Unbewusste abgesunken und sich dort erhalten hatten. Sie waren aber durch weitere entscheidende Phantasien, etwa durch Onaniephantasien in der Adoleszenz sowie Phantasien über Mutterschaft und Weiblichkeit in der Spätadoleszenz, immer und immer wieder » nachträglich umgeschrieben« worden. Im Zentrum dieser unbewussten Phantasie stand die Überzeugung, dass die weibliche Sexualität mit einer Erfahrung der existenziellen Abhängigkeit vom Liebespartner und der Gefahr verbunden ist, von ihm verlassen und schwer gekränkt zu werden. Diese Frauen befürchteten unbewusst, ihre eigene sexuelle Leidenschaft könnte in einer nahen, intimen Beziehung unkontrollierbare zerstörerische Impulse beleben, die sich gegen das autonome Selbst, den Liebespartner und vor allem gegen die Produkte der Beziehung zu ihm, gegen die eigenen Kinder, richten. Daher schützte die psychogene Frigidität und Sterilität diese Frauen unbewusst vor diesen phantasierten Gefahren. Alle zehn von mir untersuchten Frauen teilten nicht nur extrem belastende Erfahrungen als Adoleszente und Spätadoleszente, sondern auch während ihrer frühen Kindheit. Alle hatten während der ödipalen Phase traumatisch anmutende Verluste erlitten (Tod einer nahen Bezugsperson, wie Vater, Mutter oder Geschwister, dramatische Scheidungen oder kaum zu verarbeitende Unfälle oder Krankheiten). Als weitere relativ abgesicherte lebensgeschichtliche Auffälligkeit stellte sich, wie bei Frau B., heraus, dass ihre Mütter im ersten Lebensjahr der Analysandinnen an schweren Depressionen gelitten hatten (meist Post-partum-Depressionen) und zum Teil monatelang mit Antidepressiva behandelt worden waren. Ein Faktum, von dem alle Analysandinnen, wie Frau B., zu Beginn der Behandlungen nichts wussten, das aber, wie sich im Laufe der Behandlungen herausstellte, für ihre Phantasien über ihre frühen Objektbeziehungserfahrungen und besonders über ihren weiblichen Körper eine entscheidende Bedeutung hatte. Diese Erfahrungen wurden vermutlich in Tagträumen in den ersten Lebensjahren gestaltet und mit den erwähnten späteren Erlebnissen vermischt bzw. im Sinne der »Nachträglichkeit« umgearbeitet.

20.5.2 Integration psychoanalytischer und interdisziplinär inspirierter Konzepte

Wie können diese (fragmentarischen) klinischen Beobachtungen mit einigen **psychoanalytischen Konzepten früher unbewusster Phantasien** in Beziehung gesetzt werden?

Zum Fallbeispiel
Interessant scheint mir heute, dass sich Frau B. in dem erwähnten manifesten Traum in einer körperlich-bedrohlichen Situation befindet: Sie ist todkrank! Zurückkommend auf den Traum vermuteten wir später, dass im Traumbild Erinnerungsspuren an prägende frühe Körpererfahrungen enthalten sind: Der eigene Körper ist ohnmächtig und passiv-hilflos einem existenziellen und phallischen Angriff (Spritze) ausgesetzt – die lebensrettende Interaktion mit dem Objekt bedeutet gleichzeitig den eigenen Tod.

Analoge bisher unbewusste Erinnerungen fanden wir bei allen zehn hier diskutierten Patientinnen: Aufgrund früher traumatisch anmutender Objektbeziehungserfahrungen mit dem depressiven mütterlichen Primärobjekt sowie einer ohnmächtigen ödipalen Rivalin, die den Tod oder den existenziellen Verlust naher Bezugspersonen nicht vermeiden konnte, erlebten sie – in Identifikation damit – ihren weiblichen Körper nicht als potent und fruchtbar, sondern sowohl als krank, bedroht und gefährdet als auch als destruktiv und gefährlich, als Quelle nicht zu steuernder Triebimpulse und als potenzielle Gefahr sowohl für den eindringenden Penis und einen daraus hervorgehenden Embryo. Solche unbewussten Phantasien und Überzeugungen schienen sich – für diese Frauen – allmonatlich durch das Blut der Menstruation zu bestätigen – für sie ein Symbol für eine stattgefundene innere Zerstörung. Auf Berichte oder Phantasien von Abtreibungen, Todgeburten bzw. Tod der Frau während der Geburt, aber auch Kindsmisshandlungen oder -tötungen projizierten diese Frauen in der Adoleszenz und Spätadoleszenz, aber auch noch als Erwachsene, ihre »Medea-Phantasie« und erlebten dadurch identifikatorisch sowohl eine gewisse unbewusste Triebbefriedigung (denken wir hier nur an die in den griechischen Tragödien intendierte Katharsis bei der Zuschauern), als auch eine Befriedigung archaischer Strafbedürfnisse aufgrund ihres rigiden Überichs und Ich-Ideals. Auf diese Weise wurde die Kompromissbildung, die Psychoanalytiker, die von einem **strukturtheoretischen Verständnis unbewusster Phantasien** ausgehen (wie z. B. Arlow 1969a,b; Abend 1990; Inderbitzin 1989) bekanntlich als zentral betrachten, – in Form der unbewussten Medea-Phantasie – immer und immer wieder neu konstruiert. Zudem schienen diese inneren Prozesse dem Wiederholungszwang zu dienen: Die »alte Wahrheit«, die in die Medea-Phantasie eingegangen war, wurde immer wieder neu bestätigt.

Abend (1990), ein Autor, der sich der psychoanalytischen Strukturtheorie verbunden fühlt, definiert unbewusste Phantasie:

I lay stress on the current version of the traditional view that unconscious infantile conflicts are the core elements that constitute the stuff of which unconscious fantasies are composed... unconscious fantasies are one variety of compromise formation... I believe that libidinal and aggressive drive derivates, that is to say wishes, together with their accompanying affects, and some modulations produced by defensive ego attributes and superego influences are combined in the form of certain of the varieties of thought of which I imagine small children to be capable. These incorporate real and/or distorted perceptions, interpretations of experience, and memories into abbreviated scenarios that may be, or may become, unacceptable to consciousness, and are therefore relegated to the domain of the unconscious (S. 63 f., vgl. dazu auch Inderbitzin 1989. Übers. d. Verf.: »Ich betone die aktuelle Version der traditionellen Auffassung, dass unbewusste infantile Konflikte die Kernelemente sind, die den Stoff bilden, aus dem unbewusste Phantasien sich zusammensetzen... unbewusste Phantasien sind eine Erscheinungsform der Kompromissbildung... Ich glaube, dass libidinöse und aggressive Leitderivate, oder anders gesagt Wünsche, zusammen mit ihren begleitenden Effekten und einigen Regulationsprozessen, die durch defensive Ich-Attribute und Überich-Einflüsse produziert werden, in Form von solchen Denkvarianten kombiniert werden, von denen ich mir vorstellen kann, dass Kleinkinder dazu fähig sind. Diese umfassen echte und/

oder entstellte Wahrnehmungen, Interpretationen von Erfahrungen und Erinnerungen an abgekürzte Situationen, die für das Bewusstsein nicht akzeptabel sein werden oder sein werden können, und damit zur Domäne des Unbewusstseins relegiert sind.«)

In der Tat fielen alle zehn hier beschriebenen Frauen einerseits durch ihre außergewöhnliche Vitalität, vermutlich bedingt durch ein genetisch angelegtes, südländisch anmutendes Temperament als auch durch rigide Überich- und Ich-Idealanforderungen sowie charakteristische Abwehr- und Copingstrategien des Ichs auf. So zeigte sich im analytischen Prozess, wie sehr die anorektische, phobische und Zwangssymptomatik von Frau B. **Kompromissbildungen** darstellten, da die eigenen Triebimpulse als gierig, mörderisch und destruktiv phantasiert wurden und vom (infantil gebliebenen) Ich angesichts eines rigiden, verbietenden Überichs und Ich-Ideals nicht integriert, sondern nur mithilfe archaisch anmutender Abwehrstrategien, vor allem Spaltungen, Verleugnungen, Projektionen aus dem Bewusstsein verbannt werden mussten. Unbewusst fanden diese inneren Konflike ihren Niederschlag in dem Selbstbild einer »Medea«.

Wie Freud dies als charakteristisch für den Wiederholungszwang beschreibt, ist darin der Todestrieb insofern zu erkennen, als diese unbewusste Wahrheit eine psychische Veränderung und Entwicklung verhindert. Im »Medea-Selbstbild«, so unerträglich das Selbstbild einer Kindesmörderin und Hexe auch sein mag, macht sich das Selbst unabhängig und unangreifbar durch das Objekt: Frau B. definiert sich unbewusst als Täterin, als Hauptfigur des Dramas: Sie hält die Schicksalsfäden in der Hand, kontrolliert das Objekt und ist in keiner Weise abhängig von ihm, ihm nicht passiv hilflos ausgeliefert, wie ein Säugling seiner depressiven oder ödipal entwerteten Mutter.[5] Diese »Wahrheit« mag Teil des latenten Traumgedankens ausmachen. Manifest wird die Situation umgedreht: Frau B. ist absolut abhängig von der Analytikerin!

---

5   Vergleiche dazu auch die breite Diskussion zu den Ergebnissen der empirischen Säuglingsforschung zu den Auswirkungen depressiver Mütter auf das Interaktionsverhalten von Säuglingen, u. a. Stern (1985).

Das Selbstbild einer »Medea« diente daher sowohl der Umlenkung aggressiv destruktiver Impulse vom Objekt auf das Selbst sowie der bekannten Umkehr von passiv Erlittenem in aktiv Hergestelltes. Wie sich im analytischen Prozess herausstellte, schien es psychisch erträglicher, ein unbewusstes Selbstbild einer mörderisch-destruktiven Magierin und potenziellen Kindesmörderin auszubilden als eine innere Leere psychisch (wieder) zu erleben – verbunden mit dem Gefühl einer existenziellen Abhängigkeit sowohl vom mütterlichen (depressiven) Primärobjekt als auch vom plötzlich verschwindenden ödipalen Objekt, von Ohnmacht und Verzweiflung, von Todes- und Vernichtungsangst.

Wie erwähnt, dominierte der Kontroll- und Manipulationsversuch über mich als analytisches Objekt den analytischen Prozess mit Frau B. in den ersten beiden Jahren der Behandlung. Vermutlich konnten durch dieses »acting in« archaische Ängste gebunden werden, möglicherweise ein Grund für die offensichtlichen Veränderungen des Verhaltens von Frau B. in der Außenwelt (Verlassen des dunklen Raumes, Aufnehmen von Arbeit, ersten Beziehungen etc.). Gleichzeitig entfaltete sich die Medea-Phantasie[6] sukzessiv in der Übertragung.

Zum Fallbeispiel

Durch Projektionen und projektive Identifizierungen verschwammen die psychischen Grenzen zwischen Frau B. und mir (vgl. unter anderem die erwähnten körperlichen Symptome, Magenkoliken etc., die ich mit der Analysandin teilte). Schließlich entwickelte sich in meiner Gegenübertragung der Impuls, mich von der Analysandin zu befreien, gekoppelt mit der Phantasie, Frau B. würde sich bei einem Abbruch der Analyse suizidieren. Bedroht durch diese Phantasien suchte ich Unterstützung in meiner Intervisionsgruppe: Der »Dritte« war unverzichtbar, um mir meine unbewussten Verstrickungen mit der Analysandin zugänglich zu machen – eine Voraussetzung für die skizzierte analytische Arbeit. Vermutlich nahm Frau B. meine veränderte Haltung ihr gegenüber wahr: Ich verhielt mich anders als ihr inneres Objekt, wohl ein Grund, warum sie das Vertrauen fand, den erwähnten Traum in der analytischen Sitzung zu erzählen und mit den zentralen lebensgeschichtlichen Deckerinnerungen zu verbinden.

Erst die neuen lebensgeschichtlichen Informationen (Abtreibungsversuch, dramatische Geburt mit Tod des Zwillingsbruders, schwere Depression der Mutter im ersten Lebensalter) eröffnete uns schließlich die Ein-

---

6 Es kann hier nicht erörtert werden, dass **andere psychoanalytische Konzeptualisierungen früher unbewusster Phantasien die eben skizzierte strukturtheoretische um weitere Dimensionen unseres Verstehens erweitern könnten.** So wäre es z. B. aufschlussreich, die Verführungstheorie von Jean Laplanche oder das Konzept der »toten Mutter« von André Green auf das präsentierte klinische Material anzuwenden sowie der Frage nachzugehen, welche Anteile der »Medea-Phantasie« als Urphantasien (z. B. zur Urszene) betrachtet werden könnten (vgl. dazu u. a. Perron 2001):
Um nur ein Beispiel herauszugreifen: Nach Auffassung kleinianischer Autoren enthält die unbewusste »Medea-Phantasie« archaische Phantasien des eigenen, schon von Geburt an vorhandenen Vernichtungsimpulses, der sich auf das versagende mütterliche Primärobjekt richtet und – projektiv umgewandelt – als Vernichtungsangst durch dieses mächtige, über Leben und Tod entscheidende Objekt erlebt wird. Der oben erwähnte manifeste Trauminhalt entspricht daher nach dieser Konzeptualisierung dem projektiv auf das Objekt gerichteten eigenen Vernichtungs- und Zerstörungswunsch. Selbst und Objekt sind dadurch auf Tod und Leben miteinander verbunden: Die inneren Grenzen zwischen Selbst und Objekt sind aufgeweicht. Der Hass wird nicht als der eigene

erlebt, sondern auf das Objekt projiziert. Die Analytikerin wird zur »Medea« – das unbewusste Medea-Selbstbild bleibt verborgen. – Nach dieser Konzeptualisierung ist der Mechanismus der projektiven Identifizierung wesentlich daran beteiligt, dass der Wiederholungszwang nicht durchbrochen werden kann. Solange die Grenzen zwischen Selbst und Objekt verschwimmen und die eigene psychische Wirklichkeit nicht erkannt wird, können keine Veränderungen stattfinden: Das Gleiche wird immer und immer wieder hergestellt. Das Selbst, als abtrennte Einheit, kann daher auch nicht durch den Eros in dem Sinne genutzt werden, dass es seine libidinösen Besetzungen auf das (von ihm als unabhängig erlebtes) Objekt richtet: Es bleibt stattdessen mit ihm verzahnt, verschmolzen – eine Selbst-Objekt-Einheit, die nur narzisstisch besetzt werden kann. In diesem Sinne manifestiert sich im Wiederholungszwang Thanatos: Er verhindert die depressive Position und dadurch auch die Selbstfindung und Individuation. Das Erkennen von Prozessen der projektiven Identifizierung und ihrer Folgen ist daher Voraussetzung für ein Ringen um die depressive Position, das Anerkennen der Getrenntheit vom Objekt und der Verzicht auf die Phantasie der omnipotenten Kontrolle und Manipulation des Objektes. Damit verbunden, kann der Wiederholungszwang erkannt, relativiert und im besten Falle unterbrochen werden.

sicht, dass Frau B. die als traumatisch erlebten frühen Objektbeziehungserfahrungen in der Übertragung der ersten beiden Analysejahre inszeniert, d. h. im Sinne des Wiederholungszwangs gestaltet hatte. Sie erlebte mich, wie meine Gegenübertragungsgefühle illustrieren, analog zu ihrem Primärobjekt, das – wegen der depressiven Erkrankung – nicht genügend in der Lage war, sich in die Bedürfnisse und Impulse des Säuglings einzufühlen und, wie Winnicott (1971) oder später Bion (1992) es beschrieben haben, ein mütterliches Verhalten zu entwickeln, um die archaischen Ängste und Impulse abzumildern.

Schwer depressive und medikamentös behandelte Mütter können vermutlich nur ungenügend Vernichtungs- und Todeswünsche des Säuglings aufnehmen, »containen« und sie in einer reiferen Form dem Säugling zurückspielen. In Bions (19992) Worten: Sie versagen weit gehend darin, β-Elemente des Säuglings in α-Elemente umzuwandeln. Dadurch können β-Elemente, d. h. emotionale Erfahrungen, bevor sie denkbar sind, nicht mit Visualisierungen, Symbolisierungen oder schließlich Verbalisierungen verbunden werden. Sie werden stattdessen durch projektive Identifizierungen evakuiert und durch Handeln agiert.

20.5.3   Einsicht und Veränderung von Konstruktion und Wirklichkeit

Wie ich zu illustrieren versuchte, bieten sich Konzepte der Embodied cognitvie science an, Prozesse der introjektiven und projektiven Identifizierung – metaphorisch ausgedrückt die Prozesse des **Infiziertwerdens durch die unbewusste Phantasiewelt** von Frau B. und das Entwickeln ähnlicher psychosomatischer Reaktionen und negativer Affekte wie sie – präziser zu verstehen. Bei dem Versuch, meine körperlichen und affektiven Reaktionen mit den neu gewonnenen lebensgeschichtlichen Daten von Frau B. in Zusammenhang zu bringen, stieß ich auf den Medea-Mythos. Er eignete sich für mich als Heuristik, um β-Elemente (Bion 1992), die ich **unbewusst** aufgenommen und daher nicht verstanden, sondern unter anderem in meinen Körperreaktionen psychosomatisch agiert hatte, mit Visualisierungen und Verbalisierungen zu verbin-

den: Medea zerstückelt z. B. den alten Vater von Jason und setzt ihn – dank ihrer Zauberkräfte – verjüngt wieder zusammen; sie verschafft sich Rache, in dem sie Kreusa und Kreon dem tödlichen Feuer aussetzt und bringt schließlich ihre Kinder um. In den Psychoanalysen mit den erwähnten Frauen konnte klinisch verifiziert werden, dass diese Charakteristika einem Teil des unbewussten Selbstbilds der Analysandinnen entsprachen, in dem sich archaische frühe Vernichtungs- und Todeswünsche sowie typische Mechanismen der paranoid-schizoiden Position (Fragmentierung, Spaltung, Verleugnung und Omnipotenz) erhalten hatten. Ihre Primärobjekte waren vermutlich nicht in genügend guter Weise zu einem »holding« oder einem »containment« in der Lage gewesen; dies machte ihren Töchtern eine Integration dieser archaischen Impulse und Phantasien in ein reiferes Selbstbild im Sinne der depressiven Position unmöglich. Phantasien in späteren Entwicklungsphasen konnten tragischerweise diese frühen archaischen Phantasien nicht mildern, sondern verstärkten eher die in ihnen enthaltenen und immer und immer wieder reinszenierten unbewussten Wahrheiten. Sie führten zu dem erwähnten ständigen, »nachträglichen« Umschreiben und Modifizieren des Medea-Phantasiesystems aufgrund neuer Erfahrungen sowie durch kognitiver Möglichkeiten, die erst in späteren Entwicklungsphasen erworben wurden.

Im Rahmen dieses Kapitels konnte ich nicht schildern, dass die Reinszenierungen dieser Wahrheiten in der Übertragung uns, wie bei Frau B., die Chance eröffneten, das unbewusste Phantasiesystem schließlich zu erkennen und den Wiederholungszwang partiell zu unterbrechen. Wie Ogden (1989) es beschreibt, inszenierten sie die unbewussten Wahrheiten der frühen Objektbeziehungserfahrungen in der Übertragung, konnten aber schließlich – dank der analytischen Arbeit – die Differenz zwischen ihren unbewusst gewordenen Phantasien und der Wirklichkeit infantiler Objektbeziehungserfahrungen einerseits und den aktuellen in der Übertragungsbeziehung (und schließlich auch zu neuen Objekten in der Außenwelt) andererseits erkennen. Dies erwies sich nicht nur als unverzichtbar für das erwähnte Relativieren des Wiederholungszwangs sondern auch für eine sukzessive Integration des unbewussten, archaischen weiblichen Selbstbilds in ein neues subjektives Erleben von sich als Frau und potenzieller Mutter. Für sechs meiner Patientinnen erlaubte es glücklicherweise ihr Lebensalter noch, dass sie sich nach den gewonnenen Einsichten in ihre unbewusste Überzeugung bzw. ihre **realitätsinadäquaten Konstruktionen**, dass Mutterschaft sie der Gefahr ausliefere, ihre eigenen Kinder umzubringen, schwanger werden konnten.

❶ Die Patientinnen erkannten im psychoanalytischen Prozess sowohl in diesen Konstruktionen als auch im psychosomatischen (»embodied«) Leiden die Spuren ihrer idiosynkratischen, biographischen Wirklichkeiten. Daher bildeten Einsicht und Veränderung von Konstruktion und Wirklichkeit gemeinsame Voraussetzungen, um sich nun – trotz aller Ambivalenzen – dem Wagnis der weiblichen Fruchtbarkeit und Generativität gewachsen zu fühlen.

Literatur

Abend SM (1990) Unconscious fantasies, structural theory, and compromise formation. J Am Psychoanal Assoc 38: 61–73

Arlow JA (1969a) Fantasy, memory and reality testing. Psychoanal Q 38: 28–51

Arlow JA (1969b) Unconscious fantasy and distrurbances of conscious experience. Psychoanal Q 38: 1 27

Beland H (1989) Die unbewusste Phantasie. Kontroversen um ein Konzept. Forum Psychoanal 5: 85–98

Bion WR (1992) Cognition. Karnac, London

Bohleber W (1992) Identity and the self: Interactional and intrapsychic paradigm. Significance of infant research for psychoanalytic Theory. In: Leuzinger-Bohleber M, Schneider H, Pfeifer R (eds) Two Butterflies on My Head... Springer, Berlin Heidelberg New York, S 107–133

Clancey WJ (1991) The frame of reference problem in the design of intelligent machines. In: Lehn K van (ed) Architecture of intelligence. Erlbaum, Hillsdale/N.J

Damasio AR(1994) Descartes' Irrtum. Fühlen, Denken und das menschliche Gehirn. dtv, München (1997)

Dowling S (1990) Fantasy formation: A child analyst's perspective. J Am Psychoanal Assoc 38: 93–111

Edelman GM (1987) Neural Darwinism. The theory of neural group selection. Basic Books, New York

Edelman GM (1989) The remembered present: A biological theory of consciousness. Basic Books, New York

Edelman GM (1992) Bright air, brilliant fire: On the matter of the mind. Basic Books, New York

Euripides (1854) Medea. Trans. By A. Buckley. Pohl, London

Fonagy P, Target M (1997) Perspectives on the recovered memories debate. In: Sandler J, Fonagy P (eds.) Recovered memories of abuse. True or False? Karnac, London, pp 183–217

Freud S (1907) Der Wahn und die Träume. In: W. Jensens 'Gradiva'. GW, Bd. 7, S 29–122

Freud S (1908) Hysterische Phantasien und ihre Beziehung zur Bisexualität. GW, Bd. 7, S 191–199

Freud S (1923) Das Ich und das Es. GW, Bd. 13, S 237–289

Freud S (1925) Notiz über den Wunderblock. GW, Bd. 14, S 3–8

Glover E (1945) Examination of the Klein system of child analysis. Psychoanal Stud Child 1: 75–118

Hampe M (2003) Plurality of sciences and the unity of reason. In: Leuzinger-Bohleber M, Dreher AU, Canestri J (eds) Pluralism and unity? Methods of research in psychoanalysis. International Psychoanalysis Library, London, pp 45–63

Hagner M (2004) Geniale Gehirne. Zur Geschichte der Elitegehirnforschung. Wallstein, Göttingen

Hoff D von, Leuzinger-Bohleber M (1997) Versuch einer Begegnung. Psychoanalytische und textanalytische Verständigungen zur Elfriede Jelineks Buch »Lust«. Psyche – Z Psychoanal 51: 763–804

Holzhey H (2001) Flug und Fall der Seele – Philosophische Reflexionen in anthropologischer Absicht. In: Stuhr U, Leuzinger-Bohleber M, Beutel M (Hrsg) (2001) Langzeit-Psychotherapie. Perspektiven für Therapeuten und Wissenschaftler. Kohlhammer, Stuttgart, S 17–37

Inderbitzin LB (1989) Unconscious fantasy. J Am Psychoanal Assoc 37: 823–837

Isaacs S (1945) The nature and function of phantasy. In: Isaacs S (ed) Developments in psychoanalysis. Hogarth Press, London (1973), pp 67–121

Kandel E (1998) A new intellectual framework for psychiatry. Am J Psychiatry 155: 457–469

Kaplan-Solms K, Solms M (2000) Clinical studies in neuropsychoanalysis. Karnac Books, London

Kernberg OF (1980) Innere Welt und äußere Realität. Klett-Cotta, Stuttgart (1988)

Köhler L (1998) Einführung in die Entstehung des Gedächtnisses. In: Koukkou M, Leuzinger-Bohleber M, Mertens W (Hrsg) Erinnerung von Wirklichkeiten. Internationale Psychoanalyse, Stuttgart, S 131–222

Koukkou M, Leuzinger-Bohleber M, Mertens W (Hrsg) (1998) Erinnerung von Wirklichkeiten, Bd. 1. Internationale Psychoanalyse, Stuttgart

Laub D, Weine SM (1994) Die Suche nach der historischen Wahrheit. Psychotherapeutische Arbeit mit bosnischen Flüchtlingen. Psyche – Z Psychoanal 48: 1101–1122

Leuzinger-Bohleber M (1992) Interdisciplinary exchange or »turning a blind eye«? Defense mechanisms of psychoanalysts. A case study. In: Leuzinger-Bohleber M, Schneider H, Pfeifer R (eds) Two butterflies on my head… Psychoanalysis in the interdisciplinary scientific dialogue. Springer, Berlin Heidelberg New York, pp 47–75

Leuzinger-Bohleber M (1995) Die Einzelfallstudie als psychoanalytisches Forschungsinstrument. Psyche – Z Psychoanal 49: 434–481

Leuzinger-Bohleber M (2001) The ‚medea fantasy'. An unconscious determinant of psychogenic sterility. Int J Psychoanal 82: 323–345

Leuzinger-Bohleber M (2002) Quelques remarques critiques illustrées par un suivi représentatif de psychoanalyses et thérapies psychoanalytiques de lungues durée. Bull Soc Psychoanal Paris 63: 157–175

Leuzinger-Bohleber M, Bürgin D (2003) Pluralism and unity in psychoanalytic research: some introductory remarks. In: Leuzinger-Bohleber M, Dreher AU, Canestri J (eds) Pluralism and unity? Methods of research in psychoanalysis. International Psychoanalytical Association, London, pp 1–25

Leuzinger-Bohleber M, Pfeifer R (1998) Erinnerung in der Übertragung – Vergangenheit in der Gegenwart? Psychoanalyse und Embodied Cognitive Science. Psyche – Z Psychoanal 52: 884–919

Leuzinger-Bohleber M, Pfeifer R (2002) Remembering a depressive primary object? Memory in the dialogue between psychoanalysis and cognitive science. Int J Psychoanal 83: 3–33

Leuzinger-Bohleber M, Stuhr U (1997) … die Fähigkeit zu lieben, zu arbeiten und das Leben zu genießen… (S. Freud). Zur psychoanalytischen Katamneseforschung. In: Leuzinger-Bohleber M, Stuhr U (Hrsg) Psychoanalysen im Rückblick. Psychosozial, Gießen, S 11–32

Leuzinger-Bohleber M, Mertens W, Koukkou M (Hrsg) (1998) Erinnerung von Wirklichkeiten, Bd. 2. Internationale Psychoanalyse, Stuttgart

Mertens W (1998) Aspekte der psychoanalytischen Gedächtnistheorie. In: Koukkou M, Leuzinger-Bohleber M, Mertens W (Hrsg) Erinnerung von Wirklichkeiten. Internationale Psychoanalyse, Stuttgart, S 48–130

Ogden TH (1989) Frühe Formen des Erlebens. Springer, Wien (1995)

Perron R (2001) The unconscious and primal phantasies. Int J Psychoanal 82: 583–595

Pfeifer R, Leuzinger-Bohleber M (1986) Application of cognitive science methods to psychoanalysis: A case study and some theory. Int Rev Psychoanal 13: 221–240

Roth G (2001) Fühlen, Denken, Handeln. Wie das Gehirn unser Verhalten steuert. Suhrkamp, Frankfurt aM

Rusch G (1987) Erinnerungen aus der Gegenwart. In: Schmidt SJ (Hrsg) Gedächtnis. Suhrkamp, Frankfurt aM, S 267–293

Sandler J, Sandler A (1983) The »second censorship«, the »three box model« and some technical implications. Int J Psychoanal 64: 413–433

Schafer R (1968) Aspects of internalization. International Universities Press, New York

Shapiro T (1990) Unconscious fantasy: introduction. J Am Psychoanal Assoc 38: 39–46

Spence DP (1982) Narrative truth and historical truth: meaning and interpretation in psychoanalysis. Norton, New York

Stern D (1985) The interpersonal world of the infant. Basic Books, New York

Whitebook J (1996) Sublimierung: ein »Grenzbegriff«. Psyche – Z Psychoanal 50: 850–880

Winnicott CW (1971) Playing and Reality. Tavistock, London

Trauma

Als Charakterschwäche aufgegeben und als ätiologischer
Faktor wieder entdeckt

M. Dümpelmann

> Die Rezeption psychotraumatologischer Konzepte und deren Umsetzung in der therapeutischen Praxis weisen in Psychiatrie und psychodynamischer Psychotherapie erhebliche Unterschiede, aber auch einige erstaunliche Parallelen auf. Von einem historischen Überblick ausgehend, werden einige Befunde und Konzepte zur Traumatogenese psychischer Störungen aus klinischen Studien, Entwicklungspsychologie und Neurowissenschaften sowie therapeutische Fragestellungen und Perspektiven für die zukünftige Forschung und Praxis dargestellt und diskutiert.

21.1 Einführung

Die Anerkennung und die Bewertung traumatischer Erfahrungen als Ursache psychischer Störungen haben eine wechselvolle und von Polarisierungen geprägte Geschichte: Können von außen kommende, unerwartete und die individuellen Ressourcen **überfordernde Belastungen**, die wir »Trauma« nennen, psychische Pathologie »machen«? Können sie auch – über akute Reaktionen hinausgehend – insbesondere später manifest werdende, lang anhaltende und schwere Krankheiten bewirken und mitgestalten, oder können sie das nicht? Prima vista finden sich diese Positionen aufgeteilt zwischen Psychiatrie und Psychotherapie wieder, vertrauten Trennlinien therapeutischer Kulturen folgend (▶ Kap. 15). In Psychoanalyse und Psychotherapie wird die Bedeutung von Traumata für die Entwicklung einer Vielzahl von Störungen hoch eingeschätzt. In der deutschsprachigen Psychiatrie hat sich, abgesehen von einer kritischen Debatte über die Krankheitseinheit der posttraumatischen Belastungsstörung, ein eigenständiger fachlicher Diskurs zu Traumatisierungen als breit wirksamem **Krankheitsfaktor** bislang nicht entwickelt (Priebe et al. 2002). Bei genauer Betrachtung ist jedoch auch in der Psychoanalyse die praktische Umsetzung von psychotraumatologischen Konzepten in Behandlungen umstritten.

Unter psychoanalytischen Gesichtspunkten erwies es sich als schwierig, zwischen unbewußten Phantasien und verdrängten Erinnerungen an reale Erfahrungen zu unterscheiden (Bohleber 2004, S. 61).

🛇 Kern des Problems, das Psychiatrie und auch Psychotherapie gemeinsam mit dem Thema »Trauma« haben, ist die Trennlinie zwischen exo-

genistischen und endogenistischen Modellen psychischer Pathologie (Resch et al. 1999).

Das in der Psychiatrie zumeist favorisierte biologische Krankheitsmodell sowie auch das Trieb- und Strukturmodell der Psychoanalyse sind stark endogenistische Konzepte: Ob Transmitter oder unbewusste Phantasien, Wesentliches spielt sich »in« der Person und »in« ihrem Kopf ab. Dem stellt die Psychotraumatologie eine konträre Perspektive entgegen und kann sich dabei auf die Ergebnisse einer zunehmenden Zahl von Untersuchungen stützen, die Traumata als bedeutenden ätiopathogenetischen Faktor schwerer Störungen belegen, auch bei affektiven und psychotischen Störungen (Post 1992; Murray 1994; Walker u. Diforio 1997; Read 1997; Dümpelmann 2002). Zudem weisen epidemiologische Untersuchungen sehr großer Populationen psychischen Traumatisierungen auch eine gewichtige Rolle bei der Entstehung internistischer Erkrankungen, wie etwa Diabetes mellitus und Bluthochdruck, zu (Felliti 2002). Was stand und steht dann aber einer intensiveren Forschung und Konzeptualisierung angesichts dieser Datenlage entgegen?

21.2 Zur Geschichte

Die Debatte zum Krankheitsbild der psychischen Traumatisierung verlief während der letzten 125 Jahre gespalten und oft durch politische, soziale und juristische Argumente aufgeladen (Schmiedebach 1999; Priebe et al. 2002). Oppenheim stellte die »traumatische Neurose« als eigenständiges und von Hysterie, Neurasthenie und neurologischen Syndromen abgrenzbares Krankheitsbild vor, ein frühes Modell einer funktionellen Störung durch

psychische Erschütterung ohne direkte Verletzung des Nervensystems (1889). Neben umschriebenen Symptomen, wie Ängsten, Depressionen und Dissoziationen, beschrieb er schon damals viele unspezifische Beschwerden mit dem Charakter langwieriger subjektiver Beeinträchtigung, wie sie auch heute oft nach schweren Traumatisierungen gesehen werden. Seine Gegner, prominente Psychiater, verhöhnten die von ihm als posttraumatisch bewerteten Störungsbilder als Simulation, Mangel an vaterländischer Gesinnung der Arbeiter unter dem Einfluss der Sozialdemokratie, Charakterschwäche und als betrügerisches Mittel zur Sicherung von Einkünften ohne Leistung durch Berufsarbeit (Schmiedebach 1999). Obwohl die Zahl der nach Traumatisierung Berenteten relativ klein blieb, wurde im Deutschen Reich der traumatischen Neurose 1926 der Status der zur Rente berechtigenden Krankheit wieder aberkannt. Nach dem Ersten Weltkrieg sollte so Rentenbegehren und Willenlosigkeit ein Riegel vorgeschoben werden (Priebe et al. 2002). Die **unverhohlenen Entwertungen** und nicht einfach mit dem Zeitgeist erklärbaren Entgleisungen, die in dieser Kontroverse hörbar wurden, empören und beschämen. Aber eine epistemologische Frage blieb offen: »Krankheit« ohne eigenes Substrat und ohne spezifische oder zumindest typische Symptome, die eine Krankheitseinheit kategorisch eingrenzen, kann es so etwas geben? Außerhalb des Morbusmodells (Scharfetter 1990) war die Anerkennung einer Krankheit zu dieser Zeit nur schwer denkbar. Dass gegen die so als Mythos abqualifizierte traumatische Neurose ein neuer **Mythos von mangelnder Moral** produziert wurde, lässt sich als eine Paradoxie der Aufklärung begreifen (Bergmann 2002). Irritierendes bewirkt Anstrengungen. Mit den verfügbaren Mitteln werden neue Hypothesen generiert. Neue Hypothesen steigern die Irritation; dies führt zu neuer Mystifizierung. Im Jahr 1911 veröffentlichte Freud den Fall Schreber, der nicht nur eine frühe psychoanalytische Interpretation einer Psychose war, sondern auch die unfreiwillige Beschreibung einer massiven Traumatisierung und ihrer Folgen bis hin zum intrusiven Wiedererleben von früher real erlebter Gewalt in den psychotischen Symptomen des Patienten (Niederland 1978; Israels 1989). Nun unterschied sich das psychoanalytische Modell seelischer Erkrankungen radikal von gängigen psychiatrischen Krankheitsvorstellungen und wies **subjektiven, biographischen und Beziehungsfaktoren** entscheidende ätiopathogenetische Rollen zu. Reizschwelle und Reizschutz wurden zu Schlüsselbegriffen (Freud 1920). Und bezüglich der Kriegsneurosen hatte Freud seinen Standpunkt von dem Wagner-Jaureggs abgegrenzt (▶ Kap. 4). Aber ein essenzieller Aspekt psychiatrischer Krankheitsmodelle wurde in der frühen Psychoanalyse doch weitgehend beibehalten, wenn auch in veränderter Form. Dies wird an Freuds Verständnis des Falls Schreber exemplarisch sichtbar. An die Stelle des biologischen Substrats wurde das **Konzept frühkindlicher Sexualität** gesetzt. Nicht der traumatisierende Vater, sondern die zurückgewiesene homosexuelle Libido des Patienten wurde als wesentlicher Krankheitsfaktor angesehen, wenn auch als ein psychodynamischer und mit einer Geschichte versehener. Darüber, warum sich Freud seinerzeit von der Theorie der Verführung ab- und dem Konzept der frühkindlichen Sexualität zuwandte, darf spekuliert werden (Masson 1984). Dass eine damaliger Wissenschaftlichkeit standhaltende Konzeption des Psychischen vorgelegt werden sollte, hat eine gewisse Plausibilität. Die Aktualneurosen (Freud 1917), psychotraumatologisch von Interesse, wurden als somatischer Vorgang, ohne psychische Bedeutung und unabhängig von früheren Erlebnissen angesehen. Endergebnis war ein in der Analyse breit angewandtes Modell der Psyche, das zwar dem **biologischen Innen** des Zentralnervensystems (ZNS) ein **psychologisches Innen** gegenüberstellte, dem aber auch einen ähnlichen Determinismus zuschrieb.

❶ Das Konstrukt der in frühen Triebkonflikten erworbenen Struktur mit Mustern unbewusster Motive zur Steuerung der Triebausstattung, die sich auf die Objekte richtet, ist eine klare Alternative zum Modell der biologischen Anlage, weist aber auch latente Parallelen zu dessen Betonung von Endogenität auf.

Dadurch blieben Grenzen unscharf, etwa die zu Psychopathien. Für die Bewertung traumatogener Störungen sollte sich das als wichtig erweisen. Später wurden nämlich Neurosen missbräuchlich so statisch und linear-kausal wie durch biologische Anlagen verursachte Krankheiten behandelt. Tragische Beispiele dafür finden sich bei der Begutachtung von Opfern des Nazi-Terrors nach dem Zweiten Weltkrieg; hier wurden neurotische Syndrome mit Psychopathien gleichgesetzt (Niederland 1980, S. 193, 194).

Fallbeispiel

Eine Frau, die sich im Konzentrationslager (KZ) mit einem SS-Oberscharführer sexuell eingelassen hatte, um ihr Leben zu retten, wurde in den 1950er-Jahren in der BRD begutachtet. Sie litt unter chronischen Ängsten, depressiven Zuständen, Schlafstörungen und Albträumen. Die Kontakte zu dem SS-Mann wurden von ihr zunächst nicht, dann ausführlich angesprochen. Die Diagnose »Hysterie« wurde gestellt. Dass ihre Familie ermordet worden und ihre Freundin, sexuell nicht so attraktiv wie sie, im selben KZ umgekommen war, spielte auch im Obergutachten keine Rolle. Die Symptome wurden als wesentlich durch eine vorbestehende Neurose verursacht angesehen und somit als verfolgungsunabhängig beurteilt. Ansprüche auf Schadenersatz wurden zurückgewiesen. Dafür ausschlaggebend war, dass die mit »hysterisch« oberflächlich psychodynamisch qualifizierten Beschwerden behandelt wurden wie angeborene biologische Merkmale und die schrecklichen Erlebnisse und Verstrickungen durch die KZ-Haft als Krankheitsfaktor verleugnet wurden (Niederland 1980, S. 180–197).

Solche Fehlurteile hatten aber auch eine alarmierende Wirkung. In ihrem Werk »Psychiatrie der Verfolgten« legten von Baeyer et al. (1964) überzeugende Begründungen dafür vor, dass auch nach der Adoleszenz Traumatisierungen **massive und persistierende Symptome** bewirken können. Venzlaff (1968) machte auf Traumatisierungen durch Nazi-Terror in der Vorgeschichte von Psychosen aufmerksam und hielt den bis heute gültigen Befund fest, dass es Traumata durch Menschen waren, die späteren Psychosen vorangingen. Untersuchungen, wie diese, waren dann Anlass dafür, die Etablierung einer – längst überfälligen – psychiatrischen Traumatologie zu fordern (Priebe et al. 2002).

Der Diskurs zu posttraumatischen Störungen in der referierten Zeitspanne lässt sich als Entwicklung von Anstößigkeit hin zum Anstoß beschreiben. Hindernisse auf diesem Weg sind auch im Untersuchungsgegenstand selbst zu finden.

🛈 **Traumatisierungen sind oft Extremfälle fehlgeschlagener zwischenmenschlicher Nähe und affizieren extrem. Sie fanden in der Psychoanalyse deutlich mehr Interesse als in der Psychiatrie. Die epistemologische Lücke dafür, neben intrapsychischen und biologischen auch äußere Krankheitsfaktoren adäquat zu bewerten und Erkenntnisse daraus therapeutisch umzusetzen, lässt sich aber in beiden Disziplinen nachweisen.**

Endogenistische Modelle psychischer Krankheit spielten dafür eine wesentliche Rolle: Psychisches, als dynamische Struktur wie als biologische Anlage, ist größtenteils innerlich vorgegeben und prägt Verhalten und Erleben stark deterministisch. **Psychische Kausalität** wird so ins Innere verlagert und ein objektivierender Zugang erleichtert.

21.3 Neuere Forschungsergebnisse

Bei Vietnam-Veteranen beobachtete Störungsbilder gaben in den USA den Anstoß für Kliniker und Forscher, sich intensiver mit Traumatisierungen auseinander zu setzen. Öffentliches Interesse am Thema des sexuellen Missbrauchs und an den Folgen von Gewalt verstärkten dies. Die publizierten Zahlen sind geeignet, Traumatisierungen nicht mit dem Sonderstatus seltener Ereignisse zu versehen: So werden für sexuellen Missbrauch in Mitteleuropa und in den USA – bei hoher Dunkelziffer – Prävalenzen von 10–15% bei Frauen angegeben, bei Männern 3–5% (Finkelhor 1997). Für aggressive Traumata werden noch höhere Zahlen angenommen. Aufhorchen ließen die Ergebnisse von Untersuchungen bei Borderlinesyndromen; hier wurden bei über 70% der PatientInnen gravierende Traumata in der Vorgeschichte gefunden (Herman et al. 1989). Das stellt vertraute Erklärungsansätze für Krankheitsbilder infrage, auch psychodynamische (Kernberg 1983), in deren Ätiologiekonzept bislang Traumata keine besondere Berücksichtigung gefunden hatten. Analoge Befunde liegen mittlerweile für eine Vielzahl von Krankheitsbildern vor, besonders auch schwere und »psychiatrische« Störungen betreffend und größtenteils von Psychotherapeuten und Neurowissenschaftlern publiziert: für affektive und insbesondere depressive Störungen (Post 1992; Seligman 1999), für viele Typen von Persönlichkeitsstörungen (Fiedler 2003), für Psychosen und psychosenahe Störungen (Read 1997; Cullberg 2003; Dümpelmann 2003) und auch für Zwangsstörungen (Dümpelmann u. Böhlke 2003). Traumaeffekte können transgenerational weiter gegeben werden (Fonagy et al. 1993).

🛈 Seit 1980 ist die posttraumatische Belastungsstörung (PTBS) als eigenständiges Krankheitsbild anerkannt. Das markierte einen Durchbruch, weil damit psychische Traumata als eigenständiges Krankheitsbild mit einer überwiegend psychologischen Ätiopathogenese und ohne vorbestehende andere Störung anerkannt wurden (Priebe et al. 2002).

Die Kritik am Konzept der PTBS in der Psychiatrie konzentriert sich auf Fragen des spezifischen Zusammenhangs zwischen Trauma und posttraumatischer Störung: Unterschiedlichen Traumatisierungen würden keine unterschiedlichen, sondern ähnliche Symptome folgen (Maercker 1997), und auch ganz andere Krankheitsbilder als vom Typ der PTBS würden nach Traumata beobachtet (Priebe et al. 2002). Beide Einwände implizieren eine einfache **Kausalität zwischen Krankheit und Symptomen.** Effektive Therapie muss dann »spezifisch« an diesen Symptomen ansetzen, um diese Krankheit zu erreichen. Das verleitet leicht zu dem Umkehrschluss, dass es sich ohne bestimmte Symptome und bei erfolgreicher »unspezifischer« Behandlung nicht um diese Krankheit handeln kann. Solche Schlussbildungen basieren auf Mythen von Homogenität und Uniformität von Krankheiten (Kiesler 1977), die für das endogenistische Morbusmodell grundlegend sind. In der Psychiatrie war es nicht einfach, ein psychologisches Konzept, wie die PTBS, zu integrieren, denn traumatogene Störungen bilden keine einfache diagnostische Kategorie. Neben Fällen von PTBS sind nach Traumatisierungen unterschiedliche Krankheitsbilder zu beobachten. Das hat die Forschung angestoßen und bemerkenswerte Beiträge zum Verständnis der Ätiologie psychischer Störungen schlechthin geleistet, insbeson-

dere die **prämorbide Vulnerabilität** betreffend. Am Beispiel psychotischer Störungen nach Traumatisierung lässt sich dies demonstrieren. Bei psychotischen PatientInnen, auch solchen mit schizophrenen und schizoaffektiven Krankheitsbildern, wurden im Vergleich zur Gesamtbevölkerung um das Doppelte und mehr erhöhte Zahlen für **sexuellen und aggressiven Missbrauch** in der Vorgeschichte gefunden (Goodman et al. 1997; Read 1997; Schäfer et al. 2003; Leichsenring et al. 2005). Weiter zeigen sich bei schwer Traumatisierten und Psychotikern Ähnlichkeiten und Übereinstimmungen von **physiologischen, neuroanatomischen, psychopathologischen und psychodynamischen Parametern**, beispielsweise Veränderungen der auditorischen Reizschwelle (Neylan et al. 1999) und der langsamen Augenfolgebewegungen (Irwin et al. 1999), die Größe der Ventrikel, der Hemisphären und deren Funktion sowie endokrine Aktivitätsmuster betreffend (Read et al. 2001; Hartmann 2003). Störungen von Kognition, Affektivität und des Selbsterlebens sind in beiden Gruppen häufig (van der Kolk et al. 1996). An psychotischen PatientInnen geeichte Fragebogeninstrumente, wie die Psychotizismusskala der »Symptom Checklist 90 Revised« (SCL-90-R) und die Schizophreniaskala des »Minnesota Multiphasic Personality Inventory« (MMPI) weisen bei posttraumatischen Störungen erhöhte Werte auf.

Diese Befunde lassen sich zum **Konzept einer komplexen traumatogenen Entwicklungsstörung** mit dem Ergebnis einer traumatogen erhöhten Vulnerabilität für psychotische Manifestationen zusammenfassen (Read et al. 2001). Im Vergleich zum Vulnerabilitäts-Stress-Modell von Zubin u. Spring (1977) werden dabei **psychische und soziale Faktoren** wesentlich stärker bewertet: Wurde bisher angenommen, dass biologisch vorgegebene Vulnerabilität zu psychotischen Exazerbationen prädisponiert, die dann unter äußerer Belastung manifest werden, wird hier die Genese von Vulnerabilität selbst – und explizit auch die ihrer somatischen Aspekte – in Abhängigkeit von belastenden und schädigenden Lebensereignissen gesehen (Walker u. Diforio 1997; Read et al. 2001). In der Neurobiologie, die sich intensiv mit den Auswirkungen von Traumata auf das Gehirn beschäftigt, wird dies **erfahrungsgesteuerte neuronale Pla-**

stizität genannt (Braun u. Bogerts 2001). Funktionelle und auch strukturelle Hirnveränderungen müssen keineswegs auch die Ursache einer Erkrankung darstellen (Huether et al. 1999).

> ❶ Psychische Krankheit, ob somatisch oder psychologisch manifest, wird als Ergebnis der individuellen Entwicklung psychischer Fähigkeiten und von deren Störung angesehen.

Noxen, etwa Traumata, wie auch schützende Faktoren (Tienari 1991) können an vielen Stellen in die Interaktion innerer mit äußeren Entwicklungsfaktoren eingreifen. **Somatische Aspekte** werden in psychotraumatologischen Konzepten nicht vernachlässigt, sondern explizit in Wechselwirkung mit psychischen beschrieben (van der Kolk et al. 1996). Weil neurobiologische und psychodynamische Modelle Ähnlichkeiten aufweisen (Kandel 1999), kann man somatisch von **traumatogener Dementia praecox** (Murray 1994) oder **psychologisch von erlernter Hilflosigkeit** (Seligman 1999) ausgehen; die Entwicklung psychischer Fähigkeiten steht dabei immer im Brennpunkt.

> ❶ Traumatisierungen bewirken nicht linear-kausal ein spezifisches Krankheitsbild, sondern beeinflussen den Erwerb psychischer Fähigkeiten, die später und unter dem Einfluss auslösender Situationen eine Vielzahl von Syndromen mitgestalten können. Ihre Effekte müssen im Einzelfall identifiziert und bewertet werden.

Die Komplexität schwerer Störungen lässt sich in gängigen Klassifikationssystemen oft nicht angemessen abbilden. Die dort vorgestellten Krankheitskategorien implizieren häufig einfache Kausalitäten und produzieren paradigmatische Filter mit dem Ergebnis, dass etwa bei Studien zu Psychosen Traumaopfer und umgekehrt bei Studien zu posttraumatischen Störungen Psychotiker systematisch ausgeschlossen wurden (Read 1997). Und dissoziative Symptome werden von posttraumatischen Störungen getrennt klassifiziert, was nicht der Klinik entspricht (Scharfetter 1999).

Dass nicht nur Vulnerabilität **Stress**, sondern Stress auch **Vulnerabilität** machen kann, lässt sich als Kurzformel für neuere Entwicklungen in Neu-robiologie und Traumaforschung zusammenfassen.

> ❶ Dass Traumatisierungen als breit wirksamer Krankheitsfaktor erkannt werden konnten, wurde durch Veränderungen endogenistischer Ätiologiekonzepte möglich. Krankheitsursachen ergeben sich demnach aus Störungen der Entwicklung psychischer Fähigkeiten, bei der innere und äußere Faktoren interagieren.

Gravierende Effekte von Traumatisierungen darauf lassen sich nachweisen. Kategorial beschriebene Krankheitsbilder spiegeln oft eine einfache Spezifität vor, die der komplexen Ätiologie psychischer Störungen nicht entspricht. Wie gerade bei posttraumatischen Störungen sichtbar wird, haben gängige Klassifikationssysteme ihren Anspruch auf weit gehende Theoriefreiheit nicht eingelöst.

21.4 Klinische Aspekte

Für zirkumskripte posttraumatische Störungen (Reddemann u. Sachsse 1997; Hofmann 1999) wie auch für die vielen komplexen Entwicklungsstörungen nach Traumatisierungen im Kernbereich psychiatrischer Arbeit liegen **operationalisierte Behandlungskonzepte** vor, etwa für Persönlichkeitsstörungen (Fiedler 2003) und Psychosen (Dümpelmann 2002). Ihre Effekte sind nachgewiesen (Leichsenring et al. 2005). Sie sehen vor, wesentliche frühere und aktuelle Beziehungsepisoden zu identifizieren und ihre Auswirkungen auf Psychogenese und Interaktion im Einzelfall zu verstehen (Luborsky 1999; Dümpelmann 2003). Symptome werden zunächst funktional als Modi der Regulation des Selbst und von Beziehungen und nicht nur als Ausdruck innerer Dynamik bewertet. Neuere Ergebnisse der Säuglings- (Dornes 1997) und Affektforschung (Krause 1998), der Interaktions- (Streeck 2000) und der Bindungsforschung (Fonagy 2001) werden in diesen Konzepten berücksichtigt, die äußeren Momenten von Erfahrung einen hohen Stellenwert zumessen.

Fallbeispiel

Dazu die Skizze einer eigenen Behandlung: Ein junger Mann wurde wegen eines akuten paranoid-halluzinatorischen Syndroms stationär aufgenommen. Er glaubte, dass alle gegen ihn seien und ihn weghaben wollten, und hörte Stimmen, die ihn vernichtend kritisierten. Unter der initialen Pharmakotherapie bildete sich die produktive Symptomatik rasch zurück. Noch lange nach der Aufnahme sprach er sehr wenig über sich, erst recht nicht über Gefühle. Zur Anamnese ließ sich eruieren, dass er als 5-Jähriger seine kleine Schwester bei einer Rangelei in einen Teich im Garten des Elternhauses gestoßen hatte, wo sie vor seinen Augen ertrank. Seine Eltern kamen zu spät und reagierten mit völliger Erstarrung. Sie machten ihm keine Vorwürfe, bestraften ihn nicht und sprachen seitdem nie wieder über den Tod ihres Kindes. Das Bild der präfinal nach Luft schnappenden Schwester und auch das der ohnmächtig schweigenden Eltern tauchten oft als Intrusionen auf. Affekte spürte er dabei nicht. Der Patient lebte noch bei den Eltern, eng an ihren zurückgezogenen Lebensstil und ihre rigide Affektkontrolle attachiert. Zum Abschluss seines Studiums traten massive Prüfungsängste, nach Antritt seiner ersten Stelle Ängste, Fehler zu machen, und kurz danach die Psychose auf, also in einer Situation, in der Autonomie von ihm gefordert war. Als Kind hatte der Patient zwei gravierende traumatische Erfahrungen gemacht, nämlich einen Menschen töten zu können, und dass es selbst darauf keine eindeutige Antwort, kein klares Feedback gab. Die Tabuisierung des Vorfalls durch seine Eltern hatte er über Jahre zu seiner Selbstberuhigung und zur Verstärkung der dissoziativen Abwehr übernommen. Als sich nicht mehr vermeiden ließ, wirkmächtig und eigenständig zu handeln und Verantwortung dafür zu übernehmen, dekompensierte er. Er hatte lange mit der unbewussten Angst gelebt, dass von ihm ausgehende Aktivität erneut destruktiv sein kann. Zudem war ihm durch das Verhalten der Eltern die Möglichkeit entzogen worden, an Stelle dieser Ängste andere regulierende Funktionen und somit Kontrolle über seine Handlungen zu entwickeln. Das Erleben eigener Wirkmächtigkeit wurde mit von ihm ausgehender Gefahr gleichgesetzt. Die psychotische Angst, alles falsch zu machen und die Wortlosigkeit für diesen schrecklichen Zustand ließen sich als traumatische Kontingenzen verstehen, als prozedurale Beziehungsmuster, die in der Biographie, aber auch in Symptomen und Interaktion konkret sichtbar wurden. Die psychotherapeutische Behandlung und die Komplementärtherapien konnten so gezielt auf die Verbesserung der Affektwahrnehmung und die Entwicklung steuernder Funktionen abgestimmt werden. Je mehr der Patient eigene Normen und Werte für sich finden konnte, desto mehr konnte er Affekte zulassen. Seine Eltern wurden in die Behandlung einbezogen und trauerten mit ihm erstmals offen über den Tod der Tochter. Die Fokussierung auf den traumatogenen Schwerpunkt führte zu einem guten Therapieergebnis. Der Patient ist mittlerweile, etwa 1,5 Jahre nach der Entlassung, unter ambulanter Psychotherapie nahezu beschwerdefrei, hat sein Elternhaus verlassen, geheiratet und seine Berufsarbeit an der alten Stelle wieder aufgenommen.

Die differenzierte Evaluierung traumatogener Effekte auf die psychische Entwicklung ermöglicht, komplexe Behandlungsansätze präzise von realen Erfahrungen und deren Verarbeitung abzuleiten. Nach erlebten Traumata werden nicht schablonenhaft posttraumatische Störungen vermutet, sondern **individuelle Traumafolgen** erfasst. Dies ist jedoch an psychotherapeutisches Wissen und an die Kompetenz gebunden, subjektives Erleben bewerten zu können. Realität ist aber, dass dazu nötige entwicklungspsychologische Kenntnisse nur selten in psychiatrischen Kliniken vermittelt werden. Der psychiatrische Alltag konfrontiert vielfältig mit Traumatischem. Inhalte **produktiver Symptome**, in subjektiven Metaphern von Gewalt und Verfolgung ausgedrückte Erlebnisse von katastrophalem Ich-Verlust, werden auch von erfahrenen ÄrztInnen oft nicht aufgegriffen (McCabe et al. 2002), sondern wie Epiphänomene einer biologischen Krankheit registriert. Das Ereignis »Psychose« ist meist selbst ein Trauma und kann posttraumatische Reaktionen bewirken (Frame u. Morrison 2001). MitarbeiterInnen werden ungewollt in fusionäre Zustände involviert und sind damit überfordert. Die an der kustodialen Psychiatrie häufig kritisierte rigide Unpersönlichkeit ist vor diesem Hintergrund zunächst nicht als kollektive Abwehr von Schuldgefühlen, sondern gerade in der Sicht der Psychotraumatologie als hilfloses Dicht-Machen gefährdeter Grenzen und als Selbstschutz anzusehen.

❶ Forschungsergebnisse und Behandlungskonzepte zu posttraumatischen Störungen liegen reichlich vor, auch für Störungen aus dem Kernbereich psychiatrischer Arbeit. Ihre Umsetzung stößt an Grenzen, die Ausbildung und Arbeitsorganisation in psychiatrischen Institutionen setzen.

21.5 Zukünftige Forschung und Praxis

Traumatisierte werden heute nicht mehr als willenlose Simulanten stigmatisiert. Offen bleibt aber auch heute, ob das Ziel einer individuellen Behandlung auch für Menschen mit Krankheitsbildern gilt, die wesentlich durch schlimme Beziehungserfahrungen verursacht sind, und die diese Erfahrungen erst einmal in schwer klassifizierbaren subjektiven Worten und Handlungen vermitteln.

❶ Die Interaktion zwischen »Erfahrung« und Zentralnervensystem ist eines der wichtigsten Forschungsgebiete der Neurobiologie (Huether et al. 1999).

Traumatisierungen liefern Musterfälle dazu. Behandlungskonzepte gibt es reichlich. Aber trotzdem bleibt abzuwarten, ob Traumafolgen als essenzielle ätiologische Dimension in der psychiatrischen Praxis die Anerkennung finden, die sie in der Forschung jetzt schon haben. Argumente von ungenügender objektivierender Begründbarkeit und mangelnder symptomatischer Spezifität führen nicht zu direkter sozialer Ächtung, aber leicht zum Ausschluss bei der Vergabe von Mitteln für klinische Forschung und damit zur Benachteiligung der betroffenen Patientengruppe. Nicht nur Verdrängtes neigt zur Wiederkehr.

Literatur

Baeyer W von, Häfner H, Kisker KP (1964) Psychiatrie der Verfolgten. Springer, Berlin Göttingen Heidelberg New York

Bergmann J (2002) Paradoxien der Angstkommunikation – Über Veralten und Modernität der Angst. In: Ard-

jomandi ME (Hrsg) Jahrbuch der Gruppenanalyse. Mattes, Heidelberg, S 1–13

Bohleber W (2004) Trauma und Persönlichkeitsstörung. In: Rohde-Dachser C, Wellendorf F (Hrsg) Inszenierungen des Unmöglichen. Klett-Cotta, Stuttgart, S 60–75

Braun K, Bogerts B (2001) Erfahrungsgesteuerte neuronale Plastizität. Nervenarzt 73: 3–10

Cullberg J (2003) Das dreidimensionale Entstehungsmodell der psychotischen Vulnerabilität – Konsequenzen für die Behandlung. In: Aderhold V, Alanen Y, Hess G, Hohn P (Hrsg) Psychotherapie der Psychosen. edition psychosozial, Gießen, S 51–62

Dornes M (1997) Die frühe Kindheit., Fischer, Frankfurt aM

Dümpelmann M (2002) Psychosen und affektive Störungen nach Traumatisierung. In: Böker H, Hell D (Hrsg) Therapie der affektiven Störungen. Schattauer, Stuttgart New York, S 66–90

Dümpelmann M (2003) Traumatogene Aspekte bei psychotischen Krankheitsbildern. Selbstpsychologie 4(12): 184–206

Dümpelmann M, Böhlke H (2003) Zwang und Psychose – Verzerrte Autonomie. Psychother Dial 4(3): 282–287

Felliti V (2002) Belastungen in der Kindheit und Gesundheit im Erwachsenenalter: die Verwandlung von Gold in Blei. Z Psychosom Med Psychother 48: 359–369

Fiedler P (2003) Komplexe Traumatisierung und Persönlichkeitsstörungen. In: Seidler GH, Laszig P, Micka R, Nolting BV (Hrsg) Aktuelle Entwicklungen in der Psychotraumatologie. edition psychosozial, Gießen, S 55–78

Finkelhor D (1997) Zur internationalen Epidemiologie von sexuellem Missbrauch von Kindern. In: Amann G, Wipplinger R (Hrsg) Sexueller Missbrauch. dgvt, Tübingen, S 72–85

Fonagy P (2001) Bindungstheorie und Psychoanalyse. Klett-Cotta, Stuttgart

Fonagy P, Steele M, Moran G, Steele H, Higgitt A (1993) Measuring the ghost in the nursery: an empirical study of the relation between parents' mental representations of childhood experiences and their infants' security of attachement. J Am Psychoanal Assoc 41: 957–989

Frame L, Morrison T (2001) Causes of posttraumatic stress disorders in psychotic patients. Arch Gen Psychiatry 58(3): 305–306

Freud S (1911) Psychoanalytische Bemerkungen über einen autobiographisch beschriebenen Fall von Paranoia. Studienausgabe (1982), Bd. 7. Fischer, Frankfurt aM, S 135–200

Freud S (1917) Die gemeine Nervosität. In: Freud S (Hrsg) Vorlesungen zur Einführung in die Psychoanalyse. Studienausgabe (1982), Bd. 1. Fischer, Frankfurt aM, S 367–379

Freud S (1920) Jenseits des Lustprinzips. Studienausgabe (1982), Bd. 3. Fischer, Frankfurt aM, S 213–272

Goodman LA, Rosenberg SD, Mueser KD, Drake RE (1997) Physical and sexual assault history in women with serious mental illness: prevalence, correlates, treatment, and future research directions. Schizophr Bull 23: 686–696

Hartmann HP (2003) Der Beitrag der Säuglingsforschung zur Ätiopathogenese psychotischer Erkrankungen. Selbstpsychologie 4(12): 202–270

Herman JL, Perry JC, Kolk BA van der (1989) Childhood trauma in borderline personality disorder. Am J Psychiatry 146: 490–495

Hofmann A (1999) EMDR in der Therapie psychotraumatischer Belastungssyndrome. Thieme, Stuttgart New York

Huether G, Adler L, Rüther E (1999) Die neurobiologische Verankerung psychosozialer Erfahrung. Z Psychosom Med Psychother 45: 2–17

Irwin HJ, Green MJ, Marsh PJ (1999) Dysfunction in smooth eye movements and history of childhood trauma. Percept Mot Skills 89: 1230–1236

Israels H (1989) Schreber: Vater und Sohn. Internationale Psychoanalyse, Wien

Kandel ER (1999) Biology and the future of psychoanalysis: a new intellectual framework for psychiatry revisited. Am J Psychiatry 156(4): 505–524

Kernberg OF (1983) Borderline-Störungen und pathologischer Narzissmus. Suhrkamp, Frankfurt aM

Kiesler DJ (1977) Die Mythen der Psychotherapieforschung und ein Ansatz für ein neues Forschungsparadigma. In: Petermann F (Hrsg) Psychotherapieforschung. Beltz, Weinheim, S 7–50

Kolk BA van der, McFarlane AC, Weisaeth L (1996) Traumatic stress.Guilford Press, New York

Krause R (1998) Allgemeine psychoanalytische Krankheitslehre, Bd. 2: Modelle. Kohlhammer, Stuttgart Berlin Köln

Leichsenring F, Dümpelmann M, Berger J, Jaeger U, Rabung S (2005) Ergebnisse stationärer psychiatrischer und psychotherapeutischer Behandlung von schizophrenen, schizoaffektiven und anderen psychotischen Störungen. Z Psychosom Med Psychother 51: 23–27

Luborsky L (1999) Einführung in die analytische Psychotherapie. Vandenhoeck & Ruprecht, Göttingen

Maercker A (1997) Erscheinungsbild, Erklärungsansätze und Therapieforschung. In: Maercker A (Hrsg) Die Therapie posttraumatischer Belastungsstörungen. Springer, Berlin Heidelberg New York

Masson JM (1984) Was hat man dir, du armes Kind, getan? Rowohlt, Reinbek bei Hamburg

McCabe R, Heath C, Burns T, Priebe S (2002) Engagement of patients with psychosis in the consultation: conversation analytic study. BMJ 325: 1148–1151

Murray R (1994) Neurodevelopmental schizophrenia: the rediscovery of dementia praecox. Br J Psychiatry 165: 6–12

Neylan TC, Fletcher DJ, Lenoci M et al. (1999) Sensory gating in chronic posttraumatic stress disorder: reduced auditory P50 suppression in combat veterans. Biol Psychiatry 46: 1656–1664

Niederland WG (1978) Der Fall Schreber. Suhrkamp, Frankfurt aM

Niederland WG (1980) Folgen der Verfolgung: Das Überlebenden-Syndrom Seelenmord. edition suhrkamp, Frankfurt aM

Oppenheim H (1889) Die traumatische Neurose. Hirschwald, Berlin

Post RM (1992) Transduction of psychosocial stress into the neurobiology of recurrent affective disorder. Am J Psychiatry 149: 999–1010

Priebe S, Nowak M, Schmiedebach HP (2002) Trauma und Psyche in der deutschen Psychiatrie seit 1889. Psychiatr Prax 29: 3–9

Read J (1997) Child abuse and psychosis: a literature review and implications for professional practice. Prof Psychol Res Pract 28: 448–456

Read J, Perry BD, Moskowitz A Connolly J (2001) The contribution of early traumatic events to schizophrenia in some patients: a traumagenic neurodevelopmental model. Psychiatry 64: 319–345

Reddemann L, Sachsse U (1997) Stabilisierung. Persönlichkeitsstörungen 3: 112–147

Resch F, Parzer P, Brunner RM et al. (1999) Entwicklungspsychopathologie des Kindes- und Jugendalters. Beltz, Weinheim

Schäfer I, Aderhold V, Briken P, Lehmann M (2003) Childhood trauma in psychotic patients (Abstract). Eur Psychother Special Edition, p 295

Scharfetter C (1990) Schizophrene Menschen. Urban & Schwarzenberg, München

Scharfetter C (1999) Dissoziation – Split – Fragmentation. Huber, Bern Göttingen Toronto Seattle

Schmiedebach HP (1999) Post-traumatic neurosis in nineteenth-century Germany: a disease in political, juridical and professional context. Hist Psychiatry 10: 027–057

Seligman M (1999) Erlernte Hilflosigkeit. Beltz, Weinheim

Streeck U (2000) Szenische Darstellungen, nichtsprachliche Interaktion und Enactments im therapeutischen Prozeß. In: Streeck U (Hrsg) Erinnern, Agieren und Inszenieren. Vandenhoeck & Ruprecht, Göttingen

Tienari P (1991) Interaction between genetic vulnerability and family environment. Acta Psychiatr Scand 84: 460–465

Venzlaff U (1968) Forensic psychiatry of schizophrenia in survivors. In: Krystal H (ed) Massive psychic trauma.International Universities Press, New York

Walker E, Diforio D (1997) Schizophrenia: a neural diathesis-stress model. Psychol Rev 104: 667–685

Zubin B, Spring B (1977) Vulnerability: a new view of schizophrenia. J Abnorm Psychol 86: 103–126

Die gegenwärtige Bedeutung von Symboltheorien für die psychoanalytische Praxis und Forschung

H. Deserno

Skizziert wird die theoretische Wegstrecke vom Symbol als Stellvertreter für einen unbewussten Sinn, wie bei Freuds Erinnerungs- und Traumsymbolen, zu einer psychischen Realität, die durch Symbolisierung erst erschaffen, aufrechterhalten und transformiert wird. In der psychischen Realität sind Symbole Realität und die Realität ist eine symbolische. Nicht im Symbol selbst ist eine hohe Komplexität verdichtet, sondern das einzelne Symbol ist determiniert durch ein komplexes symbolisches Gefüge. Die aufgeführten Ansätze werden in einem Modell zusammengeführt, das aus vier Symbolsystemen aufgebaut ist. Es wird die Bedeutung dieses Modells für die therapeutische Praxis und die Forschung beschrieben.

22.1 Annäherung an den Symbolbegriff

Den gegenwärtigen Stand von **Symboltheorien** darzustellen und ihre Bedeutung für die psychoanalytische Praxis und Forschung zu klären, ist eine umfassende Fragestellung im Bereich der **Konzeptforschung**.[1] Auf dem engen Raum einer Übersicht ist das nur skizzenhaft und selektiv möglich. Daher kann diese Übersicht nicht dazu dienen, eine begründete Entscheidung zu treffen, ob es bei den gemeinten Phänomenen zutreffender ist, übergreifend von **Symbolisierung**, **Semiose**, **Mentalisierung** oder **Repräsentation** zu reden.[2] Stattdessen werden die angeführten Ansätze in einem Modellentwurf zusammengeführt, der sowohl für die therapeutische Praxis als auch für die Rekonstruktion der therapeutischen Prozesse in der Forschung eine Orientierungshilfe sein soll.

---

1 In der Psychoanalyse steht die Konzeptforschung gleichberechtigt neben klinischer, empirischer und historischer Forschung. Die fortgesetzte Arbeit an der Präzisierung zentraler Konzepte, wie Traum, Übertragung oder hier der Symbolisierung, soll dem Erfahrungsreichtum der psychoanalytischen Situation gerecht werden und die Verbindung mit den Nachbarwissenschaften garantieren (vgl. Einleitung von Leuzinger-Bohleber u. Bürgin in Leuzinger-Bohleber et al. 2004, S. 6 f.).

2 Als übergreifender Begriff wird Symbolisierung bevorzugt u. a. von Aragno (1997); Freedman (1988); Freedman u. Berzofsky (1994); Freedman u. Russel (2003); Lorenzer (1970a,b, 1986), Mentalisierung von Fonagy et al. (2002); für Semiotik bzw. »semiotische Progression« haben sich Böhme-Bloem (2002), Odds (2000), Plassmann (1993), von Uexküll u. Wesiack (1988) entschieden; zu Repräsentation neigen u. a. Haubl (1999), Küchenhoff (1998).

❶ Ohne eine Theorie des Symbols bzw. der Symbolisierung sind die vielfältigen Vermittlungs- und Transformationsprozesse, die sich wie selbstverständlich an Wahrnehmung, Denken und Handeln vollziehen, aber auch die Emotionen, Erinnerungen oder Träume gestalten, nicht vorstellbar. Symbolisierung ist nicht nur, wie man zunächst denken mag, eine Frage von Kultur und Kunst, sondern eine Vor- oder Grundbedingung menschlicher Praxis und Erfahrung.

Ob man die Ausgangsbedingungen oder die Sonderstellung des Menschen mit Lacan (1975, S. 126) als »Mangelsituation« beschreibt, ob man sie evolutionär mit Portmann (1969, S. 27 f.u. 57 f.) durch seinen Status als »sekundären Nesthocker« oder »physiologische Frühgeburt«, mit Lincke (1981) durch einen »Instinktverlust« oder mit Wills (1993) durch eine »vorauseilende Großhirnentwicklung« charakterisiert, in keinem Fall kann man die **spezifisch humane Errungenschaft** der Symbolbildung außer Acht lassen.[3] In Übereinstimmung mit Cassirer sah Langer das Verhältnis von Gehirn und Symbolik so:

Die Eroberung der Welt durch den Menschen beruht zweifellos auf der überlegenen Entwicklung seines Gehirns, die ihn befähigt, seine Reaktionen zu synthetisieren, zu retardieren und zu modifizieren, indem er Symbole in die Lücken und das Durcheinander unmittel-

---

3 Die Frage, ob sich in evolutionärer Sicht die Symbolisierungsfähigkeit einer Instinktreduktion verdankt oder ob sie ihrerseits, wie Lincke (1981, S. 47 .f) argumentiert, zu einem Instinktverlust führte, wird hier nicht weiter erörtert.

barer Erfahrung einschaltet und vermöge verbaler Zeichen die Erfahrungen anderer Personen seinen eigenen hinzufügt (1942, S. 37).

Von der lebenswichtigen Bedeutung der Fähigkeit zur Symbolisierung kann man sich leicht überzeugen. Besäßen wir die **realitätserschließende Symbolisierung** nicht, wir wären der Realität gegenüber »sprachlos« wie das Tier. So gehört zu unserem Leben als Bedingung die Möglichkeit, früher Erworbenes bzw. Erlerntes mitteilen und übermitteln zu können. Das ist mehr als die Lern- und Erinnerungsfähigkeit, die auch bei den Säugervorfahren vorauszusetzen ist. Wir sind nicht nur fähig, das jeweils Erlernte zu aktualisieren, wenn sich äußere oder innere Bedingungen verändert haben.

❗ **Mit der Symbolisierung besitzt der Mensch eine spezifische Realität, durch die er weitere Realitäten in sich erschaffen und differenzieren kann, die, wie unsere Erinnerung, über die Ereignisse hinaus bestehen, weil sie in die Erfahrung eingegangen sind.**

In emotionalen Beziehungen zu Anderen, aber auch im individuellen Entscheiden und Handeln können wir durch Symbolisierung Erfahrungen der Ungewissheit und der Differenz nicht nur tolerieren, sondern auch neu gestalten.

Es wäre jedoch einseitig, in der Fähigkeit, Symbole zu bilden, nur eine Errungenschaft zu sehen. Ebenso wichtig ist es, neben den symbolvermittelten Errungenschaften zu beachten, welche Sicherheiten der Mensch in seiner symbolvermittelten Kultur den naturverbundenen Lebewesen gegenüber eingebüßt hat. Betrachtet man psychische Störungen nicht als Defekte, sondern als »negative« schöpferische Leistungen, was den Aspekt von Selbsteinschränkung oder -beschädigung betrifft, dann belegt die Psychopathologie ex negativo die Fähigkeit des Symbolisierens. Sie stellt angesichts des großen Leidens, das sie systematisiert, das »negative« Gegenstück zu den »positiven« psychischen Möglichkeiten dar. »Positiv« und »negativ« sind hier nicht bewertend, sondern dialektisch gebraucht: Eine »negative« psychische Schöpfung ist die Antithese zur »positiven« Errungenschaft.

Vor allem für die Psychotherapie ist diese Betrachtungsweise von großer Bedeutung.

❗ **Eine »negative« psychische Schöpfung, wie eine Symptombildung, kann in einem therapeutischen Prozess als Ressource verstanden werden, aus der sich die »positiven« Fähigkeiten wieder freisetzen oder auch neu entwickeln lassen.**

Symbolisierung bedeutet nicht nur, dass wir zwischen Phantasie und Realität unterscheiden können, sondern auch, mit beiden umgehen zu können. Sie ist konstitutiv für die Entstehung, Vermittlung und Aufrechterhaltung unterschiedlicher Welten. Sie führt objektive und subjektive, kognitive und emotionale Bedeutungen zu einem Nebeneinander von Welt- und Selbstinterpretationen zusammen, durch die wir uns sowohl erschaffen als auch objektivieren; dies geht immer auch mit Fehldeutungen einher.

22.2 Kulturgeschichtlicher Hintergrund des Symbolbegriffs

»Symbolon« nimmt in einem gegenständlichen Bezug auf die Erinnerungsscherbe (»tessera hospitalis«) Bezug. Es war in der griechischen Antike üblich, dass ein Gastgeber beim Abschied seines Gastes eine Tonscherbe durchbrach, eine Hälfte für sich behielt und die andere dem Gast gab, der, falls er selbst oder ein Nachkomme später wieder in dieses Haus käme, sich durch das Zusammenfügen (»symballein« – zusammenwerfen) der beiden Teile zu erkennen geben und erneut Gastfreundschaft genießen könne. »Antikes Passwesen«, erläutert Gadamer (1977, S. 41), sei der ursprüngliche technische Sinn von Symbol, etwas an dem man jemanden als Altbekannten erkennen könne.

In diesem Zusammenhang erwähnt Gadamer (1977), was Aristophanes in Platons Gastmahl über das Wesen der Liebe erzählt und bezieht es auf die Symbolisierung. Kugelwesen seien die Menschen ursprünglich gewesen, und als sie durch ihre Hybris das Missfallen der Götter erregten, wären sie entzwei geschnitten worden. Seither suche jede dieser Hälften einer ehemals vollen Lebenskugel ihre Ergänzung. Es gehöre zum Menschen, dass er einerseits ein Bruchstück sei und dass sich andererseits in der Liebe »die Erwartung, etwas sei das zum Heilen ergänzende Bruchstück, in der Begegnung erfüllt« ... Das Erfahren des Symbolischen meint, dass sich dies Einzelne, Besondere wie ein Seinsbruchstück darstellt, das ein ihm Entsprechendes zum Heilen und Ganzen zu ergänzen verheißt, oder auch, dass es das zum Ganzen Ergänzende, immer gesuchte andere Bruchstück zu unserem Lebensfragment ist« (Aristophenes nach Gadamer 1977, S. 42).

Gadamers (1977, S. 44) Feststellung, das Symbolhafte beruhe »auf einem unauflöslichen Widerspiel von Verweisung und Verbergung«, entspricht der Tatsache, dass ein Symbol das Lebendige darstellt: »Das Symbolische verweist nicht nur auf Bedeutung, sondern lässt sie gegenwärtig sein: es repräsentiert Bedeutung« (Gadamer 1977, S. 46). Repräsentation meint hier nicht, dass etwas nur stellvertretend oder indirekt da ist, im Sinne eines Ersatzes. Vielmehr ist nach Gadamer das Repräsentierte selbst da, und somit bedeutet das Symbol einen »Zuwachs an Sein« (Gadamer 1977, S. 47).

Dieser Sinn- und Bedeutungszuwachs wird von Cassirer (1944) in der »Form«, in »Grundgestalten« der Symbolik erkannt. Auf seinen Arbeiten aufbauend, hat Langer präsentative und diskursive Symbolik unterschieden (1942, S. 103); dies wurde später von Lorenzer (1972) in seiner Theorie der symbolischen Interaktionsformen aufgenommen und fortgeführt.

> ❶ Präsentative Symbolik stellt dar, was nicht »sagbar«, außerhalb der verbalen Äußerung liegt; hier strukturiert sich unsere Erfahrung in emotionalen »Bildern«, wie wir sie im Traum, Mythos, in der Bild- und Tonkunst finden. Dagegen ist Diskursivität, die Äußerung in logischen Abfolgen, das Merkmal sprachlicher Symbolik. Beide Formen der Symbolik greifen ergänzend ineinander.

22.3   Freuds Symbolverständnis

Während die klassische Hermeneutik den Sinn- oder Bedeutungszuwachs durch Symbolisierung hervorhebt, hat die frühe Psychoanalyse Symbole als Stellvertreter für einen unbewussten Sinn definiert und damit einen Sinnverlust im Bewusstsein durch die Verdrängung eines konflikthaften Gedankens oder Gefühls definiert. Bevor Freud sich mit den Traumsymbolen befasste, verwendete er in um 1895 geschriebenen Arbeiten den Begriff des »Erinnerungssymbols«:

> Das Ich hat [durch die Symptombildung] erreicht, dass es widerspruchsfrei geworden ist, es hat sich aber dafür mit einem Erinnerungssymbol belastet, welches als unlösbare motorische Innervation oder als stets wiederkehrende halluzinatorische Sensation nach Art eines Parasiten im Bewusstsein haust (Freud 1894a, S. 63).

An anderer Stelle vergleicht Freud das hysterische Symptom mit Monumenten, die in der Erinnerung an ein Ereignis aufgerichtet seien; so sollen die Symptome von Anna O. »Erinnerungssymbole der Krankheit und des Todes ihres Vaters« sein (1910a, S. 11, 12).

In der »Traumdeutung« (1900a) führte Freud den produktiven Vergleich von Symptombildung (Pathologie) und Traumbildung (»Normalvorbild«) ein und gewann die Vorstellung eines psychischen Apparates, der auf unterschiedlichen Ebenen, was Bewusstheit bzw. Unbewusstheit angeht, gleichermaßen Arbeit leistet; hierdurch bringt er sowohl Symptome als auch Träume, aber auch Fehlleistungen und insgesamt die **Sublimierung von Triebregungen** hervor (Freud 1900a, ▸ Kap. VII). Was die Symbolik betrifft, zeigt Freuds »Traumdeutung« einen interessanten Gegensatz zwischen dem Hauptergebnis der Untersuchung, der Annahme der Traumarbeit und ihrer Mechanismen einerseits, bei der Freud Symbolen nur eine Nebenbedeutung einräumt, und der widersprüchlich wirkenden Betonung von universellen, in ihrer Bedeutung feststehenden Traumsymbolen andererseits. Freud hatte sich sowohl gegen die traditionellen Traumbücher oder Traumschlüssel gewendet als auch den wissenschaftlichen psychophysischen Reduktionismus kritisiert. Er kam zu dem Ergebnis, dass Traumdeutung eine psychische Arbeit sei, mit der die Arbeit der Traumbildung umgekehrt und rückgängig gemacht werde. Allerdings bezeichnete Freud keine dieser beiden Arbeitsformen explizit als Symbolisierung. Statt dessen wurden ihm die »typischen« Symbole, die er als Abkömmlinge einer universellen oder »fundamentalen Sprache« symbolischer Natur ansah (1916–1917a, S. 169), deshalb wichtig, weil durch sie ein Traum auch ohne die Assoziationen des Träumers verstanden werden könne. Dazu heißt es in der »Traumdeutung«:

> Der Traum (bedient) sich solcher Symbolisierungen, welche im unbewussten Denken bereits fertig enthalten sind, weil sie wegen ihrer Darstellbarkeit, zumeist auch wegen ihrer Zensurfreiheit, den Anforderungen der Traumbildung besser genügen« (Freud 1900a, S. 354).

Nach Laplanche u. Pontalis besteht für Freud »das Wesens des Symbolischen« in einem konstanten Zusammenhang »zwischen einem manifesten Element und seiner oder seinen Übersetzungen« (1967, S. 485). Zu erwähnen ist noch, dass Freud bei seiner Formulierung zweier Prinzipien des psychischen Geschehens, dem Primär- und dem Sekundärvorgang, ungebundene und gebundene Triebenergie gegenüberstellte, worin sich eine theoretische Vorform der Unterscheidung von präsymbolischen und symbolischen Prozessen erkennen lässt (1911b, S. 230–38).

❶ Diese psychoanalytische Symboltheorie ist an den Begriff der psychischen Realität geknüpft, an eine Realität, die sich von der materiellen oder faktischen unterscheidet und von Freud als die Realität des Unbewussten definiert wird (1900a, S. 625).[4]

---

4   Auf die umfangreiche Arbeit von Jones (1919) zur Theorie der Symbolik wird hier nicht eingegangen; sie geht, ebenso wie Groddecks Veröffentlichungen zum Symbol (1923, 1889–1934), nicht über die frühe Definition des Symbols als Stellvertreter eines unbewussten Sinns hinaus.

22.4 Die sprach- und sozialwissenschaftliche Revision des Symbolverständnisses Freuds

Im Rückblick erweist sich die Suche nach einem im engeren Sinne psychoanalytischen Symbolbegriff als unproduktiv, weil sie die psychoanalytische Theorie in die wissenschaftliche Isolation zu führen drohte. Das kann für einen Begriff, der eng mit einer interpretierenden Praxis verbunden ist, nur ungünstig sein. Stattdessen sollte der Psychoanalyse aus den verschiedenen Wissenschaften alles willkommen sein, was das Wesen der Deutung oder der Prozesse, die sie ermöglichen, aufzuklären hilft. Lorenzer hat den frühen Symbolbegriff in diesem Sinne kritisiert (1970a), in einen sprachwissenschaftlichen Zusammenhang gerückt (1970b) und später sozialisationstheoretisch (1972), erkenntnistheoretisch (1974) und kulturanalytisch (1986) erweitert.

In dieser Sicht erweitert sich die psychische Realität zu einer inneren Welt, die aus **Repräsentanzen der Körperlichkeit** und der **sozialen Interaktionen**, genauer: aus der Relation beider besteht. Hier sind Repräsentanzen als psychische Interaktionsformen aufgefasst. Sie liegen nach Lorenzer (1970b, S. 82) in symbolisierter und desymbolisierter Form vor. Mit dieser Unterscheidung ist ein normativer Standpunkt verbunden. Symbolisierung ist etwas Gelungenes, Desymbolisierung nicht. In der späteren Synopsis wird daher argumentiert, dass statt Desymbolisierung ein anderer Modus der Symbolisierung auftritt.

Die sozialisationstheoretische Perspektive nimmt auf, dass unterschiedliche Gesellschaften verschiedene Vorgaben machen, welche Handlungen erwünscht bzw. welche unerwünscht sind. So wird das Entstehen von Unbewusstheit im dynamischen Sinn nicht nur individuell, sondern auch gesellschaftlich hergestellt, wie die Arbeiten von Erikson (1950), Erdheim (1982), Parin (1978) u. a. belegen.

In den Arbeiten Lorenzers werden »die anscheinend disparaten Ebenen des innerseelischen Geschehens, des menschlichen Interaktionsraumes und des überpersönlichen semantischen Bereichs gesellschaftlicher Kommunikation« miteinander verbunden (Hülst 1999, S. 313). Hier kehrt im Sinne eines gemeinsamen Nenners die **Funktion des Symbols** wieder, Erfahrungen, die vormals ungetrennt waren, durch die voranschreitende Entwicklung durch Differenzierung getrennt wurden, schöpferisch zu überbrücken, sodass das Symbol wieder eine neue Einheit darstellt (Deri 1984).

Zentral ist bei Lorenzer der Begriff des »Szenischen« im Sinne von **szenischem Verstehen**. Die Szene besteht in der Übertragung intrapsychischer Kommunikations- und Handlungsmuster auf eine Situation im Sinne der Anpassung an diese neue Situation. Während Argelander (1970) mit der »szenischen Funktion des Ichs« die situativ-flexiblen Anteile der Persönlichkeit meint und von den strukturgerechten zeitstabilen abgrenzt, ist in Lorenzers szenischem Verstehen die notwendige unbewusste Teilhabe des Analytikers mitgedacht. Die szenische Ausgestaltung der psychoanalytischen Situation, an der wir als Analytiker interaktiv und intersubjektiv beteiligt sind, steht in Wechselwirkung mit den verinnerlichten Interaktionen, den Repräsentanzen. Vor allem über affektive, nichtsprachliche Resonanzphänomene können innere Beziehungsmuster aktiviert und, indem sie ausgedrückt werden, bearbeitet und transformiert werden.

> ❶ Die Szene ist gleichsam das überbrückende Konzept, das zwischen Interaktion und symbolischen Repräsentanzen vermittelt.

Mit Lorenzer vollzieht sich der Schritt vom Symbol, das für etwas steht und übersetzt wird, zur **symbolischen Form**, in der sich frühere Interaktionen innerseelisch erhalten haben. Es ist die verinnerlichte Formbestimmtheit unserer Erfahrungen, die Verstehen durch Übereinstimmung und durch Erkennen von Szenen ermöglicht. Szenen werden als Aktualisierung von Repräsentanzen verstanden.

Lorenzer hat eine **dreigliedrige Hierarchie** der Interaktionsformen vorgeschlagen: **vorsymbolische (bestimmte), sinnlich-symbolische** und **sprachsymbolische** Interaktionsformen. Ergänzend formulierte er **desymbolisierte Formen**, wie Schablone, Zeichen und Klischee.[5]

22.5 Symbolisierung in verschiedenen psychoanalytischen Schulrichtungen

In der gegenwärtigen Situation übergreifender Theoriebildung lässt sich gut erkennen, mit welcher Intuition verschiedene Schulen der Psychoanalyse konstante Aspekte der Symbolisierung formulierten. Insbesondere die an der strukturalen Linguistik orientierte Symbolauffassung Lacans (1975) und Bions Transformationsmodell des Denkens vom Konkreten zum Ausgearbeiteten (1962), und, in dieser Tradition stehend, Meltzers Idee einer Tiefengrammatik (1984) haben dazu geführt, dass **symboltheoretisch orientiertes Denken** tiefer in das Verständnis des therapeutischen Prozesses eingedrungen ist.[6] Allgemein ist es für Schulrichtungen charakteristisch, dass sie begrifflich ihre eigene Sprache sprechen und sich damit gegeneinander und nach außen abgrenzen. Hier ist jedoch eine Öffnung auf beiden Seiten festzustellen. Die nachfolgend skizzierte interdisziplinäre Theoriebildung greift auf die verschiedenen Schulen zurück (vgl. Fonagy et al. 2002), und die Schulen nehmen immer mehr Befunde aus Entwicklungspsychologie und Sozialisationstheorie auf.

---

5 Zur genaueren Darstellung verweise ich auf Lorenzer selbst (z. B. 1986), auf Busch (2001), Busch et al. (2003), Dörr (2003), Orban (1976) und Schmid Noerr (2000). Lorenzers Ansatz wurde seinen eigenen Interessen zufolge vor allem in der Kulturanalyse vertreten, leider nicht in der klinisch-therapeutischen Forschung.

6 Böhme-Bloem (2002) vergleicht detailliert das Modell »container-contained« von Bion (1962) und die Affektabstimmung nach Stern (1985) bezogen auf die semiotische Progression von der körperlich sensomotorisch-gestischen Interaktion über das vorsprachliche Präsymbol zum sprachlichen Symbol.

22.6 Der interdisziplinär erweiterte Symbolbegriff

Das gegenwärtige Bild einer interdisziplinär erweiterten Symboltheorie setzt sich aus folgenden Teilbereichen zusammen: Theoriebildung, wie sie von Lorenzer durchgeführt wurde, Affektforschung (vgl. Krause 1998), Kognitionswissenschaften (vgl. Bucci 1997; Moser u. von Zeppelin 1996; Piaget 1959), psychosomatische Forschung (vgl. Lecours u. Bouchard 1997), aus den Dialogen zwischen Psychoanalyse und Neurowissenschaften (vgl. Leuzinger-Bohleber et al. 1998; Roth 2001), Psychoanalyse und Soziologie (vgl. Quindeau 2004, über Erinnerung), Kulturwissenschaft und Psychoanalyse (vgl. König 2001, über tiefenhermeneutische Kulturanalyse) sowie zwischen Bindungstheorie und »theory of mind« (Fonagy et al. 2002), und nicht zuletzt aus lingusitisch-symboltheoretisch orientierten Therapieprozessforschungen (vgl. Buchholz 1996; Freedman (1988); Freedman u. Berzofsky (1994); Freedman u. Russel (2003); Chinen 1987; Deserno 1999).[7] Hier gibt es Richtungen, die je nachdem als übergreifendes Konzept **Symbolisierung, Semiose, Mentalisierung** oder **Repräsentation** bevorzugen. Es herrscht jedoch weit gehende Übereinstimmung dahingehend, dass man einen lebenslang anhaltenden Prozess der Transformation psychischer Inhalte und Formen durch die Vervielfältigung und Organisation der Repräsentation annimmt.

Die sorgfältigen Beobachtungen des ersten Lebensjahres, vor allem der **Affektregulierung** zwischen Mutter und Kind, ihre Affektabstimmung und Affektspiegelung (Stern 1985) ermöglichen es heute, den Übergang von vorsymbolischen Interaktionen zu symbolisch-vermittelter Intersubjektivität besser zu verstehen.[8]

> 🛇 Die **Affektspiegelung** kann als Ursprung der **Symbolfunktion** gesehen werden; sie läuft unter interaktiv-intersubjektiven Bedingungen ab.

Der Säugling lernt seine Affekte durch den Gesichtsausdruck der Eltern kennen; Letzterer wird zu einem Bild oder einer Repräsentanz der eigenen Gefühlszustände. Im weiteren Verlauf der Entwicklung wird jedes Mal, wenn das primäre Gefühl entsteht, auf das die Eltern mit Spiegelung reagierten, die Repräsentanz des Gefühls mitaktiviert. Diese Repräsentanz wirkt im Sinne eines Signals, mit dem das kindliche Subjekt über die interaktiv laufenden Prozesse informiert wird, so dass es in deren Regulation allmählich selbst eingreifen kann. Durch diese **Verinnerlichung** wird die Präsenz der Mutter für die Aufgabe, dass sich das Kind seiner Affekte bewusst werden kann, allmählich ersetzt. Im symbolischen Spiel erfährt das Kind auf einer höheren Ebene, indem die Spiegelung in den Spielfiguren und -konfigurationen stattfindet, nochmals, dass Gefühlszustände durch Ausdruck und damit **Veräußerlichung** reguliert werden können. Zum Spiel gehören auch die Kommentare der beteiligten Personen.[9] Wenn es um Spiele mit der Beteiligung der Eltern geht, ist entscheidend, ob es diesen psychisch möglich ist, in der für das Spiel charakteristischen **Als-ob-Modalität** zu reagieren. Nur durch den Kontrast von Als-ob-Reaktion und Real-Aktion vermitteln die Eltern, dass ein bestimmter Affekt mehrere Bedeutungen haben kann, dass Ärger z. B. real oder gespielt sein kann. Das Kind übernimmt diese Differenz und überträgt sie auf die gegenständliche Welt, mit der es spielt. So bildet sich eine **doppelte Perspektive** heraus, in der eine Sache sie selbst, zugleich aber auch etwas anderes sein, d. h. bedeuten kann.

> 🛇 Gelingende **Affektregulierung** führt zur Differenzierung und Modifizierung, zur Modulation von Affekten. Misslingende **Affektregulierung** führt zur Verzerrung von Affektwahrnehmungen.

Das Gefühl, die elterlichen Affekte beeinflussen zu können, heftet sich später an die Verfügbarkeit der symbolischen Funktion. Im Gegensatz dazu drückt sich in psychopathologischen Zuständen das Ne-

---

7   Hierbei sind die sozialwissenschaftlichen Aspekte des Symbolbegriffs (vgl. Hülst 1999) nicht gesondert berücksichtigt.

8   Dornes (2000, 2004, 2005) hat diese Forschung mehrfach dargestellt und kritisch diskutiert.

---

9   Hier wird auf das bekannte »Fort-Da-Spiel« eines Enkels Freuds verwiesen (Freud 1920g, S. 11 f.), ohne auf diesen Zusammenhang und die späteren ausführlichen Interpretationen von Lacan, Lorenzer u.v.a. einzugehen.

gativ dieser Verfügbarkeit, die Nichtverfügbarkeit, aus.

Im Rückgriff auf Bions Modell (1962), in dem eine α-Funktion sog. β-Elemente, d. h. konkrete Dinge oder »Dinge an sich« in »denkbare« Erfahrungen transformiert (α-Elemente), auf Piagets Progression der Symbolbildung beim Kind und verschiedene Arbeiten der französischen Psychosomatik unterscheiden Lecours u. Bouchard (1997) eine restringierte Mentalisierung (mentalisiert oder nicht) von einer expandierenden im Sinne einer anhaltenden Transformation psychischer Inhalte. In ihrem Modell werden die Modalitäten des Ausdrucks und die Niveaus der Affekttoleranz beschrieben.

Die gegenwärtige **Theorie der Mentalisierung** (Fonagy et al. 2002; Fonagy u. Target 2003) ist aus einer Verbindung von Psychoanalyse und Bindungsforschung hervorgegangen. Im Mittelpunkt der Forschung steht die **reflexive Kompetenz**, eine Entwicklungsleistung, »die es dem Subjekt erlaubt, eine reiche innere Welt von Vorstellungen, mentalen Repräsentanzen, in Bezug auf das Selbst und den Anderen zu entwickeln, hierüber zu reflektieren und sein von Intentionalität getragenes Handeln darauf zu begründen« (Reinke in Fonagy u. Target 2003, S. 7).[10] Die Operationalisierung der reflexiven Funktion liegt zu einem Manual ausgearbeitet in der »reflective-functioning scale« vor (Fonagy et al. 1997).

22.7   Synopsis: Symbolsysteme, symbolische Modi

Grundlage des Vorschlags, die verschiedenen Theorien in vier Systemen der Repräsentation mit verschiedenen Symbolsystemen zu organisieren, ist das **Situationskreismodell** (von Uexküll u. Wesiack 1988). Beim geschlossenen Situationskreis liegt eine instinktregulierte, festgelegte Relation zwischen der »Merkwelt« (Wahrnehmungsorganisation) des

Organismus und seiner »Wirkwelt« (Handlungsrepertoire) vor.

Wahrnehmung $\longleftarrow\!-\!-\!-\!-\!-\!-\!-\!-\!\longrightarrow$ Handlung
»Merkwelt«   »Wirkwelt«

Der menschliche Situationskreis ist geöffnet; zwischen Wahrnehmung und Handlung vermitteln die Symbolsysteme. Was immer wir wahrnehmen, und wie immer wir handeln, es ist immer schon symbolvermittelt bzw. durch Desymbolisierung, d. h. den Rückgriff auf »frühere« Modi der Symbolisierung bzw. auf präsymbolische Repräsentation beeinflusst. Hier deutet sich schon an, dass ich Repräsentation [und nicht Zeichen, wie Böhme-Bloem (2002) und Plassmann (1993)] als übergreifenden Terminus bevorzuge. Mit Diskursformationen meine ich im Sinne Foucaults (1966) eine höhere Organisationsebene, die festlegt, wie die verschiedenen Symbolssysteme anzuwenden sind.

Diskursformationen
Wahrnehmung ← → Symbolsysteme ← → Handlung
Präsymbolische Repräsentation

Am Konstruktivismus orientiert, gehe ich davon aus, dass sich mit der Entwicklung der Symbolisierung und ihren Funktionen auch die »Vermögen« der akademischen Psychologie, Denken, Erinnerung, Fühlen, Phantasie etc. entfalten. Die vier im Folgenden vorgestellten Symbolsysteme verstehen sich nicht als geschlossene; sie lassen sich weiter differenzieren, je nach neuen Befunden oder Konzepten. In den Systemen liegen symbolische Funktionen gebündelt vor; deshalb kann man auch von **symbolischen Modi** (Chinen 1987) sprechen. Es lassen sich unterscheiden:

I. sensomotorisch-interaktives, prä- oder protosymbolisches System,
II. expressiv-präsentatives Symbolsystem,
III. sprachlich-diskursives Symbolsystem,
IV. Diskursformationen.

Für diese Betrachtung ist entscheidend, dass die Bedeutung, die die jeweilige Bewegung bzw. Geste, ein Klang, Bild oder Wort hat, nicht in ihnen selbst liegt, sondern durch die verschiedenen Systeme bzw. Modi zugewiesen wird. Die Systeme interagieren; ihre Anordnung soll darauf hinweisen, dass sowohl der **Primärvorgang** nach Freud als auch der

---

10 Für eine detaillierte Beschreibung des Zusammenhangs von Bindungstheorie und Mentalisierung sowie der schrittweisen Entfaltung der reflexiven Funktion s. Köhler (2004).

Sekundärvorgang aus System I hervorgehen und in System IV integriert sind. Da die Symbolssysteme sich durch **Interaktion** und **Intersubjektivität**, in Abhängigkeit von Anderen, entwickeln, können sie auch nur in wechselseitiger Abhängigkeit aufrechterhalten oder verändert werden.[11]

I
sensomotorisch-interaktives S.
↓ ↑

II ←   → III
expressiv-   sprachlich-
präsentatives S.   symbolisches S.
↓ ↑

IV
Diskursformationen
↓ ↑

poetisch ←   → szientifisch

I   Sensomotorisch-interaktives System

Präsymbolische Matrix der Symbolisierung – relativ geschlossener Situationskreis (von Uexküll) – physiologische Regulation (Signale, Zeichen) durch das Prinzip der Vermeidung von Unlust (Freud) – bestimmte Interaktionsformen, »Leiborganisation« (Lorenzer) – »primäre Lebensorganisation« (Holderegger) – subsymbolisches System bzw. Kodierung (Bucci) – nonreflexives Verhalten (Mitchell) – Koenästhesie (Spitz) – sensomotorische Organisation (Piaget, Leuzinger-Bohleber u. Pfeifer) – »occuring emotions« (Krause, Moser) – protosensorisch-organismische Erfahrung, psychosomatische Schemata und Affektintensität (Aragno) – »Traumleinwand« (Lewin) – Haut-Ich (Anzieu) – Übergangsobjekte und -phänomene (Winnicott) – reziproke, gestische Beeinflussung – Objekte nicht differenziert – Gefahr der Desorganisation und Trau-

matisierung (Überstimulation oder Unterversorgung) –
neurobiologischer Bezugspunkt: limbisches System.

II   Expressiv-präsentativ-symbolisches System

Präsentationale, sinnlich-symbolische Interaktionsformen (Lorenzer) – geöffneter, szenischer Funktionskreis (von Uexküll) – nichtsprachlich-symbolische Kodierung (Bucci) – affektive Permeabilität (Mitchell) – Primärvorgang (Freud): Fehlen von Negation u. Kontradiktion, »Zeitlosigkeit«, Verdichtung, Verschiebung, Wunscherfüllung, Lust-Unlust-Prinzip – symbolische Gleichsetzung: Symbol und Symbolisiertes sind nicht getrennt (Segal) – Affektivität: Intellekt und Sinnlichkeit werden als ungeschieden erlebt – Denken: konkret, simultanheuristisch, synchron, multipel, analogisch – symmetrische Logik: prädikativ, unabgeschlossen, multiple Referenzen (Matte-Blanco) – Expression: mimisch, gestisch, lautlich, harmonisch, melodisch-gestalthaft – »Tiefengrammatik« (Meltzer): »Primitivsprache« ohne Präpositionen, ohne syntaktische und semantische Elemente – zeitliche Kontinuität bzw. Dauer (Zeitform des Träumens), nichts wird Vergangenheit, alles bleibt »aktuell« – Klangassoziationen, Vermischung von Konkretem und Metaphorischem, Zweideutigkeit, unmittelbare Mengenwahrnehmung – Dominanz von Mustern, Konfigurationen, Bewegung, Raumwahrnehmung, Ortsbestimmung, Gestaltwahrnehmung (»die Bäume vor lauter Wald nicht sehen«), emotionale Deutung von Situationen, zirkuläres Verstehen – taktil-sinnliche Sensibilität –
neurobiologischer Bezugspunkt: rechte Hirnhälfte.

III   Sprachlich-symbolisches System

Repräsentational-sprachsymbolische Interaktionsformen (Lorenzer) – asymmetrische Logik (Matte-Blanco) – Oberflächengrammatik (Meltzer) – sprachlich-symbolische Kodierung (Bucci) – zeitliche Kontiguität (Vergangenheit, Gegenwart, Zukunft) – Arithmetik, Überprüfen von Modellen, Realitätsprinzip, Kohärenz – Denken: analytisch-denotativ, propositional-linear (»den Wald vor lauter Bäumen nicht sehen«) – Expression: Diskursivi-

---

11 Dieses Modell fügt dem von Haubl (1999, vgl. dort
⬛ Abb. 1, S. 33) in Anlehnung an Lorenzer beschriebenen
szenischen (und hierarchischen) Aufbau der Repräsentanzenwelt eine vierte Organisation, das symbolisch-kommunikative System hinzu; für Letzteres ziehe ich in Anlehnung an Foucault den Terminus Diskursformationen vor. Es bleibt aber in anderer Weise hierarchisch-dreistellig, indem die Systeme II und III auf eine Ebene, im Sinne von Komplementarität, gestellt werden. Die neurobiologischen Bezugspunkte stützen sich auf Roth (2001). Die Quellen finden sich im Literaturverzeichnis.

tät – Logik: formal-begrifflich, digital – Unterscheidung von Interpretation, Interpretiertem und Mitteln bzw. Trägern der Interpretation – Abschätzen von Konsequenzen, Wahlmöglichkeiten, Prinzipiensparsamkeit – Selbst-Andere-Konfigurationen – neurobiologischer Bezugspunkt: linke Hirnhälfte.

IV   Diskursformationen

Grundebene intersubjektiv-symbolischer Verständigung – kommunikatives Realitätsprinzip (von Uexküll u. Wesiack) – Interferenz der Systeme II und III bei Integration von System I – Übersetzungsleistungen zwischen den Systemen (z. B. Integration verschiedener Zeiten, wechselseitige u. intentionale Relationen) – i. S. zunehmender Verdeutlichung, Entkörperlichung, Verzeitlichung und Linearisierung aufteilbar in zwei Diskursformationen: Poesie (dominant expressiv) und Wissenschaft (dominant logisch) –
neurobiologischer Bezugspunkt: komplexe Verschaltungen im Großhirn.

22.8   Symbolisierung in Praxis und Forschung

Die therapeutische Praxis wird weder in der Psychoanalyse noch in anderen Therapieformen direkt in Kategorien der Symbolisierung beschrieben. Dennoch ist die Verbindung von Psychotherapie und Symbolisierung grundlegend. Sie hängt eng mit dem Begriff der **psychischen Realität** zusammen.

❶ Nicht Symbolisierung selbst ist der Gegenstand der Psychoanalyse, sondern die psychische Realität in ihrer bewussten und unbewussten Dimension.

Die **Aktualisierung** unbewusster Gedanken und Gefühle ist mithilfe der Übertragung nachvollziehbar. Übertragung ist Aktualisierung der unbewussten Aspekte subjektiven Erlebens in der psychoanalytischen Situation und ihre Verschiebung auf die Person des Analytikers. Zunächst liegt es nahe zu denken, dass durch die Übertragung und ihre Deutung unbewusste Wünsche, Ängste, Gedan-

ken und Erinnerungen im Sinne einer Aufhebung von Desymbolisierungen bewusst werden könnten, und dass es die bewusst gewordenen, resymbolisierten Aspekte der psychischen Realität seien, die mehr Reflexion über die Realität, auch über die eigene (Selbstreflexion) ermöglichen. In dieser verbreiteten Ansicht steckt eine normative Logik, die das Geschehen vereinfacht und unzutreffend konzeptualisiert. Was unter Desymbolisierung, und damit auch unter Symptombildung zu verstehen ist, liegt eher auf einer anderen Ebene von Symbolisierung.

Da die spezielle Realität der psychoanalytischen Situation methodisch bedingt vorrangig eine symbolische ist, kann der psychoanalytische Prozess als **Transformation** dieser Realität, die intersubjektiv gestaltet wird, beschrieben werden. Während es bislang keine systematischen Fallgeschichten gibt, die dem Ansatz Lorenzers folgen, hat vor allem Freedman mit seiner Forschergruppe (1988, 1994, 2003) die Transformationen von Übertragung und Gegenübertragung in der Dimension von Symbolisierung und Desymbolisierung untersucht. Sie sehen in der Symbolisierung einen relativ unabhängigen Prozess, der über eine bestimmte Kompetenz oder ein Entwicklungsniveau hinausreicht, und deshalb von besonderer Relevanz für die **Konstruktion von Bedeutungen** und ihre **Rekonstruktion**, – wie ich ergänzen möchte – innerhalb der psychoanalytischen Situation ist.

Es liegt nahe, an den zentralen Phänomenen der psychoanalytischen Situation – der Übertragung, der Phantasie (konkret: das Träumen), dem Erinnern und dem Handeln (in der therapeutischen Situation als »Agieren« und »Inszenieren«, »enactment« bezeichnet) – sowohl die Wirkung der »Desymbolisierung« als auch die Art der »Resymbolisierung« durch systematische Einzelfallstudien zu untersuchen. Das aus vier Systemen bestehende, hier beschriebene Modell ist als Ausgangspunkt und Orientierung für solche Untersuchungen gedacht.

Den Zusammenhängen zwischen Traum und Übertragung, aber auch zwischen Erinnerung, Traum und Übertragung wurde in den letzten zwei Jahrzehnten mehr Beachtung geschenkt (u. a. Deserno 1992, 1993, 1999). Im oben beschriebenen Modell des Situationskreises lässt sich die Übertragung an die Stelle der Symbolisierung setzen, um darzustellen, dass die jeweils aktiven Symbolssysteme bestimmen, wie die Übertragung sich darstellt und wie damit zusammenhängend Erinnerung, Traum und Handeln symbolisiert sind, wenn sie in der psychoanalytischen Situation erscheinen.

$$\text{Erinnerung}$$
$$\uparrow$$
$$\text{Wahrnehmung} \leftarrow \text{Übertragung} \rightarrow \text{Handlung}$$
$$\downarrow$$
$$\text{Phantasie}$$

In diesem Modell wird das verbreitete dichotome oder dualistische Denken, das innen und außen, subjektiv und objektiv, emotional und kognitiv nicht vermittelt, sondern polarisiert, aufgehoben. Im Mittelpunkt stehen nicht Gegensätze, sondern **Vermittlung bzw. Transformation von Gegensätzen** oder deren **Scheitern**. Dieses Modell entspricht einer dialektischen Auffassung des therapeutischen Prozesses.[12] In der Praxis ist es der Therapeut als Subjekt, der für diese Vermittlung steht oder auch an ihr scheitert. Das bedeutet für das vorgestellte Modell, dass zwei Situationskreise, der des Patienten und der des Therapeuten ineinander zu denken sind. Dabei nimmt der Analytiker eine andere Position als der Patient ein, die Green (1975) treffend als intermediäre Position zwischen Anwesenheit und Abwesenheit bezeichnet. Obgleich anwesend, handelt er nicht so, wie der Patient im Rückgriff auf seine soziale Erfahrung es von ihm erwartet, denn er übernimmt bestimmte Einstellungen und Handlungen nicht, wie es der Patient sich wünscht, sondern deutet z. B., dass der Patient die Angst habe, das vom Analytiker Erwünschte selbst zu tun. Durch diese **intermediäre Position** fördert der Analytiker eine Zunahme der Symbolisierung aufseiten des Patienten, gerade weil er sie nicht für ihn übernimmt. Das lässt sich auch so formulieren:

🛈 **Der Analytiker bleibt als konkretes Objekt distanziert und kann deshalb zum symbolischen Objekt werden, weil er als Subjekt hilft, die konkreten Ängste, Wünsche und Abwehrmaßnahmen zu benennen und zu verstehen.**

Es steht noch aus, die bisherige Beschreibung verschiedener Übertragungsformen mit den unterschiedlichen Symbolsystemen zu verknüpfen.

Die kognitionswissenschaftlich orientierte Forschung (Bucci 1997; Mergenthaler 1997; Moser u. von Zeppelin 1996) arbeitet mit einem Prozess der Bezugnahme (»referential process«) bzw. einem referenziellen Zirkel. Davon ausgehend, hat Mergenthaler ein Verfahren entwickelt, mit dem er den therapeutischen Zyklus als **Emotions-Abstraktions-Geschehen** begreift. Die Komponenten (im Sinne psychischer Zustände) sind:

- Entspannung (»relaxing«): wenig Emotion und wenig Abstraktion,
- Reflektieren (»reflecting«): wenig Emotion und viel Abstraktion,
- Erfahrung (»experiencing«): viel Emotion und wenig Abstraktion,
- emotionale Einsicht (»connecting«): viel Emotion und viel Abstraktion.

Dieses Verfahren ermöglicht es, Analytiker und Patient zu vergleichen. Da es mit Transkripten arbeitet, fehlt aus logischen Gründen sie präsymbolische Ebene. Meines Erachtens lässt es sich für eine quantitative Bestätigung der qualitativen, symbolvermittelten Verständigungsprozesse in der Therapie verwenden. Mergenthaler kann zeigen, dass der Patient emotional von seinem Analytiker »lernt«, Probleme, die in der therapeutischen Beziehung entstehen, auf eine neue Weise zu lösen: Das wiederum lässt sich als Bestätigung für die Hypothese nehmen, nach der es neben der angewendeten Behandlungstechnik der Analytiker als emotional resonantes Subjekt ist, durch das Veränderungen beim Patienten ermöglicht werden. Auch bisher vorliegende Ergebnisse der Traumkodierung nach Moser u. von Zeppelin (1996; z. B. Döll et al. 2004) belegen eine zunehmende **affektiv-resonante Relation** zwischen Patient und Analytiker als Indikator für Veränderungen.

---

12 Vergleiche Fischer (1989), Freedman (1988); Freedman u. Berzofsky (1994); Freedman u. Russel (2003) und Morgenthaler (1981).

22.9 Zusammenfassung

Stellt man sich die von Freud eingeführte **psychische Realität** nicht nur als Gegensatz zur materiellen Realität vor, sondern als **symbolische Realität**, dann wird ihre vermittelnde und transformierende Aktivität erkennbar. Symbolisierung ist beziehungsabhängig und dient von Anfang an der Affektregulierung bzw. der veränderbaren Verknüpfung von Kognitionen und Affekten. Sie ermöglicht den Übergang von einer unmittelbaren interaktiven Regulierung der primären Affekte zu ihrer repräsentationsvermittelten Regulierung und Modifizierung.

Der symbolische Gehalt eines Wortes, eines Bildes oder einer Handlung »steckt« nicht, wie man zunächst meinen möchte, »in« ihnen; er wird durch verschiedene Symbolsysteme (Interaktions- oder Repräsentationsformen) zugewiesen. Es könnte klärend sein, für den ganzen Bereich der Symbolisierung das übergreifende **Konzept der Repräsentation** zu verwenden und darunter zwischen **Symbolisierungsniveaus** und **Mentalisierungsschritten** zu unterscheiden, da Letztere als Voraussetzung für Erstere gelten können. Alle Transformationsschritte lassen sich auch als **semiotischen Progression** (oder Regression) anordnen. Der Versuch, neue Erkenntnisse aus psychoanalytischer Modellbildung, neurophysiologischer und kognitionswissenschaftlicher Forschung zusammen zu führen, legt ein Modell nahe, das aus **vier Symbolsystemen** besteht, die nebeneinander aktiv sein können. Sie bestimmen darüber, dass ein sprachlicher Ausdruck nicht in erster Linie sprachsymbolische Bedeutung haben muss, sondern auch unter der **Dominanz der sensomotorischen Protosymbolik** oder der **präsentativen Symbolik** stehen kann. Auch ein Traum, der in einer Psychotherapie erzählt wird, muss nicht unter der Dominanz der bildlichen Darstellung stehen; auch er kann vom sensomotorischen Modus dominiert sein.

Die alltägliche Verständigung ist von einem hochkomplexen Ineinandergreifen verschiedener **symbolischer Modi** abhängig. Die Lebendigkeit eines Dialogs beruht auf dem **situativ-flexiblen** Gebrauch der symbolischen Modi; sie liegt im Freiheitsgrad des symbolischen Ausdrucks. Dagegen lassen sich entgleiste Dialoge, wie sie in der Psychotherapie systematisch bearbeitet werden, entweder als Folge von Traumen und der mit ihnen einhergehenden **Dissoziation** erkennen, oder sie lassen sich auf verdrängte ungelöste **Konfliktkonstellationen** zurückführen. In der **Symbolisierung** liegt sowohl ein großes Potenzial an schöpferischen Fähigkeiten als auch gleichzeitig an pathologischen Verzerrungen der Selbstvorstellung. Es zeichnet den gegenwärtigen symboltheoretischen Ansatz für die Forschung in Psychotherapie und Kulturtheorie aus, dass er sich aus vielen wissenschaftlichen Disziplinen zusammensetzt.

Literatur

Anzieu D (1979) The sound image of the self. Int Rev Psychoanal 6:23–36

Anzieu D (1985) Das Haut-Ich. Suhrkamp, Frankfurt aM (1991)

Aragno A (1997) Symbolization. International Universities Press, Madison

Argelander H (1970) Die szenische Funktion des Ichs und ihr Anteil an der Symptom- und Charakterbildung. Psyche – Z Psychoanal 24: 325–345

Bion WR (1962) Lernen durch Erfahrung. Suhrkamp, Frankfurt aM (1990)

Böhme-Bloem C (2002) Das Ergriffene im Begriff. Gedanken zum Symbolisierungsprozess. Z Psychoanal Theorie Prax 17: 371–392

Bucci W (1997) Psychoanalysis and cognitive science. A multiple code theory. Guilford, New York

Buchholz MB (1996) Metaphern der »Kur«. Westdeutscher Verlag, Opladen

Busch H-J (2001) Subjektivität in der spätmodernen Gesellschaft. Velbrück, Weilerswist

Busch H-J, Leuzinger-Bohleber M, Prokop U (Hrsg) (2003) Sprache, Sinn und Unbewusstes. Edition diskord, Tübingen

Cassirer E (1922) Wesen und Wirkung des Symbolbegriffs. Primus, Darmstadt (1994)

Cassirer E (1944) Versuch über den Menschen. Fischer, Frankfurt aM (1990)

Chinen AB (1987) Symbolic modes in object relations: a semiotic perspective. Psychoanal Contemp Thought 10: 373–406

Daser E (1998) Interaktion, Symbolbildung und Deutung. Forum Psychoanal 14: 225–240

Deri SK (1984) Symbolization and creativity. International Universities Press, Madison

Deserno H (1992) Zum funktionalen Zusammenhang von Traum und Übertragung. Psyche – Z Psychoanal 46: 959–978

Deserno H (1993) Traum und Übertragung in der Fallgeschichte des Wolfsmannes. In: Der Traum des Wolfsmannes. Materialien aus dem Sigmund-Freud-Institut 13, Münster, S 32–69

Deserno H (1999) Zum Verhältnis von Traum, Übertragung und Erinnerung«. In: Deserno H (Hrsg) Das Jahrhundert der Traumdeutung. Klett-Cotta, Stuttgart, S 397–431

Döll S, Deserno H, Hau S, Leuzinger-Bohleber M (2004) Die Veränderung von Träumen in Psychoanalysen. In: Leuzinger-Bohleber M, Deserno H, Hau S (Hrsg) Psychoanalyse als Profession und Wissenschaft. Kohlhammer, Stuttgart, S 138–145

Dörr M (2003) »Gefühlssymbole?« Facetten des Symbolbegriffs im Kontext der Bildung der Gefühle. In: Dörr M, Göppel M (Hrsg) Bildung der Gefühle. Psychosozial, Gießen, S 91–122

Dornes M (2000) Die emotionale Welt des Kindes. Fischer, Frankfurt aM

Dornes M (2004) Über Mentalisierung, Affektregulierung und die Entwicklung des Selbst. Forum Psychoanal 20: 175–199

Dornes M (2005) Theorien der Symbolisierung. Buch-Essay. Psyche – Z Psychoanal 59: 72–81

Erdheim M (1982) Die gesellschaftliche Produktion von Unbewusstheit. Suhrkamp, Frankfurt aM

Erikson EH (1950) Kindheit und Gesellschaft. Klett-Cotta, Stuttgart (1971)

Fischer G (1989) Dialektik der Veränderung in der Psychoanalyse und Psychotherapie. Asanger, Heidelberg

Fonagy P, Steele, M, Steele, H, Target M (1997) Reflective functioning manual, version 4.1, for application of adult attachment interviews. University College London, London

Fonagy P, Target M (2003) Frühe Bindung und psychische Entwicklung. Vorw. E. Reinke. Psychosozial, Gießen

Fonagy P, Gergely G, Jurist EL, Target M (2002) Affektregulierung, Mentalisierung und die Entwicklung des Selbst. Klett-Cotta, Stuttgart (2004)

Foucault M (1966) Die Ordnung der Dinge. Suhrkamp, Frankfurt aM (1971)

Freedman N (1988) More on transformation: creating a symbolizing space. In: Kramer-Richards A, Richards AD (eds) The spectrum of psychoanalysis: essays in honor of Martin Bergmann. International Universities Press, Madison

Freedman N, Berzofsky M (1994) The symbolized and desymbolized transference. Psychoanal Psychol 12: 363–374

Freedman N, Russel J (2003) Symbolization of the analytic discourse. Psychoanal Contemp Thought 26: 39–87

Freud S (1894a) Die Abwehr-Neuropsychosen. GW, Bd. I. Fischer, Frankfurt aM, S. 59–74

Freud S (1900a) Die Traumdeutung. GW, Bd. II–III. Fischer, Frankfurt aM

Freud S (1910a) Über Psychoanalyse. Fünf Vorlesungen. GW, Bd. VIII. Fischer, Frankfurt aM, S 1–60

Freud S (1911b) Formulierungen über zwei Prinzipien des psychischen Geschehens. GW, Bd. VIII, Fischer, Frankfurt aM, S 230–238

Freud S (1916–1917a) Vorlesungen zur Einführung in die Psychoanalyse. GW, Bd. XI

Freud S (1920g) Jenseits des Lustprinzips. GW. Bd. XIII, Fischer, Frankfurt aM, S 1–69

Gadamer H-G (1977) Die Aktualität des Schönen. Kunst als Spiel, Symbol und Fest. Reclam, Stuttgart

Green A (1975) Aktuelle Probleme der psychoanalytischen Theorie und Praxis. Psyche – Z Psychoanal 29: 503–541

Groddeck G (1889–1934) Krankheit als Symbol. Hrsg von Siefert H. Fischer, Frankfurt aM (1983)

Groddeck G (1923) Das Buch vom Es. Fischer, Frankfurt aM (1969)

Haubl R (1991) »Unter lauter Spiegelbildern…«: Zur Kulturgeschichte des Spiegels, 2 Bde. Nexus, Frankfurt aM

Haubl R (1999) Die Dynamik des Szenischen in der Einzel- und in der Gruppenanalyse. Z Gruppenpsychother Gruppendyn 35: 17–53

Hülst D (1999) Symbol und soziologische Symboltheorie. Leske & Budrich, Opladen

Jones E (1919) Theorie der Symbolik. Suhrkamp, Frankfurt aM (1978)

Köhler L (2004) Frühe Störungen aus der Sicht zunehmender Mentalisierung. Forum Psychoanal 20: 158–174

König HD (2001) Tiefenhermeneutik als Methode psychoanalytischer Kulturforschung. In: Appelsmeyer H, Billmann-Mahecha E (Hrsg) Kulturwissenschaft. Velbrück, Weilerswist, S 168–194

Krause R (1998) Allgemeine psychoanalytische Krankheitslehre, Bd. 2. Kohlhammer, Stuttgart

Küchenhoff J (1998) Trauma, Konflikt, Repräsentation. In: Schlösser A, Höhfeld K (Hrsg) Trauma und Konflikt. Psychosozial, Gießen, S 13–33

Lacan J (1975) Die Bedeutung des Phallus (1958). In: Lacan J (Hrsg) Schriften, Bd. 2. Walter, Olten, S 119–133

Langer SK (1942) Philosophie auf neuem Wege. Fischer, Frankfurt aM (1965)

Laplanche J, Pontalis JB (1967) Das Vokabular der Psychoanalyse. Suhrkamp, Frankfurt aM 1972

Lasky R (ed) (2002) Symbolization and desymbolization. Essays in honor of Norbert Freedman. Karnac Books, New York London

Lecours S, Bouchard M-A (1997) Dimensions of mentalisation: outlining levels of psychic transformation. Int J Psychoanal 78: 855–875

Leuzinger-Bohleber M, Pfeifer R, Röckerath K (1998) Wo bleibt das Gedächtnis? In: Koukkou M, Leuzinger-Bohleber M, Mertens W (Hrsg) Erinnerung von Wirklichkeiten. Psychoanalyse und Neurowissenschaften im Dialog, Bd. 1: Bestandsaufnahme. Internationale Psychoanalyse, Stuttgart, S 517–588

Leuzinger-Bohleber M, Deserno H, Hau S (Hrsg) (2004) Psychoanalyse als Profession und Wissenschaft. Kohlhammer, Stuttgart

Lewin BD (1946) Sleep, the mouth, and the dream screen. Psychoanal Q 15: 419–434

Lincke H (1981) Instinktverlust und Symbolbildung. Siedler, Berlin

Löchel E (2000) Symbol, Symbolisierung. In: Mertens W, Waldvogel B (Hrsg) Handbuch psychoanalytischer Grundbegriffe. Kohlhammer, Stuttgart, S 695–698

Lorenzer A (1970a) Kritik des psychoanalytischen Symbolbegriffs. Suhrkamp, Frankfurt aM

Lorenzer A (1970b) Sprachzerstörung und Rekonstruktion. Suhrkamp, Frankfurt aM

Lorenzer A (1972) Zur Begründung einer materialistischen Sozialisationstheorie. Suhrkamp, Frankfurt aM

Lorenzer A (1974) Die Wahrheit der psychoanalytischen Erkenntnis. Suhrkamp, Frankfurt aM

Lorenzer A (1986) Tiefenhermeneutische Kulturanalyse. In: König H-D, Lorenzer A et al. (Hrsg) Kulturanalysen. Fischer, Frankfurt aM, S 11–98

Matte-Blanco I (1988) Thinking, feeling and being. Routledge, London

Meltzer D (1984) Traumleben. Internationale Psychoanalyse, München (1988)

Mergenthaler E (1997) Emotions-Abstraktionsmuster in Verbatimprotokollen. VAS, Frankfurt aM

Mitchell SA (2000) Bindung und Beziehung. Psychosozial, Gießen (2003)

Morgenthaler F (1981) Technik. Zur Dialektik der psychoanalytischen Praxis. Syndikat, Frankfurt aM

Moser U, Zeppelin I von (1996) Der geträumte Traum. Kohlhammer, Stuttgart

Odds DD (2000) A semiotic model of mind. J Am Psychoanal Assoc 48: 497–529

Orban P (1976) Über den Prozess der Symbolbildung. In: Die Psychologie des 20. Jahrhunderts, Bd. 2. Kindler, Zürich, S 527–563

Parin P (1978) Der Widerspruch im Subjekt. Ethnopsychoanalytische Studien. Syndikat, Frankfurt aM

Piaget J (1959) Das Erwachen der Intelligenz beim Kinde. Klett, Stuttgart (1975)

Plassmann R (1993) Organwelten: Grundriss einer analytischen Körperpsychologie. Psyche – Z Psychoanal 47: 261–282

Portmann A (1969) Biologische Fragmente zu einer Lehre vom Menschen. Schwabe, Basel

Quindeau I (2004) Spur und Umschrift. Fink, München

Roth G (2001) Fühlen, Denken, Handeln. Wie das Gehirn unser Verhalten steuert. Suhrkamp, Frankfurt aM

Schmid Noerr G (2000) Symbolik des latenten Sinns. Psyche –Z Psychoanal 54: 454–482

Segal H (1957) Notes on symbolformation. Int J Psychoanal 38: 391–397

Spitz RA (1965) Vom Säugling zum Kleinkind. Klett-Cotta, Stuttgart

Stern D (1985) Die Lebenserfahrung des Säuglings. Klett-Cotta, Stuttgart (1992)

Uexküll T von, Wesiack W (1988) Theorie der Humanmedizin. Urban & Schwarzenberg, München

Wills C (1993) Das vorauseilende Gehirn. Die Evolution der menschlichen Sonderstellung. Fischer, Frankfurt aM (1996)

Winnicott DW (1969) Übergangsobjekte und Übergangsphänomene. Psyche –Z Psychoanal 23: 666–682

Zepf S (2000) Allgemeine Neurosenlehre. Psychosozial, Gießen

Traumforschung

S. Hau

3

>> >

Um menschliche Bewusstseinstätigkeit umfassend verstehen zu können, benötigen wir auch ein Verständnis der Psychologie des Träumens. Dies betrifft sowohl die psychischen Prozesse bei gesunden Menschen als auch die bei psychischen Störungen. Die systematische Erforschung von Traum und Träumen lässt sich durch zwei Hauptforschungslinien charakterisieren. Seit Beginn des 20. Jh. wurden in klinischen Behandlungen kontinuierlich Traumforschungen durchgeführt, die sich mit der Erschließung von individuellen Bedeutungen und Konflikten der Patienten beschäftigten. Die von Freud (1900a) entworfene psychoanalytische Traumtheorie wurde weiterentwickelt; hierbei kommt dem manifesten Trauminhalt im Kontext kognitiver Theorien zum Traum immer mehr Bedeutung zu.

Der zweite Forschungsansatz nahm mit der Entdeckung des »Rapid-eye-movement- (REM-)Schlafes« durch Aserinsky u. Kleitman (1953) seinen Anfang. Durch systematische (Verlaufs-)Untersuchungen nächtlicher physiologischer und psychologischer Prozesse wurde ein umfangreicher Wissensbestand über Traum und Träumen zusammengetragen, der das Bild vom Traum, von seinen Funktionen und seiner Bedeutung für die menschliche Existenz erheblich verändert hat. Zu Beginn des 21. Jh. ist die experimentelle Traumforschung durch die Entwicklungen neuer bildgebender Verfahren in der Neurophysiologie stark beeinflusst. Dabei steht die Beziehung zwischen hirnphysiologischen Prozessen und mentalen Traumaktivitäten im Mittelpunkt der Diskussion. Nicht wenige Forscher hoffen, psychische Phänomene auf physiologische Prozesse zurückführen zu können. Allerdings lassen sich auch Einwände formulieren, etwa in Bezug auf die erkenntnistheoretische Bedeutung (neuro-)physiologischer Daten für psychisches Erleben und Bewusstseinsprozesse.

23.1 Klinische Traumforschung

Die von Freud entwickelte **psychoanalytische Traumtheorie** ermöglichte zum ersten Mal, im Rahmen klinischer Behandlungen Träume systematisch zu erforschen. Dabei wurde deutlich, welchen Wert Träume für die psychische Stabilität und das seelische Wohlbefinden haben. Mit der Unterscheidung zwischen manifestem und latentem Trauminhalt, mit der Beschreibung der Traumarbeit und ihrer verschiedenen Mechanismen (Verschiebung, Verdichtung, Rücksicht auf Darstellbarkeit, sekundäre Bearbeitung) gelang Freud eine umfassende Konzeptualisierung des Traums als Prozessgeschehen.

Freuds Traumtheorie ist vielfach ausführlich beschrieben worden (vgl. z. B. Mertens 2003; Brenner 1967; Eissler 1987 oder die Nachschlagewerke Laplanche u. Pontalis 1972; Mertens u. Waldvogel 2000; Roudinescou 2004; zu den Traumarbeitsmechanismen: Nagera 1974; Hau 2004). Freud hatte den Traum als vollgültigen psychischen Prozess mit der Funktion einer Wunscherfüllung beschrieben.

Im Gegensatz zur direkt zugänglichen manifesten Ebene des erinnerten und berichteten Traumes muss der latente Sinnzusammenhang des Trauminhalts aus den Assoziationen des Träumers zu seinem Traum jedoch erschlossen werden. Hierdurch lassen sich nicht nur die Bearbeitungsschritte der Traumarbeit und infantile Wünsche oder Tagesreste, die entstellend bearbeitet wurden, rückwirkend erschließen, sondern auch der latente (unbewusste) Traumgedanke.

Die Theorie Freuds erfuhr im Laufe der Zeit Erweiterungen (vgl. Blechner 2001; Deserno 1999). Maeder (1912) betonte die **prospektive Funktion** der Träume. Adler (1913) verstand den Traum als **Ausdrucksform des Lebensstils**, und Jung (1948) lenkte den Blick bei der Traumdeutung auf Mitteilungen aus dem **kollektiven Unbewussten**, die in den Träumen enthalten seien. Für Lowy (1942) ist der Traum ein **kontinuierlicher psychischer Prozess** während des Schlafes; dies wurde durch Erkenntnisse der experimentellen Traumforschung Jahrzehnte später bestätigt.

Die Fähigkeit zu träumen wird nicht als selbstverständlich gegeben angenommen, sondern sie ist an psychische Bedingungen geknüpft, die erst entwickelt werden müssen. Lewin (1955) oder Anzieu (1991) entwarfen Konzepte für diese Voraussetzungen. Neben den psychischen Bedingungen für die Fähigkeit des Träumens wurde auch das **Denken im Traum** konzeptualisiert. French (1954) beschrieb Träume als sprachloses Denken mit einer spezifischen, sich vom Wachzustand unterscheidenden kognitiven Struktur. Vor allem die experimentelle Traumforschung hat zu diesen Konzepten wichtige Befunde beigesteuert. So demonstrierte Foulkes (1999), dass es bis zu dreizehn Jahre dauert, bis die Fähigkeit zu träumen voll entwickelt ist (vgl. Hamburger 1987; Strauch 2004).

Erikson (1954) räumte den manifesten Trauminhalten große Bedeutung ein. Für die Entwicklung seiner Hypothesen und Deutungen in der umfassenden Analyse von Freuds »Irma-Traum« stützte er sich auf den manifesten Trauminhalt. Erikson entwickelte ein System, mit dem die verbindenden Elemente zwischen manifestem und latentem Trauminhalt gesucht sowie Zusammenhänge zum Lebenszyklus und zur individuellen Entwicklung des Träumers aufgezeigt werden konnten. Ganz auf den manifesten Trauminhalt gestützt, zeigte auch Morgenthaler (1986) in seinen Traumseminaren, wie sich mithilfe von Gruppenprozessen in einem klinischen Kontext die dem Traum unterliegende »Traumtendenz« herausarbeiten lässt.

Schließlich rückte der Traum als Prozessgeschehen in den Mittelpunkt. French u. Fromm (1964) verstanden den Traum als **sequenzielles Geschehen** und wiesen den thematischen Zusammenhang zwischen den Träumen einer einzigen Nacht nach. Prozesse gelungener und gescheiterter Informations- und Affektbearbeitung beschreiben Moser u. von Zeppelin (1996; vgl. Moser 1999) mit ihrem **komplexen Traumgenerierungsmodell**. Der Traum wird hier als das Entwerfen einer Mikrowelt verstanden, als Simulationsvorgang mit gleichzeitig stattfindenden Affektregulierungsprozessen.

Auch Aspekte der Informationsverarbeitung finden mehr und mehr Beachtung. Greenberg u. Leiderman (1966), aber auch Palombo (1978) sehen Traumprozesse im Zusammenhang mit Gedächtniskonsolidierungsleistungen. Werden Inhalte aus dem Tagesablauf im Traum dargestellt, können sie leichter in das Langzeitgedächtnis überführt werden.

❶ **Die Auseinandersetzung mit unterschiedlichen Merkmalen der Traumprozesse bei verschiedenen klinischen Störungsbildern führte zu einer grundsätzlichen Neubewertung des manifesten Traums. Vereinfacht gesagt, wurden Träume nicht mehr nur auf die Wunscherfüllungsfunktion reduziert, sondern der manifeste Traumtext gab Auskunft über Konflikt- und Affektverarbeitungen, Angstbewältigung, Abwehrprozesse oder über Kreativitätspotenziale.**

Spezifische Merkmale von Träumen bei narzisstischen Störungen (Beese 1983) wurden ebenso beschrieben wie bei schweren Ich-Störungen (Rohde-Dachser 1983), bei Psychosen (Benedetti 1983, 1998) oder bei depressiven Erkrankungen (Ermann 1995).

Eine wichtige theoretische Neuerung war der Versuch, Traumerleben mit Übertragungsprozessen in Verbindung zu bringen. Deserno (1992) und Stewart (1993) beschrieben, in welcher Weise Übertragungsprozesse Einfluss auf Trauminhalte haben und umgekehrt. Dabei zeigte sich, dass intrapsychische Funktionen und interpersonale Beziehungen eng miteinander verwoben sind und der Traum sich als hochsensibel für Ereignisse aus psychoanalytischen Behandlungen erweist. Schließlich wurde die Beziehung des Träumers zu seinem Traum selbst diskutiert. Der Traum wurde als **Objekt** verstanden, mit dem der Träumer unterschiedlich umgehen kann (vgl. Pontalis 1974).

Die Bedeutung der Subjektivität und ihre zentrale Rolle in den modernen psychoanalytischen Trauminterpretationen wird von vielen Autoren betont (vgl. Greenson 1970; Pontalis 1974). Jeder Traum wird als spezifisches, individuelles Produkt aufgefasst, sodass auch der Entschlüsselungsprozess immer wieder durchlaufen werden muss.

Mit der Bedeutung des subjektiv-persönlichen Kontextes wurde der **phänomenologische Ansatz** für die Traumrekonstruktion immer wichtiger. Im Gegensatz zu Freuds Vorgehen, bei dem die kausalen Zusammenhänge der Traumentstehung mithilfe des Sammelns freier Assoziationen zu den einzelnen Teilen des Traumes zurückverfolgt wird, besteht nun die Trauminterpretation darin, die persönliche Welt des Träumers und seine in den Traum eingebaute individuelle Geschichte zu verstehen. Dieser Ansatz generiert **subjektive Bedeutungskontexte** (vgl. Stolorow 1978; Stolorow u. Atwood 1993). Neben den freien Assoziationen zum Traum werden zusätzlich thematische Selbst- und Objektkonfigurationen untersucht, die für die Traumnarrative strukturierend sind. Solche Themen stellen eine zusätzliche Einsichtsebene für den Träumer bereit, um besser die präreflexiven, unbewussten Strukturen der Erfahrungen zu verstehen, die die subjektive Welt einer Person organisieren. Traumdeutung basiert hier nicht nur auf einem kausal-mechanistischen Erklärungsmodell zur Einsichtsgewinnung, sondern die **emotional bedeutsamen Aspekte** im Leben des Träumers stehen im Vordergrund. Das heißt aber nicht, dass der Wuncherfüllung keine Bedeutung mehr zukommt. Vielmehr werden Träume nun in einem erweiterten Sinne verstanden: Sie spiegeln die persönlichen Angelegenheiten in der aktuellen Lebenssituation des Träumers.

❗ **Wenn nicht mehr ausschließlich nach versteckten Wuncherfüllungen oder Triebimpulsen im Traummaterial gesucht wird, sondern auch nach den Besorgnissen und unerledigten Erlebnissen, hat diese erweiterte Bedeutungssuche unmittelbar Auswirkungen auf die klinische Situation und auf die »Traumtheorien und Traumkultur[en] in der psychoanalytischen Praxis« (vgl. Moser 2003).**

Moser beschreibt die unterschiedlichen Ansätze, berücksichtigt auch Traumtheorien des Patienten und stellt ein »Basiswissen« für Analytiker und Analysand über Träume zusammen.

Dem Traum wurde eine **therapeutische Funktion** zugeschrieben (vgl. Hartmann 1998, 1999); dies wird besonders im Umgang mit emotional belastenden Erlebnissen, z. B. bei Alpträumen, gut erkennbar. Diese »re-enactments« verändern sich hin zu Angstträumen und weiter zu normalen Träumen, wenn nach und nach neue Kontexte realisiert und alltägliche Erlebniskomponenten in die Traumhandlung eingewebt werden. Der Traum

hilft somit, Emotion zu kontextualisieren und extrem belastende Zustände in handhabbare zu verwandeln (vgl. Hartmann 1998, 1999). Gelingt diese psychische Bewältigung, verändern sich Ereignisabfolgen im Laufe der Zeit, Ortswechsel finden statt oder neue Personen werden eingeführt. So träumt das Opfer einer Feuerkatastrophe nach einiger Zeit statt vom Feuer von einer gigantischen Flutwelle oder einer Lokomotive, die auf sie zurollt.

❗ **Was sich in den Träumen nach traumatischen Erfahrungen so eindrucksvoll zeigen lässt, gilt – so Hartmann (1998, 1999) – für alle Träume: Irritierende Erfahrungen, Konflikte, Probleme, für das Selbst gefährliche Situationen werden verarbeitet und mit anderen Erfahrungen des Alltagslebens verbunden.**

Diese Sicht auf die Funktion von Träumen lässt sich gut mit den bereits erwähnten psychoanalytischen Traumtheorien von Freud oder Stolorow verknüpfen. Alpträume und Angstträume können so in eine generelle Theorie des Träumens integriert werden.

Wie sich aus diesen wenigen Stichpunkten erkennen lässt, hat sich die klinische Traumdeutungsarbeit seit über 100 Jahren bewährt und neue Erkenntnisse über Verarbeitungsmodi und Interaktionsmerkmale im Rahmen des therapeutischen Dialogs zwischen Analytiker und Analysand hervorgebracht. Auf klinische Fallbeispiele wurde aus Platzgründen verzichtet. Dennoch ist der klinische Kontext nur eine Perspektive auf den Traum.

23.2 Experimentelle Traumforschung

Die experimentelle Erforschung von Träumen geht bis in das 19. Jh. zurück. Die frühen zum Teil experimentellen Untersuchungen von Börner (1855), Maury (1861), Saint-Denys (1867) oder Corning (1899) zeichneten sich durch sorgfältige Dokumentation in der Durchführung aus, führten aber zu keiner konsistenten Traumtheorie. Erst mit der Entdeckung eines **regelmäßigen Schlafablaufs** mit **unterschiedlichen, wiederkehrenden Schlafphasen**

(REM- und Non-REM-Schlaf) durch Aserinsky u. Kleitman (1953) wurden Träume unter kontrollierten Laborbedingungen systematisch erforscht. Dies war der Beginn moderner Traumforschung, die seit über 50 Jahren eine kaum noch zu überschauende Fülle von Daten und Befunden über den Traum zusammengetragen hat.

Träume konnten im Labor systematisch, objektiv, vor allem aber in großer Zahl erforscht werden. Der Schlafzyklus wurde polygraphisch überwacht, und man weckte die Probanden aus den entsprechenden Schlafphasen, meist aus einer REM-Phase. Die bei der Weckung erinnerten Träume wurden auf Tonband aufgezeichnet und anschließend systematisch ausgewertet. Bei ca. 90% der Weckungen aus dem REM-Schlaf erhielt man Traumerinnerungen, aber nur in 7% der NREM-Weckungen (Dement u. Kleitman 1957).[1] Auch schien die berichtete Traumdauer von der Länge der REM-Phase abzuhängen. Bis heute werden REM-Phasen häufig mit Traumphasen gleichgesetzt, obwohl Foulkes (1962) nachwies, dass auch während des NREM-Schlafs kognitive Aktivität nachweisbar blieb. Solms (2003) zeigte ebenfalls, dass REM-Schlaf und Traumtätigkeit als zwei voneinander unabhängige Prozesse angesehen werden müssen.

Von Anfang an waren Psychoanalytiker an der Laborforschung über Träume maßgeblich beteiligt (z. B. Fisher, Klein, Fiss, Pine, Shevrin, Spence oder Luborsky); die Untersuchungen konzentrierten sich auf den manifesten Traum und auf unbewusste Kognitionsprozesse. Dabei zeigte sich, dass Menschen häufig träumen, etwa 2–3 Stunden pro Nacht bildhafte Träume (hochgerechnet ungefähr 6–7 Lebensjahre). Nimmt man gedankenähnliche Träume hinzu, kommt man auf ca. **70% Traumaktivität pro Nacht**.

Es lassen sich verschiedene Traumarten differenzieren. Träume aus REM-Phasen erscheinen eher bildhaft und inhaltsreich, Träume aus NREM-Phasen sind mehr durch ihre statischen Eigenschaften charakterisiert, mehr gedanklich orientiert und mit dem Alltagsgeschehen des Wachlebens befasst. Es lassen sich zahlreiche weitere

Traumtypen differenzieren, wie z. B. Einschlafträume, »weiße Träume«, Alpträume, »night terrors« oder Klarträume, um nur einige zu nennen. Darüber hinaus gibt es weitere mentale Ereignisse in der Nacht, wie z. B. Somniloquie, Somnambulismus, Enuresis nocturna, »night terrors« oder das stereotype Wiedererleben von traumatischen Ereignissen (»reenactment«; vgl. Schreuder 1995). Leuschner (1999) sieht darin den Beleg für eine viel umfassendere Traumarbeit, die auch nichtbildhafte Traumtypen erzeuge.

In den meisten REM-Träumen dominieren visuelle Eindrücke (ca. 60%), aber es kommen auch oft akustische Erlebnisse und Körperempfindungen vor, fast nie hingegen Geruchs- oder Geschmackserlebnisse. Häufig lassen sich Denktätigkeiten in den Traumberichten registrieren und zu einem geringen Teil auch Gefühle, die jedoch die ganze Bandbreite der Emotionen aus dem Wachleben ausmachen können. Das häufigste Gefühl in REM-Traumberichten ist Freude, noch vor Ärger und Angst (vgl. Strauch u. Meier 2004).

❗ **Träumen ist eine Denktätigkeit und kein Wahrnehmungsvorgang.**

Dies lässt sich aus Untersuchungen von Träumen blinder Menschen schließen. Liegt die Erblindung vor dem vierten Lebensjahr, träumen die Erblindeten nicht mehr bildhaft, sondern akustisch, taktil, olfaktorisch, also so, wie sie ihren Lebensalltag erfahren. Kommt es zu einem späteren Lebenszeitpunkt zur Erblindung, bleiben »optische« Eindrücke im Traum erhalten.

Die meisten Träume sind eher banal, ausgesprochen alltäglich. Dies steht im Gegensatz zu der verbreiteten Ansicht, Trauminhalte seien außergewöhnlich, unrealistisch oder bizarr. Tagesreste haben sich als wichtigster Bestandteil der Trauminhalte herausgestellt. Fast über 70% der Personen, Objekte oder Örtlichkeiten im Traum haben einen Bezug zur jeweils vorausgegangenen Woche (vgl. Strauch u. Meier 2004).

Befunde inhaltsanalytischer Untersuchungen legen eine große Übereinstimmung zwischen Traum- und Wachleben nahe. Diese **Traumkontinuität** ist vielleicht der bemerkenswerteste Befund überhaupt. Die Menschen sind in vielen Träumen

---

1 Unter der Bezeichnung »NREM« (Non-REM) sind alle übrigen Schlafphasen zusammengefasst (vgl. Cartwright (1982), Carskadon (1993) oder Strauch u. Meier (2004).

mit genau den Problemen und Situationen beschäftigt, mit denen sie es auch am Tage zu tun haben.

Träume werden auch nach Aufwachen, nach dem Einfügen fragmentarischer Erlebnisstücke in eine Geschichtenform, ständig weiter bearbeitet. Wenn ein Traum zu einem späteren Zeitpunkt erneut erzählt wird, zeigen sich diese Veränderungen; hierbei können neue Phantasien, Erlebnisse, Teile früherer Träume oder Übertragungsphantasien hinzukommen.

Das Vergessen der Träume ist eher die Regel als die Ausnahme. Dies verwundert nicht, angesichts der Menge von Traumerlebnissen einer Nacht. Vergessen scheint eher ein normaler Prozess zu sein, der aber sekundär zu Abwehrzwecken genutzt werden kann. Theorien, wie das Zustand-Wechsel-Modell von Koukkou u. Lehmann (1998), bringen das Erinnerungsvermögen mit verschiedenen physiologischen Zuständen der Gehirntätigkeit in Zusammenhang.

❗ **Der Traum wird heute als ein multifunktionales Geschehen verstanden. Neben der Wunscherfüllungsfunktion werden dem Traum unter anderem gedächtniskonsolidierende, problemlösende, stressabbauende, homöostatische, ja generell gesundheitserhaltende Funktionen zugeschrieben.**

Die verschiedenen Traumfunktionen stehen alle im Zusammenhang mit der Aufrechterhaltung des **seelischen Gleichgewichtes** und der **körperlichen Gesundheit** (vgl. Fiss 1986; Bareuther et al. 1995, 1999; Moffitt et al. 1993).

Fiss (1980) wies die Wunscherfüllungsfunktion der Träume experimentell anhand der Rückfallgefährdung von Alkoholikern nach. Diejenigen Alkoholiker erwiesen sich als weniger rückfallgefährdet, deren Träume vermehrt bedürfnisbefriedigende Szenen enthielten. Kramer et al. (1972) untersuchten die Stimmungsveränderungen vor und während des Schlafes und wiesen eine **Abhängigkeit der affektiven Stimmung** von zwischenzeitlichen Trauminhalten nach. Die Verbesserung der Stimmungslage am Morgen hing signifikant mit spezifischen Trauminhalten aus der Nacht zusammen.

Hartmann (1998, 1999) wies dem Traum eine therapeutische Funktion durch die **Kontextualisie-** rung von belastenden Emotionen in neue Kontexte zu. Eine ähnliche benigne Auswirkung schilderte Fiss (1999), wenn er dem Traum das Potenzial für »korrigierende Entwicklungserfahrungen« zuerkannte. Diese Ergebnisse sind Hinweise dafür, wie Träume für die Aufrechterhaltung des psychischen Gleichgewichtes sorgen können. Hierzu gehört auch die **Signalentdeckungsfunktion**, die es dem Traum ermöglicht, parallel zur bewussten Wahrnehmung, schon frühzeitig pathogene Reize wahrzunehmen und entsprechend zu reagieren (Fiss 1993).

Aus den bisher erwähnten Befunden wird deutlich, dass Träume als reliables psychisches Geschehen menschlicher Bewusstseinstätigkeit anzusehen sind. Neben den deskriptiven Ergebnissen über die qualitativen Merkmale und Eigenschaften der Träume ermöglichen Traumforschungen auch umfassendere Erkenntnisse über Wahrnehmungs- und Gedächtnisleistungen sowie zur unbewussten Informationsverarbeitung; hierdurch wird ein umfassenderes Verständnis für psychische Verarbeitungsprozesse insgesamt möglich. Für diese experimentellen Untersuchungen eignet sich vor allem die **Subliminalisierungstechnik** (vgl. z. B. Fisher 1960; Shevrin 1986; Klein 1959; Leuschner u. Hau 1992, 1995; Hau et al. 1999; Leuschner et al. 1999). Dabei werden »künstliche Tagesreste« in den Traum eingeschleust. Im Verlauf der Verarbeitungsprozesse werden komplexe Stimulusbilder in ihre Einzelbestandteile dissoziiert. Dieser Zerlegungsprozess geschieht entlang bestimmter »Sollbruchstellen«, die sich an Farbe, Form, Wortklang und den Konzepten der Inhalte des Stimulusbildes orientieren. Die einzelnen Bestandteile des ursprünglichen Reizes, »Radikale«, werden in andere Zusammenhänge, Geschichten, Orte und Handlungen eingebaut; dies führt zu individuell höchst unterschiedlichen, kreativen Ergebnissen (vgl. Leuschner u. Hau 1992). Diese Neuzusammenstellung lässt sich als **Reassoziierungsprozess** beschreiben. Jeder Tagesrest kann einer solchen Umarbeitung unterworfen sein. Deutlich wird dabei, dass es hierfür ein unbewusstes/vorbewusstes, von der bewussten Wahrnehmung unabhängig arbeitendes System gibt: das vorbewusste **»processing system«** (VPS). Dieses System arbeitet ständig, auch während der Nacht. Das bedeutet, dass Teile der Ich-

Funktionen permanent aktiv, also aufmerksam und empfänglich für sinnvolle und sinnlose Außenreize bleiben. Gerade in diesem zweiten Wahrnehmungs- und Verarbeitungssystem tauchen die verdrängten, nichtbewussten Eindrücke bzw. Unerledigtes wieder auf.

Im Rahmen experimenteller Untersuchungen werden Darstellungsmedien eingesetzt, die auch in Psychoanalyse und Psychotherapie benutzt werden: freie Assoziationen und Träume. Die experimentellen Befunde helfen den Blick für klinisches Material zu schärfen. So lässt sich die Verdrängung oder die Unbewusstmachung ganzer Szenen und Ereignisabfolgen, angesichts der Laborbefunde, neu konzipieren. Erinnerungen oder Bewusstwerdung scheitern demnach nicht deshalb, weil sie eine Gegenkraft am Auftauchen im Bewusstsein hindert, sondern weil die einzelnen Komponenten und Bestandteile des ursprünglichen Ereignisses zerlegt und an verschiedenen psychischen Orten untergebracht sind, in andere Kontexte eingebaut erscheinen. Dennoch gibt es Spuren und alte Verbindungen, die **Sollbruchstellen**, an denen das komplexe Material aufgetrennt wurde und die auch als mögliche Andockstellen für eine Reassoziierung dienen können, etwa im Rahmen einer Therapie (vgl. Leuschner 2001).

Über solche Weiterentwicklungen der theoretischen Modelle lassen sich die experimentellen Befunde mit klinischen Konzepten verbinden (vgl. Leuzinger-Bohleber et al. 2004). Ein weiteres Beispiel hierfür wären Affektverarbeitung und -regulationen. Auch hier liefert die Subliminalisierungsmethode wichtige Befunde, mit denen sich zeigen lässt, wie affektiv bedeutsame unbewusste Reize in den Träumen und freien Imaginationen nach der Stimulation prozessiert werden. Auf diese Weise können psychoanalytische Abwehrkonzepte, wie etwa das Freihalten des Bewusstseins von unangenehmen Inhalten im Labor bestätigt werden (vgl. Hau et al. 1999, 2004).

23.3 Neurophysiologische Forschungen

In vielen experimentellen Laboruntersuchungen werden physiologische Daten als korrelative Hinweismarker verwendet, um psychisches Erleben und psychologische Daten im Hinblick auf Traumprozesse zu untersuchen. Aber viele Fragen sind letztlich noch unbeantwortet. Wo im Gehirn entstehen Träume? Welche Rolle spielt der REM-Schlaf für die Traumprozesse? Welche Erklärung lässt sich für das Auftreten von Träumen im NREM-Schlaf finden? Haben Träume eine intrinsische Bedeutung? Haben Träume eine spezifische Funktion? Kann die Tatsache, dass es im Schlaf zu Aktivierungsprozessen im Frontalhirn, im limbischen und paralimbischen System mitsamt Amygdala und Hypothalamus kommt, die Annahme unterstützen, dass ein Entstehungsgrund von Träumen auch Bedürfnisse bzw. Gefühle oder Emotionen sind? Welche Schlafphasen sind für Gedächtniskonsolidierungsprozesse und für das Lernen bedeutsam?

❶ Vorsicht ist geboten, wenn auf der Basis physiologischer Daten psychologische Aussagen getroffen werden.

Die Befunde der hier kurz umrissenen Forschungen erfordern immer komplexere Modelle zur Beschreibung neurophysiologischer Prozesse. Dabei sind biochemische Austauschprozesse via Neurotransmitter oder von Hormonen oft noch gar nicht berücksichtigt.

Häufig schleichen sich **Kategorienfehler** in die Argumentation ein, und es werden unterschiedliche Konzepte oder Begrifflichkeiten zusammengeworfen. So ist z. B. die Wunscherfüllungshypothese Freuds mit der Feststellung, dass Träume durch physiologische Erregungsaktivität verursacht würden, die aus der Ponsregion stammt, keineswegs widerlegt. Auf einer psychologischen Ebene lassen sich auch weiterhin Wunscherfüllungen in Träumen nachweisen (vgl. Leuschner 2001). Dennoch erschienen aufgrund der mit Elektroenzephalographie- (EEG-), Positronenemissionstomographie- (PET-) oder Funktionelle-Magnetresonanztomographie- (fMRT-)Messungen erhobenen Befunde zu REM- und NREM-Schlaf für viele Schlaf- und Traumforscher grundlegende Annahmen Freuds endgültig widerlegt: Wenn mentale Aktivität die ganze Nacht über feststellbar war, dann konnten Träume schwerlich durch unbewusste Wünsche ausgelöst sein. Gleiches galt für verdrängte kindliche Wünsche und Phantasien, wenn es viel plausibler erschien, neuronale Aktivitäten aus dem Hirnstamm als traumauslösend zu begreifen. Letztlich schied auch die Überlegung aus, der Traum sei der Hüter des Schlafes. Umgekehrt stellt der Schlafzustand eher die Bedingungen bereit, unter denen Träumen stattfinden kann.

Auch bei den neurophysiologischen Untersuchungen zum Traum, auf die nun abschließend eingegangen wird, muss berücksichtigt werden, dass aufgrund physiologischer Daten auf mentale Vorgänge geschlossen wird. Wie keine andere Theorie hat die so genannte Aktivations-Synthese-Theorie von Hobson u. McCarley (1977) die Diskussionen in der Traumforschung in den letzten 30 Jahren dominiert. Sie wurde als endgültiger wissenschaftlicher Beweis für die Ungültigkeit der Traumtheorie Freuds betrachtet und von Hobson im sog. AIM-Modell (vgl. Hobson et al. 2003) erweitert. In diesem Modell wird die Beziehung zwischen REM-Schlaf und Träumen untersucht, indem drei Dimensionen neuronaler Mechanismen im Gehirn beschrieben werden. Dabei werden Gehirnaktivität (A) in Bezug zu für Kognitionen relevanten internen oder externen Stimulusquellen (I) sowie zum Modus der kognitiven Organisation (M) gesetzt. Der REM-Schlaf wird als relevant für das Träumen angesehen. Bedeutsam sind auch die Aktivierung des limbischen Systems, des Dienzephalons und des Hirnstamms während des REM-Schlafs und der Zusammenhang zwischen cholinergen, serotonergen und noradrenergen Kreisläufen und dem REM-NREM-Zyklus.

❶ Trotz aller komplexer neurophysiologischer Prozesse, die in diesem Modell mittlerweile integriert sind, bleibt die ursprüngliche Aussage bestehen, dass der Traum letztlich als ein sinnloses Geschehen anzusehen sei, bei dem das Bewusstsein im Schlaf versuche, die aus dem Hirnstamm, genauer aus der Ponsregion stammenden zufälligen Erregungsimpulsive, nachträglich zu sinnhaften Geschichten zu verarbeiten.

Dies gelinge aber nur unvollständig, wodurch sich die manchmal bizarren Erlebniseindrücke erklären. Da die Erregungsimpulse regelmäßig und wiederkehrend im REM-Schlaf auftreten, schien end-

lich bewiesen, dass es sich beim Traum nicht um die Wiederkehr von verdrängten Wünschen handele, sondern um die nachträgliche, periodisch wiederkehrende Umwandlung physiologischer Erregungsprozesse in Traumerlebnisse. Träume werden somit zum Epiphänomen der physiologischen Aktivierung des Gehirns. Dennoch sehen Hobson et al. (2003) in den periodisch wiederkehrenden Erregungsimpulsen mögliche Verknüpfungshilfen für anschließende Traumepisoden, die etwas mit der persönlichen Geschichte und den Erinnerungen des Individuums zu haben könnten. Dies ändert an der vorherrschenden Aussage der endgültigen Widerlegung der Traumtheorie Freuds jedoch nichts.

Auch die Traumtheorie von Crick u. Mitchison (1986) nimmt zufällige Aktivierungsmuster als Traumerreger an, die in den neuronalen Netzwerken des Kortex bearbeitet werden müssen. Sie sehen diese Erregungen jedoch als kortikale Überbelastung, ausgelöst durch störende Assoziationen und irrelevante Gedächtnisinhalte, die letztlich beseitigt werden müssten. Träumen sei der beobachtbare Vorgang der Entsorgung dieser irrelevanten Gedächtnisinhalte. Zwar revidierten auch diese Autoren ihre Theorie, halten aber an der Vorstellung eines »negativen Lernens«, an einer »Abfallbeseitigung« überflüssiger Informationsmuster und Gedächtnisinhalte fest. Hier wird der oben formulierte Vorbehalt besonders deutlich: Zwar ist – wie für alle psychischen Prozesse – auch für das Träumen ein physiologisches Substrat nötig, jedoch lassen sich aus neuronalen Aktivierungsmustern keine Rückschlüsse auf das bedeutungsvolle Erleben eines psychischen Inhalts, etwa eines Traumbildes ziehen, also können auch keine kausalen Erklärungen formuliert, allenfalls korrelative Phänomene beschrieben werden.

Was die Träume betrifft, so ließ sich bisher kein spezifischer (physiologischer) Bereich im Gehirn als eine Art »Traumzentrum« lokalisieren. Auch die von Kaplan-Solms u. Solms (2000) formulierte neurodynamische Traumentstehungstheorie liefert hier keine schlüssigen Befunde. Allerdings brachte sie die von Hobson u. McCarley vertretene Theorie in Bedrängnis. Traumentstehung erscheint keineswegs auf Erregungsaktivität aus pontinen Zellen angewiesen zu sein. Vielmehr sind Träume und REM-Schlaf als unterschiedliche Zustände bzw.

Prozesse aufzufassen, die jeweils unabhängig voneinander auftauchen können (vgl. Solms 2003). Kaplan-Solms u. Solms kombinierten neurofunktionale und psychoanalytische Perspektiven in ihrem neurodynamischen Traummodell. Basierend auf neuropsychologischen Untersuchungen von Patienten mit spezifischen Hirnschädigungen, bei denen umschriebene Störungen der Traumaktivität festgestellt werden konnten, versuchten Kaplan-Solms u. Solms durch Syndromanalysen eine funktionale Lokalisierung der dem Traumerleben zugrunde liegenden neuroanatomischen Strukturen in unterschiedlichen Hirnregionen zu erstellen. Sie konnten verschiedene Hirngewebsschädigungen mit syndromanalytisch beschreibbaren Ausfällen der Traumfunktionen in Zusammenhang bringen. Auch Realitätsprüfung und Aktivierung von Arealen für motorische Aktivitäten waren beeinträchtigt. Schließlich hingen Traumerlebnisse davon ab, ob genügend starke Erregung für motivationale Aktivierungen vorhanden ist.

Die Untersuchungen mit bildgebenden Verfahren (vgl. Hobson et al. 2003; Braun et al. 1997, 1998; Maquet et al. 1996; Nofzinger et al. 1997) sind von großem Nutzen, wenn es darum geht, aufgrund der Befunde bzw. komplexen Modelle, wie z. B. des überarbeiteten pontin-cholinerg-adrenergen Modells des NREM-REM-Schlafes (Hobson et al. 2003), den zeitlichen Rahmen zu bestimmen, innerhalb dessen kortikale Aktivierungen stattfinden, die als eine allgemeine physiologische Voraussetzung für das Träumen angesehen werden können. Die genaue Kenntnis physiologischer Bedingungen, wie z. B. der des REM-NREM-Schlafzyklus, kann jedoch kein Erklärungsmodell für Traumprozesse sein. So wird als wichtige Komponente für das Träumen die Aktivierung des Motorkortex angenommen, etwa beim Träumen motorischer Aktivitäten. Aber ob die physiologische Aktivierung der entsprechenden Hirnareale während der REM-Perioden konstant ist, oder ob sie sich durch die psychisch relevanten Traumerlebnisse wiederum selbst beeinflussen lässt, bleibt unklar. Überhaupt erscheint es heute problematisch, exakt definierte biophysiologische Zustände des Gehirns anzunehmen, die mit entsprechenden neurokognitiven Prozessen einhergehen (vgl. Nielsen 2003). Vielmehr lässt sich davon ausgehen, dass

die physiologischen Bedingungen für Träume im NREM- wie im REM-Schlaf nicht als entweder gegeben oder als nicht vorhanden angesehen werden können, sondern dass es sich dabei um ein Kontinuum im Sinne eines Mehr oder Weniger handeln muss. Dabei können, so Nielsen, unterschiedliche Hirnstrukturen unterschiedliche Merkmale zum Traumgeschehen beitragen. Dass das Traumerleben in verschiedenen Schlafstadien qualitativ dieselben Eigenschaften aufweisen soll, erwiese sich vor diesem Hintergrund als ein weiterer Uniformitätsmythos. Zwar hat Nielsen (2003) verdeckte REM-Aktivität auch im NREM-Schlaf als Erklärung für Traumaktivität während des gesamten Schlafes vorgeschlagen, und auch Vertes u. Eastman (2003) gehen von einer generellen mentalen Aktivität während des Schlafes aus, die als Träume erfahren werden kann, jedoch erscheinen die Modelle, die Träume und REM-Schlaf als getrennt konzeptualisieren, noch unzureichend entwickelt.

Neben der Bedeutung für den Traum ist die Rolle des REM-Schlafes für Lernen und Gedächtnis immer wieder kontrovers diskutiert worden. Dem Schlaf allgemein wird eine zentrale Rolle für die neuronale Plastizität und für Lernvorgänge zugestanden (Hairston u. Knight 2004). Hatte man zunächst geglaubt, vor allem REM-Schlaf sei hierfür wichtig, zeigen neueste Untersuchungen, dass auch der NREM-Schlaf und vor allem langsamwellige Aktivierungen eine wichtige Rolle für die entwicklungs- und lernbedingt induzierte neuronale Plastizität spielen. Die Bedeutung für das Lernen und die Gedächtniskonsolidierung wird zurzeit intensiv diskutiert. So berichten Lee u. Wilson (2002), dass neuronale Aktivierungsmuster aus dem Wachzustand in den darauf folgenden NREM-Schlafabschnitt »reaktiviert« werden.

Huber et al. (2004) verweisen ebenfalls auf die Bedeutung der langsamwelligen Aktivierungen (<4 Hz) für Lernprozesse. Sie zeigen, wie ein lokaler, umschreibbarer Anstieg der »Slow-wave-Aktivität« (SWA) nach einer entsprechenden Lernaufgabe mit einer verbesserten »Performance-Leistung« im anschließenden Wachzustand einhergeht.

Nach wie vor erscheinen viele der alten Fragen ungelöst. Vor allem drängt sich auch weiterhin die Frage auf: Wo bleibt der Traum als psychisches Ereignis? Welche Erkenntnisse und Rückschlüsse lassen sich für die klinischen Behandlungssituationen ziehen? Für die Depression sind qualitative Traummerkmale und das Schlafverhalten gut untersucht (vgl. Volk et al. 1995). So findet sich bei depressiven Patienten eine verkürzte REM-Latenz (Kupfer u. Foster 1972). Berger u. Riemann (1993) berichten von einer verlängerten ersten REM-Phase bei gleichzeitig erhöhter Augenbewegungsdichte. Diese physiologischen Befunde lassen sich mit inhaltlichen Traumanalysen verknüpfen. Diese zeigen verkürzte Träume mit mehr negativen Inhalten bei depressiven Patienten (vgl. van de Castle u. Holloway 1970). Zwar waren diese Befunde meist indirekt, durch nachträgliche Erfassung der Affektivität erhoben worden, doch Volk et al. (1995) kamen bei direkten Befragungen nach Weckungen im Labor zu den gleichen Ergebnissen: verkürzte Traumberichte und mehr negative Inhalte. Schließlich beschrieben Cartwright et al. (1998) ein spezifisches Traum-Affekt-Muster. Frühe Träume in der Nacht waren mit negativen Affekten korreliert, späte Träume hingegen mit positiven Affekten. Dies galt jedoch nur für Probanden, die sich von ihren depressiven Stimmungen ohne Therapie wieder erholten. Aufgrund der Traum-Affekt-Muster im Laufe einer Nacht ließ sich vorhersagen, welche Probanden sich spontan wieder erholen würden, und welche depressiv bleiben würden. Depressive hatten kaum Traumerinnerungen oder solche mit neutralen Affekten, sie profitieren aber von REM-Entzug (Cartwright 2003).

Dieses kurze Beispiel zeigt, wie die unterschiedlichen Ebenen der Traumforschung ineinander wirken können, um auch klinisch relevante Aussagen machen zu können.

23.4 Zusammenfassung

Nach über 100 Jahren wissenschaftlicher Erforschung des Träumens kann Freuds Aussage, der Traum sei ein vollgültiger psychischer Prozess, nach wie vor als zutreffend angesehen werden (vgl. Shevrin 2003). In den letzten 50 Jahren hat sich das Bild über den Traum drastisch verändert. Viel ist heute über die qualitativen Eigenschaften und über Traumfunktionen bekannt, weniger über Traum-

generierung und Verlaufsprozesse. Wenn verschiedene Autoren (vgl. Hobson et al. 2003) aufgrund von REM-Schlaf-Untersuchungen den Traum als bizarres und sinnloses Geschehen beschreiben, dann berücksichtigen sie z. B. nicht, dass Träume anders, eben nicht entsprechend der Wachlogik organisiert sein können. Auch die komplexen bidirektionalen Interaktionsprozesse oder Feedbackschleifen, die Hobson et al. (2003) in ihrem AIM-Modell beschreiben, sprechen eher nicht für zufällig ablaufende Prozesse.

❶ **Der Schlaf, mit seinen physiologischen Bedingungen, kann als der Hüter des Traumes angesehen werden. Er stellt die Bedingungen bereit, unter denen Träume stattfinden können. Dies haben u.a. REM-Deprivationsversuche gezeigt (vgl. Dement et al. 1967, Dement 1969).**

Träume stehen mit Motivationen und Wünschen im Zusammenhang. Positronenemissionstomographieuntersuchungen legen nahe, dass die Teile des Gehirns während der Traumvorgänge aktiviert erscheinen, die mit Emotionen, Motivation und Belohnungssystemen in Zusammenhang gebracht werden. Dies steht »ziemlich in Übereinstimmung mit älteren, mehr globalen Auffassungen, dass der REM-Schlaf und besonders die Trauminhalte mit intern generiertem Verhalten oder mit Instinktverhalten einhergehen, welches adaptiven Mechanismen dient« (Nofziger et al., 1997, Übers. d. Verf.).

❶ **Im Traum werden die gleichen Konflikte wie im Wachzustand zu lösen versucht, jedoch unter spezifischen psychischen Bedingungen. Es lassen sich unterschiedliche mentale Funktionsweisen beschreiben und mit dem psychoanalytischen Konzept des Primär- und Sekundärprozesses in Zusammenhang bringen.**

Sowohl Freud als auch Hobson oder Shevrin (2003) sprechen von zwei verschiedenen mentalen Prozessen.

Es ließen sich noch viele weitere interessante Befunde diskutieren. Die psychoanalytische Traumtheorie muss z. T. verändert werden, hat von ihrer Aktualität aber wenig verloren. Deutlich geworden dürfte aber sein, dass sich der Traum vom

Verständnis der menschlichen Psyche mitsamt ihrer Fähigkeit zu träumen, noch keineswegs erfüllt hat. Zwar ist ein Anfang gemacht, doch vor der Traumforschung liegt noch ein weiter Weg.

Literatur

Adler A (1913) Traum und Traumdeutung. Zentralbl Psychoanal Psychother 3: 574–583

Anzieu D (1991) Das Haut-Ich. Suhrkamp, Frankfurt aM

Aserinsky E, Kleitman N (1953) Regularly occurring periods of eye motility and concomitant phenomena during sleep. Science 118: 273–274

Bareuther H, Brede K, Ebert-Saleh M, Spangenberg N (Hrsg) (1995) Traum und Gedächtnis – Neue Ergebnisse aus psychologischer, psychoanalytischer und neurologischer Forschung. 3. Internationale Traumtagung, 16.–18.03.1995 (Materialien aus dem Sigmund-Freud-Institut, 15). Lit, Münster

Bareuther H, Brede K, Ebert-Saleh M, Grünberg K, Hau S (Hrsg) (1999) Traum, Affekt und Selbst (Psychoanalytische Beiträge aus dem Sigmund-Freud-Institut, 1). Edition Diskord, Tübingen

Beese F (1983) Neuere Aspekte des Traums bei Übertragungsneurosen, narzißtischen Störungen und Psychosen. In: Ermann M (Hrsg) Der Traum in Psychoanalyse und analytischer Psychotherapie. Springer, Berlin Heidelberg New York, S 25–35

Benedetti G (1983) Todeslandschaften der Seele. Psychopathologie, Psychodynamik und Psychotherapie der Schizophrenien. Vandenhoeck & Ruprecht, Göttingen

Benedetti G (1998) Botschaft der Träume. Vandenhoeck & Ruprecht, Göttingen

Berger M, Riemann D (1993) REM-sleep in depression – An overview. J Sleep Res 2: 211–223

Börner J (1855) Das Alpdrücken. Seine Begründung und Verhütung. Becker, Würzburg

Blechner M (2001) The dream frontier. Hillsdale, London

Braun A, Balkin T, Wesensten N et al. (1997) Regional cerebral blood flow throughout the sleep-wake-cycle. An H2(15)O PET study. Brain 120: 1173–1197

Braun A, Balkin T, Wesensten N et al. (1998) Dissociated pattern of activity in visual cortices and their projections during human rapid eye movement sleep. Science 279: 91–95

Brenner C (1967) Grundzüge der Psychoanalyse. Fischer, Frankfurt aM

Carskadon M (ed) (1993) Encyclopedia of sleep and dreaming. Macmillan, New York

Cartwright R (1982) Schlafen und Träumen. Kindler, München

Cartwright R (2003) How and why the brain makes dreams: a report card on current research on dreaming. In: Pace-Schott E, Solms M, Blagrove M, Harnad S (eds) Sleep and dreaming. Scientific advances and reconsiderations. Cambridge Universities Press, Cambridge, pp 125–127

Cartwright R, Young M, Mercer P, Bears M (1998) Role of REM sleep and dream variables in the prediction of remission from depression. Psychiatry Res 80: 249–255

Castle R van de, Holloway J (1970) Dreams and depressed patients, non depressed patients and normals. Psychophysiology 7: 326

Corning J (1899) The use of musical vibrations before and during sleep – Supplementary employment of chromatoscopic figures. A contribution to the therapeutics of the emotions. Med Rec 55: 79–86

Crick F, Mitchison G (1986) REM sleep and neural nets. In: Haskell R (ed) Cognition and dream research. J Mind Behav 7: 229–250

Dement W (1969) The biological role of REM sleep. In: Kales A (ed) Sleep physiology and pathology. Lippincott, Philadelphia

Dement W, Kleitman N (1957) The relation of eye movements during sleep to dream activity: an objective method for the study of dreaming. J Exp Psychol 53: 339–346

Dement W, Henry P, Cohen H, Ferguson J (1967) Studies on the effect of REM deprivation in humans and in animals. In: Kety S, Evarts E, Williams H (eds) Sleep and altered states of consciousness. Williams & Wilkins, Baltimore

Deserno H (1992) Zum funktionalen Zusammenhang von Traum und Übertragung. Psyche – Z Psychoanal 46: 959–978

Deserno H (Hrsg) (1999) Das Jahrhundert der Traumdeutung. Klett-Cotta, Stuttgart

Eissler K (1987) Ein Abschied von Freuds »Traumdeutung«. Psyche – Z Psychoanal 41: 969–986

Erikson E (1954) Das Traummuster in der Psychoanalyse. Psyche – Z Psychoanal 8: 561–604

Ermann M (1995) Traumerinnerung bei Patienten mit psychogenen Schlafstörungen. In: Bareuther H et al. (Red)Traum und Gedächtnis. Neue Ergebnisse aus psychologischer, psychoanalytischer und neurophysiologischer Forschung. 3. Internationale Traumtagung, 16.–18.03.1995 . Lit, Münster, S 165–186

Fisher C (1960) Subliminal and supraliminal influences on dreams. Am J Psychiatry 116: 1009–1017

Fiss H (1980) Dream content and response to withdrawal from alcohol. Sleep Res 9: 152

Fiss H (1986) An empirical foundation for a self psychology of dreaming. In: Haskell R (ed) Cognition and dream research. J Mind Behav 7: 161–191

Fiss H (1993) The »royal road« to the unconscious revisited: a signal detection model of dream function. In: Moffitt A, Kramer M, Hoffmann R (eds) The functions of dreaming. State University of New York Press, New York, pp 381–418

Fiss H (1999) Der Traumprozess. Auswirkung, Bedeutung und das Selbst. In: Bareuther H, Brede K, Ebert-Saleh M, Grünberg K, Hau S (Hrsg) (1999) Traum, Affekt und Selbst (Psychoanalytische Beiträge aus dem Sigmund-Freud-Institut, 1). Edition Diskord, Tübingen, S 181–212

Foulkes D (1962) Dream reports from different stages of sleep. J Abnorm Soc Psychol 65: 14–25

Foulkes D (1982) Children's dreams: longitudinal studies. Wiley, New York

Foulkes D (1999) Children's dreaming and the development of consciousness. Harvard University Press, Cambridge/MA

French T (1954) The integration of behavior. II: The integrative process of dreams. University of Chicago Press, Chicago

French T, Fromm E (1964) Dream interpretation. Basic Books, New York

Freud S (1900) Die Traumdeutung. GW, Bd. II/III

Greenberg R, Leiderman P (1966) Perceptions, the dream process and memory: an up-to-date version of notes on a mystic writing pad. Compr Psychiatry 7: 517–523

Greenson R (1970) Die Sonderstellung des Traums in der psychoanalytischen Praxis. In: Greenson R (Hrsg) Psychoanalytische Erkundungen. Klett-Cotta, Stuttgart (1982), S 336–363

Hairston I, Knight R (2004) Sleep on it. Nature 430: 27–28

Hamburger A (1987) Der Kindertraum und die Psychoanalyse. Ein Beitrag zur Metapsychologie des Traumes. Roderer, Regensburg

Hartmann E (1995) Making connections in a safe place: is dreaming psychotherapy? Dreaming 5: 213–228

Hartmann E (1998) Dreams and nightmares. Plenum, New York

Hartmann E (1999) Träumen kontextualisiert Emotionen. Eine neue Theorie über das Wesen und die Funktionen des Träumens. In: Bareuther H, Brede K, Ebert-Saleh M, Grünberg K, Hau S (Hrsg) Traum, Affekt und Selbst (Psychoanalytische Beiträge aus dem Sigmund-Freud-Institut, 1). Edition Diskord, Tübingen, S 115–157

Hau S (2004) Träume zeichnen. Edition Diskord, Tübingen

Hau S, Fischmann T, Leuschner W (1999) Die experimentelle Beeinflussung von Affekten im Traum. In: Bareuther H, Brede K, Ebert-Saleh M, Grünberg K, Hau S (Hrsg) Traum, Affekt und Selbst (Psychoanalytische Beiträge aus dem Sigmund-Freud-Institut, 1). Edition Diskord, Tübingen, S 241–260

Hau S, Rabes K, Müller-Calleja L, Leuschner W (2004) Subliminal activation of defensive processes in dreams and waking free imageries. Paper presented at the 21st International Conference of the Association for the Study of Dreams, Copenhagen, 18–22 June 2004

Hobson A, Pace-Schott E, Stickgold R (2003) Dreaming and the brain: toward a cognitive neuroscience of conscious states. In: Pace-Schott E, Solms M, Blagrove M, Harnad S (eds) Sleep and dreaming. Scientific advances and reconsiderations. Cambridge Universities Press, Cambridge, pp 1–50

Hobson J, McCarley R (1977) The brain as a dream-state generator. Am J Psychiatry 134: 1335–1348

Huber R, Ghilardi F, Massimini M, Tononi G (2004) Local sleep and learning. Nature 430: 78–81

Jung CG (1948) Vom Wesen der Träume. Rascher, Zürich

Kaplan-Solms K, Solms M (2000) Clinical studies in neuropsychoanalysis. International Universities Press, Madison

Klein G (1959) On subliminal activation. J Nerv Ment Dis 128: 293–302

Koukkou M, Lehmann D (1998) Ein systemtheoretisches orientiertes Modell der Funktionen des menschlichen Gehirns und die Ontogenese des Verhaltens. Eine Synthese von Theorien und Daten. In: Koukkou M, Leuzinger-Bohleber M, Mertens W (Hrsg) Erinnerungen von Wirklichkeiten. Psychoanalyse und Neurowissenschaften im Dialog; Bd. 1. Internationale Psychoanalyse, Stuttgart, S 287–415

Kramer M, Roehrs T, Roth T (1972) The relationship between sleep and mood. Sleep Res 1: 193

Kupfer J, Foster G (1972) Interaction between onset of sleep and rapid eye movement sleep as an indication of depression. Lancet 30: 684–686

Laplanche J, Pontalis JB (1972) Das Vokabular der Psychoanalyse. Suhrkamp, Frankfurt aM, S 1973

Lee A, Wilson M (2002) Memory of sequential experience in the hippocampus during slow wave sleep. Neuron 36: 1183–1194

Leuschner W (2001) Traumarbeit und Erinnern im Lichte von Dissoziierungs- und Reassoziierungs-Operationen des Vorbewußten. Psyche – Z Psychoanal 54: 699-720

Leuschner W (2001) Ergebnisse psychoanalytischer Traumforschung im Labor. In: Heinz R, Tress W (Hrsg) Traumdeutung. Zur Aktualität der Freudschen Traumtheorie. Passagen, Wien, S 167–180

Leuschner W, Hau S (1992) Zum Processing künstlich induzierter Tagesreste (Materialien aus dem Sigmund-Freud-Institut, 12). Sigmund-Freud-Institut, Frankfurt aM

Leuschner W, Hau S (1995) Die Traumzeichnung des Wolf-
mannes im Lichte experimenteller Befunde. Psyche –
Z Psychoanal 49: 609–632

Leuschner W, Hau S, Fischmann T (1999) Ich-Funktionen
im Schlaf. In: Bareuther H, Brede K, Ebert-Saleh M,
Grünberg MK, Hau S (Hrsg) Traum, Affekt und Selbst
(Psychoanalytische Beiträge aus dem Sigmund-Freud-
Institut, 1). Edition Diskord, Tübingen, S 261–276

Leuzinger-Bohleber M, Deserno H, Hau S (2004) Psychoanalyse als Profession und Wissenschaft. Kohlhammer,
Stuttgart

Lewin B (1955) Dream psychology and the analytic situation. Psychoanalytic Q 24: 169–199

Lewin BD (1955) Dream psychology and the analytic situation. In: Arlow JA (ed) Selected writings of B.D. Lewin.
Psychoanalytic Quarterly, New York (1973), pp 264–
290

Lowy S (1942) Biological and psychological foundations of
dream interpretation. Paul, London

Maeder A (1912) Über die Funktion des Träumens. Jahrb
Psychoanal Psychopathol Forsch 4: 692–707

Maquet P, Peters J, Aerts J, Delfiore G, Degueldre C, Lux-
en A, Franck G (1996) Functional neuroanatomy of human rapid-eye-movement sleep and dreaming. Nature 383: 163–166

Maury A (1861) Le sommeil et les reves. Didier Edition, Paris

Mertens W (2003) Traum und Traumdeutung. Beck,
München

Mertens W, Waldvogel B (Hrsg) (2000) Handbuch psychoanalytischer Grundbegriffe. Kohlhammer, Stuttgart

Moffitt A, Kramer M, Hoffmann R (eds) (1993) The functions of dreaming. State University of New York Press,
Albany

Morgenthaler F (1986) Der Traum. Fragmente zur Theorie und Technik der Traumdeutung. Campus, Frankfurt aM

Moser U (1999) Das Traumgenerierungsmodell (Moser,
von Zeppelin) dargestellt an einem Beispiel. In: Bareuther H, Brede K, Ebert-Saleh M, Grünberg K, Hau S
(Hrsg) Traum Affekt und Selbst. Edition diskord, Tübingen, S 49–82

Moser U (2003) Traumtheorien und Traumkultur in der
psychoanalytischen Praxis (Teil I und II). Psyche – Z
Psychoanal 57: 639–657 und 729–750

Moser U, Zeppelin I von (1996) Der geträumte Traum.
Kohlhammer, Stuttgart

Nagera U (1974) Psychoanalytische Grundbegriffe. Fischer,
Frankfurt aM

Nielsen T (2003) A review of mentation in REM and NREM
sleep: »Covert« EM sleep as a possible reconciliation of
two opposing models. In: Pace-Schott E, Solms M, Blagrove M, Harnad S (eds) Sleep and dreaming. Scientif-

ic advances and reconsiderations. Cambridge Universities Press, Cambridge, pp 59–74

Nofzinger E, Mintum M, Wiseman M, Kupfer D, Moore R
(1997) Forebrain activation in REM sleep: an FDG PET
study. Brain Res 770: 192–201

Palombo S (1978) Dreaming and memory: a new information processing model. Basic Books, New York

Pontalis J-B (1974) Dream as an object. Int Rev Psychoanal
1: 125–133

Rohde-Dachser C (1983) Träume in der Behandlung von
Patienten mit schweren Ich-Störungen. In: Ermann M
(Hrsg) Der Traum in Psychoanalyse und analytischer
Psychotherapie. Springer, Berlin Heidelberg New
York, S 105–119

Roudinescou E (2004) Wörterbuch der Psychoanalyse.
Springer, Wien

Saint-Denys H (1867) Dreams and how to guide them.
Duckworth, London (1982)

Schreuder B (1995) Posttraumatic re-enactments in dreams.
In: Bareuther H, Brede K, Ebert-Saleh M, Spangenberg
N (Hrsg) Traum und Gedächtnis – Neue Ergebnisse
aus psychologischer, psychoanalytischer und neurologischer Forschung. 3. Internationale Traumtagung,
16.–18.03.1995 (Materialien aus dem Sigmund-Freud-
Institut, 15) Lit, Münster, S 187–204

Shevrin H (1986) Subliminal perception and dreaming. J
Mind Behav 7: 379–396

Shevrin H (2003) Continued vitality of the Freudian theory of dreaming. In: Pace-Schott E, Solms M, Blagrove
M, Harnad S (eds) Sleep and dreaming. Scientific advances and reconsiderations. Cambridge Universities
Press, Cambridge, pp 216–218

Solms M (1997) The neuropsychology of dreams. Erlbaum,
Mahwah

Solms M (2003) Dreaming and REM sleep are controlled
by different brain mechanisms. In: Pace-Schott E, Solms M, Blagrove M, Harnad S (eds) Sleep and dreaming.
Scientific advances and reconsiderations. Cambridge
Universities Press, Cambridge, pp 51–58

Stewart H (1993) The experiencing of the dream and the
transference. In: Flanders S (ed) The dream discourse
today. Routledge, London, pp 122–126

Stolorow R (1978) Themes in dreams. A brief contribution
to therapeutic technique. Int J Psychoanal 59: 473–
475

Stolorow R, Atwood G (1993) Psychoanalytic phenomenology of the dream. In: Flanders S (ed) The dream discourse today. Routledge, London, pp 213–228

Strauch I (2004) Träume im Übergang von der Kindheit ins
Jugendalter. Huber, Bern

Strauch I, Meier B (2004) Den Träumen auf der Spur. Huber, Bern (1992)

Vertes R, Eastman K (2003) The case against memory consolidation in REM sleep. In: Pace-Schott E, Solms M, Blagrove M, Harnad S (eds) Sleep and dreaming. Scientific advances and reconsiderations. Cambridge Universities Press, Cambridge, pp 75–84

Volk S, Osterheld V, Wassner A, Daniels R, Georgi K, Pflug B (1995) Traumerinnerungen und Stimmungslage depressiver Patienten nach Weckungen aus dem REM-Schlaf. In: Bareuther H, Brede K, Ebert-Saleh M, Spangenberg N (Hrsg) Traum und Gedächtnis – Neue Ergebnisse aus psychologischer, psychoanalytischer und neurologischer Forschung. 3. Internationale Traumtagung, 16.–18.03.1995 (Materialien aus dem Sigmund-Freud-Institut, 15). Lit, Münster, S 153–163

Entstehung und Behandlung psychischer Störungen aus der Sicht integrativer Hirnfunktionsmodelle

M. Koukkou, D. Lehmann

Die Sehnsucht des Menschen nach einem kohärenten Selbstverstehen und seine Suche nach Antworten auf die selbstgestellte Frage, wie und warum es immer wieder zu psychischen Störungen und psychosozialen Problemen kommt, ist mindestens so alt wie Sprache und Schrift. Man kann also sagen, dass die Suche nach Selbstverstehen und die Möglichkeit, die Ergebnisse dieser Suche als komplexe Antworten mit Sprache und Schrift zu vermitteln, zu den Funktionen des menschlichen Gehirns gehören. Die vielen schriftlich festgehaltenen Bemühungen der Menschen, sich selbst und die Faktoren zu verstehen, die normales (gesundes) oder abnormes (krankes) Erleben und Verhalten motivieren und steuern, dokumentieren verschiedenste religiöse und philosophische theoretische Rahmen bzw. wissenschaftstheoretische Modelle psychischer Gesundheit und Krankheit.

Ein Überblick der kaum mehr überschaubaren Publikationen der Neuro- und Humanwissenschaften zeigt: Medizin und Psychologie erforschen Natur und Steuerung des menschlichen Verhaltens und Erlebens systematisch seit mehr als hundert Jahren, die Hirnforschung seit mehr als siebzig Jahren. Trotz dieser langen Zeit der Forschung fehlt noch eine Arbeitshypothese, die die Theorien und Daten der verschiedenen Arbeitsgebiete sinnvoll verbindet. Es gibt nicht einmal innerhalb einer dieser Disziplinen (z. B. innerhalb der Psychiatrie oder Hirnforschung) eine verbindende und allgemein akzeptierte Arbeitshypothese. Die Hypothesen werden bis heute mit dichotomen Standpunkten kontrovers debattiert (Soma/Psyche, Gehirn/Geist, Veranlagung/Erziehung). Allerdings fehlt es nicht an Bemühungen, Brücken zwischen den Theorien und den empirischen Daten der Neuro- und Humanwissenschaften zu schlagen. Pioniere sind Freud (1987/1895), Hebb (1949), Konorsky (1967), Pavlov (1927) und andere. Beispielsweise schreibt Hebb in der Einleitung seines Buches »Organization of Behaviour«:

…The first object of this book is to present a theory of behaviour for the consideration of psychologists; but another is to seek a common ground with the anatomist, physiologist and neurologist, to show them how psychological theory relates to their problems and at the same time to make it more possible for them to contribute to that theory… (1949, S. XII; Übers. d. Verf.: Das erste Ziel dieses Buches ist es, eine Verhaltenstheorie für die Überlegungen der Psychologen zu präsentieren, aber ein anderes ist es, eine gemeinsame Basis mit dem Anatom, dem Physiologen und dem Neurologen zu suchen, um zu zeigen, in welcher Beziehung die psychogische Theorie zu deren Problemen steht, und ihnen gleichzeitig ihren Beitrag zu dieser Theorie intensiver zu ermöglichen…).

und weiter: Psychologists and neurophysiologists chart the same bay – working perhaps from opposite shores, sometimes overlapping and duplicating one another, but using some of the same fixed points and continually with the opportunity of contributing to each other's results… The problem of understanding behaviour is the problem of understanding the total action of the nervous system and vice versa (1949, S. 14; Übers. d. Verf.: Psychologen und Neurophysiologen ziehen am gleichen Strang – sie gehen vielleicht von gegenüberliegenden Standpunkten aus; manchmal überlappen und duplizieren sich diese, aber sie benutzen einige gleiche feste Begriffe und nutzen damit kontinuierlich die Möglichkeit, zu den Ergebnissen der Anderen beizutragen… Das Problem Verhalten zu verstehen ist das Problem die gesamte Funktion des Nervensystems zu verstehen und vice versa).

Dies ist, was heute als Notwendigkeit für Interdisziplinarität in der Forschung generell und spezifischer in den Neuro- und Humanwissenschaften betrachtet wird (Meyer-Krahmer u. Lange 1999). Dies ist, was integrative Hirnmodelle versuchen.

24.1 Über integrative Zugänge zum menschlichen Erleben und Verhalten

Betrachtet man die Bemühungen der Wissenschaft während der letzten Jahrzehnte, die Komplexität der Entwicklung menschlichen Verhaltens und Erlebens zu verstehen und die Faktoren zu erfassen, die diese Entwicklung motivieren, steuern und beeinflussen, entsteht folgendes Bild: Die menschliche biopsychosoziale Entwicklung ist das Thema von Forschungs- und Theorieinteressen aller Disziplinen, die sich mit komplexen Lebensphänomenen befassen, von der Philosophie, Soziologie und Psychoanalyse bis zu der Molekularbiologie und Genetik (vgl. z. B. Cairns et al. 1996; Dawson u. Fischer 1994). Zwischen den meisten dieser Disziplinen scheint ein Konsens über Folgendes erreicht worden zu sein:

— Die biopsychosoziale Entwicklung ist ein komplexer und multifaktoriell determinierter Vorgang, untersuchbar von den Molekülen und Genen im Organismus bis zur sozialen und kulturellen Realität, mit der das wachsende Individuum interagieren muss.

— Die Entstehung der komplexen Störungen menschlichen Erlebens und Verhaltens kann am besten untersucht und verstanden werden unter Berücksichtigung des Wissens über die Bedingungen, die überwiegen, wenn die biopsychosozialen Veränderungen des sich entwickelnden Individuums als gesund (normal) eingeschätzt werden, das heißt, wenn das jeweilige Verhalten und Erleben des Individuums nicht von dem abweicht, was die Mehrheit der Menschen einer bestimmten Geschlechts- und Altersgruppe innerhalb ihres soziokulturellen Bereiches in bestimmten Situationen zeigt. Damit wird die Sozial- und Kulturrelativität der Normbegriffe unterstrichen (Scharfetter 1996).

— Es gibt enge Verbindungen zwischen psychosozial gesunder Entwicklung und Qualität sozialer Beziehungen, d. h., die Qualität der Interaktion des sich entwickelnden Individuums[1] mit den altersswichtigen Bezugspersonen[2] spielt eine entscheidende Rolle für die Qualität seines momentanen und späteren Verhaltens und Erlebens.

— Ein Fortschritt im Verstehen, wie die verschiedenen Faktoren miteinander interagieren und so die Entwicklung des Individuums determinieren, setzt die Anwendung eines weit akzeptierten disziplinübergreifenden wissenschaftstheoretischen Rahmens (einer Arbeitshypothese) von komplexen und multideterminierten Prozessen voraus.

❶ Die Erforschung der Entstehung des menschlichen Verhaltens und Erlebens und der Gemeinsamkeiten bzw. Individualität seiner Manifestationen muss ein interdisziplinäres kreatives Unternehmen sein.

Die ist in den Arbeiten von Autoren, wie z. B. Ciompi (1982), Kandel (1999), Llinas u. Churchland (1998), O'Leary (1996), erkennbar.

In den folgenden Abschnitten geben wir einen Überblick unserer Bemühungen zur **Interdisziplinarität in der Hirnforschung**. Wir stellen Grundkonzepte und Vorschläge eines integrativen Modells der Funktionen des menschlichen Gehirns vor, die der Entstehung der psychosozialen Entwicklung zugrunde liegen, und diskutieren, wie, wann und warum diese Funktionen zur Entstehung psychischer Störungen führen können. Dieses Modell nannten wir das Zustand-Wechsel-Modell.

24.2 Das Zustand-Wechsel-Modell der Hirnfunktionen

Das Zustand-Wechsel-Modell ist ein **heuristisches Modell** der Funktionen des menschlichen Gehirns.

❶ Der Name Zustand-Wechsel-Modell reflektiert die Grundbeobachtung, dass die Ausprägung al-

---

1 In diesem Text wird das sich entwickelnde Individuum, der Mensch von Geburt bis zum Erreichen des Erwachsenenalters, als »Kind« bezeichnet; dies schließt also Jugendalter und Pubertät ein.

2 In diesem Text sind die »Bezugspersonen« (Eltern, Lehrer, Kinderärzte, Psychologen etc.) die Menschen, die einen Erziehungsauftrag ausführen; diese Bezugspersonen sind die »soziale Realität« des Kindes, in die es hineingeboren ist.

ler Hirnfunktionen vom jeweiligen momentanen funktionellen Zustand des Hirns bestimmt wird.

Das Modell entstand aus der Synthese von Daten, die aus einem breiten Spektrum der Neuro- und Humanwissenschaften kommen.

Ursprünglich wurde dieses Modell auf das Träumen, die Entstehung der Neurose und die Arbeit mit Träumen in der psychoanalytischen Praxis angewendet (Koukkou u. Lehmann 1980, 1983). In den folgenden Jahren wurden neue Denkmodelle und Daten aus eigenen und fremden Studien berücksichtigt, und das so weiterentwickelte Modell wurde auf die Entstehung der normalen kognitiv-emotionalen Entwicklung (Koukkou u. Lehmann 1988, 1998a; Lehmann 1995; Lehmann u. Koukkou 1990; Lehmann et al. 1998), des normalen und schizophren veränderten Erlebens und Verhaltens (Koukkou-Lehmann 1987; Lehmann et al. 2005), des intrapsychischen Konflikts in Freuds Motivationstheorie (Koukkou u. Bräker 2002; Koukkou u. Gianotti 2004) und die Wirkungsweise der kognitiven Psychotherapie (Koukkou 1988) angewendet.

Der wissenschaftstheoretische Rahmen des Zustand-Wechsel-Modells basiert auf den Konzepten der Theorie der lebenden dynamischen Systeme, d. h. der allgemeinen Systemtheorie, wie sie bei der Erforschung des Verhaltens von komplexen lebenden Systemen angewandt wurden (Bertalanffy 1974; Miller 1978). Diese Konzepte haben zunehmend Anklang in den Neuro- und Humanwissenschaften gefunden (Gottlieb 1996; Magnusson u. Cairns 1996; Kriz 1997; Simon 1988; Uexküll 1990). Diese Theorie enthält Ansätze, die als synergetisch (Haken 1996) oder konstruktivistisch (s. z. B. Karmiloff-Smith 1994) bezeichnet wurden. Die in der folgenden Übersicht zusammengefassten Konzepte sind von basaler Bedeutung für unsere Überlegungen.

teragierenden und sich dadurch gegenseitig beeinflussenden Organen (die **interne Realität** des lebenden Systems). Sie stehen gleichzeitig in einer kontinuierlichen und dynamischen Interaktion sowohl mit den physischen als auch den sozialen Realitäten, in die sie hineingeboren werden (mit ihren **externen Realitäten**, d. h. mit ihren natürlichen Interaktionspartnern)

— In jedem Moment des Lebens setzt das Verhalten diese beständigen, parallelen und dynamischen Interaktionen voraus und stellt ihre Ergebnisse dar

— Ein bestimmter Grad an **kooperativen funktionellen Interaktionen** des lebenden Systems mit seinen natürlichen Interaktionspartnern ist die Voraussetzung für Überleben und gesunde Entwicklung. Dies wird primär durch die Funktionen des peripheren und zentralen Nervensystems erreicht, die die verschiedenen Spezies während der Phylogenese (der Evolution) entwickelt haben. Fuster (1995) fasst diese Funktionen als **phylogenetisches Gedächtnis** zusammen; sie entsprechen den Begriffen Instinkte, Triebe und intrinsische Motivation

— Zu jedem lebenden System gehört eine Zeitspanne. Das heißt: Lebende Systeme laufen durch Entwicklungsphasen. Diese beinhalten die dynamische Anpassung des Systems an diejenigen Eigenschaften seiner externen Realitäten, die für das Überleben von primärer Bedeutung sind. Jede Entwicklungsphase beinhaltet also die **Ergebnisse** von dynamischen Lernprozessen.

Theorie der lebenden dynamischen Systeme

— Lebende Systeme sind Ganzheiten; sie bestehen aus einem Set von während des Lebens kontinuierlich und dynamisch in-
▼

Je komplexer das lebende System ist, desto flexibler und adaptiver sind die Funktionen des Nervensystems, mit denen es seine Interaktionen organisiert; d. h. – und das gilt hauptsächlich für den Menschen – desto flexibler kann es mit aktiver Informationsbeschaffung (mit erfahrungsabhängiger Neuroplastizität; Lernen) die Eigenschaften der Interaktionspartner entdecken, im Gehirn repräsentieren und benutzen, um ein psychobiologisch gesundes Wachstum in Interaktion mit der externen Realität zu sichern. Baumgartner hat dies, wie folgt, beschrieben:

Im menschlichen Gehirn hat die Natur ein Organ entwickelt, in dem sie das Hauptthema der Evolution, das Lernen, zur eigentlichen Funktion gemacht hat (1992, S. 12).

24.3 Die Ontogenese menschlichen Verhaltens und Erlebens: die biopsychosoziale Einheit des Menschen

Die im Modell der Funktionen des menschlichen Gehirns integrierten Daten, interpretiert im Rahmen der **Theorie der dynamischen lebenden Systeme**, führten zu einigen allgemeinen Feststellungen, die hier einleitend vorgestellt werden.

Punkt 1. Menschliches Verhalten und Erleben, sei es eines Säuglings oder Erwachsenen, sei es in der Wachheit oder im Schlaf, soll erforscht werden als das Ergebnis der ständigen, dynamischen und parallelen Interaktion des Individuums mit den physischen und sozialen Realitäten, in die es hineingeboren wurde, und mit sich selbst, d. h. mit seinen internen Realitäten. Diese bestehen aus dem jeweiligen funktionellen Zustand der Organe, z. B. Gehirn, Magen, Nieren, und dazu – und das ist die Kernfeststellung des Modells – aus der Summe des allmählich im Gehirn des Individuums (durch seine ständige aktive und passive Beteiligung an den Ereignissen seiner Realitäten) erworbenen und kreierten **Wissens über das Selbst**, über **seine Realitäten** und über die **Qualität der Beziehungen**, die zwischen dem Selbst und seinen Realitäten bestehen.

Punkt 2. Die biopsychosozial gesunde (normale) Entwicklung verlangt die **kooperative Interaktion** (die Kommunikation) des Kindes mit seinen sozialen Realitäten (Mutter, Vater, Lehrer etc., die Bezugspersonen).

Punkt 3. Menschliches Verhalten und Erleben sind multifaktoriell generierte und multidimensional manifeste dynamische Phänomene; sie bestehen immer aus **koexistierenden Dimensionen**, die subjektiv wahrnehmbar, verhaltensbezogen, und in der Funktionsweise aller Organe messbar sind. Diese immer koexistierenden Dimensionen menschlicher Existenz sind die »Produkte« der Funktionen des Nervensystems und insbesondere des Gehirns, die

- das postnatale Leben als dynamische Interaktion zwischen Individuum und externer Realität initiieren und motivieren, sowie
- die Lern- und Gedächtnisfunktionen (die erfahrungsabhängige Neuroplastizität) des Neokortex aktivieren, die die Inhalte der Biographie des Individuums kreieren. Die **Inhalte der Biographie** formen die Charakteristika der normalen oder abnormen, psychosozial erkennbaren Dimensionen des Verhaltens des Individuums (▸ Abschn. 24.5). Diese Funktionen werden als wissenskreierende und wissensgesteuerte informationsverarbeitende Hirnprozesse untersucht.

Im Folgenden werden die Konzepte der Theorie der lebenden Systeme benutzt, um in Form eines interdisziplinären Dialogs

- die Daten der Neuro- und Humanwissenschaften, die im Modell integriert sind, miteinander in Beziehung zu setzen, und
- um zu zeigen, wie und wo diese Daten sich treffen und die Biographie bzw. die biopsychosoziale Karriere des wachsenden Individuums (die Ontogenese) formen.

Als Ergebnis dieses Dialogs wird die **biopsychosoziale Einheit Individuum** als Teil der Natur konzeptualisiert und die Ontogenese des individuellen Verhaltens und Erlebens als »Produkt« der synthetisierenden und persönliche Bedeutung extrahierenden (biographiekreierenden) Funktionen des Neokortex, als Produkte der erfahrungsabhängigen **Neuroplastizität**, beschrieben (▸ Abschn. 24.4, 24.5). Die Entstehung der psychischen Störungen wird als Produkt maladaptiver Biographieinhalte verstanden, die durch die normal funktionierende Neuroplastizität entstehen (▸ Abschn. 24.6.1).

❶ Das menschliche Gehirn wird als ein selbstorga-
nisierendes System verstanden, das alle Dimensionen des jeweiligen individuellen Verhaltens
(Denken, Emotionen, Handlungen) auf der Basis
seiner Biographie, d. h. durch kontext- und wissensgesteuerte informationsverarbeitende Hirnprozesse kreiert.

Um diese Feststellungen des Modells der Hirnfunktionen übersichtlich darzustellen, werden in den
folgenden Abschnitten die Determinanten der biopsychosozialen Entwicklung des Individuums aus
den Gesichtspunkten des Neugeborenen (der Veranlagung), der Lern- und Gedächtnis-Funktionen
(der erfahrungsabhängigen Neuroplastizität) und
der sozialen Umgebung (der alterswichtigen Bezugspersonen) vorgestellt.

24.4   Die biopsychosoziale
Entwicklung: der Beitrag
der Veranlagung

Mit der Geburt ist das gesund geborene Kind in der
Lage, das postnatale Leben als dynamische Interaktion mit den externen Realitäten und mit sich
selbst zu initiieren. Wir stellen die Funktionen des
Nervensystems vor, die das Neugeborene befähigen
(treiben, motivieren), diese komplexen parallelen
Interaktionen zu initiieren und sie so aufrechtzuerhalten, dass jene biopsychosozialen Veränderungen progredient erscheinen, die das menschliche Verhalten und Erleben charakterisieren. Das
grundlegende Interesse liegt darin, wie die unterschiedlichen Determinanten der Entwicklung (die
Operatoren von den Genen und Zellen im Organismus bis zu den spezifischen Elementen der sozialen Umgebung, in die der Mensch hineingeboren
wird) sich gegenseitig beeinflussen und damit den
Verlauf und den Charakter (die Qualität) der psychosozial erkennbaren Dimensionen des individuellen Verhaltens formen.

24.4.1   Das Nervensystem und die
Initiierung des postnatalen
Lebens als interaktionales
Geschehen

Bei der Geburt eines gesunden Kindes sind die
Funktionen des Nervensystems strukturell und
funktionell voll ausgebildet; damit initiiert das
Neugeborene die Interaktion mit seinen Interaktionspartnern und mit sich selbst (Köhler 1990; Levine et al. 1999; Largo 2000). Die Funktionen des
Gehirns beinhalten Wissen über die **sensorischen
Qualitäten** der von natürlichen Interaktionspartnern kommenden Signale (Töne, Gerüche, Pho-
neme etc.), die die psychobiologische Gesundheit
(das Wohlbefinden) fördern (funktional, angenehm, gut sind, wie z. B. Temperatur der Luft, Glu-
kosewerte im Blut, Intensität der Hautkontakte, des
Lichtes etc.), sowie Wissen über jene **Qualitäten der
ankommenden Signale**, die zu Störungen des Wohlbefindens (zu Dysfunktionen) führen. Dieses Wissen, das in der Physiologie **homöostatische Werte**
genannt wird,

━ befähigt das Neugeborene, die Wirkungen der
aufgenommenen Signale auf das Wohlbefinden
einzuschätzen (dies ist der Hintergrund für die
Entstehung von eigenen Gefühlen, für die Erfahrung von Wohlbefinden oder Unbehagen,
▶ Abschn. 24.5.2), und

━ als Ergebnis dieser Einschätzungen ein komplexes Reaktionsmuster zu initiieren. Dies ermöglicht:
  - das gesunde Funktionieren des Organismus, das Wohlbefinden aufrechtzuerhalten
oder kleine Störungen zu überwinden, wie
z. B. die Regulation der Hautdurchblutung,
wenn es kalt oder warm wird,
  - wenn dies nicht erreicht werden kann, die
soziale Umgebung (die Bezugspersonen)
zu informieren und sie in der Folge zu »bit-
ten«, sich um das Wohlbefinden und hier-
mit für die kooperative Gestaltung der Interaktion zu sorgen, und
  - die molekularen Mechanismen der Lern-
und Gedächtnisfunktionen (die erfahrungsabhängige Neuroplastizität) des Neokortex zu initiieren.

❶ Die Funktionen des Nervensystems ermöglichen es dem Kind, die Welt (seine physischen und sozialen Realitäten) kennenzulernen (sie erfahrbar zu machen), d. h. eigenes Wissen über diese Welt, über die Effekte der Interaktionen mit dieser Welt auf das psychobiologische Wohlbefinden und über sich selbst zu erwerben. Dies führt progredient zur Entstehung der Biographie des Individuums (▶ Abschn. 24.5.1).

24.4.2 Die Motivationsstruktur des Menschen

Die Funktionen des Nervensystems, die das postnatale Leben als dynamische Interaktion zwischen Kind und Realitäten ermöglichen und zu der psychosozialen Entwicklung führen, werden auch als **intrinsische Motivation** diskutiert. Zwischen den Wissenschaften, die sich mit der Rolle der intrischen Motivation für psychisch normale oder gestörte Entwicklung beschäftigen (von Genetik bis zu Psychoanalyse) gibt es bis heute keine Übereinstimmung. Dies betrifft nicht nur die Rolle des während der Evolution erworbenen Wissens (die Anlagen) für die psychisch gesunde Entwicklung des Menschen, sondern auch die Meinungen darüber, was und wie die soziale Realität, die »Erzieher« (die Bezugspersonen) zur psychosozial gesunden Entwicklung beitragen können und sollen (▶ Abschn. 24.6). Auch in diesem Rahmen wird die Entstehung des menschlichen Verhaltens und Erlebens bis heute kontrovers in den Dimensionen »Anlage – Erziehung« debattiert.

Die Daten der Neuro- und Humanwissenschaften, die im Zustand-Wechsel-Modells integriert sind, zeigen:

— Der Mensch wird **aktiv** und **differenzierungsfähig** geboren (Koukkou u. Lehmann 1996, 2002; Largo 2000; Scherer et al. 2004).
— Der primär motivierende Faktor für die Initiierung des postnatalen Lebens als dynamische Interaktion des Säuglings mit den Realitäten, in die er hineingeboren wird, ist das Wissen des **phylogenetischen Gedächtnisses** (Fuster 1995). Dieses Wissen prädisponiert die sensorischen Systeme (Augen, Ohren, Haut, innere Organe etc.) des Neugeborenen, die Mitteilungen, die von den natürlichen Interaktionspartnern kommen, mit Priorität aufzunehmen, ihre Effekte auf die Voraussetzungen für psychobiologische Gesundheit (das Wohlbefinden) zu erkennen, und die Lern- und Gedächtnisfunktionen zu initiieren. Diese Funktionen kreieren das eigene Wissen, die Biographie des Individuums. Mit anderen Worten, die Rolle der intrinsischen Motivation ist der **Erwerb des eigenen Wissens**. Dieses Wissen zielt primär auf die Aufrechterhaltung oder Wiederherstellung der psychobiologischen Gesundheit (des Wohlbefindens) in Interaktion mit den sozialen Realitäten, und sekundär auf die Vermeidung, Reduzierung, Entfernung, Veränderung (in der Sprache der Psychoanalyse: Verdrängung) der Hindernisse zu diesem Ziel (▶ Abschn. 24.6.1).

— In der menschlichen Natur gibt es nicht so etwas wie aggressive (egozentrische, archaische) Instinkte/Triebe, die sozialisiert werden müssen, und als natürliche Ursachen für psychische Störungen gelten sollten. Karli fasst das so zusammen:

The notion of an aggression instinct which is claimed to be a biological fate is ill-founded, human aggression is neither inevitable nor unalterable, the time has therefore come to get rid of the evil myth of the beast within. In my capacity of a neurobiologist, I may add briefly... that no one has ever found within the brain any center or neuronal system that could be considered to be the generator of an »aggressiveness« supposed to be – and to act as – a natural entity, a causal reality, an endogenous driving force (1991, S. 14; Übers. d. Verf.: Die Annahme eines aggressiven Instinktes, der ein biologisches Schicksal sein soll, ist schlecht begründet; menschliche Aggression ist weder unvermeidbar noch unveränderbar, deswegen ist es Zeit, den bösen Mythos der inneren Bestie zu beseitigen. In meiner Eigenschaft als Neurobiologe, darf ich kurz hinzufügen..., dass niemand jeweils innerhalb des Gehirns irgendein Zentrum oder neuronales System gefunden hat, das als Generator einer »Aggressivität« betrachtet werden könnte, und von dem angenommen werden könnte, dass es eine natürliche Einheit, eine kausale Realität, eine innere Triebkraft ist – und als solche handelt.).

— Auf der Verhaltensebene entspricht die angeborene Motivation des Menschen dem, was als Neugier, als **genuine Neigung zum Explorieren**, als Spielverhalten untersucht wurde (für einen Überblick: Largo 2000). Dieses Explorieren geschieht mit jenen Funktionen des Nervensystems, die Lern- und Gedächtnisfunktionen aktivieren, die progredient die Biographie kreieren. Die Inhalte der Biographie formen die normalen oder psychisch abweichenden Charakteristika des Verhaltens und Erlebens des Individuums (▸ Abschn. 24.5, 24.6).

❶ Menschen sind lebende Systeme, die wissens- (biographie-)abhängig und wissensgesteuert sind und auf psychobiologische Gesundheit, Wachstum, Differenzierung und Autonomie orientiert sind.

24.5   Die psychosoziale Entwicklung: der Beitrag der erfahrungsabhängigen Plastizität des Hirns

Die im Modell integrierten Daten ergeben folgende Grundthese:

❶ Die Determinante aller Dimensionen und Aspekte menschlichen Verhaltens und Erlebens (Denken, Emotion, Entscheidungen, Pläne, Fantasien, Handlungen, Träume) sind die Inhalte der Biographie des Individuums. Biographie entsteht progredient im Neokortex, spezifischer im Assoziationskortex (Fuster 1995, 2003) als Produkt seiner Lern- und Gedächtnisfunktionen, die aus Erfahrungen persönliche Bedeutung extrahieren und sie als neuronale Netzwerke repräsentieren.

24.5.1   Der Neokortex und seine Funktionen: die Entwicklung der Biographie des Individuums

Menschliche Entwicklung ist ein multifaktoriell determiniertes und multidimensional manifestiertes Phänomen mit sehr vielen Freiheitsgraden. Auf der Verhaltensebene ist die Entwicklung durch progrediente Veränderungen des Denkens, der Emotionen, der Handlungen etc. des Individuums erkennbar. Verhaltensveränderungen vollziehen sich parallel zur strukturellen und funktionellen Veränderung des Gehirns. Von der Geburt bis zur Pubertät kommt es zu einer vielfachen Volumenzunahme des Gehirns, obwohl nur noch geringe, wenn überhaupt, Zellvermehrungen stattfinden. Diese Veränderungen beruhen vor allem auf der Entwicklung der Axone und Dendriten und auf der Bildung von Synapsen, hauptsächlich im Neokortex. Jedes Kortexneuron, mit dem der Mensch geboren wird, wird postnatal progredient – dem **Prinzip der Hebb-Synapse** folgend (Hebb 1949, 1961) – mit etwa 10.000 anderen durch Dendriten und Synapsen verbunden (Amit 1994; Arbib u. Erdi 2000; Singer 1995; Buonamano u. Merzenich 1998; Merzenich u. de Charms 1998). Dadurch entsteht ein enorm komplexes und vielseitiges Kommunikationssystem zwischen den Kortexneuronen, die neuronale Vernetzung, die **kortikokortikale Konnektivität**. Diese aber folgt keinem festgelegten Plan; sie ist kein Reifungsprozess, sondern Resultat der erfahrungsgetriebenen Entstehung der neuronalen Netzwerke, die die Inhalte der Biographie des Individuums repräsentieren (Fuster 1995, 2001, 2003). Vereinfacht kann man sagen:

❶ Das autobiographische Gedächtnis wird durch funktionelle und strukturelle Veränderungen im Hirn gebildet, genauer: im Neokortex als Ergebnis seiner erfahrungsgetriebenen neuronalen Plastizität.

Die aus den Erfahrungen kreierten neuronalen Netzwerke repräsentieren:
— Dateneinheiten über:
  – die Fakten der Realitäten, in denen das Individuum lebt (Symbole der Farben, Formen, Menschen, Tiere, Beziehungen, Zusammenhänge, Überzeugungen),
  – die Effekte der Interaktionen mit diesen Fakten auf seine psychobiologische Gesundheit, das Wohlbefinden (emotionale Symbole),

- die Namen (verbale Symbole) aller Fakten und Effekte in der Sprache seiner sozialen Umgebung, und
- individuelles Wissen über Koordination der Motorik (»skills«) und über kognitiv-emotionale Realitätsbewältigungsstrategien. Diese zielen primär darauf, die Interaktion mit der sozialen Realität funktional (kooperativ) zu erhalten oder dysfunktionale Interaktionen zu vermeiden, zu verändern, zu »vergessen« (► Abschn. 24.6).

> ❶ Wissensrepräsentationen sind in allen individuell erworbenen verbalen und nichtverbalen Symbolen und Bedeutungen sowie emotionalen Bedeutungen, die jedes Individuum als Ergebnis der Qualität der Interaktion mit seinen Bezugspersonen erwirbt, kodiert (Barsalou 1993; Fuster 2003; Koukkou u. Lehmann 1998a). Dies bedeutet, dass die Kreierung des autobiographischen Gedächtnisses die Kreierung der Emotionen beinhaltet (► Abschn. 24.5.2).

Wir haben gesehen (► Abschn. 24.4): Der Mensch wird mit Explorationsverhalten und Differenzierungsfähigkeit geboren, das heißt, mit Wissen über die Qualität der Erfahrungen, die für das Wohlbefinden (die gesunde Entwicklung) nötig sind. Der Mensch wird aber geboren ohne irgendein Wissen über die Eigenschaften der physischen und sozialen Realitäten, in die er geboren wird. Durch die Interaktionen des Individuums mit seinen Realitäten nehmen progredient alle Gedächtnisnetzwerke an Menge und Komplexität zu und werden assoziativ miteinander verbunden; die Verbindungen werden komplexer, neue werden gebildet, alte und neue verstärkt, umstrukturiert und umorganisiert. Die Repräsentationen der Daten werden progredient assoziativ verbunden mit den Repräsentationen der Aktionsprogramme (Skills) und den kognitiv-emotionalen Realitätsbewältigungsstrategien, und damit mit den exekutiven Organen des Hirns (Feedbackmechanismen und efferentes System). In diesem Kontext wird das Gedächtnis als Kontinuum mit hierarchischer Struktur verstanden. Die Hierarchie entspricht der ontogenetischen Zunahme der Menge, Stärke und Komplexität der multikodierten und assoziativ verbundenen neuronalen Netzwerke.

Wiederholte spezifische Erfahrungen führen zum Erwerb von spezifischen Dateneinheiten über diese Erfahrungen und über ihre Effekte auf die Qualität der Interaktion mit den Bezugspersonen, sowie zur Kreierung von spezifischen Skills und kognitiv-emotionalen Realitätsbewältigungsstrategien, die assoziativ verbunden und für ähnliche Erfahrungen generalisiert werden. Wenn weiterhin Ähnliches erlebt wird, wird die Aufmerksamkeit, die nötig ist, um solche Erfahrungen bewusst wahrzunehmen, geringer und parallel nehmen die Zuverlässigkeit und die Geschwindigkeit der Initiierung dieses Verhaltens zu: Es wird **automatisiert** (Shiffrin u. Schneider 1977; Higgins 1989). Dies bedeutet: Wenn die wissensgesteuerten informationsverarbeitenden Hirnprozesse ähnliche Ereignisse in aufgenommener Information entdecken, initiieren sie das assoziativ verbundene Verhaltens- und Erlebensmuster mit reflexartiger Geschwindigkeit und deswegen nicht bewusst. Das Individuum kann frühestens die Initiierung des Verhaltens bewusst wahrnehmen; ist dieses Verhalten aber einmal initiiert, läuft es bis zur Vollendung ab, ohne andere Verhaltensweisen, die parallel laufen, zu stören. Durch Automatisierung erhöht der Mensch seine Leistung, verliert aber an Flexibilität seines Verhaltens, besonders in vertrauter Umgebung (Uleman u. Bargh 1989). Haupteffekt der Automatisierung ist also, dass die wissensgesteuerten informationsverarbeitenden Hirnprozesse ohne bewusste Kontrolle vertraute Situationen erkennen können und mit reflexartiger Geschwindigkeit und, deswegen nicht bewusst, die vertrauten Verhaltensmuster initiieren.

Falls Wissen automatisiert ist, das kooperative Beziehungen zu den Bezugspersonen repräsentiert (»wohladaptives Wissen«), ermöglicht die Automatisierung dem Individuum effiziente und konfliktfreie Kommunikation mit sich selbst und mit den externen Realitäten, insbesondere in vertrauter Umgebung. Wenn aber Wissen automatisiert wurde, das nichtkooperative Beziehungen zu Bezugspersonen repräsentiert (»maladaptives Wissen«), führen die Eigenschaften der Automatisierung zum Auftreten psychischer Störungen (► Abschn. 24.6; Koukkou u. Lehmann 1998a,b; Koukkou u. Gianotti 2004).

Zusammenfassend: Die bei der Geburt des gesunden Kindes voll strukturell und funktionell gereiften Funktionen des Nervensystems initiieren das postnatale Leben als interaktionales Geschehen, und parallel aktivieren sie die Lernfunktionen, die in Form von erfahrungsgetriebener Neuroplastizität das autobiographische Gedächtnis im Neokortex repräsentieren (die Biographie). Die Inhalte der Biographie können wohl- oder maladaptiven Charakter haben, abhängig von der Qualität der Interaktion mit den Bezugspersonen während der Entwicklung (der Individualisations-Sozialisations-Prozesse; ▶ Abschn. 24.6). Die Inhalte der Biographie formen sowohl die Qualität der zwischenmenschlichen Beziehungen und der Interaktion des Individuums mit seiner Umwelt, wie auch die der intrapsychischen Beziehungen (d. h. die subjektiv wahrnehmbaren Dimensionen des Verhaltens, die psychischen Funktionen).

❶ Kreiertes Wissen ist der Lokus der Generierung und Kontrolle aller subjektiv wahrnehmbarer Dimensionen (Emotionen, Gedanken, Phantasien, Erfolge und Misserfolge, Sorgen und Begeisterungen, wie auch die im Verhalten als Handlungen und Entscheidungen erkennbaren Dimensionen). Dies ist der Weg der Entstehung der Individualität (der Subjektivität) des menschlichen Verhaltens und Erlebens.

24.5.2 Die Ontogenese der Emotionen

Die Natur der Emotionen und ihre Rolle für die Entstehung des gesunden oder gestörten Verhaltens und Erlebens ist ein basales Konzept der Neuro- und Humanwissenschaften, wie auch der psychiatrischen/psychoanalytischen Theorie und Praxis (vgl. Damasio 1999; Karli 1991, 1996; Lazarus 1991; le Doux 2002; Scherer 1990). Dennoch wird diese Rolle der Emotionen bis heute kontrovers diskutiert. Es gibt divergierende Meinungen sowohl über die Ontogenese der emotionalen Dimensionen des menschlichen Verhaltens und Erlebens als auch über die Hirnregionen bzw. Hirnfunktionen, die sich an der Entstehung der Emotionen des Individuums beteiligen.

❶ Im Rahmen des Zustand-Wechsel-Modells entstehen die Emotionen des Individuums (Freude, Begeisterung, Wut, Hass, Trauer etc.) aus den persönliche Bedeutungen extrahierenden Funktionen des Assoziationskortex, die die Inhalte der Biographie des Individuums kreieren.

Diese repräsentieren alle subjektiv wahrnehmbaren (die individuelle Information tragenden) Aspekte der menschlichen Existenz. Diese Argumentationslinie des Zustand-Wechsel-Modells basiert auf der Grundannahme, dass alle Aspekte des menschlichen Verhaltens und Erlebens, also auch die menschlichen Emotionen, von erworbenem Wissen generiert werden, und dass die Gedächtnisrepräsentationen multikodiert sind. Das heißt, Gedächtnisrepräsentationen sind, wie schon erwähnt, in allen individuell erworbenen Symbolen und Bedeutungen kodiert (Bedeutungen der Sprache, der Formen, Farben etc. und der emotionalen Bedeutungen). Die emotionale Kodierung der Gedächtnisrepräsentationen entsteht progredient:

— aus den primären Anforderungen, die die physikalischen Charakteristika der Erfahrungen (z. B. bezüglich ihrer Intensität, Wiederholung, Dauer) an das innere Milieu (angeborenes Wissen über Funktionalität; homöostatische Werte; ▶ Abschn. 24.4) stellen,

— aus den Konsequenzen dieser Anforderungen für das momentane Wohlbefinden und damit für die psychobiologische Gesundheit des Kindes,

— aus dem Erfolg, mit dem während der allerersten postnatalen Zeit die angeborenen, und sehr bald die aus der Qualität der Interaktion mit den Bezugspersonen erworbenen Bedeutungen und Verhaltensmuster zur Aufrechterhaltung oder Wiederherstellung des psychobiologischen Wohlbefindens beigetragen haben, und

— aus der Häufigkeit der Wiederholungen von solchen Kombinationen.

In anderen Worten, die progredient entstehende emotionale Kodierung der Biographie des Individuums repräsentiert:

- die Effekte der Interaktion mit seinen Bezugspersonen auf seine psychobiologische Gesundheit (das Wohlbefinden), und
- die Erfahrung der eigenen persönlichen Wirksamkeit auf die Gestaltung der Qualität der Interaktion mit den Bezugspersonen (▶ Abschn. 24.6).

Gesehen aus dem Blickwinkel der Daten, die im Zustand-Wechsel-Modell integriert sind: Gedächtnisrepräsentationen, die kooperative Interaktionen zwischen Kind und Bezugspersonen repräsentieren, werden primär emotional positiv kodiert. Wenn dann solche Gedächtnisrepräsentationen den wissensgesteuerten informationsverarbeitenden Hirnprozessen für die Kreierung des momentanen Verhaltens und Erlebens zur Verfügung stehen, ist die emotionale Dimension des Verhaltens mit positiven Emotionen (Freude, Begeisterung, Glück) charakterisiert. Hingegen sind jene Gedächtnisrepräsentationen emotional negativ kodiert, die unkooperative Interaktionen zwischen Kind und Bezugspersonen repräsentieren. Wenn diese Gedächtnisrepräsentationen sich an der Kreierung des momentanen Verhaltens und Erlebens des Individuums beteiligen, ist die emotionale Dimension des Erlebens durch negative Emotionen (Wut, Angst, Hass, Trauer, Unruhe, etc.) charakterisiert (▶ Abschn. 24.6).

Dementsprechend soll für die so entstehenden menschlichen Emotionen und ihre Rolle für die Entstehung des normalen oder psychisch gestörten Verhaltens und Erlebens Folgendes gelten:

- Es kann keine spezifischen Ereignisse geben (außer solchen, die das Überleben bedrohen und oder die psychobiologische Gesundheit verletzen), die in allen Menschen die gleichen Emotionen auslösen, da die gleichen Ereignisse aus der Qualität der Interaktion mit den Bezugspersonen individuelle Bedeutung während der Ontogenese bekommen.
- Es gibt keine spezifischen Hirnregionen oder Hormone oder andere Subsysteme des Organismus, die allein eine Emotion produzieren können.
- Es kann keine angeborene und universale Emotion im Sinne eines aggressiven Triebes sexueller oder nichtsexueller Natur geben, die

als natürlicher Faktor für die Entstehung psychischer Störungen gelten darf (vgl. Karli 1991, 1996).

24.6 Die biopsychosoziale Entwicklung: die Rolle der Bezugspersonen

Wir gehen davon aus, dass die psychosozial gesunde Entwicklung des Menschen die kooperative Interaktion, die Kommunikation mit seiner sozialen Realität (Mutter, Vater, Lehrer, weitere Bezugspersonen) voraussetzt. Eine Kommunikation findet aber nur statt, wenn das Kind und seine Bezugspersonen über gemeinsame **Kommunikationsmittel** verfügen. Damit ist klar, dass die kooperative Gestaltung der Interaktion des Menschen mit seinem eigenen Nachwuchs nur erreicht werden kann, wenn die Bezugspersonen über Wissen verfügen, das ihnen ermöglicht, die intendierten Bedeutungen der Mitteilungen des kleinen Kindes zu verstehen (▶ Abschn. 24.4) und sie in der richtigen Art und Weise zu beantworten. Der Mensch bringt aber bei der Geburt keine komplexen Verhaltensmuster mit sich (wie die Tiere ihre Instinkte), die beim Elternwerden »normalerweise« in Funktion treten und es ihm ermöglichen, für die kooperative Gestaltung der Interaktion mit den eigenen Kindern »spontan« zu sorgen (vgl. z. B. Karli 1991). Der Mensch bringt aber bei der Geburt die enorme Plastizität des Neokortex mit sich, die die Biographie des Individuums kreiert.

Die im Zustand-Wechsel-Modell integrierten Daten zeigen:

- Die Interaktion des Kindes mit seinen Bezugspersonen produziert eigenes Wissen, die Inhalte der Biographie. Die Qualität des Wissens und entsprechend der Entwicklung ist »gut«, wenn sie aus einer kooperativen Interaktion (einer Kommunikation) des Kindes mit seinen Bezugspersonen entsteht. Die Interaktion zwischen Kindern und Bezugspersonen ist kooperativ, wenn dadurch die **psychobiologische Gesundheit** (das psychobiologische Wohlbefinden) aller Beteiligten, d. h. das des Kindes, aber sekundär auch das seiner Bezugspersonen nicht gestört wird, und/oder Störungen der psychobiologischen Gesundheit beider reduziert oder aufgehoben werden.

— Art und Weise, mit der die Bezugspersonen mit dem Kind kommunizieren und sich damit um seine psychobiologisch gesunde Entwicklung kümmern, hängen hauptsächlich vom Inhalt ihrer Biographien ab. Das heißt, sie hängen davon ab, was die Bezugspersonen selbst in ihrem **Individualisationsprozess** erlebt haben und davon, was sie in ihrem **Sozialisationsprozess** gelernt und sich vorgestellt haben darüber, was ein Kind ist, kann und darf, was Weinen oder Lachen bedeutet, was eine psychobiologisch gesunde Entwicklung ist, und wie sie erreicht werden kann oder soll, welche die Pflichten/Rechte der Bezugspersonen sind und Ähnliches. Generell hängt der Interaktionsstil der Bezugspersonen von ihren kulturellen und wissenschaftstheoretischen Annahmen über die Natur des Menschen ab.

— Je näher an der »echten« Natur des Menschen das **kultur- und wissenschaftstheoretisch bedingte Wissen** der sozialen Umgebung ist, in der die Bezugspersonen eines Kindes groß geworden sind, und je kleiner die biographiebedingten Probleme der Bezugspersonen sind, desto kooperativer ist die Interaktion. Je kooperativer die Interaktion zwischen Kindern und Bezugspersonen, desto »besser« (wohladaptiver) ist die Qualität des progredient erworbenen Wissens des Kindes über sich selbst, über die Eigenschaften seiner Bezugspersonen und über seine Fähigkeiten, mit diesen Bezugspersonen echt zu kommunizieren, d. h. in **funktionaler Interaktion** zu sein; desto kleiner sind auch die Konflikte zwischen Kindern und Bezugspersonen und desto kleiner sind die Störungen der psychobiologischen Gesundheit aller Beteiligten (vgl. Uexkuell 1990).

❶ Erfahrungen kooperativer Interaktionen des Kindes mit seinen Bezugspersonen werden vom Kind als wohltuend erlebt (gut, gelungen etc.); das daraus entstandene Wissen wird emotional positiv kodiert und hat wohladaptiven Charakter. Das aus solchem Wissen entstandene Verhalten wird von der sozialen Umgebung als »normal« eingeordnet (gesund, angemessen erkannt). Erfahrungen unkooperativer Interaktionen des Kindes mit seinen Bezugspersonen werden vom Kind als störend erlebt (falsch); das daraus entstandene Wissen wird emotional negativ kodiert (beängstigend, Wut auslösend etc.). Aus solchem Wissen entstandenes Verhalten wird häufig von der sozialen Umgebung als maladaptiv bis abnorm eingeschätzt. Solches Wissen liegt der Entstehung psychischer Störungen zugrunde.

Für unsere Überlegungen ist wichtig zu betonen, dass sowohl wohladaptives als auch maladaptives Wissen durch die normal funktionierenden Lern- und Gedächtnisfunktionen, die Neuroplastizität, entsteht.

Zusammenfassend: Von Geburt an sind Kinder, die Bezugspersonen der nächsten Generationen jeder Gesellschaft, in ständiger Interaktion mit ihren Bezugspersonen. Diese versuchen direkt oder indirekt bzw. bewusst oder nichtbewusst die Kinder aufgrund ihrer Überzeugungen zu sozialisieren, zu erziehen. Die Überzeugungen der Bezugspersonen basieren auf ihrer Biographie und auf der während ihrer Sozialisation erworbenen Anschauungen über die Natur der Kinder bzw. der Menschen, über die Pflichten/Rechte der Erzieher (der Bezugspersonen) und Ähnlichem. Unter normalen sozioökonomischen Verhältnissen sollen also die Faktoren, die die »normale« oder »abweichende« psychosoziale Entwicklung bei gesund geborenen Menschen definieren, in der Art der Kommunikation der sozialen Realität mit dem sich entwickelnden Individuum gesucht werden. Das heißt, die Gründe der psychischen Störungen müssen in den kulturellen Überzeugungen und wissenschaftstheoretischen Annahmen gesucht werden, die die Bezugspersonen einer Gesellschaft während ihrer eigenen Sozialisierung erworben haben, denn diese gestalten maßgeblich ihre Fähigkeit, mit den ihnen anvertrauten Kindern in eine kooperative Interaktion zu treten (s. auch Largo 2000).

Dieser Vorschlag der Daten, die im Modell der Funktionen des menschlichen Gehirns integriert sind, steht aber im Widerspruch zu Folgendem: Die meisten Wissenschaften, die sich mit den Faktoren beschäftigen, die die psychosoziale Entwicklung negativ beeinflussen, suchen die Gründe der Probleme in der Natur des Menschen (im Genom, in einer angeborenen Aggression des Menschen und oder in einem Versagen einer angeborenen Mütterlichkeit oder Väterlichkeit). Dementsprechend konzentriert sich die Wissenschaft auf die Suche nach Erziehungsmaßnahmen zur Sozialisierung der aggressiven menschlichen Natur bzw. sucht nach Methoden, um ihre negativen Effekte auf die psychische Gesundheit zu therapieren.

24.6.1 Die Entstehung psychischer Störungen durch den Erziehungsstil der Bezugspersonen aus der Sicht des Zustand-Wechsel-Modells

In vielen sozioökonomisch »gesunden« (»low risk«) Gesellschaften wird häufig über konflikthafte Beziehungen zwischen Kindern und Bezugspersonen und über eine Zunahme aller Formen psychischer Störungen in allen Altersgruppen berichtet (z. B. Goldston et al. 1990; Spitzer 2002). Die im Modell integrierten Daten zeigen: Das Potenzial des Menschen, mit dem eigenen Nachwuchs so zu kommunizieren, dass daraus wohladaptives Wissen über kooperative Kind-Bezugspersonen-Interaktion entsteht, hängt unter normalen sozioökonomischen Bedingungen vom **Wissen der Bezugspersonen** ab.

Aus verschiedenen Gründen ist aber dieses Wissen bei vielen Menschen der Low-risk-Gesellschaften auch heute entweder ungenügend, oder es basiert auf irrtümlichen kulturellen oder wissenschaftlichen Überzeugungen über die Natur des Menschen und über die besten pädagogischen/erzieherischen Methoden. Weiterhin sind viele Bezugspersonen unfähig, das existierende Wissen adäquat anzuwenden, unter anderem wegen stressender Arbeitsverhältnisse und/oder konflikthafter Beziehungen der Eltern und Ähnlichem. Der gemeinsame Nenner ist, dass die Bezugspersonen, die Erzieher der Gesellschaft entweder nicht über das Wissen verfügen, das es ihnen ermöglichen würde, die Interaktion mit den ihnen anvertrauten Kindern kooperativ zu gestalten, d. h. die eigenen Prioritäten und Bedürfnisse und diejenigen des Kindes angemessen zu berücksichtigen, oder dass sie

– obwohl sie dieses Wissen haben und die Bedürfnisse und Prioritäten erkennen – die Interaktion mit dem Kind nicht so gestalten können, dass seine zustands- und altersabhängigen psychobiologischen Prioritäten und Bedürfnisse erfüllt werden, ohne gleichzeitig andere Prioritäten, Bedürfnisse oder sogar Grenzen des Kindes und/oder eigene zu verletzen. Dies führt dazu, dass das Kind Wissen erwirbt über alterswichtige Bezugspersonen, wie Mutter, Vater, Lehrer, etc., die die psychobiologische Gesundheit nicht fördern oder sie sogar stören und verletzen können. Dieses Wissen zwingt das Kind, Skills und kognitiv-emotionale Realitätsbewältigungsstrategien zu kreieren (▶ Abschn. 24.5) nicht mehr mit dem primären Ziel, das Wohlbefinden in kooperativer Interaktion mit den Bezugspersonen zu erreichen, sondern mit dem Ziel, die Störungen und/oder Verletzungen des Wohlbefindens durch die alterswichtigen Bezugspersonen zu reduzieren, zu vermeiden, zu verschieben, zu idealisieren. Solche Skills und kognitiv-emotionalen Realitatsbewältigungsstrategien sind erfinderische Lösungen (Entdeckungen der persönliche Bedeutung extrahierenden Funktionen des Assoziationskortex); sie können zu einer momentanen Reinstallation des Wohlbefindens des spezifischen Kindes im Rahmen seiner spezifischen Realitäten führen: Das Kind erkennt eine Reaktionskontingenz, und das angeeignete Wissen widerspiegelt die erlernten Kontrolleffekte und ermöglicht die Vorhersage und Kontrolle von aversiven Ereignissen (Miller 1979; Mineka u. Hendersen 1985). Häufig aber haben die Gedächtnisrepräsentationen der Verletzungen des Wohlbefindens durch alterswichtige Bezugspersonen sowie der Skills und kognitiv-emotionalen Realitätsbewältigungsstrategien, die kreiert wurden, um solche Verletzungen zu bewältigen, einen maladaptiven, einen dysfunktionalen Charakter. Das heißt, solches Wissen repräsentiert verzerrtes Wissen nicht nur über die Bezugspersonen und ihre Bereitschaft oder Fähigkeit zur Kommunikation, sondern auch über das Ich und seine Fähigkeiten und/oder Möglichkeiten, die Interaktion mit diesen Realitäten zu bewältigen.

❶ Wiederholtes Erleben von ähnlichen, die Individualisationsprozesse verletzenden Situationen führt zur Generierung von neuen maladaptiven

Skills und kognitiv-emotionalen Realitätsbewältigungsstrategien und zu ihren sekundären Generalisierungen und Automatisierungen.

Generalisierung und Automatisierung von maladaptivem Wissen haben zur Konsequenz, dass in ähnlichen, aber nicht identischen Situationen früher erworbene, maladaptive Verhaltensweisen automatisch (d. h. mit reflexartiger Geschwindigkeit und deswegen nicht bewusst) benutzt werden können, um das jetzige Verhalten zu formen. Daraus entsteht ein alters- und/oder zustandsinadäquates Verhalten. Das Individuum erlebt sein eigenes Verhalten als ineffizient (störend, krankmachend) und parallel als unkontrollierbar und/oder interpretiert seine jetzigen sozialen Realitäten als unkooperativ (feindlich, bösartig). Diese Erlebnisse sind die psychischen Störungen, die das Individuum motivieren, eine Psychotherapie zu suchen (s. auch Koukkou u. Lehmann 1998a,b).

24.6.2 Behandlung psychischer Störungen aus der Sicht des Zustand-Wechsel-Modells

Seit der Einführung der Psychopharmaka werden psychische Störungen sowohl mit Psychopharmaka als auch mit verschiedenen psychotherapeutischen oder psychoanalytischen Methoden behandelt; die Letzteren werden unter dem Begriff Psychotherapie zusammengefasst. Die Vorschläge des Zustand-Wechsel-Modells über die Wirkungsweise der Psychopharmaka können hier nicht ausgeführt werden (s. Koukkou-Lehmann 1987; Koukkou et al. 2000).

Aus der Perspektive des Zustand-Wechsel-Modells wird Psychotherapie als interaktionales Geschehen, als **Dialog zwischen Klient und Therapeut,** definiert. Dieser Dialog findet mit den wissenskreierenden und wissensgesteuerten, informationsverarbeitenden Hirnprozessen statt, wie alle anderen Formen zwischenmenschlicher Beziehungen auch. Klient und Therapeut nehmen kontinuierlich auf, was jeweils der andere sagt (oder nicht sagt), macht (oder nicht macht), d. h. die Interaktionspartner nehmen ständig Information auf und erkennen ihre Bedeutung im Lichte des eigenen Wissens, das

momentan aktiviert ist. Daraus entstehen die jeweiligen Gedanken, Emotionen, verbalen Äußerungen oder das Sich-nicht-verbal-Äußern sowohl des Therapeuten als auch des Klienten. Die Äußerungen des Therapeuten reflektieren hauptsächlich seine Ausbildung als Therapeut. Die jeweilige »Antwort« des Therapeuten ist Teil der neuen Informationsaufnahme des Klienten und umgekehrt. In diesem Sinne findet der Dialog zwischen Klient und Therapeut kontinuierlich während der Sitzungen statt, kann aber auch in der Zeit zwischen Sitzungen auf bewussten und nichtbewussten Wegen in der Vorstellung beider Beteiligten weiterlaufen. Wir definieren also die psychotherapeutische Behandlungstechnik als die verbale oder nichtverbale (z. B. »Hmm-Sagen«, Schweigen) Kommunikation zwischen zwei Individuen, die regelmäßig an einem bestimmten Ort (dem therapeutische Setting) stattfindet und durch die wissenskreierenden und wissensgesteuerten, informationsverarbeitenden Hirnprozesse realisiert wird. Das Ziel der Behandlung kann als die gemeinsame Suche in der Biographie des Klienten nach Ereignissen, die zu der Kreierung des maladaptiven Wissens (definiert in ► Abschn. 24.6.1) und zu der Manifestation der psychischen Störungen geführt haben könnten, konzeptualisiert werden.

❗ Als Behandlungsziel kann formuliert werden:
- **die Erkennung der Manifestationsformen der psychischen Störungen (der Symptome) und des jeweiligen Kontexts, in dem sie erscheinen,**
- **die Suche nach und das Finden von Erinnerungen sowohl realer als auch phantasierter Ereignisse in der Biographie des Klienten, die zu der Entwicklung der Symptome (des maladaptiven Wissens) geführt haben könnten, und**
- **das Durcharbeiten dieser Erinnerungen und der jetzigen Erlebnisse in der therapeutischen Situation mit den von den verschiedenen Therapeuten benutzten Techniken.**

Während der wiederholten Interaktionen zwischen Therapeut und Klient erwirbt der Therapeut progredient Wissen über die Gründe, die den Klienten motiviert haben, eine Therapie zu beginnen, das heißt über seine Biographie, über die Art und Weise, mit der er mit dem Therapeuten kommuniziert, was er über Erlebnisse vor und nach den Sitzungen erzählt, wie er die Geschehnisse in der Therapie weiterverarbeitet, was er davon in den nächsten Sitzungen als Träume oder Erinnerungen oder Enttäuschungen oder Ängste und Ähnliches bringt. Parallel erwirbt der Klient Wissen über seinen Therapeuten und über sich selbst in der therapeutischen Beziehung. Er erfährt Neues oder Bekanntes während der Therapie und oder in der Zeit zwischen den Sitzungen, er erwirbt Wissen über das, was der Therapeut sagt oder nicht sagt, wann er schweigt und generell, wie die Interaktion mit dem Therapeuten auf ihn wirkt. So lernen sich Therapeut und Klient kennen. Das heißt, es entstehen gemeinsames Wissen und gemeinsame Mittel, die ihre Kommunikation fördern. Das so entstandene gemeinsame Wissen ermöglicht die gemeinsame Suche in der Biographie des Klienten und die Erkennung von Ereignissen, die während der Therapie oder in der Zeit zwischen Sitzungen stattfinden und Symptome auslösen oder Erinnerungen aktivieren, die im Zusammenhang mit negativen oder positiven Erlebnissen stehen. Diese Prozesse ermöglichen die Suche nach Ähnlichkeiten und/oder Differenzen zwischen den jetzigen und den früheren Ereignissen und/oder Situationen, die solche Erlebnisse produzieren. Entdeckungen von Ähnlichkeiten zwischen früheren und jetzigen Ereignissen geben dem Therapeuten Handhaben, um Hypothesen über die Ereignisse in der Biographie des Klienten zu formulieren, die evtl. für die Entwicklung der Symptome (in unserem Sinne des maladaptiven Wissens) eine Rolle gespielt haben könnten. Je mehr die Hypothesen (die Interpretationen im psychoanalytischen Sinn) des Therapeuten über die Entstehungsprozesse der subjektiv wahrnehmbaren (psychischen) Störungen dem Klienten einleuchten, desto schneller kommt der dialektische Prozess in Gang, d. h. desto weniger »Widerstand« und »negative Übertragung« finden statt (Koukkou u. Lehmann 1998a,b). Gleichzeitig findet eine Reorganisation des Wissens beider Beteiligten statt.

Der Dialog innerhalb der therapeutischen Beziehung führt beim Klienten

= zur Reorganisation seines Wissens und sehr häufig zu Entdeckungen von Fertigkeiten, die ihm das störungsfreie Funktionieren in anderen Situationen ermöglicht haben, und

= zum Erwerb und zur Kreierung von neuem Wissen über sich selbst und über seine Fähigkeiten bzw. Möglichkeiten, im Rahmen seiner jetzigen Realitäten ohne psychische Störungen zu funktionieren.

Diese Prozesse ermöglichen dem Klienten, Aspekte seiner Biographie aus einer neuen Perspektive zu betrachten. Das führt zu Veränderungen der Art und Weise, mit der der Klient sich selbst, seine psychischen Störungen und auch sein jetziges Verhalten im psychotherapeutischen Prozess und/oder im alltäglichen Leben erlebt.

> ❶ Im Rahmen des Modells bewirkt der Dialog innerhalb der therapeutischen Beziehung, dass die Störungen ihre Unkontrollierbarkeit und damit ihre »Macht« über den Klienten progredient verlieren.

Die subjektiven Wahrnehmungen ermöglichen dem Klienten sein Potenzial für jetziges psychobiologisches Wohlbefinden wahrzunehmen, die Notwendigkeit (Angemessenheit) der Wiederholungen von früheren Verhaltensweisen für das jetzige Verhalten zu hinterfragen, und schließlich das neue Wissen über sich selbst und über seine jetzigen Realitäten als eigenes, von den Symptomen befreites Wissen zu erkennen und es für die Organisation seines jetzigen Verhaltens kreativ anzuwenden. Das wird als als Therapieerfolg erkannt.

Literatur

Amit DJ (1994) The Hebbian paradigm reintegrated: local reverberations as internal representations. Behav Brain Sci 18(4):617–657

Arbib MA, Erdi P (2000) Precis of Neural organisation: Structure, function, and dynamics. Behav Brain Sci 23(4):513–571

Barsalou LW (1993) Flexibility, structure and linguistic vagary in concepts: manifestations of a compositional system of perceptual symbols. In: Collins AF, Gathercole SE, Conway MA, Morris PE (eds) Theories of memory. Erlbaum, Hillsdale, pp 29–101

Baumgartner G (1992) Gehirn und Bewußtsein. Schweiz Med Wochenschr 3:1–14

Bertalanffy L (1974) General system theory and psychiatry. In: Arieti S (ed) American Handbook of psychiatry, vol 1. The foundations of psychiatry. Basic Books, New York, pp 1095–1116

Buonamano DV, Merzenich MM (1998) Cortical plasticity: from synapses to maps. Annu Rev Neurosci 21:149–186

Cairns RB, Elder GH, Costello EJ (eds) (1996) Developmental science. Cambridge University Press, Cambridge

Ciompi L (1982) Affektlogik. Klett-Cotta, Stuttgart

Damasio AR (1999) The feeling of what happens: Body and emotion in the making of consciousness. Harcourt Brace, New York

Dawson G, Fischer KW (eds) (1994) Human behavior and the developing brain. Guilford Press, New York

Doux JE le (2002) Synaptic self: how our brains become who we are. Viking, New York

Freud S (1987/1895) Entwurf einer Psychologie. In: Richards A, Grubrich-Simitis I (Hrsg) Gesammelte Werke, Nachtragsband. Fischer, Frankfurt aM, S 387–477

Fuster JM (1995) Memory in the cerebral cortex. MIT Press, Cambridge/MA

Fuster JM (2001) The prefrontal cortex – an update: time is of the essence. Neuron 30(2):319–333

Fuster JM (2003) Cortex and mind. Oxford University Press, Oxford

Goldston SE, Yager J, Heinicke CM, Pynoos RS (eds) (1990) Preventing mental health disturbances in childhood. American Psychiatric Press, Washington/DC

Gottlieb G (1996) Developmental psychobiological theory. In: Cairns RB, Elder GH, Costello EJ (eds) Developmental science. Cambridge University Press, Cambridge, pp 63–77

Haken H (1996) Principles of brain functioning: a synergetic approach to brain activity, behavior and cognition. Springer, Berlin Heidelberg New York

Hebb DO (1949) The organization of behavior: a neuropsychological theory. Wiley, New York

Hebb DO (1961) Brain mechanisms and learning. In: Delafresnaye JF (ed) Distinctive features of learning in the higher animal. Oxford University Press, New York, pp 63–112

Higgins ET (1989) Knowledge accessibility and activation: subjectivity and suffering from unconscious sources. In: Uleman JS, Bargh JA (eds) Unintended thought. Guilford Press, New York, pp 75–123

Kandel ER (1999) Biology and the future of psychoanalysis: a new intellectual framework for psychiatry revisited. Am J Psychiatry 156:505–524

Karli P (1991) Animal and human aggression. Oxford University Press, Oxford

Karli P (1996) The brain and socialization: a two-way mediation across the life-course. In: Magnusson D (ed) The lifespan development of individuals: behavioral, neurobiological and psychosocial perspectives. Cambridge University Press, Cambridge, pp 346–356

Karmiloff-Smith A (1994) Précis of beyond modularity: A developmental perspective on cognitive science. Behav Brain Sci 17:693–745

Köhler L (1990) Neue Ergebnisse der Kleinkindforschung: Ihre Bedeutung für die Psychoanalyse. Forum Psychoanal 6:32–51

Konorsky J (1967) Integrative activity of the brain. University of Chicago Press, Chicago

Koukkou M (1988) A psychophysiological information-processing model of cognitive dysfunction and cognitive treatment in depression. In: Perris C, Blackburn IM, Perris H (eds) Cognitive psychotherapy. Springer, Berlin Heidelberg New York, pp 80–97

Koukkou M, Bräker E (2002) Das Mentale und die psychoanalytische Theorie des Mentalen im Zustands-Wechsel-Modell der Funktionen des menschlichen Gehirns. In: Giampieri-Deutsch P (Hrsg) Psychoanalyse im Dialog der Wissenschaften, Bd. 1, Europäische Perspektiven. Kohlhammer, Stuttgart, S 143–191

Koukkou M, Gianotti LRR (2004) Die Plastizität der Hirnfunktionen und die Genese des intrapsychischen Konflikts. In: Giampieri-Deutsch P (Hrsg) Psychoanalyse im Dialog der Wissenschaften, Bd. 2, Angloamerikanische Perspektiven. Kohlhammer, Stuttgart, S 248–294

Koukkou M, Lehmann D (1980) Psychophysiologie des Träumens und der Neurosentherapie: Das Zustands-Wechsel Modell. Fortschr Neurol Psychiatr Grenzgeb 48:324–350

Koukkou M, Lehmann D (1983) Dreaming: the functional state shift hypothesis, a neuropsychophysiological model. Br J Psychiatry 142:221–231

Koukkou M, Lehmann D (1988) Informationsverarbeitende Hirnprozesse und kognitiv-emotionale Entwicklung; eine psychophysiologische Betrachtung. In: Weinmann HM (Hrsg) Aktuelle Neuropaediatrie 1988. Springer, Berlin Heidelberg New York, S 376–387

Koukkou M, Lehmann D (1996) Models of human brain functions and dysfunctional elements in human history: a close relation. In: Razis DV (ed) The human predicament. An international dialogue on the meaning of human behavior. Prometheus Books, Amherst/NY, ISBN: 1573920851, pp 269–280

Koukkou M, Lehmann D (1998a) Ein systemtheoretisch orientiertes Modell der Funktionen des menschlichen Gehirns, und die Ontogenese des Verhaltens: eine Synthese von Theorien und Daten. In: Koukkou M,

Leuzinger-Bohleber M, Mertens W (Hrsg) Erinnerung von Wirklichkeiten: Psychoanalyse und Neurowissenschaften im Dialog, Bd. 1: Bestandsaufnahme. Internationale Psychoanalyse, Stuttgart, ISBN 3-608-91954-6, S 287–415.

Koukkou M, Lehmann D (1998b) Die Pathogenese der Neurose und der Wirkungsweg der psychoanalytischen Behandlung aus der Sicht des »Zustands-Wechsel-Modells« der Hirnfunktionen. In: Leuzinger-Bohleber M, Mertens W, Koukkou M (Hrsg) Erinnerung von Wirklichkeiten: Psychoanalyse und Neurowissenschaften im Dialog, Bd. 2: Folgerungen für die psychoanalytische Praxis. Internationale Psychoanalyse, Stuttgart, ISBN 3-608-91955-4, S 162–195

Koukkou M, Lehmann D (2002) Memory, adaptive orienting and psychosomatics: a brain model. In: Sivik T, Byrne D, Lipsitt DR, Christodoulou GN, Dienstfrey H (eds) Psycho-Neuro-Endocrino-Immunology (PNEI). A common language for the whole human body. Int. Congr. Series ICS 1241C. Elsevier, Amsterdam, ISBN 0-444-50989-5, pp 305–311

Koukkou M, Federspiel A, Bräker E, Hug C, Kleinlogel H, Merlo MCG, Lehmann D (2000) An EEG approach to the neurodevelopmental hypothesis of schizophrenia studying schizophrenics, normal controls and adolescents. J Psychiatr Res 34:57–73

Koukkou-Lehmann M (1987) Hirnmechanismen normalen und schizophrenen Denkens. Springer, Berlin Heidelberg New York

Kriz J (1997) Systemtheorie: eine Einführung für Psychotherapeuten, Psychologen und Mediziner. Facultas, Wien

Largo RH (2000) Babyjahre. Die frühkindliche Entwicklung aus biologischer Sicht, 11. Aufl. Piper, München

Lazarus RS (1991) Emotion and adaptation. Oxford University Press, New York

Lehmann D (1995) Brain electric microstates, and cognitive and perceptual modes. In: Kruse P, Stadler M (eds) Ambiguity in mind and nature. Springer, Berlin Heidelberg New York, pp 407–420

Lehmann D, Koukkou M (1990) Brain states of visual imagery and dream generation. In: Kunzendorf RG, Sheikh AA (eds) The psychophysiology of mental imagery: theory, research and application. Baywood, Amityville/NY, pp 109–131

Lehmann D, Strik WK, Henggeler B, Koenig T, Koukkou M (1998) Brain electric microstates and momentary conscious mind states as building blocks of spontaneous thinking: I. Visual imagery and abstract thoughts. Int J Psychophysiol 29:1–11

Lehmann D, Faber PL, Galderisi S et al. (2005) EEG microstate duration and syntax in acute, medication-naive, first-episode schizophrenia: a multi-center study. Psychiatry Res Neuroimaging (in press)

Levine MD, Carey WB, Crocker AC (eds) (1999) Developmental-behavioral pediatrics, 3rd edn. Saunders, Philadelphia

Llinas R, Churchland PS (eds) (1998) The mind-brain continuum: Secondary processes. MIT Press, Cambridge/MA

Magnusson D, Cairns RB (1996) Developmental science: toward a unified framework. In: Cairns RB, Elder GH, Costello EJ (eds) Developmental science. Cambridge University Press, Cambridge, pp 7–30

Merzenich MM, Charms RC de (1998) Neural representations, experience, and change. In: Llinas R, Churchland PS (eds) The mind-brain continuum: secondary processes. MIT Press, Cambridge/MA, pp 61–91

Meyer-Krahmer F, Lange S (Hrsg) (1999) Geisteswissenschaften und Innovation. Physika, Heidelberg

Miller JG (1978) Living systems. McGraw-Hill, New York

Miller SM (1979) Controllability and human stress: method, evidence and theory. Behav Res Ther 17(4):287–304

Mineka S, Hendersen RW (1985) Controllability and predictability in acquired motivation. Annu Rev Psychol 36:495–529

O'Leary DDM (1996) Areal specialization of the developing neocortex: differentiation, developmental, plasticity and genetic specification. In: Magnusson D (ed) The lifespan development of individuals: behavior, neurobiological, and psychosocial perspective. Cambridge University Press, Cambridge, pp 23–37

Pavlov IP (1927) Conditioned reflexes. Oxford University Press, London

Scharfetter C (1996) Allgemeine Psychopathologie: eine Einführung, 4. Aufl. Thieme, Stuttgart

Scherer KR (Hrsg) (1990) Motivation und Emotion. Hogrefe, Göttingen

Scherer KR, Zentner MR, Stern D (2004) Beyond surprise: the puzzle of infants' expressive reactions to expectancy violation. Emotion 4(4):389–402

Shiffrin RM, Schneider W (1977) Controlled and automatic human information processing: II. Perceptual learning, automatic attending, and a general theory. Psychol Rev 84:127–190

Simon FB (Hrsg) (1988) Lebende Systeme: Wirklichkeitskonstruktionen in der systemischen Therapie. Springer, Berlin Heidelberg New York

Singer W (1995) Development and plasticity of cortical processing architectures. Science 270:758–764

Spitzer M (2002) Lernen. Spektrum, Heidelberg

Uexkuell T von (1990) Psychosomatische Medizin, 4. Aufl. Urban & Schwarzenberg, München

Uleman JS, Bargh JA (1989) Unintended thought. Guilford Press, New York

Ausblick

VI

Zukünftige Entwicklungen aus psychoanalytischer Sicht

A. Moser

Bei der Untersuchung der maßgeblichen Faktoren, die die künftige Entwicklung bestimmen, hilft ein Blick auf die jüngste Geschichte. Unter Berücksichtigung berechtigter kritischer Anliegen soll versucht werden zusammenzufassen, was heute als bleibender Bestandteil angesehen werden kann, und welche Forderungen aufgestellt werden müssen, um diese Errungenschaften zu erhalten und weiter auszubauen.

25.1 Die jüngste Entwicklung

Die Entwicklung von Psychiatrie und Psychoanalyse hat zwar in den verschiedenen Teilen der Welt in den letzten Jahrzehnten unterschiedliche Wege eingeschlagen. Während z. B. die Psychoanalyse in den USA an Bedeutung verloren hat, ist in Südamerika und in den Ländern Osteuropas und Asiens ein zum Teil erhebliches neues Interesse entstanden. Trotz aller Unterschiede zeigt sich jedoch weltweit eine durchgehende Tendenz der Entwicklung, die in ausgeprägtester Form in den Vereinigten Staaten beobachtet werden kann und sich von dorther weiter ausbreitet.

Robert Michels hat 1999 die Situation in den USA treffend beschrieben. Er beobachtete insbesondere in den 1990er-Jahren eine rasche Veränderung im amerikanischen Gesundheitssystem, die die Psychiatrie allgemein bedroht, speziell aber die Psychotherapie und noch ausgeprägter die intensive Langzeitpsychotherapie – und schlussendlich die Psychoanalyse mehr als alles andere. Es ist für jeden unabhängigen Praktiker im Gesundheitssystem schwierig, ohne irgend eine Verknüpfung mit organisatorischen Strukturen ökonomisch zu überleben. Sobald aber derartige Beziehungen eingegangen werden, kommt es zu Druckversuchen, mehr biologische und weniger psychotherapeutische Behandlungsformen anzuwenden, insbesondere Kurztherapien durchzuführen und für Organisationen zu arbeiten, die (kurzfristig gesehen) möglichst billig funktionieren. Außerdem haben die Therapeuten intrusive Investigationen und Anweisungen zu akzeptieren, die von dritter, vierter und fünfter Seite zunehmend Einfluss zu nehmen versuchen. Diese Entwicklung wurde kaum vorausgesehen und führt erst allmählich zu Gegenreaktionen.

Wenn vor wenigen Jahrzehnten die amerikanische akademische Psychiatrie von der psychodynamischen Sichtweise dominiert wurde, kann dies heute keineswegs mehr gesagt werden. Es gibt weniger Analytiker in einflussreicher akademischer Stellung und das Ansehen psychodynamischer Ansichten innerhalb der Psychiatrie hat sich auf Kosten der biologischen Richtung und anderer psychotherapeutischer Verfahren, insbesondere der kognitiven Verhaltenstherapie, abgeschwächt. In einer Psychiatrie, die Schwierigkeiten hat, ihren Platz innerhalb einer rein naturwissenschaftlich ausgerichteten Medizin zu behaupten, begegnen Psychoanalytiker wachsender Skepsis.

Ähnliches ist in Bezug auf die Stellung der Psychoanalyse innerhalb der akademischen Psychologie zu sagen, während es aber ein größer werdendes Interesse für Psychoanalyse außerhalb der naturwissenschaftlichen Fächer an philosophischen Fakultäten und ähnlich in Literaturwissenschaften und Kunstgeschichte gibt.

Die meisten Berufsgesellschaften der Internationalen Psychoanalytischen Vereinigung (IPV) berichten über eindrückliche Schwierigkeiten. Die Zahl der hochfrequenten Analysen ist – auch bei Ausbildungsanalytikern – beträchtlich geschrumpft, und dasselbe gilt allgemein für die Zahl durchgeführter hochfrequenter Behandlungen. Ebenfalls dramatisch geschrumpft ist die Zahl der Ausbildungskandidaten. Namhafte Psychoanalytiker befürchten, dass mit der Verringerung der Zahl durchgeführter hochfrequenter Analysen die intensive affektive Erfahrung unbewusster Abläufe verflachen und verblassen könnte.

Die Stellung der Psychoanalyse als Wissenschaft wird kontrovers diskutiert. Es beginnt sich aber die Ansicht durchzusetzen, dass die Frage, welche wissenschaftliche Methode ihr am angemessensten ist, empirisch und nicht philosophisch entschieden werden soll (Kernberg 1993), und dass sie, wie andere Wissenschaften ebenfalls, ein Anrecht darauf hat, ihr angemessene eigene Methoden zu entwickeln (Leuzinger-Bohleber et al. 2004).

25.2 Kritik am aktuellen Zustand der Psychiatrie und der Psychoanalyse

Die »Krise der Psychiatrie«, wie sie sich besonders in Amerika eindrücklich zeigt, wird zunehmend diskutiert. Hobson u. Leonard (2001) z. B. zeichnen ein erschreckendes Bild des Kollapses der amerikanischen Psychiatrie. Der dramatische Rückgang der Zahl der Patienten in öffentlichen psychiatrischen Spitälern während der letzten Jahrzehnte hat katastrophale Zustände zur Folge. Trotz Vermehrung von Behandlungsmöglichkeiten außerhalb der Spitäler befindet sich eine große Zahl von psychisch Kranken obdachlos auf der Straße, in Notunterkünften oder im Gefängnis und erhält keine adäquate Behandlung. Der einseitige Trend zu einer scheinbar wohlfeilen Biologisierung der Psychiatrie unter Außerachtlassung psychosozialer Schwierigkeiten und dem inneren Erleben des Subjekts wird durch den zunehmenden Trend zur rein störungszentrierten Betrachtungsweise unterstützt. Die Ganzheit des Subjekts wird aufgelöst in eine Blackbox mit multiplen Störungen, die auf abgekürztem Weg, unter Umgehung von Sinn und Bedeutung, raschmöglichst kostengünstig eliminiert werden sollen. Dementsprechend schießen neue hochspezialisierte Fachgesellschaften wie Pilze aus dem Boden, die sich immer enger gefassten Störungsbildern zu widmen versuchen und entsprechend spezialisierte Therapiemethoden propagieren.

Die komplexen Folgen einer extremen und zum Teil unwürdigen Sparpolitik haben auch außerhalb der Vereinigten Staaten zu ähnlichen, heftig kritisierten Tendenzen geführt. Hell hat zum Thema »Sparpolitik und Psychiatrie« aufgezeigt, dass historisch gesehen, die Gefahr psychiatrischer Missstände immer dann am größten war, wenn finanzielle Knappheit mit wachsenden sozialen Schwierigkeiten einherging:

> Solche Zeiten verleiten zu technischen und organisatorischen Lösungen, die dem einzelnen Individuum nicht gerecht werden konnten (2003, S. 292).

Dies ist eine Feststellung, die auch auf die heutige Zeit zutrifft. Die aktuelle Hauptgefahr besteht für Hell darin, dass

> … kurzfristig angelegte Behandlungsprogramme wegen ihrer leichter zu erfassenden Kosten-Nutzen-Rechnung längerfristig angelegte Behandlungs- und Entwicklungshilfen (mit umständlich zu erstellenden Kosten-Nutzen-Analysen) verdrängen (2003, S. 292).

Derzeit vorherrschende Organisationsmodelle, wie das Globalbudget, unterstützen diesen Trend. Mit der Delegation der finanziellen Verantwortung an einzelne Institutionen oder Teile von ihnen wird in Rezessionszeiten für Politiker das abstrakte Kürzen um Millionenbeträge leichter, als wenn der Stellen- und Betreuungsabbau direkt gegenüber den betroffenen Mitarbeitern und Patienten verantwortet werden muss.

Hell weist auch auf die absurde Paradoxie hin, dass

> auf der einen Seite ein Qualitätsabbau der Versorgung hingenommen wird und andererseits mit immer höheren Ausgaben Maßnahmen im Qualitätsmanagement gefördert werden, wodurch der Betreuung weiteres Geld entzogen wird (2003, S. 292).

Parallel zur Kritik an der Psychiatrie gibt es heute eine offenere und intensiver geführte Kritik an der Psychoanalyse und ihren Ausbildungsorganisationen als noch vor wenigen Jahren.

Neben den allgemein bekannteren Kritiken (Kernberg 2000) hat Moser (2003) auf weniger oft diskutierte Probleme hingewiesen. Psychoanalytiker erwarten oft von ihren Organisationen mit einer gewissen Selbstverständlichkeit, dass sie in vieler Hinsicht besser funktionieren sollten als andere vergleichbare Organisationen. Sie verraten damit ein Ausmaß von Idealisierungstendenz des eigenen Berufstandes, derentwegen unbedingt notwendige, täglich zu erneuernde und zu verbessernde, demokratische Kontrollen vernachlässigt werden. Auch die Diskussion der Frage, bis zu welcher Größe eine psychoanalytische Organisation noch demokratisch kontrolliert werden kann, hat noch nicht stattgefunden, ist aber z. B. bei der International Psychoanalytical Association (IPA) mit über 10.000 Mitgliedern und Kandidaten dringend notwendig.

Ein weiteres Problem beeinflusst die Einschätzung der Psychoanalyse in der Öffentlichkeit; es besteht im Zusammenhang mit der unvermeidlichen Hierarchisierung und ihren möglichen Folgen bei der Selektion von zukünftigen Analytikern. Die Aufgabe der Prüfungsgremien unterscheidet sich grundsätzlich von derjenigen aller anderen Berufe: Die Prüfer müssen entscheiden, ob der Kandidat bei seiner Arbeit noch in unzulässiger **unbewusster** Weise beeinträchtigt wird. Dies kann ihm, wenn es der Fall ist, nur unvollkommen kommuniziert werden, da es sich eben um unbewusste Probleme handelt. In dieser Prüfungssituation sind es die Beurteiler, die Kraft der ihnen geliehenen Autorität »Recht behalten«. Die Unterscheidung von »Analysierten«, »Rechtbehaltenden« einerseits und nicht oder zuwenig Analysierten andererseits kann sich als »Déformation professionelle« ausweiten. Psychoanalytiker nehmen gelegentlich gegenüber Patienten, Ausbildungskandidaten, Kollegen und anderen Menschen eine Haltung arroganter Überlegenheit ein, die sich in der Öffentlichkeit und insbesondere auch in der Zusammenarbeit mit Psychiatern nachteilig auswirkt.

Die speziellen Schwierigkeiten im Beruf des Analytikers, die eine besonders tief gehende Selbsterfahrung im Rahmen einer Lehranalyse notwendig machen, führen zu einer langen Ausbildungszeit. In Ausbildungsorganisationen kann sich ein karikiertes System von hierarchisierten Funktionen ausbilden, in dem die höchste Stufe erst kurz vor oder im Pensionsalter erreicht wird (z. B. Vorkandidat, Kandidat, assoziiertes Mitglied, Vollmitglied, Lehranalytiker). So entstehen gerontokratische Dominanzgruppen, die einen lebenslangen, jede Kreativität erstickenden Anpassungsdruck erzeugen.

Analytiker, die nicht immer zu Unrecht behaupten, dass diese Strukturen in der organisierten Psychoanalyse unweigerlich internalisiert würden und so autoritäres Verhalten reproduzierten, versuchen dieses Übel zu vermeiden, indem sie Analytiker im Rahmen von Ausbildungssystemen mit Selbstautorisierung ohne Selektion ausbilden. Sie übersehen, dass die potenziellen Gefahren der Psychoanalyse als regressionsinduzierendes Verfahren für Analysanden und Analytiker ohne angemessene Ausbildung bis zum heutigen Tag eher unterschätzt werden. Schon Freud hat die Analyse mit »ferrum und ignis« verglichen. Neben zahlreichen Arbeiten, die sich mit den Problemen der Regression befassen, hat die Psychoanalyse auch eine Handlungstheorie entwickelt, bei deren Berücksichtigung unerwünschte Nebenwirkungen durch überstürzte »actings« vermieden werden können. Dazu sind aber genügend Erfahrung und eine sorgfältige Selektion künftiger Analytiker unbedingt notwendig. Darüber hinaus tragen oft gerade unselektionierte, »selbstautorisierte Analytiker«, die zur Selbstbestätigung die Öffentlichkeit suchen, zu einem problematischen Bild des weltweit ungeschützten Titels Psychoanalytiker bei.

Aber die Krise der Psychoanalyse und die Krise der Psychiatrie sind nicht nur Krisen von Fach- und Therapierichtungen. Es handelt sich um ein viel umfassenderes Phänomen. Letztlich geht es um die Infragestellung von Sinn und Bedeutung des Subjekts als Ganzem. Einen linearen Fortschritt kann es entgegen aller Erwartungen in der Psychoanalyse grundsätzlich nicht geben, weil jede Generation neu die Freud-Kränkungen der Menschheit verarbeiten und sich das daraus ergebende neue Menschenbild gegen allergrößte Widerstände aneignen muss. Nachdem, historisch gesehen, die Kränkung verarbeitet werden musste, dass die Erde des Menschen nicht den Mittelpunkt des Kosmos darstellt, ging es darum die Darwin-Kränkung zu assimilieren, dass der Mensch nicht das Zentrum der Evolution darstellt. Mit Freud galt es zu lernen, dass der Mensch nicht Herr in seinem bewussten Haus ist und sich selbst nur unvollkommen transparent bleibt. Oft ist es unklar, wieso er etwas wirklich will oder nicht will, etwas tut oder nicht tut, liebt oder hasst. Und mit den Erkenntnissen der letzten Jahrzehnte über Spaltungsphänomene des Bewusstseins (vor allem bei Borderlinepersönlichkeitsstrukturen) gilt es zusätzlich zu lernen, dass der Mensch nicht einmal im bewussten Teil seines Hauses Herr und Meister ist. Dieses Faktum ist von allergrößter Bedeutung, denn in der Tat sind die größten Bösewichte der Weltgeschichte von Nero über Hitler bis zu den Terroristen von heute nicht einfach Irre psychiatrischer Spitäler, sondern Meister der Spaltung des Bewusstseins. Das Monster koexistiert abgespalten erschreckenderweise neben dem »Menschen wie Du und ich« in ein und derselben Person, teilweise sogar im klaren Bewusstsein; dies erschwert uns die innere Distanzierung von derartigen Mitmenschen außerordentlich.

Jede Generation benützt als Widerstand gegen die unerträglichen Freud-Kränkungen und den entsprechenden verunsichernden Abbau von bewussten und unbewussten Größenvorstellungen die jeweils aktuell soziokulturell bereitliegenden Möglichkeiten. Heute z. B. den Kult des Bewusstseins; die altbekannte, neue Mythologie des Gehirns; den Kult der immer rascheren (Komplexität unterwandernden) Abkürzung, komplementiert durch irrationalen Esoterismus oder fanatische Religiosität; Verallgemeinerung obsoleter Formen des technischen Fortschrittsglaubens; simplifizierte, idealisierte Verabsolutierung der Bedeutung ökonomischer Faktoren usw.

Als Resultat sehen wir unter anderem ein weit gehend psychologisch determiniertes Versagen in der Gesundheitspolitik, in der Politik im Allgemeinen, in Diplomatie und Wirtschaft, das mit Händen zu greifen ist: unter anderem zu wenig kontrollierte, realitätsferne, machthungrige narzisstische Grandiosität und letztlich perverse Verführung zum Ersatz von langsam physiologisch Gewachsenem durch schnell fabriziertes, künstliches, oberflächliches Patchwork und Amalgam. Die angedeuteten Phänomene müssten von Psychoanalytikern und Psychiatern zusammen mit Nachbarwissenschaftern genauer untersucht und der Allgemeinheit zugänglich gemacht werden.

25.3 Was bleibt

Ein Blick auf die Geschichte der Psychiatrie (vgl. Ellenberger 1970, S. 226 ff.) zeigt, dass sich in Bezug auf die Anerkennung einer psychodynamisch orientierten Psychiatrie ein Auf und Ab je nach den soziokulturellen Umständen der jeweiligen Zeit wiederholt. Die ersten psychodynamischen Vorstellungen gehen ins späte 18. Jh. zurück. Sie wurden im 19. Jh. vorerst überrollt, als die »Somatiker« über die »Psychiker« siegten. Mit dem Slogan »Geisteskrankheiten sind Gehirnkrankheiten« erklärte Griesinger (1817–1868) den »Psychikern« den Krieg, und mit Theodor Meynert (1833–1892) und

Carl Wernicke (1848–1904) wurden organische, mechanistische Konzepte aufgebaut, die gegen Ende des Jahrhunderts in der »Hirnmythologie« und im »Scientismus« endeten (Ellenberger 1970). In dieser Zeit entwickelte sich eine überbordende positivistische Wissenschaftsgläubigkeit, die sich auch in einer Flut populärer Schriften manifestierte, in denen der »Savant« auf der Suche nach der einzigen Wahrheit war, in einer wissenschaftlichen Welt, die gelegentlich religiöse Züge annahm, und in der es Heilige und Märtyrer gab. Der Glaube an die Wissenschaft wurde durch eine Unzahl wissenschaftlicher Entdeckungen unterstützt, die sich ununterbrochen in rascher Folge einstellten und das Bild der Welt atemberaubend in einer mehrheitlich optimistisch wahrgenommenen Weise veränderten, wie dies z. B. bei Jules Verne zur Geltung kam.

Die Vorstellung, dass ein Teil des psychischen Lebens der bewussten Wahrnehmung des Menschen nicht zugänglich ist, kann über Jahrhunderte verfolgt werden, fand im 17. und 18. Jh. mehr Beachtung, wurde aber erst im 19. Jh. zum Eckpfeiler einer neuen psychodynamisch ausgerichteten Psychiatrie (Ellenberger 1970, S. 312). Mit Sigmund Freuds Psychoanalyse erhielt sie eine neue Grundlage, die früh August Forel (1848–1931) und dessen Schüler Eugen Bleuler (1857–1939) und Adolf Meyer (1866–1950) interessierte, sich in der Folge weltweit ausbreitete und insbesondere die amerikanische Psychiatrie einige Jahrzehnte dominierte.

In den letzten Jahrzehnten des 20. Jh. wiederholte sich zum Teil etwas Ähnliches wie im Jahrhundert zuvor. Verschiedene Faktoren bewirkten einen verstärkten neopositivistischen Einfluss in der Psychiatrie, der zu einer erneuten Dominanz der »Somatiker« und damit vorerst der rein empirischen Methodologie führte. Die großen Erfolge der Psychopharmakologie, die einen Riesenmarkt und damit einen Machtfaktor erster Güte darstellt, unterstützten die Entwicklung der biologischen Psychiatrie. Die »cognitive science«, die während der »kognitiven Wende« in der Psychologie der 1960er-Jahre von Informatikspezialisten und Neurologen eingeführt wurde, erfuhr unter dem Einfluss der exponenziellen Entwicklung der Informationsverarbeitungsmöglichkeiten in der modernen Computerindustrie einen beträchtlichen Boom. In Neuroanatomie und Neurophysiologie wurden große Fortschritte erzielt. Die 1990er-Jahre wurden zum Jahrzehnt des Gehirns erklärt.

Zu Beginn des 21. Jh. nun stellen bekannte Psychiater stellenweise erneut eine Wende in der psychiatrischen Forschung fest, z. B. bei der Erforschung schwerer affektiver Störungen. Mentzos (2000) schreibt in einem Vorwort zu einer Publikation, die besonders auch die qualitativen Aspekte der Forschung in der Psychiatrie bearbeitet (Böker 2000):

> Sie fokussiert einmal das individuell-idiographische und zweitens auf die Psychodynamik, beides Gebiete, welche in den letzten 20 Jahren also in der Zeit des weltweiten Siegeszuges der auf Statistik und Operationalisierung basierenden großen psychiatrischen diagnostischen und klassifikatorischen Systeme eindeutig vernachlässigt wurden... Der Wunsch nach einem weltweiten Konsens führte zwar zu einer Verbesserung der Reliabilität, aber auf Kosten der Validität und mit dem Resultat einer fruchtlosen Formalisierung.

Eine Wiederbelebung des Interesses für den Einzelfall und für das Psychodynamische ist von großer Wichtigkeit, da gerade die neuere Hirnforschung eine Fülle von Befunden und Hinweisen gefunden hat, die für die Existenz erfahrungsabhängiger Veränderungen des Gehirns sprechen. Nach Mentzos (2000) sprechen gar zahlreiche Befunde für eine Konzeptualisierung der früheren endogenen Psychosen als Psychosomatosen des Gehirns.

Bei der Betrachtung der bisherigen geschichtlichen Entwicklung kommt man nicht umhin festzustellen, dass beim Auf- und Ab der dynamischen Psychiatrie der gesamte soziokulturelle Hintergrund von großer Bedeutung ist. Ungeklärt ist, welche soziokulturellen Faktoren das Interesse an den hintergründigen, nicht bewussten Aspekten des Seelenlebens fördern, das nicht allein für die Psychoanalytiker, sondern z. B. für die bekanntesten Dichter des 20. Jh. charakteristisch war, und welche Faktoren eben dieses Interesse blockieren oder als zweitrangig erscheinen lassen. Zukunftsforscher, die sonst die wichtigsten Entwicklungen nicht vorauszusehen vermochten, haben schon vor Jahrzehnten prophezeit, dass sich die Handlungsmöglichkeiten für den individuellen Menschen derart vervielfältigen würden, dass das Interesse am aktiven Handeln, Produzieren und Organisieren in jeder Form das Interesse an der Funktionsweise der menschlichen Seele übertreffen werde (vgl. Toffler 1970). Die Aktionsmöglichkeiten haben sich, wenn man allein die Phänomene um die Globalisierung betrachtet oder etwa das neue Betätigungsfeld im Internet, in der Tat weltweit ungeheuer vermehrt. Wenn wir in Betracht ziehen, dass z. B. bei den Borderlinestörungen ein zentraler Abwehrmechanismus darin besteht, schon geringe psychische Spannungen in Handlungen umzusetzen, kann man abschätzen, welch wichtige Rolle Aktivitäten aller Art für die Bewältigung unangenehmer Gefühle, etwa narzisstischer Kränkungen, und angstmachender Vorstellungen spielen. Introspektion und Empathie, und damit eine Konfrontation mit der unbewussten Dimension, werden dagegen systematisch vermieden.

❶ **Die bisherige Betrachtung zeigt, dass es ein umfassendes Verständnis des ganzen Menschen und seiner seelischen Funktionsweisen ohne eine psychodynamische Sichtweise nicht gibt, und dass sich deshalb bis jetzt ein entsprechendes Interesse immer wieder, wenn auch in unterschiedlichem Ausmaß, durchgesetzt hat.**

Kernberg (1993) hat die in dieser Hinsicht einzigartigen Vorzüge der Psychoanalyse zusammengefasst. Sie besitzt als Theorie des psychischen Funktionierens eine unvergleichbare Erklärungspotenz. Dies gilt nicht nur für die Psychopathologie. Es gilt insbesondere für die Zusammenhänge der biologischen, psychologischen, sozialen und kulturellen Determinanten des menschlichen Verhaltens überhaupt.

Die Psychoanalyse vermehrt z. B. das Verständnis der frühen Entwicklung des Kleinkindes, der Affekttheorie und verschiedener Aspekte der Neurowissenschaften an der Grenze zu den biologischen Wissenschaften. Sie erweitert unsere Kenntnisse über intime Beziehungen, Ehekonflikte, Gruppenregressionen und das Funktionieren von Organisationen an der Grenze zu den Sozialwissenschaften; sie bereichert unser Verständnis der Mythologie, der Massenpsychologie, der Ideologien, der Ästhetik an ihren Grenzen zum kulturellen Milieu.

In therapeutischer Hinsicht sind die langen Erfahrungen der klassischen Analyse durch Modifikationen und die psychoanalytische Psychotherapie erweitert worden; damit hat sich das Spektrum der Indikationen für die verschiedenen Formen psychoanalytischer Behandlungen erweitert und umfasst heute auch Charakterpathologien, Persönlichkeitsstörungen, narzisstische Störungen, Perversionen und anderes mehr.

Die Psychoanalyse ist also ein Instrument, das überall da, wo unbewusst determiniertes Verhalten von besonderem Gewicht ist, unersetzbar ist. Die Tatsache, dass die in vieler Hinsicht außerordentlich komplexen wissenschaftlichen Fragen in dieser erst hundertjährigen Wissenschaft noch ungenügend erforscht sind, ist keineswegs ein Grund, die jahrzehntelangen Erfahrungen unzähliger gründlich ausgebildeter Fachleute auf verschiedensten Gebieten zu übersehen oder gering zu schätzen. Dies gilt auch für die Rolle der Psychoanalyse in psychiatrischen Institutionen.

Freud war der Ansicht, dass wir Psychiater brauchen, die durch die Schule der Psychoanalyse gegangen sind. Eine alte Erfahrung zeigt, dass der Psychotherapeut in der Behandlung seiner Patienten nicht weiter kommen kann als er selbst. Schon im 3. Jh.n.Chr. hat Aurelius Augustinus die Verlogenheit derjenigen angeprangert, die sich nicht mit den tieferen Motivationen befassen wollen, die für ihre bewusste Person nicht akzeptabel sind. Freud hat erkannt, dass man keinen unbekannten Feind bekämpfen kann.

❗ Jahrzehntelange Erfahrungen zeigen, dass auch dann, wenn in Institutionen keine eigentlichen Psychoanalysen durchgeführt werden, die Psychoanalyse bzw. die psychoanalytische Ausbildung sowohl der erfahrenen Ärzte wie der Anfänger ein Garant für die Respektierung des Subjektes als Ganzem und damit für eine menschliches, der Würde der Kranken angemessenes Milieu und eine entsprechende Therapie sind.

Die Psychoanalyse ermöglicht auch ein einzigartiges Verständnis für Übertragungs- und Gegenübertragungsphänomene im weitesten Sinn sowie für entsprechende Probleme und Komplikationen in den Pflegeteams und in der Organisationsstruktur der Institution (vgl. Racamier 1970). Eine Psychiatrie ohne psychodynamische Sichtweise droht leichter das notwendige Maß an Empathie, an Menschlichkeit, Nähe und Wärme des therapeutischen Klimas zu verlieren, das für eine erfolgreiche Psychiatrie unverzichtbar ist.

Darüber hinaus hat ganz speziell die Psychoanalyse seit über hundert Jahren systematisch daran gearbeitet, den dämonischen Charakter erotischer und aggressiver Wünsche auch des Therapeuten kennen zu lernen. Die menschliche und professionelle Stabilität, die erforderlich ist, um in der Intimität mit einem Patienten zusammen, die schwierigsten, beängstigendsten und erregendsten Themen seines Lebens zu bearbeiten, kann nicht mit der hastigen Aquisition einiger Techniken erworben werden. Ein Psychiater und Psychotherapeut ohne ausreichende Selbsterfahrung ist unakzeptabel, gleich welcher therapeutischen Richtung er angehört. Die bis heute bestbekannte und anspruchsvollste Form der Selbsterfahrung, diejenige, in der die Erfahrungen von Tausenden von Fachleuten über eine ganzes Jahrhundert integriert worden sind, ist die Psychoanalyse. Psychiater und Psychiaterinnen, Psychotherapeuten und Psychotherapeutinnen ohne genügende Selbsterfahrung laufen Gefahr, distanzierte Techniker zu werden und schlussendlich zur altbekannten kustodialen und antitherapeutischen Psychiatrie zurückzukehren. Ohne Einstimmen auf die Begegnung mit der einmaligen Individualität der Patienten und ihrer unbewussten Dynamik besteht auch die mögliche Gefahr, einem Burnoutsyndrom und einer resignativ-depressiven Entwicklung oder zynischer Distanziertheit entgegenzuwachsen. Diese Gefahr besteht insbesondere dann, wenn Psychiater ausschließlich die Rolle therapeutisch-technischer Spezialisten übernehmen, bei der sie einem einseitig organmedizinischen Modell verhaftet bleiben. Eine psychoanalytische Weiterbildung ermöglicht idealerweise eine günstigere Alternative, nämlich sich mit zunehmender Erfahrung immer mehr von der Fülle individueller Phänomene und den immer besser und rascher erkennbaren Gesetzmäßigkeiten begeistern zu lassen und zur Weiterentwicklung der anvertrauten Patienten und der eigenen Fachdisziplin beizutragen.

Literatur

Böker H (Hrsg) (2000) Depression, Manie und schizoaffektive Psychosen. Psychosozial, Gießen

Ellenberger HF (1970) The discovery of the unconscious. Basic Books, New York

Griesinger W (1861) Die Pathologie und Therapie der psychischen Krankheiten, 2., umgearb. und sehr vermehrte Auflage. Krabbe, Stuttgart

Hell D (2003) Sparpolitik und Psychiatrie. Schweiz Arch Neurol Psychiatr 154(6): 292–293

Hobson JA, Leonard AL (2001) Out of ist mind. Psychiatry in crisis: a call for reform. Perseus, Cambridge

Kernberg OF (1993)The current status of psychoanalysis. J Am Psychoanal Assoc 41: 45–62

Kernberg OF (2000) A concerned critique of psychoanalytic education. Int J Psychoanal 81: 97–120

Leuzinger-Bohleber M, Deserno H, Hau S (Hrsg) (2004) Psychoanalyse als Profession und Wissenschaft. Kohlhammer, Stuttgart

Mentzos S (2000) Vorwort. In: Böker H (Hrsg) Depression, Manie und schizoaffektive Psychosen. Psychosozial, Gießen

Michels R (1999) Psychoanalysis and society – The current situation in North America. http://eseries.ipa.org.uk/prev/CPS/Symposium4.htm. Cited 25 Apr 2005

Moser A (2003) Weniger beachtete Aspekte der Krise. Int Psychoanal 12(2): 19–21

Racamier PC (1970) Le psychanalyste sans divan. Payot, Paris

Toffler A (1970) Der Zukunftsschock. Scherz, München

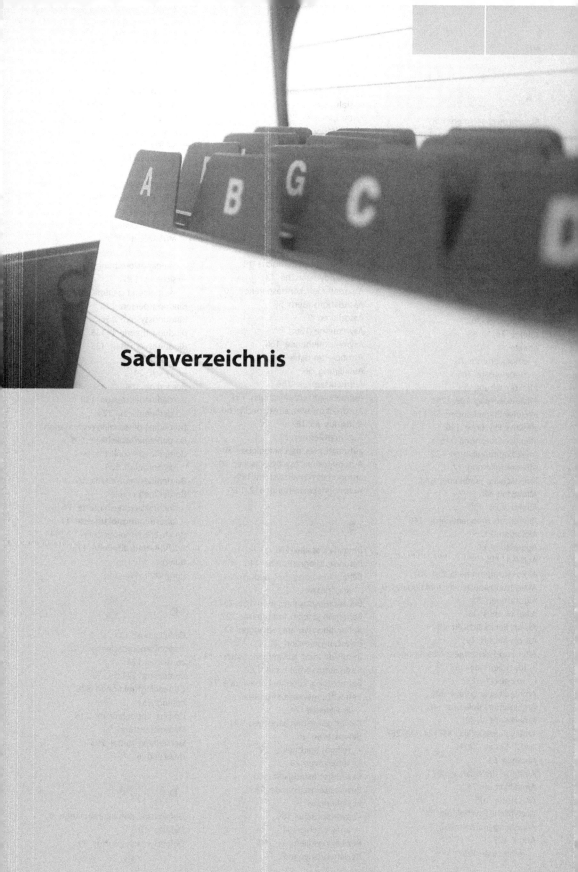

Sachverzeichnis

Printed in the United States
By Bookmasters